Body Imaging: Thorax and Abdomen
Anatomical Landmarks, Image Findings, Diagnosis

胸腹部影像学精要

——影像解剖、影像表现、诊断与鉴别诊断

主编　Gabriele A. Krombach

Andreas H. Mahnken

主译　汪登斌

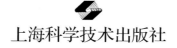

上海科学技术出版社

图书在版编目（ＣＩＰ）数据

胸腹部影像学精要 ：影像解剖、影像表现、诊断与鉴别诊断 / （德）加布里埃尔·A.科拜等主编 ； 汪登斌主译. -- 上海 ： 上海科学技术出版社，2023.1
书名原文：Body Imaging: Thorax and Abdomen Anatomical Landmarks, Image Findings, Diagnosis
ISBN 978-7-5478-5866-0

Ⅰ. ①胸… Ⅱ. ①加… ②汪… Ⅲ. ①胸腔疾病—影像诊断②腹腔疾病—影像诊断 Ⅳ. ①R560.4②R572.04

中国版本图书馆CIP数据核字(2022)第168983号

上海市版权局著作权合同登记号　图字：09-2020-260号
封面图片来自主译。

胸腹部影像学精要——影像解剖、影像表现、诊断与鉴别诊断
主编　Gabriele A. Krombach　Andreas H. Mahnken
主译　汪登斌
上海世纪出版(集团)有限公司
上海科学技术出版社　出版、发行
(上海市闵行区号景路159弄A座9F-10F)
邮政编码201101　www. sstp. cn
上海中华商务联合印刷有限公司印刷
开本889×1194　1/16　印张32
字数850千字
2023年1月第1版　2023年1月第1次印刷
ISBN 978-7-5478-5866-0/R·2597
定价：248.00元

本书如有缺页、错装或坏损等严重质量问题,请向印刷厂联系调换

内容提要

　　本书是一部精练的胸腹部影像医学参考书,内容分为两大部分:第一部分胸部,包括纵隔、心脏和心包、大血管、肺和胸膜4章;第二部分腹部,包括肝脏、胆囊和胆道、胰腺、消化道、脾和淋巴系统、肾上腺、肾脏和尿道、女性盆腔、男性盆腔9章,每种疾病都从定义、影像征象、临床特征、鉴别诊断和关键点等角度进行阐述,特别强调临床表现、解剖标志与影像表现结合的读图方法,指出每种疾病首选检查方法及各种检查方法优缺点,并对重点内容进行了提炼,以"提醒""警惕"板块单独列出。

　　本书以高度精练、概括的语言,结合典型且具有教学意义的影像图片,辅以精美的示意图以及总结性的表格,将胸部和腹部常见疾病的影像诊断相关知识要点进行了精心梳理,可以让读者尽快掌握影像诊断相关内容的特点、要点,特别适合年轻的影像科医生、临床各科医生学习,尤其适合作为教学、培训用书。

献给我们的老师

译者名单

主　译　汪登斌

副主译　罗　冉　兰为顺　张国福

译　者　（按姓氏汉语拼音排序）

包　磊　上海交通大学医学院附属新华医院

蔡舒蕾　复旦大学附属妇产科医院

陈艳虹　上海交通大学医学院附属新华医院

池润民　上海交通大学医学院附属新华医院

储彩婷　上海交通大学医学院附属新华医院

丁　茗　上海交通大学医学院附属新华医院

董　雪　上海交通大学医学院附属新华医院

方如旗　福建省妇幼保健院

冯　丽　淄博市妇幼保健院

冯　赟　上海交通大学医学院附属新华医院

侯　亮　上海交通大学医学院附属新华医院

赖　华　成都市妇女儿童中心医院

兰为顺　华中科技大学同济医学院附属湖北妇幼保健院

李金凝　上海交通大学医学院附属新华医院

李　琼　中山大学肿瘤防治中心

李　锐　上海交通大学医学院附属新华医院

李晓明　上海交通大学医学院附属新华医院

刘欢欢　上海交通大学医学院附属新华医院

路怡妹　上海交通大学医学院附属新华医院

罗　冉　上海交通大学医学院附属新华医院

施跃全　福建省妇幼保健院

宋华丹　上海交通大学医学院附属新华医院

苏宇征　福建省妇幼保健院

孙美玉　大连医科大学附属第一医院

汪登斌　上海交通大学医学院附属新华医院

汪心韵　上海交通大学医学院附属新华医院

王静石　　大连市妇幼保健院

王丽君　　上海交通大学医学院附属新华医院

夏昕玥　　华中科技大学同济医学院附属湖北妇幼保健院

徐　蕾　　上海交通大学医学院附属新华医院

薛晓玲　　福建省妇幼保健院

杨舒琰　　上海交通大学医学院附属新华医院

张国福　　复旦大学附属妇产科医院

张霆霆　　上海交通大学医学院附属新华医院

张　嫣　　广东省妇幼保健院

张征委　　上海交通大学医学院附属新华医院

郑　慧　　上海交通大学医学院附属新华医院

编者名单

主编

Gabriele A. Krombach, MD
Professor
Department of Diagnostic and Interventional Radiology
Justus Liebig University Giessen
Giessen University Hospital
Giessen, Germany

Andreas H. Mahnken, MD, MBA, MME
Professor
Diagnostic and Interventional Radiology
Philipps University
Marburg University Hospital
Marburg, Germany

编者

Céline D. Alt, MD
Department of Diagnostic and Interventional
    Radiology
Düsseldorf University Hospital
Düsseldorf, Germany

Ulrike I. Attenberger, MD
Professor
Department of Clinical Radiology and Nuclear Medicine
Mannheim University Hospital
Specialty: Oncologic and Preventive Medicine
Mannheim, Germany

Tobias Franiel, MD
Associate Professor
Department of Diagnostic and Interventional Radiology
Jena University Hospital
Jena, Germany

Franziska L. Fritz, MD
Department of Diagnostic and Interventional Radiology
Heidelberg University Hospital
Heidelberg, Germany

Lars Grenacher, MD
Professor
Department of Diagnostic and Interventional Radiology
Heidelberg University Hospital
Heidelberg, Germany

Thomas C. Lauenstein, MD
Professor
Department of Diagnostic and Interventional Radiology
    and Neuroradiology
Essen University Hospital
Essen, Germany

Horst D. Litzlbauer, MD
Center for Radiology
Giessen University Hospital
Giessen, Germany

Johanna Nissen, MD
Department of Clinical Radiology and Nuclear Medicine
Mannheim University Medical Center
Mannheim, Germany

Andreas Saleh, MD
Professor
Department of Diagnostic and Interventional Radiology
    and Pediatric Radiology
Schwabing Hospital
Munich, Germany

Guenther Schneider, MD
Professor
Department of Diagnostic and Interventional Radiology
Saarland University Hospital
Homburg, Germany

Metin Sertdemir, MD
Diagnostic Group Practice
Karlsruhe, Germany

Christoph Thomas, MD
Associate Professor
Department of Diagnostic and Interventional Radiology
Düsseldorf University Hospital
Düsseldorf, Germany

Lale Umutlu, MD
Associate Professor
Department of Diagnostic and Interventional Radiology
    and Neuroradiology
Essen University Hospital
Essen, Germany

译者前言

  影像医学是20世纪以来发展最迅速的医学学科之一，在预防医学、临床医学、康复医学等领域发挥着不可替代的作用。如何使用规范的教材、精美的图像、真实的病例、多模态的技术进行影像医学的系统性教育和培训，是亟待解决的重要课题，这关系到如何正确运用影像学技术，快速地为临床提供精准的判断依据，以便指导临床决策。

  Body Imaging: Thorax and Abdomen是由两位德国专家Gabriele A. Krombach和Andreas H. Mahnken主编的一本精练的体部影像医学参考书。内容包括胸部、腹部两大部分，共13个章节，1 509幅（组）精美配图。全书风格十分鲜明，删繁就简，重点突出，强调基础，病例经典，特别强调将临床表现、解剖标志与影像表现相结合的读图方法，是一部难得的系统、规范、简洁、实用的临床影像医学参考书，非常适合年轻的影像医学科医生和临床各科医生学习、参考。

  有鉴于此，我们组织了来自10家单位的37位临床影像医学专家和青年才俊翻译本书，以飨读者。译稿几经修改、审阅、校对，力争达到"信、达、雅"，最终方战战兢兢定稿。在此，要特别感谢各位译者的辛勤付出！

  限于水平，译稿中难免会存在不足，欢迎广大读者批评指正。

汪登斌

2022.10.20

序

如果看到公众对会议和书展上所销售纸媒的热情,任何人都可以轻易得出结论:"电子媒体革命"并不存在。然而另一方面,显然越来越多的年轻人不再阅读纸媒,尤其是报纸和期刊。幸运的是,这一趋势尚未蔓延到科研和专业教育领域,这些领域中人们仍然重视经典的印刷文本,并且仍然渴望从纸媒中获取技术信息。本书的作者们亦被这种气氛所激励。

胸部和腹部影像诊断占据放射科日常工作的大部分。任何写过书的人都知道,要将知识以一种吸引人的方式传达给读者,需要付出多少努力。这本书面对这一挑战,取得了巨大成功。本书读者群体广泛,尤其适用于专科培训,也适合作为放射科医生和其他专科医生日常工作的参考书。

本书的编写者们来自我执掌多年的德国亚琛大学医院放射科,我很高兴他们在吉森、马尔堡的学术机构共同努力下,完成了这一具有挑战性的项目。

因此,我希望 *Body Imaging: Thorax and Abdomen* 能够受到好评,读者众多,并引起医学界的强烈共鸣。

Professor Rolf W. Guenther, MD

Department of Radiology

Charité Hospital

Berlin, Germany

前　言

　　放射学在大多数患者的诊断过程中起着核心作用。选择最适合特定病例的成像方式是正确诊断道路上的第一个挑战。目前制定的指南或循证建议已覆盖大多数临床征象及症状，能够帮助医生对具体病例作出正确的决定。一旦选定适当的成像方式获得影像，就必须结合临床表现解读结果。这一过程需要对可能病因的认知、对特定身体部位的直接观察，以及包括对所有发现的评估在内的系统性影像分析。对于有经验的放射科医生来说，解剖标志为图像分析提供了必不可少的帮助，放射科医生经过多年磨炼，已能凭直觉熟练应用这些标志，但初学者尚做不到，他们必须努力学习识别解剖标志和病理改变的典型征象。

　　本书的作者都是各自领域的专家。本书的目的是向经验不足的读者介绍胸部和腹部的影像学诊断，特别强调临床体征、症状以及相关的解剖标志在诊断中的作用。

　　本书内容涵盖了X线平片、超声、CT和MRI，反映了这些成像模式在日常临床中的应用。每位作者都特别重视现有的指南和建议，选择了具有教学意义的典型图像，并辅以表格和线图。

　　本书每种疾病都从简要定义、临床特征、影像征象、鉴别诊断和关键点（有时还有其他）角度进行阐述，以便读者可以快速、轻松地找到与放射学解释相关的特定内容，对重要内容进行提炼并以"提醒""警惕"突出显示。

　　本书特别强调将临床表现、解剖标志与影像表现结合，旨在让当代以及未来的放射科医生和相关专业人士熟悉这种系统的读图方法。

　　我们希望读者能够从这种方法中获得尽可能多的好处，并对胸部和腹部影像诊断有深入的理解。

Gabriele A. Krombach, MD

Andreas H. Mahnken, MD, MBA, MME

致　谢

我们感谢所有作者的贡献，他们在临床工作之余出色地完成了这项工作。也感谢我们所在的影像中心和科室的所有同事，正是由于他们出色的工作，才有本书中使用的精美插图。我们特别感谢Georg Thieme Verlag的团队，尤其是Siegfried Steindl博士对本书的构思发挥了重要作用；Susanne Huiss女士，她以无与伦比的热情和执行力将本书从设想变为现实；以及Christian Urbanowicz博士和Florian Toniutti先生，他们集思广益，打造了一支高度专业、高效的团队。

我们也感谢同事们密切的对话和交流，这对放射学的实践至关重要。

Gabriele A. Krombach, MD

Andreas H. Mahnken, MD, MBA, MME

常用术语缩写词英汉对照

AAST	American Association for the Surgery of Trauma	美国创伤外科协会
ACE	angiotensin-converting enzyme	血管紧张素转换酶
ACTH	adrenocorticotropic hormone	促肾上腺皮质激素
ADC	apparent diffusion coefficient	表观扩散系数
ADPKD	autosomal dominant polycystic kidney disease	常染色体显性多囊肾病
AECC	American-European Consensus Conference	美欧共识会议
AFP	alpha-fetoprotein	甲胎蛋白
AHA	American Heart Association	美国心脏协会
AIP	acute interstitial pneumonia	急性间质性肺炎
AJCC	American Joint Committee on Cancer	美国癌症联合委员会
ANCA	antineutrophil cytoplasmic antibody	抗中性粒细胞胞浆抗体
ANP	atrial natriuretic peptide	心钠素
AP	anteroposterior	前后位
APACHE	acute physiology and chronic health evaluation	急性生理学和慢性健康评估
ARDS	acute respiratory distress syndrome	急性呼吸窘迫综合征
ARPKD	autosomal recessive polycystic kidney disease	常染色体隐性遗传多囊肾病
ATP	adenosine triphosphate	三磷酸腺苷
ATS	American Thoracic Society	美国胸科学会
AWMF	(German) Association of Scientific Medical Societies	（德国）科学医学会协会
BALT	bronchus-associated lymphoid tissue	支气管相关淋巴样组织
BPH	benign prostatic hyperplasia	良性前列腺增生
BW	body weight	体重
cANCA	cytoplasmic antineutrophil cytoplasmic antibodies	胞质抗中性粒细胞胞质抗体
CNS	central nervous system	中枢神经系统
COP	cryptogenic organizing pneumonia	隐源性机化性肺炎
COPD	chronic obstructive pulmonary disease	慢性阻塞性肺病
CPAP	continuous positive airway pressure	持续气道正压通气
CREST	calcinosis, Raynaud phenomenon, esophageal dysmotility, sclerodactyly, and telangiectasia	钙质沉着症、雷诺现象、食管运动障碍、硬化症和毛细血管扩张症
CRP	C-reactive protein	C反应蛋白

CSF	cerebrospinal fluid	脑脊液
CT	computed tomography	计算机断层扫描
CTA	CT angiography	CT血管造影
DIP	desquamative interstitial pneumonia	脱屑性间质性肺炎
DSA	digital subtraction angiography	数字减影血管造影
DWI	diffusion-weighted imaging	弥散加权成像
ECG	electrocardiogram, electrocardiography	心电图
EPI	echo planar imaging	平面回波成像
ER	emergency room	急诊室
ERCP	endoscopic retrograde cholangiopancreatography	内镜逆行胰胆管造影
ERS	European Respiratory Society	欧洲呼吸学会
ESR	erythrocyte sedimentation rate	红细胞沉降率
ESUR	European Society of Urogenital Radiology	欧洲泌尿生殖放射学会
FDG	fluorodeoxyglucose	氟脱氧葡萄糖
FIGO	International Federation of Gynecology and Obstetrics	国际妇产科联合会
FiO$_2$	fraction of oxygen concentration in the inspired air	吸入气体中氧浓度分数
GBM	glomerular basement membrane	肾小球基底膜
Gd–DTPA	gadolinium diethylenetriamine pentaacetic acid	钆二亚乙基三胺五乙酸
GIST	gastrointestinal stromal tumor	胃肠道间质瘤
gRE	global relative enhancement	整体相对增强
GRE	gradient echo (sequence)	梯度回波（序列）
HASTE	half-Fourier acquisition single-shot turbo spin-echo	半傅里叶采集单脉冲快速自旋回波
HCG	human chorionic gonadotropin	人绒毛膜促性腺激素
HHT	hereditary hemorrhagic telangiectasia	遗传性出血性毛细血管扩张症
HIDA	hepatobiliary iminodiacetic acid	肝胆亚氨基二乙酸
HIV	human immunodeficiency virus	人类免疫缺陷病毒
HNPCC	hereditary nonpolyposis colorectal cancer	遗传性非息肉性结直肠癌
HRCT	high-resolution computed tomography	高分辨率计算机断层扫描
HU	Hounsfield unit	豪斯菲尔德单位
IASLC	International Association for the Study of Lung Cancer	国际肺癌研究协会
ICU	intensive care unit	加强监护病房
IgA	immunoglobulin A	免疫球蛋白A
IGCCCG	International Germ Cell Cancer Collaborative Group	国际生殖细胞癌协作组
IIP	idiopathic interstitial pneumonia	特发性间质性肺炎
ILO	International Labor Organization	国际劳工组织
INSS	International Neuroblastoma Staging System	国际神经母细胞瘤分期系统
IPAS	intrapancreatic accessory spleen	胰内副脾

IPF	idiopathic pulmonary fibrosis	特发性肺纤维化
IPMN	intraductal papillary mucinous neoplasm	导管内乳头状黏液性肿瘤
IRDS	infant respiratory distress syndrome	婴儿呼吸窘迫综合征
IV	intravenous	静脉注射
LAVA	liver acquisition with volume acceleration	肝脏加速容积采集成像
LIP	lymphoid interstitial pneumonia	淋巴样间质性肺炎
LLD	left lateral decubitus	左侧卧位
MALT	mucosa-associated lymphoid tissue	黏膜相关淋巴样组织
MEN	multiple endocrine neoplasia	多发性内分泌肿瘤
MIBG	metaiodobenzylguanidine	间碘苄胍
MP RAGE	magnetization-prepared rapid-acquisition gradient echo	磁化准备快速梯度回波
MRA	magnetic resonance angiography	磁共振血管造影
MRCP	magnetic resonance cholangiopancreatography	磁共振胰胆管造影
mRECIST	modified response evaluation criteria in solid tumors	改良的实体瘤疗效评价标准
MRI	magnetic resonance imaging	磁共振成像
MRS	magnetic resonance spectroscopy	磁共振波谱
M_z	longitudinal magnetization	纵向磁化
NASH	nonalcoholic steatohepatitis	非酒精性脂肪性肝炎
NSAIDs	nonsteroidal anti-inflammatory drugs	非甾体抗炎药
NSIP	nonspecific interstitial pneumonia	非特异性间质性肺炎
NSTEMI	non-ST segment elevation myocardial infarction	非ST段抬高心肌梗死
PA	posteroanterior	后前位
PA	pulmonary artery	肺动脉
PACS	picture archiving and communication system	图像存储与通信系统
pANCA	perinuclear antineutrophil cytoplasmic antibodies	核周抗中性粒细胞胞浆抗体
PaO_2	arterial oxygen partial pressure	动脉氧分压
PCR	polymerase chain reaction	聚合酶链反应
PEEP	positive end-expiratory pressure	呼气末正压
PET	positron emission tomography	正电子发射断层摄影
PPFE	pleuroparenchymal fibroelastosis	胸膜实质弹性纤维变性
PSA	prostate-specific antigen	前列腺特异性抗原
PTC	percutaneous transhepatic cholangiography	经皮经肝胆管造影
PTCD	percutaneous transhepatic cholangiodrainage	经皮经肝胆管引流
PUD	peptic ulcer disease	消化性溃疡病
RB-ILD	respiratory bronchiolitis associated interstitial lung disease	呼吸性细支气管炎相关间质性肺病
RECIST	response evaluation criteria in solid tumors	实体瘤疗效评价标准

ROI	region of interest	感兴趣区
SALT	skin-associated lymphoid tissue	皮肤相关淋巴样组织
SE	spin echo	自旋回波
SI	signal intensity	信号强度
SIOPEL	International Childhood Liver Tumor Strategy Group	国际儿童肝肿瘤战略小组
SIOP	International Society of Pediatric Oncology	国际儿科肿瘤学会
SIRT	selective internal radiation therapy	选择性内放疗
SOFA	sequential organ failure assessment	序贯器官衰竭评估
SPECT	single-photon emission computed tomography	单光子发射计算机断层摄影
SPIO	supraparamagnetic iron oxide	超顺磁性氧化铁
STEMI	ST segment elevation myocardial infarction	ST段抬高性心肌梗死
STIR	short tau inversion recovery	短tau反转恢复序列
T1W	T1-weighted	T1加权
T2W	T2-weighted	T2加权
TACE	transarterial chemoembolization	经动脉化疗栓塞术
TASC	Transatlantic Inter-Society Consensus	跨大西洋社会间共识
TAVI	transcatheter aortic valve implantation	经导管主动脉瓣植入术
Tc	technetium	锝
TIPS	transjugular intrahepatic portosystemic shunt	经颈静脉肝内门体分流术
True FISP	true fast imaging with steady precession	稳定进动快速成像
TSE	turbo spin echo	快速自旋回波
TWIST	time-resolved angiography with interleaved stochastic trajectories	时间分辨随机轨迹血管造影术
UICC	Union for International Cancer Control (Union Internationale contre le Cancer)	国际癌症控制联盟
UIP	usual interstitial pneumonia	寻常性间质性肺炎
VIBE	volume-interpolated breath-hold examination	容积插值法屏气检查
VIN	vulvar intraepithelial neoplasia	外阴上皮内瘤变
WHO	world health organization	世界卫生组织
XDR	extremely drug-resistant	极端耐药的

目 录

第一部分
胸　部

1

第一章 纵　隔

Gabriele A. Krombach

张征委,夏昕玥,兰为顺,罗　冉,汪登斌　译

第一节　解　剖

一、位置和分区

纵隔从胸廓入口延伸至膈肌,并被纵隔胸膜横向包围。纵隔构成一个连贯的空间,对肿瘤或炎症的扩散没有天然阻碍(筋膜)。然而,从概念上将纵隔分成几个部分是有用的,因为不同的疾病往往发生在纵隔内的特定部位,疾病发生的位置有助于缩小诊断范围。纵隔分为前、中、后三个部分(图1-1)。颈部筋膜与纵隔自由沟通,使炎症可从颈部连续扩散到纵隔。

纵隔进一步细分为上纵隔、中纵隔、下纵隔。上纵隔从胸廓入口向下延伸至心包。

提醒:

- 前纵隔包含胸腺、淋巴结和脂肪,它的上部从胸壁延伸到升主动脉和上腔静脉,其下部从心包延伸至胸骨后表面。
- 三个部分中最大的是中纵隔,包含心脏、气管和由主动脉弓发出的大血管。
- 后纵隔包含食管、降主动脉、奇静脉和半奇静脉以及胸导管。

二、影像学标志

(一)X线相关标志　图1-2展示了标准胸片中纵隔的相关标志。

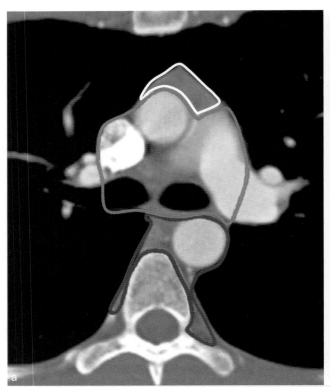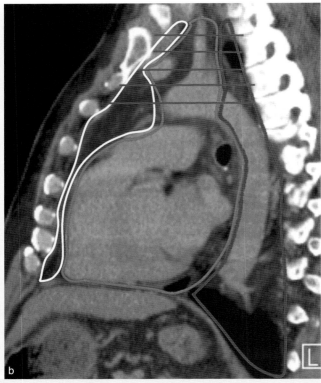

图1-1　纵隔的分区。　(a)在横断面CT扫描中的分区。(b)在矢状面重建CT图像中的分区。白色表示前纵隔(胸腺、淋巴结和脂肪组织);灰色表示中纵隔(心脏、主动脉弓、肺动脉干、腔静脉、气管);黑色表示后纵隔(降主动脉、食管、奇静脉和半奇静脉、胸导管);水平线表示上纵隔(心包折返上方的空间)。

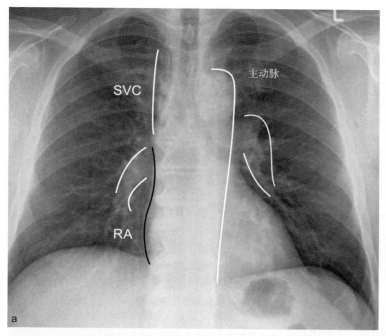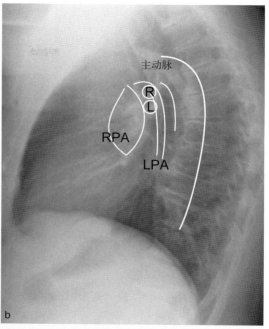

图1-2 胸片上纵隔结构的标志。 （a）后前位片：右侧纵隔边界由上腔静脉（SVC）、肺门处肺动脉和右心房（RA）构成。主动脉轮廓在左侧很明显，左心耳及左心室形成了心脏边界。椎旁线（黑色）是胸膜和椎旁邻近软组织的边缘投影。
（b）侧位片：左肺动脉（LPA）形成一个拐杖形状的图形，在左主支气管（L）上拱起。右肺动脉（RPA）横穿纵隔一定距离，并在侧位片中端部出现，从而形成椭圆形。右主支气管（R）在其上方。左主支气管位于右主支气管下方。主肺动脉窗是左肺动脉和主动脉在侧位片中可见的间隙。

警惕： 心包折返在头侧方向延伸得很远，并且几乎包围了整个升主动脉，直到主动脉弓的水平段。

（二）CT标志（图1-3）

- 胸骨和升主动脉是胸腺位置的标志，胸腺位于这些结构之间。
- 上纵隔最重要的标志是主动脉上分支血管。从右到左分别是头臂干（分支成右锁骨下动脉和颈总动脉）、左颈总动脉、左锁骨下动脉（参见图1-3a）。这些血管的右侧是上腔静脉。气管位于这些血管的后面、食管的前面。
- 胸导管上升至主动脉的右侧，并通向左锁骨下静脉与左颈静脉的汇合处。它收集了下肢和左上半身的腹部器官的淋巴液（左肺下叶除外）。它在纵隔中的最大直径约为5 mm。右侧的其余区域由较小的右侧淋巴管引流。
- 迷走神经随颈部主要血管下降，通过胸腔入口进入胸部。在主动脉弓下方，它伴随食管下降穿过纵隔。
- 右喉返神经在锁骨下动脉水平离开迷走神经，围绕在锁骨下动脉周围，并在气管食管沟中上升到

颈部。左喉返神经较长，它在主动脉弓水平离开迷走神经，经过动脉导管后和主动脉周围，并在气管和食管之间向头颅延伸（图1-4）。肿瘤压迫或浸润喉返神经会导致声音嘶哑。
- 膈神经起源于C3～C5神经根，离开臂丛，并与锁骨下动静脉伴行通过胸腔入口。它在中纵隔沿心包膜下降至膈肌。肿块浸润膈神经会导致单侧膈肌抬高（图1-5）。

三、检查方式选择

最常见的纵隔疾病是肿块。临床表现为因周围结构受压而引起的不具有特异性的症状。典型的主诉是呼吸困难、异物感和吞咽困难。在这些情况下，首选的是进行胸部X线检查，它可以进一步缩小诊断范围，并可能表明需要进一步行CT或MRI。在已知疾病的患者中或对于病史和症状有可疑的特定指向性的情况下，需要进行纵隔影像学检查，CT是确定病变位置和范围以及进行肿瘤分期的首选方式。某些特定病例仅靠CT无法检测或排除的疾病，应增加MRI检查，如肿瘤浸润心包或经椎间孔侵犯椎管。超声成像的作用较小，可能在前纵隔中有些有限的应用。经食管超声检查可以对后纵隔成像。

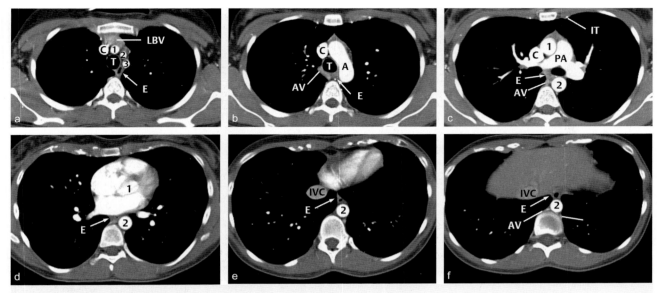

图1-3 横断面CT上纵隔结构的标志。 （a）上纵隔，主动脉弓上分支。紧靠胸骨后的是左头臂静脉（LBV）。它的左侧是起自主动脉弓的血管：头臂干（1），左颈总动脉（2）和左锁骨下动脉（3），位于气管（T）的前方。食管（E）位于气管的后方，可以在所有层面上追踪到该管腔向下穿过膈肌食管裂孔处。上腔静脉（C）可以在从两侧头臂静脉汇合处到右心房的所有层面中追踪到。它位于相对于气管的右前外侧位置，并在右边与头臂干接壤。（b）在主动脉弓（A）水平，奇静脉（AV）包绕右主支气管并汇入上腔静脉（C）。识别血管的其他标志是脊柱和气管（T）。奇静脉沿着右侧的椎前走行。（c）主动脉弓下方是肺动脉干，分为左、右肺动脉，形成典型的Y形结构（PA）。左、右侧的胸廓内动静脉分别自锁骨下动脉、引流至锁骨下静脉，沿着胸骨旁走行在胸腔内壁。1，升主动脉；2，降主动脉；C，上腔静脉；E，食管；IT，胸廓内动脉；AV，奇静脉。（d）升主动脉（1）起自心脏中部。降主动脉（2）位于脊柱左前外侧。E，食管。（e）下腔静脉（IVC）位于这一水平。2，降主动脉；E，食管。（f）半奇静脉沿左椎前上升至T7椎体水平，然后引流到奇静脉（AV）。2，降主动脉；E，食管；IVC，下腔静脉。

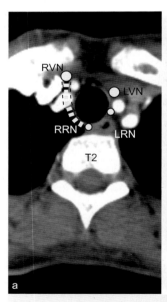

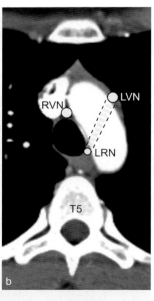

图1-4 迷走神经和喉返神经的走行。横断面扫描示右迷走神经（RVN）和左迷走神经（LVN）以及左、右喉返神经（RRN，LRN）的走行。迷走神经从内穿过颈静脉孔，并在颈动脉鞘中的颈动脉后面走行。 （a）右喉返神经在锁骨下动脉起源水平离开迷走神经，绕过血管，并沿气管食管沟上升到喉部。（b）左喉返神经在主动脉弓水平离开迷走神经，走行于主动脉弓下方，沿气管食管沟向头部上升。

第二节　常规胸片对纵隔的评估

一、边缘掩盖征

　　在观察传统的胸片时，软组织（例如肌肉、器官和体液）在图像上的密度无法彼此区分。边缘掩盖征可能有助于确定肿块的位置。

- 当密度相同的器官彼此直接相邻时，在X线片上它们会形成密度均匀的共同轮廓。该图像类似于一个有连续轮廓的剪纸（原始"剪影"），没有内部灰度或颜色渐变（图1-6）。
- 当两个密度相同的结构位于胸部的不同深度处，并被密度较低的第三个结构分隔开时，这两个结构将相对于彼此显得轮廓分明（图1-7）。它们不显示边缘掩盖征。

二、侧向效应

　　在平片中，侧向效应指当非常薄的结构（例如胸膜）垂直于探测器平面时，即使只有几厘米长，该结构也能在影像中显示。这种效应的另一个常见示例是在侧位胸片中能够显示肺叶间裂。

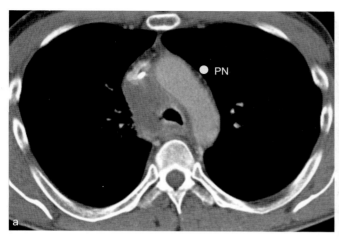
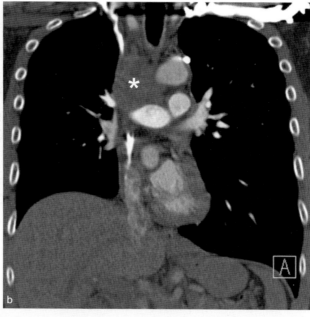

图1-5 纵隔转移引起的右侧膈神经浸润[(b)中的星号]导致患侧膈肌抬高,图(a)显示了膈神经(PN)的位置。
(a) 横断面增强CT。(b)冠状面重建图像。

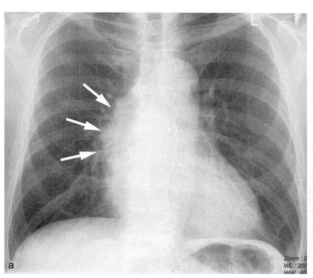
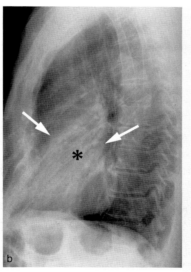

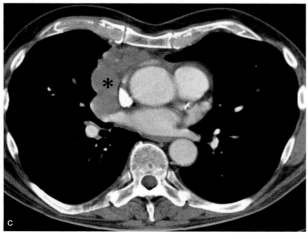

图1-6 胸腺瘤的阳性边缘掩盖征。 (a)前后位胸片:右侧纵隔边界因邻接心脏和肺门的肿物(箭)增宽。肿块和心脏在正位片中似乎具有相同的密度,因此它们之间的边界不清楚。(b)侧位片确认了肿瘤的前部位置(星号;箭表示肿瘤边缘)。(c)横断面CT显示前纵隔和中纵隔的强化肿块(星号)。

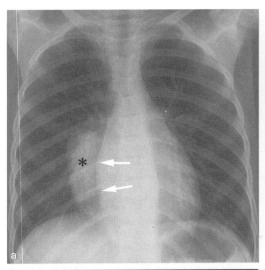
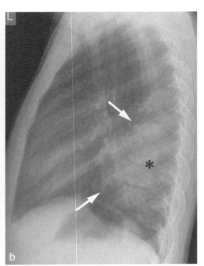
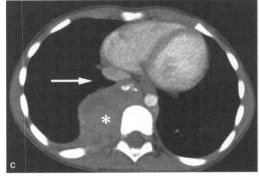

图1-7 神经母细胞瘤的阴性边缘掩盖征。 （a）在后前位胸片中，一条锐利的线将心脏边界（箭）与肿块（星号）分开。该迹象表明，不同密度的结构（在这种情况下为充气的肺）位于心脏边界和肿块之间，并且两者都位于不同的平面中。该放射学特征被称为"阴性边缘掩盖征"。（b）侧位片：肿瘤（星号；箭表示肿瘤边缘）在心脏的后方，与心脏没有直接接触。（c）横断面CT确认肿块（星号）在纵隔后部的位置。箭表示介于心脏和肿块之间的肺组织。

当在后前位胸片上观察纵隔时，由于侧向效应以及软组织和肺之间的密度差异，可以看到多条线。在前纵隔和中纵隔可见的线包括右食管旁线、前胸膜界面线和腔静脉旁线（图1-8）。在后纵隔可见的线包括

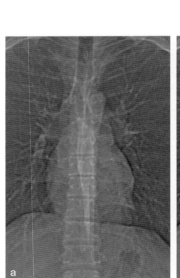
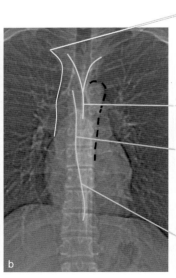
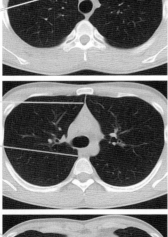
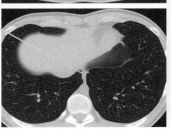

图1-8 在胸片中可见的前纵隔和中纵隔的边界线及相应的CT扫描。

椎旁线和主动脉旁线。肿块或炎性过程可能会破坏这些线（例如，右椎旁线条的消失，图1-7）。

> **提醒：** 重要的是要意识到，仅当所讨论的结构垂直测器平面时，侧向投影产生的线条才能在健康受试者中可见。在健康的个体中很难同时看到所有线条。

第三节　弥漫性纵隔疾病

一、急性纵隔炎

（一）概述　急性纵隔炎是纵隔脂肪和结缔组织的细菌感染，可能是混合感染（Ⅰ型）或由A组β-溶血性链球菌（Ⅱ型）引起的。它可能是包括食管穿孔在内的创伤后的术后并发症，也可能是继发于颈深部软组织感染下行性的坏死性纵隔炎[1]。大多数情况是由食管穿孔引起的。每次吸气产生的胸腔内负压会促使感染从颈部软组织扩散到纵隔结缔组织。这导致细菌毒素在组织内富集，导致组织坏死。诱发因素包括糖尿病、肥胖症以及酗酒和尼古丁滥用。如果不及时治疗，坏死性纵隔炎将导致全身性败血症和死亡。近几十年来，由于迅速的影像学评估以及积极的外科手术和介入治疗（切除坏死组织和引流），该疾病的病死率从1900年代初的49%降至目前的11%～15%[2]。

（二）影像特征

（1）胸片显示纵隔变宽为非特异性征象。增强CT是确定诊断和计划治疗的检查方式。

（2）纵隔炎可能表现为纵隔脂肪和结缔组织的弥漫性化脓性炎症，或可能导致纵隔中坏死窦道和脓肿的形成。在弥漫性纵隔炎中，纵隔脂肪最初表现为条状浸润，随后是均匀、弥漫密度增高（图1-9）。常可以观察到反应性淋巴结增大。

（3）如果纵隔炎是由食管穿孔引起的，则影像学检查可能显示小或大的含气腔隙，甚至纵隔气肿。

（4）纵隔炎伴脓肿形成时发现积液。与身体其他部位的脓肿一样，纵隔脓肿可能显示出由炎性细胞形成的环形强化的边缘。但是，在早期急性病例中，该环形边缘并非总是一开始就出现，因此，积液周围无强化不能排除纵隔炎。

（5）在非常严重的病例中，纵隔炎可能会通过肺门进入肺部。这将产生肺门旁条状密度。

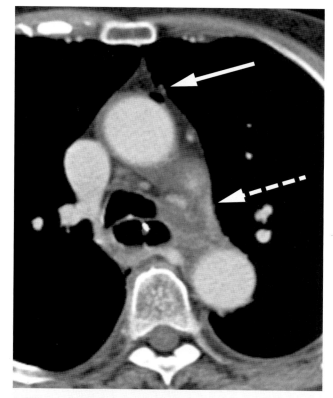

图1-9　纵隔炎。　纵隔脂肪（虚线箭）显示密度增加并且包含气体透亮影（实线箭）。

（6）脓肿穿入食管或气管可能会使纵隔脓肿复杂化。

（三）临床特征　急性纵隔炎是一种高度急性的严重疾病，会突然发作并伴随身体迅速衰弱、发热、寒战、红细胞沉降率（血沉）升高、核左移、C反应蛋白升高。病史可能提示正确的诊断，例如：① 食管穿孔（医源性或由于Boerhaave综合征的呕吐）；② 内镜检查史；③ 食管癌（穿孔）；④ 鼻窦炎；⑤ 扁桃体炎；⑥ 牙根感染；⑦ 咽后脓肿。

（四）鉴别诊断　鉴别诊断中应考虑术后游离气体、术后血肿以及慢性纵隔炎所致的纵隔密度增加和血管改变。

（五）诊断陷阱　术后早期很难诊断为纵隔炎。纵隔游离气体可能持续存在手术后3周。术后血肿可能导致纵隔脂肪密度增加，并持续长达手术后2个月。通过图像特点，他们很难与纵隔炎区分开。临床表现是决定性因素。

（六）关键点　急性纵隔炎未经治疗的病死率很高，主要的CT特征是纵隔脂肪密度增加、积液和游离气体。在刚接受手术的患者中，这些特征需要与可能显示相同影像特征的术后改变区分开来。实验室检查和临床症状有助于区分。

二、慢性纵隔炎和多灶性纤维硬化

（一）概述

- 慢性纵隔炎是一种纤维化炎症，可能有多种原因，例如感染（比如放线菌或以色列曲霉）、放疗或自体免疫过程。
- 多灶性纤维硬化症是一种以在各个部位发生纤维性病变为特征的疾病。纤维化可能是腹膜后（Ormod病）、眶内或以里德尔甲状腺肿的形式发生[3]。迄今为止，文献中描述的多灶性纤维硬化累及纵隔少于50例。该病在组织学上以淋巴细胞和浆细胞的存在为特征。病灶中不存在白细胞，因此该病被解释为自身免疫性炎症。细胞外胶原的增殖和纤维化归因于嗜酸性粒细胞的细胞介质[4]。迄今为止，在任何情况下都未分离到致病菌。当前选择的治疗方法是抗炎类固醇疗法。

（二）影像特征
在纵隔脂肪中发现密度增加（图1-10）。CT和MRI常显示纵隔血管变窄。

（三）临床特征
症状是隐性的，在一段时间内逐渐发生。炎症标志物仅略微升高。最常见的体征和症状涉及上腔静脉受压并伴有"上腔静脉综合征"（颈部和面部肿胀，面部发紫，面部和颈部静脉扩张，头痛，视力问题）。其他常见的表现是气管变窄、肺动脉狭窄、肺灌注减少和呼吸困难。狭窄是造成慢性纵隔炎死亡的原因，应根据症状进行外科手术或介入治疗。

（四）鉴别诊断
与急性纵隔炎不同，慢性纵隔炎不产生积液。

（五）关键点
慢性纵隔炎是一种罕见的疾病。主要的临床表现与血管或气管狭窄有关。炎症标志物没有升高。在CT上表现密度增加，而在MRI上表现纤维化组织，不会发生体液积聚。

第四节　纵　隔　肿　块

纵隔肿块由恶性肿瘤引起时，可表现为全身症状或与邻近结构受压或浸润有关的症状。

- 气管变窄会导致呼吸困难，而肿块阻塞上腔静脉会导致上腔静脉综合征。需要作出快速诊断的一些突然发作的症状，可能是由于肿瘤生长迅速或由于肿瘤生长缓慢造成的失代偿性狭窄所致。当血管逐渐变窄时，可通过侧支的发展维持循环，并且不会发生上腔静脉综合征。
- 如果喉返神经受压或有肿块浸润，会导致单侧声带麻痹、声音嘶哑。持续的声音嘶哑可能是小肿瘤侵犯喉返神经的唯一症状。

> **提醒：** 对于长期嘶哑且无相关感冒症状的患者，有必要排除累及喉返神经的肿瘤。

- 检查方式选择：最初的影像学检查通常是胸片，可以反映出纵隔肿瘤的位置和范围。先前介绍的放射学征象有助于确定肿块的位置。CT扫描可以准确定义病变范围，同时还可以显示相邻器官的压迫或可能的浸润。CT最常用于此目的，因为它可以以高分辨率显示结构，同时扫描整个胸部寻找可能已经存在的转移灶。MRI耗时更长，通常不能提供更多新信息，它应用在CT无法解决的特定问题上。

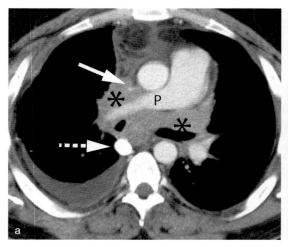
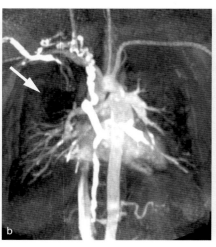

图1-10 纵隔纤维化。（a）CT显示纵隔的密度增加，结缔组织增生（星号）。上腔静脉闭塞（箭），导致侧支流经奇静脉（虚线箭）和半奇静脉进入下腔静脉。右肺动脉变窄。（b）MR血管造影显示，由于上叶动脉狭窄，右肺上叶的灌注减少（箭）。

- 重要注意事项：纵隔肿瘤的位置通常会提示正确的诊断。

形态学信息例如肿块强化分布和软组织的形态外观（均匀性，坏死，钙化，脂肪成分，与邻近结构的关系，可能有移位、侵犯或囊性成分），可以进一步缩小诊断范围。囊性肿块可与实体瘤区分开。

影像学表现与临床表现（包括患者年龄和性别）的相关性足以进行鉴别诊断，在许多情况下甚至可以表征病变。然后通过CT引导的经皮穿刺活检或切除术在组织学上确认推测性诊断。

> 提醒：在纵隔肿块的检查报告中，重要的是描述肿块确切大小、位置、与邻近结构的关系。

一、前纵隔

前纵隔最常见的肿块是胸内甲状腺肿、胸腺瘤和胸腺癌、性腺外生殖细胞肿瘤（通常是良性畸胎瘤，但有时为恶性畸胎瘤、精原细胞瘤、胚胎细胞癌和其他生殖细胞肿瘤）。

胸内甲状腺肿

（一）概述 甲状腺功能正常或低下的患者，碘缺乏会导致甲状腺增大。由于饮食习惯，大约15%～30%的成年人有甲状腺肿大。如果增大的腺体超过50%延伸到胸部，则为胸内（或胸骨后）甲状腺肿。在碘缺乏地区，胸内甲状腺肿是胸片、CT和MRI上的常见发现。

（二）影像特征 在胸片上观察时，胸内甲状腺肿表现为上纵隔边缘光滑锐利的实性肿块，在后前位片上，气管在胸腔入口水平向一侧移位（图1-11），在侧位片上向前方移位。此特点可用于区分上纵隔中的甲状腺肿和其他疾病，因为其他肿瘤以及由于其他原因引起的纵隔增宽很少会引起气管移位。如果临床上怀疑有气管软化症（软骨受压损伤，导致呼吸时气管不稳定），则应在Valsalva动作（靠紧闭声门以提高胸腔内压力）和Müller动作（在鼻孔保持闭合的情况下鼓动闭合的声门，以增加胸腔内负压）时拍摄气管平片。如果在这些操作中管腔宽度变化超过50%，则表示存在气管软化症（图1-12）。胸内甲状腺肿的断层影像学诊断主要依靠两个标准：① 纵隔肿块与甲状腺连续。② 组织具有与甲状腺相同的密度（CT）或信号强度（MRI）。

甲状腺和异位甲状腺组织均因碘含量高而在CT上密度明显高于肌肉，其平扫CT值为65～120 HU。甲状腺组织由于其丰富的血液供应而显示出显著强化。大的甲状腺肿通常含有钙化。大多数延伸到前纵隔，甚至可能延伸到中纵隔或后纵隔。因为大多数甲状腺肿是多结节性并含有胶样囊肿，所以胸内甲状腺肿通常具有不均匀的CT表现，并且包含一些增强程度不及周围甲状腺组织的区域。

（三）临床特征 患者通常临床表现为甲状腺明显增大，通常位于中线区锁骨上水平。甲状腺肿可能由于气管移位而出现症状，而大的甲状腺肿可能导致气管软化并伴有咳嗽、呼吸困难和吸气性喘鸣。

（四）鉴别诊断 甲状腺肿大可能是甲状腺炎或甲状腺癌的结果。甲状腺癌的CT扫描可能仅显示间接征象，例如腺外生长或侵犯邻近结构。超声或CT不能

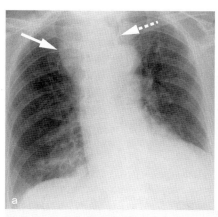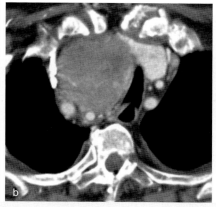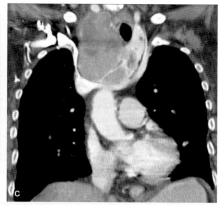

图1-11 结节性甲状腺肿。 （a）胸片显示纵隔增宽（箭）。气管明显向左移位（虚线箭）。（b）横断面CT：静脉注射造影剂后，甲状腺实质表现不均匀。（c）冠状面重建图像显示甲状腺肿从颈部到胸内的连续性。

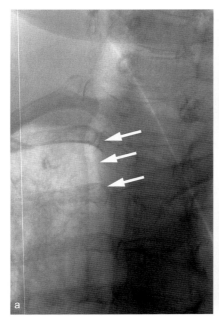 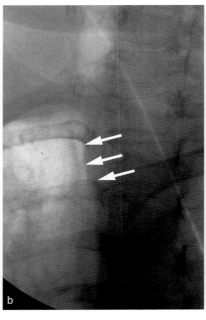

图1-12　甲状腺肿外在压迫导致的气管软化。　在气管点视图中，在Valsalva动作（a）和Müller动作（b）时，气管腔宽度的变化超过50%（箭）。

将小的甲状腺癌与退行性结节或甲状腺腺瘤区分开。甲状腺癌也可能含有钙化，因此钙化的存在不是良性/恶性鉴别的有用标准。碘-123（¹²³I）（或¹³¹I）甲状腺显像可以检测不浓缩碘的结节，然后通过超声引导的细针穿刺活检评估可疑结节，以排除甲状腺癌。

纵隔的异位甲状腺很少。它具有光滑的边缘，其增强特性与甲状腺组织相同。纵隔内有异位甲状腺时，通常甲状腺区域是空的。

（五）关键点　胸内甲状腺肿是缺碘地区常见的放射学发现。在图像中，胸腔内组织与甲状腺连续，在CT上具有相同的密度，在MRI上具有相同的信号强度。

胸腺增生

（一）概述　胸腺起源于第三咽囊，在胚胎发生过程中，它从咽部上升到主动脉弓前的前纵隔。胸腺囊肿可沿此路径在任何地方形成。胸腺的影像学表现随年龄而变化。在新生儿中，胸腺可能比心脏大（图1-13）。它在青春期开始萎缩，随着年龄增长逐渐消退，到40岁时，在CT扫描中仅有大约5%～17%的人可见。反应性胸腺增生也称为反弹增生，可能由于化疗、放疗或严重疾病而发生，并具有免疫系统恢复的特征。在此期间，胸腺可能会比原始大小大50%以上。平均而言，反应性胸腺增生发生在儿童停止化疗6个月后，成人停止化疗9个月后，但文献报道间隔2个月～5年[5]。在停用类固醇疗法的儿童，反弹性增生可能仅在2～3周内发生，成人时间更长一些。胸腺增生还可能继发于甲状腺毒症、红斑狼疮、白塞综合征、艾迪生病和桥本甲状腺炎。

（二）影像特征　在横断面图像上，成年人的胸腺通常呈三角形，其顶点指向胸骨。严重的疾病化疗和

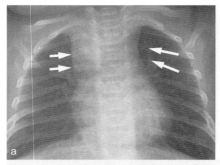 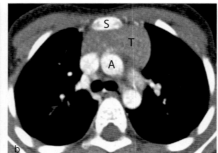 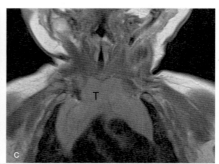

图1-13　3名患者的正常胸腺。　（a）一名8周大的婴儿的胸片。胸腺（箭）使上纵隔明显增宽。（b）一名6岁女孩的CT扫描。胸腺（T）显示均匀强化。胸骨（S）和主动脉（A）作为标记，胸腺位于它们之间。（c）6周大的婴儿的冠状T2W MR图像，胸腺（T）远远超出心脏。

类固醇疗法会引起胸腺快速萎缩，随后会恢复到反应性增生的状态。增生性胸腺可邻接血管，但不会使它移位，而真正的胸腺肿瘤会引起血管移位。诊断反应性增生的另一个标准是胸腺的典型箭形状。

（三）临床特征 胸腺增生没有临床表现。

（四）鉴别诊断 一个重要的鉴别诊断是胸腺瘤，它通常呈椭圆形，与正常或增生的胸腺不同。复发性淋巴瘤也需要与反应性增生相鉴别，特别是如果之前曾有过淋巴瘤的胸腺受累。可能难以区分化疗停止后的复发与反应性胸腺增生。

（五）关键点 青春期后胸腺会慢慢萎缩。这种萎缩可能在严重疾病或化疗后迅速发生，在疾病恢复或停止化疗后出现腺体反跳性增大。这种反应性增生需要与复发性淋巴瘤相鉴别，尤其是在胸腺原发受累的情况下。

胸腺瘤和胸腺癌

（一）概述 胸腺瘤是一种起源于负责T淋巴细胞成熟的胸腺上皮细胞的肿瘤。通常还发现胸腺含有异常T细胞的集合，这些T细胞受到异常的上皮细胞过度增殖的影响。这些细胞形成自身抗体，可通过阻断横纹肌运动终板的乙酰胆碱受体而导致重症肌无力。大约15%的重症肌无力患者有胸腺瘤。同样，临床诊断为重症肌无力患者的胸腺并不总是增大。这些患者的组织学显示淋巴反应，胸腺中T淋巴细胞数量增加，不引起影像学异常。胸腺瘤最常在40～60岁被诊断出来，约占前纵隔肿块的20%。一般来说，胸腺瘤呈

光滑的圆形或椭圆形，在注射造影剂后明显强化。胸腺瘤通常位于前上纵隔（图1-14，图1-6），但10%位于后纵隔。胸腺瘤可能含有囊肿或钙化。胸腺瘤有许多分类标准，直到1999年，WHO提出了一个统一的分类标准，2004年修订后沿用至今。这种组织学分类基于细胞异型的存在和数量。A、AB、B1型为低危胸腺瘤，B2、B3型为高危胸腺瘤，C型是胸腺癌[6]。所有胸腺瘤，甚至A型，都可能是局部侵袭性的，并可能引起远处转移，这导致许多作者质疑WHO分类的有效性。在美国和欧洲，胸腺瘤和胸腺癌的发病率为每0.1/10万。

（二）影像特征 胸腺瘤在CT上呈软组织密度，并在静脉注射造影剂后显著强化，可能伴囊变。胸腺癌常侵犯血管，并通过血管内延伸至心脏（图1-15）。如果肿瘤没有越过胸腺的边界，则只有组织学才能区分胸腺瘤和胸腺癌，并提供准确的分类。最近的研究表明，与低风险和高风险胸腺瘤相比，胸腺癌在PET/CT上具有更高的标准化氟脱氧葡萄糖（FDG）摄取值[7]。在MRI上，胸腺瘤在T2W图像上呈高信号，在T1W图像上与肌肉等信号，并在注射造影剂后显著强化。如果怀疑胸腺瘤，应通过CT对整个胸部和上腹部进行评估，因为15%的患者会发现沿胸膜的转移，并可通过膈肌的生理孔隙发生腹腔转移。

（三）临床特征 1/3的胸腺瘤会导致重症肌无力，表现为肌无力、疲劳和上睑下垂的症状。另外1/3的胸腺瘤会出现局部肿瘤生长的体征和症状。当肿瘤增大超过胸廓入口，会出现包括胸痛、上腔静脉综合征和可

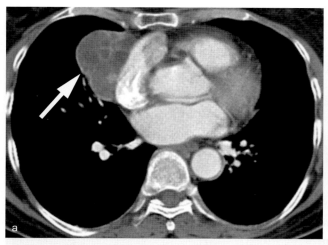
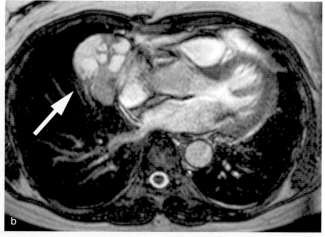

图1-14 胸腺瘤。 （a）在横断面CT上，肿瘤（箭）显示囊性和实性成分。注射造影剂后，其实性成分轻度强化。（b）T2W、T1W True FISP MRI序列显示多发囊肿（箭）。（True FISP，真实稳态进动快速成像）。

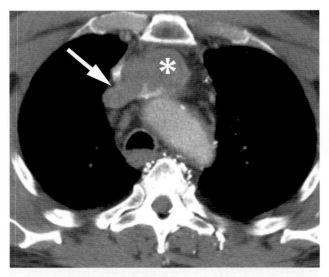

图1-15　胸腺癌（星号）。　肿瘤已侵犯左头臂静脉（箭）。

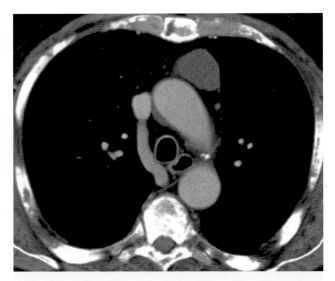

图1-16　胸腺囊肿。　CT扫描显示主动脉弓前方的薄壁囊肿。

见且可触及的颈部肿块。另外1/3的胸腺瘤是通过针对不同原因进行的影像检查偶然检测到的。鉴于良性胸腺瘤与胸腺癌难以区分，所有病变均应切除。

（四）鉴别诊断　成人胸腺增大也可能是由于其受霍奇金病、非霍奇金淋巴瘤或急性淋巴细胞白血病的累及。在进行鉴别诊断时，重要的是要了解这些疾病的存在与否。

（五）关键点　胸腺瘤和胸腺癌只有在侵犯周围结构的情况下才能通过影像来区分。

胸腺囊肿

（一）概述　胸腺囊肿可能是先天性的或后天性的。胸腺起源于第三咽囊，囊肿可能沿着它从咽部水平下降到主动脉弓水平的前纵隔的路径发展。发病高峰期为3～15岁。

（二）影像特征　胸腺囊肿显示出具有囊肿特征的CT特征：增强的壁，其内容物与水等密度，如果发生囊内出血则呈高密度（图1-16）。MRI呈T2高信号和T1低信号强度，即典型的囊肿表现。胸腺囊肿可能位于胸腺外部或内部。

（三）临床特征　胸腺囊肿通常是无症状的，在胸片或断层图像上偶然发现。

（四）鉴别诊断　位于胸腺内的囊肿需要与精原细胞瘤鉴别，精原细胞瘤也可能形成大的囊肿。难以鉴别的病例应通过经皮穿刺活检解决。胸腺囊肿可见于不同大小的胸腺癌中。

（五）关键点　胸腺囊肿可能在胚胎发生过程中沿其下降路径在胸腺内或胸腺外发生。它们在CT上具有典型的CT值（0 HU），在MRI上具有典型的囊性信号（T2高信号，T1低信号，在蛋白质含量高的囊肿中信号强度逆转）。大多数胸腺囊肿影像学检查时偶然发现。

胸腺神经内分泌肿瘤；胸腺和纵隔类癌

（一）概述　类癌是起源于原始干细胞的神经内分泌肿瘤。类癌通常生长缓慢并可能发生转移。它们在中年人中最常见，男性比女性更容易发生。

（二）影像特征　胸腺类癌的影像表现通常与胸腺瘤或胸腺癌难以区分。它们可能发生在纵隔和其他部位，可能不局限于特定器官（图1-17），在CT上表现为软组织密度的强化肿块。类癌在MRI上具有高T2信号强度。它们在T1W图像上与肌肉等信号，并显示出明显强化。

（三）临床特征　症状由肿瘤中产生的激素引起。大约1/3的类癌会形成促肾上腺皮质激素，导致库欣综合征。也可能发生由于毛细血管扩张引起的高血压、腹泻和阵发性潮红。

（四）鉴别诊断　鉴别诊断应包括胸腺瘤、胸腺癌和肉瘤。

（五）诊断陷阱　仅凭影像学表现不能诊断类癌。诊断需要结合影像学发现与激素相关的临床症状或组织学。

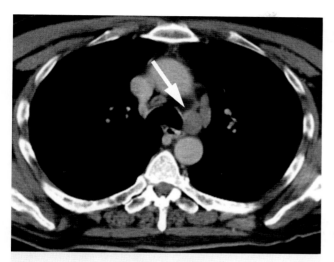

图1-17 类癌（箭）和邻近淋巴结转移。

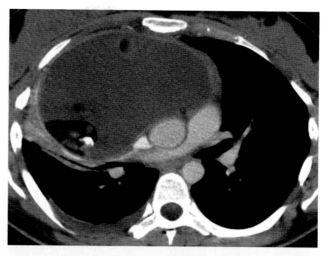

图1-18 畸胎瘤。 CT扫描显示边界清晰且密度混杂的肿块

（六）关键点 类癌可能出现在胸膜内或纵隔内。他们缺乏典型的影像学特征来明确的诊断，需要结合临床和实验室检查。

性腺外生殖细胞肿瘤

"性腺外生殖细胞肿瘤"是所有起源于胚胎生殖细胞且在组织学上与性腺肿瘤无法区分的肿瘤的统称。它们包括畸胎瘤（良性和恶性）、精原细胞瘤、皮样囊肿、胚胎细胞癌和绒毛膜癌。性腺外生殖细胞肿瘤主要发生在纵隔，占所有纵隔肿瘤的15%。大约80%是良性畸胎瘤。精原细胞瘤在绝对数量上仅次于畸胎瘤，约占纵隔恶性生殖细胞肿瘤的40%。

畸胎瘤；皮样和表皮样囊肿

（一）概述 畸胎瘤可能包含源自所有三个胚层（中胚层、内胚层和外胚层）的组织成分。外胚层细胞可产生皮肤附属物，例如毛发和皮脂腺以及牙齿。肌肉、软骨和骨骼可能由中胚层细胞发育而来，而上皮和胰腺可能由内胚层细胞发育而来。成熟畸胎瘤是良性的，发病高峰年龄在青年期（20～40岁）。

皮样囊肿由外胚层和中胚层成分组成，在影像学形态上与囊性畸胎瘤无法区分。在5%的病例中，鳞状细胞癌在皮样囊肿中发生。

表皮样囊肿完全由外胚层成分组成。它们含有鳞状上皮，可逐渐通过脱屑扩大。绝大多数畸胎瘤、皮样囊肿和表皮样囊肿发生在前上纵隔。只有约8%的病例发生在后纵隔。

（二）影像特征 畸胎瘤的成像通常显示出囊性成分（占畸胎瘤的88%）和脂肪成分（占畸胎瘤的76%），

这与几乎在每个畸胎瘤中发现的软组织密度区域形成对比。在53%的畸胎瘤中发现钙化（图1-18）。形成牙齿或骨骼的畸胎瘤或皮样囊肿很容易通过CT诊断。畸胎瘤和皮样囊肿在CT和MRI上均呈现不均质的组织结构。皮样和表皮样囊肿的弥散成像显示明显的弥散异常：高b值（b = 1 000 s/mm^2）成像显示表观扩散系数显著降低。在个别病例报道中，囊性区域的脂-液平被描述为具有特征性，但非常少见。在几乎所有病例中，表皮样囊肿都是纯囊性的。以上3种肿瘤边缘锐利光滑。恶性畸胎瘤边缘模糊，基质不均匀；它也由3个胚层组成，因此可能包含脂肪和钙化。它们的其他成像特征与畸胎瘤的特征一致。

（三）临床特征 畸胎瘤、皮样囊肿及表皮样囊肿通常无症状。大的畸胎瘤或皮样囊肿可能会压迫相邻结构，导致胸痛等症状。畸胎瘤或皮样囊肿的病灶内出血可能导致肿块突然增大，导致纵隔结构突然受压并出现相关症状。成熟畸胎瘤、成熟皮样或表皮样囊肿的治疗是完整切除肿块。如果做到这一点，肿瘤将不会复发。

（四）鉴别诊断 畸胎瘤的鉴别诊断主要需要与肉瘤相鉴别。对于恶性畸胎瘤，鉴别诊断不能仅依赖影像学结果。还需与淋巴瘤鉴别，但更为均质。皮样和表皮样囊肿可以通过DWI来更准确地分类。

（五）关键点 畸胎瘤具有来自所有3个胚层的成分和不均质的影像学表现。皮样囊肿由外胚层和中胚层成分组成，而表皮样囊肿是纯粹的外胚层。皮样和表皮样囊肿可以通过DWI与其他囊肿进行鉴别。

原发性精原细胞瘤

（一）概述 原发性性腺外精原细胞瘤是罕见的恶性肿块。最常见的发生部位是前纵隔，其次是松果体和腹膜后。大约10%的恶性纵隔肿瘤是原发性精原细胞瘤。90%以上的纵隔原发性精原细胞瘤发生于男性，发病高峰年龄为20～40岁。现在认为原发性性腺外精原细胞瘤起源于多能原始生殖细胞，这些细胞在早期胚胎发育时穿过中线迁移到性腺的过程中被困在纵隔。这些异位细胞可以分化为外胚层和内胚层组织，它们被认为是导致纵隔中绒毛膜癌、胚胎细胞癌和其他生殖细胞肿瘤的原因。

（二）影像特征 纵隔的原发性精原细胞瘤在被诊断时通常很大。它们具有光滑的分叶状边缘。精原细胞瘤可能包含点状钙化和囊肿，以及轻微均匀强化的区域。它们在MRI上具有均匀的信号，在T2W图像上呈高信号，增强后明显强化。

（三）临床特征 纵隔原发性精原细胞瘤的症状是非特异性的，由上纵隔结构受压引起。压迫喉返神经可引起咳嗽和声音嘶哑。其他可能的症状包括呼吸困难、吞咽困难和胸痛，上腔静脉阻塞很少见。大约1/3的患者没有症状。甲胎蛋白（AFP）和人绒毛膜促性腺激素（β-HCG）等肿瘤标志物未升高。纵隔的原发性精原细胞瘤通过切除进行治疗，必要时进行术后辅助放疗。最近的研究增加顺铂化疗，结果显示这种综合治疗的存活率非常高。

（四）鉴别诊断 精原细胞瘤的影像表现类似于淋巴瘤。然而，与淋巴瘤不同的是，精原细胞瘤压迫周围结构，尤其是血管，也可能显示血管侵犯。主要需要与肉瘤和胸腺瘤鉴别，后者也可能含有囊肿和钙化。

> 提醒：原发性精原细胞瘤的影像学表现无法与其他纵隔肿瘤区分开来；他们的诊断需要活检。

（五）诊断陷阱 在确定纵隔精原细胞瘤或其他纵隔生殖细胞肿瘤的组织学诊断后，应明确排除原发性性腺肿瘤，才能诊断纵隔性腺外生殖细胞肿瘤。

（六）关键点 纵隔性腺外精原细胞瘤起源于多能原始生殖细胞，这些细胞在早期胚胎发生期间穿过中线迁移到性腺时被困在纵隔中。发病高峰年龄为20～40岁，男性多见。肿瘤强化明显，可有囊肿和钙化。鉴于缺乏能确定诊断的影像特征，性腺外精原

细胞瘤的诊断应通过组织学确诊。

绒毛膜上皮瘤、胚胎细胞癌和混合生殖细胞肿瘤

（一）概述 在组织学上与纵隔原发性精原细胞瘤不同的恶性生殖细胞肿瘤，预后较差。像精原细胞瘤一样，这些肿瘤来自多能原始生殖细胞。这些细胞可能以多种方式分化：

- 胚胎细胞癌由各种分化差的细胞类型组成。
- 绒毛膜癌含有合体滋养层和细胞滋养层。血行转移很常见。这种特性类似于胎盘侵入血管的能力。
- 如前所述，恶性畸胎瘤由来自所有3个胚层的细胞组成。生殖细胞肿瘤可被视为胚胎发生的"模仿"。不同的肿瘤类型从多能生殖细胞沿着不同的路线分化，反映了胚胎发生的不同细胞成分[8]。与精原细胞瘤不同，这些肿瘤形成肿瘤标志物（表1-1），可用于监测治疗反应和检测复发。与其他肿瘤一样，它们主要发生在前纵隔。

（二）影像特征 纵隔性腺外生殖细胞肿瘤在CT和MRI上呈不均质的表现，含有不同密度或信号强度的区域，增强后不均匀强化（图1-19）。由于它们的快速生长，除精原细胞瘤之外的恶性生殖细胞肿瘤容易发生瘤内出血并且经常表现出坏死区域。它们也可能含有囊肿。各种肿瘤类型可能无法通过其成像特征清楚地区分，需要进行组织学诊断。

（三）临床特征 临床特征与精原细胞瘤相同。这些生殖细胞肿瘤通常会产生肿瘤标志物（参见表1-1）。治疗包括手术切除、术后放疗和化疗。

（四）鉴别诊断 鉴别诊断应包括肉瘤、淋巴瘤、胸腺瘤和胸腺癌。组织学上不同于精原细胞瘤的性腺外生殖细胞肿瘤也需要进行组织学诊断。

（五）关键点 性腺外生殖细胞肿瘤在CT和MRI上呈不均质表现，含有不同密度或信号强度的区域，增强后不均匀强化，需要组织学诊断。

表1-1 不同的性腺外生殖细胞肿瘤的标记物

肿　瘤	典型的肿瘤标记物
精原细胞瘤	无
胚胎细胞癌	AFP
绒毛膜癌	β-HCG
恶性畸胎瘤	AFP，β-HCG
卵黄囊瘤	AFP

缩写：AFP，甲胎蛋白；HCG，人绒毛膜促性腺激素。

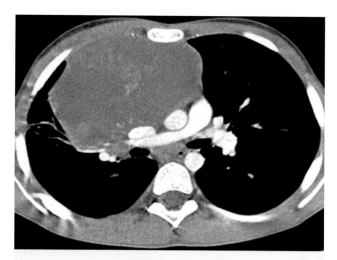

图1-19 前纵隔的生殖细胞肿瘤。 在CT上，肿块呈低密度和不均匀强化，压迫上腔静脉和右肺动脉。

脂肪肉瘤

纵隔原发性脂肪肉瘤是非常罕见的脂肪组织恶性肿块，发病高峰在50岁左右。不同类型按分化等级区分。

肉瘤

（一）概述 肉瘤是间叶组织恶性肿瘤，可能发生在任何纵隔区域中。纵隔原发性肉瘤非常罕见。脂肪肉瘤以外的类型包括纤维肉瘤、软骨肉瘤、骨肉瘤和横纹肌肉瘤。成人全身各部位软组织肉瘤（包括胃肠道间质瘤）的总发病率为2例10万人。

（二）影像特征 高分化脂肪肉瘤主要由脂肪组织

组成，CT值为负，MRI上与脂肪等信号。厚于2 mm的分隔或肿瘤内的增强区域的存在是CT上高分化脂肪肉瘤的征象。混合肿瘤还包含其他细胞类型，如纤维细胞。低分化脂肪肉瘤包含大面积的致密组织，表现为显著的强化（图1-20）。首选的治疗方法是手术切除。肉瘤在胸片上表现为边界清楚的肿块，边缘可能呈分叶状。肿瘤在CT和MRI上通常是不均匀的（图1-21）。骨肉瘤可能含有钙化和骨基质，CT比MRI更

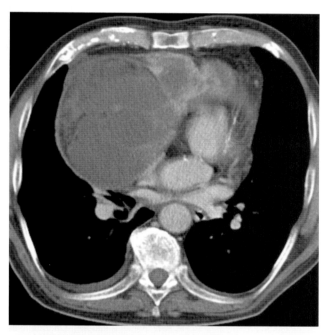

图1-20 脂肪肉瘤。 静脉注射造影剂后的CT。肿块包含不同密度的区域并显示不均匀的强化。

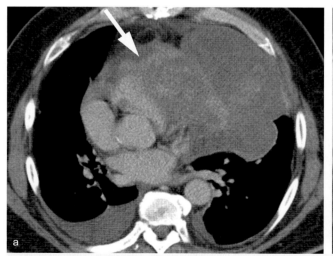

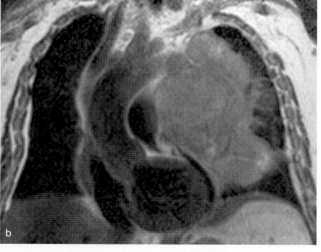

图1-21 横纹肌肉瘤。 （a）在CT上，肿瘤密度不均匀，具有强化程度不同区域。其与心包和心脏的边界模糊不清（箭），提示可能存在侵犯。（b）冠状面T2WI显示肿瘤已到达心包但尚未穿透它。

清楚地显示。

（三）**临床特征** 症状由邻近结构（如心脏、气管或食管）受压引起。如果没有压迫，全身症状可能是主要的。首选的治疗是放疗后切除。

（四）**鉴别诊断** 淋巴瘤包裹血管，但不压迫血管。精原细胞瘤和其他性腺外生殖细胞肿瘤不能与肉瘤区分开来。胸腺瘤位于胸腺区域中，可能含有囊肿，但在CT和MRI上表现出相同的特征。纵隔脂肪增多症（图1-22）通常发生在肥胖患者身上，与脂肪瘤（图1-23）一样，密度与其他部位的脂肪相似。

（五）**关键点** 肉瘤在所有检查中都会强化。它们依据组织构成不同呈现不均质模式，需通过组织学诊断。影像的作用是准确描述大小、位置和周围结构。特定的诊断需要组织学。

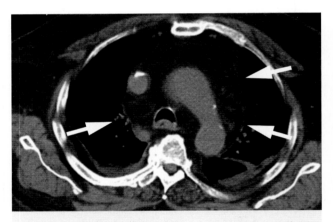

图1-22 纵隔脂肪增多症。 在该肥胖患者中注意到纵隔脂肪体积增加。纵隔结构被脂肪均匀地包围（箭）。胸腺区域是老年患者的有用标志。上纵隔的血管周围组织在所有年龄段的患者中都可作为标记。

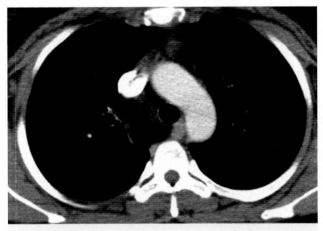

图1-23 脂肪瘤。 横断面CT显示一个边界清楚的脂肪密度肿块。

囊性肿块

纵隔囊性肿块非常罕见。支气管囊肿、食管囊肿都属于前肠重复囊肿。

支气管囊肿

（一）**概述** 支气管囊肿是胚胎第4～6周气管发育异常导致的先天性病变。它由呼吸道上皮组成，可含软骨。约85%的支气管囊肿位于纵隔内，通常在隆嵴水平，其余位于肺实质内。与纵隔内支气管囊肿相比，纵隔外囊肿更容易与气管支气管相通。

（二）**影像特征** 在胸片上，支气管囊肿边缘光整，密度均匀。在CT和MRI（图1-24）上表现为内含液体的薄壁囊性肿块，增强后囊壁可见强化，囊内容物不强化。CT值和MRI信号强度取决于囊液的蛋白质含量。当支气管囊肿与气管支气管相通时可见气体影。

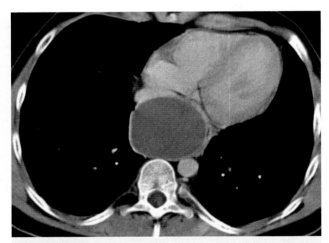

图1-24 支气管囊肿。 CT示病灶囊性，壁薄，囊液呈水样密度，与气管和主支气管无明显关系，食管受压移位。切除后，可见囊肿被呼吸道上皮覆盖。从影像学表现，支气管囊肿与食管囊肿难以鉴别（见图1-27）。

（三）**临床特征** 支气管囊肿根据发生部位不同，可引起呼吸困难和喘鸣。如果囊肿靠近主支气管，即使在婴儿期也可导致压迫性肺不张。较小的囊肿可在一段时间内无症状，如果发生感染，炎性改变和囊肿迅速扩大压迫周围结构也会产生症状。

（四）**鉴别诊断** 支气管囊肿通常与食管囊肿在影像表现上难以区分，特异性诊断需要切除囊肿，并对囊肿内的呼吸道上皮进行组织学鉴定。

> **提醒：**一般情况下，影像不能证实支气管囊肿与气管或节段性支气管的关系。

（五）关键点 支气管囊肿是气管支气管发育异常所致，它们由呼吸道上皮组成，可因压迫邻近结构或继发感染出现症状。在影像表现上通常与食管囊肿无法区分。

心包囊肿和憩室

（一）概述 心包囊肿是一种罕见的病变，约占所有纵隔肿瘤的7%，主要位于左心膈角（70%）和右心膈角（30%）（图1-25）。其起源于间皮细胞，表现为心包壁层外露（在胚胎时期心包隐窝持续存在），与心包不相通。心包憩室则与心包腔直接相通，也可能继发于手术后。若病灶随时间推移迅速增大，则表明是心包憩室而不是真正的心包囊肿（图1-26）。

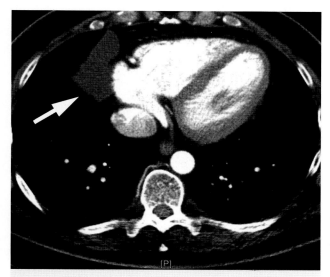

图1-25 心包囊肿。 CT示与心包相邻的薄壁囊性肿块，呈水样密度（箭）。

（二）影像特征 在胸片上，心包囊肿和憩室与心影相邻，边缘光滑清晰。CT和MRI显示心包囊肿和憩室壁薄，少有分隔，并与心脏有直接关系。CT值和MRI信号强度取决于囊液的蛋白质含量。心包囊肿一般囊液清澈，也被称为"泉水囊肿"，因此在T2WI上呈高信号，在T1WI上呈低信号，CT值约为10 HU。对于无症状的患者不需要治疗；有症状者可手术切除囊肿，切除后不会复发。经皮穿刺可使囊肿减压，但随着时间的推移，囊肿会重新填充，除非注入酒精或硬化剂灭活囊肿。

（三）临床特征 大多数心包囊肿和憩室是偶然发现的，极少数情况下，当囊肿压迫其他结构（如肺）时，可导致呼吸困难，甚至出现心力衰竭症状（如右心室受压时）。少数可出现持续性咳嗽和非典型性胸痛。当囊内出血引起囊肿明显增大压迫邻近器官时，可出现急性症状。囊肿感染及破裂也极为罕见。

（四）鉴别诊断 在胸片上，对于边界清晰的肿块应与较大的心包脂肪垫以及纵隔肿瘤鉴别。CT或MRI可以用于鉴别心包囊肿与实性肿瘤和脂肪。

> 提醒：心膈角是心包囊肿和憩室的主要标志。

（五）诊断陷阱 在健康人群中，升主动脉水平心包反折内的少量积液，容易误诊为小的心包囊肿。

（六）关键点 心包囊肿与心包膜相连，而心包憩室与心包腔相通，这两种病灶在断层影像上都表现为囊肿的特征。

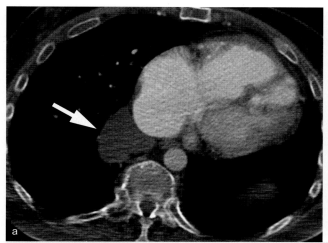

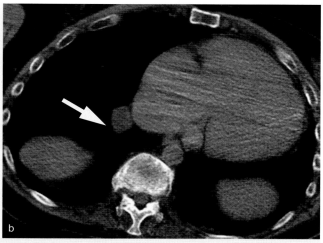

图1-26 肺心病患者中偶然发现的心包憩室。 （a）CT示心旁液体密度的薄壁肿块（箭）。（b）后续扫描显示肿块可自发性缩小（箭）。这是与心包囊肿鉴别的关键，并证实了心包憩室的诊断。

1

食管囊肿

（一）概述 食管囊肿是一种罕见的先天性畸形，是胚胎第三至第四周前肠异常出芽所致。囊壁由食管上皮组成，可包含平滑肌或横纹肌组织，极少数可包含异位胃上皮组织。该囊肿的分泌物可侵蚀囊壁，导致囊内出血或囊壁穿孔[9]。

（二）影像特征 食管囊肿通常在胸片体检中偶然发现，其表现为下纵隔区边界清楚的椭圆形病灶。在CT上，囊液密度与水类似，当囊内出血可表现为软组织密度。增强后囊壁可见强化，囊内容物不强化。与其他类型的囊肿一样，食管囊肿在T2WI上表现为高信号（囊内出血后呈低信号），在T1WI上根据囊液蛋白质含量，表现为低信号或等信号。食管囊肿发生部位在后纵隔的食管远端，大部分完全位于食管外壁，也有部分位于食管内壁（图1-27）。它们常表现为纵向的椭圆形。

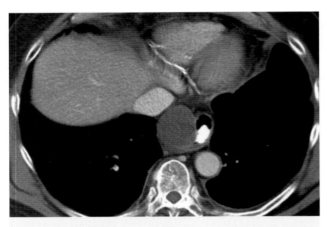

图1-27 食管囊肿。 CT显示食管旁囊性肿块，不与食管相通。

（三）临床特征 食管囊肿多数无症状，仅在胸部影像检查中偶然发现，但也可引起食管压迫和吞咽困难。

（四）鉴别诊断 仅凭影像学表现不能与支气管囊肿鉴别。

（五）关键点 食管囊肿通常是偶然发现的，它们与食管毗邻，在CT上表现出囊肿的典型特征，囊液表现取决于囊肿的蛋白质含量和有无出血。

淋巴管瘤和囊状水瘤

（一）概述 淋巴管瘤和囊状水瘤是先天性淋巴系统畸形，1/5来源于胚胎淋巴囊的异位组织，最常发生于颈静脉淋巴囊，约75%的囊性肿块位于颈部。淋巴管瘤可在出生时就存在，也可在出生后第二年出现，此时淋巴系统生长最快。根据淋巴管大小，可以分为毛细血管型和海绵状型。囊状水瘤是一种特殊的类型，由多个大的囊组成。

（二）影像特征 淋巴管瘤和囊状水瘤内可见实性成分。超声显示肿块呈囊性。CT上囊肿呈低密度，增强时只有实性部分强化（图1-28）。在T2WI上，囊肿呈高信号；在T1WI上，囊肿的信号强度取决于囊液蛋白质含量以及是否存在出血（囊内可见液平）。

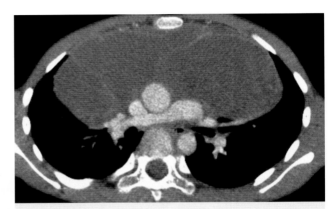

图1-28 前纵隔淋巴管瘤。 横断面CT示有分隔的囊性肿块。

（三）临床特征 淋巴管瘤和囊状水瘤患者通常出生时即发现，表现为颈部或上胸部囊性肿块。囊肿感染可压迫气管、食管或心血管产生压迫症状，引起呼吸困难、吞咽困难等。

> **提醒：** 准确描述肿瘤的范围和周围结构对手术切除淋巴管瘤或囊性水瘤至关重要。

（四）鉴别诊断 淋巴管瘤和囊性水瘤可发生在纵隔的任何部位，几乎全部为囊性成分，诊断较为容易。囊液不强化，有助于它与血管畸形和海绵状血管瘤的区分。

（五）关键点 淋巴管瘤和囊状水瘤是淋巴系统的先天性畸形。除了典型的囊性成分外，可包含实性成分。囊内出血伴液平面是典型的影像学表现。

二、中纵隔

- 中纵隔病变主要累及淋巴结。
- 解剖：表1-2中显示，美国癌症联合委员会（AJCC）和国际癌症控制联盟（UICC；或国际抗癌联盟）将胸部淋巴结分为14个组，其中9个组位于纵隔（图1-29）。

表1-2 1997年AJCC和UICC[17]纵隔淋巴结分组

分 组	位 置
纵隔	
1 R/L	上纵隔（头部至头臂静脉）
2 R/L	上气管旁
3	后部的气管后淋巴结（3P） 前部的血管前淋巴结（3A）
4R/L	下气管旁（右侧包括奇静脉淋巴结）
5	主动脉窗，肺动脉干
6	主动脉旁到主动脉弓水平
7	隆突下
8	食管旁（隆突以下）
9	肺韧带
肺部（脏层胸膜内）	
10R/L	肺门
11R/L	肺叶间
12R/L	肺叶
13R/L	肺段
14R/L	肺段以下

注：R/L表示右边或左边，没有R/L标记的淋巴结区位于中线。

结节病

（一）概述 结节病是一种病因不明的多系统疾病，其异常的免疫反应可导致含有上皮样细胞、多核巨细胞和淋巴细胞的非干酪样肉芽肿形成。肉芽肿可发生在身体的任何部位，但纵隔淋巴结和肺实质最常受累。该病多见于40岁左右，女性略多于男性，每年的发病率约为0.001%～0.012%。肺部和纵隔的结节病影像学上分为四个阶段（表1-3）。80%的结节病患者会出现淋巴结病变。结节病以对症治疗为主，急性病例口服类固醇激素治疗。约95%的急性结节病会在几个月后自行消退。20%～30%的慢性结节病患者可面临肺功能永久性损害的风险，10%的患者可能进展为肺纤维化。

（二）影像特征 胸片显示双侧肺门淋巴结增大，纵隔增宽。结节病的纵隔淋巴结在CT上具有明显的对称性（图1-30）。在大多数病例中也可见双侧肺门对称受累。随着时间的推移，大约40%的患者淋巴结可

出现蛋壳样钙化。2期表现为双肺网状结节改变，直径约5 mm。肉芽肿呈典型的胸膜下、淋巴管、叶间裂以及支气管血管束分布。

（三）临床特征 临床表现取决于受累方式，包括干咳、呼吸困难、关节炎、结节红斑和面神经麻痹等相关症状。当支气管肺泡灌洗结果CD4+与CD8+ T细胞（T辅助细胞和T抑制细胞）的比例大于2：1时，可确诊。

（四）关键点 结节病的典型特征是肺门淋巴结（第10组）和纵隔淋巴结对称性增大。2期结节病肺部病灶典型的分布特点：支气管血管束、淋巴管、胸膜下以及叶间裂分布。

表1-3 结节病分期

分 期	表 现
0	胸片无异常
1	双侧肺门淋巴结肿大，无肺部改变
2	双侧肺门淋巴结肿大，伴肺部改变
3	肺部改变，无双侧肺门淋巴结肿大
4	肺纤维化

淋巴瘤

（一）概述 淋巴瘤是淋巴系统肿瘤，主要分为两类：霍奇金淋巴瘤（淋巴肉芽肿病）和非霍奇金淋巴瘤。每年每10万人中约有12例新增病例。

- 霍奇金淋巴瘤患病年龄呈双峰分布，分别好发于年轻人（15～35岁）和50岁以后。通常受累淋巴结呈无痛性增大，由局部淋巴结逐渐扩散到邻近的淋巴结，继而扩散到淋巴结以外组织。约60%的患者前纵隔淋巴结受累（图1-31，图1-32）。治疗方式取决于Rye分类中的组织学亚型（结节性淋巴细胞为主型，结节性硬化型，混合细胞型和淋巴细胞消减型）。霍奇金淋巴瘤的组织学特征是存在多核的R-S细胞（Reed-Sternberg细胞）和霍奇金细胞。

- 非霍奇金淋巴瘤是一组由多种类型细胞组成的、具有高度异性的淋巴瘤，包括T细胞和B细胞淋巴瘤，在老年人中发病率最高。在免疫抑制患者（器官接受者、艾滋病患者）中发病率较高。除免疫系统失稳外，染色体易位对非霍奇金淋巴瘤发病影响也颇大。多数病例表现为淋巴结无痛性肿胀，类似淋巴肉芽肿。腹部淋巴

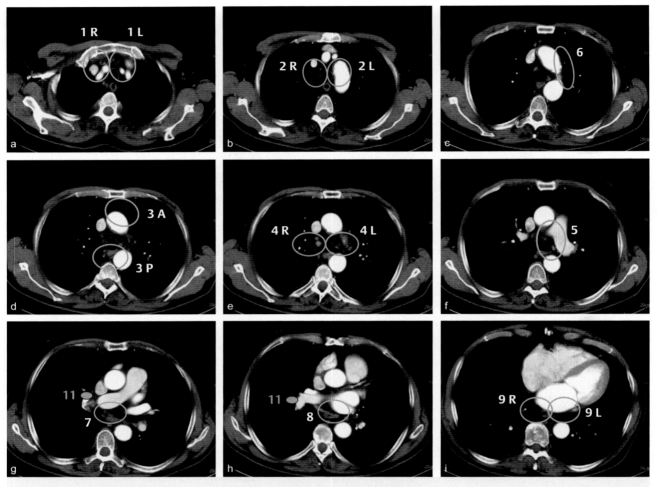

图1-29　根据1997年AJCC和UICC[17]淋巴结分组，纵隔淋巴结位置（圈内区域）。　R/L表示右/左，无R/L标记的淋巴结组（5～8）指未配对区域。其他未标记淋巴结组为12组（肺叶）、13组（肺段）、14组（肺段以下）。11～14组是肺内淋巴结。（a）第1组（锁骨上区淋巴结）；（b）第2组（上气管旁）；（c）第6组（主动脉旁）；（d）第3组（血管前，气管后）；（e）第4组（下气管旁，气管支气管）；（f）第5组（主动脉下［主动脉肺动脉窗］）；（g）第7组（隆突下）和第10组（肺门）；（h）第8组（食管旁）和第11组（肺叶间）；（i）第9组（肺韧带）。

结比纵隔淋巴结更易受累。非霍奇金淋巴瘤倾向于累及霍奇金淋巴瘤不常累及的淋巴结分区（图1-33），例如后纵隔淋巴结。非霍奇金淋巴瘤的级别可以通过其临床病程和组织学特征来鉴别。Kiel分类法根据"细胞"或"原始细胞"来确定亚型，与霍奇金淋巴瘤一样，治疗以肿瘤组织学为基础。

（二）影像特征　胸片示肺门淋巴结肿大，主动脉肺动脉窗透亮度减低，或是在前纵隔或非霍奇金淋巴瘤其他好发部位可见边界清楚的肿块影。较大的淋巴瘤可包裹血管但不会使血管闭塞（图1-32）。在肿块非常大时，周围静脉可受压。

（三）临床特征　典型表现为发热、盗汗和体重减轻，受累淋巴结无痛性肿大。

提醒：在淋巴瘤的检查中，不要使用细针对淋巴结进行穿刺活检。请使用18G或16G芯活检针，以确保获取足够的组织来进行病理学检验。

（四）鉴别诊断　较大淋巴瘤的鉴别诊断应包括肉瘤。这两种肿瘤强化方式类似，但肉瘤更容易压迫和阻塞血管。

（五）关键点　淋巴瘤分为霍奇金淋巴瘤和非霍奇金淋巴瘤。组织学上，霍奇金淋巴瘤以具有多核的R-S细胞（Reed-Sternberg细胞）和霍奇金细胞为特点；非霍奇金淋巴瘤则由B细胞和T细胞肿瘤组成。淋巴结肿大是淋巴瘤的一个特征性表现，但该病最终诊断还需依靠组织学诊断。CT

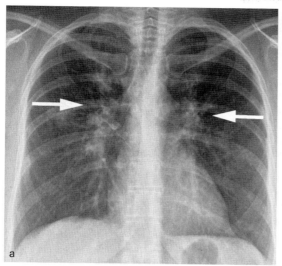

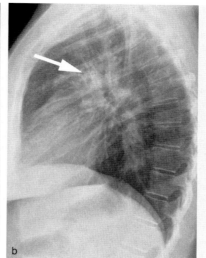

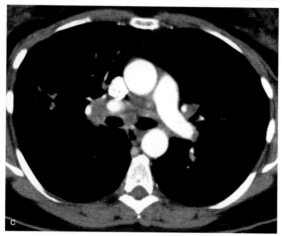

图1-30　结节病。　(a)1期和2期的特征表现是双侧肺门淋巴结病对称性肿大(箭)。(b)淋巴结病变导致的主动脉肺动脉窗模糊(箭;见图1-2)。(c)横断面CT示7、8、10R、L淋巴结对称性增大。

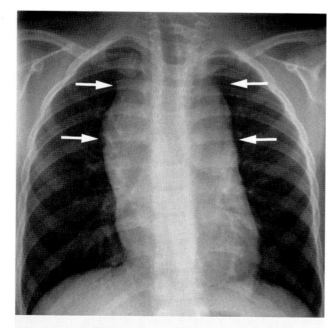

图1-31　霍奇金淋巴瘤。　淋巴瘤的典型影像表现是纵隔增宽呈烟囱状外观(箭所示)。侧位片显示胸骨后间隙和上纵隔透亮度减低。

引导下经皮穿刺活检需要使用芯状活检针,细针不足以抽吸足够的组织用于化验。CT的作用是准确描述受累淋巴结的位置以及对周围的侵犯情况。

Castleman病(血管滤泡性淋巴组织增生)

(一) 概述　病理学家本杰明·卡斯尔曼(Benjamin Castleman)在20世纪50年代首次描述了这种罕见的疾病[10]。估计每100万人中有1人感染,如今,该疾病归因于人类疱疹病毒8的感染,这种病毒也导致了卡波西肉瘤。细胞因子白介素6导致免疫功能失调和淋巴细胞增殖。在Castleman病最常见的透明血管型中,淋巴结滤泡的特征是生发中心退行性改变和套膜区增厚,套膜区中含有许多非常小的淋巴细胞。在Castleman病的浆细胞型中,由于多克隆浆细胞的积累,导致生发中心肥厚。另外,Castleman病的局限型不同于含有多个发生部位的多中心型。局限型的预后较好,孤立病灶切除后一般可治愈。而多中心型预后

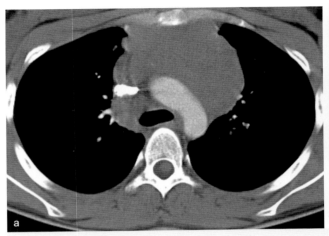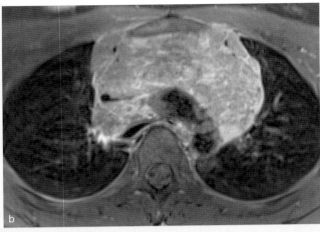

图1-32　霍奇金淋巴瘤。　（a）CT示肿块轻度强化，周围血管未见明显受压。（b）静脉注射造影剂后T1W脂肪抑制图像。

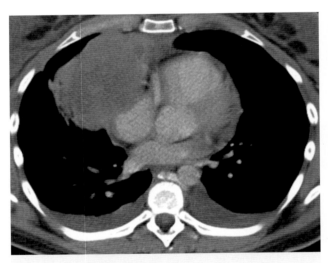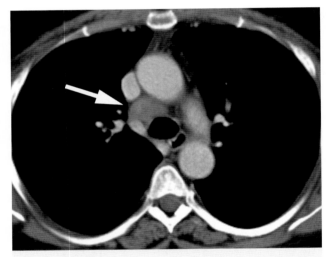

图1-33　B细胞淋巴瘤。　CT示肿瘤轻度、不均匀强化。鉴别诊断包括肉瘤。

图1-34　Castleman病。　CT显示4R淋巴结明显增大（箭所示），显著均匀强化。

较差。

（二）影像特征　胸片显示纵隔肿块或淋巴结肿大，与淋巴瘤特征性表现难以鉴别。这两种亚型的Castleman病受累淋巴结肿大融合与血管增生有关，因此在CT和MRI上强化明显（图1-34）。CT表现为3种类型[11]：①约50%的患者肿块为孤立的、非侵袭性的；②约40%的患者肿块是侵袭性的，并伴有淋巴结肿大；③约10%的患者在纵隔单个淋巴结组出现淋巴结肿大。

（三）临床特征　Castleman病中最常见的透明血管型通常无症状。较少见的浆细胞型与全身症状有关，最明显的是发热和贫血。局限型预后很好，大部分病例手术切除后可治愈。多中心型预后较差，虽可通

过化放疗治疗，但疾病进展为淋巴瘤概率较大。一项针对浆细胞型患者的研究表明，在大约2年的时间内，患者非霍奇金淋巴瘤的发生率约为20%[12]。

（四）鉴别诊断　主要需与淋巴瘤鉴别，在增强CT、MRI中Castleman病病灶表现为明显均匀的强化。

（五）关键点　局限于单一部位的局限型与多中心型不同，可通过局部切除治疗。Castleman病的透明血管型与浆细胞型也不同，两者都以淋巴结肿大为特征，影像增强检查中表现为明显均匀强化。

三、后纵隔

神经源性肿瘤是后纵隔最常见的肿瘤。髓外造血和疝也可能出现在该区域。

神经源性肿瘤

神经鞘瘤（施万细胞瘤）

（一）概述 神经鞘瘤是起源于周围神经鞘膜施万细胞的良性肿瘤，具有真正的纤维囊。神经鞘瘤可发生于任何年龄，但在年轻人中最为普遍（40～60岁）。组织学上包括两种成分：肿瘤细胞密集呈鱼群状排列，细胞核呈栅栏状，血管密度高的区域（Antoni A 区）；具有黏液样基质、肿瘤细胞稀少的区域（Antoni B 区）。

（二）影像特征 神经鞘瘤在胸部平片上表现为后纵隔边界清楚的肿块。CT 和 MR 图像上肿块均显著强化。在 MRI 上，肿块 T1W 呈低信号，T2W 呈高信号。退行性改变（囊变、钙化、脂肪沉积）在该肿瘤中很常见，与肿块大小无关。一般来说，可以看到发生肿瘤的神经（图 1-35）。

> **提醒：**神经鞘瘤常经邻近椎间孔向内生长，形成类似哑铃状肿块，导致椎间孔扩大。神经鞘瘤沿着后纵隔神经生长走行在肋下也很常见。

（三）临床特征 大多数良性神经源性肿瘤（神经鞘瘤、神经纤维瘤）无症状，可在胸部平片、CT 或 MRI 上偶然发现。若感觉神经分支受累，可引起感觉异常。治疗方法是完全手术切除。

（四）关键点 神经鞘瘤是起源于周围神经施万细胞的良性肿瘤。脊髓神经鞘瘤会导致椎间孔扩大。在断层图像上表现为边界清晰、明显强化的病灶。

神经纤维瘤

（一）概述 神经纤维瘤是一种起源于周围神经鞘的良性肿瘤。组织学上神经纤维瘤与神经鞘瘤不同之处在于，神经周围和神经外膜的间质细胞（神经内膜和神经周围成纤维细胞）受累，且无包膜结构。神经纤维瘤可表现为局限性或弥漫性生长，病变可以是孤立的（阴性家族史）或多发性的神经纤维瘤病 1 型（von Recklinghausen's disease）。神经纤维瘤病 1 型是一种具有神经皮肤表现和多器官系统受累的疾病。该疾病具有常染色体显性遗传模式，发病率为 1/3 000，约 50% 的新发病例来自自发突变。17 号染色体长臂缺陷导致神经纤维瘤形成。神经纤维瘤病 1 型以外周神经多发性神经纤维瘤、皮肤牛奶咖啡斑、蝶骨发育不良、虹膜色素结节以及视神经胶质瘤为特征表现。丛状神经纤维瘤是神经纤维瘤病 1 型的一种特殊形式。它们在儿童皮肤神经纤维瘤出现之前发生，并累及很长的神经纤维及其分支。神经纤维瘤病 1 型的神经纤维瘤恶性率约为 4%。神经纤维瘤的一个临床特征是其快速进行性生长。仅有约 10% 的孤立性神经纤维瘤患者被诊断为神经纤维瘤病。

（二）影像特征 神经纤维瘤在 CT 上表现为边界清楚的肿块，平扫时与肌肉类似呈等或稍低密度，通常表现为中心强化。在 MRI 上，T2WI 由于肿瘤黏液样变产生的胶状物质而呈高信号（图 1-36），在增强 T1WI 上呈明显强化。

（三）临床特征 神经纤维瘤可能无症状，也可由于压迫周围结构而引起相应症状。神经纤维瘤生长迅速提示恶变。

（四）鉴别诊断 神经纤维瘤和恶性神经鞘瘤在影像学上不易鉴别。在 MR T2WI 上，神经纤维瘤的典型特点是边界清楚的肿块，以中心强化为主。当肿块边界欠规则，以周围强化为主时，提示恶变。

（五）关键点 神经纤维瘤是一种起源于周围神经鞘的良性肿瘤。在组织学上与神经鞘瘤的区别在于累及神经周围和神经外膜的间质细胞。神经纤维瘤病 1 型的特点是沿周围神经分布的多发神经纤维瘤。影像学上，神经纤维瘤边缘光滑，增强后表现为中心强化。

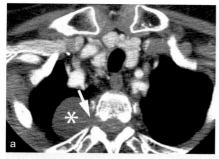
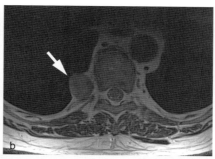
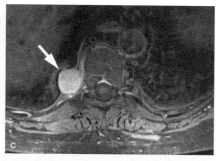

图 1-35 神经鞘瘤。 （a）CT 显示肿瘤（星号）呈哑铃状穿过椎间孔，并导致椎间孔扩大（箭）。（b）另一位患者的 T2WI 显示肿瘤的位置（箭）与周围结构的关系。（c）同一患者增强 T1WI 显示神经鞘瘤明显强化（箭）。

1

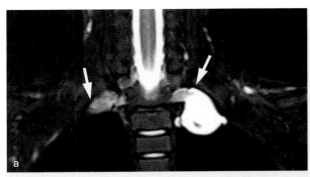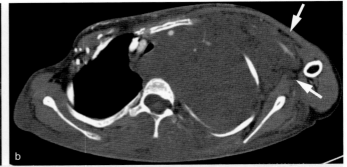

图1-36　神经纤维瘤。　（a）肿瘤（箭）在T2WI上呈高信号。（b）另一个患者的CT扫描示一个巨大的神经纤维瘤累及周围神经（箭），肿瘤轻度强化。

神经纤维瘤由于含有黏液样间质，在T2WI上表现为高信号。

神经母细胞瘤

（一）概述　神经母细胞瘤是一种来源于自主神经系统神经嵴的胚胎细胞肿瘤。该肿瘤的发病高峰在婴儿期，平均诊断年龄为17个月，发病率为0.02%。神经母细胞瘤是3岁以下儿童第二常见的恶性肿瘤[13]，仅次于肾母细胞瘤。仅15%的神经母细胞瘤发生在纵隔，纵隔神经母细胞瘤起源于交感神经干。

（二）影像特征　胸部影像检查提示后纵隔肿块导致患侧椎间孔破坏（图1-37）。在CT上，胸部的神经母细胞瘤密度不均，其内可见低密度影，高达80%肿瘤可伴钙化。肿瘤在T1WI上呈低信号，在T2WI上呈高信号。在增强CT和MRI上呈中度强化。肿瘤通过椎间孔进入椎管是该病的特征性表现，在某些病例中，MRI比CT显示得更清楚（图1-37）。

（三）临床特征　大多数儿童的症状是由原发肿瘤

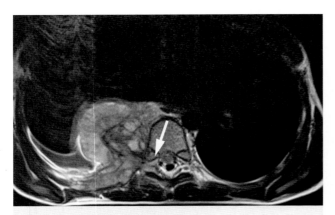

图1-37　神经母细胞瘤。　与图1-3为同一个患者。肿瘤通过椎间孔（箭）向椎管内生长，在T2WI上显示清晰（而不是CT图像）。

或转移瘤产生儿茶酚胺引起的。78%的患者尿液中儿茶酚胺代谢产物（香草扁桃酸）含量升高。血液中儿茶酚胺水平升高可引起潮红和高血压。当交感神经干的神经母细胞瘤延伸到椎管内时，可因压迫脊髓引起相应症状（轻瘫、疼痛、感觉异常）。

> **提醒：**神经母细胞瘤发生在沿交感神经干的脊柱旁。

（四）鉴别诊断　神经母细胞瘤实际上是年龄较小儿童后纵隔肿块的唯一诊断。

（五）关键点　神经母细胞瘤是儿童后纵隔肿块的首选诊断，实验室检查和CT可帮助缩小诊断范围。肿瘤通过椎间孔进入椎管是该病典型影像表现，MRI可清晰显示。

副神经节瘤

（一）概述　副神经节瘤起源于副神经节的嗜铬细胞。纵隔副神经节瘤起源于迷走神经和腹主动脉旁神经节，可偶发，也可能是常染色体显性遗传。尽管该肿瘤没有显示出明显的恶性征象，但仍有5%的病例出现转移。据报道，该肿瘤的体积每年约增长5 mm，发病年龄峰值在40～50岁。副神经节瘤的发病率为每年每百万人中有一人。副神经节瘤由主细胞组成，周围有纤维性假包膜，肿瘤基质血管丰富，局部可显示侵袭性生长。

（二）影像特征　副神经节瘤可发生在位于前纵隔、主动脉旁、右心房顶部、左心室后壁和房间隔的迷走神经。由于其丰富的血供，副神经节瘤强化明显。副神经节瘤在CT上表现为边界清楚的肿块（图1-38）。肿瘤在T1WI上呈与肌肉类似的等信号，T2WI上呈高信号。实验室检查尿液中儿茶酚胺代谢产物升高对临

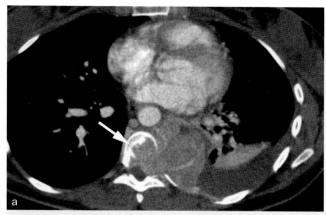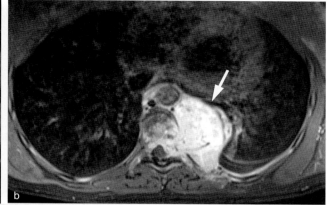

图1-38　起源于主动脉旁神经节的副神经节瘤。　（a）CT显示椎旁肿块正侵犯椎体（箭）并均匀强化。（b）在增强T1WI上，肿瘤呈显著均匀强化（箭）。

床诊断有帮助。无激素活性的肿瘤需要组织学诊断。

（三）临床特征　无激素活性的肿瘤（50%的副神经节瘤）主要通过压迫邻近器官引起症状。有激素活性的肿瘤（分泌儿茶酚胺）可导致高血压、水肿和潮红。主要治疗方法为手术切除肿瘤。放疗可用于位置不良或不能手术的副神经节瘤，但放疗只是姑息疗法。

（四）鉴别诊断　应包括神经鞘瘤和富血供肿瘤（例如肾细胞癌或神经内分泌肿瘤）的转移瘤。

（五）关键点　副神经节瘤以局部浸润为主，5%可发生转移。其具有丰富的血管，增强时明显强化。诊断时应参考实验室检查（香草扁桃酸，儿茶酚胺代谢产物）。

髓外造血

（一）概述　髓外造血是机体严重贫血时的补偿机制，通常发生在网状内皮系统器官（如脾脏、肝脏和淋巴结），很少发生在其他器官（如肾脏、肾上腺和大脑）。这归因于这些器官和淋巴结中的异位多能干细胞。由于椎体和肋骨骨髓腔的造血骨髓连续扩散，胸腔内的髓外造血通常发生在后下纵隔的脊椎旁。最近的文献主要是个案报道，29例地中海贫血患者中，发现65%的患者胸部椎旁存在髓外造血[14]。

（二）影像特征　影像表现为脊柱旁沟肿块，呈分叶状，边缘光滑（图1-39），CT显示肿块呈软组织密度与脾脏类似，其增强方式与脾脏相同。在MRI上，造血组织与脾脏信号相似。

提醒：在潜在疾病尚未被确诊的可疑病例中，髓外造血可通过穿刺活检确诊。

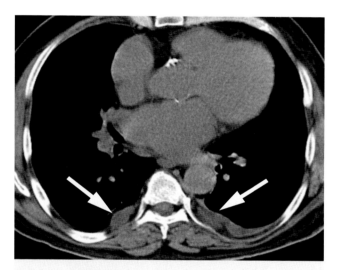

图1-39　髓外造血。　CT平扫显示椎旁双侧多发软组织密度肿块（箭）。

（三）临床特征　主要临床特征是目前已知具有髓外造血可能的疾病（如骨髓纤维化、遗传性贫血、地中海贫血、镰状细胞贫血和遗传性球形细胞增多症），而髓外造血本身通常是无症状的。在少数情况下，肿块向脊椎内生长，从而出现脊髓受压相关的神经系统症状。

（四）关键点　纵隔内髓外造血表现为椎前和椎旁肿块，并且具有与脾脏相同的影像特征。

Bochdalek疝、Morgagni疝和Larrey疝

（一）概述　膈肌有两个前区和两个后区，无肌肉，仅被结缔组织覆盖，形成膈疝的好发部位（图1-40）。

- Bochdalek三角（腰肋三角）位于膈肌两侧的后部区域，位于肋肌束和腰肌束之间，此处可能发生Bochdalek疝（图1-41）。

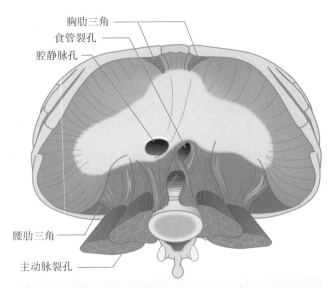

图1-40 膈肌及其薄弱部位示意图。 前：胸肋三角；后外侧：Bochdalek三角（腰肋三角）。

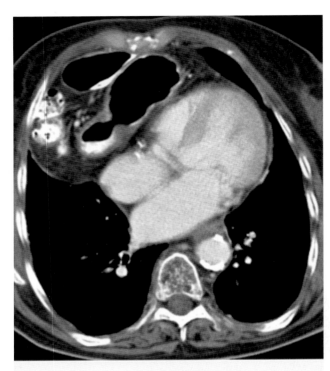

图1-42 Morgagni疝，肠系膜脂肪和肠襻疝入胸腔。

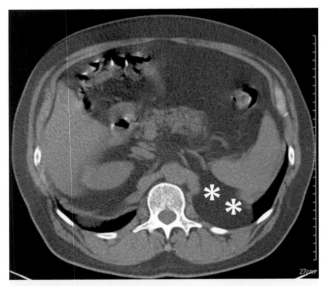

图1-41 左侧的Bochdalek疝。 CT显示疝开口（星号）位于后外侧肾上极水平。

- 胸肋三角位于两侧胸肋交界处的前胸骨旁区域，脂肪、大网膜、小肠或大肠襻组成的腹内容物，可经右胸肋三角突入前下纵隔形成Morgagni疝（图1-42）或经左胸肋三角突入形成Larrey疝。食管裂孔疝在胃肠道章节中有描述。

（二）影像特征
- Bochdalek疝常在胸部侧位片上偶然发现，表现为后下纵隔边界清楚的阴影。CT将其与实体瘤（例如神经鞘瘤）区分开来，CT显示脂肪或

肾上极经左侧腰肋三角疝出，右侧的Bochdalek疝非常罕见，因为肝脏挡住了该侧的腰肋三角。
- Morgagni疝或Larrey疝在胸片上表现为边界清楚的心影旁肿块，侧位X线片显示肿块位于前纵隔。Morgagni疝（右侧）比Larrey疝（左侧）更常见[15]，膈肌缺陷处可以通过断层成像直接看到，突出的脂肪、网膜或肠管可以直接从腹腔进入胸腔。

（三）临床特征
- Bochdalek疝通常是无症状的。对于较小的疝组织，可能会因为嵌顿而造成疼痛。当疝较大时，导致纵隔和肺部移位造成呼吸困难，很少情况可导致心动过速。对于有症状的患者应手术修复。
- 大多数Morgagni疝和Larrey疝也无症状，偶然在胸片、CT或MRI上发现。有症状者可出现胸骨后胀痛，在极为罕见的膈疝中可出现上腹部疼痛或突发的胸骨后剧烈疼痛。一般来说，Morgagni疝和Larrey疝不需要治疗。有症状的患者可以通过腹腔镜修复胸肋三角缺损。

（四）诊断陷阱 腰肋三角位于侧后方，远离食管裂孔。Bochdalek疝不应与食管裂孔疝相混淆，肾上极位于腰肋三角的下方，可提供明确的标志。

（五）**鉴别诊断** 若只有胸片,主要需与实性肿块鉴别,这取决于疝出组织的性质。

（六）**关键点** 胸肋三角位于两侧的胸肋交界处的前部区域,右侧可发生Morgagni疝,左侧可发生Larrey疝。Bochdalek三角位于两侧肋肌束和腰肌束之间的后外侧,是Bochdalek疝可能形成的部位。除非包括含气的肠襻,这些疝在胸片上表现为软组织密度的肿块影。在CT图像上容易诊断,并可确定疝开口的位置以及疝出组织。

第五节　创伤合并纵隔损伤:纵隔气肿

（一）**概述** 纵隔气肿是指纵隔腔中有空气或其他气体存在。约10%的胸部钝器伤患者可出现这种情况,也可由于肺泡内压力升高而自发发生,例如举重、Valsalva动作、剧烈咳嗽或呕吐、潜水员或特技飞行员的气压伤。自20世纪30年代动物研究以来,人们对其致病机制已经有了很好的了解:空气通过肺泡的小裂口进入间质。由于纵隔中的压力低于周围肺组织的压力,因此空气沿支气管血管束向中心移动,继而沿着纵隔解剖结构扩散,并继续扩散到颈部和四肢的皮下组织。这一机制也是钝性胸外伤气胸发生的原因。一般情况可自愈,但由于室内空气氮含量占78%(氮在血液中的溶解度低),导致这个过程需要几天。CT不能显示肺泡内的小裂口,因此对于病史不明不能确定病因的小纵隔气肿患者不适用。例如,CT仅适用于在插管后怀疑严重气管损伤的患者。与心包积气相比,纵隔积气引起的新月形积气可远达上纵隔(图1-43)。

（二）**影像特征** 纵隔气肿通常凭借胸片就可诊断,一些典型的症状包括:

- 当空气被困在心包和膈肌之间时会出现连续膈肌征,在胸部前后位或后前位上膈肌可从胸部两侧连续追踪穿过中线。连续的膈肌征不应被误认为腹腔内有游离气体。
- V形征指在左半胸腔、膈肌和脊柱旁线之间存在V形空气聚集。

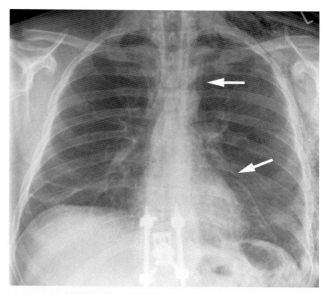

图1-43 纵隔气肿。 空气使一长段胸膜远离纵隔(箭)。

- 大血管(例如主动脉弓,上腔静脉或奇静脉)周围区域透亮度增高,考虑存在气体。
- 空气在支气管壁周围的间质中,使得支气管壁和周围结构之间形成高对比,投照时支气管末端可见环形征(支气管环征)。
- 青少年和儿童胸腺周围的气体突出,形成典型的双叶结构。胸腺征是由轮廓现象引起的,在轮廓现象中,密度相等的结构通过不同密度的物质(在这种情况下是空气)被描绘出来。

（三）**临床特征** 纵隔气肿产生捻发音是颈部软组织气肿导致的。轻度至中度纵隔气肿患者通常无症状。部分患者主诉有向颈后的放射疼痛。巨大的纵隔气肿可导致呼吸困难。

（四）**关键点** 纵隔积气(纵隔气肿)是指纵隔内存在空气,它由肺泡的微小破裂引起;约10%的持续性钝性胸部创伤患者会发生,也可因肺泡内压力升高(举重、剧烈咳嗽或呕吐、潜水员或特技飞行员气压伤)而自发发生。CT仅适用于疑似严重气管损伤的患者(通常是医源性的,如医源性插管或支气管镜检查后)。

参考文献

[1] Sandner A, Börgermann J. Update on necrotizing mediastinitis: causes, approaches to management, and outcomes. Curr Infect Dis Rep. 2011; 13 (3): 278−286.

[2] Ridder GJ, Maier W, Kinzer S, Teszler CB, Boedeker CC, Pfeiffer J. Descending necrotizing mediastinitis: contemporary trends in etiology, diagnosis, management, and outcome. Ann Surg. 2010;

251(3): 528-534.

[3] Jain D, Fishman EK, Argani P, Shah AS, Halushka MK. Unexpected sclerosing mediastinitis involving the ascending aorta in the setting of a multifocal fibrosclerotic disorder. Pathol Res Pract. 2011; 207(1): 60-62.

[4] Romagnoli M, Poletti V. Multifocal fibrosclerosis with lung, mediastinal, pancreatic and retroperitoneal involvement in a 58-year-old man. Sarcoidosis Vasc Diffuse Lung Dis. 2009; 26(1): 73-75.

[5] Nasseri F, Eftekhari F. Clinical and radiologic review of the normal and abnormal thymus: pearls and pitfalls. Radiographics. 2010; 30 (2): 413-428.

[6] Ströbel P, Marx A, Zettl A, Müller-Hermelink HK. Thymoma and thymic carcinoma: an update of the WHO Classification 2004. Surg Today. 2005; 35 (10): 805-811.

[7] Otsuka H. The utility of FDG-PET in the diagnosis of thymic epithelial tumors. J Med Invest. 2012; 59(3-4): 225-234.

[8] Sperger JM, Chen X, Draper JS, et al. Gene expression patterns in human embryonic stem cells and human pluripotent germ cell tumors. Proc Natl Acad Sci U S A. 2003; 100(23): 13350-13355.

[9] Mourra N, Lewin M, Parc Y. Clinical challenges and images in GI. Esophageal tubular duplication. Gastroenterology. 2008; 134(3): 669-899.

[10] Castleman B, Iverson L, Menendez VP. Localized mediastinal lymphnode hyperplasia resembling thymoma. Cancer. 1956; 9(4): 822-830.

[11] McAdams HP, Rosado-de-Christenson M, Fishback NF, Templeton PA. Castleman disease of the thorax: radiologic features with clinical and histopathologic correlation. Radiology. 1998; 209(1): 221-228.

[12] Oksenhendler E, Boulanger E, Galicier L, et al. High incidence of Kaposi sarcoma-associated herpesvirus-related non-Hodgkin lymphoma in patients with HIV infection and multicentric Castleman disease. Blood. 2002; 99 (7): 2331-2336.

[13] Papaioannou G, McHugh K. Neuroblastoma in childhood: review and radiological findings. Cancer Imaging. 2005; 5: 116-127.

[14] Dore F, Cianciulli P, Rovasio S, et al. Incidence and clinical study of ectopic erythropoiesis in adult patients with thalassemia intermedia. Ann Ital Med Int. 1992; 7(3): 137-140.

[15] Schubert H, Haage P. Images in clinical medicine. Morgagni's hernia. N Engl J Med. 2004; 351(13): e12.

[16] Macklin CC. Histological indications of the sites of air leakage from the lung alveoli into the vascular sheaths during local overinflation of the living cat's lung. Can Med Assoc J. 1938; 38(4): 401-402.

[17] Mountain CF, Dresler CM. Regional lymph node classification for lung cancer staging. Chest. 1997; 111(6): 1718-1723.

第二章　心脏和心包

Gabriele A. Krombach

池润民,丁 茗,冯 丽,罗 冉译

第一节　心　脏

一、解剖

心脏的边界

在胚胎发生过程中,心脏最初在胸腔中线处形成一个对称的器官,随后发生旋转,在旋转过程中,心尖略微抬高并向左旋转。该过程将右心室移至胸骨的正后方。大约2/3的心脏位于中线左侧,1/3位于右侧。左心房向后旋转;左心耳是左心房壁的一个盲袋结构,其内含有牵张感受器,能感应心房壁扩张而产生心房利钠肽(ANP)。

(一)**检查方法**　胸部X线摄片检查是原因不明的心脏病患者的首选成像方式。它在已经确诊为心脏病患者的随访中也很有用。CT用于风险分级和对中度预测风险的患者进行冠状动脉成像检查。在评估经导管主动脉瓣植入术(TAVI)时,CT用于测量主动脉环的大小及冠状动脉起始部之间的距离。MRI是量化局部和整体心脏功能的金标准。为此,需要对心室进行无间隔扫描,并测量其容积。这与超声心动图不同,超声心动图不能直接测量腔室容积,而是根据短轴和长轴扫描的计算得出。因此,通过超声心动图测定功能参数是不准确的,尤其是心脏病变中有心室形状改变时。在灌注成像方面,MRI的灵敏度和特异性优于单光子发射计算机断层扫描(SPECT)。专业指南中推荐使用MRI检测心肌灌注的异常[1]。MRI用于评估心肌梗死后的心肌存活能力。此外,MRI在其测量流量和量化心脏功能的基础上,在心肌病以及在心脏肿瘤、先天性心脏病中的应用已经得到认可。

(二)**影像学标志**
* 后前位正位片(站立时射线照相的标准投影)

右心房形成心脏轮廓的右心缘,它向肺部凸出,并与上腔静脉相连(图2-1)。

左心室形成心脏轮廓的左心缘,在它的正上方是左心耳一小部分和左肺动脉干以及主动脉(见图2-1)。

* 侧位片

右心室形成心脏轮廓的胸骨后边界,与其流出道

及肺动脉主干相连。

左心房形成心脏轮廓的后缘(见图2-1)。下腔静脉在下方清晰可见,呈一个小三角形。

心腔

左心室为圆锥形。对健康的心脏,沿与长轴成90°角扫描成像会得到一系列左心室的圆形横截面(图2-2,图2-3),称为左心室的"短轴视图",这是MRI、超声心动图和CT的心脏成像的标准扫描方向。通过从心尖到底部(瓣膜平面)连续扫描左心室,然后将各层面的面积相加,这样很容易进行容积测量。在舒张期测得的室间隔的最大厚度不应超过12 mm(图2-4)。左心室包含两组乳头肌(前乳头肌和后乳头肌),乳头肌通过腱索(细肌腱)与二尖瓣相连。左心室的肌小梁比右心室稀疏,这种差异基于胚胎发生:两个心室的心肌最初都具有海绵状结构,并且由非常粗大的肌小梁组织组成。随后,每个心室的外侧部融合成紧实的心室壁。该过程在左心室较右心室更明显,其结果是左心室的肌小梁较稀疏,但壁较厚。

提醒:左心室壁的最大厚度不应超过12 mm(在舒张期中测量室间隔)。在健康个体中,右心室壁的最大厚度通常小于6 mm(在右心室的游离壁中测量)(图2-4)。测量值超过这些值,表明存在心室肥大。这种肥大可能是由于肺动脉或主动脉瓣狭窄,动脉高血压或肺动脉高压引起的慢性压力增加而引起的。它也可能是由于遗传原因导致的慢性(阻塞性)肥厚型心肌病。

(一)**影像学标志**　必须使用统一的扫描方向用于比较不同的成像方式,例如超声心动图或SPECT与MRI比较时。MRI的扫描方向与超声心动图一样,参照左心室轴线,以便获得可重现的成像平面(图2-3)。受腹腔内脂肪量的影响,膈肌的位置多变,心脏与

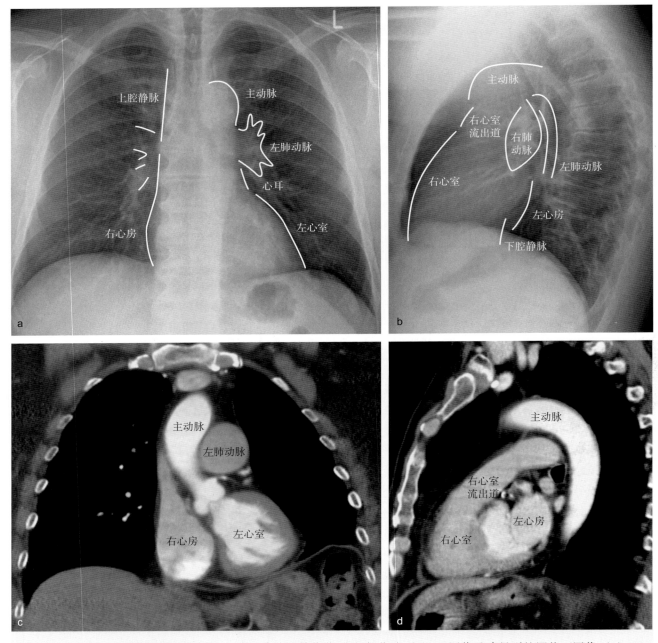

图2-1　心脏和大血管的影像学边界。　（a）胸片后前位片。（b）侧位片。（c）CT图像重建得到的冠状面图像。（d）CT图像重建得到的矢状面图像。LA：左心房；LPA：左肺动脉；LV：左心室；RA：右心房；RPA：右肺动脉；RV：右心室；RVO：右心室流出道；IVC：下腔静脉；SVC：上腔静脉。

膈肌的相贴面宽大或较窄小或更垂直。扫描的方向必须相应地进行调整。为了帮助病理学家描述位置，将左心室分为基底部（瓣膜1/3），中间部（中间1/3）和心尖部（心尖1/3；图2-5）。习惯上将左心室进一步细分为17个节段，最初在1980年代后期应用于超声心动图检查，其后也适用于MRI检查。每1/3部分被系统性地分为若干段，并给予适当的描述。前壁在基底部，中间部和心尖水平各有一个节段，每个节段均由其水平和"前"这个字来定义，即：基底部前壁、中间段前壁和心尖段前壁。这种分段方法同样适用于后壁，也使用"下"（基底下部等，以此类推）命名。室间隔和侧壁分别分为基底段和中间段（下隔和下外侧壁，前隔壁和前外侧壁）。该分段方案如图2-6所示。右心室的前、下部附着处是确定室间隔节段位置的标志。侧壁的节段的命名也是如此（下外侧壁基底部等）。

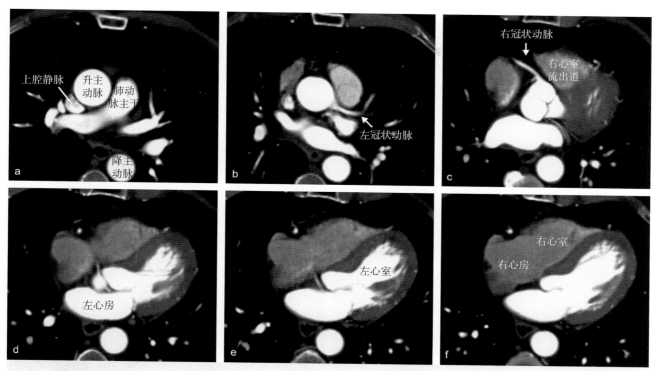

图2-2　横断面CT扫描的心腔和大血管。　（a）肺动脉主干（Tr）、升主动脉（AA）、降主动脉（DA）和上腔静脉（SVC）。（b）左冠状动脉（LH）。（c）右冠状动脉（RH）和右心室流出道（RVO）。（d）左心房（LA）。（e）左心室（LV）。（f）右心室（RV）和右心房（RA）。

> **提醒：** 在缺血性心脏病患者中，缺血区域的位置有助于识别病变的冠状动脉。如果冠状动脉循环是"平衡"的，则前、前外侧段由左冠状动脉前室间支供血，下外侧段和前外侧段由左冠状动脉回旋支供血，下间隔段及以下段由右冠状动脉供血。在右冠优势或左冠优势的心脏中，节段分布模式是不同的。

拍摄后前位胸片时，患者直立，X射线源放置在距离探测器2 m的地方（图2-7a）。因为心脏位于胸骨后位置，靠近探测器，所以它的投影大小接近真实大小。出于同样的原因，侧位片是在患者向左侧躺着拍摄的。这种情况与仰卧位摄前后正位片不同。仰卧位摄片时，X射线管的位置更靠近暗盒，而心脏则离得更远。这会导致心脏的投影大于其实际大小（图2-7b）。

> **提醒：** 在完全吸气时拍摄的直立胸片中，心脏横径不应超过胸部横径的50%（图2-8）。在仰卧位摄片时，它不应超过胸部横径的60%。

当心脏因慢性压力负荷或容积负荷而失代偿时，

结果是心脏增大。

二、疾病

心衰

（一）概述　心力衰竭是由心肌损伤引起的，这可能有许多潜在的原因。由于冠心病导致的心力衰竭、急性心肌梗死以及某些心肌炎的病例中，左心衰竭继而引发肺淤血，典型的影像学表现可以显示这种充血改变。另一方面，在右心室衰竭患者中，主要影响是血液在体循环中回流受阻，伴有下肢水肿和夜尿症。通常两个心室都受到影响，导致混合症状。然而，在这些情况下，如果由于右心室衰竭导致的肺循环充血不足而使左心室无法向体循环输送足够的血液，则胸片上可以观察到很小的变化。

> **警惕：** 由于急性突发性肺栓塞，心脏的急性压力负荷导致急性期心脏扩张。相反，由于主动脉瓣或肺动脉瓣狭窄、动脉性高血压或肺动脉高压引起的心脏慢性压力负荷会导致心脏肥大。这种肥大导致心肌壁增厚，但外径没有增加（向心性肥大），胸片上无法检测到这种异常改变（图2-9）。

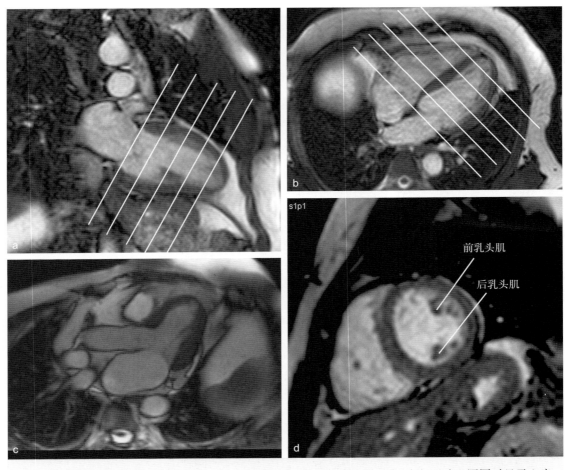

图 2-3　心脏成像的标准切面方向。　（a）两腔心图显示左心房和左心室。（b）四腔心图同时显示心房和心室。（c）三腔心图显示左心房、左心室和左流出道。（d）如（a）和（b）所示，图像平面可以改变角度，以获得左心室的短轴图像。一系列这样的图像可以完全覆盖左心室。

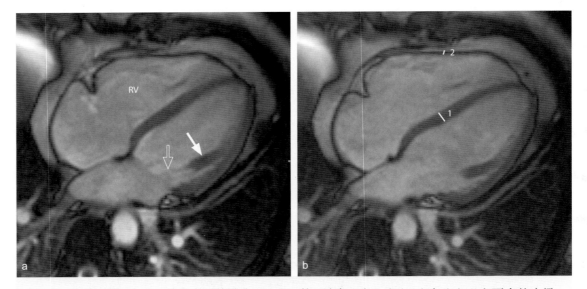

图 2-4　四腔心图。　（a）实心箭：前乳头肌；空心箭：腱索。右心室（RV）有比左心室更多的小梁。（b）为了检查左心室的心肌肥大，测量室间隔，如舒张末期视图中所示（线1）。直径不应超过12 mm。为了检查右心室肥大，测量游离壁（线2）的厚度。正常厚度不超过4.5 mm。当 ≥6 mm 时，则表示存在肥大。

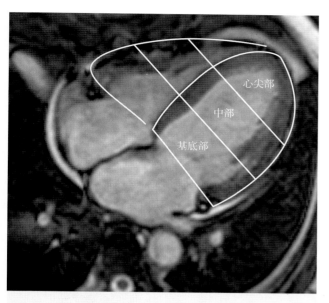

图2-5　心室被三等份，分别为基底部、中间部和心尖部。

（二）影像特征　标准胸片通常能提供一个可接受的最初影像学检查。如果心力衰竭的原因尚不清楚，但又必须确定，那么MRI是疑似心肌炎或心肌病患者的首选检查方法。急性左心室衰竭所致肺淤血的影像学征象为：

1. 上叶分流（肺血重新分布）　直立患者的第一个也是最敏感的体征是血液重新分布到上叶。在正常胸片中，由于流体静压梯度，下肺野的血管影比上肺野的血管影更明显。在左心衰患者中，由于肺循环中的血容量增加，上叶血管明显扩张（被动扩张）（见图2-10）。

2. 间质性肺水肿　随着肺静脉内压持续升高，液体漏入间质。间质液体积聚在支气管周围，引起支气管壁增厚。由于血管周围结缔组织水肿，血管影变得模糊。

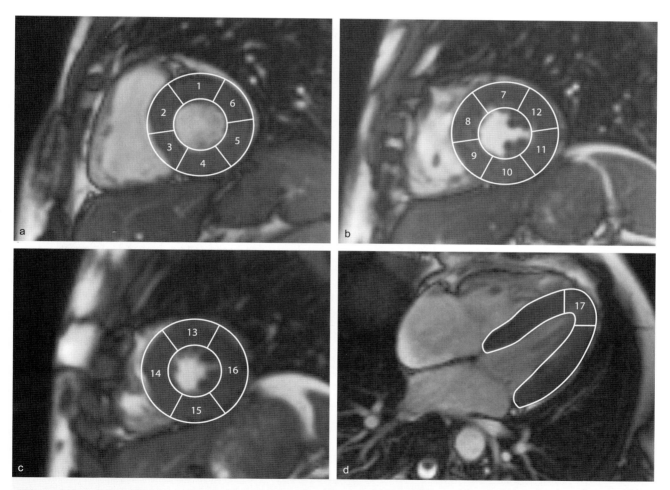

图2-6　左室室壁节段划分。　（a）基底部：1. 基底部前壁；2. 基底部前间隔；3. 基底部下间隔；4. 基底下壁；5. 基底部下侧壁；6. 基底前侧壁。（b）中间段：7. 中间段前壁；8. 中间段前间隔；9. 中间段下间隔；10. 中间段下壁；11. 中间段下侧隔；12. 中间段前侧壁。（c）心尖部：13. 心尖段前壁；14. 心尖段间隔壁；15. 心尖段下壁；16. 心尖段侧壁。（d）心尖（17）。

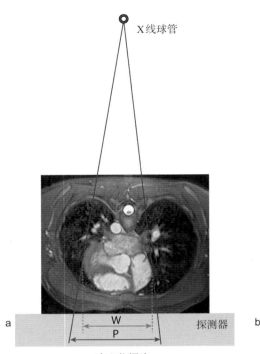

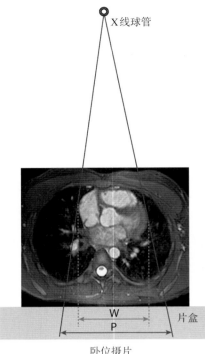

图2-7　胸片上心脏投影的放大效果。　W，实际心脏大小；P，预计心脏大小。(a)由于心脏与探测器的距离较近，在后前位片中，放大效应最小。(b)仰卧位的正位片显示，心脏的投影比实际大小要大得多。

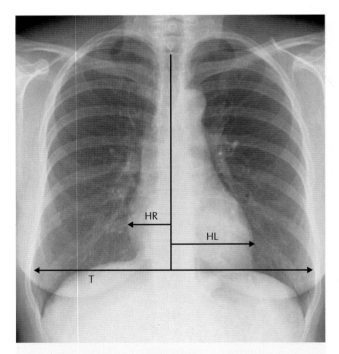

图2-8　心胸比率。　两侧胸廓内缘的距离T是在左半横膈水平的肋骨内缘之间测量(也就是肋骨内缘的距离)。从中线到心脏轮廓最外点(HL和HR)成直角测量两侧的横径，并求和。正常的心胸比率在直立位时 < 0.5，仰卧位时 < 0.6。

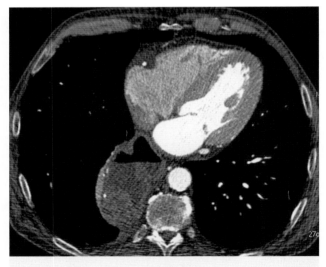

图2-9　患者主动脉瓣狭窄导致左心室向心性肥厚，舒张末期间隔的壁厚为18 mm，心脏外形没有增大。

3.　小叶间隔增厚　水肿也导致纤维小叶间隔增厚(见图2-11)，它们在与X射线束正交的位置显示为直线。这些间隔线被称为Kerley线(Peter Kerley爵士是第一个描述者)。在后前位片上，Kerley线最常出现在靠近心膈角的肺底，该位置的线称为Kerley B线(图2-12)。Kerley A线从肺门向周围呈放射状延伸，Kerley C线是分布在肺实质上呈网状分布的短线，Kerley A线和C线很少见。

4.　肺泡水肿　肺静脉压力进一步升高导致液体漏入肺泡。此时听诊可听见啰音。胸片显示肺水肿和充血性渗出(图2-12)。肺透亮度减低最初可表现为对称性蝶翼样改变，并逐渐向周围延伸。

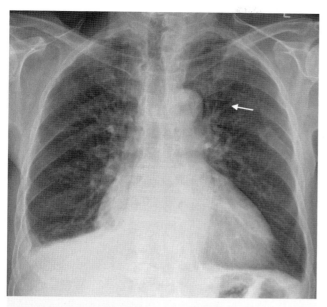

图2-10　上叶血液分流。　上叶血管与下叶血管相比，管腔明显扩张（箭）。心脏增大，右侧胸腔积液。

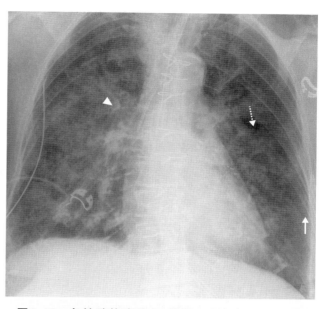

图2-12　急性肺静脉淤血，Ⅳ级。　注意Kerley A线（虚线箭）、Kerley B线（实心箭）、支气管壁增厚（箭头）和肺泡水肿。

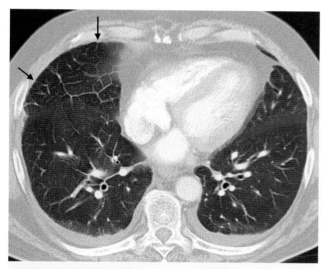

图2-11　肺静脉淤血导致小叶间隔增厚。　箭所指为增厚小叶间隔。支气管壁增厚。

5. 胸腔积液　右心衰的进一步发展导致上腔静脉和奇静脉扩张，并导致胸腔积液。胸腔积液可局限于一侧。

警惕：淤血性渗出有时很难与炎性渗出区分。在可疑病例中，影像学表现应与临床症状相结合。肺水肿和淤血性渗出，不同于炎性渗出，当患者接受心力衰竭治疗时会在数小时内改善。

（三）鉴别诊断　单侧胸腔积液并且无其他异常

（如无渗出，心脏大小正常，无其他肺充血征象），鉴别诊断时应考虑肺结核。胸膜恶性肿瘤引起的恶性胸腔积液也可能局限于一侧。在这种情况下，病史通常有助于缩小诊断范围。

（四）诊断陷阱　肾功能衰竭时，快速静脉输注或液体正平衡可能导致过度水合，必须与心力衰竭区分开来。

（五）关键点　急性心力衰竭可能有多种原因。胸片是最初的影像学检查。根据病因，可以使用CT和MRI进一步评估。

冠心病与心肌梗死

（一）概述　冠心病是指由于冠状动脉粥样硬化引起的冠状动脉狭窄或闭塞，导致心肌缺血。急性闭塞可引起心肌梗死。心肌以有氧代谢为主，即使在休息时也需要很高的氧量。当血液通过心肌到达静脉时，血氧饱和度降低到大约20%。在压力或运动的情况下，心肌耗氧量可能增加4～6倍。增加的需求量是通过冠状动脉扩张来满足的；这种机制在不改变组织血容量的情况下增加血流量。运动期间血流量从约1.2 mL/（min·g）增加到约4.0～6.7 mL/（min·g）。冠状动脉狭窄和闭塞的病理生理学如下：

1. 狭窄　由狭窄的血管供血的心肌，其供氧需要是通过该狭窄血管的扩张来满足。因此，管腔狭窄达85%不会导致静息时心肌灌注减少。然而，在压力或运动的情况下，由于血管已经耗尽了扩张的潜能，因此无法维持足够的血流量。50%以上的狭窄在运动期间变得具有血流动力学意义。此外，当运动引起非狭窄血管扩张时，就会发生"盗血效应"，从而增加这些狭窄血管供应区域的血流量。狭窄区以外的区域压力下降后，与非狭窄血管供应区域的心肌相比，受影响区域的血流明显下降，静息时也受影响。组织灌注不足，缺血级联反应开始（图2-13）。磁共振灌注成像可以发现这个过程的最早表现。狭窄冠状动脉供血区域的供氧减少，最初导致有氧代谢途径的呼吸链活性降低，磷酸肌酸和三磷酸腺苷（ATP）的合成减少。起初这只会导致舒张功能不全，但随后会导致收缩功能不全。随着缺血持续时间增长和严重程度的增加，心电图开始出现改变。缺血性改变进一步进展，则表现为心绞痛症状。然而，这些细胞维持性代谢仍然完好无损，因此，与闭塞不同，即使是重度狭窄，通常也不会导致梗死。

2. 闭塞　冠状动脉急性闭塞后，呼吸链在10 s内几乎完全中断。细胞内磷酸肌酸和ATP水平呈稳定下降趋势。同时，心肌细胞将其有氧代谢途径转向无氧代谢途径，导致乳酸酸中毒和自由基的形成。缺血20～30 min后，心肌细胞的膜电位不再维持。钙和钾离子流入细胞，这种电解质移位导致细胞水肿。最终细胞水肿和自由基导致细胞膜完整性丧失，导致细胞坏死。急性梗死的坏死和间质水肿增加了临床成像常用的细胞外造影剂的量。当急性心肌梗死发生时，闭塞血管供应区的心肌细胞并非同时死亡，坏死始于心内膜下。随着缺血时间的延长，坏死像波面一样从心内膜下区穿过中心壁层扩散到心外膜壁层[2]。坏死的面积取决于闭塞血管分支供应的区域大小，坏死的跨壁程度取决于缺血的持续时间。如果梗死面积较大，则可能出现急性心力衰竭伴肺静脉淤血。如果血管闭塞超过2 h，经皮血管再通将无法持续恢复毛细血管的血流，因为内皮细胞肿胀、毛细血管微血栓和小动脉痉挛会引起微血管阻塞，导致组织层面的再灌注失败。微血管阻塞是指冠状动脉供血动脉成功再通后心肌灌注不足，患者发生微血管阻塞增加了发病率和病死率。在梗死后的最初72 h内，取决于梗死心肌的范围以及前负荷和后负荷，由于受影响组织的强度降低以及瘢痕（还未发生）导致其不稳定引起坏死组织变薄。变薄导致梗死区明显扩大。在极端情况下，这些变化可能导致心室破裂。在大约6周的时间里，坏死的心肌被瘢痕组织所取代。与未梗死组织相比，其壁明显变薄。重塑过程并不局限于梗死区，而是涉及整

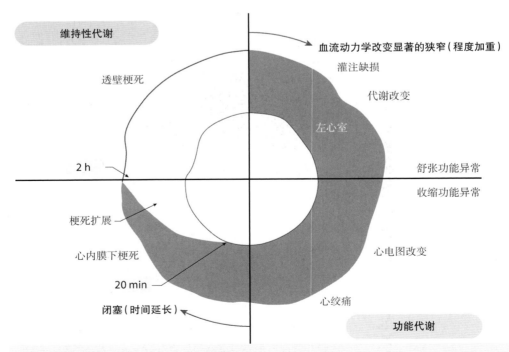

图2-13　缺血级联反应。　与冠状动脉狭窄增加（图的右半部分）和闭塞持续时间增加（图的左半部分）相关的病理生理过程的图示。磁共振成像可以在任何其他改变出现之前检测到灌注缺损。因此，在心电图出现改变或患者出现心绞痛症状之前，舒张功能障碍也会出现。随着冠状动脉的闭塞，约20 min后梗死从心内膜下开始并向心外膜下扩散。大约2 h后，梗死是跨壁的。

个心脏。室壁张力增加导致心肌细胞肥大和左心室腔扩大。

（三）临床特征 冠状动脉狭窄引起的冠心病临床表现为稳定型心绞痛，其特征是劳力性呼吸困难、胸痛或应激或运动引起的不适。症状在几分钟内通过休息得到缓解。急性心肌梗死的患者会出现剧烈的胸痛，放射到左臂和颈部以及呼吸困难。

（四）检查方法 适当的成像方式取决于临床需求，选择如下：

1. **无症状患者** 这些患者首先根据Framingham研究中确定的风险因素进行风险评估[3]。在未来10年内发生心血管事件为中度风险（10%～20%）的患者中，可以通过冠状动脉钙化的CT定量来获得Agatston评分来改进风险评估。该检查使用非增强、心电门控/触发的心脏CT来确定冠状动脉血管中的钙含量。

2. **稳定型心绞痛症状患者和中期预试验概率** 这些患者的初步评估包括MRI灌注检查和冠状动脉CT血管造影（CTA），以避免侵入性检查。

3. **不稳定型心绞痛且无心电图或实验室改变的患者** 临床症状稳定后，这些患者可接受MRI灌注检查，以排除血流动力学显著性狭窄。

4. **非ST段抬高型心肌梗死（NSTEMI）患者** 对这些患者进行CTA以排除冠状动脉狭窄。MRI可以排除疑似心肌炎或应激性心肌病。

5. **ST段抬高型心肌梗死（STEMI）患者** 在这种情况下，MRI可以确定梗死区域并检测微血管阻塞的存在，作为判断预后和计划进一步治疗的基础。

（五）影像特征

1. **CT** 采集平扫、心电门控图像（图2-14）并进行计算机分析，以确定冠状动脉的钙负荷，并获得Agatston评分（以Arthur Agatston命名，他在1980年代中期开发了这项技术）。首先，在3 mm层厚的图像中确定斑块最高密度。根据该值，分配一个加权系数（130～199 HU，加权系数=1；200～299 HU，加权系数=2；300～399 HU，加权系数=3；400 HU或更多，加权系数=4）。接下来，确定图像中所有钙化斑块的面积。以平方毫米为单位测量的面积乘以加权系数，得出Agatston分数（表2-1）。这个分数与年龄和性别相关联，提供了梗死概率的信息。静脉注射造影剂后，心电门控CT可显示冠状动脉狭窄。CT上标记的是左冠状动脉和右冠状动脉，分别起源于左冠状动脉窦和右冠状动脉窦（见图2-2）。左冠状动脉随即分支为前降支和回旋支。前降支位于心脏面的前室间沟。

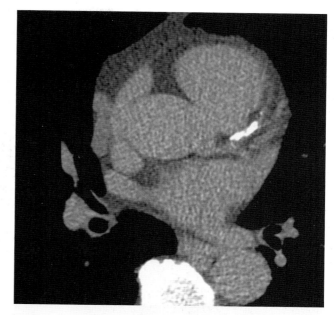

图2-14 **左冠状动脉钙化。** 来自ECG门控CT平扫扫描收集的单幅图像。

回旋支位于心脏的侧后壁。冠状动脉可以通过CT数据的多平面重组来显示（图2-15），可以区分软斑块和钙化斑块（图2-16）。狭窄程度通过比较狭窄近端和远端的血管直径与狭窄处的血管直径来量化。

表2-1 评价冠状动脉钙负荷的Agatston评分

钙化积分	意 义
0	无钙化
1～10	轻微冠状动脉钙化
11～100	轻度冠状动脉钙化
101～400	中度冠状动脉钙化
400或更多	严重冠状动脉钙化

2. **MRI** 为评估生存能力，对局部和整体心肌功能进行量化，静脉注射造影剂后可显示瘢痕区域，以指导制定治疗计划或评估预后。灌注成像可以添加到扫描序列中，以确定冠状动脉狭窄是否存在或严重性。

（1）区域功能评估：使用心电门控True FISP（稳定进动快速成像）序列评估区域功能（图2-14），或使用较少使用的GRE序列。获取至少30个图像帧来记录心动周期。数据采集按顺序进行，以便在几个连续的心跳期间采集单个帧的k空间线（图2-17），并且给定层面的电影序列是在几个R-R循环中获得的。这导致心律失常患者的图像质量较差。为了进行功能分

2

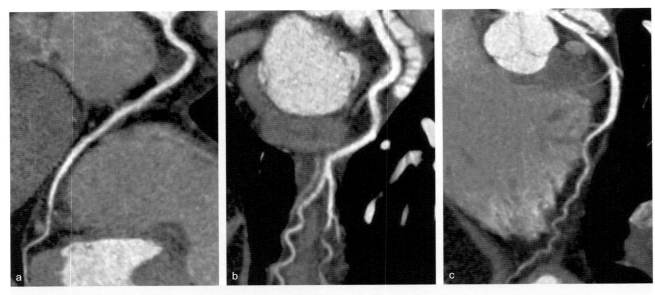

图2-15　多平面重建图像显示冠状动脉。　（a）右冠状动脉。（b）左冠状动脉的回旋支。（c）左冠状动脉前降支。

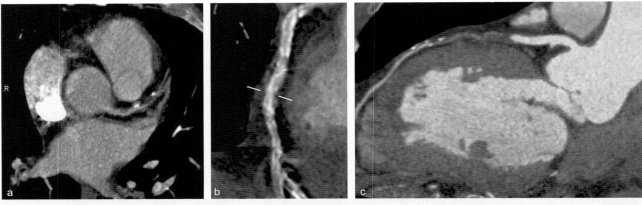

图2-16　冠状动脉中的软斑块和钙化斑块。　横断面扫描和多平面重建CT图像。（a）导致右冠状动脉重度狭窄的软斑块。（b）左冠状动脉慢性完全闭塞。（c）前降支节段性闭塞。

析，各层面图像在二腔心、三腔心和四腔心视图中取得，生成一系列从左心室底部到心尖的图像。通过这种方式，每个片段在两个平面上成像。左心室局部功能障碍的区域根据其位置和范围进行描述。区域功能定义如下：

　　- 正常收缩：正常收缩功能。

　　- 运动减退：收缩功能减退。

　　- 运动不全：收缩功能缺失，或最多受影响区域随相邻未受影响区域的运动而被动运动。

　　- 运动障碍：收缩期受影响壁段的反向运动。

　　（2）整体功能评估：采用辛普森圆盘法评估整体心功能。在工作站上，首先在短轴图像中确定收缩末期和舒张末期，然后在图像中勾勒出心内膜和心外膜心肌边界。面积乘以层厚，包括层间距，这些值相加得

到舒张末期和收缩末期容积。每搏量是舒张末期和收缩末期容积之间的差值。射血分数的计算方法是将每搏量除以舒张末期容积。将每搏量乘以心率得出心输出量。心肌质量也可以通过勾勒心室的心外膜边界，将比重（1.05 g/mL）乘以该体积取得。心肌质量是心源性病死率的独立预测因子。心肌质量可以按体表面积标准化，以提高数据的可比性。Dubois法可用于测定体表面积。

　　（3）灌注评估：灌注成像可采用快速GRE序列、True FISP序列或混合GRE-EPI序列。负荷灌注显像应先于静息显像。左心室至少扫描3个层面。这些图像是在短轴平面上获得的，并且为每个患者单独定位扫描位置，以使心室的心尖部、中间部和基底部各有一个层面的图像。与电影序列不同的是，每个图像在一

个R-R间期获得,以在可接受的时间分辨率下显示造影剂灌注的过程(图2-18)。

(4)延迟增强:在大多数扫描方案中,灌注成像后是一个重T1加权GRE序列,以评估延迟增强(图2-19)。在陈旧性心肌梗死患者中,瘢痕心肌的毛细血管密度降低,导致静息时和负荷时的灌注缺损与梗死区域一致,称为"固定灌注缺损"(图2-20)。如果延迟增强成像显示灌注缺损而无心肌梗死,则表明受影响区域的供血动脉狭窄(图2-21)。由于水肿和细胞坏死,细胞外造影剂在急性梗死心肌中的分布体积增加,因为造影剂也可以由于细胞膜完整性的丧失而进入坏死细胞。对于陈旧性梗死,增大的细胞外基质再次为细胞外造影剂提供了更大的分布体积(图2-22)。延迟强化的位置和跨壁范围是预后和治疗计划的一个非

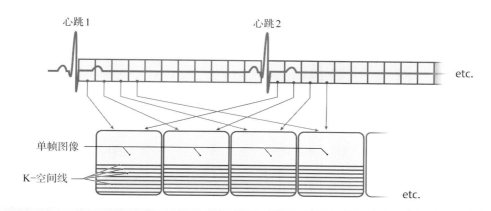

图2-17　电影模式下的分段采集心动周期图像。　心动周期的多个阶段单帧成像,这些帧被合成一个视频序列。采集持续几次心跳(R-R间隔)。在每个心动周期的每一帧中获取多个K空间单元,直到单个图像的K空间充满来自多个心跳周期的数据。

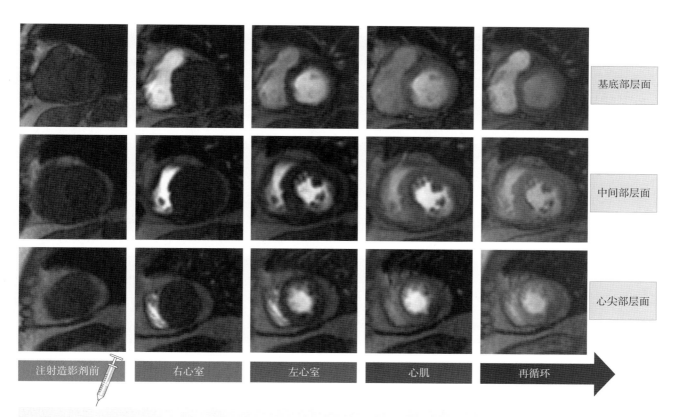

图2-18　心肌灌注成像。　灌注序列的单帧图像。图像采集是在注射造影剂之前开始,直到造影剂首过心肌。通常,在分配的时间范围内至少可以获得三层图像。

2

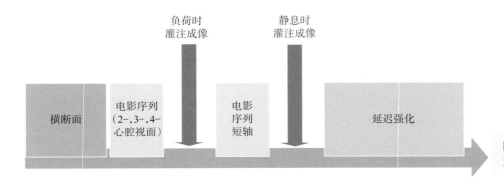

负荷时
灌注成像

静息时
灌注成像

横断面	电影序列 (2-,3-,4- 心腔视面)	电影 序列 短轴	延迟强化

图2-19 灌注成像的心肌活力研究的典型方案示意图。

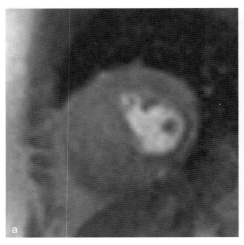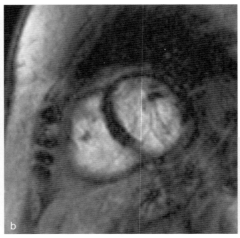

图2-20 固定灌注缺损。(a) 中下壁灌注缺损。(b) T1WI反转恢复GRE序列显示延迟增强。跨壁梗死对应于(a)中的灌注缺损。

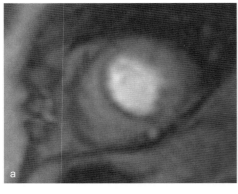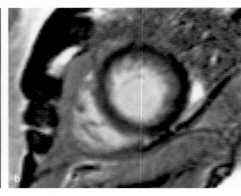

图2-21 无心肌梗死的灌注缺损。(a) 间隔灌注缺损。(b) T1WI反转恢复GRE序列显示延迟增强。无明显梗死证实了狭窄动脉供应心肌的存活能力。

健康心肌　　　　　急性梗死　　　　　慢性梗死(瘢痕)

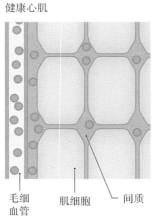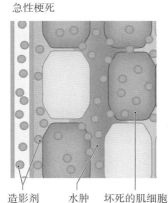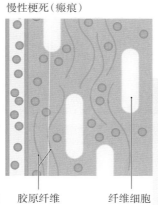

毛细
血管　　肌细胞　　间质　　造影剂　水肿　坏死的肌细胞　胶原纤维　　纤维细胞

图2-22 心肌细胞外造影剂分布容积示意图。 健康心肌(血管内间隙和间质,总计18% ~ 22%)、急性梗死心肌(高达100%)和慢性梗死心肌(因瘢痕细胞的不同而不同,但明显高于健康心肌)的分布容积。

常有用的指标(图2-23,图2-24)。当狭窄血管供应区的心肌存活时,血管重建术对发病率和病死率的预后明显优于保守药物治疗。相反,在存在不能存活的心肌组织的患者中血管重建术后发生心律失常的风险增加。

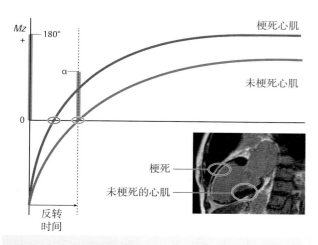

图2-23 心肌延迟增强图。 T1WI反转恢复GRE序列。初始180°脉冲反转所有旋转,然后根据T1时间返回其原始位置。激发脉冲(α)施加在健康心肌的零点。Mz=磁化强度。

提醒:
- 存活心肌包括"冬眠"心肌(因冠状动脉狭窄而功能性抑制但不坏死的低灌注组织)和"顿抑"心肌(缺血损伤后功能性抑制的组织)-无延迟强化。
- 就预后而言,如果梗死范围小于壁厚的50%,局部功能可能会恢复。如果超过75%的壁厚受到影响,功能恢复将不再发生。
- 梗死周围非梗死心肌的壁厚可用于评估心室重构。如果舒张期厚度超过4.5 mm,则有理由预测收缩功能可恢复。

心肌疾病

2006年,美国心脏协会(AHA)对心肌病进行分类,将"原发性心肌病"定义为局限于心肌的心肌病[3]。并根据病因,进一步将这些心肌病分为遗传性、获得性或混合性。"继发性心肌病"是指那些发生于全身系统性疾病中的心肌病。

心肌炎

(一)概述 心肌炎是一种由多种原因引起的心肌炎症性疾病。截至2017年,最近一次分类是1995年的世界卫生组织分类,其中将心肌炎归类为"特异性(炎症性)心肌病"[4]。2006年AHA将其归类为获得性心肌病中的"原发性心肌病"[3]。诊断心肌炎的金标准是心肌活检。组织学评估基于达拉斯心肌炎标准,该标准要求存在炎性细胞浸润和相关的心肌细胞坏死。大多数心肌炎都由病毒病原体引发。最常见的病毒病原体是肠道病毒、细小病毒、柯萨奇B病毒、艾滋病毒和丙型肝炎病毒。如果炎症累及心包,这种情况被称为"心包心肌炎"。年发病率估计为10人/10万人,但由于大量无症状病例的存在,具体数字尚不明确。

(二)影像特征 诊断方法包括临床查体、血液检查、心电图(可能显示早搏和ST段抬高)和超声心动图(心脏大小、心功能、心包积液)。考虑到心肌炎的不同表现,胸片可能是正常的,但左心室功能不全的患者可能表现出肺静脉淤血或心室扩大(图2-25)。磁共振检查对于有心肌缺血症状的患者鉴别是心肌炎还是心肌梗死有很大作用。对疑似心肌炎的患者应遵循一个综合扫描方案[5]。在标准平面上采集影像序列,以评估局部和整体功能。指南建议在短轴和长轴平面上对左心室进行脂肪抑制T2WI扫描,能够显示许多急性心肌炎患者的局限性水肿(图2-26)。弥漫炎症或持续的病毒复制可能导致整体心肌水肿,从而表现为整个心肌信号增高[6]。肉眼观察整体心肌水肿并不明显,应该测量心肌的信号强度,并除以骨骼肌的信号强度,得到水肿指数。健康受试者的水肿指数小于1.9。水肿指数升高诊断心肌炎的敏感性为76%,特异性为95.5%[5]。此外,在静脉注射造影剂之前和注射造影剂(0.2 mmol/kg,钆基细胞外造影剂)后9~12 min的平衡期扫描获得T1WI自旋回波图像,以确定是否存在早期强化。和测量水肿指数类似,根据心肌和骨骼肌的信号强度,使用以下公式计算整体心肌的相对增强。

$$\text{整体心肌相对强化值} = \frac{\text{增强后心肌信号强度} - \text{增强前心肌信号强度}}{\text{增强前心肌信号强度}} \Bigg/ \frac{\text{增强后骨骼肌信号强度} - \text{增强前骨骼肌信号强度}}{\text{增强前骨骼肌信号强度}}$$

2

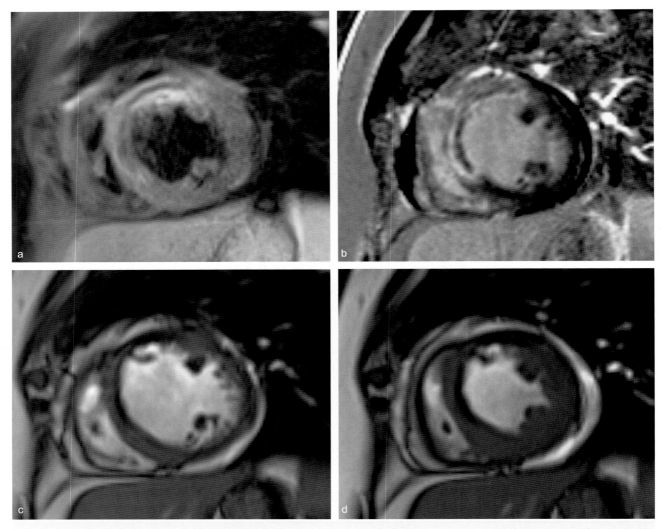

图2-24 急性透壁性心肌梗死伴室间隔微血管阻塞。 （a）T2WI示室间隔水肿。（b）T1W反转恢复GRE序列示延迟强化，与透壁梗死一致。心内膜下无强化提示微血管阻塞。（c）舒张末期电影序列图像。（d）收缩末期电影序列图像，梗死区域运动障碍。

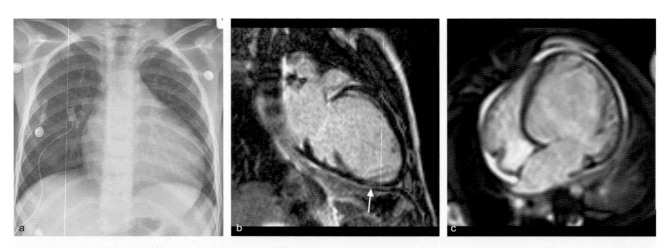

图2-25 6岁男孩，心肌炎。 （a）胸片显示心影扩大。（b）延迟增强显示少许的斑片状强化（箭）。（c）四腔心层面，True FISP序列，显示左心室明显扩张。

正常心肌的临界值 < 4。早期增强扫描结束之后是延迟增强扫描,可以显示斑片状强化。与缺血性心肌病的强化不同,其强化不是心内膜下的(图2-26)。根据坏死和水肿的程度不同,这种强化可能会因治疗而消退,或者由于坏死区后瘢痕形成而持续存在。

(三)临床特征 许多急性心肌炎病例无临床症状,或仅伴有疲劳、四肢酸痛和呼吸困难等类流感症状。心律失常可在休息或运动时出现,甚至可能导致心源性猝死。此外,部分患者可能因心肌缺血主诉胸痛。部分病例可能发展为败血症,尤其是那些细菌病原体所致的。急性心肌炎痊愈后通常无后遗症,但10%的患者会发展为扩张型心肌病。

> 警惕:不同于以往的观点,心肌水肿和延迟强化的分布对于鉴别心肌炎的病原体没有意义。不同的病原体在心肌炎中没有特定的好发部位。

(四)关键点 MRI是诊断心肌炎的首选影像学检查方法。它可以检测心肌水肿,可以量化水肿及早期强化。

扩张型心肌病

(一)概述 扩张型心肌病以心腔扩张为特征,伴有严重的收缩和舒张功能障碍。通常是继发于潜在的系统性原因。致病因素可能包括毒素(化疗药物)、酒精、先前引发自身免疫反应的心肌炎或血色病。有一半的患者无法确定病因。30%的患者为家族性常染色体显性遗传。扩张型心肌病是心力衰竭的第二常见原因,也是心脏移植最常见的原因,因为无论病因如何,扩张型心肌病都是不可逆的,年死亡率高达14%。

(二)影像特征 胸片显示全心增大。超声心动图、MRI和CT显示心室腔扩大,室壁厚度正常,每搏输出量减少。在MRI上,30%的患者表现为肌壁间的延迟强化(图2-27)。

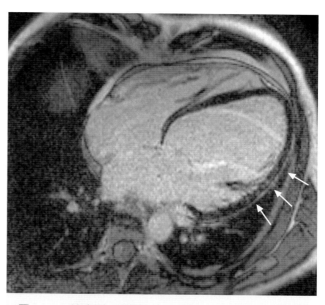

图2-27 扩张型心肌病。 延迟增强扫描,全心扩大。侧壁有轻微的壁中部强化(箭)。

(三)临床特征 心力衰竭的严重程度决定了临床表现。

(四)鉴别诊断 主要需要鉴别的是缺血性心脏病引起的心脏扩大。因此,诊断扩张型心肌病应该排除明显的冠状动脉狭窄。可通过CT冠状动脉造影或MR灌注成像对冠状动脉进行评价。MRI可以通过典型的心梗强化模式(相应冠状动脉供血区域心内膜至外膜透壁性强化模式)排除心肌梗死。

(五)关键点 扩张型心肌病是由多种原因引起的

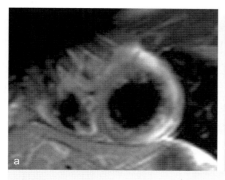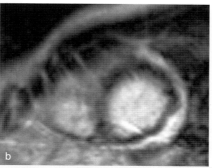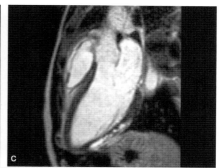

图2-26 心肌炎。 (a)T2WI短横断面显示斑片状心内膜下水肿。(b)(短横断面)延迟强化区域与水肿区相对应。(c)延迟增强检查(左心室流出道层面)。

心肌损伤而产生的。全心扩张是常见的终末表现，在胸片上表现为整体性心影增大。MRI成像能定量评价心脏功能，有助于随访。

血色素沉着症和含铁血黄素沉着症

（一）概述 （原发性）血色素沉着症是一种由于小肠对铁过度吸收的家族遗传性疾病。而在含铁血黄素沉着症中，体内的铁过载是多次输血的医源性结果。这两种情况都用螯合剂处理，螯合剂能有效降低组织铁浓度。

> **提醒：** 在评估心脏时，须知肝脏中的铁沉积会比心脏中的下降得更快，且血清铁蛋白水平的下降也更快。因此，这两个指标在衡量心肌铁沉积时并不可靠。对于已经患有心力衰竭的患者，很难通过治疗来降低心肌内铁的沉积。

（二）影像特征 由于铁的超顺磁性，心肌中的铁过载会缩短T2弛豫时间。多年来，临床常规采用心肌T2*时间来诊断铁沉积，因其操作相对简便。正常值为40 ms。＜20 ms提示铁过载，若低于10 ms则与扩张型心肌病和心力衰竭高度相关。

（三）临床特征 心肌铁过载最初是无症状的。最终患者发展为扩张型心肌病，并伴有心力衰竭的症状和体征。发展到这一阶段病死率极高。

（四）鉴别诊断 T2*值降低强烈提示铁过载，因此在鉴别诊断中不需要考虑其他情况。

（五）关键点 MRI检查能够定量评价含铁血黄素沉着症和血色素沉着症的铁沉积程度。

致心律失常性右室心肌病

（一）概述 致心律失常性右心室心肌病的特征是心肌细胞丢失，组织被脂肪和结缔组织替代。有75%的病例中，其左心室也受到影响。大约30%的病例是家族性的，为常染色体显性遗传。心肌细胞凋亡首先导致右心室局部功能障碍，随后是右心室整体功能障碍和左心室功能损害。

（二）影像特征 MRI在诊断致心律失常性右室心肌病方面优于超声心动图，已成为诊断的金标准。由于致心律失常性右心室心肌病的坏死心肌主要由瘢痕组织替代，脂肪的替代程度要小得多，且健康人的右心室也有脂肪沉积，MRI的延迟增强具有重要的诊断作用[8]。MRI诊断的敏感性为96%，特异性为78%[9]。1994年，一个国际工作组提出了致心律失常性右室心肌病的主要和次要诊断标准[10]，并且于2010年更新[11]。诊断需要两个主要标准或一个主要标准加两个次要标准。

1. 主要标准

（1）右心室或流出道重度扩张，或右心室或流出道局限性动脉瘤（图2-28）。

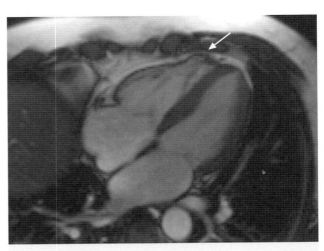

图2-28 致心律失常性右心室心肌病。 四腔观的电影图像显示右心室动脉瘤（箭），这是致心律失常性右心室心肌病的主要诊断标准。

（2）心内膜活检发现右心室心肌被纤维脂肪成分替代。

（3）心电图V1～V3导联的QRS波群超过110 ms或出现 ε 波。

（4）有家族史，且经组织学证实。

2. 次要标准

（1）右心室或流出道轻度扩张。

（2）局部运动减弱。

（3）12岁以上患者出现倒T波。

（4）迟发电位。

（5）室性心动过速伴左束支传导阻滞。

（6）24 h内超过1 000次室性早搏。

（7）35岁以下一级亲属心源性猝死。

（8）怀疑致心律失常性右心室发育不良家族史，但未经组织学证实。

（三）临床特征 其主要症状是应激性心律失常，有心脏骤停猝死的危险。右心衰竭在病程中逐步进展。

（四）关键点 MRI是诊断致心律失常性右室心肌病的金标准，在诊断时需结合主要和次要标准。

限制性心肌病

限制性心肌病是一组以心肌僵硬导致舒张功能受

限为特征的疾病。有一些病理学机制已被阐明：① 心肌浸润；② 各种物质沉积[淀粉样变性中的细胞外淀粉样沉积、结节病中的肉芽肿、戈谢病中的葡萄糖脑苷脂、赫勒病中的黏多糖、法布里病（溶酶体贮藏性疾病）、糖原贮藏性疾病等]；③ 心内膜心肌纤维化（例如放疗后或药物引起的嗜酸性粒细胞增多综合征）。

淀粉样变性

（一）概述　淀粉样变性的特征是异常折叠的糖蛋白以不溶性纤维的形式在细胞外沉积。导致心肌增厚，随后瓣膜小叶和心房增厚。在原发性淀粉样变性中，这些病理改变在没有其他诱发疾病的情况下发生。浆细胞瘤常与淀粉样沉积有关。反应性淀粉样变性可在慢性炎症性疾病如骨髓炎、克罗恩病或类风湿关节炎中继发。淀粉样变性可以累及几乎所有器官。在原发性淀粉样变性患者中心脏受累具有重要的预后意义，因为心脏和肾功能衰竭是其主要的死亡原因。

（二）影像特征　影像上表现为心肌增厚而双侧心腔不扩张。这与向心性肥大的表现相同（图2-29）。瓣膜和心房壁在病程后期变厚。MRI影像序列显示心室舒张充盈减低。T2W序列上，淀粉样蛋白沉积导致心肌信号强度降低。然而，由于缺少正常心肌做比较，这种方法难以检测弥漫性心肌受累。由于充盈受限的原因，在两次反转脉冲之间，没有充分饱和的血液流入，在T2W黑血成像序列上心房内血液会呈高信号。注射造影剂前的T1-mapping序列显示T1时间延长。糖蛋白在间质内沉积导致细胞外间隙扩张，增加了细胞外MRI造影剂的含量，引起增强T1WI上信号强度升高。由于淀粉样蛋白沉积是弥漫分布的，并且从心内膜下水平开始，延迟增强成像将表现为

不同的强化方式，在心内膜下最显著（图2-29）。在糖蛋白沉积量较大的患者中，由于造影剂会在较大的间质中迅速积聚，因此会在血液中快速廓清（图2-29）[12]。由于心肌弥漫强化，很难为延迟增强选择合适的反转时间以抑制心肌信号。

（三）鉴别诊断　需要与肥厚型心肌病主鉴别，因为大约一半的淀粉样变性患者表现为室间隔不对称增厚[13]。

（四）关键点　淀粉样变性患者的心脏受累可通过MRI进行评估。

结节病

（一）概述　结节病累及心脏的病例高达30%[14]。心脏受累具有多种病理生理学和发病机制。在日本，结节病心脏受累的概率约为58%，明显高于其他国家，且导致85%的病人死亡（相比之下，欧洲和美国约为25%）[9]。结节病的病理生理机制是由巨噬细胞和淋巴细胞组成的非干酪样肉芽肿[15]。这些细胞分泌细胞因子，促进肉芽肿愈合部位的瘢痕形成。如果只有心脏受累，诊断将非常困难，因为没有特定的测试可用，并且由于取样误差（从未受累的部位取样组织）很难获得具有代表性的病理结果。心肌活检诊断结节病的敏感性仅为20%左右。

（二）影像特征　T2WI显示肉芽肿形成区的局限性水肿，同时，伴有相应部位心肌增厚（图2-30）。静脉注射造影剂后肉芽肿强化。肉芽肿坏死后留下瘢痕，可通过延迟增强显示，但在T2WI中不再显示水肿。此时，局限性心肌增厚通常也已经消失。左心室基底部是肉芽肿形成的好发部位。

（三）临床特征　系统性结节病的主要症状与肺部受累有关。只有5%的患者会出现心脏症状。这些病

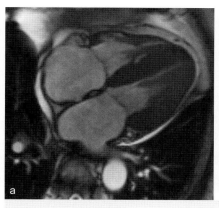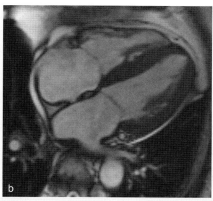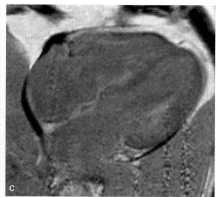

图2-29淀粉样变性。　（a）True FISP序列，收缩末期。（b）舒张末期True FISP序列显示心室壁增厚和舒张功能障碍。（c）T1W反转恢复梯度回波序列。延迟增强显像示心肌信号强度整体升高。注射造影剂10 min后，血液信号强度明显降低。

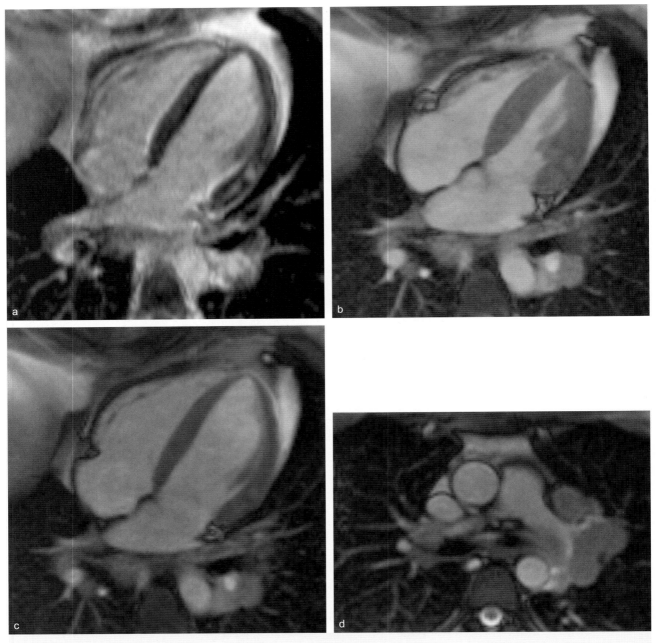

图2-30　结节病。（a）T1W反转恢复梯度回波序列。延迟增强四腔切面显示左心室侧壁典型基底部强化。（b）True FISP序列，舒张末期。（c）收缩期末 True FISP序列显示受累区壁增厚。（d）横断面 True FISP 显示双侧淋巴结肿大。

例大多表现为传导障碍或快速心律失常，且有心脏骤停猝死的危险。

（四）鉴别诊断　散在斑片状强化，需要与心肌炎做鉴别诊断。

（五）关键点　MRI可以发现结节病心脏受累，提示预后不良。

应激性心肌病

（一）概述　应激性心肌病也被称为"心碎综合征"，是由于儿茶酚胺过量或肾上腺素在血液中突然

急剧上升引起的。它通常是由一个高度情绪应急的事件引发，如配偶死亡、严重事故或自杀未遂。心室中段和心尖段表现出严重的运动功能减退或运动障碍，但却没有相关的冠状动脉狭窄或闭塞。双腔视图显示这些节段在收缩期膨胀。日本科学家首先描述了这种疾病，他们注意到病变的心脏与用作章鱼诱捕器的陶罐相似（图2-31a）。应激性心肌病的发病机制尚不完全清楚，但可能与儿茶酚胺引起的血管痉挛有关，尤其是对较微小的血管。然而，心肌活检也显示儿茶酚胺对

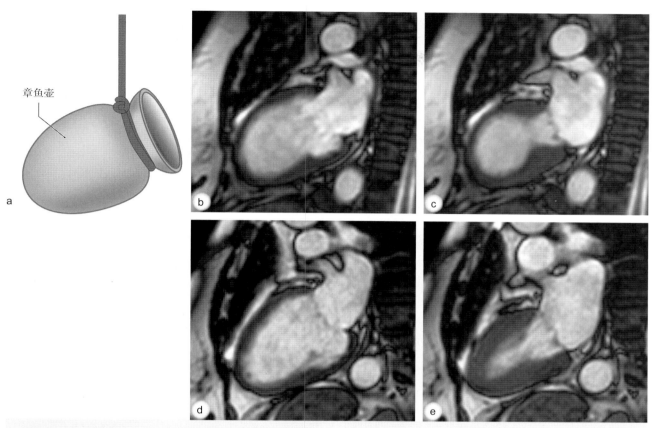

图2-31 应激性心肌病。 （a）"章鱼壶"图示。（b）舒张末期True FISP图像。（c）收缩末期True FISP图像。左心室表现为心尖部和中部室壁运动减退。（d）3周后舒张末期True FISP显像。（e）相应的收缩期图像显示心肌活动度下降。

心肌细胞有直接的损伤作用，并激活"应激基因"，最终导致细胞凋亡。应激性心肌病主要发生在绝经后妇女，这一人群被发现在心尖部肾上腺素能受体数量增加。相比之下，在年轻患者中，这些受体在基底部的数量更多；这一人群更易发生"反向"应激性心肌病，影响基底部节段心肌，而不累及心尖部心肌，这种疾病更为罕见。

（二）影像特征 心电图上显示心尖部或中部心肌运动减退或运动障碍，以及MRI、CT或血管造影上没有提示冠状动脉狭窄的诊断（图2-31b～e）。大多数患者未发现有延迟强化。左心室功能不全会在3～4周内自愈。

（三）临床特征 1/3的患者有类似心脏病发作时的胸痛和呼吸困难症状。如果左心室功能下降严重，可能导致心源性休克。66%患者的心电图没有变化。肌钙蛋白水平多数情况下略有升高，可能会发生致命的心律失常，因此建议使用β受体阻滞剂进行治疗。这些药物对基底部运动亢进也有作用。血管紧张素转换酶（ACE）抑制剂也用于治疗急性心力衰竭。心室壁运

动障碍可能引起心室内血栓，因此也推荐使用香豆素类药物治疗。整体病死率约为8%。

（四）关键点 应激性心肌病是由儿茶酚胺过量引起的应激反应。左心室功能受损表现为持续数周的接近病理性的功能障碍。期间可能发生致死性的心律失常。MRI显示典型的心肌功能异常，且无心肌梗死或缺血灌注缺损的表现。症状通常在几周内就会自愈。

肥厚型心肌病

（一）概述 肥厚型心肌病有可能是常染色体显性遗传的家族性疾病，也可能是由自发突变引起的。其特点是心肌通常不对称增厚。遗传缺陷涉及肌节蛋白。肥厚型梗阻性心肌病与非梗阻性心肌病不同，肥厚型梗阻性心肌病患者在休息或运动时会出现左心室流出道受压狭窄。最主要的病理表现是舒张功能障碍。后期，需氧量和微灌注（毛细血管密度）之间出现不平衡。

（二）影像特征 超声心动图和MRI显示舒张期左室壁增厚至超过12 mm。MRI可以显示局部和整体功能，包括左心室流出道梗阻。在True FISP序列中，

梗阻表现为流出道和二尖瓣前叶水平的射流。非梗阻性肥厚型心肌病的另一个特征是过度收缩，在MRI上表现为收缩期非常小的心室腔（图2-32）。灌注成像可以显示低灌注的心肌。左心室对称性受累时，可见环形的低灌注区。延迟增强显示散在斑片状（虎斑样）强化（图2-33）。强化程度与发生心律失常的风险相关。

（三）临床特征 肥厚型心肌病的严重程度和症状各异。这一表型通常会在青年期起病。基因测试有助于早期诊断。有家族史的年轻无症状患者建议每5年进行一次筛查检查，因为该疾病可能迟发。主要的病理生理特征是舒张功能不全。肥厚型心肌病患者可能终生无症状；其他患者可能发生心力衰竭，进而需要进行心脏移植；也可能发生致死性的心律失常。舒张功能障碍的常见结果是胸痛和劳累性呼吸困难。左室流出道梗阻通常与二尖瓣前叶的前向运动有关，药物治疗无效的患者应通过有创操作行室间隔减薄治疗。

（四）鉴别诊断 需与高血压引起的心室肥大和运动员的心肌增厚相鉴别。结合病史可予以鉴别。代谢性心肌疾病通常可以根据其全身表现和相关症状与非梗阻性肥厚型心肌病区分开来。

（五）关键点 MRI可用于评价肥厚型梗阻性心肌病的梗阻程度，并可显示肥厚心肌的分布范围。有研究表明延迟增强的程度可以预测发生心律失常的可能性。

心肌致密化不全性心肌病

（一）概述 心肌致密化不全是由于胚胎发生过程中，左心室重度小梁化的心肌停止致密化，无法形成致密的心肌壁。

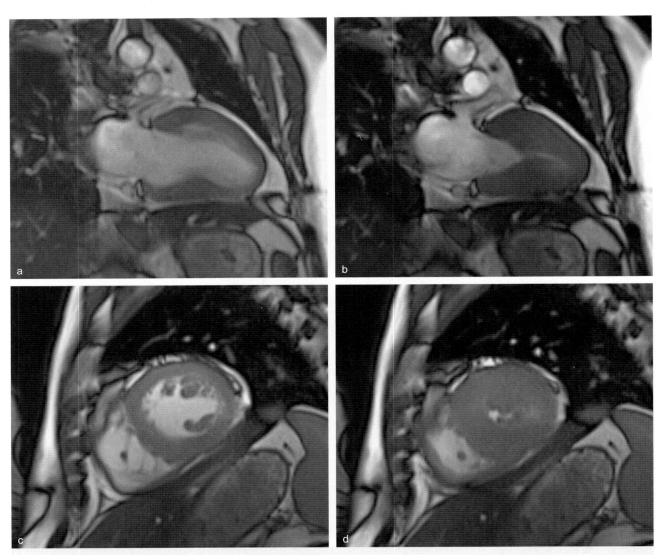

图2-32 肥厚型心肌病。肥厚型心肌病的一个典型特征是收缩期心室腔非常小。 （a）舒张末期True FISP图像，四腔视图。（b）收缩期True FISP图像，四腔视图。（c）舒张末期短轴视图。（d）收缩期短轴视图。

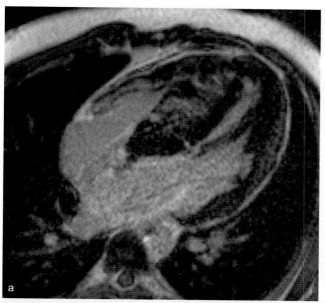
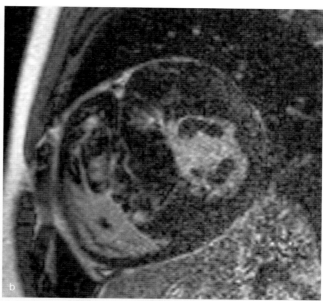

图2-33　肥厚型心肌病。　（a）T1W反转恢复梯度回波序列。四腔心切面显示室间隔片状延迟强化。（b）T1W反转恢复梯度回波序列。短轴切面也显示左心室游离壁的斑片状延迟强化。

（二）影像特征　小梁化的心肌与致密心肌厚度之比＞2∶1（图2-34）。病变通常位于从心尖部到中部的水平。延迟增强没有特殊表现。

（三）临床特征　心肌致密化不全可能是无症状偶然发现的。在其他情况下，重度小梁化的心肌会引发血栓。罕见病例表现为充血性心力衰竭。

（四）关键点　MRI可明确诊断非致密性心肌病。

心脏肿瘤

原发性心脏肿瘤或起源于心脏的肿瘤非常罕见，尸检发现的患病率仅为0.001%～0.05%。大约80%的原发性心脏肿瘤是良性的，但可能因肿块阻塞心腔或诱发心律失常而导致心力衰竭。恶性继发性心脏肿瘤包括转移瘤和纵隔或肺部肿块侵犯，转移性肿瘤发病率比原发肿瘤高出40倍[16]。但最常见的"心脏肿块"是心腔内血栓，好发于有运动障碍的区域。

（一）检查方法　超声心动图适用于绝大多数心脏疾病，是最首选的检查方法。磁共振成像用于精准确定范围、邻近结构的侵犯和可切除性。如果对MRI检查有禁忌，可使用CT。根据指南，MRI应确定肿块的位置和范围，以及任何浸润结构，尽可能确定病变的良恶性，并通过静息灌注成像确定血供情况。另一方面，CT主要用于评估心旁和纵隔肿块的心内侵犯。基于当前指南检查规范流程如下[17]。

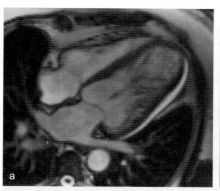
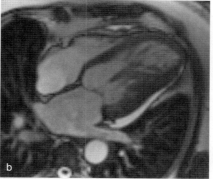
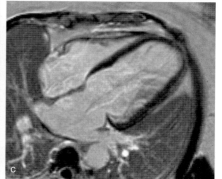

图2-34　致密化不全性心肌病。　（a）True FISP序列的舒张末期四腔视图。心肌小梁的厚度是左心室壁厚度的两倍以上。（b）True FISP序列的收缩末期图像。左心室功能明显受损。（c）四腔视野下的T1W反转恢复梯度回波序列显示无延迟强化。

1. 对于没有穿透心包的肿瘤

（1）横断面T1W序列（颈静脉窝至膈下）。

（2）两腔、三腔和四腔切面以及沿左心室短轴的 True FISP 电影序列。

（3）T2W序列聚焦于肿瘤的最佳标准平面（矢状面、冠状面或横断面）。

（4）T1W序列聚焦于肿瘤的最佳标准平面。

（5）肿瘤最佳标准平面的静息灌注成像。

（6）重复步骤"（4）"。

（7）二腔、三腔、四腔及左心室短轴的延迟增强检查。

2. 对于已穿透心包的肿瘤

（1）横断面T1W序列（颈静脉窝至膈下）。

（2）冠状面T1W序列（全胸）。

（3）矢状面T1W序列（全胸）。

（4）两腔、三腔和四腔视图中的 True FISP 电影序列；如果肿瘤到达心室，则添加短轴。

（5）T2W序列聚焦于肿瘤的最佳标准平面。

（6）肿瘤在最佳标准平面的静息灌注成像。

（7）T1W序列聚焦于肿瘤的最佳标准平面。

（8）二腔、三腔、四腔及左心室短轴的延迟增强检查。

（9）如果大血管被包裹，则进行肺动脉、主动脉和腔静脉的磁共振血管造影成像。

首先应描述心脏肿块的位置和范围。肿瘤可能位于腔内、肌壁内、心包内或心旁（心包外）（图2-35）。然后确定肿块是良性还是恶性。

恶性心脏肿瘤由冠状动脉供血。可以通过静息灌注成像来确定。如果肿瘤由冠状动脉灌注，其非坏死部分将表现出明显的首过强化。

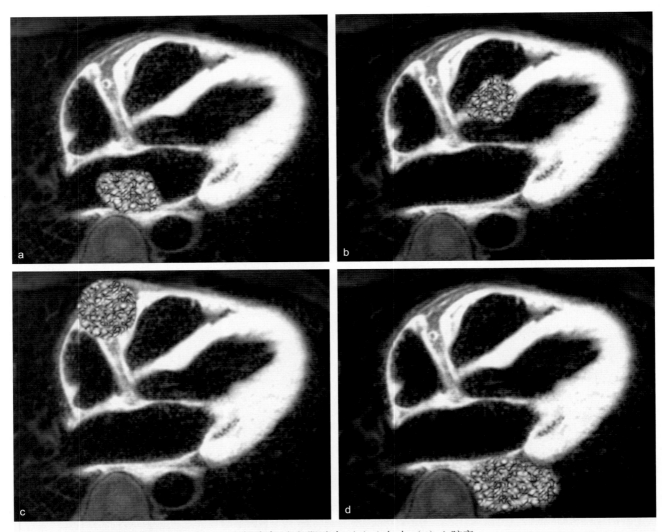

图2-35 心脏肿瘤发生的可能部位。 （a）腔内。（b）肌壁内。（c）心包内。（d）心脏旁。

提醒：

心脏肿瘤的恶性征象：

- 延伸至一个以上心腔。
- 延伸至中央大血管（腔静脉、主动脉、肺动脉或静脉）。
- 广泛附着于心壁。
- 肌壁内和心腔内联合生长。
- 肿瘤中存在大面积坏死区域。
- 侵犯纵隔。
- 血性心包积液。
- 有冠状动脉参与血液供应。

良性原发性心脏肿瘤

黏液瘤

（一）概述　黏液瘤是最常见的良性心脏肿瘤，也是最常见的原发性心脏肿瘤。75%的黏液瘤位于左心房，20%的黏液瘤位于右心房。男性：女性发病率约为1∶3[10]。发病高峰年龄范围很广，从30～60岁不等。黏液瘤通常呈散发。手术切除后复发率仅为1%～3%。然而，有7%的黏液瘤有遗传性，通常发生在卡尼综合征等系统综合征性疾病中。由于黏液瘤起源于间充质心肌祖细胞[18]，所以更倾向生长于左心房和附着于房间隔。

（二）影像特征　黏液瘤根据不同的影像学形态分为圆形和息肉样绒毛型。息肉样黏液瘤质地易碎，可脱落形成外周动脉栓子[19]。由于它们由肿瘤碎片组

成，这些栓子对溶栓治疗无反应，抗凝治疗没有预防作用。左心房黏液瘤通常通过蒂附着于卵圆窝（图2-36，图2-37）。如果肿瘤非常巨大完全占据心房，附着部位可能很难识别，表现为宽基底附着于房间隔上。磁共振成像显示了肿瘤在心动周期中的运动，更易识别附着点。当肿瘤较大时，可以显示肿瘤在舒张期从心房滑入心室。由于黏液瘤柔软的特性，左心房黏液瘤可能通过未闭的卵圆孔生长到右心房，甚至在罕见的病例中可以发现向心房外延伸。黏液瘤通常伴钙化，CT可以明确显示。在T1W自旋回波序列上，黏液瘤与心肌呈等信号。由于其黏液样基质的存在，通常在T2W自旋回波序列上相对于心肌呈高信号，但也会有相对于心肌呈低信号的黏液瘤。其多变的信号强度与高含水的黏液基质和含量不同的缩短T2时间物质成分的比例相关，这些成分包括间质钙化、纤维化区域、间质出血后顺磁性血红蛋白分解产物的沉积[20]。在CT上，黏液瘤呈低密度，注射造影剂后显示中度延迟强化。与正常心肌相比，黏液瘤间质间隙大，造影剂分布容积增大是其增强后信号/密度升高的主要原因。

（三）临床特征　最初的症状可能是短暂性脑缺血发作或缺血性卒中。一般来说，黏液瘤组织可能造成全身各部位的动脉栓塞，尤其是冠状动脉。由机械性心腔阻塞或细胞因子释放引起的症状也常有报道。左心房黏液瘤可导致二尖瓣阻塞，左心房和右心室增大。带蒂黏液瘤在舒张期可脱垂至左心室，引起急性二尖

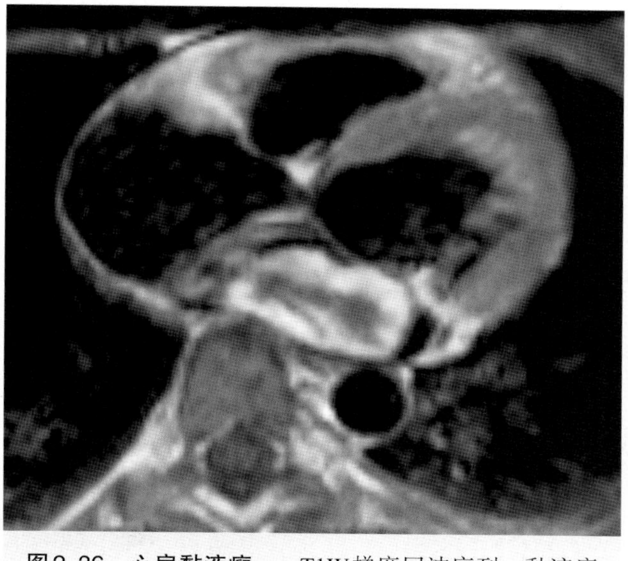

图2-36　**心房黏液瘤。**　T1W梯度回波序列。黏液瘤位于左心房，增强后显示边缘强化。

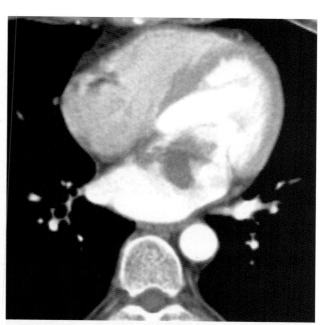

图2-37　**心房黏液瘤。**　与图2-36中所示不同患者的CT扫描，显示黏液瘤通过蒂附着在房间隔上。

瓣梗阻并导致心力衰竭。二尖瓣梗阻临床表现为呼吸困难、发绀、急性肺水肿、晕厥，甚至可能发生心源性休克。若体位改变可改善症状则高度提示诊断。白细胞介素-6和肿瘤坏死因子-α的分泌可导致体重减轻或恶病质、雷诺现象和血沉升高。

（四）关键点 黏液瘤是最常见的原发性心脏肿瘤。其好发部位是左心房。

房间隔脂肪瘤和脂肪瘤样肥厚

（一）概述

1. 脂肪瘤 脂肪瘤是成人第二常见的原发性心脏肿瘤，如果统计很多没有明确诊断的小脂肪瘤，脂肪瘤可能是最常见的成人心脏肿瘤，因为只有大的脂肪瘤才有症状。诊断的高峰年龄为50～70岁。脂肪瘤由成熟和胚胎性脂肪细胞组成，周围通常有包膜。大多数心脏脂肪瘤位于右心房或房间隔。

2. 房间隔脂肪瘤样肥厚 定义为房间隔脂肪浸润，厚度超过2cm，且不累及卵圆窝。房间隔脂肪瘤样肥厚在形态学和组织学上与脂肪瘤不同，与脂肪瘤不同，它含有棕色脂肪。缺乏包膜，边缘模糊，可浸润心肌。

（二）影像特征

1. 脂肪瘤 脂肪瘤形成于心内膜表面，附着面积大。在CT上为脂肪密度，CT值为负值（图2-38）。在磁共振成像上，所有序列的信号强度与皮下脂肪或心外膜脂肪相同。其信号可以被脂肪饱和脉冲完全抑制（图2-39）。脂肪瘤与脂肪组织一样，缺乏灌注，间质间隙小，所以静脉注射造影剂后一般不会强化。在电影序列上，脂肪瘤有低信号环，这是由同一个体素中脂肪和血液自旋的衰减效应引起的。脂肪肉瘤在心脏极为罕见，与之不同的是，脂肪瘤柔软，会随心动周期改变形状。

2. 房间隔脂肪瘤样肥厚 脂肪瘤样肥厚和脂肪瘤具有相同的信号特征和CT表现（图2-40）。脂肪瘤样肥厚的特征是其位于房间隔且不侵及卵圆窝。

（三）临床特征

1. 脂肪瘤 巨大的或肌壁内的脂肪瘤可引起房性或室性心律失常。小的肿瘤无症状。

2. 房间隔脂肪瘤样肥厚 绝大多数患者是无症状、意外发现的。鉴于其位于房间隔壁内，少数情况下可能会引起传导障碍和心律失常。

（四）鉴别诊断 脂肪肉瘤在心脏极为罕见，与之不同的是，脂肪瘤柔软，在心动周期中会发生形变。在电影磁共振成像序列中很明显。脂肪饱和序列可以完全抑制脂肪瘤信号。

（五）关键点

1. 脂肪瘤 心脏脂肪瘤在CT和MRI上与皮下脂肪具有相同的CT值和信号强度。他们在MRI上的信号可以用脂肪饱和脉冲来抑制。

2. 房间隔脂肪瘤样肥厚 具有特征性的形态，不涉及卵圆窝。

乳头状弹性纤维瘤

（一）概述 乳头状弹性纤维瘤仅占所有原发性心脏肿瘤的10%，但占所有原发性心脏瓣膜肿瘤的70%。

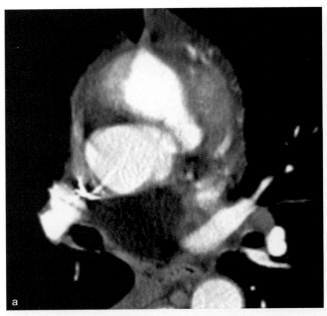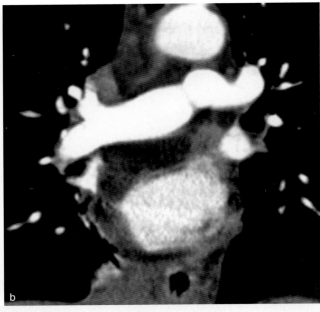

图2-38 左心房顶部脂肪瘤。（a）横断面CT扫描。（b）冠状面重建图像。肿块内脂肪密度，边缘光滑。

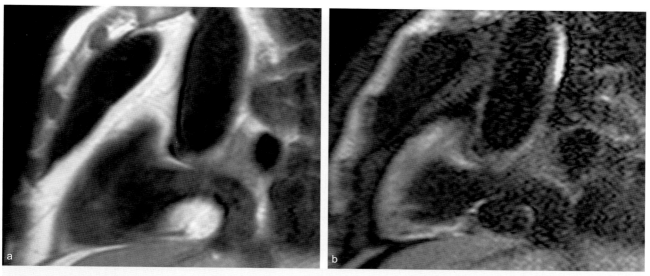

图2-39　右心房脂肪瘤。　（a）T1W自旋回波序列。肿瘤呈高信号。（b）肿瘤信号被脂肪饱和脉冲完全抑制。

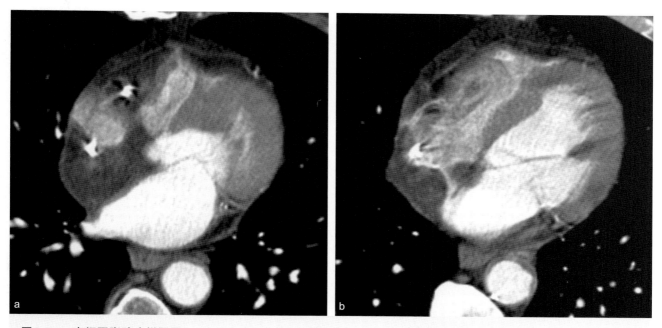

图2-40　房间隔脂肪瘤样肥厚。　（a）脂肪组织使房间隔增厚。由于没有包膜，它的边缘显得不规则。（b）卵圆窝正常是其特征性表现。

发病高峰年龄为60～70岁。弹性纤维瘤是由内皮细胞包绕的乏血管纤维束组成。一般来说，弹性纤维瘤直径小于1 cm。在大约90%的病例中，肿瘤通过一个短的蒂附着在瓣膜上。主动脉瓣占29%，二尖瓣占25%，三尖瓣占17%，肺动脉瓣占13%。

（二）影像特征　由于其特殊的组织成分，弹性纤维瘤在未增强的T1W序列中呈低信号，而在T2W自旋回波序列中呈高信号（图2-41）。注射静脉造影剂后，它们明显强化。然而，由于其体积很小，增强检查可能

很难发现。在CT上，弹性纤维瘤表现为动脉期的充盈缺损（图2-42）。

（三）临床特征　当主动脉瓣或二尖瓣的弹性纤维瘤表面形成血栓脱落并栓塞动脉循环时，会出现相应症状。

（四）鉴别诊断　需要与瓣膜黏液瘤和心内膜炎导致的瓣膜赘生物相鉴别。

（五）关键点　典型的乳头状弹性纤维瘤通常附着在心脏瓣膜上，直径常小于1 cm。

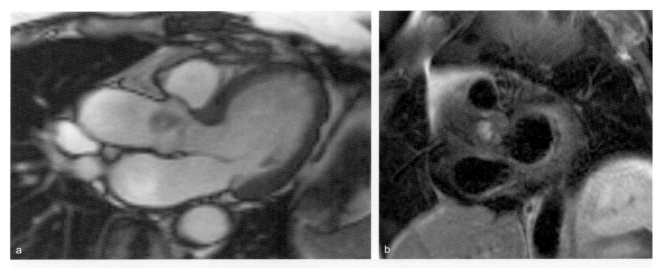

图2-41 弹力纤维瘤。 （a）True FISP电影序列三腔视图，一个小肿瘤通过蒂附着在主动脉瓣上。（b）T2W自旋回波脂肪抑制序列，弹性纤维瘤为高信号。

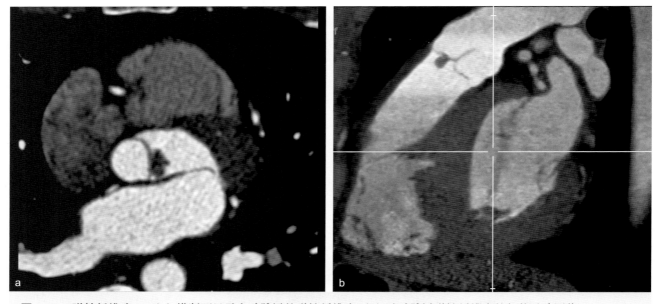

图2-42 弹性纤维瘤。 （a）横断面显示主动脉瓣的弹性纤维瘤。（b）肺动脉瓣弹性纤维瘤的矢状重建图像。

血管瘤

（一）概述 血管瘤由内皮细胞排列的血管腔组成。与发生于其他器官的血管瘤一样，可分为以下几种类型。

1. 海绵状血管瘤 内皮细胞排列的空腔间隙大，壁薄。

2. 毛细血管瘤 管径细小的毛细血管。

3. 动静脉血管瘤 由厚壁、发育不良的血管纠缠扭曲形成肿块。

心脏血管瘤可能位于腔内、肌壁间、心包或心旁。没有特定好发区域。

（二）影像特征 肿瘤内钙化比较常见。血管瘤在T2WI上呈高信号；在T1WI上，它们通常与心肌呈等信号，但由于肿瘤内钙化或血流中流空信号，可能呈不均匀的信号。由于肿瘤内血供丰富，在增强MRI和增强CT上明显强化。

（三）关键点 心脏很少发生血管瘤，在CT和MRI上表现出明显强化。

儿童良性原发性心脏肿瘤

（一）概述 儿童原发性心脏肿瘤比成人更为罕见。儿童良性原发性心脏肿瘤最常见于胎儿期。总体发病率为0.14%[22]。

1. 横纹肌瘤　横纹肌瘤约占婴儿期和胎儿期所有原发性心脏肿瘤的90%，是该年龄组最常见的心脏肿瘤。30%～50%的横纹肌瘤发生在结节性硬化症患者中。肿瘤的大小从微小的细胞团到直径几厘米的肿块不等。大多数是通过产前超声诊断的。横纹肌瘤是一种错构瘤，在出生后的几个月内往往会自行消退，这表明其发生可能依赖于母体激素[23]。因此，只有在出现危及生命症状的情况下才需要手术切除。横纹肌瘤通常位于壁内，可发生于多个部位。两个心室发生的概率相同。

2. 纤维瘤　纤维瘤是一种先天性肿瘤，是儿童第二常见的心脏肿瘤。2011年对所有已发表病例的荟萃分析发现，诊断时的平均年龄为11.4岁，中位年龄为2.8岁。肿瘤平均大小为5.3 cm。通过将年龄与肿瘤大小相关联，有假说认为当心脏在17～20岁停止生长时，纤维瘤也会停止生长[24]。纤维瘤由嵌入结缔组织纤维（胶原和弹性纤维）中的成纤维细胞组成。通常在室间隔或左心室或右心室的前壁。间质钙化常见。

（二）**影像特征**

1. 横纹肌瘤　横纹肌瘤在超声心动图上表现为心肌扩张。T1W序列上较周围心肌呈等信号，T2WI上呈高信号。横纹肌瘤增强后明显强化。诊断小肿瘤时通常需要使用造影剂。

2. 纤维瘤　大多数纤维瘤直径为几厘米。由成纤维细胞和胶原纤维组成，纤维瘤在T2W自旋回波序列上较周围心肌呈低信号。在T1W序列上较心肌呈等信号。增强后通常不强化。

（三）**临床特征**　横纹肌瘤通常无症状，因此不需要治疗。很少会引起心律失常或心腔梗阻。只有当肿瘤引起难治性心律失常或对心功能有显著血流动力学影响时，才需考虑手术切除。

由于纤维瘤位于壁内，可导致传导异常和心律失常，并有可能导致心源性猝死。间隔内纤维瘤与心律失常的最高风险相关。

（四）**鉴别诊断**　儿童壁内心脏肿瘤的鉴别诊断应包括纤维瘤和横纹肌瘤。对于T2WI上低信号的孤立性肿瘤，纤维瘤是最有可能的诊断。T2WI上高信号的多灶性肿瘤需考虑横纹肌瘤。

（五）**关键点**　纤维瘤和横纹肌瘤是儿童时期的罕见肿瘤。两种肿瘤都位于肌壁内，但纤维瘤一般是孤立性的，而横纹肌瘤是多灶性的。横纹肌瘤多见于结节性硬化症患者。

血栓

（一）**概述**　血栓是最常见的心内"肿块"，好发于运动障碍的壁段，因为血液更易在这些部位瘀滞。心耳是心房颤动患者发生血栓概率最高的部位。

（二）**影像特征**　血栓通常由超声心动图诊断。如果超声检查不确定，应当选择磁共振成像。血栓在亮血序列如True FISP电影序列（图2-43）中表现为低信号。增强后不会强化。在用于显示延迟强化的反转恢复梯度回波序列中，当使用较长的反转时间（＞400 ms）时，血栓表现为低信号。

（三）**鉴别诊断**　心脏肿瘤在增强后通常会强化。有心肌运动障碍、有导管或血管通路等植入物，或心房颤动等证据更进一步提示血栓。

恶性原发性心脏肿瘤

血管肉瘤

（一）**概述**　血管肉瘤是心脏最常见的恶性原发性肿瘤（占恶性心脏肿瘤的33%），但绝对病例数非常少见。发病高峰年龄为20～50岁。有两种不同的类型。

- 非免疫抑制患者的血管肉瘤最常发生在房间隔并延伸至右心房。80%的患者在诊断时有远处转移。
- 艾滋病患者的血管肉瘤发生在心包和心外膜呈多灶分布。这些肿瘤大多形态较小，且不引起症状。肿瘤组织在嵌入多形性梭形细胞的基质中由内皮血管间隙相互吻合而形成。

（二）**影像特征**　由于肿瘤内局灶性出血，血管肉瘤在T1W自旋回波序列图像上可能显示不均匀信号。肿瘤血供丰富，增强后明显强化。对于心腔内肿瘤，这种明显的强化是区别于血栓的主要特征。多发的肿瘤血管在T1W和T2W自旋回波序列图像上均表现为流空低信号，在梯度回波序列图像上表现为高信号。差分化的血管肉瘤（3级）可能表现为均匀信号（图2-44）。

> **提醒：**断层显像很少能对成人原发性心脏恶性肿瘤作出准确诊断。鉴别良/恶性以及准确描述部位和浸润结构对于评估可切除性至关重要。

（三）**临床特征**　血管肉瘤通常生长在肌壁间，可引起传导障碍和心律失常。然而，需要一定时间才会出现症状，因此诊断时往往预后很差，平均预期寿命只有几个月。由于血管肉瘤质地柔软，易出血，出血性心包积液伴心包压塞或急性心脏破裂是较常见的并发症。

（四）**关键点**　影像学上应描述肿瘤的位置和范围。影像上能大致鉴别是良性还是恶性。很难将其与

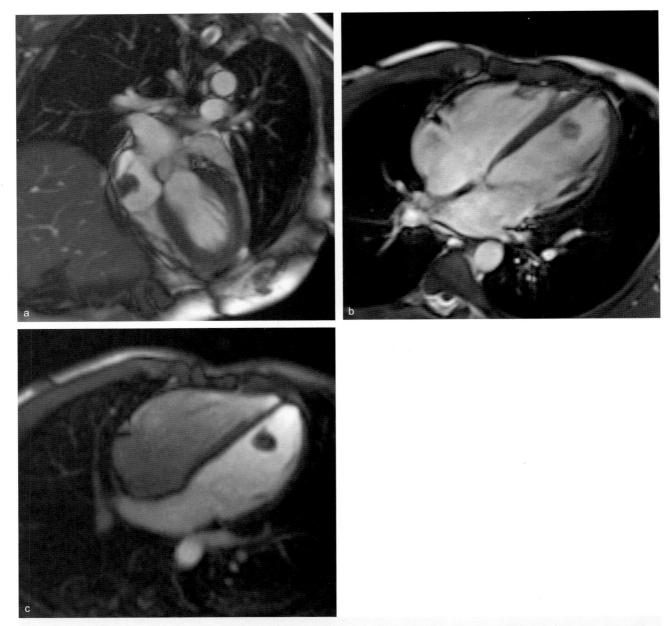

图2-43　血栓。　（a）位于右心房内导管顶端的血栓。（b）左心室血栓。（c）灌注图像，即使在以后的序列中，血栓也没有增强。

其他类型的肉瘤相鉴别。

其他少见的心脏肉瘤

（一）**概述**　纤维肉瘤、骨肉瘤、平滑肌肉瘤和脂肪肉瘤也都可发生在心脏，但它们仅占所有原发性心脏肿瘤的4%。不同类型的肉瘤具有不同的生长速度，并且在预后上可能会有很大的差异。肿瘤完整切除可延长预期寿命[25]。

（二）**影像特征**　肉瘤需要组织病理学诊断，但准确描述肿瘤的范围和周围结构的侵犯对确定是否可切除很重要。MRI信号无特异性。大多数肉瘤在T1W图像上与周围心肌呈等信号，在T2W图像上呈高信号。大多数肉瘤在增强后强化，更易显示其边缘。

（三）**关键点**　同血管肉瘤。

淋巴瘤

（一）**概述**　原发心脏淋巴瘤是指诊断时局限于心脏或心包的淋巴瘤。大部分是B细胞淋巴瘤。原发性心脏淋巴瘤较继发性淋巴瘤心脏受累少见，主要发生在免疫抑制患者。2011年的一项荟萃分析发现，右心房和右心室受累的比率远高于左心室[26]。有观察结果表明，该病起源于淋巴结中的隐匿性淋巴瘤，并通过

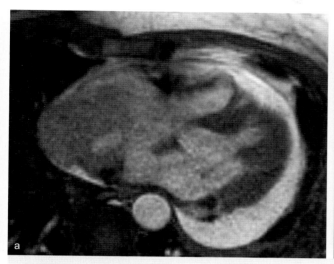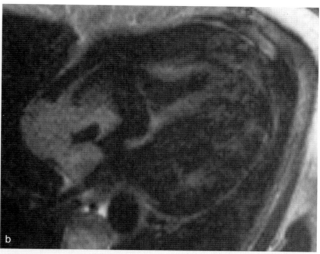

图2-44　低分化血管肉瘤（3级）。 （a）横断面 True FISP 图像。血管肉瘤已经侵犯两个心房。肿瘤已穿透右心房壁，外生延伸至心包腔，并伴有心包积液。（b）T2W 自旋回波伴脂肪抑制序列。血管肉瘤呈高信号。

淋巴管引流到右心腔并扩散到心脏。将淋巴瘤作为心脏肿瘤鉴别诊断是很重要的，因为早期化疗的治愈率很高[27]。

（二）影像特征　原发性心脏淋巴瘤可表现为局限性腔内病变或弥漫性浸润性壁内生长。当淋巴瘤组织增大到一定质量时，胸片可能会显示心脏增大。淋巴瘤在 T1W 图像上较心肌为低信号，在 T2W 图像上表现为高信号。增强后为均匀强化（图2-45），若出现坏死，则表现为散在片状强化。

（三）关键点　心脏淋巴瘤通常通过肿瘤直接侵犯累及多个心腔。

横纹肌肉瘤

（一）概述　横纹肌肉瘤是儿童最常见的原发性心脏恶性肿瘤。通常是多灶性的，在心脏内没有特定好发部位。

（二）影像特征　横纹肌肉瘤在 T1W 和 T2W 自旋回波序列图像上通常与心肌呈等信号。增强后强化明显，肿瘤伴有坏死时强化不均匀。横纹肌肉瘤容易侵犯大血管。MRI 可以清楚显示肿瘤的外侵。

（三）关键点　横纹肌肉瘤是儿童最常见的心脏恶性肿瘤。与成人恶性肿瘤一样，影像学的主要作用是准确描述肿块的位置和范围。

心脏继发性恶性肿瘤

心脏继发性恶性肿瘤包括转移瘤和通过邻近组织蔓延或通过血行扩散侵犯心脏的肿瘤。

直接蔓延侵犯心脏

由肺或纵隔向心脏蔓延的肿瘤，一般是无法切除的，并且影响肿瘤分期。MRI 或 CT 可明确原发肿瘤和

心脏侵犯的确切程度，并可显示心包积液的存在。

经血管侵入心脏

约10%的肾细胞癌可发生肿瘤经下腔静脉延伸入右心房，也可发生于肾上腺肿瘤[28]。恶性胸腺瘤（详见第一章纵隔部分）可通过上腔静脉侵入心脏，支气管癌可通过浸润肺静脉或上腔静脉进入心脏。影像诊断的目的是鉴别非浸润性、可切除的肿瘤和因浸润心房壁而不能切除的肿瘤（图2-46）。

心脏转移瘤

（一）概述　在所有恶性肿瘤患者中，心脏转移发生率约为3% ～ 18%[29]。心肌、心包、心外膜和心内膜受影响的频率依次从高到低。转移可能是由于肿瘤细胞直接沉积在心内膜上，微小转移灶经冠状动脉血行扩散，或经支气管纵隔淋巴管逆行播散。

（二）影像特征　心脏转移瘤的表现与身体其他部位的转移瘤非常相似，通常表现为明显的强化，而也有些病变可能由于中心坏死或血供减少而轻微强化（图2-47）。

（三）临床特征　心脏转移通常发生在肿瘤晚期，其主要症状和体征是原发性恶性肿瘤的。根据转移部位的不同，临床表现可能包括阻塞性病变导致的心力衰竭或瓣膜功能障碍、肌壁内生长导致的心电传导异常或心包癌病导致的心脏增大。

（四）关键点　心脏转移通常发生在恶性肿瘤的终末期。肿瘤分期时应包括心脏影像检查。

获得性瓣膜病

主动脉狭窄

（一）概述　主动脉瓣狭窄是获得性瓣膜病最常见

2

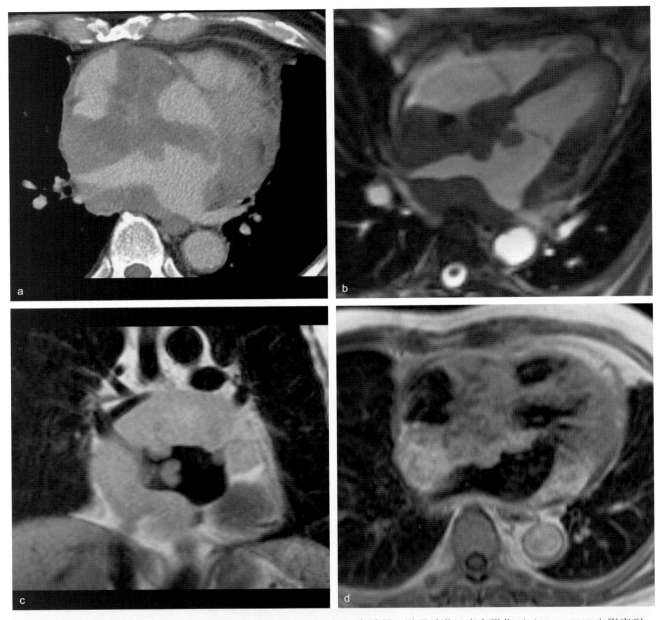

图2-45　原发性心脏淋巴瘤。　(a) CT横断面扫描显示双侧心房受累。增强后淋巴瘤有强化。(b) True FISP 电影序列图像。(c) 冠状面 T2W 自旋回波序列。淋巴瘤表现为高信号。(d) T1W 梯度回波序列显示增强后病灶均匀强化。

的病因，约占40%。治疗时最常见的发现是退行性改变（约80%的病例），其余20%是与细菌感染（风湿热）导致的自身免疫反应相关的炎症后改变。其他原因很罕见，如细菌性心内膜炎，约占1%。钙盐容易沉积在异常增厚的瓣膜组织中，因此90%狭窄的主动脉瓣中可检测到钙化。健康人主动脉瓣开口面积为 3～5 cm²。主动脉瓣狭窄是指瓣膜开口面积缩小到2 cm²以下。主动脉狭窄在一段时间内逐渐发展，左心室在形态学上为适应压力升高而导致向心性肥厚。虽然瓣膜狭窄，但肥厚心肌使心室能够产生维持恒定的每搏输出量所需的压力。这种代偿机制与主动脉狭窄的影像学和临床表现有关。

提醒：

主动脉瓣狭窄根据瓣口面积和压力梯度分为三级：

- Ⅰ级：瓣膜开启面积大于1.5 cm²，平均压力梯度 < 20 mmHg。
- Ⅱ级：瓣膜开启面积为 0.75～1.5 cm²，平均压力梯度为 20～50 mmHg。
- Ⅲ级：瓣膜开启面积 < 0.75 cm²，平均压力梯度 > 50 mmHg。

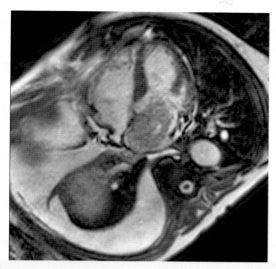

图2-46　右支气管肺癌。　True FISP电影序列图像。肿瘤通过肺静脉侵入左心房，但尚未浸润心房壁。

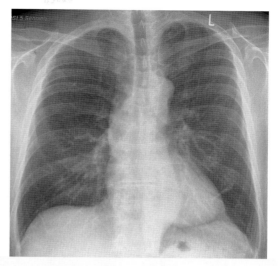

图2-48　主动脉狭窄。　向心性肥大导致心腰凹陷。

量化狭窄程度。但对于未确诊的瓣膜病患者，射流仍然是一个有用的指标。存在主动脉狭窄时，收缩期时射流可能从瓣膜延伸到主动脉（图2-49a）。收缩期见到第二个反流射从二尖瓣进入心房，表明左心室失代偿，导致二尖瓣功能不全引起二尖瓣环扩张。主动脉瓣狭窄时，升主动脉可能扩张（图2-49）。通过收缩期时测量室间隔来评估左心室心肌的肥厚。应用相位对比MR血管成像技术，用改进的Bernoulli方程计算主动脉狭窄时的压力梯度，确定最大血流速度。

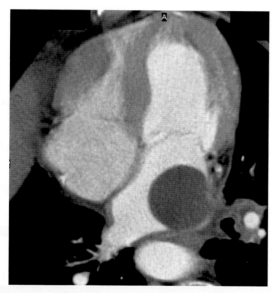

图2-47　心内转移。　四腔心重建CT图像。右心室游离壁增厚。左心房可见腔内转移瘤。

> **提醒：**
>
> 　　通过MRI确定主动脉狭窄压力梯度的改良Bernoulli方程：
>
> $$\Delta p = 4 \cdot V_{max}^2$$
>
> 式中，Δp=通过狭窄瓣膜的压力梯度（单位：mmHg），V_{max}=最大流速（单位：m/s）。

（二）影像特征　心肌向心性肥厚在胸片上不会引起可见的左心室增大，因此主动脉瓣狭窄可能在一段时间内不能被发现。但一旦左心室残余血容量在收缩期终末时增加，心腰凹陷更加明显，心脏就会呈现典型的"主动脉型心"，也被称为"木鞋心"（图2-48）。侧位片显示心脏后缘突出。MRI对主动脉狭窄程度的测量是有用的，因为收缩期的瓣膜开放面积可以在电影序列上测量。扫描层面平行于主动脉瓣（图2-49）。电影序列也可以显示主动脉中的加速射流，其表现为失相位导致的流空信号。失相位的程度取决于参数（重复时间、回波时间）的选择和相对于主磁场的方向，因此射流不能

近十年来，经皮腹股沟入路或经胸小切口行经导管主动脉瓣植入术（TAVI）的微创治疗已成为一种常规的临床治疗方法。这需要术前准确测量主动脉环及其与冠状动脉的距离，可以通过CT完成（图2-50）。

（三）临床特征　主动脉瓣狭窄患者在一段时间内可无症状，因为左心室心肌向心性肥厚维持每搏输出量，提供功能补偿。最终，当心肌失代偿时，患者会有运动耐力下降和劳累性呼吸困难。在临床上由于腔内压力升高和肥厚心肌的需氧量增加，引起肥厚心肌的灌注减少时，就会发生心绞痛。

2

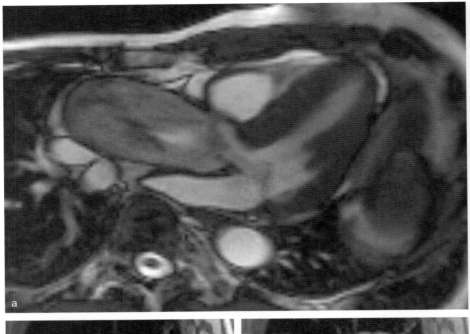

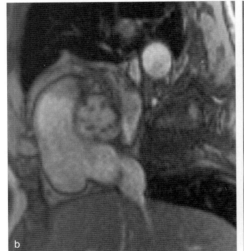

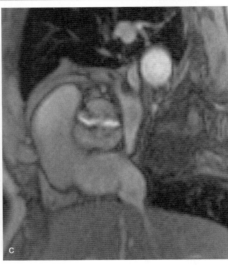

图2-49 主动脉狭窄。 （a）True FISP电影序列图像。从主动脉瓣到主动脉的收缩射流表现为流空信号，升主动脉扩张。（b）瓣膜关闭时主动脉瓣水平的True FISP图像。（c）瓣膜打开时主动脉瓣水平的True FISP图像。可以测量瓣膜的开启面积。

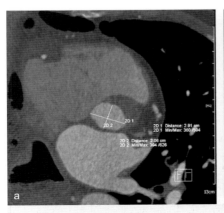

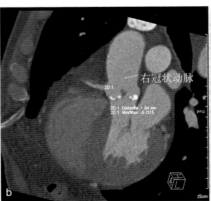

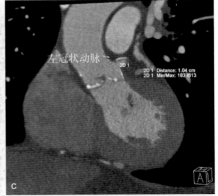

图2-50 主动脉狭窄。 经皮瓣膜植入术前计划。（a）CT显示舒张期左心室向心性肥厚，而无心脏增大。（b）确定主动脉瓣环的大小。（c）确定右冠状动脉和左冠状动脉（D）到主动脉瓣环的距离。经股动脉行经导管主动脉瓣植入术（TAVI）时，还应确定髂内、外动脉的直径。

（四）关键点 主动脉瓣狭窄是最常见的获得性瓣膜病。其特征是左心室向心性肥厚，胸片上无心影增大。

主动脉瓣功能不全

（一）概述 主动脉瓣功能不全（主动脉瓣反流）是第三常见的瓣膜疾病，占所有病例的12%。其病因多种多样，但主要与退行性改变有关，其次是炎症后自身免疫反应所引起的风湿性改变。由于瓣膜组织收缩，半月瓣无法形成有效的封闭，使血液在舒张期回流到心室。舒张期进入心室的血流量就是反流量。反流量的大小取决于瓣膜关闭不全的大小、心率（包括舒张期）和左心室顺应性。这种舒张容积负荷导致心室扩张，最终由心肌代偿性增加引起偏心性肥厚。主动脉瓣功能不全最初通过增加每搏输出量来补偿。慢性主动脉瓣功能不全可代偿至80%的反流量。

（二）影像特征 胸片显示左心室增大（图2-51）。

在失代偿的情况下，可以看到左心失代偿的迹象。在MRI上，舒张期主动脉瓣向左心室的射流是主动脉瓣功能不全的标志（图2-51）。反流量可通过量化每个心室的射血分数以及从左心室射血分数中减去右心室射血分数来确定。

（三）临床特征 与主动脉瓣狭窄一样，由于功能代偿，患者在一段时间内可无症状。当继发左心衰时，患者的运动耐量降低，出现劳累性呼吸困难。

（四）关键点 主动脉瓣功能不全导致左心室增大，以应对容量负荷的增加。

二尖瓣狭窄

（一）概述 二尖瓣的正常开口面积为$4 \sim 6 \ cm^2$。当瓣膜开口面积减小到$1.5 \ cm^2$或更小时，狭窄引起明显的血流动力学变化。二尖瓣狭窄最常见的原因是风湿热。自身免疫介导炎症的病理生理学特征是瓣膜增厚、组织硬化和收缩，通常导致出现瓣膜狭窄和反流。

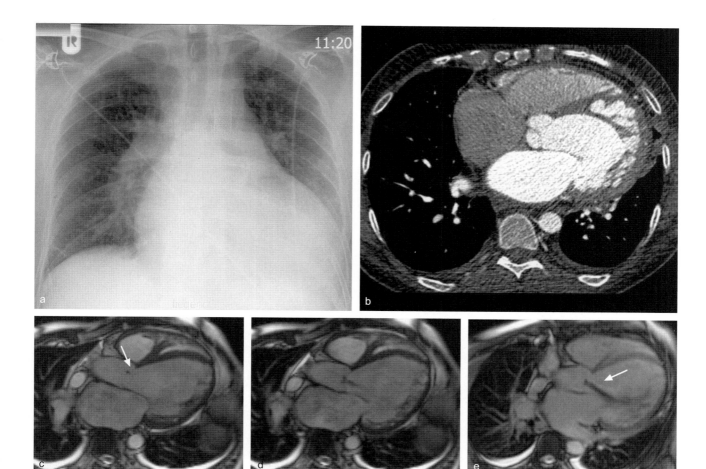

图2-51 主动脉瓣关闭不全。 （a）胸片显示心影增大，伴左心室增大。（b）CT显示左心室增大。此外，该图显示了非受限性心肌病的迹象。（c）True FISP电影序列的三腔心层面图像记录了收缩期瓣膜的正常开放（箭）。（d）True FISP电影序列的三腔心层面的另一帧图像。（e）True FISP电影序列图像显示舒张期血液从主动脉反流到左心室，反流射流显示为流空信号（箭）。

由于对细菌感染进行常规抗生素治疗，近几十年来工业化国家的这种疾病发病率显著下降。

提醒：

与主动脉瓣狭窄一样，二尖瓣狭窄根据瓣口面积和压力梯度分三级。

- Ⅰ级：瓣口面积 > 1.5 cm²，平均压力梯度 < 5 mmHg。
- Ⅱ级：阀口面积 1 ~ 1.5 cm²，平均压力梯度 5 ~ 10 mmHg。
- Ⅲ级：阀门开启面积 < 1 cm²，平均压力梯度 > 10 mmHg。

（二）**影像特征** 流入左心室的血液减少导致左心房扩张。左心室由于负荷减少而变小。血流受限会增加肺静脉和邻近毛细血管的压力，导致肺动脉高压和右心室压力负荷增加。这一阶段的正位胸片显示左心耳增大所导致的左心房增大和心腰消失，以及可能出现的双房影（图4-3）。侧位片显示左心房增大。失代偿期患者可见肺充血征象。MRI可确定瓣膜的开放面积。

（三）**临床特征** 轻度失代偿患者有劳累性呼吸困难。一些患者的外在表现是面颊明显潮红（二尖瓣面容）。

（四）**关键点** 二尖瓣狭窄的特点是左心房扩大。

二尖瓣功能不全

（一）**概述** 二尖瓣关闭不全时，左心室血液在收缩期反流到左心房。它可能是由瓣膜组织收缩引起的，或由于左心室扩张而使瓣膜小叶关闭"相对"不完全。急性二尖瓣功能不全可能是由于心肌梗死后乳头肌撕裂所致。与主动脉瓣关闭不全一样，二尖瓣关闭不全导致左心室容积负荷增加，心室扩张。慢性二尖瓣关闭不全患者为适应容量负荷增加，心肌相对肥大，这种情况也被称为"偏心性肥大"。左心房因血液反流而扩张。急性二尖瓣功能不全时，心肌没有时间适应，导致肺循环中的血液回流受阻，引起肺动脉压升高。

（二）**影像特征** 由于左心室增大，胸片上的心影向左侧增宽（图2-52）。因左心房增大而在后前位片上形成双房影，在侧位片上显示心影后凸。CT和MRI显示左心房和左心室增大（图2-53）。MRI可以通过测定两侧心室每搏输出量的差异来计算反流量。该差异等于反流量。第二种选择是通过相位对比血管造影测量穿过二尖瓣和主动脉瓣的流量。同样通过两个值之间的差异来计算反流量。

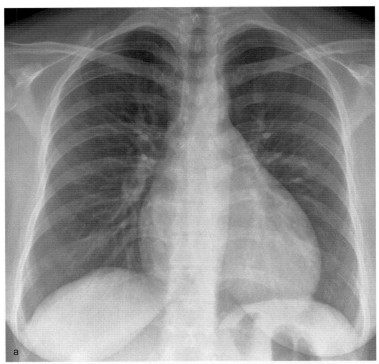
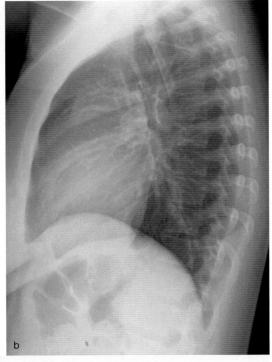

图2-52　Ⅲ级二尖瓣关闭不全。（a）后前位胸片。（b）侧位片。左心室和左心房增大。心脏呈二尖瓣型。

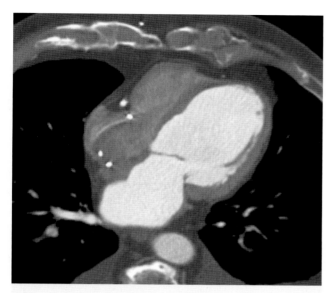

图2-53　二尖瓣关闭不全。　CT扫描显示左心房和左心室孤立性增大。

（三）临床特征　由于瓣膜功能不全发展缓慢，左心室对容量增加的适应，并通过心腔扩张和偏心性肥厚维持其每搏输出量，慢性二尖瓣关闭不全患者可以维持长期无症状。严重二尖瓣关闭不全时，体循环输出减少，患者出现劳累性呼吸困难。由于乳头肌破裂导致的急性二尖瓣功能不全可导致肺动脉压力急性升高，导致肺水肿和呼吸困难。

> 提醒：获得性血流动力学改变显著的二尖瓣功能不全患者的左心房通常增大。

（四）关键点　二尖瓣功能不全导致左心房和左心室增大，胸片显示心脏呈"二尖瓣心"。

三尖瓣狭窄
（一）概述　孤立性三尖瓣狭窄罕见，最常见的原因是风湿热，与二尖瓣狭窄具有相同的致病机制。当瓣膜开口面积 < 2 cm² 时，三尖瓣狭窄的血流动力学改变显著。当右心房和右心室之间的压力梯度上升到 5 mmHg 以上时，归类为高度狭窄。

（二）影像特征　胸片上三尖瓣狭窄的特征是右心房增大。诊断和随访主要依靠超声心动图。

（三）临床特征　瓣膜狭窄导致的血流阻塞会引起外周性水肿，并可能引起腹水。

三尖瓣功能不全
（一）概述　三尖瓣功能不全通常是基于右心室扩张的相对功能不全，较少是由瓣膜的结构变化引起的。

（二）影像特征　多心室功能不全合并三尖瓣和二尖瓣功能不全导致整体心脏增大（图2-54）。MRI显示从三尖瓣喷入右心房的反流射流。

（三）临床特征　临床表现取决于多心室功能障碍。主要症状是心力衰竭。

（四）关键点　三尖瓣功能不全通常是获得性多心室疾病的一个组成部分。它最常见的原因是全心增大导致的瓣叶太小，以至于瓣膜无法有效闭合。影像学表现和临床特征取决于三尖瓣功能不全合并的其他瓣膜病变。

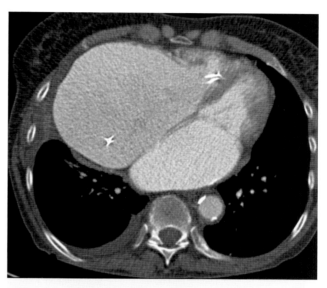

图2-54　三尖瓣关闭不全。　右心房明显增大。

第二节　心　包

一、解剖
包裹心脏的壁层心包是 1 mm 厚的纤维组织。健康人心包腔内最多含有 50 mL 液体。心包和心外膜组成一个功能单位，使心脏在两层之间自由移动。心包向上延伸至主动脉弓下方，形成上反折（图2-55）。它的下半部分在一个称为中央腱的区域与横膈融合。心包前缘紧贴胸骨。心包由膈神经和迷走神经支配。

（一）CT和MRI上的标志　心包在CT和MRI上表现为一条细线（图2-56）。升主动脉与主动脉弓交界处的心包反折是一个重要的标志，在CT和MRI上不应被误认为是淋巴结（图2-57）。导管位置不当时，应考虑到心包的高度。心包内放置中心静脉导管可导致上腔静脉高位穿孔。超声心动图是一种无创的、广泛应用的检查方法，可以用于诊断是否存在心包积液。其

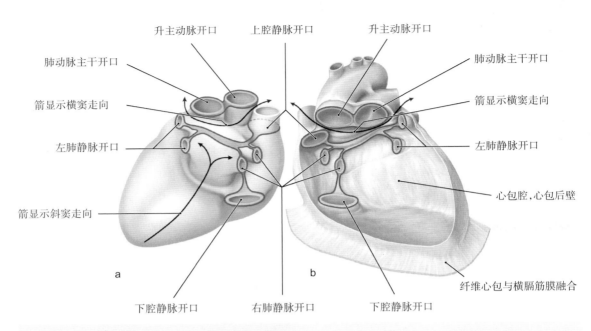

图2-55 心包的解剖反折和大血管结构的开口。 （a）心脏和心外膜的后视图。（b）"空"心包腔前视图。（摘自Schünke M, Schulte E, Schumacher U. Prometheus。解剖：内部组织。插图：M.Voll/K.Wesker。第2版，斯图加特：Thieme；2009）

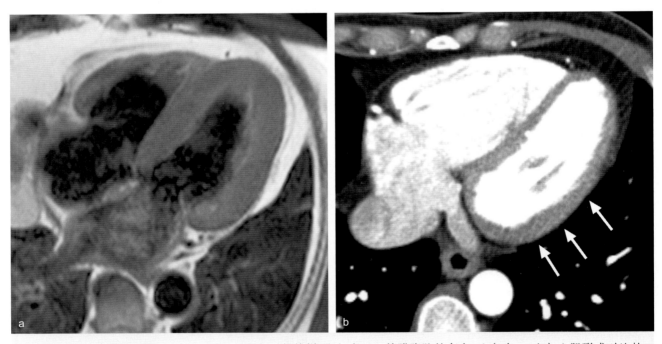

图2-56 心包的断层图像。 （a）T2WI。心包呈细线样。（b）由于心外膜脂肪的存在，心包在CT上与心肌形成对比的区域显示为细线。在心外膜脂肪薄的区域，由于内在的低对比度，正常的心包无法清晰显示（箭）。

主要缺点是不能完全显示心包。在胸部平片上，心包与其他软组织结构无法区分。当存在心包积液时，会导致心影扩大。与全心增大引起的心影扩大不同，它与肺静脉充血无关。由于心包与周围脂肪组织有良好的对比，因此在CT和MRI上可以识别为一条细线。如果怀疑心包炎，则应使用这两种检查方式，并且有必要对整个心包进行成像。CT检查显示心包钙化优于MRI，是怀疑缩窄性心包炎的首选检查方法。

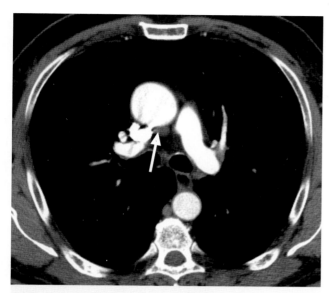

图2-57 主动脉水平的心包反折(箭)。

二、疾病

心包炎

（一）概述　心包炎是心包的一种炎症，根据其病因分为感染性或非感染性。

1. 感染性心包炎　在大多数情况下是由病毒（流感和柯萨奇病毒）引起的。较不常见的原因是细菌感染（链球菌、葡萄球菌、嗜血杆菌、结核分枝杆菌）。

2. 非感染性心包炎　可发生在所有类型的自身免疫性疾病（包括风湿性疾病）、结缔组织疾病、代谢紊乱（尿毒症）和副肿瘤性疾病，以及放射治疗后和创伤后（包括心脏手术或心肌梗死）。心肌损伤（创伤、手术、梗死）后的心包炎被称为Dressler综合征，这是由这位心脏病学家首次描述的。Dressler综合征是一种自身免疫性心包炎（伴或不伴心肌炎），由抗心肌蛋白抗体引起，发生在最初心肌损伤后约6周。其病理生理学改变包括由于炎症引起的心包增厚。炎症导致毛细血管通透性增加引起心包积液。

（二）影像特征　心包增厚，CT和MRI扫描明显强化（图2-58）。心包炎在大多数情况下伴有心包积液（渗出液或漏出液）。根据其影像学特征，慢性心包炎不能总是与急性心包炎进行明确区分。心包不规则增厚可能提示慢性心包炎，但也见于结核分枝杆菌引起的急性心包炎（图2-59）。唯一确定的迹象是疾病的持续时间。后前位平片上出现大量心包积液（体积超过200 mL），表现为心影的帐篷状增宽。如果至少有中等量的心周脂肪，由于心周脂肪相对

于心肌和积液的密度差异，而心肌与积液两者的密度相同，心包积液在侧位片上显示为胸骨后新月形双轮廓。

（三）临床特征　急性心包炎的主要症状是胸骨后疼痛和发热。超声心动图显示由于心包积液导致的低电压QRS波群。非常大量、发展迅速的心包积液可能会导致心包压塞。

（四）鉴别诊断　临床症状也可能与心肌炎一致，可通过MRI排除。

（五）关键点　急性心包炎的特点是心包增厚并伴有明显强化。相关的心包积液常见。

缩窄性心包炎

（一）概述　缩窄性心包炎是心包增厚和纤维化限制了心腔的舒张充盈。根据心包顺应性降低的部位，心房、心室或左、右房室系统可能受到影响。缩窄性心包炎与急性心包炎有同样多的潜在病因，有些病因重叠。工业化国家最常见的原因是放射治疗、外科手术和创伤，发展中国家的主要病因是结核病。

（二）影像特征　心包增厚，可能有钙化（图2-60）。心房增大（图2-61）。

> 提醒：心包厚度为4 mm是诊断缩窄性心包炎的临界值。

（三）临床特征　心脏充盈量和每搏输出量的减少导致静脉血回流受阻，取决于哪个心腔的受影响最严重。如果右心室充盈受损，缩窄会导致肝静脉扩张、肝肿大、门静脉高压、腹水和周围水肿。左心室充盈受限导致肺动脉高压，并可能发展为肺水肿。其他症状是呼吸困难和运动耐力下降。

（四）鉴别诊断　缩窄性心包炎主要需要与舒张期充盈减少的限制性心肌病鉴别，根据其临床症状不能鉴别这两种疾病，但这对治疗和预后很重要。缩窄性心包炎可通过心包切除治愈，因此预后良好；但限制性心肌病是通过药物治疗的，预后较差。

（五）关键点　缩窄性心包炎的特征是心包增厚并失去延展性。这限制了心室的舒张充盈，导致两个心房扩大。MRI的一项重要任务是区分收缩性心包炎和限制性心肌病，后者在临床上也表现为舒张充盈减少。

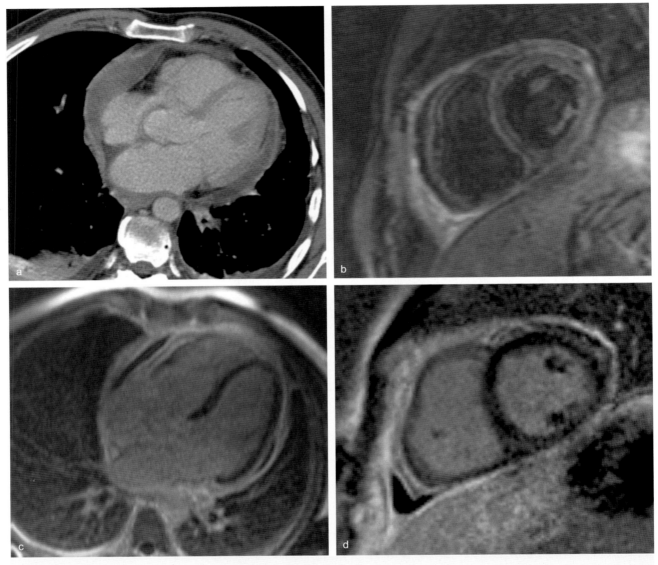

图2-58　心包炎。（a）CT，心包增厚并有强化，有少量心包积液。（b）T2W TSE图像，心包弥漫水肿。（c）增强T1W IR GRE序列，四腔心层面显示心包明显强化。（d）T1W IR GRE序列的短轴图像也显示明显的心包强化。

心包肿块

（一）概述　心包原发性肿瘤非常罕见，包括间皮瘤、肉瘤、畸胎瘤、淋巴瘤、脂肪瘤和血管瘤。继发性心包肿瘤可通过从纵隔、心肌或肺邻近侵犯，或从远处原发灶转移。恶性肿瘤转移到心包，心包转移肿瘤可呈片状生长。

（二）影像特征　胸片显示大多数病例无异常。CT和MRI显示心包不规则、不均匀增厚（图2-62）。

（三）关键点　心包肿块可包括肉瘤、间皮瘤、淋巴瘤或心包转移瘤。CT和MRI显示心包局限性结节状增厚，并伴有明显的强化。心包积液通常存在。

心包间皮瘤

（一）概述　心包间皮瘤非常罕见，占所有间皮瘤的1%，但占所有原发性心包肿瘤的50%。虽然与胸膜间皮瘤不同，由于低发病率尚未确定与石棉暴露的明确相关性，但它被归类为石棉肺病并被认为是一种职业病。心包间皮瘤导致两层心包融合，临床表现为缩窄性心包炎，在大多数病例中存在出血性心包积液。心肌浸润很少见。

（二）影像特征　胸片通常显示心脏轮廓增大。CT和MRI显示心包结节性增厚和心包积液。

（三）鉴别诊断　鉴别诊断包括淋巴瘤和心包转移

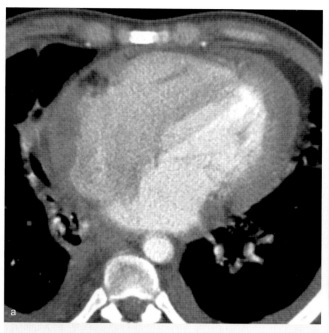
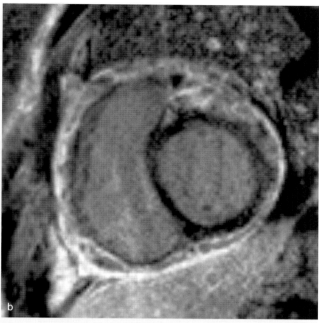

图2-59 肺结核患者心包炎。 （a）CT扫描显示心包增厚。（b）T1W IR GRE序列显示不规则增厚的心包明显强化,同时心包内肉芽肿强化。

瘤。而另一个需要鉴别诊断的疾病——纤维蛋白性心包炎,会导致更均匀和不太明显的心包增厚。

（四）临床特征 大多数患者无症状。很少的情况下,患者会描述有胸闷。

心包发育不全

（一）概述 先天性心包发育不全,心包部分缺失,多见于左侧,心包缺损位于右侧较少见。部分心脏可能通过心包缺损处疝出,如果存在心耳疝出,可能导致嵌顿和血栓形成。

（二）影像特征 CT和MRI显示心包线完全或部分缺失。在完全性心包发育不全的病例中,肺实质占据主动脉和肺动脉之间心包反折的位置。心脏移位到左半胸是一个典型的表现。

（三）临床特征 大多数患者无症状,但有个别报道左冠状动脉在心包缺损边缘处受压,导致胸痛,甚至心源性猝死。

（四）关键点 心包发育不全罕见。心包缺乏固定可能使心脏移向左半胸腔。

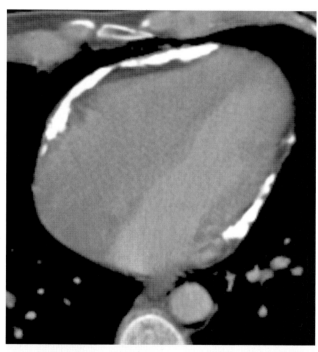

图2-60 缩窄性心包炎。 心包重度钙化（"盔甲心"）。

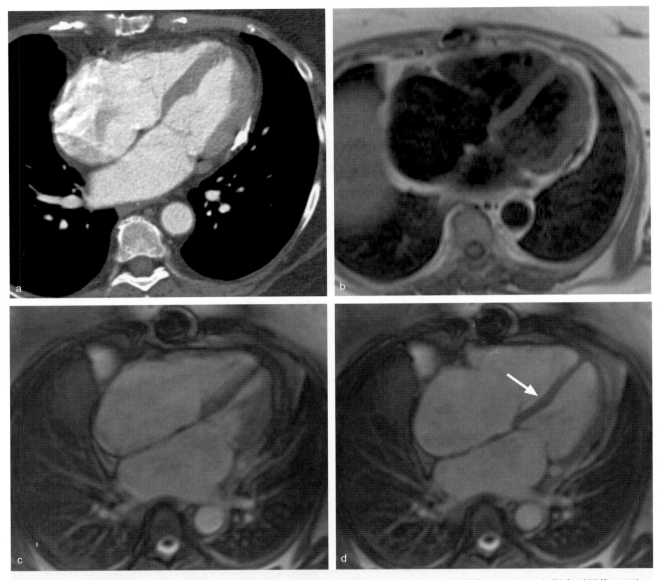

图2-61 缩窄性心包炎。 （a）心包部分钙化。（b）T2W TSE 序列，心包增厚。（c）收缩期 True FISP 电影序列图像，四腔心图像。（d）舒张期 True FISP 电影序列图像，四腔心图像。两个心房扩大，心室舒张充盈受限。在舒张期，室间隔发生凸向左心室的反常运动（箭所示）。

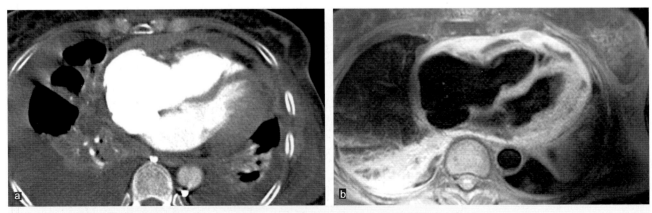

图2-62 肺癌伴心包转移患者。 （a）CT 显示心包增厚。右心房增大是心包顺应性受限的证据。（b）T1W GRE 序列，心包可见结节状增厚和强化。

参考文献

[1] Wolk MJ, Bailey SR, Doherty JU, et al. American College of Cardiology Foundation Appropriate Use Criteria Task Force. ACCF/AHA/ASE/ASNC/HFSA/HRS/ SCAI/SCCT/SCMR/ STS 2013 multimodality appropriate use criteria for the detection and risk assessment of stable ischemic heart disease: a report of the American College of Cardiology Foundation Appropriate Use Criteria Task Force, American Heart Association, American Society of Echocardiography, American Society of Nuclear Cardiology, Heart Failure Society of America, Heart Rhythm Society, Society for Cardiovascular Angiography and Interventions, Society of Cardiovascular Computed Tomography, Society for Cardiovascular Magnetic Resonance, and Society of Thoracic Surgeons. J Am Coll Cardiol. 2014; 63(4): 380−406.

[2] Reimer KA, Lowe JE, Rasmussen MM, Jennings RB. The wavefront phenomenon of ischemic cell death. 1. Myocardial infarct size vs duration of coronary occlusion in dogs. Circulation. 1977; 56(5): 786−794.

[3] Maron BJ, Towbin JA, Thiene G, et al. American Heart Association, Council on Clinical Cardiology, Heart Failure and Transplantation Committee, Quality of Care and Outcomes Research and Functional Genomics and Translational Biology Interdisciplinary Working Groups, Council on Epidemiology and Prevention. Contemporary definitions and classification of the cardiomyopathies: an American Heart Association Scientific Statement from the Council on Clinical Cardiology, Heart Failure and Transplantation Committee; Quality of Care and Outcomes Research and Functional Genomics and Translational Biology Interdisciplinary Working Groups; and Council on Epidemiology and Prevention. Circulation. 2006; 113(14): 1807−1816.

[4] Richardson P, McKenna W, Bristow M, et al. Report of the 1995 World Health Organization/International Society and Federation of Cardiology Task Force on the Definition and Classification of Cardiomyopathies. Circulation. 1996; 93(5): 841−842.

[5] Abdel-Aty H, Boyé P, Zagrosek A, et al. Diagnostic performance of cardiovascular magnetic resonance in patients with suspected acute myocarditis: comparison of different approaches. J Am Coll Cardiol. 2005; 45(11): 1815−1822.

[6] Friedrich MG, Strohm O, Schulz-Menger J, et al. Contrast media-enhanced magnetic resonance imaging visualizes myocardial changes in the course of viral myocarditis. Circulation. 1998; 97: 1802−1809.

[7] McCrohon JA, Moon JC, Prasad SK, et al. Differentiation of heart failure related to dilated cardiomyopathy and coronary artery disease using gadoliniumenhanced cardiovascular magnetic resonance. Circulation. 2003; 108(1): 54−59.

[8] Sen-Chowdhry S, Prasad SK, Syrris P, et al. Cardiovascular magnetic resonance in arrhythmogenic right ventricular cardiomyopathy revisited: comparison with task force criteria and genotype. J Am Coll Cardiol. 2006; 48(10): 2132−2140.

[9] Schünke M, Schulte E, Schumacher U, Cass W. Thieme Atlas of Anatomy. Internal Organs. 2nd ed. Stuttgart: Thieme; 2016. Illustrated by M. Voll/K. Wesker.

[10] McKenna WJ, Thiene G, Nava A, et al. Task Force of the Working Group Myocardial and Pericardial Disease of the European Society of Cardiology and of the Scientific Council on Cardiomyopathies of the International Society and Federation of Cardiology. Diagnosis of arrhythmogenic right ventricular dysplasia/cardiomyopathy. Br Heart J. 1994; 71(3): 215−218.

[11] Marcus FI, McKenna WJ, Sherrill D, et al. Diagnosis of arrhythmogenic right ventricular cardiomyopathy/dysplasia: proposed modification of the Task Force Criteria. Eur Heart J. 2010; 31(7): 806−814.

[12] Maceira AM, Joshi J, Prasad SK, et al. Cardiovascular magnetic resonance in cardiac amyloidosis. Circulation. 2005; 111(2): 186−193.

[13] Parsai C, O'Hanlon R, Prasad SK, Mohiaddin RH. Diagnostic and prognostic value of cardiovascular magnetic resonance in non-ischaemic cardiomyopathies. J Cardiovasc Magn Reson. 2012; 14: 54.

[14] Sekhri V, Sanal S, Delorenzo LJ, Aronow WS, Maguire GP. Cardiac sarcoidosis: a comprehensive review. Arch Med Sci. 2011; 7(4): 546−554.

[15] Uemura A, Morimoto S, Hiramitsu S, Kato Y, Ito T, Hishida H. Histologic diagnostic rate of cardiac sarcoidosis: evaluation of endomyocardial biopsies. Am Heart J. 1999; 138(2 Pt 1): 299−302.

[16] Lam KY, Dickens P, Chan AC. Tumors of the heart. A 20-year experience with a review of 12, 485 consecutive autopsies. Arch Pathol Lab Med. 1993; 117 (10): 1027−1031.

[17] Lotz J, Kivelitz D, Fischbach R, Beer M, Miller S. [Recommendations for utilizing computerized tomography and magnetic resonance tomography in heart diagnosis. 2—Magnetic resonance tomography] . RoFo Fortschr Geb Rontgenstr Nuklearmed. 2009; 181(8): 800−814.

[18] Amano J, Kono T, Wada Y, et al. Cardiac myxoma: its origin and tumor characteristics. Ann Thorac Cardiovasc Surg. 2003; 9(4): 215−221.

[19] Acebo E, Val-Bernal JF, Gómez-Román JJ, Revuelta JM. Clinicopathologic study and DNA analysis of 37 cardiac myxomas: a 28-year experience. Chest. 2003; 123(5): 1379−1385.

[20] Masui T, Takahashi M, Miura K, Naito M, Tawarahara K. Cardiac myxoma: identification of intratumoral hemorrhage and calcification on MR images. AJR Am J Roentgenol. 1995; 164(4): 850−852.

[21] Gowda RM, Khan IA, Nair CK, Mehta NJ, Vasavada BC, Sacchi TJ. Cardiac papillary fibroelastoma: a comprehensive analysis of 725 cases. Am Heart J. 2003; 146(3): 404−410.

[22] Uzun O, Wilson DG, Vujanic GM, Parsons JM, De Giovanni JV. Cardiac tumours in children. Orphanet J Rare Dis. 2007; 2: 11.

[23] Pruksanusak N, Suntharasaj T, Suwanrath C, Phukaoloun M, Kanjanapradit K. Fetal cardiac rhabdomyoma with hydrops fetalis: report of 2 cases and literature review. J Ultrasound Med. 2012; 31(11): 1821−1824.

[24] Torimitsu S, Nemoto T, Wakayama M, et al. Literature survey on epidemiology and pathology of cardiac fibroma. Eur J Med Res. 2012; 17: 5.

[25] Hoffmeier A, Deiters S, Schmidt C, et al. Radical resection of cardiac sarcoma. Thorac Cardiovasc Surg. 2004; 52(2): 77−81.

[26] Petrich A, Cho SI, Billett H. Primary cardiac lymphoma: an analysis of presentation, treatment, and outcome patterns. Cancer. 2011; 117(3): 581−589.

[27] Roller FC, Schneider C, Krombach GA. [Rare case of imaging documentation of a rapidly growing primary cardiac lymphoma]. RoFo Fortschr Geb Rontgenstr Nuklearmed. 2013; 185(2): 160−162.

[28] Mahnken AH, Tacke J. Myocardial heart metastasis in rapidly progressingrenal cell carcinoma [in German] . RoFo Fortschr Geb Rontgenstr Nuklearmed.2000; 172(5): 488−490.

[29] Reynen K, Köckeritz U, Strasser RH. Metastases to the heart. Ann Oncol. 2004; 15(3): 375−381.

[30] Krombach GA, Spuentrup E, Buecker A, et al. Herztumoren: Magnetresonanz-tomographie und Mehrschicht-Spiral-CT. RoFo Fortschr Geb Rontgenstr Nuklearmed. 2005; 177(9): 1205−1218.

第三章　大　血　管

Andreas H. Mahnken

宋华丹，冯　赟，侯　亮，罗　舟，汪登斌 译

第一节　主　动　脉

一、解剖

　　主动脉是人体内最大的动脉血管。它被分成几个解剖节段，每个节段都会受到特定疾病的影响，特别是先天性疾病的发生率在不同的主动脉节段有显著差异。

　　组织学上，主动脉被归类为弹性动脉。体内所有血管的管壁由内到外分为三层。① 内膜：内膜由内皮和内皮下结缔组织组成，内含纤细的胶原纤维。内皮细胞具有生物活性，可根据需要分泌血管扩张剂和血管收缩剂。主动脉具有相对较厚的内膜，这与血管所受的机械应力一致。② 中膜：中膜由平滑肌细胞、胶原纤维和弹性纤维构成的多层同心结构组成。弹性纤维在内膜和中膜之间形成内弹力膜，在中膜和外膜之间形成外弹力膜。中膜吸收血管张力，调节血管管径。③ 外膜：外膜由胶原纤维和弹性片层组成的稳定的网状结构包绕中膜。外膜含有延伸到中膜外1/3的脉管壁血管，向主动脉壁供血。

　　主动脉的主要解剖节段包括主动脉根部、升主动脉、主动脉弓、降主动脉和腹主动脉（图3-1）。① 主动脉根部：主动脉根部是从主动脉瓣到窦管交界处的短节段。左冠状动脉和右冠状动脉起源于主动脉根部。② 升主动脉：升主动脉位于主动脉根部正上方，延伸至主动脉第一条分支血管即头臂干的起点。升主动脉平均长约5 cm，直径约3.5 cm。③ 主动脉弓：主动脉弓延伸至动脉导管或动脉韧带。主动脉弓发出主动脉上分支血管，从近端到远端依次为头臂干、左颈总动脉和左锁骨下动脉。距头臂干起始处约2 cm，分为右锁骨下动脉和右颈总动脉。主动脉弓从左锁骨下动脉周缘以远到动脉导管或动脉韧带的远端段称为主动脉峡部。主动脉弓通常位于中线的左侧，根据其与头臂干的相对位置可分为三种类型（图3-2）：Ⅰ型主动脉弓，头臂干的起始点位于主动脉外曲面水平；Ⅱ型主动脉弓，头臂干的起点位于主动脉弓内外曲面之间水平；Ⅲ型主动脉弓，头臂干的起始处位于内弯水平以下。随着主动脉弓解剖的复杂程度增加（Ⅱ型和Ⅲ

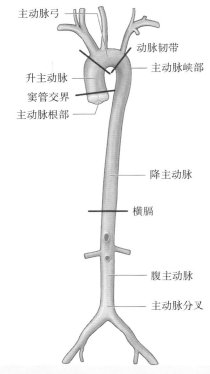

图3-1　主动脉解剖图。　升主动脉、主动脉弓、降主动脉、腹主动脉以及主动脉上和腹主动脉主要分支的图示。

型），使得弓上血管的介入治疗难度及并发症的发生率也相应增加，因此这种类型差异对于制订血管介入治疗计划尤其重要。④ 降主动脉胸段（胸主动脉）：主动脉弓的下一段是胸主动脉，一直延伸到膈肌。这个节段的近端即动脉导管的远端，可显示轻微的生理性扩张。胸主动脉发出节段性排列的肋间动脉和起自气管分叉水平的支气管动脉。其他小口径的分支包括心包动脉、食管动脉和膈上动脉。⑤ 腹主动脉：腹主动脉从膈肌延伸到第4腰椎椎体水平的主动脉分叉处分出髂总动脉。腹主动脉向所有的腹部结构发出许多大血管。最近端的分支是腹腔干，其分为肝总动脉、脾动脉和胃左动脉。腹腔干稍下方（大约一半椎体高度）发出肠系膜上动脉，它供血给大部分小肠、升结肠和近1/3的横结肠。第三条不成对的分支血管是肠系膜下动脉，它起自主动脉分叉正上方，供血给外周结肠，包括乙状结肠和直肠。这些血管起源具有许

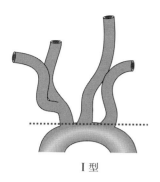 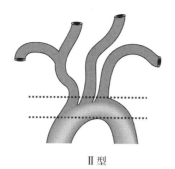

Ⅰ型　　　　　Ⅱ型

Ⅲ型

图3-2　主动脉弓分类。根据头臂干的起始点与主动脉弓内弯、外曲的关系进行分类。

多变异,在外科和介入手术中应该注意到这一点。骶动脉从腹主动后侧发出,供应骶骨和尾骨。最大的成对分支血管是肾动脉,其近端是膈下动脉和肾上小动脉,膈下动脉也可能来自腹腔干的一侧或两侧,肾上小动脉通常来自肾动脉的近端。成对的腰动脉从主动脉后方的节段水平发出,供应椎体、背部肌肉和脊髓。不同血管区域通过大量的侧支血管相互连接,从而使血液能够转运到失去正常血供的区域。这些侧支中最常见的是Riolan吻合,它在左上腹部的肠系膜上动脉和肠系膜下动脉之间建立了一个相对较大的连接。

二、发育

主动脉及其大分支血管的发育是一个复杂且同步的过程。了解这一过程有助于理解先天畸形和变异。从个体遗传学上讲,胚胎循环的动脉分支始于仍未分离的动脉干。这个结构与主动脉弓相连,主动脉弓将血液从肠管输送到成对的背主动脉。大约从妊娠第三周开始,相对较小的左右腹主动脉与较大的左右背主动脉一起形成。6个鳃弓的发育与6个主动脉弓的发育平行,6个主动脉弓连接两侧的腹主动脉和背主动脉。然而,6个主动脉弓并不是同时并存的。

前3个主动脉弓形成供应头部和颈部的动脉。当第三个主动脉弓与部分背主动脉一起构成颈内动脉的主要部分,前两个主动脉弓则退化。后者由腹主动脉发育而来。第四主动脉弓发育不对称,与心脏的不对称发育相一致。胚胎中第四主动脉弓左弓作为主动脉弓持续存在,其右弓则形成头臂干和右锁骨下动脉近段。第五主动脉弓缺失或不形成明确的结构。第六主动脉弓形成肺动脉干的近端,其左弓也形成动脉导管。约于胸4椎体水平尾侧,背主动脉融合形成明确的降主动脉(图3-3)。最初成对的卵黄囊动脉在胚胎发育过程中融合,在成人中形成不成对的内脏血管:腹腔干、肠系膜上动脉和肠系膜下动脉。

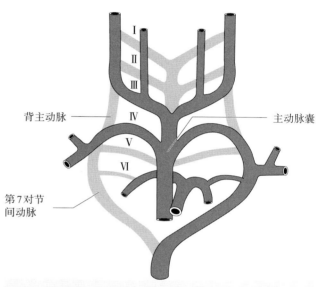

背主动脉　　　　　　　　主动脉囊

第7对节间动脉

图3-3　6个主动脉弓的正常胚胎发育(Ⅰ～Ⅵ)。正常发育结果的示意图。背主动脉大约在怀孕第七周消失的部分显示为浅灰色。

三、先天性异常

大约20%的心血管畸形为主动脉异常。主动脉近侧部分(最靠近心脏)最常受到影响,因为它们经历了最复杂的胚胎发育。从无症状到危及生命,主动脉异常的临床表现可谓千差万别。影响胸主动脉窦管交界处远端的最常见的异常包括:① 主动脉上血管起源的变异;② 迷走右锁骨下动脉和Kommerell憩室;③ 动脉导管未闭;④ 主动脉缩窄;⑤ 双主动脉弓;⑥ 右主动脉弓。

主动脉上血管起源的变异

如上述正常解剖,约70%的人群中存在3支主动脉分支血管。人种差异的原因,其实际分布差异非常大。主动脉上血管起源的可能变异如表3-1所示。最常见的变异是头臂干和左颈总动脉的共同起源(图3-4)。另一个常见的变异是左颈总动脉起自头臂干(图

3-5）。这通常被误称为"牛弓"；顾名思义，牛主动脉指主动脉上血管独立起源于主动脉弓，这一模式在牛身上一直存在[3]。另一种变异如图3-6所示。

迷走右锁骨下动脉和Kommerell憩室

（一）概述　右锁骨下动脉的迷走起源和路径具有临床显著差异。当右锁骨下动脉起自降主动脉左侧，而非起自头臂干，则也被称作Kommerell憩室。通常迷走血管从食管后方通过转向右侧（图3-7）。少数情况下，它可能经过食管前方（占15%），或者更罕见的情况下，可能走行于气管前方（占5%）。在这种变异中，喉返神经并不绕着右锁骨下动脉形成襻状，而是直接通向喉部肌肉。当血管从食管后方通过时，可能会因压迫食管而引起"食管受压性咽下困难"。然而，这种

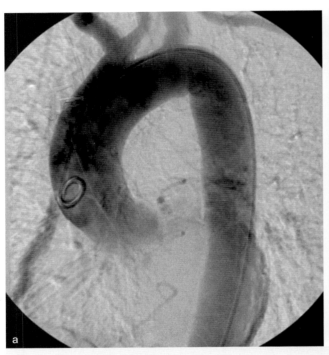
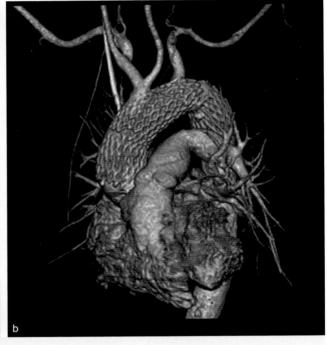

图3-4　主动脉上血管起源最常见的变异。　颈动脉共同起源于主动脉弓。（a）DSA。（b）胸部支架置入后的CT成像。

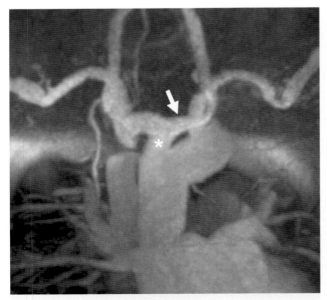
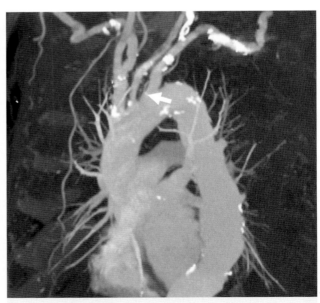

图3-5　主动脉上血管起源变异。　左颈总动脉（箭）起源于头臂干（星号）。

图3-6　主动脉上血管起源变异。　左椎动脉直接起源于主动脉弓（箭）。

表3-1 主动脉上血管起源变异

变 异	发生率（%）
头臂干和左颈总动脉共同起源	13
左侧颈总动脉起源于头臂干	9
左椎动脉直接起源于主动脉弓	5
左颈总动脉和左侧锁骨下动脉起源于共同干	1
右侧锁骨下动脉迷走起源于主动脉弓左侧	0.5

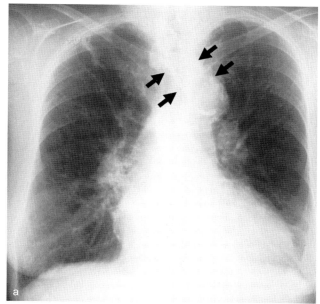

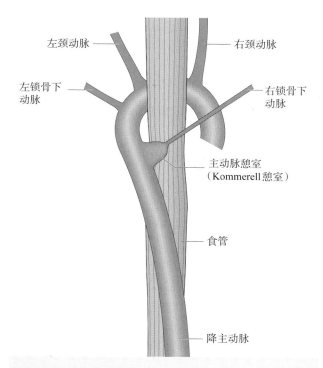

图3-7 Kommerell憩室。 后视图显示了Burckhard Kommerell在1936年描述的Kommerell憩室。

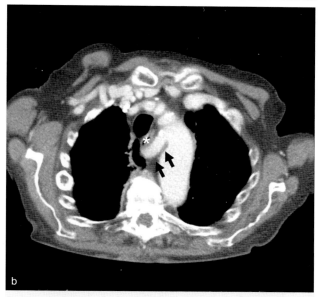

图3-8 迷走右锁骨下动脉。 （a）胸片显示上纵隔增宽。少数情况下，血管钙化（箭）可提示该血管走行。（b）CT显示右锁骨下动脉迷走起源。它作为最后一条主动脉上血管起源于主动脉弓，通常从食管后方（星号）走行至右侧（箭）。

迷走血管通常是偶然发现的，仅约10%的食管后右锁骨下动脉患者出现症状。食管受压性咽下困难通常采用手术治疗。

（二）影像特征 胸片上可显示上纵隔增宽。这是由迷走血管起始部的主动脉凸出引起的。有时，通过血管钙化可辨识出右锁骨下动脉的走行（图3-8a）[4]。食管钡餐造影可显示食管后壁上的压迹（图3-8a）。CT血管造影和MRI可以提供最明确的结果（图3-8b）。

动脉导管未闭

（一）概述 动脉导管是胎儿循环中连接主动脉和肺动脉系统的部分。动脉导管从主动脉峡部的前内侧

环行至左肺动脉近端。动脉导管通常在出生后24 h内经历功能性闭合，并在接下来的几天或几周内解剖性闭合，仅留下动脉韧带这一带状结构。如果导管在出生后3个月仍未闭合，则诊断为动脉导管未闭。此类型是比较常见的，发病率为1∶2 000活产，尤其常见于早产儿。

（二）影像特征 超声心动图是诊断动脉导管未闭的首选影像学检查。根据分流量的不同，胸片可显示间接征象，如心脏轮廓增大或肺血管扩张，提示肺静脉

3

充血或肺水肿。CT和MRI是显示导管未闭的存在和对其形态进行分类的极佳方法。

（三）临床特征　听诊时可以听到持续的"机械性杂音"。症状取决于分流量的大小和相关心脏异常的存在。左心室增大和肺动脉高压是动脉导管未闭的典型表现。听诊对于一些先天性畸形，如肺动脉闭锁、动脉导管未闭是必要的，这样就可以通过分流来维持肺灌注。治疗方式则取决于诊断的时机和导管未闭的形态，包括药物治疗（吲哚美辛）以及手术和介入治疗。

（四）鉴别诊断　即使动脉导管关闭正常，在动脉导管的位置也可以发现局限性的前内侧凸起。这种变异被称为"导管隆起"，在多达1/3的新生儿和大约9%的成年人中被发现。临床上可与创伤性主动脉破裂相鉴别，创伤性主动脉破裂最常发生在动脉韧带部位。

（五）关键点　动脉导管未闭连接主动脉和肺动脉循环，从主动脉峡部走行至左肺动脉。超声心动图用于诊断。胸片显示分流缺损和心肺系统容量负荷增加。MRI或CT血管造影的横断面图像可以直接显示导管未闭，以用于制订介入治疗等计划。

主动脉狭窄

（一）概述　主动脉狭窄是胸主动脉在主动脉峡部水平的先天性狭窄，分为漏斗型（婴儿型）与导管后型（成人型），区别在于病变与动脉导管的关系。这些类型在临床表现上也有所不同。主动脉狭窄的发生率占所有活产儿的0.3%，占所有先天性心脏畸形的5%～8%。它可伴有各种综合征，如特纳综合征（20%的病例），以及其他心脏畸形，如二叶式主动脉瓣。

（二）影像特征　婴儿型的狭窄通常会导致非特异性的X线表现，如心脏增大和肺静脉充血的征象。胸片上的直接征象是ε或数字3的征象，它反映了狭窄主动脉的非典型形状。在成人型中，长期存在的狭窄可能会导致肋间血管起到侧支功能而扩张，从而形成肋骨切迹（图3-9）。切迹最常累及第四到第八根肋骨。第一、二肋骨由肋颈干供血，所以总是不被累及，CTA（图3-10）或MRI（图3-11）能够直接显示这些异常，且包括展示其侧支通路。MRI还可以进行血流测量，以评估血流动力学意义。

> **提醒：**当在断层成像中测量狭窄尺寸时，重要的是获得每个血管段的真实横断面，并非斜切面。

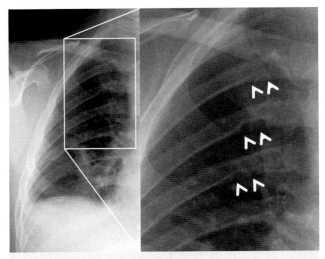

图3-9　成人型主动脉狭窄。　胸片显示典型的肋骨切迹，主要见于第四至第七肋（放大图中的箭）。

（三）临床特征　临床表现取决于主动脉狭窄的类型，即是漏斗型（婴儿型）还是导管后型（成人型）。

1. **婴儿型**　在这种类型中，狭窄位于动脉导管近端，心脏泵血对抗狭窄的阻力。由于这种近端狭窄型的侧支较弱，患者可持续发展为左侧心力衰竭和肺静脉充血，并伴有呼吸困难。动脉导管通常保持开放，以使静脉血液分流到下半身，而导致躯干和下肢青紫。氧合不良可能导致器官衰竭。

2. **成人型**　成人型导管后狭窄可通过侧支血管代偿动脉血流。动脉导管正常闭合，不会发生青紫；然而，心脏必须抵抗阻力而跳动，因此在体检中常发现上半身高血压，从而导致上半身和下半身之间的脉搏和血压不一致。

在未经治疗的病例中，婴儿型的病死率高达90%。因此，治疗是急需的，通常包括一期手术。成人型也应该在儿童期纠正，但这是一个可选的适应证。年龄较大的儿童或再狭窄患者应接受支架植入或反复球囊扩张治疗。

（四）鉴别诊断　成人型主动脉狭窄必须与非典型的主动脉延长和扭曲所致的假性狭窄和大动脉炎（如Takayasu动脉炎）相鉴别。

（五）关键点　根据主动脉狭窄与动脉导管的关系，在影像上可区分导管前和导管后型。尽管胸片可能显示如ε征和肋骨凹陷等特定的征象，但通过MRI或CTA直接显示是目前最先进的。将病例分为成人型或婴儿型对于指导进一步治疗很重要，也是放射学报告中的重要部分。

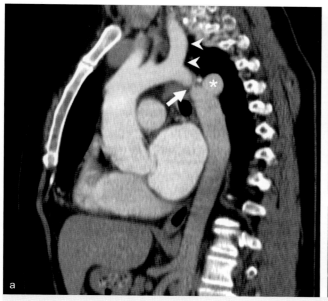

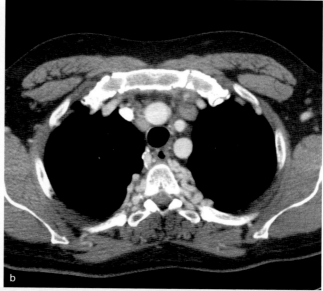

图3-10 成人型主动脉狭窄。 CTA。(a) 矢状面重建的CTA图像显示狭窄部(箭)位于左锁骨下动脉(箭头)起始处远侧,伴大量侧支循环(星号)导致的显著扩张。(b) 横断面重建CTA图像显示大量侧支血管。

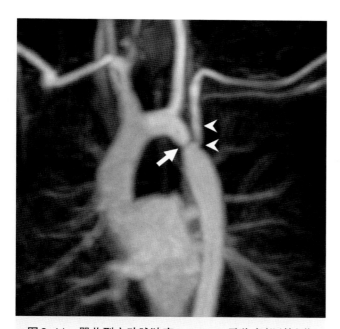

图3-11 婴儿型主动脉狭窄。 MRA示狭窄部(箭)位于左锁骨下动脉(箭头)起始处的近端,即动脉导管的近端。没有明显的侧支则提示为中度狭窄。

双主动脉弓

(一)概述 双主动脉弓是一组复杂的先天性畸形的一部分,可统称为主动脉血管环。

(1) 双主动脉弓。

(2) 右主动脉弓:左锁骨下动脉和左动脉韧带;具有镜像分支和食管后动脉韧带。

(3) 左主动脉弓:右锁骨下动脉和右动脉韧带;具

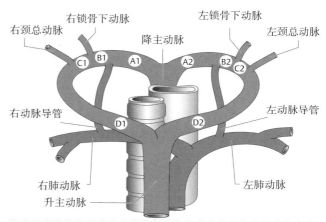

图3-12 双主动脉弓。 Edwards的假设模型。字母A ~ D表示主动脉弓不同部分的潜在退化部位。

有右降主动脉和动脉韧带。

这些异常可以用J.E. Edwards在提出的双主动脉弓假说模型很好地解释(图3-12)。在这个模型中,血管环的各种可能形式可追溯到发育和退化过程中发生在特定结构的不同问题。双主动脉弓是最常见的血管环畸形,占本组病例的60%(图3-13)。在胚胎学上,这种变异是由于双侧第四主动脉弓永存所致。形态学上,右主动脉弓在大约70%的病例中占主导地位,而约25%的病例左主动脉弓占主导地位。有时,两个弓的大小是相等的。当其中一个主动脉弓部分闭锁时,血管环可能由纤维性残余物闭锁血管段。这种变异的主动脉弓畸形很少与先天性心脏病相关。

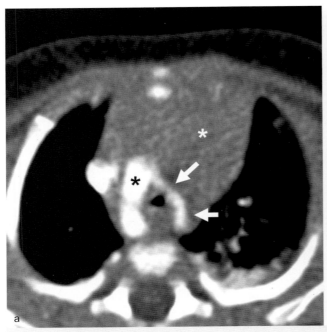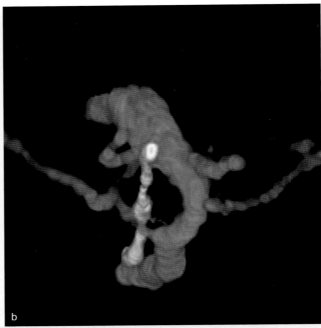

图3-13　主动脉环畸形伴双主动脉弓。　（a）患者1的横断面CT显示优势右主动脉弓（黑色星号）和较小的左主动脉弓（箭）。前纵隔可见胸腺组织（白色星号）。（b）患者2的CT三维重建显示四血管征，其中锁骨下动脉和颈总动脉分别从两个主动脉弓发出。左主动脉弓为优势主动脉弓。鼻胃管（白色）标示了食管的位置。

（二）影像特征　钡餐造影可显示气管或食管后部的压迹，这取决于血管环的成因。然而，这项技术的敏感性和特异性相对较差。低剂量造影剂CT是初始成像的首选方法，而MRI则应用于随访。如果血管环不在一个横断面上，则右锁骨下动脉、右颈总动脉起源于右主动脉弓，左颈总动脉和左锁骨下动脉起源于左主动脉弓的"四血管征"有助于识别这种异常。

（三）临床特征　患者的临床表现为吞咽困难或呼吸问题。呼吸症状，如喘鸣声，在新生儿和儿童中更常见，而年龄较大的儿童和未确诊的成年人中主要表现为吞咽困难。治疗包括手术分离较小的主动脉弓和动脉韧带。

右主动脉弓

（一）概述　右主动脉弓是由第四左主动脉弓退化形成，发生率约占0.1%的成年人。该变异可能单独发生，也可能伴随青紫型先天性心脏病，尤其是法洛四联症。右主动脉弓根据主动脉上血管起源的不同而分为不同类型，某些形态可能会形成血管环（见上文）。

（1）最常见的形式（占59%～84%），右主动脉弓伴相对于正常解剖的镜像分支。

（2）第二常见的形式（占14%～39%），右主动脉弓伴迷走左锁骨下动脉。该动脉是主动脉弓的最后一支血管，常表现为近端扩张，类似于Kommerell憩室。

（3）一种非常罕见的形式（低于1%），右主动脉弓伴孤立的左锁骨下动脉，这可能导致先天性锁骨下动脉盗血综合征和椎基底动脉供血不足。

警惕：在描述右主动脉弓的表现时，必须意识到文献中使用的术语并不统一，最好提供如上所述的文字描述。

（二）影像特征　胸部X线片显示左主动脉边缘缺失。右主动脉弓通常出现在气管旁的右上部位，而主动脉边缘位于右侧的椎旁位置（图3-14）。在主动脉弓水平可见气管压迹。有症状的患者需要断层影像评估，如用于血管环的检出与分类。

先天性腹主动脉狭窄

（一）概述　中主动脉综合征是先天性主动脉狭窄的变异型（表3-2）。尽管约98%的病例表现为主动脉狭窄，0.5%～2%患者的狭窄部位可能位于更远的位置，因此被称为"中主动脉综合征"。许多其他的名称也被用于这种情况，如"腹主动脉发育不全""先天性腹主动脉狭窄"和"腹主动脉缩窄"。中主动脉综合征

3

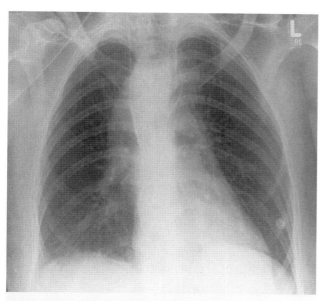

图3-14 47岁，女性，右主动脉弓和右降主动脉。 右降主动脉在右侧椎旁位置清晰可见。气管和食管被右主动脉弓推移向左。鼻胃管提示食管位置。

可发生在胸主动脉降段或腹主动脉。发生部位高度变异，也被描述为肾上或肾下型。

（二）临床特征 先天性腹主动脉狭窄的症状与成人的主动脉缩窄症状相似，伴有动脉高血压和上下肢血压差。狭窄远端血流量可能显著减少，从而导致跛行甚至肾功能衰竭。通常需要外科手术治疗。由于众多失败案例，介入治疗的作用仍然受到很大的限制[7,8]。

四、主动脉疾病

主动脉瘤

（一）概述 动脉瘤的定义是血管的永久性扩张至少是其正常直径的50%[9]。鉴于主动脉的直径，尤其是胸主动脉的直径随着年龄的增长而增大，我们有理由

认为升主动脉的中段直径不应超过4 cm，而降主动脉的直径不应超过3 cm。

真性和假性动脉瘤是有基本区别的。真性动脉瘤累及血管壁的所有三层（内膜、中层、外膜），而假性动脉瘤则不然。许多假性动脉瘤仅累及外膜和外膜周围组织。假性动脉瘤的典型病因包括主动脉夹层和创伤后动脉瘤。真性主动脉瘤的病因非常多样，最常见的是动脉粥样硬化引起的主动脉壁退行性改变。在不同的研究中，这种机制导致了30% ～ 80%的主动脉瘤。其他相对常见的主动脉瘤原因包括主动脉夹层、炎症改变和先天性疾病（表3-3），最显著的是马方综合征和埃勒斯–丹洛斯综合征。尤其是马方综合征会导致早期显著的动脉瘤生长。

（二）影像特征 无症状性主动脉瘤与症状性病变不同，通常会在根据不同适应证进行的影像检查中偶然发现。主动脉瘤最常累及腹主动脉（31%），其次是升主动脉（22%）、主动脉弓（11%）和降主动脉（7.5%）。胸腹主动脉瘤相对少见，约占病例的3%。

> **警惕：** 动脉瘤的诊断流程应该包括整个主动脉的成像，例如28%的被诊断为胸主动脉瘤的患者也被发现有腹主动脉瘤（图3-15）。

胸片显示主动脉轮廓增宽。主动脉壁的钙化有助于确定血管直径，通常在侧位胸片上显示最清晰。在极端情况下，升主动脉瘤可能占据整个胸骨后间隙（图3-16）。当有明显钙化时，腹部平片可以清楚地显示动脉瘤的存在及其尺寸，但这项技术的敏感性很低。在某些情况下，小肠结构受压移位也可提示腹主动脉瘤的存在。超声、CT和MRI如显示升主动脉扩大到4 cm以上，降主动脉和腹主动脉扩大到3 cm以上，则可以确诊。

表3-2　根据血管节段分类的先天性主动脉变异

胸主动脉升段	主　动　脉　弓	降　主　动　脉
• 瓣上狭窄 • 主动脉心室通道 • Valsalva窦瘤 • 主肺动脉窗 • 动脉干 • 半共同动脉干	• 迷走右锁骨下动脉、Kommerell憩室 • 动脉导管未闭 • 主动脉弓发育不全 • 双主动脉弓 • 右位主动脉弓 • 主动脉弓中断 • 主动脉弓分支血管起源于肺动脉 • 颈弓	• 先天性腹主动脉狭窄（中主动脉综合征）

表3-3　主动脉瘤的成因

成　　因	发生率（%）
常见	
动脉粥样硬化	70（30～80）
主动脉夹层	< 50
主动脉炎（感染性）	12
中膜退化	6
马方综合征	5～10
罕见	
Ehlers-Danlos综合征	
Turner综合征	
二叶型主动脉瓣	
外伤	
非感染性动脉炎：	
● 风湿热	
● 风湿性动脉炎	
● Reiter病	
● 巨细胞性动脉炎	
● Takayasu动脉炎	
● 系统性红斑狼疮	
● 溃疡性结肠炎	
● 白塞病	
硬皮病	
成骨不全症	
辐射诱导	

> **提醒**：特别是在疑似为升主动脉瘤的患者中，应进行心电门控成像以消除运动伪影。由于升主动脉瘤与二叶型主动脉瓣有很强的相关性，因此也应该对主动脉瓣进行评估。

　　主动脉瘤的影像学检查目的除了诊断以外，更重要的是确定其大小、随访和制订治疗计划。另一个目的是对于高危人群的筛查。虽然这应该主要依靠超声，但CTA已经成为目前检测动脉瘤范围和制订治疗计划的临床共识。65岁以下的患者可以用超声进行腹主动脉瘤的随访，而65岁以上患者临床常规采用CT随访。在比较影像测量结果时，需要注意的是，超声较CT低估血管直径约4 mm。MRI也是检测动脉瘤范围

的有效方法，但由于成本高和适用性有限等因素，其应用还不是很广泛。主动脉瘤根据断层影像表现进行分型。分型有助于指导治疗和预测疗效。Estrera分型法用于胸主动脉瘤（图3-17）[10]，Crawford分型法则用于胸腹主动脉瘤（图3-18，图3-19）[11]。

> **提醒**：为了确保准确地随访，遵循统一的主动脉瘤测量标准是相当重要的。主动脉直径的测量是基于血管的真实短轴视图中清晰的参考点（图3-16）。

　　推荐使用以下参考点：① 窦管交界；② 近端主动脉弓；③ 近端降主动脉；④ 横膈水平的主动脉；⑤ 肾下主动脉（肾动脉下方约2 cm）；⑥ 主动脉分叉；⑦ 任意主动脉瘤的最大截面直径。

　　推荐的影像学随访间隔时间是基于动脉瘤的大小（表3-4）。同样也需要注意典型的术后改变，如象鼻、移植物扭结和异物，以及典型的并发症，如移植物周围血肿和脓肿、瘘管和假性动脉瘤[12,13]。

表3-4　自发性腹主动脉瘤的随访建议［对于动脉瘤快速增长（> 5 mm/年）或已知的潜在疾病（如马方综合征）的患者，应考虑随访间隔和更早开始血管治疗］

动脉瘤最大径（cm）	随访间隔
< 3.0	无
3.0～4.9	每年
4.0～4.9	每6个月
5.0或更大	开始治疗

　　（三）临床特征　大多数主动脉瘤在临床上无症状而被偶然发现。症状性动脉瘤通常根据其位置而表现为胸痛、腹痛或背痛，或仅在破裂时才出现症状。在极少数情况下，动脉瘤壁上的血栓物质可能会导致周围性栓塞及相关症状。并发症发生率与动脉瘤大小相关（表3-5）。此外，胸主动脉瘤尤其可能引起压迫相关症状，如因压迫喉返神经引起的声音嘶哑，由于气道压迫引起的喘鸣或呼吸困难，以及上腔静脉综合征或下腔静脉综合征。

　　（四）鉴别诊断　在胸片上最常见的鉴别诊断是主动脉延长和主动脉夹层。在非心电门控CT图像中，升主动脉的运动伪影可以类似主动脉夹层。极少数情

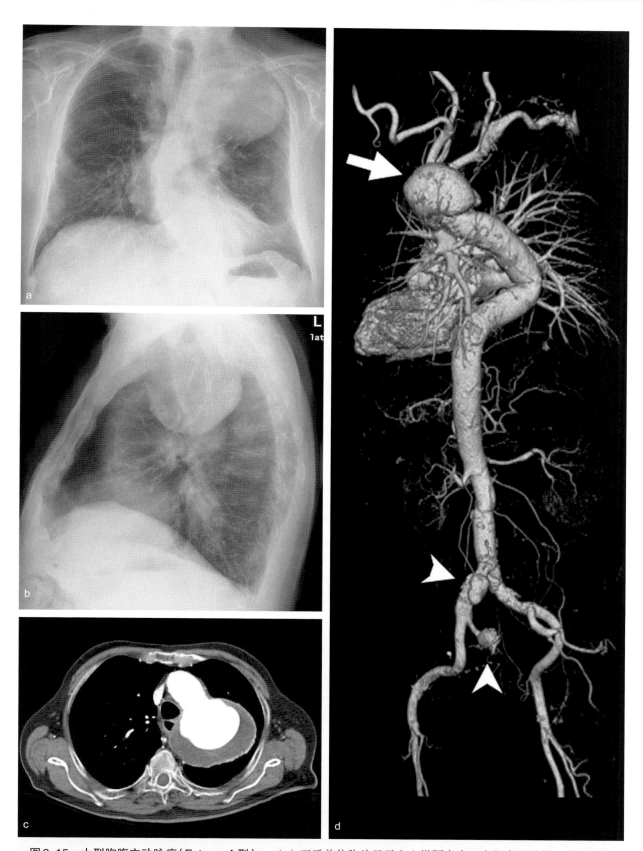

图3-15　大型胸腹主动脉瘤（Estrera A型）。　（a）正后前位胸片显示左上纵隔旁有一个很大的肿块。病变与恶性肿瘤的区别在于它与主动脉的关系，边缘推压以及胸壁没有局部破坏性变化。（b）侧胸片。（c）CTA准确定位动脉瘤，并显示附壁血栓。（d）最初检查时应对整个主动脉进行成像，因为1/3的胸主动脉瘤患者有额外的动脉瘤。在所示病例中，胸主动脉瘤（箭）与右髂总动脉和髂内动脉（箭头）的其他动脉瘤并存。

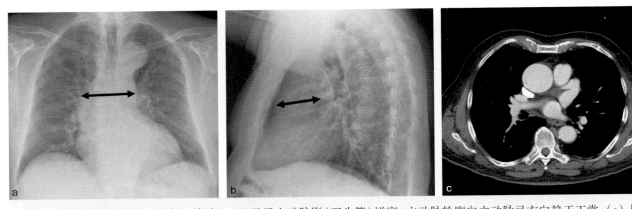

图3-16　升主动脉瘤。　胸部X线片（a，b）显示主动脉影（双头箭）增宽，主动脉轮廓向主动脉弓方向趋于正常。（c）与血管成直角的CT横断面，用于精确测量血管直径（例如，用于术前计划）。（a）胸片正位。（b）胸片侧位。（c）CT横断面。

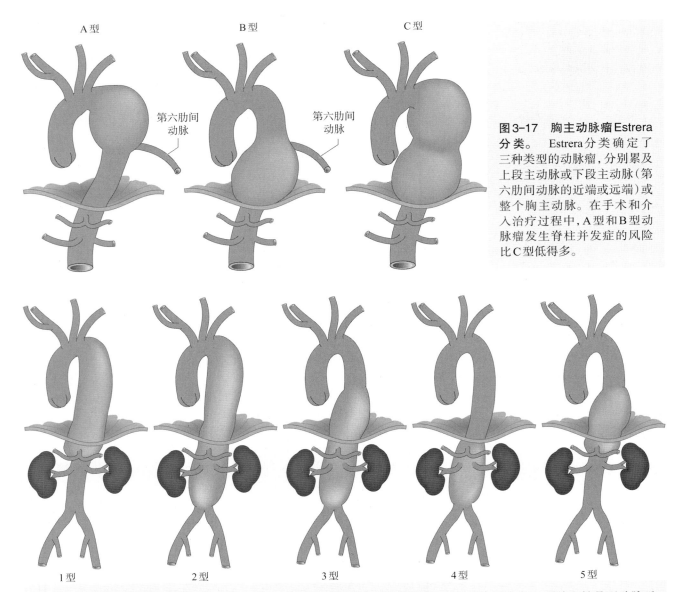

A型　　　　　　　　B型　　　　　　　　C型

第六肋间动脉　　　第六肋间动脉

图3-17　胸主动脉瘤Estrera分类。　Estrera分类确定了三种类型的动脉瘤，分别累及上段主动脉或下段主动脉（第六肋间动脉的近端或远端）或整个胸主动脉。在手术和介入治疗过程中，A型和B型动脉瘤发生脊柱并发症的风险比C型低得多。

1型　　　　　　2型　　　　　　3型　　　　　　4型　　　　　　5型

图3-18　胸腹主动脉瘤Crawford分类。　1型动脉瘤从左锁骨下动脉延伸至肾动脉水平上方，2型从左锁骨下动脉延伸至肾动脉水平下方，3型从第六肋间动脉下方延伸至肾动脉水平下方，4型从第十二肋间动脉下方延伸至肾动脉水平下方。后来添加了5型，表示动脉瘤从第六肋间动脉下方延伸至肾动脉水平上方。

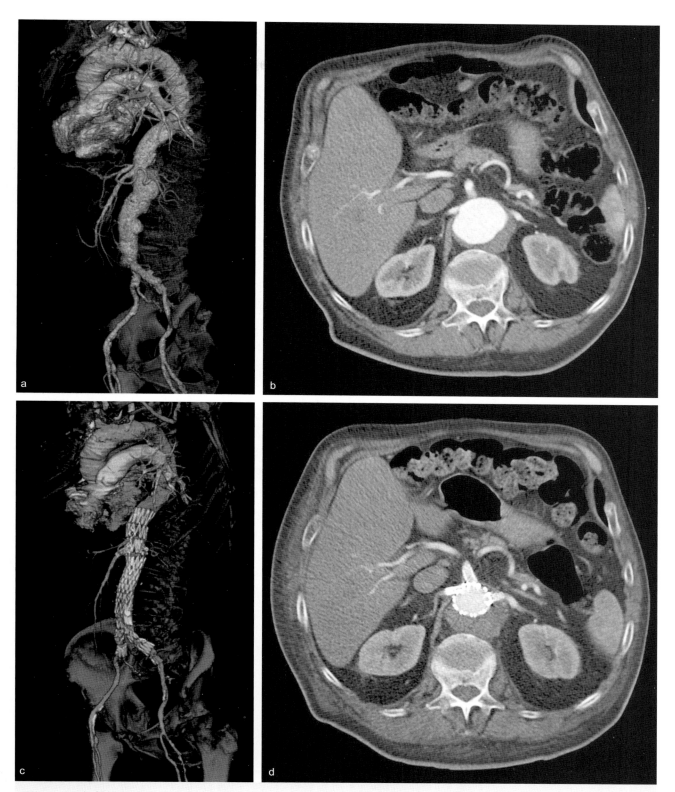

图3-19　胸腹主动脉瘤（Crawford4型）。（a）三维重建显示动脉瘤的肾下延伸范围。（b）横断面CT扫描显示受累的内脏血管节段。（c）使用四重开窗式主动脉支架进行介入治疗后的三维重建。动脉瘤已被排除在循环之外，内脏血管也灌注良好。（d）介入治疗后横断面CT扫描。动脉瘤囊完全血栓形成。

况下，肿瘤或先天性畸形（如Kommerell憩室）也可类似于动脉瘤。同样，左肋间上静脉可类似主动脉弓凸

出（"主动脉乳头"；图3-20）。这种变异的发生率约为5%。断层影像的鉴别诊断包括穿透性主动脉溃疡和

表3-5　胸主动脉直径和并发症率的关系

风险（百分比/年）	并发症率（%）		
	直径 > 4 cm	直径 > 5 cm	直径 > 6 cm
破裂	0.3	1.7	3.6
夹层	1.5	2.5	3.7
死亡	4.6	4.8	10.8
至少1种并发症	5.3	6.5	14.1

导管憩室。

（五）关键点　真性和假性主动脉瘤是有区别的。由于动脉瘤通常是多灶性的，因此影像学诊断应该覆盖整个主动脉（至少在初次检查时）。CTA和MR血管造影（MRA）均适用于主动脉瘤的诊断。如果升主动脉中段直径大于4 cm或降主动脉，或腹主动脉直径大于3 cm，则诊断为动脉瘤。随访时应采用标准化的测量方法，这一点很重要，因为随着动脉瘤绝对直径和扩大率的增加，动脉瘤破裂的风险急剧上升。

真菌性动脉瘤

（一）概述　真菌性动脉瘤是由血管壁细菌感染引起的主动脉瘤的一个亚型。这个名字错误地暗示了一种真菌感染，指的是真菌性动脉瘤典型的"蘑菇"形状。危险因素包括动脉粥样硬化、动脉移植物和导管、关节置换、酒精中毒、静脉药物滥用、类固醇治疗、化疗和糖尿病。真菌性动脉瘤占所有主动脉瘤的0.5% ～ 3.0%。最常见的受累部位是主动脉，其次是股动脉和腘动脉。真菌性动脉瘤基本上可累及任何血管，但在脑血管和肠系膜血管中很少见。

（二）影像特征　真菌性动脉瘤通常表现为梭形和囊状主动脉扩张的混合型，并有规则的管壁增厚。偶尔能检测到壁内或瘤周的气体积聚。周围可能发生脂肪吸收和液体积聚。可见主动脉周围软组织成分强化。根据动脉瘤的位置，可能会发生椎体侵蚀、脓肿（尤其是腰大肌脓肿）或栓塞性器官梗死。真菌性动脉瘤是相对动态的，其形状和大小可能会发生快速变化。

（三）临床特征　非特异性症状，如发烧和局部炎症体征可能提示周围性真菌性动脉瘤患者。根据发生部位的不同，可能会出现腹部、背部或腰部疼痛。感觉异常或神经系统症状也被报道过。大约7%的真菌性动脉瘤无症状。周围动脉的真菌性瘤可伴有可触及的搏动性肿块。未经治疗的病例预后较差，约50%可出现自发性破裂或未控制的感染并发症。据报道，即使接受治疗，真菌性主动脉瘤的病死率也高达75%。周围性动脉瘤的病死率为个位数，截肢率高达20%。

（四）鉴别诊断　鉴别诊断包括所有其他形式的自发性主动脉瘤、穿透性主动脉溃疡和Kommerell憩室。

（五）关键点　真菌性动脉瘤是由细菌性炎症引起的，如果不进行治疗，预后非常差。影像学上，分叶状或梭形-囊状混合型动脉瘤伴主动脉周围积液或软组

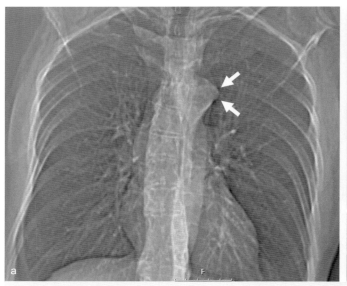
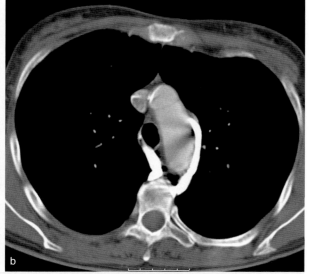

图3-20　主动脉乳头。（a）主动脉乳头（箭），在胸片正位上需要与主动脉瘤和穿透性主动脉溃疡相鉴别。（b）CT显示左肋间上静脉引起的投影特征。

织成分可提供明确诊断。

急性主动脉综合征

（一）概述 急性主动脉综合征是一组病因各异的胸主动脉疾病、主动脉夹层、壁内血肿和穿透性主动脉溃疡的总称。发病率约为3/10万。

（二）影像特征 胸片是最基本的检查。可能的表现包括纵隔增宽，主肺动脉窗密度增高，主动脉轮廓增宽，以及主动脉夹层引起的内膜钙化移位，然而超过20%的患者胸片正常，有症状的病例需要进一步检查。利用现代CT扫描仪的高空间分辨率和心电门控技术，即使是冠状动脉也可以与其他结构一起进行评估，而不需要像冠状动脉造影这样的侵入性检查。MRA对急性主动脉综合征的诊断也具有很高的准确性。

（三）临床特征 急性主动脉综合征的主要症状是急性胸痛，通常投射到肩胛骨后方。通常是严重的撕裂或剪切样疼痛，在几秒钟或几分钟内最大化。特别是在主动脉夹层患者中会出现两个或更多的疼痛峰值，在这种情况下，疼痛的位置将随着主动脉及其侧支中夹层瓣的推进而移动。例如，穿透性主动脉溃疡患者也会出现搏动性疼痛。急性主动脉综合征中也有不典型疼痛或完全无痛的报道。体检可能会发现上肢和下肢之间的脉搏和血压差异，这取决于病因。急性主动脉综合征也可表现其并发症。例如，由于冠状动脉夹层相关移位引起的急性心肌梗死，或主动脉瓣关闭不全引起的急性左心衰竭，或颈动脉受累、夹层或心包压塞引起的晕厥，甚至是肠系膜缺血引起的急腹症，都可能延误诊断的时间。

（四）鉴别诊断 在急性胸痛的鉴别诊断中，急性主动脉综合征是继急性冠脉综合征之后最常见的急性、可危及生命的疾病。尤其要与心肌梗死和肺栓塞相鉴别。急性主动脉综合征的完整的鉴别诊断应包括所有表现为急性胸痛（或偶尔伴有腰痛）的病症。自发性主动脉破裂也需纳入鉴别。

（五）关键点 在急性胸痛的鉴别诊断中，急性主动脉综合征是继急性冠脉综合征之后最常见且危及生命的，位列肺动脉栓塞之前。由于20%以上的病例胸片正常，因此，快速、明确的成像（优先使用心电门控CT）为有效的患者治疗提供了基础。

主动脉夹层

（一）概述 主动脉夹层发生时，内膜撕裂使血液

在壁层之间，导致内膜与中层的纵向分离，从而产生了一个新的、假性血管腔。壁层的分离可以顺行或逆行蔓延。这可能会导致主动脉分支血管受累，尽管完全从真腔灌注的血管很少受到影响。假腔内的压力可能等于或超过真腔内的压力。原则上，假腔可能保持开放，可能有血栓，可能与真腔重新连通，也可能破入邻近的空间，如心包、胸膜及腹膜腔。根据折返点或原发性内膜撕裂的位置进行分型。最广泛使用的系统是Stanford分型，它区分A型和B型夹层（图3-21）。在Stanford A型夹层中，原发性内膜病变位于升主动脉（60%～70%）；在B型夹层中，位于左锁骨下动脉起始处的远侧（30%～40%）。在B型夹层中，主动脉弓和升主动脉与动脉瘤无关。在西方国家的报道中，主动脉夹层的发病率约为每100 000人中有3人。A型夹层的发病年龄高峰在50～60多岁，而B型夹层最常发生于70多岁。主动脉夹层的危险因素包括动脉性高血压、囊性中膜坏死、血管壁疾病（如马方综合征）和既有的主动脉瘤。也有报道过导管手术或主动脉手术引起的医源性夹层。急性夹层通常有症状，而慢性夹层（持续时间超过8周）则通常无症状。

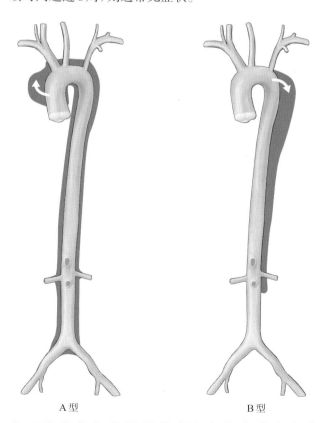

A型　　　　　　　　B型

图3-21　主动脉夹层的Stanford分型。 这种分型是基于原发性内膜病变的位置。A型夹层位于升主动脉，B型夹层位于左锁骨下动脉远端。

（二）影像特征　胸片常显示由主动脉轮廓增宽导致的纵隔增宽。主动脉夹层的后前位胸片有时可显示主动脉壁钙化与主动脉外侧影的距离超过1 cm，可伴胸腔积液。胸片也可能没有任何异常。经胸超声心动图和经食管超声心动图可以显示夹层，尽管在各种研究中经胸超声心动图的敏感性不到83%。此外，这两种超声心动图技术都不能确定夹层的全程范围，也不能检测到主要分支血管是否受累。因此，CTA和MRA是检测主动脉夹层的首选方法，已取代有创性血管造影而成为金标准。

警惕：当使用CTA或MRA检查时，尤其是对于A型夹层，请注意主动脉根部和升主动脉近端的运动伪影可类似于夹层。因此，最好使用心电门控技术。这项技术对检测冠状动脉可能受累也很有帮助。

　　断层影像通常显示一个膜状皮瓣，将真腔与假腔分开（图3-22）。内膜瓣随时间推移而逐渐增厚，但急性夹层的内膜瓣可能相对较薄。未发生夹层的主动脉区，真腔保持着连贯性，通常可以被追踪。腔内血栓可能识别假腔。由于压力差，在大约90%的病例中，真腔比假腔小。90 s的延迟成像可能显示假腔的延迟强化。此外，即使是平扫CT上也能清楚地显示血管壁内移的钙化。与壁内血肿不同，如果钙化位于内膜轴上，它们可能呈直线排列。断层成像还可以确定进入假腔的入口点，也许是进入真腔的折返点，以及主动脉分支血管的受累情况。据报道，CT和MRI诊断主动脉夹层的敏感性和特异性分别约为95%和100%。

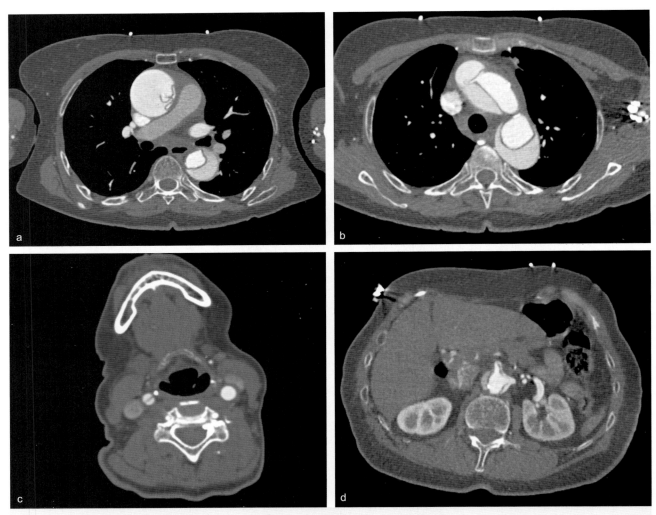

图3-22　Standford A型主动脉夹层。　CTA可以诊断主动脉夹层并确定其范围。(a) 内膜瓣起始于升主动脉，且将真腔和假腔分开。(b) 假腔比真腔强化程度稍低，特别是在胸主动脉降段。(c) 夹层延伸至右侧颈总动脉。(d) 内脏动脉受累情况也显示清楚。

提醒：除了明确诊断和提供分型外，影像报告还应记录主动脉夹层的准确范围。记录侧支的受累和灌注也很重要，因为这将具有治疗意义（图3-22）。

在治疗计划中，重要的是区分由于主动脉真腔塌陷或内膜瓣阻塞引起的动态梗阻与内膜瓣进入分支血管起始点而无折返点的静态梗阻。动态梗阻采用介入性主动脉开窗治疗，而静态性梗阻采用血管内支架置入治疗。

（三）临床特征 急性主动脉夹层的临床表现与急性主动脉综合征相同。5% ～ 10%的主动脉夹层患者会发生晕厥。这在A型夹层的患者中比B型夹层的患者更常见。晕厥提示夹层的并发症，如心包压塞或主动脉上的动脉受累。脊髓缺血也可能发生（2% ～ 10%的概率），尤其是在B型夹层中，这是由于大量肋间动脉阻断所致。其他可能的表现包括脉搏障碍和神经损伤。症状性A型夹层的自发病程病死率约1% ～ 2%，若伴有心包积液或主动脉上分支血管受累等并发症，则病死率上升。急性有症状的B型夹层的2周病死率约为10%。高龄、主动脉破裂、休克和依赖区的血流量减少是早期病死率增加的独立预测因素。如果患者在急性期存活下来，夹层可能会自行愈合，并伴有部分残壁增厚，或者假腔可发生完全性血栓形成。然而，大多数夹层显示假腔的持续性（部分）灌注，伴或不伴动脉瘤样的假腔扩张。即使是在慢性期，多达20%的夹层也可能随时间推移而发生渐进性扩张和破裂。A型夹层采用开放式手术治疗，急性B型夹层可采用介入治疗。如果慢性夹层显示动脉瘤样进展（每年增长1 cm）或动脉瘤直径 > 5.5 cm，则通常采用外科手术或支架植入术进行治疗。

（四）鉴别诊断 主要与壁内血肿和穿透性主动脉溃疡相鉴别。此外，主动脉根部和升主动脉的运动伪影或心包反折高位可类似A型夹层（假性夹层）。梭形主动脉瘤中的附壁血栓也可能被误认为主动脉夹层伴有血栓形成的管腔。

（五）关键点 症状性主动脉夹层是一种病死率很高的疾病。根据血液进入假腔的部位，可将主动脉夹层分为A型（累及升主动脉或主动脉弓）或B型（左锁骨下动脉远端）。影像学检查的目的是明确诊断、分型并识别入口点和可能的再入口点、确定范围和检出并发症。

壁内血肿

（一）概述 主动脉壁内血肿，也被错误地称为"非典型夹层"，是由于主动脉中膜的滋养血管自发性破裂导致血液流入血管壁所致（图3-23）。与主动脉夹层不同，壁内血肿的形成不会破坏内膜，被认为是主动脉夹层的先兆。壁内血肿可能延伸至主动脉全长。Stanford分型将累及升主动脉分为A型，B型不累及升主动脉；60%的壁间血肿被归类为A型[15]。从壁内血管破裂开始，这一过程可通过削弱主动脉壁而扩散并进展为动脉瘤，或通过撕裂内膜而形成夹层。壁内血肿的厚度似乎可以预测进展为夹层的可能性：血肿厚度 > 11 mm更有可能形成夹层。血肿也可能在几个月内自行消退，尤其是仅累及降主动脉的话。

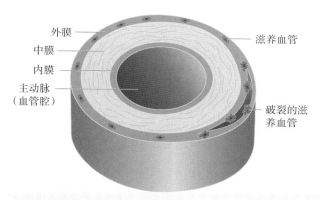

图3-23 壁内血肿。 壁内血肿由滋养血管自发破裂引起，从而导致壁内出血以削弱主动脉壁，血管直径增加。与夹层不同之处在于，内膜基本保持完好。

（二）影像特征 壁内血肿的胸片表现与主动脉夹层一样不具有特异性，也无意义。急性期CT平扫可显示主动脉壁的新月形偏心性增厚，与壁内血肿相应的高密度区（图3-24）。血肿的密度随时间推移而逐渐减低，一周后，血肿可能已经与主动脉腔呈等密度，甚至稍低密度。管壁钙化可以内移，但保留其周边结构。在CTA上，壁内血肿与夹层或穿透性主动脉溃疡的区别在于没有可见的内膜撕裂、夹层瓣或主动脉壁凸起。壁内血肿在MRI上也可清晰显示上述典型的形态学改变。根据壁内出血的信号强度可以判断壁内血肿的时间。

（1）新鲜壁内血肿的血液在T2W-GRE序列上表现为高信号，在T1W序列上表现为等信号。

（2）如果血肿超过7 d，信号强度会发生变化，T2WI显示中等信号强度，而T1WI则由于高铁血红蛋白的存在而出现高信号。

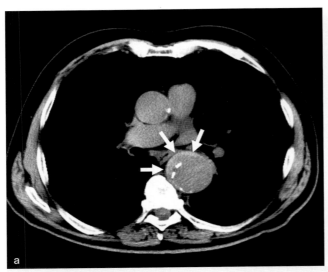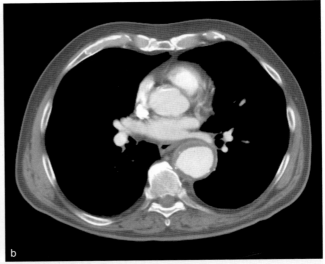

图3-24　急性壁内血肿。　典型表现为主动脉壁的偏心性增厚,钙化斑块与主动脉外轮廓分离。高密度的新月形部分(a,箭)是急性期平扫的特征性表现。它代表新鲜的壁内血肿。(a) CTA平扫。(b) 增强CTA。

信号特征没有改变可能提示活动性出血。

> **提醒:** 除了密度和信号的改变,壁内血肿在一段时间内还可表现为一系列其他的变化。血肿壁可能变薄,在几个月的时间内壁内血肿甚至可能完全消失。在一些复杂病例中,壁内血肿可能进展为动脉夹层或者动脉瘤,这些都是壁内血肿的典型并发症。因此规律的随访是必须的。

(三)临床特征　壁内血肿的临床表现与急性主动脉夹层相似。升主动脉的壁内血肿常引起胸痛,而背痛更加提示降主动脉的壁内血肿。一个比较重要的区别就是壁内血肿相对于主动脉夹层来说更少引起灌注不良。晕厥、脊髓前动脉综合征、声音嘶哑和脉搏减弱都比较少见。心包积液或胸腔积液可以发生,但并不是典型表现。仅通过临床表现的提示,我们并不能排除壁内血肿的诊断。临床怀疑有主动脉夹层的患者中,有5%~20%的患者是壁内血肿,因此在所有的疑似病例中,主动脉的断层扫描是必须检查的。这一疾病的临床过程多变,并且很难预测。治疗上富有争议,A型壁内血肿通常外科手术治疗,而B型壁内血肿通常保守治疗。

(四)鉴别诊断　首要的鉴别诊断是主动脉夹层。另外动脉瘤内的附壁血栓很容易被误诊为慢性壁内血肿并伴有动脉扩张。在大部分病例中,慢性血肿可以

通过临床病史及表现诊断。动脉炎也会引起动脉壁的增厚,但是在注射造影剂之后,动脉壁会强化,这一点与壁内血肿不同。

(五)关键点　壁内血肿是由动脉壁内继发性的出血破裂导致的。与传统的主动脉夹层相比,壁内血肿的内膜是完整的。这两种疾病不能通过他们的临床表现完全地区分出来,因此需要进行全主动脉的CT检查。CT表现为血管壁新月形增厚,在急性期相对于血管腔呈现高密度,而随着时间的延长慢慢变为等密度。考虑到潜在的并发症风险,会形成主动脉夹层或动脉瘤,因此需要定期的影像检查随访。

主动脉穿通性溃疡

(一)概述　主动脉穿通性溃疡定义为溃疡已经穿透主动脉内层进入到中层,它与不同程度的主动脉壁血肿有关[15]。在严重的主动脉硬化患者中,动脉斑块会产生溃疡。在早期,病变局限于内膜并通常是无痛的。随着病情的进展,溃疡会引起血管壁的糜烂,形成一个引起疼痛的壁内血肿。当穿通性溃疡继发形成壁内血肿时,它的预后比单纯的穿通性溃疡更差。穿通性溃疡通常发生于胸主动脉的降部及腹主动脉,年龄通常大于70岁。

(二)影像特征　在断层影像或血管介入影像中,穿通性溃疡通常表现为主动脉壁上一个局限的、火山口样的外突影。他们可以与壁内血肿伴发存在,但是不像典型的壁内血肿范围那么广泛,穿通性溃疡通常是主动脉壁上局限性的病变。在穿通性溃疡的壁上,

可以发现不同程度的血栓沉积。通常情况下主动脉穿通性溃疡都与严重的动脉粥样硬化相关（图3-25）。

（三）**临床特征**　临床表现多样，主动脉穿通性溃疡可以是偶然发现的，但通常还是在急性主动脉综合征中发现的。临床表现通常有胸背部疼痛或者腰痛，这与其发病部位相关。有症状的主动脉穿通性溃疡可能导致壁内血肿，相比单纯的或者无症状的病变预后更差。一个12个月的短期研究报告，主动脉穿通性溃疡破裂的发生率最高达到40%[16]。穿通性溃疡的治疗方式通常是介入性支架植入，也可以根据发病部位进行支架植入结合侧支封堵术。

（四）**鉴别诊断**　需要与主动脉穿通性溃疡鉴别的疾病有壁内血肿、主动脉夹层和假性动脉瘤。典型的主动脉夹层和壁内血肿通常发生于五六十岁的中老年，而穿通性溃疡患者的发病年龄会更大。两者的发病部位也有区别，主动脉夹层或壁内血肿可累及升主动脉，而穿通性溃疡几乎从不发生在升主动脉或主动脉弓的近端。还有一个更少见的需要与穿通性溃疡相鉴别的疾病是"主动脉乳头"（见图3-20）。

（五）**关键点**　动脉粥样硬化斑块会导致主动脉穿通性溃疡的发生，它又可能继发性地引起动脉壁内血肿或主动脉夹层。在临床表现上，通常很难区分这3种疾病，当有怀疑的病例时需要及时做全主动脉的增强CT检查。治疗方案是血管介入或者介入结合外科治疗。

主动脉破裂

（一）**概述**　主动脉破裂是主动脉壁连续性中断，血管壁三层结构完全破裂。主动脉破裂可以和主动脉夹层或假性动脉瘤相区别，因为后者损伤的是主动脉内膜，而主动脉外膜相对是完整的。自发性主动脉破裂是可以和创伤性主动脉破裂相区别的，前者有动脉瘤病史，而创伤性主动脉破裂通常是由高速撞击引起的。自发性主动脉破裂的发病部位与动脉瘤的部位相关。创伤性主动脉破裂常发生于主动脉峡部，也可以偶然发生于升主动脉或膈肌主动脉裂孔水平。另外血管外科手术中，不恰当的缝合可能引起假性动脉瘤，并有继发动脉破裂的风险。

（二）**影像特征**　胸片的典型表现是纵隔增宽，气管和食管移位或者主动脉边界模糊（图3-26），这些表现通常很难和单纯的主动脉瘤相区别。典型的主动脉破裂常伴有左侧胸腔积液，还可见到心包积液，心影增大成球形。而胸片上的这些征象是非特异性的，所以CT进一步检查需要尽快进行。CTA，可能包括延迟扫描，是最常用于主动脉破裂的检查技术。自发性或创伤性主动脉破裂均表现为主动脉周围大片血肿，可伴有或不伴有造影剂渗出（图3-27）。延迟扫描对判断造影剂是否渗出有帮助。破裂部位的不同导致血肿的分布不同：① 升主动脉的动脉瘤破裂可能产生心包积血；② 降主动脉破裂常引起左侧血胸；③ 腹主动脉破裂常引起腹膜后血肿，也可引起腹腔内血肿，这取决于动脉瘤发生的部位和大小。

根据影像表现上显著的不同，我们可以判断主动脉破裂是创伤性的还是自发性的。

1. **自发性主动脉破裂**　自发性主动脉破裂发生于

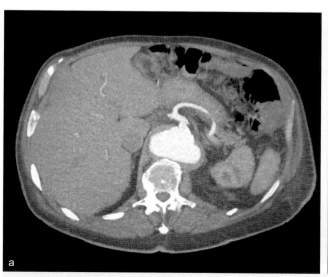
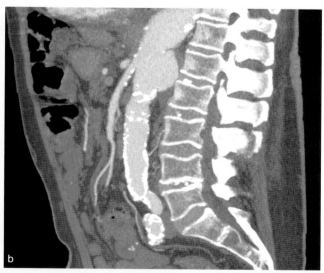

图3-25　主动脉穿通性溃疡，75岁男性，背痛。（a）腹主动脉壁上一个较大的溃疡向后突出，并可见主动脉壁内有少量的血栓。（b）矢状面重建显示穿通性溃疡外形呈蘑菇状，可见广泛的主动脉粥样硬化。

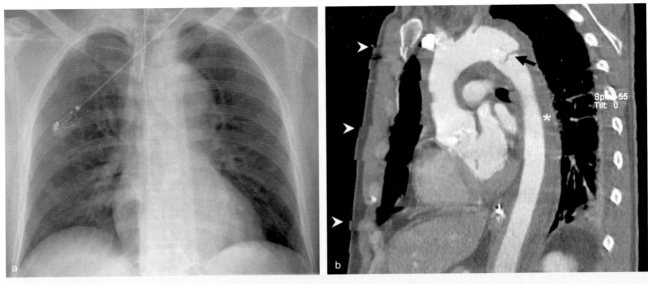

图3-26 创伤性主动脉破裂。 （a）一起摩托车事故引起的创伤性主动脉破裂，胸片显示纵隔明显增宽。（b）CT矢状面重建显示破裂部位位于主动脉弓峡部（黑色箭），可见大片壁内血肿（星号）。对于这类危重病人，CTA是一个不错的检查方式，即使图像质量较差［图中有严重的呼吸伪影（箭头）］，也能提供足够诊断的信息。

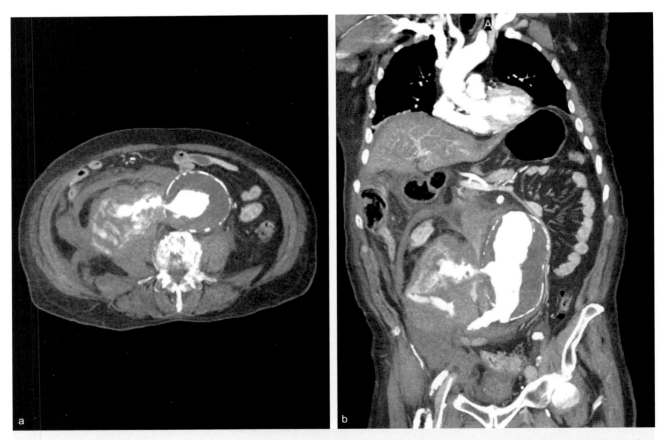

图3-27 急性主动脉破裂。 （a）CTA清晰地显示了主动脉破裂的部位，破裂处有造影剂渗出，破裂在原有的腹主动脉瘤基础上发生。（b）冠状面重建显示腹膜后血肿的范围。

动脉瘤的基础上,通常位于腹部,因为主动脉动脉瘤更常发生于腹主动脉水平。当动脉瘤内的血栓分层产生新月形高密度时,提示此动脉瘤可能将要破裂,通常这种征象在CT平扫时就能够发现。腹主动脉瘤局限性破裂可形成"主动脉褶边征",表现为主动脉后壁边界不清,与椎体边缘分界不清。

2. 创伤性主动脉破裂 多达90%的创伤性主动脉破裂发生于主动脉峡部。如患者就医时尚有生命体征,典型的影像学表现为主动脉局限性破裂,血肿包裹成囊状,并伴有纵隔积血。有些病例的影像表现十分隐匿,需防止误诊为主动脉憩室。

(三)临床特征 与急性主动脉综合征相似,自发性主动脉破裂会产生急性严重的胸腹部疼痛,还会有相关的心血管休克症状,表现为血压下降、心动过速、四肢缺血和呼吸窘迫。主动脉局限性破裂时,血液被外周结构比如腹膜包裹,临床表现可能在几天内逐渐进展,称为"双期"主动脉破裂(局限破裂-开放破裂)。治疗方式上血管内支架植入术已基本代替了外科手术。

(四)鉴别诊断 自发性主动脉破裂仅通过临床表现鉴别有一定难度,有很多疾病都会有相似的症状,比如心肌梗死、肺动脉栓塞、急性外周血管闭塞。创伤性主动脉破裂往往先被诊断为减速伤。自发性主动脉破裂,在影像学上的鉴别比较容易,但有些特殊病例出血点并不直接可见,还需要考虑血管其他部位的破裂出血,血肿的分布常提示出血点所在的区域。创伤性主动脉破裂的鉴别可能有点难度,因为其病变的部位更容易诊断为主动脉憩室,我们需要避免混淆这两种疾病。

(五)关键点 创伤性主动脉破裂可以和自发性主动脉破裂相区别。创伤性主动脉破裂由减速伤引起而自发性主动脉破裂常在主动脉瘤的基础上发生。临床表现没有特异性,表现为疼痛或可能的休克症状。主动脉破裂可以从局限性破裂发展为开放性破裂,这两期过程间隔数小时或数天不等。及时的影像学评估,特别是CT,对于确诊和制定治疗计划相当重要。位于主动脉峡部的创伤性破裂不应与主动脉憩室相混淆。

Leriche综合征

(一)概述 Leriche综合征也叫作主-髂动脉闭塞病,是指远端主动脉及其分支的管腔闭塞。闭塞的严重程度多变,累及范围可以从肾下主动脉至髂动脉分叉。一些内脏血管可能会受到影响,特别是肾动脉。Leriche综合征分为急性和慢性过程:① 急性Leriche综合征常由栓子阻塞远端主动脉或髂动脉分叉,由于侧支血管尚未形成,这是一种威胁生命的急症;② 慢性Leriche综合征常由动脉粥样硬化的血管发生狭窄或堵塞引起,少见情况下动脉炎或夹层也是病因。慢性Leriche综合征病情逐渐进展,因此有时间产生侧支循环。

在评估Leriche综合征病情时,需要意识到潜在或实际的侧支循环路径(图3-28),这一点非常重要,因为它会影响治疗的选择[17]。

(二)影像特征 超声可以检测血管的狭窄并确定范围。CTA和MRA是主-髂动脉闭塞病的标准检查技术(图3-29)。治疗决策遵循"跨大西洋社会共识"文件中的外周动脉疾病的管理(TASC Ⅱ)[18](表3-6,图3-30)。

(三)临床特征 慢性Leriche综合征的诊断是基于下肢间歇性跛行、阳痿和主髂动脉阻塞导致的脉搏减弱这三联征[19]。下肢也经常出现苍白和寒冷。急性Leriche综合征通常开始于缺血性疼痛和神经症状,如感觉异常、瘫痪,甚至循环休克。

(四)鉴别诊断 鉴别诊断的重点是考虑病因,特别是确定栓子的源头。动脉炎可能是引起本病的基础疾病。鉴别诊断还应包括珊瑚礁主动脉和中主动脉综合征。

(五)关键点 Leriche综合征是主动脉分叉闭塞所致。急性型通常由栓塞引起,是危及生命的急症,需要立即介入或手术治疗。慢性Leriche综合征以广泛的侧支循环形成为特征。影像学的目的在慢性Leriche综合征中是确定病变范围,而在急性Leriche综合征中是确定其病因。

珊瑚礁主动脉

(一)概述 珊瑚礁主动脉是指由大量血管内偏心形钙化引起的主动脉狭窄,主动脉表面呈多发息肉状斑块,形态类似珊瑚虫[20]。腹主动脉的肾旁段是典型的受累部位。也有珊瑚礁主动脉发生在肾下主动脉的病例报告,发生在胸主动脉少见。这种形式的主动脉狭窄患者通常比典型动脉粥样硬化性主动脉狭窄患者年轻20岁左右。

(二)影像特征 腹部平片可以清晰地显示珊瑚礁主动脉腔内致密钙化影。多普勒超声也可以显示主动脉狭窄相关的血流加速和湍流。影像学检查特别是CT的任务是在手术或介入治疗前识别动脉壁钙化的

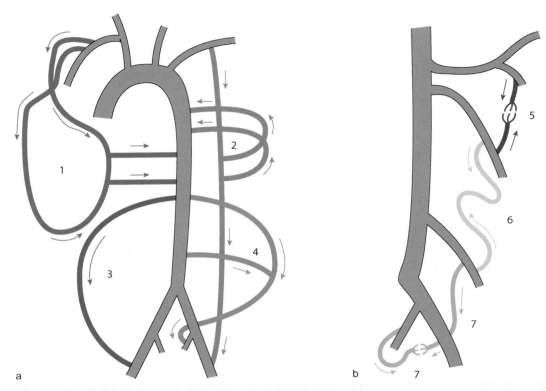

图3-28　侧支循环示意图。 （a）胸腹部侧支循环。（b）内脏血管侧支循环。1. 胸肩峰动脉（起于腋窝动脉）和肩胛后动脉经肋间动脉供给胸主动脉。2. 内乳动脉（起自锁骨下动脉）经肋间动脉与胸部降主动脉相连，经上、下腹壁动脉与髂外动脉相连。3. 肋间动脉经旋髂浅动脉和旋髂深动脉供给髂外动脉。4. 腰动脉经臀下动脉供给髂内动脉。5. 腹腔干与肠系膜上动脉经胃十二指肠动脉与胰十二指肠前、后动脉相连。6. 肠系膜上、下动脉可通过Riolan吻合相互双向供给。7. 肠系膜下动脉可经直肠上动脉向直肠中、下动脉供血，进而向髂内动脉供血。

表3-6　TASCII主-髂动脉狭窄的分类

损伤类型	描　　　　述
A	单侧或双侧髂总动脉狭窄 单侧或双侧髂外动脉短段狭窄
B	肾下主动脉短段狭窄 单侧髂总动脉闭塞 髂外动脉单发或多发狭窄，总长度3～10 cm，不延伸到股总动脉 单侧髂外动脉闭塞，不累及髂内动脉或股总动脉的起点
C	双侧髂总动脉闭塞 双侧髂外动脉狭窄长约3～10 cm，没有延伸到股总动脉 单侧髂外动脉狭窄延伸进入股总动脉 单侧髂外动脉闭塞，累及髂内动脉或股总动脉的起点 单侧髂外动脉闭塞伴严重钙化，伴或不伴髂内动脉和（或）股总动脉起点受累
D	肾下的主-髂动脉闭塞 需要治疗的弥漫性疾病累及主动脉和双髂动脉 累及单侧髂总动脉，髂外动脉和股总动脉的弥漫性多发狭窄 单侧髂总动脉和髂外动脉闭塞 双侧髂外动脉闭塞 因腹主动脉瘤需要血管介入治疗的患者同时伴有髂动脉狭窄

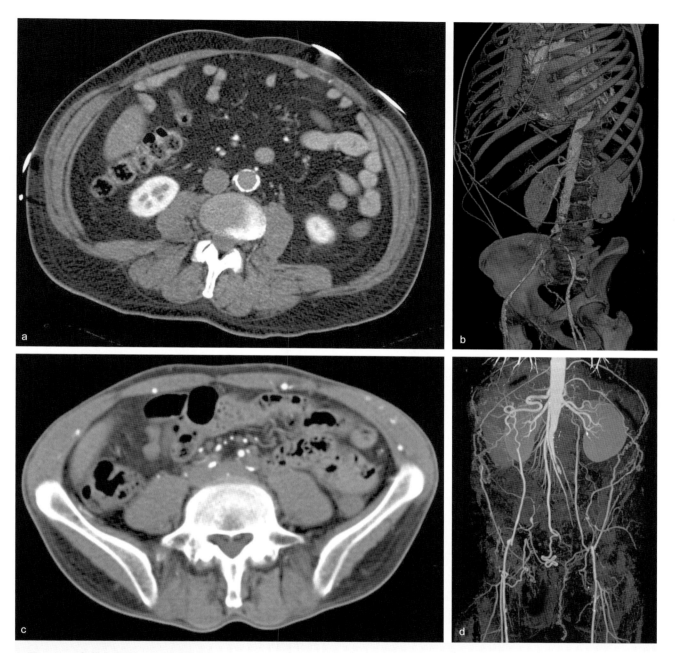

图3-29　急性和慢性Leriche综合征。 急性Leriche综合征（a，b）CTA显示远端主动脉和髂总动脉闭塞，无侧支血流。相反，在慢性Leriche综合征（c，d）中，有效的侧支供应是通过内脏和上腹部血管形成的。急性Leriche综合征：（a）CT横断面显示主动脉内造影剂缺乏，肾皮质内有良好的动脉血流；（b）三维重建显示侧支缺失。慢性Leriche综合征；（c）CT横断面上腹壁血管明显增粗；（d）慢性Leriche综合征的三维重建。

附着部位（图3-31），并确定手术治疗部位，也可为血管内支架治疗提供必要的血管测量。

（三）临床特征　珊瑚礁主动脉在临床上可能出现下肢缺血，这取决于发生的部位。肾旁狭窄常引起顽固性高血压，药物治疗难以治愈。累及肠系膜动脉也可发生腹痛。动脉内膜切除术是最广泛使用的外科技术，但主动脉旁路和介入性治疗也被采用。

（四）鉴别诊断　需要区分常见的动脉粥样硬化性主动脉狭窄和先天性腹主动脉狭窄。即使病变发生在同一主动脉节段，但患者的年龄和珊瑚礁主动脉的特异性钙化可以明确的鉴别这些疾病。

（五）关键点　珊瑚礁主动脉是一种罕见的由大量血管内钙化引起的主动脉狭窄。症状取决于受影响的主动脉节段。这一疾病可以在平片上通过大量主动脉内钙化来识别。断层影像为制订治疗计划提供了保障。

3

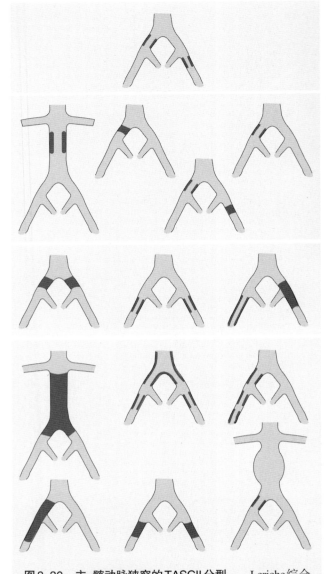

图3-30 主-髂动脉狭窄的TASCII分型。 Leriche综合征属于D型病变。

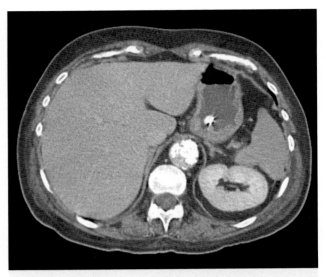

图3-31 珊瑚礁主动脉，46岁，男性，腹主动脉腔内大量钙化。 CT显示钙化物附着在主动脉前壁。

要的非感染性病因有：大动脉炎、巨细胞动脉炎、类风湿病和一些罕见的病因。

表3-7 主动脉炎病因

病原学的分类	病原体或疾病
感染性	
细菌	• 沙门菌 • 链球菌 • 肠球菌等
分枝杆菌	
梅毒	
病毒	HIV
非感染性	
血管炎	• 大动脉炎 • 巨细胞性动脉炎 • 韦格纳肉芽肿病 • 结节性多动脉炎 • 白塞病
其他风湿性疾病	• 长期强直性脊柱炎 • Reiter病 • 系统性红斑狼疮 • 复发性多软骨炎 • Cogan综合征 • 类风湿关节炎
辐射诱导的主动脉炎	
特发性	

主动脉炎

（一）概述 主动脉炎是一组引起主动脉壁炎性改变的疾病。本组疾病有两种主要病因：感染性和非感染性（表3-7）。感染性大动脉炎的主要致病微生物为金黄色葡萄球菌和沙门菌，占病例总数的40%以上。其他致病机制还包括：① 动脉粥样硬化斑块或内膜病变的血行播散；② 感染性栓子进入主动脉壁的滋养血管；③ 附近炎性病灶的连续扩散；④ 受感染器官的直接传染（例如手术操作后）。

危险因素包括动脉粥样硬化、既往动脉瘤、糖尿病、内膜坏死和主动脉手术，主动脉手术可能引起移植物感染，移植物感染是一种特殊类型的主动脉炎。主

（二）影像特征　作为一种筛查方式，超声可以显示血管腔周围有高回声环。主动脉壁增厚是一种常见的发现，理想情况下伴有周围脂肪浸润（图3-32）。注射造影剂后，晚期CTA可能显示双环征，这是由增强较弱的主动脉壁内层和周围的高密度环（强化明显）形成的。血管狭窄范围可达（亚）完全闭塞，这取决于疾病的病因和阶段。在极少数病例中，主动脉壁内有空气。在疾病的发展过程中，血管壁动脉瘤和钙化的发展相对迅速。除了血管壁增厚，在疾病炎性期，特定MRI序列也可显示血管壁水肿。MRI在检测血管壁异常强化方面优于CT，可以量化评估炎症的活动度。另外，核医学研究，特别是^{18}F-FDG PET，可以用于炎症的评估。

（三）临床特征　临床特征是非特异性的，通常以基础疾病为特征。长时间发热和背痛是一种典型但非特异性的表现。危险因素的存在有助于诊断，治疗主要针对疾病的病因。治疗的一个关键点是恢复狭窄处的灌注。在感染源性的病例中，长期抗生素治疗和切除炎症组织是治疗的组成部分。

> 提醒：特别是对于有脓肿形成的移植物或移植物周围感染的患者，在手术前推荐影像学引导下的穿刺引流，因为分两步的处理方式结果优于单纯的手术。

（四）鉴别诊断　影像学鉴别诊断主要包括壁内血肿、自发性主动脉动脉瘤、腹膜后纤维化（主动脉周围炎）和少数情况下的主动脉周围淋巴瘤。

（五）关键点　主动脉炎是指主动脉壁炎症性改变，可能由不同的感染性和非感染性原因引起。影像学在诊断非特异性临床表现的患者中起着关键作用。关键征象包括血管壁增厚水肿，伴血管周围水肿和主动脉壁异常强化。对狭窄血管的介入治疗和脓肿的引流是治疗的主要组成部分。

血管炎

（一）概述　血管炎是一种涉及血管炎性改变并可能对其供血器官造成缺血性损伤的一组疾病的统称。教堂山共识会议（Chapel Hill Consensus Conference）2012年修订版建立了统一的血管炎命名体系（表3-8）[21]。与大血管相关的血管炎，特别是巨细胞动脉炎和大动脉炎，大血管影像特别有价值。

1. 巨细胞动脉炎　巨细胞动脉炎是一种肉芽肿性血管炎，主要累及头部的中、大动脉，特别是颞动脉。约15%的患者累及主动脉弓和弓上血管。这种病最常见于70岁以上的患者。

2. 大动脉炎　大动脉炎是一种坏死性肉芽肿性炎症，主要累及大动脉的中膜，如主动脉及其分支，但也可发生在肺动脉（15%）。疾病进展会导致血管壁的纤维化，通常伴有狭窄和最终动脉瘤形成。大动脉炎主要影响年轻女性，尤其是亚裔。

（二）影像特征　超声是诊断动脉炎的主要影像学检查。它对巨细胞动脉炎的诊断特别准确，当其中一侧颞动脉出现晕征时，敏感性为68%，特异性为91%；当发现双侧颞动脉有晕征时，这一比率增加到100%[22]。断层显像显示典型部位的血管产生腔内和腔外改变，表现为血管壁增厚和狭窄，主动脉最常见

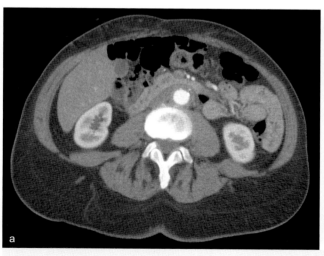
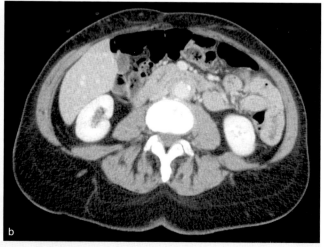

图3-32　沙门菌性主动脉炎，39岁，女。腹主动脉壁增厚和增强是典型表现。（a）CTA。（b）延迟期。

表3-8　根据2012年教堂山共识会议命名法对血管炎的分类[21]

血管炎分组	疾　　　病
大血管血管炎	• 多发性大动脉炎 • 巨细胞动脉炎
中血管血管炎	• 结节性多动脉炎 • 川崎病
小血管血管炎	• ANCA相关性血管炎（ANCA：抗中性粒细胞胞浆抗体） • 微小多血管炎 • 肉芽肿合并多血管炎（韦格纳肉芽肿病） • 嗜酸性肉芽肿伴多血管炎（Churg-Strauss综合征） • 免疫复合性血管炎 • 抗GBM病（GMB：肾小球基底膜） • 冷球蛋白血症血管炎 • IgA血管炎（过敏性紫癜） • 低补体血症性荨麻疹性血管炎（抗-C1q血管炎）
多血管血管炎	• 白塞病 • 寇甘综合征
单器官血管炎	• 皮肤白细胞破裂性脉管炎 • 皮肤动脉炎 • 原发性中枢神经系统血管炎 • 孤立性动脉炎 • 其他
与全身疾病相关的血管炎	• 狼疮血管炎 • 风湿性血管炎 • 肉瘤性血管炎 • 其他
与可能病因相关的血管炎	• 丙型肝炎病毒相关性冷球蛋白血症性血管炎 • 乙型肝炎病毒相关性血管炎 • 梅毒相关性主动脉炎 • 药物相关性免疫复合性血管炎

（占65%）。其他可能受影响的血管，按发病率由高到低依次为头臂动脉、左锁骨下动脉、左颈动脉、股动脉、肠系膜动脉、髂动脉和肾动脉。除了典型的血管壁增厚和狭窄外，受影响的血管也可能出现异常扩张，约15%的患者可见胸主动脉扩张。延迟CT扫描可能还会显示局限于中膜的环形强化（图3-33）。MRI表现与主动脉炎相似，包括血管壁水肿和与疾病活动相关的异常强化。与CT相比，MRI的一个优点是，当使用合适的表面线圈时，MRI也可以检测到中小血管的这些变化。CT对于评估疾病的总体程度是有帮助的。

（三）临床特征　全身感染症状如发热、盗汗、肢体疼痛、体重减轻等是非特异性的，甚至可能导致诊断的长时间延误。之后的症状更具有提示性，可能包括四肢血流量减少和神经系统问题，如头晕、视力受损、卒中或40岁以下血压升高。很大比例的巨细胞动脉炎患者以刺痛性头痛为最初症状。上肢间歇性疼痛伴肱动脉搏动减弱，可诊断为大动脉炎，临床可分为无脉型或无脉前病变。

（四）鉴别诊断　在各种类型主动脉炎中都可以看到类似的影像表现。例如，与感染性主动脉炎相比，非感染性的大血管关节炎也会影响弓上大血管和内脏血管。非常严重的大血管粥样硬化和壁内血肿也和血管炎非常相似。

（五）关键点　大血管动脉炎主要累及主动脉、弓上血管和内脏血管。临床诊断没有特异性。超声表现为颞动脉周围有晕环，CT表现为节段性动脉壁增厚和血管扩张，MRI表现为异常血管壁强化，有助于诊断的正确。病变血管的分布部位有助于区分大血管动脉炎和其他原因引起的动脉炎。

恶性血管肿瘤

（一）概述

1. 原发性大血管恶性肿瘤　这些病变极其罕见发病率按降序排列为：下腔静脉，肺动脉和（胸）主动脉。原发性主动脉肉瘤一般是起源于内膜的血管肉瘤，而腔静脉的肉瘤大多是起源于中膜或外膜的平滑肌肉瘤，它们最常发生于下腔静脉，只有不到5%的肿瘤是在上腔静脉发现的。血管肉瘤和平滑肌肉瘤也可发生在肺动脉。这些主要累及大血管的肿瘤与淋巴管肉瘤、恶性上皮样血管内皮瘤和恶性血管外皮细胞瘤不同，后者这些肿瘤可能发生在身体的任何部位。

2. 继发性大血管恶性肿瘤　继发侵犯大血管特别是大静脉的恶性肿瘤远比原发肿瘤常见，最常见的是腔静脉内的肿瘤癌栓。一个典型的例子是肾细胞癌的肿瘤癌栓从肾静脉延伸到下腔静脉。研究表明，这种类型的侵犯也可以在其他肿瘤看到，并可发生在所有的静脉区域。

（二）影像特征　超声和其他断层成像技术可显示腔内充盈缺损，可能有平滑或息肉样的边缘。与单纯血栓不同，恶性血管肿瘤有血供，因此增强后肿瘤可有强化（图3-34），这可与CT上典型的低密度附着血栓相鉴别。不像继发的大血管肿瘤，原发肿瘤没有血管外成分。MRI表现为T1W序列强化，T2W图像通常表现为信号增高。如果肿瘤位于超声探测范围内，经食

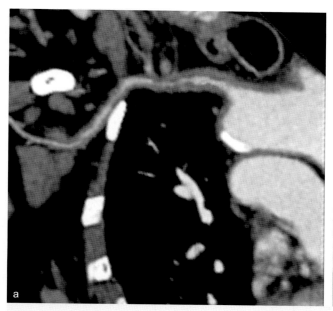
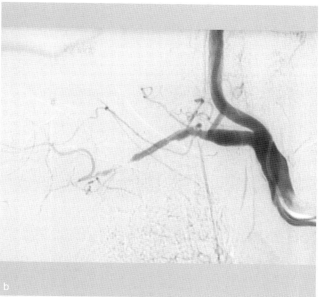

图3-33 大动脉炎,女性,59岁。 (a)患者肢体寒冷,CTA检查显示头臂干和右侧锁骨下动脉不规则的环形管壁增厚。(b)血管造影证实了这一发现,显示为典型的大血管炎,周围血管截断也可见。

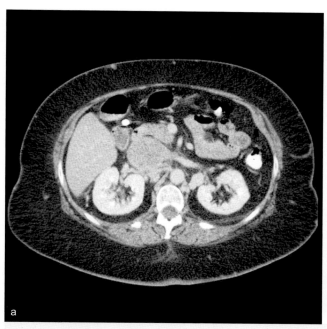
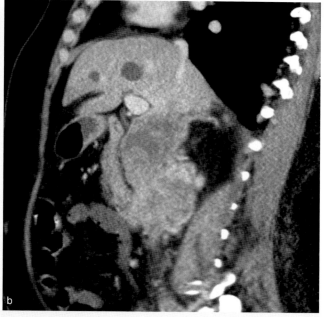

图3-34 原发性下腔静脉血管肉瘤。 静脉期CT显示下腔静脉内边界清楚、强化不均匀的肿瘤。病变不超出血管的边界。鉴别诊断包括继发性肿瘤癌栓,但在肝静脉或肾静脉内并没有显示原发肿瘤的证据。腔静脉置换术后的病理证实为原发性下腔静脉血管肉瘤。(a)横断面CT。(b)矢状面重建CT。

管超声可确定肿瘤浸润血管壁的深度。除了腔内生长外,血管来源的恶性肿瘤还可以延伸到血管壁以外,侵犯周围结构。

(三)临床特征 患者往往长时间无症状。症状随受累血管范围的不同而不同,从下肢静脉充血(如肿瘤阻塞下腔静脉)到呼吸困难(如肺动脉肉瘤)。恶性疾病的全身症状如嗜睡和体重减轻是典型的。通常这些罕见的肿瘤在一段时间内不会被发现。预后不良,平滑肌肉瘤的平均生存期为37个月,而血管肉瘤大约仅9个月[23,24]。癌栓引起的栓塞并发症也起着重要的作用。

(四)鉴别诊断 血管恶性肿瘤的诊断是难的,因为它们罕见,许多只能在尸检中确诊。也有大量的报道肿瘤最初被误诊,在术后病理检查中才确诊。肺动脉血管肉瘤和下腔静脉平滑肌肉瘤常被误诊为肺栓塞或自发性腔静脉血栓形成。如果肿瘤累及下腔静脉的肝内段,则可能被误诊为肝转移或原发性肝细胞癌。原发性大血管肿瘤需要与继发侵入血管系统的肿瘤鉴别,如肾细胞癌伴下腔静脉内癌栓。

(五)关键点 原发性大血管肉瘤很少见,预后较差,诊断通常是延迟的。典型的影像学征象是有强化的腔内肿块。

主动脉瘘

(一)概述 主动脉瘘是一种罕见的疾病,通常是主动脉病变的并发症,尤其是动脉瘤。原发性主动脉瘘更加罕见,继发性主动脉瘘相对常见,通常发生在主动脉瘤治疗后或术后炎性损伤(主动脉术后最多约0.6%的患者发生)。肿瘤诱导的、创伤后的和辐射诱导的主动脉瘘也有报道。主动脉肠瘘或主动脉肺瘘可能在主动脉手术后几天或10年内发生。这些瘘管可分为三类。① 主动脉肠瘘(主动脉-食管、主动脉-十二指肠):60%～80%累及十二指肠,但几乎所有胃肠道均可受影响;② 主动脉肺瘘(主动脉-支气管、主动脉-气管):约90%累及左肺支气管,主动脉-气管瘘是最罕见的形式;③ 主动脉-腔静脉瘘。

(二)影像特征 诊断方式是选择动脉期和延迟期的增强CT检查。不能使用阳性的口服造影剂。CT的灵敏度为40%～90%,特异性为33%～100%。

1. **主动脉肠瘘** 主动脉肠瘘的非特异性征象除了靠近血管和肠外,还表现为主动脉周围或主动脉植入物周围积液和局部脂肪浸润(图3-35)。然而,这些症状通常与局部感染和植入物感染有关。更具体的征象是相邻肠结构的增厚和收缩,异位积气(术后2周以上)。最为特异性的征象是主动脉内造影剂直接外渗进入肠道。

2. **主动脉肺瘘** 几乎从未直接观察到,但通常由主动脉病变伴支气管周围浸润证实。此外,瘘管部位的支气管壁可能增厚,在患侧的支气管系中可能发现血液沉积物质。

> **提醒:** 超声和MRI对主动脉瘘的诊断并不可靠。对于主动脉肠瘘,他们最多只能显示有限的间接征象,如主动脉周围积液。微小的异位积气很容易被忽略。由于瘘管体积小,侵入性血管造影的诊断价值也有限。

(三)临床特征 主动脉肠瘘和主动脉肺瘘的临床表现是多变的,包括急性或慢性,轻或严重的便血或呕血。其他可能的表现是背痛或亚急性感染(植入物感

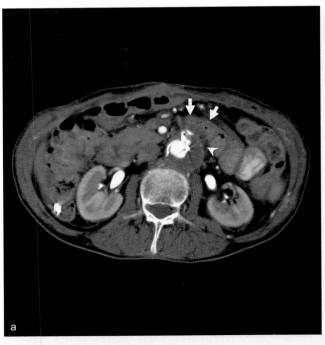
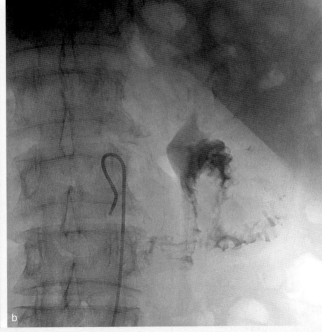

图3-35 主动脉-十二指肠瘘伴主动脉瘤。（a）CTA显示局部脂肪浸润(箭头),十二指肠水平部扭曲收缩(箭)。此发现提示主动脉-十二指肠瘘合并主动脉瘤。(b)血管造影证实,造影剂渗入十二指肠。

染)的征象。主动脉肺瘘可根据不同程度的呕血和咯血来区分。大咯血量为300～400 mL/24 h强烈怀疑主动脉肺瘘。除了既往手术史,恶性肿瘤是主动脉肺瘘的一个特别常见的原因,在这种情况下,恶性肿瘤的症状可能占主导地位。在某些病例中,咯血甚至可能被错误地归因于瘘管,而不是可能的肿瘤。所有的主动脉瘘都伴有血红蛋白水平降低和低血压。由于未经治疗的病例病死率很高,因此必须立即进行手术治疗,而很少进行介入治疗。主动脉食管瘘和主动脉气管瘘的预后特别差。

(四)鉴别诊断 主动脉肠瘘的鉴别诊断包括单纯性主动脉炎、植入物感染、真菌性主动脉瘤、腹膜后脓肿和腹膜后纤维化。主动脉肺瘘的鉴别诊断包括原发性和继发性肺恶性肿瘤和肉芽肿性炎症,尤其是肺结核。

(五)关键点 主动脉肠瘘和主动脉肺瘘是罕见且难以在影像上诊断的疾病。大多数病例继发于主动脉手术。首选的影像学检查是CT,它可以显示主动脉与肠或支气管系统的直接接触,提示的征象是局部肠(支气管)壁增厚和可能的异位积气。

主动脉-腔静脉瘘

(一)概述 主动脉-腔静脉瘘是一种罕见的病变,有两种可能的病因。更常见的原因是主动脉瘤破裂到下腔静脉。较少的情况下,主动脉-腔静脉瘘可由外伤引起。

(二)影像特征 动脉造影和增强CT均显示造影剂很早就进入腔静脉及其分支,静脉内造影剂的强化程度接近动脉。超声能探测出瘘管处的湍流。所有影像学检查都显示下腔静脉明显扩张。

(三)临床特征 典型的临床症状是动静脉分流和其产生的高血流量,表现为右心衰和可能的下肢水肿,杂音通常在听诊时发现,也可能发生血尿和栓塞。如果不及时治疗,预后是致命的。除了手术结扎外,支架植入已经成为一线治疗方案。

(四)关键点 主动脉-腔静脉瘘是一种罕见的并发症,主要由局限的主动脉瘤穿孔引起。它需要立即治疗,通常通过介入手段。

锁骨下盗血综合征

(一)概述 锁骨下盗血综合征是由锁骨下动脉或头臂干近端狭窄或闭塞性病变引起的(图3-36)。这导致患侧椎动脉血流的逆行,使血液从大脑流向同侧手臂。左侧受累的频率是右侧的4倍。90%的病例由动脉粥样硬化疾病引起。其他病例可归因于术后改变、放疗后改变、创伤、动脉炎或胸廓出口综合征。由于大多数患者无症状,该病的真正患病率尚不清楚,但据信在0.6%～6.0%之间。同时存在的冠状动脉盗血综合征也是其中的一种变异,它有同样的病理,但产生同侧内乳动脉血流的逆行,会引起内乳动脉搭桥患者的冠脉缺血。

(二)影像特征 超声、CTA或MRA的主要发现是一侧或两侧锁骨下动脉或头臂干狭窄或闭塞性病变。患侧椎动脉的逆行血流可以通过超声或动态MRA直接显示(图3-37)。传统的血管造影术,虽然仍然是诊断的金标准,但由于其不可避免的并发症,在常

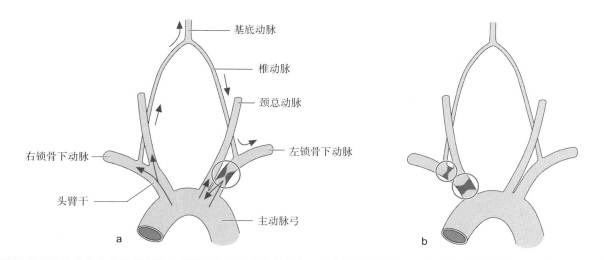

右锁骨下动脉　　基底动脉
　　　　　　　　椎动脉
　　　　　　　　颈总动脉
　　　　　　　　左锁骨下动脉
头臂干　　　　　主动脉弓

图3-36 锁骨下盗血综合征,以患侧椎动脉血流逆转为特征。 (a)锁骨下盗血综合征是由锁骨下动脉近端狭窄或闭塞性病变引起的。(b)本例病变可累及头臂干和右锁骨下动脉近端。(摘自Schünke M, Schulte E, Schumacher U. Prometheus. LernAtlas der Anatomie: Kopf, Hals und Neuroanatomie. Illustrated by M. Voll/K. Wesker. 2nd ed. Stuttgart: Thieme; 2009.)

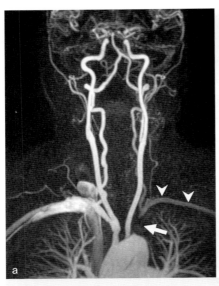
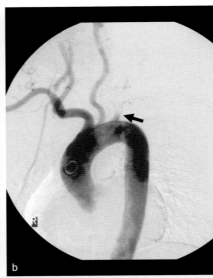
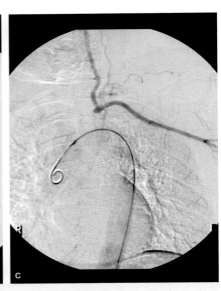

图3-37　锁骨下盗血综合征。　（a）左锁骨下动脉闭塞患者的MRA（箭）。病变导致左侧椎动脉逆行血流，血流灌注到闭塞处的远端。可见左侧椎动脉和右侧腋动脉较弱的强化（箭头）。（b）介入性血管造影（b、c）显示左锁骨下动脉闭塞（b，箭），其他主动脉弓上分支正常灌注。（c）稍后的图像记录了从椎动脉流向左臂的血流。

规的诊断中几乎已经完全停用。但它仍可用于介入性治疗，这也是临床公认的标准。

> **提醒：** 对于有内乳动脉搭桥的患者，可以加做压力性心脏成像来排除并发冠状动脉盗血综合征的可能。

（三）临床特征　大多数患者无症状，但临床检查可能发现典型的两臂间血压差异。典型症状累及大脑后循环，包括头晕、共济失调、眼球震颤、晕厥发作或视觉障碍。不充分的侧支血液供应可能导致非典型症状，如手臂和手无力、寒冷和患肢感觉异常。在并发冠状动脉盗血综合征的患者中，可能只有心脏缺血或心绞痛的迹象。症状可由应激性动作引起，如将头转向另一侧或抬高手臂。

（四）鉴别诊断　主要的鉴别诊断是引起相似神经症状的卒中。其他神经系统疾病如小脑肿瘤或多发性硬化症也可能有类似的表现。鉴别诊断还应包括主动脉夹层和血管炎，这些疾病在极少数情况下可能会导致锁骨下盗血综合征。

（五）关键点　锁骨下盗血综合征是由锁骨下动脉近端（通常在左侧）的狭窄或闭塞引起的。大多数患者无症状。当症状出现时，典型症状是神经性的，锁骨下盗血综合征还可能引起不典型的症状，如手臂无力或心绞痛。超声检查通常可以诊断，但临床表现加上

CTA或MRA检查，发现动脉狭窄或闭塞也可以确诊该综合征。治疗方法通常是介入支架成形术。

胸廓出口和胸廓入口综合征

（一）概述　胸廓出口综合征是一种累及胸廓上口的神经血管压迫综合征。它是导致上胸部神经血管结构受压的各种疾病的统称。胸廓出口综合征是指动脉受压迫，而胸廓入口综合征是指由于大静脉受压迫而导致静脉回流受损。有4种不同类型的综合征。

1. 颈肋综合征　压迫锁骨下动脉和（或）臂丛，但不累及锁骨下静脉（图3-38a）。

2. 斜角肌综合征　压迫前斜角肌与中斜角肌之间的神经血管束（前斜角肌综合征）。如果小斜角肌使斜角肌间三角狭窄，也可使用"小斜角肌综合征"一词（图3-38b）。

3. 肋锁骨综合征　锁骨与第一肋骨间神经血管束受压。这是最常见的胸廓入口综合征类型（图3-38c）。

4. 胸小肌综合征　胸小肌肌腱附着于肩胛骨喙突，其间隙内神经血管束受压。这发生在手臂抬高时，也称为过外展综合征（图3-38d）。

此外，肋骨融合、锁骨骨折愈合不良或肋骨锁骨的外生骨疣也可能导致（非典型）挤压综合征。

（二）影像特征　胸片可以确定颈肋骨的存在，也可以显示外生骨疣或陈旧性骨折引起的非典型压迫综合征。如果动脉或静脉症状是明显的，那么中立位、伸

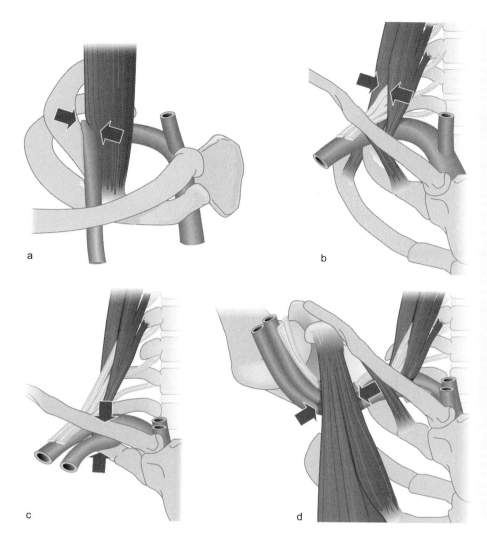

图3-38 胸廓入口压迫神经血管各种原因示意图。(a) 颈肋综合征,由颈肋骨和前斜角肌压迫锁骨下动脉。(b) 前斜角肌综合征,压迫前斜角肌和中斜角肌之间的神经束。(c) 第一肋骨和锁骨之间的肋锁骨综合征。(d) 胸小肌或过外展综合征,胸小肌肌腱与喙突间的神经血管束受压。(摘自Schünke M, Schulte E, Schumacher U. Prometheus. LernAtlas der Anatomie: Allgemeine Anatomie und Bewegungssystem. Illustrated by M. Voll/K. Wesker. 3rd ed. Stuttgart: Thieme; 2011.)

臂外展位(手放在颈后)的血管造影或静脉造影可以确认胸廓出口或胸廓入口综合征(图3-39)。超声可直接观察血栓形成。MRA和CTA也被使用,但是这些设备在外展位检查时并不方便,所以它们主要用于显示解剖结构。

(三)临床特征 体征和症状取决于压迫机制。单

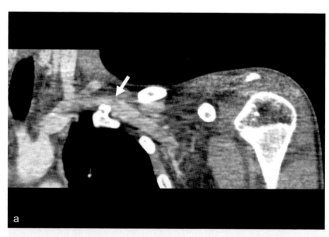
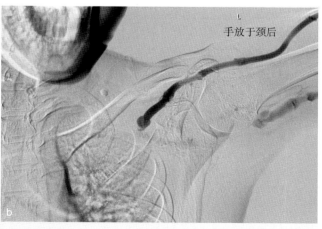

图3-39 胸廓出口综合征,18岁,男性,有临床症状。(a) CT静脉造影显示锁骨下静脉受压,第一肋骨有外生骨疣(箭)。(b) 手臂外展位的静脉造影证实了外生骨疣的作用,它使锁骨下静脉完全闭塞。

3

纯的胸廓入口综合征几乎都是由肋锁骨压迫引起的，会伴有锁骨下静脉血栓形成，并可能累及腋静脉和肱静脉的分支。而单纯的胸廓出口综合征则是由颈肋骨压迫引起的。其他形式的综合征通常引起神经和血管的混合症状，如疼痛、感觉障碍、肌肉无力甚至瘫痪。在胸廓出口综合征患者中，抬高手臂可导致同侧冷感、无力和外周桡动脉脉搏消失。静脉受压常导致静脉淤血，其特征是疼痛、感觉异常和可能的静脉血栓形成。

（四）鉴别诊断　鉴别诊断是复杂的，包括外周神经性疾病，如神经根病或神经丛病、尺沟综合征、腕管综合征，以及系统性神经疾病，如多发性硬化症。也需要鉴别一些合并症，如双挤压综合征，是由胸廓出口或入口综合征合并腕管综合征组成[25]。动脉症状可能与锁骨下盗血综合征相混淆，而静脉症状应立即考虑可能的淋巴水肿或瘤旁血栓形成。

（五）关键点　由胸廓入口神经血管压迫引起的胸廓出口或入口综合征有多种原因。诊断取决于动脉或静脉症状是否存在，依靠胸片和过度外展位的血管造影或静脉造影确诊。

第二节　腔静脉与大静脉

一、解剖

胸部大静脉的正常解剖结构包括双侧锁骨下静脉和颈静脉，它们结合形成头臂静脉（或无名静脉），流入右侧的上腔静脉。左头臂静脉走行于胸骨后方，比右头臂静脉更长。奇静脉在汇入上腔静脉之前，在右侧椎旁走行了一段相当长的距离，它引流胸腹部后半部分的血液。左侧与之对应的是半奇静脉，它在胸腔内不同水平处汇入奇静脉。

腹部的大静脉解剖由双侧髂静脉构成，两者都汇入下腔静脉，下腔静脉上升至脊柱右侧。肾静脉和肝静脉也是下腔静脉的主要分支。其他与临床相关的分支为卵巢静脉（女性）和精索静脉（男性），位于右侧的直接汇入下腔静脉，位于左侧的通常汇入左肾静脉（图3-40）。正常的下腔静脉直径约为24 mm，下腔静脉增宽是指静脉直径≥28 mm。

二、发育

静脉的胚胎发育复杂，包括三组大的、成对的胚胎静脉（卵黄静脉、脐静脉和主静脉）之间形成一系列吻合。这种发育通常在妊娠第8周完成。静脉解剖多变，取决于这些大胚胎静脉的持续或消退。多种变异可能

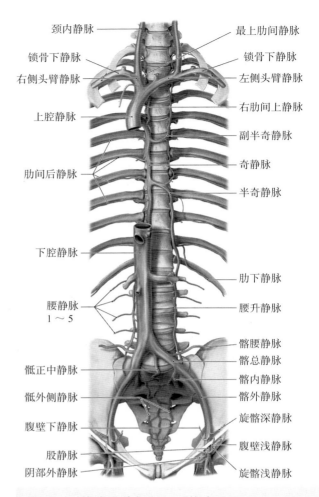

图3-40　静脉系统解剖。（摘自Schünke M, Schulte E, Schumacher U. Prometheus. LernAtlas der Anatomie: Allgemeine Anatomie und Bewegungssystem. Illustrated by M. Voll/K. Wesker. 3rd ed. Stuttgart: Thieme; 2011.）

发生，特别是对于下腔静脉。

静脉的发育过程如下：

（1）卵黄静脉形成门静脉系统和下腔静脉的肝后段。

（2）最初成对的脐静脉与肝窦形成早期连接。右脐静脉早期消退，静脉导管发育形成左脐静脉与右心连接。出生时，该通道被堵塞，形成肝圆韧带和静脉韧带。

（3）成对的前主静脉构成身体上半部分的静脉。除主静脉之外，在第5周至第7周之间还形成了成对的下主静脉以引流胚胎肾脏，形成骶主静脉以引流下肢，形成上主静脉以引流体壁。右侧下主静脉最终形成下腔静脉的肾段，而左侧下主静脉大部分消退。右侧下主静脉还构成其余的下腔静脉，而下主静脉之间的吻合形成了髂总静脉。由于主静脉随着发育的闭塞，上主静脉变得更为重要，最终成为奇静脉和半奇静脉的主要组成部分（图3-41）。

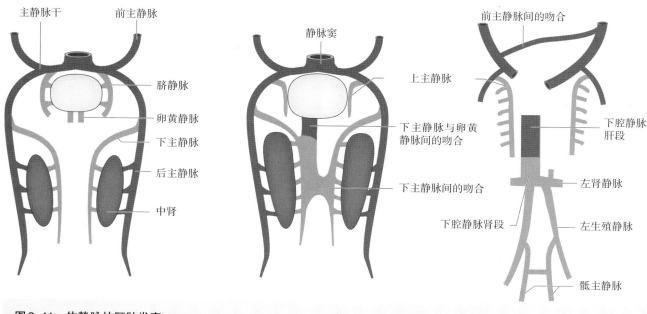

图 3-41 体静脉的胚胎发育。

（左图标注）
主静脉干
前主静脉
脐静脉
卵黄静脉
下主静脉
后主静脉
中肾

（中图标注）
静脉窦
上主静脉
下主静脉与卵黄静脉间的吻合
下主静脉间的吻合

（右图标注）
前主静脉间的吻合
下腔静脉肝段
左肾静脉
下腔静脉肾段
左生殖静脉
骶主静脉

三、先天性畸形

血管解剖上的变异受到许多复杂的、系统发育过程中的影响（表3-9）[26]。除了下腔静脉的变异外，肾静脉还可引起变异，如左肾静脉于主动脉后方走行，左肾静脉在主动脉前后环绕走行。这些变异在临床上通常是无意义的，但在手术或介入治疗时可能有重要的意义。

表 3-9 腔静脉典型的先天变异和异常

上腔静脉	下腔静脉
永存左上腔静脉 镜像上腔静脉 主动脉后左头臂静脉	左下腔静脉 重复下腔静脉 肾下下腔静脉发育不全 奇静脉或半奇静脉延续 先天性门体静脉分流 膜性腔静脉阻塞 腔静脉后输尿管

永存左上腔静脉

胚胎学上，永存左上腔静脉由左前主静脉残留引起。该静脉通常引流至冠状静脉窦（图3-42），极少情况下流入左心房。左头臂静脉常连接左、右上腔静脉。永存左上腔静脉的患病率高达0.5%。如果存在其他先天性心脏异常，这一比例最高可达5%。

左侧下腔静脉和重复下腔静脉

（一）概述 孤立的左侧下腔静脉发生率高达

0.5%，而多达3%的人可能发生重复下腔静脉。左侧下腔静脉在左侧腹膜后上升，终止于左侧肾静脉。在肾静脉水平之上，右侧下腔静脉处于正常位置。在重复下腔静脉中，左侧和右侧均有下腔静脉。左下腔静脉的汇入点通常位于左肾静脉，但在罕见病例中也可能较低。

（二）影像特征 静脉造影显示一根血管上升至脊柱左侧。对于重复下腔静脉，有时可能被误解为髂静脉的过高分叉。断层影像显示左腹膜后大静脉，终止于左肾静脉。

（三）临床特征 这些变异通常是无症状的，当并发症出现时，它们变得很重要。有报道称，在有重复下腔静脉的患者中，尽管放置了腔静脉滤器，但仍有肺栓塞发生，因为血栓仍可通过左侧下腔静脉逃避滤网阻拦[27]。此外，这些变异产生异常的血流条件，构成血栓形成的危险因素，特别是在年轻人中。

（四）鉴别诊断 鉴别诊断还包括其他类型的下腔静脉，如双右下腔静脉。

> **提醒：** 腹膜后淋巴结病是下腔静脉变异最重要的临床鉴别诊断。下腔静脉变异是活检的绝对禁忌证，而腹膜后淋巴结病往往需要活检。

（五）关键点 下腔静脉变异比较常见。尽管它们在临床上通常无意义，但在手术和介入治疗前了解它

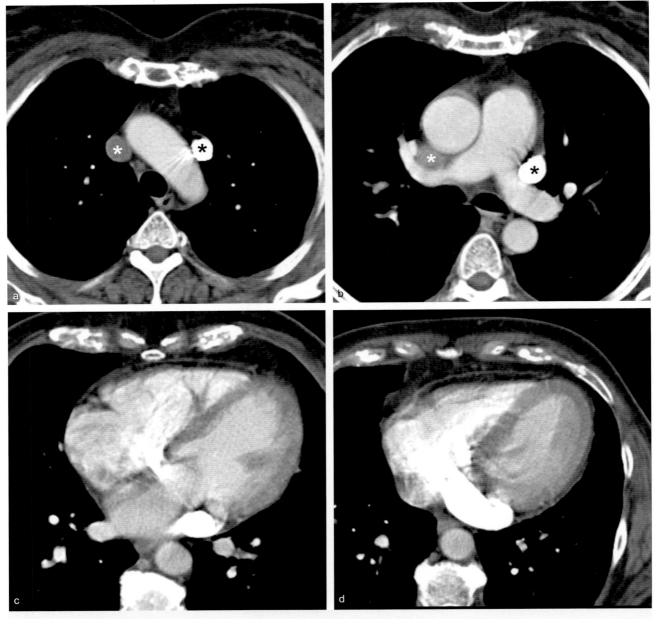

图3-42 永存左上腔静脉。 （a）增强CT显示永存左上腔静脉（黑色星号），右上腔静脉也存在（白色星号）。（b）右侧上腔静脉（白色星号）处于正常位置，永存左上腔静脉（黑色星号）位于肺动脉左侧。（c）更低层面图像显示永存左上腔静脉走行于左室间沟。（d）永存左上腔静脉最终流入冠状静脉窦。

们是很重要的。

奇静脉或半奇静脉延续

（一）概述 在这种异常中，下腔静脉的肝下段未能在下主静脉吻合处发育形成。因此，肾静脉和更多的周围静脉直接汇入奇静脉，而肝静脉则正常地通过下腔静脉的肝上节段汇入右心房。在左下腔静脉变异中，肾静脉则汇入半奇静脉。奇静脉和半奇静脉由于血流增加而明显扩张。这种变异存在于高达0.6%的人口中。

（二）影像特征 这种衔接的异常在胸片上表现为纵隔增宽，特别是奇静脉终止处。CT显示主动脉左右两侧大血管（奇静脉和半奇静脉），其直径可与主动脉相当（图3-45b）。

（三）临床特征 通常这种变异是无症状的。它与内脏异常、无脾、多脾和先天性心脏病的关系在文献中已有描述。在需要奇静脉结扎等胃肠手术或心脏搭桥手术前，这种变异具有重要意义。对这种变异的认识也有助于实施右心导管或肺动脉造影检查。

（四）鉴别诊断　增宽的奇静脉末端在胸片上可能被误认为是气管旁肿瘤。在横隔膜水平的奇静脉增宽可能会误诊为淋巴结病。鉴别诊断还包括对外源性腔静脉压迫引起的侧支循环。然而，由于CT显示清楚，鉴别诊断变得更加容易。

（五）关键点　由于下腔静脉肝下段的缺失，肾静脉和其他周围静脉汇入奇静脉。这导致奇静脉和半奇静脉明显扩张，断层显像能很好地显示这一点。在外科和介入手术前，认识到这种变化是必要的，以确保引流血管得到保护。

四、疾病

胡桃夹综合征

（一）概述　胡桃夹综合征是指肠系膜上动脉与主动脉之间的左肾静脉受压迫，或在极少数情况下走行于主动脉后方的左肾静脉受压。压迫导致下腔静脉和周围肾静脉之间形成静脉压力梯度。

（二）影像特征　超声诊断这种疾病的灵敏度为78%，特异性高达100%。左肾静脉受压在断层扫描中也能很好地显示出来。左侧精索静脉曲张也可能很明显。一个确定的参数是左肾静脉在肾门处和最大受压点的直径。仰卧位患者该比例达到3∶1可认为是不正常的。此外，在肾盂处可出现侧支，狭窄前的肾静脉可扩张。通过静脉测压显示狭窄处的压差至少为3 mmHg可确定诊断。

（三）临床特征　临床表现为腰痛或背痛、血尿和体位性蛋白尿。由于左精索静脉或卵巢静脉引流至左肾静脉，左侧精索静脉曲张或盆腔充血综合征（盆腔压痛、痛经、排尿困难和性交困难）也可能是胡桃夹综合征的症状。据报道症状可能自发消退，特别是在儿童和青少年。传统的治疗方法是左肾静脉的改道手术，但支架成功使用的报道越来越多。

（四）鉴别诊断　鉴别诊断包括单纯性精索静脉曲张、结石以及较不常见的肿瘤或肾盂肾炎。肾病综合征和各种胃肠道疾病也可能具有相似的临床表现。

（五）关键点　胡桃夹综合征为左肾静脉受压，进而导致狭窄前段的压力升高。对于具有非特异性影像学表现的患者，在排除其他原因后，可通过有创压力测量来确定诊断。

May-Thurner综合征

（一）概述　经典的May-Thurner综合征是由于髂总动脉和L5椎体之间的左侧髂总静脉受压所致。也有其他较少见变异的报道。静脉压迫叠加搏动性压力会导致受压静脉的内皮损伤。修复机制导致管腔内网、管或隆突（"静脉刺"）的形成。这可能导致血流变化，最终导致股静脉血栓形成。左侧深静脉血栓形成的所有患者中，有20%～50%的患者可能患有May-Thurner综合征。

（二）影像特征　该病通常最初表现为深静脉血栓形成，可通过超声、MRI或CT对其进行准确诊断（图3-43）。典型的侧支血管是腰升静脉以及骶前静脉、腰静脉和腹壁静脉。静脉造影应始终在多个层面进行，以确保检测到压迫部位。

> **提醒：** 可以通过血管内超声直接观察May-Thurner综合征的静脉内网和管。病灶上至少2 mmHg的压差被认为是血流动力学有意义的证据，也是治疗的指征。

（三）临床特征　May-Thurner综合征通常表现为急性股血栓形成，伴有腿部疼痛和肿胀。较不常见的初始表现是肺栓塞。慢性阶段的病例可能会出现慢性静脉功能不全的特征，并伴有静脉曲张和皮肤变化，包括可能的静脉溃疡。现代治疗选择主要包括采用药物机械溶栓和支架血管成形术的介入治疗。

（四）鉴别诊断　鉴别主要是自发性髂股静脉血栓形成。另一个可能的潜在原因是外部静脉压迫，例如淋巴结或骨盆肿瘤。

（五）关键点　May-Thurner综合征是由于腹腔压迫导致深静脉血栓形成。影像学可以高灵敏度和高特异性地显示股血栓形成和左髂总动脉与脊柱之间的左髂总静脉的潜在压迫。治疗方式通常为介入治疗。

上腔静脉综合征

（一）概述　上腔静脉综合征是由于通过上腔静脉的静脉回流受损所致。它可能有多种恶性和非恶性病因。

（二）影像特征　选择的成像方式是CT，因为它可以快速显示整个上腔静脉和侧支通路。MRI也是一个很好的选择。这两种成像方式可直接显示和量化对上腔静脉的外在压迫及其残余管腔（图3-44）。最重要的间接体征是侧支血管扩张，健康个体无法通过CT或MRI直接看到这些血管。侧支血管也可以提示狭窄

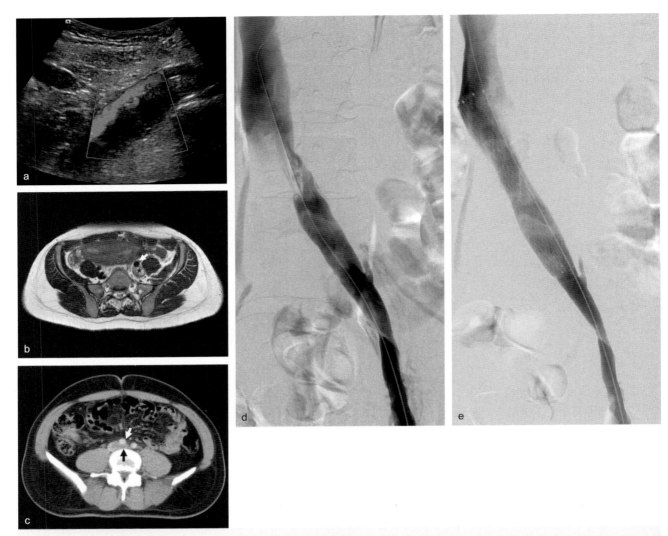

图3-43 May-Thurner综合征。 (a) May-Thurner综合征通常表现为左侧髂深静脉血栓形成,此处超声显示为紧邻髂动脉的一条增厚的未灌注的血管。(b) T2WI示静脉增厚,并显示出不均匀的信号强度增加(星号),而相邻动脉由于其正常的高流量而表现出低信号(箭)。对侧动脉和静脉为正常低信号。(c) 在髂总动脉(白色箭)穿过增厚的髂总静脉(黑色箭)的位置,CT显示动脉和L5椎体岬之间的静脉变窄。血栓的头部伸入上腔静脉,而上腔静脉是通畅的。(d) 溶栓后的血管造影显示左侧静脉刺的典型外观。(e) 通过支架血管成形术介入治疗静脉刺。

的血流动力学意义。通过奇静脉和半奇静脉系统引流的扩张侧支对上腔静脉综合征的诊断有96%的敏感性和92%的特异性。当我们认为临床表现与上腔静脉狭窄的形态学分级之间经常存在差异时,这一点很重要。例如,除了胸壁和腹壁的侧支静脉扩张之外,早期肝血流也可能减少,主要影响方叶并反映出左门静脉与全身静脉之间的连通。

(三)临床特征 上腔静脉综合征的典型临床表现是颈部和面部肿胀,呼吸困难和脑水肿引起的头痛,在严重时可能导致警觉性下降。当梗阻也累及奇静脉时,这些症状会更加明显,使其无法作为侧支血管。

(四)鉴别诊断 鉴别诊断集中在确定上腔静脉综合征的病因。最常见的恶性病因是支气管癌或淋巴瘤对上腔静脉的外在压迫。纵隔淋巴结转移是较少见的原因。非恶性原因包括良性肿瘤(如畸胎瘤,胸腺瘤,大的胸主动脉瘤或结节病)压迫。罕见的良性病因是由于张力性气胸或儿童先天性心脏缺陷修复后的术后改变导致血管移位和扭结,腔静脉受压。一个特殊的亚组包括由于放疗或长期放置导管(重复中心静脉导管插入,透析通路等)引起的血管狭窄。

(五)关键点 上腔静脉综合征是由外源性恶性压缩或较不常见的各种非恶性原因阻塞上腔静脉引起的。上腔静脉综合征通常可通过CT检出。通过奇静

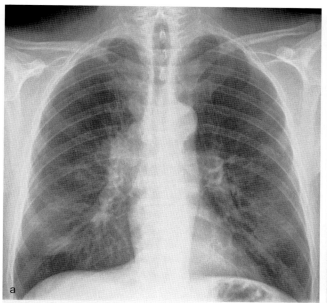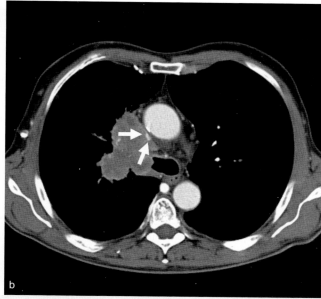

图3-44 上腔静脉综合征。 （a）上腔静脉综合征，63岁，男性。X线片显示右肺门肺癌。（b）CT显示邻近肿瘤的上腔静脉丝状狭窄（箭）是中央静脉阻塞的原因。

脉检测侧支引流可提供较高的诊断准确性。

腔静脉血栓形成

（一）概述 术语中腔静脉血栓形成是指上腔静脉或更常见的下腔静脉血栓形成。它属于深静脉血栓形成的类别，在已知的深静脉血栓形成的患者中发生率为4%～15%。典型的危险因素是行动不便、右心衰竭、脱水、败血症、凝血病和恶性疾病。由于先天性异常、外在压迫或永久性下腔静脉滤过器引起的血流变化是其他已知的导致腔静脉血栓形成的危险因素。此外，腔静脉中的肿瘤血栓始终与并发性血栓形成相关。血栓可能会引发二次感染，是脓毒性血栓形成的特征。典型的致病生物是金黄色葡萄球菌、链球菌和肠杆菌。酵母菌可引起下腔静脉血栓感染。

（二）影像特征 超声可显示腔静脉腔内肿块。CT和MRI显示血管腔内病变无强化或静脉充盈缺损。在注射造影剂后约90～120 s获得的延迟对比增强成像中最能看到没有强化。造影剂可以勾勒出腔内血栓。腔静脉的完全阻塞与周围脂肪的水肿性吸收有关，表现为静脉充血。患有急性血栓形成时，血管直径最初会扩大，并随时间恢复正常。慢性腔静脉血栓形成可能导致腔静脉完全闭塞，在极端情况下仅留下丝状残留结构（图3-45）。经常发现髂股支同时受累。脓毒性血栓形成通常夹杂少量气体。

（三）临床特征 急性腔静脉血栓形成的临床标志

是上腔静脉综合征和下腔静脉综合征。根据其位置，血栓形成可能会引起头痛和手臂或颈部肿胀，眼睑水肿，双侧下肢肿胀以及全身水肿。其他可能的症状是腰痛和紧张感。伴有静脉受累且侧支血流不足的患者可能会出现股青肿。肾静脉受累可能导致腰痛、血尿和可能的少尿。感染性血栓形成的主要临床特征是感染甚至感染性休克。

（四）鉴别诊断 下腔静脉最常见的充盈缺损是造影剂从肾静脉流入下腔静脉引起的假象。表现为下腔静脉中部由下半身回流的血液呈低密度（或信号）、两侧肾静脉回流的血液呈高密度（或信号）；混合后随时间延长呈均匀密度（或信号）。这使其与真正的血栓形成区别开来。下腔静脉的原发性和继发性恶性肿瘤也应包括在鉴别诊断中。

（五）关键点 下腔静脉血栓形成可以通过影像学可靠地诊断。特别是对于孤立的腔静脉血栓形成，重要的是要考虑潜在的原因，例如外在压迫或肿瘤的存在，因为这种类型的血栓形成通常具有副肿瘤的原因。

腔静脉内瘤栓形成

（一）概述 在以肿瘤血栓形式出现的腔静脉原发性和继发性肿瘤之间存在区别。原发性肿瘤很少见；大多数是由平滑肌肉瘤引起的；见于恶性血管源性肿瘤。腔静脉的肿瘤血栓最常累及下腔静脉，通常是由于其被恶性肿瘤浸润所致。良性肿瘤进入腔静脉极

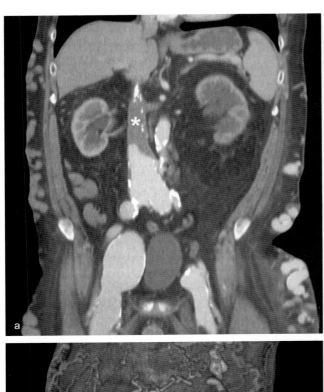

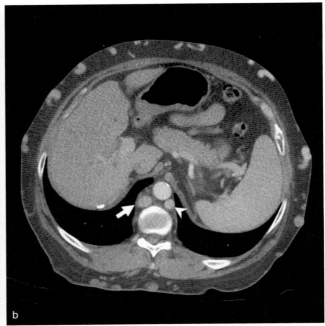

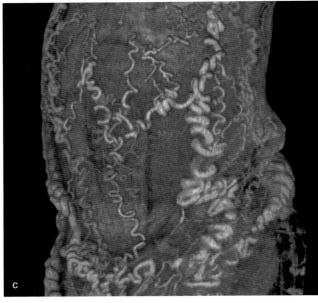

图3-45 腔静脉血栓形成。（a）该患者下腔静脉（星号）的慢性血栓形成导致髂股支流严重扩张，形成广泛的侧支通路。（b）深侧支经奇静脉（箭）和半奇静脉（箭头）静脉引流。（c）3D表面渲染图像显示了浅表侧支静脉的范围。

少见（表3-10）。可能在肿瘤血栓上形成附着血栓。已经有报道来自其他血管区域的肿瘤侵袭和原发性静脉肿瘤，例如，在肝细胞癌患者中常发现门静脉肿瘤血栓。

（二）影像特征　影像学表现与原发性血管恶性肿瘤相似。所有成像方式均显示腔静脉充盈缺损（图3-46，图3-47）。与良性的血栓相反，恶性血管肿瘤具有血液供应，因此在增强后会强化。这也为并发血栓提供了区别标准。腔静脉继发性瘤栓向腔静脉延伸、与血管外肿瘤成分存在结构连续性，从而将其与其他实体区分开来。MRI表现为T1WI上强化，并且通常在T2WI上显示高信号强度。

（三）临床特征　患者通常因原发性肿瘤而出现症状，而在检查原发性肿瘤期间，肿瘤血栓被认为是补充发现。可能的症状包括下肢静脉充血、呼吸困难（例如，由并发血栓引起的肺栓塞）。由并发血栓栓塞碎片引起的并发症尤其显著。

（四）鉴别诊断　鉴别诊断包括假性充盈缺损、单纯性腔静脉血栓和外在压迫腔静脉。下腔静脉肝内节段的肿瘤血栓形成可能被误认为肝肿块。

（五）关键点　腔静脉中的肿瘤血栓可能源于各种良性和恶性疾病。它们通常在原发肿瘤分期期间被诊断。典型的影像学征象是腔内肿瘤强化，与腔外肿瘤成分连续。

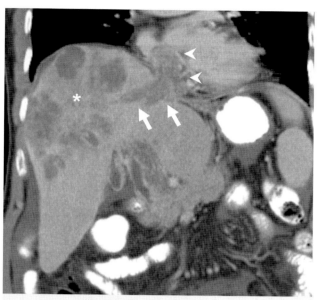

图3-46　下腔静脉中的恶性肿瘤血栓。 巨大肝细胞癌（星号）侵入肝静脉（箭），增强的血栓从肝静脉延伸到右心房（箭头）。

表3-10　腔静脉中肿瘤血栓的原因

主要/次要原因	病　　变
主要原因	平滑肌肉瘤
次要原因	
良　性	血管平滑肌脂肪瘤
	嗜铬细胞瘤
	静脉平滑肌瘤病
	肾细胞癌
	Wilms 瘤
	肝细胞癌
恶　性	胸腺瘤，胸腺癌
	甲状腺癌
	肾上腺皮质癌
	胰腺癌
	腹膜后淋巴结转移

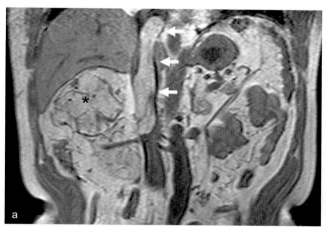

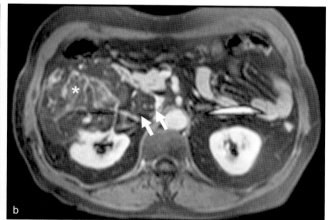

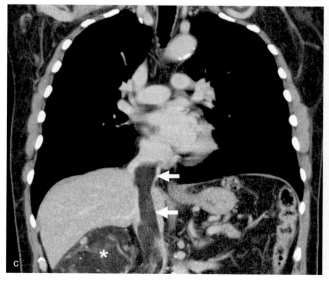

图3-47　下腔静脉的良性肿瘤血栓。 （a）T2W图像显示右肾较大，不均匀的血管平滑肌脂肪瘤，主要与脂肪等信号（星号），并延伸至下腔静脉（箭）。（b）抑制脂肪的图像显示出类似的发现，并伴有相应的脂肪信号抑制（星号：血管平滑肌脂肪瘤；箭：肿瘤血栓）。（c）CT通过显示脂肪成分的肿瘤（星号）和与脂肪等密度的肿瘤血栓（箭）来证实这一发现。

第三节 肺血管系统

一、解剖

肺动脉起源于肺干,是右心室流出道的延续。肺干的最大正常直径为 3 cm,大约是肺动脉直径的两倍。右侧肺动脉的口径通常略大于左侧。它穿过主动脉弓,在上升的胸主动脉,上腔静脉和右上肺静脉之后到达肺门。与右肺动脉相比,左肺动脉更短,指向的方向更垂直和向后。它在主动脉弓下方向左延伸,经过降主动脉前,通过动脉韧带连接主动脉峡部。到达肺门时,两个肺动脉均根据肺的节段解剖结构而分开。它们遵循支气管和细支气管的分布,并继续作为功能性末端动脉到达肺泡毛细血管床。在肺泡毛细血管床中富含氧的血液被肺静脉接收,这些肺静脉向叶间隔中的肺门汇聚,然后向节间隔中汇聚。最后,每个肺的一个上静脉干和一个下静脉干(肺静脉)从后侧汇入左心房。静脉解剖结构有些变化,经常发现额外的静脉,特别是来自肺中叶和舌段的静脉。支气管动脉和胸膜侧支完成肺循环。这些血管在先天性疾病患者中作为主要的主肺动脉侧支具有重要作用。

二、发育

近端肺动脉和动脉导管从左右第六胚胎主动脉弓的近端部分发育而来。第六鳃弓动脉芽长入原始肺,与原始肺循环吻合。肺静脉在肺芽从肠管出现的部位发育。肺内血管段随后失去与全身静脉循环的连接,然后只能通过肺静脉引流。然而,在胚胎期,肺静脉中的血流非常有限。

三、先天性异常

大多数先天性肺血管异常与其他心血管异常(例如肺动脉狭窄,肺动脉发育不全或法洛四联症)同时发生(表3-11)。

表3-11 肺循环异常解剖变异总结

肺 动 脉	肺 静 脉
不发育(主干,右肺动脉,左肺动脉) 发育不全 先天性狭窄 肺动脉吊带 肺动脉起源于升主动脉	部分性异常肺静脉回流 弯刀综合征 完全性异常肺静脉回流

肺动脉不发育

(一)概述 肺动脉不发育是指肺干或左/右肺动脉的先天性缺如。这种罕见的异常是由患侧第六主动脉弓的异常消退引起的。一侧的肺从支气管动脉(主要的肺上支)或动脉导管未闭接受血液供应。虽然右肺动脉不发育可以单独发生,但左肺动脉的缺失通常与其他心脏异常有关。

(二)影像特征 肺动脉不发育通常在胸部X线片上表现为同侧小肺,肺纹理稀疏。断层影像学检查可能显示出囊性肺改变和主要的主动脉肺侧支,主要通过支气管动脉起作用,但也累及锁骨下动脉(图3-48)[28]。

(三)临床特征 由于相关的心脏异常,左侧肺动脉不发育通常会出现症状。其临床表现多样,呼吸困难是可能的症状。有报道咯血也是初步症状。

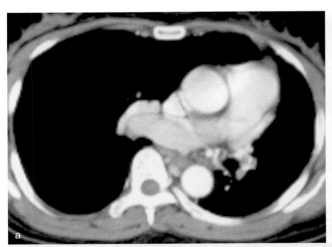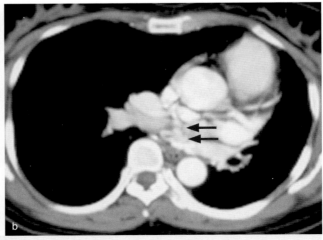

图3-48 单侧肺动脉不发育。 (a)增强CT显示左肺动脉先天性缺失。(b)左肺被大支气管动脉(箭)灌注。

肺动脉吊带

（一）概述　肺动脉吊带指的是左肺动脉异常起源于右肺动脉远端。然后，左肺动脉在气管后方向左延伸，经过食管前面，这样在气管周围形成功能性的悬带，同时从前侧压迫食管（图3-49）。该异常通常与局部气管软化有关。根据支气管解剖结构分为两种类型：Ⅰ型具有正常的支气管解剖结构，Ⅱ型隆突位置低、伴异常的支气管桥接。

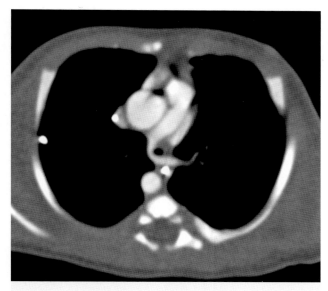

图3-49　肺动脉吊带。　左肺动脉在气管和食管之间走行。通过胃管的存在可以清楚地识别出食管。临床表现为喘鸣和频繁呕吐。

（二）影像特征　钡食管造影侧位片可能显示食管被气管后方的肺动脉压迫。有时在胸部平片中可见，气管也可能稍向右侧移位。CT、MRI和超声心动图也可以帮助诊断。MRI已经成为小儿的首选检查。

（三）临床特征　临床表现以咳嗽、喘鸣和频繁呕吐为特征，也可能发生反复的肺部感染。

异常肺静脉回流

（一）概述　肺静脉发育异常很少见，通常涉及近端胚胎与全身静脉的连接以及在胚胎生命期间无法建立至主要静脉系统的引流。这可能导致肺静脉引流的异常模式，该异常模式是完全的（总肺静脉异常回流）或不完全的（部分肺静脉回流异常）。最常见的模式是肺静脉异常引流到上腔静脉、右心房或下腔静脉。伴有部分异常的肺静脉回流，通常存在房间隔缺损。弯

刀综合征是一种显著的局部肺静脉回流异常，其中右肺的全部或部分肺静脉排入下腔静脉，形成了土耳其剑的弯曲形状（"弯刀"）。除肺静脉外，肺本身常受弯刀综合征的影响，肺静脉引流异常可能伴有右肺隔离。

（二）影像特征　产前超声检测异常肺静脉回流的敏感性约为85%。该技术的主要局限性是潜在的声学窗口不足。弯刀综合征是部分异常的肺静脉回流的亚型，可在胸部X线片上看到，表现为从右肺到下腔静脉的弯曲回流血管（图3-50）。大多数其他类型的异常肺静脉回流只能通过断层成像显示。高分辨率MRA或CTA之间的选择取决于患者的临床状况。在假定肺静脉完全异常回流的婴儿中，CT是首选，因为扫描时间更快、患者监测更方便。对比增强MRI是部分肺静脉异常回流的大龄儿童的首选检查。

（三）临床特征　对于没有相关左向右分流的儿童，总肺静脉异常回流影响生存，因此需要早期矫正手术。部分异常肺静脉回流通常无症状。流向右心的血流量增加可能导致肺动脉高压。这些患者对支气管炎和其他感染的易感性也更高。

四、常见疾病

肺动脉瘤

（一）概述　动脉瘤是指血管直径扩大超过正常直径的50%以上。因此，肺大血管（如肺动脉干）扩张至超过4.5 cm，或中央肺动脉扩张至超过3 cm，称为（假性）动脉瘤。肺血管的动脉瘤和假性动脉瘤很少见；尸检报告的患病率为1∶14 000。假性动脉瘤的最常见原因是感染、创伤和恶性肿瘤。真性动脉瘤定义为涉及血管壁全层，在肺动脉高压患者中尤为常见（表3-12）。

（二）影像特征　肺动脉瘤的影像学表现因病因而异。当动脉瘤由肺动脉高压引起时，胸部X线片通常会显示纵隔增宽和中央肺动脉扩张，并伴有明显的远端血管收缩。CT证实增宽的纵隔为扩张的肺动脉干。相比之下，白塞病患者通常会显示双侧多发性、肺门区或周围性局限性动脉瘤。医源性或创伤后动脉瘤通常呈孤立病灶出现在受创伤或手术影响的区域（图3-51，图3-52）。CT还可以确定并发症，例如相邻的支气管压迫、肺不张、出血或梗死后肺炎。动脉瘤在CT上通常表现为强化的梭形或囊状结构，常伴附壁血栓。

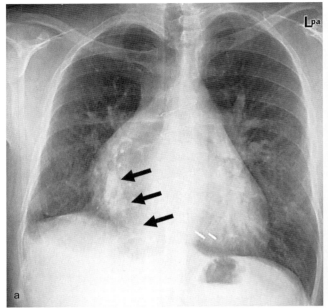

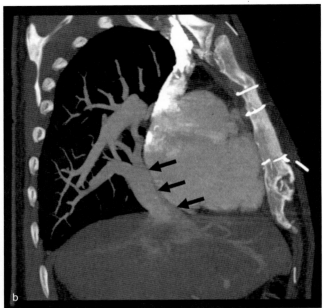

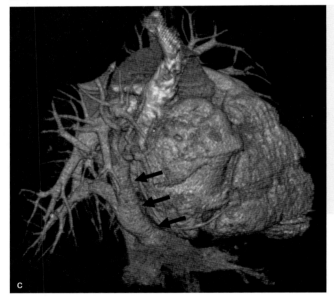

图3-50 弯刀综合征。 弯刀综合征是部分肺静脉回流异常的一种变异型。胸片(a)显示一个剑形的肺静脉(箭)从右肺下叶延伸至下腔静脉。CT最大密度投影(b)和3D重建(c)证实了这一发现,并显示了在肝静脉汇合处异常的静脉回流(右肺下叶静脉汇入下腔静脉)。(a)胸片。(b)CT最大密度投影。(c)CT 3D重建。

表3-12 肺动脉和静脉的动脉瘤分类[29]

肺动脉瘤	肺静脉瘤
先天性: ● 瓣膜/瓣后狭窄 ● 从左向右分流,肺动脉血流增加 ● 结缔组织疾病(例如,Marfan综合征、Ehlers-Danlos综合征、Williams-Beuren综合征)	● 静脉曲张 ● 动静脉畸形(尤其是Rendu-Osler-Weber病) ● 二尖瓣疾病
获得性: ● 肺动脉高压 ● 囊性中层坏死 ● 血管炎(如白塞病、Hughes-Stovin综合征) ● 感染(如肺结核伴Rasmussen动脉瘤、化脓性炎症、梅毒) ● 心内膜炎 ● 恶性肿瘤 ● 创伤 ● 医源性 ● 特发性	

图3-51 特发性肺动脉瘤。 动脉瘤在平扫CT上表现为外周性圆形团块,先前的肺动脉造影检查后边缘残留增强。中央等密度部分代表动脉瘤内的血栓。

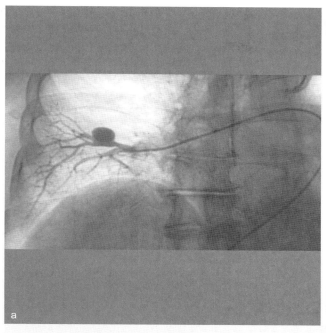
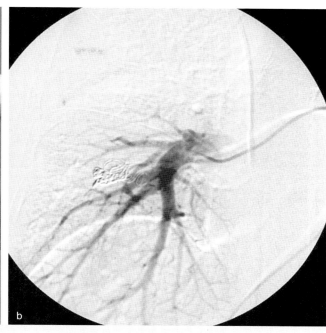

图3-52 医源性肺动脉瘤,肺活检后6个月进行肺血管造影。 (a)动脉瘤的供血血管。(b)介入栓塞后的图像证实动脉瘤已被消除。

（三）临床特征 临床表现通常包括呼吸困难和胸痛。或者存在与潜在疾病有关的特定症状。典型的与动脉瘤相关的并发症是动脉瘤血栓形成、肺栓塞和压迫性肺不张。较大的动脉瘤破裂的风险较高,需要适当的手术或介入治疗。

（四）鉴别诊断 鉴别诊断包括所有类型的良性和恶性肿瘤。支气管癌、外周梗死后肺炎或肺动静脉畸形可能被误诊为肺动脉瘤。鉴别诊断还包括不太常见的传染性肺部疾病,如隐球菌病或曲霉病。肺动脉干动脉瘤的鉴别诊断应包括主动脉瘤等其他中央血管疾病。

（五）关键点 肺动脉瘤是肺大血管的一种罕见疾病,具有多种可能的潜在原因。尽管动脉瘤通常在胸部X线片上可见,但断层显像(尤其是CTA)是首选的检查方法。最初的影像检查应包括对病因的详细追寻。较大的动脉瘤具有特别高的破裂风险,需要及时进行手术或介入治疗。

肺动脉栓塞

（一）概述 肺栓塞是指通过血流循环到该部位的栓子部分或完全阻塞中央或外周(段或亚段)肺动脉。在大约90%的病例中,栓子是血凝块,在大约80%的病例中血凝块起源于髂静脉或下肢静脉的深静脉血栓形成部位。在鉴别诊断中还应考虑许多其他罕见的栓塞

原因,包括化脓性栓塞、气体栓塞、脂肪栓塞、肿瘤栓塞和羊水栓塞。肺栓塞的患病率约为0.4%[30]。肺栓塞的病死率高达30%,是继心肌梗死和卒中之后的第三大心血管死亡原因。典型的危险因素是年龄、肥胖、既往肺栓塞、恶性肿瘤、近期手术、长期卧床休息或轻瘫以及血栓形成倾向。慢性肺栓塞患者尽管肺溶栓能力强,但残余血栓持续存在。

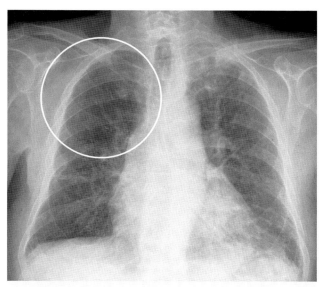

图3-53 肺栓塞。 在极少数情况下,肺栓塞在胸片上有阳性表现,主要表现为右侧心脏扩大和栓塞(圆圈)周围的肺纹理减少或透亮度增高。这称为Westermark征。

（二）影像特征 胸部X线片相对不敏感且无特异性（图3-53），主要表现为右侧心脏肥大和外周肺区的透亮度增高（Westermark征）。慢性肺栓塞与肺动脉高压的迹象有关，包括中央肺动脉扩张。通气/灌注扫描曾经是金标准，显示患处正常通气时的灌注缺失（图3-54）。这种通气/灌注不匹配提示肺栓塞。但是，这种技术无法直接检测出重要的鉴别诊断，例如急性主动脉病变、气胸或肿瘤。因此，CTA已成为公认的肺动脉疾病临床诊断金标准，并已包括在当前的诊断流程中[31]。CTA可以直接显示一个或多个肺动脉段的部分或完全闭塞（图3-55，图3-56）。完全闭塞时，血管直径通常大于伴行支气管的直径。部分阻塞可能是外围或中心，并表现出中心目标模式。间接体征是梗死后肺炎引起的胸膜下楔形实变区。右心负荷过重的急性体征包括右心室增大（右心室与左心室的比率＞1），室间隔向左弯曲以及功能性三尖瓣关闭不全而使造影剂回流到肝静脉。MRA尚未广泛应用于临床。一项多中心研究发现平均敏感性为78%，敏感性为99%，25%的病例因技术上不充分的结果而被排除[32]。慢性肺栓塞（与急性肺栓塞相反）的直接

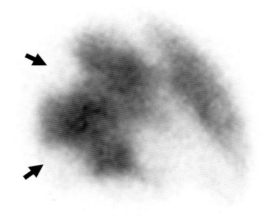

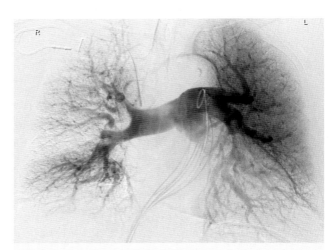

图3-54 肺栓塞。 29岁，男性，该男性对活化蛋白C有抗性，并推测为肺栓塞。通气扫描正常（未显示）。灌注扫描显示由于栓塞导致多个（亚）节段灌注缺损。（经德国吉森大学医院和马尔堡核医学科A. Pfestroff博士许可引用。）

图3-56 与图3-55不同的另一患者出现中央肺栓塞伴节段性血管闭塞。 肺血管造影显示右肺和左肺下叶有充盈缺损和明显的灌注不足。左上叶和右下叶部分显示正常灌注。

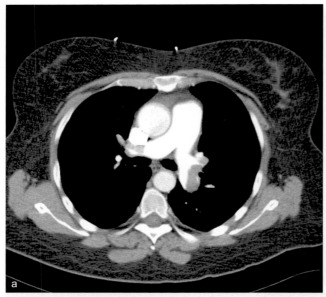

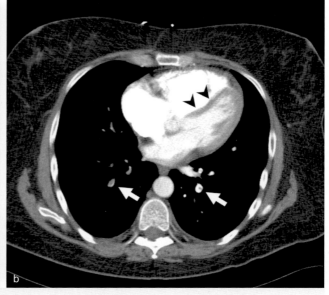

图3-55 中央肺栓塞伴节段性血管闭塞。 （a）急性肺栓塞伴中央栓塞。（b）也存在节段性血管闭塞（箭）。扫描还显示右心室增大，室间隔向左弯曲（箭头），这是右心超负荷的征兆。

迹象是血管部分再通残留附壁充盈缺损,表现为壁增厚或残留血管内网。慢性血栓可能会出现钙化。可能发现局部狭窄和狭窄后血管扩张;完全血管闭塞罕见。可能的间接征象是继发于肺梗死的瘢痕或楔形胸膜下实变。也可能存在马赛克灌注模式,肺区域的密度增加和减少。

(三)临床特征　肺栓塞的临床表现多样。急性期的特征是胸痛、低血压、咯血、咳嗽、心动过速、呼吸急促、心律不齐、下肢肿胀(作为静脉血栓栓塞引起的深静脉血栓形成的证据)和下肢疼痛。其他常见症状是胸痛伴呼吸短促和低血压,甚至是休克。栓塞会损害相关肺区的氧气供应,如果发生重复感染,可能会导致(部分)肺梗死以及梗死后肺炎。特别是对于复发性栓塞(也称为慢性肺栓塞),慢性肺动脉高压可能会随着时间的推移而进展。

(四)鉴别诊断　肺栓塞的鉴别诊断基于胸痛、呼吸困难和血流动力学不稳定等主要症状。因此,最重要的临床鉴别诊断是心肌梗死、急性主动脉综合征、肺炎和气胸,需要进行影像学检查以鉴别。放射学鉴别诊断应包括肺动脉的原发性肿瘤(肉瘤)、血管炎、特发性动脉高压和纤维化纵隔炎。除了确定肺栓塞外,影像学的重要任务是尽可能明确肺栓塞原因,并排除化脓性栓塞、气体栓塞、脂肪栓塞、肿瘤栓塞和羊水栓塞等非血栓栓塞性病因[33]。

(五)关键点　急性肺栓塞是一种常见的紧急病症,病死率高。及时诊断是必不可少的,肺动脉CTA是首选的检查方法。急性肺栓塞的典型征象是肺血管的单灶或多灶充盈缺损。血栓溶解不完全会导致慢性肺栓塞。

肺动脉高压

(一)概述　肺高压和肺动脉高压构成一组与肺循环中血压升高相关的疾病。如果在休息时平均肺动脉压 > 25 mmHg 或在运动期间 > 30 mmHg,则存在肺动脉高压。除了罕见的特发性肺动脉高压之外,还有许多原因引起的继发性肺动脉高压。最常见的原因包括慢性肺栓塞(慢性血栓栓塞性肺动脉高压)和慢性阻塞性肺疾病(COPD)。肺动脉高压的分类基于其原因(表3-13)。

(二)影像特征　可疑肺动脉高压的基本影像学检查包括超声心动图检查和胸部平片检查(图3-57)。通过超声心动图可以很有把握地诊断肺动脉高压。胸部X线片可以显示肺动脉高压以及潜在疾病的

表3-13　肺动脉高压简化的尼斯分类[34]

分组	亚组	描述
1		肺动脉高压
	1.1	特发性肺动脉高压
	1.2	遗传性肺动脉高压
	1.3	药物和毒素诱发的肺动脉高压
	1.4	肺动脉高压伴有: 结缔组织疾病 HIV 感染 门静脉高压 先天性心脏病 血吸虫病 慢性溶血性贫血
1′		肺静脉闭塞性疾病和(或)肺毛细血管血管瘤病
1″		新生儿持续性肺动脉高压
2		左心疾病引起的肺动脉高压
3		肺部疾病和(或)低氧血症引起的肺动脉高压
	3.1	慢性阻塞性肺病
	3.2	间质性肺疾病等
4		慢性血栓栓塞性肺动脉高压
5		肺动脉高压,多因素机制尚不清楚
	5.1	血液系统疾病: 慢性溶血性贫血 骨髓增生性疾病 脾切除术
	5.2	全身性疾病: 结节病 肺组织细胞增生症 淋巴管平滑肌瘤病
	5.3	代谢紊乱: 糖原贮积病 Gaucher病 甲状腺疾病
	5.4	其他: 肿瘤阻塞 纤维化纵隔炎 慢性肾功能衰竭 节段性肺动脉高压

征象。

重要的潜在基础疾病是间质性肺病、COPD和肺气肿以及心源性肺动脉高压。肺动脉高压的典型征象

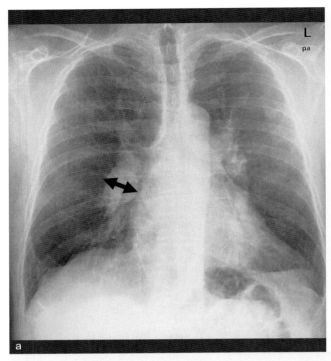
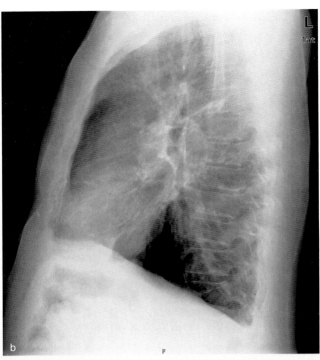

图3-57　肺动脉高压。（a）重度肺动脉高压典型的后前位胸片显示下叶动脉增宽（此处为2.4 cm，双头箭），并且远端肺血管稀疏。（b）侧位X线片显示膈肌明显变平和心后腔间隙透亮度增高，这是肺气肿的征象，是该患者肺动脉高压的原因。

（右肺动脉小叶间段扩张至≥16 mm和右心室扩大）仅在疾病晚期才可检测到。肺动脉CTA更敏感，除了显示直接的血管征象外，还提供更多关于心脏和肺实质变化的信息。中央肺动脉扩张至≥29 mm，同时段肺动脉扩张超过支气管直径（动脉与支气管直径之比＞1∶1），此征象对不伴间质性肺病的患者诊断肺动脉高压具有100%特异性。肺动脉干和升主动脉直径的比值＞1∶1同样在诊断肺动脉高压时具有＞90%的敏感性和特异性。慢性肺栓塞的迹象可能提示慢性血栓栓塞性肺动脉高压。

心脏征象是：

- 右心室壁增厚超过4 mm。
- 右心室扩大（右心室与左心室之比＞1∶1）。
- 在极端情况下，室间隔左凸异常弯曲。

下腔静脉和肝静脉扩张也提示右心超负荷，可以通过心脏MRI或ECG门控CT定量评估右心室射血分数减低。通气/灌注扫描可以确定对慢性血栓栓塞性肺动脉高压的推测诊断；通常可以通过CTA对其进行补充。此外，心脏MRI可直接定量评估右心室功能、无创测量肺动脉压和血流。显著的右心室压力负荷还导致左右心室交界处心肌延迟强化的特征性模式。

（三）临床特征　临床表现变化很大。在轻度肺动脉高压中，症状通常仅在运动期间出现。肺动脉压≥50 mmHg时，静止时也会出现症状，可能包括疲劳、运动耐量降低、晕厥、心绞痛、雷诺现象和周围性水肿。这些症状是疾病相关的右心衰竭导致心输出量持续下降所致。

（四）鉴别诊断　鉴别诊断基于肺动脉高压的分类。尼斯分类是放射学鉴别诊断的基础，它几乎涵盖了所有器官系统（参见表3-13）。

（五）关键点　肺动脉高压是各种器官系统中导致肺循环压力升高的一系列复杂疾病的总称。慢性血栓栓塞性肺动脉高压、COPD和间质性肺疾病与影像学特别相关。但是血液和代谢性疾病也可以通过影像学检测出来，并且可能是肺动脉高压的基础。

肺动静脉畸形

（一）概述　肺动静脉畸形定义为肺动脉和肺静脉系统之间的异常连接（分流）。动静脉畸形可能是先天性的或后天性的（创伤、感染、手术）。动静脉畸形的80%以上是先天性的，其中大多数与遗传性出血性毛细血管扩张有关（Rendu Osler-Weber病）。肺动静脉畸形好发于下叶。通常可以检测到多个病变，特别是在遗传性出血性毛细血管扩张症患者中。区分由肺动脉分支供血的简单分流连接与具有多个供血或引流血管的复杂形式在临床上很重要。

（二）影像特征 对比超声心动图可用于筛查，尽管它仅提供有关分流存在的信息，而不提供有关其位置或形态的信息。

胸片可以显示动静脉畸形为肺结节，通常伴有相关的供血和引流血管（图3-58）。< 1 cm 的病灶在胸片上始终被漏诊，因此建议早期进行断层成像。首选薄层CT，再加上最大密度投影（图3-59）。如果仅寻找肺动静脉畸形，增强CT就足够了，但由于动静脉畸形也可能发生在其他器官，特别是遗传性出血性毛细血管扩张症，因此检查应包括静脉注射造影剂并评估上腹部器官，尤其是肝脏，以前诊断性数字减影血管造影（DSA）的金标准不再是必须的，如今仅在治疗中发挥作用。增强MRI可用于随访。

（三）临床特征 肺动静脉畸形的典型症状是呼吸困难、发绀、咯血和血胸（少见）。动静脉分流可能形成反常栓子，导致脑梗死和脑脓肿。这些病例的主要特征是神经系统症状，如头痛、发热、癫痫、精神状态改变和局灶性神经系统症状。总体而言，临床表现变化很大。

（四）鉴别诊断 除恶性肿瘤外，主要还需要与其他可能导致周围性肺动脉瘤的疾病（例如白塞病、Hughes-Stovin综合征）和感染［尤其是结核病（Rasmussen动脉瘤）］相鉴别。鉴别诊断还应包括X线片上与周围肺结节有关的其他疾病，尽管断层成像通常可以通过具有供血和引流血管的动静脉畸形的特征性表现排除这些疾病。

（五）关键点 肺动静脉畸形最常见于遗传性出血性毛细血管扩张患者。在CT上很容易诊断。除了诊断动静脉畸形外，影像还用于确定供血和引流血管的数量并指导介入或手术治疗的计划。

> **警惕**：请记住，动静脉畸形也可能发生在其他器官区域（例如肝脏），尤其是遗传性出血性毛细血管扩张症患者。此外，治疗后新的动静脉畸形可能变得明显。已经栓塞的动静脉畸形可能会再通，强调需要定期随访，包括影像学检查。

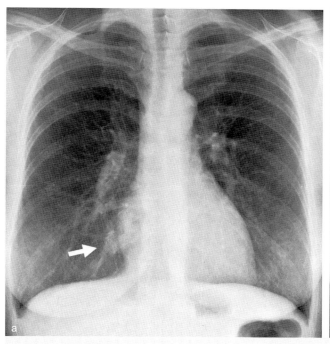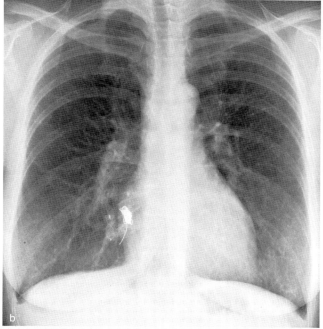

图3-58 肺动静脉畸形。 （a）栓塞前肺动静脉畸形的胸片。较大的动静脉畸形在X线片中仅表现为心旁结节（箭）。（b）栓塞后肺动静脉畸形的胸片。用于阻塞两个供血血管的栓塞材料（Amplatzer塞和金属线圈）清晰可见。X线片确认材料没有脱落。

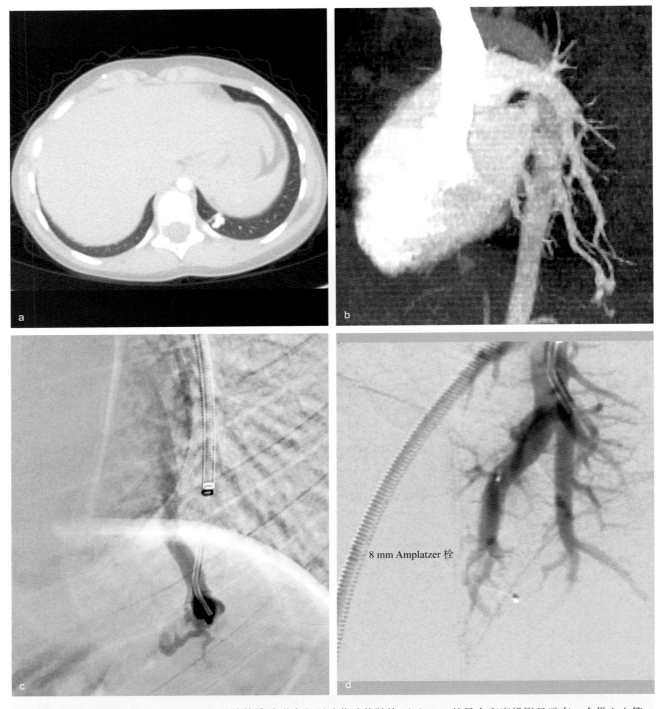

图3-59 肺动静脉畸形。 （a）CT显示动静脉畸形为左下叶分叶状肿块。（b）CTA的最大密度投影显示有一个供血血管和一个引流血管。（c）栓塞动静脉畸形前，经肺血管造影证实。（d）栓塞后影像显示动静脉畸形已被排除在循环之外。

参考文献

[1] Goo HW, Park IS, Ko JK, et al. CT of congenital heart disease: normal anatomy and typical pathologic conditions. Radiographics. 2003; 23(Spec No): S147–S165.

[2] Goldmuntz E. The epidemiology and genetics of congenital heart disease. Clin Perinatol. 2001; 28(1): 1–10.

[3] Layton KF, Kallmes DF, Cloft HJ, Lindell EP, Cox VS. Bovine aortic arch variant in humans: clarification of a common misnomer. AJNR Am J Neuroradiol. 2006; 27(7): 1541–1542.

[4] van Son JA, Konstantinov IE, Burckhard F. Kommerell and Kommerell's diverticulum. Tex Heart Inst J. 2002; 29(2): 109–

112.

[5] Krichenko A, Benson LN, Burrows P, Möes CA, McLaughlin P, Freedom RM. Angiographic classification of the isolated, persistently patent ductus arteriosus and implications for percutaneous catheter occlusion. Am J Cardiol. 1989; 63(12): 877–880.

[6] Edwards JE. Malformations of the aortic arch system manifested as vascular rings. Lab Invest. 1953; 2(1): 56–75.

[7] Delis KT, Gloviczki P. Middle aortic syndrome: from presentation to contemporary open surgical and endovascular treatment. Perspect Vasc Surg Endovasc Ther. 2005; 17(3): 187–203.

[8] Lewis VD, III, Meranze SG, McLean GK, O'Neill JA, Jr, Berkowitz HD, Burke DR. The midaortic syndrome: diagnosis and treatment. Radiology. 1988; 167 (1): 111–113.

[9] Johnston KW, Rutherford RB, Tilson MD, Shah DM, Hollier L, Stanley JC. Suggested standards for reporting on arterial aneurysms. Subcommittee on Reporting Standards for Arterial Aneurysms, Ad Hoc Committee on Reporting Standards, Society for Vascular Surgery and North American Chapter, International Society for Cardiovascular Surgery. J Vasc Surg. 1991; 13(3): 452–458.

[10] Estrera AL, Miller CC, III, Chen EP, et al. Descending thoracic aortic aneurysm repair: 12-year experience using distal aortic perfusion and cerebrospinal fluid drainage. Ann Thorac Surg. 2005; 80(4): 1290–1296, discussion 1296.

[11] Crawford ES, Crawford JL, Safi HJ, et al. Thoracoabdominal aortic aneurysms: preoperative and intraoperative factors determining immediate and longterm results of operations in 605 patients. J Vasc Surg. 1986; 3(3): 389–404.

[12] Prescott-Focht JA, Martinez-Jimenez S, Hurwitz LM, et al. Ascending thoracic aorta: postoperative imaging evaluation. Radiographics. 2013; 33(1): 73–85.

[13] Sundaram B, Quint LE, Patel HJ, Deeb GM. CT findings following thoracic aortic surgery. Radiographics. 2007; 27(6): 1583–1594.

[14] Elefteriades JA. Natural history of thoracic aortic aneurysms: indications for surgery, and surgical versus nonsurgical risks. Ann Thorac Surg. 2002; 74(5) Suppl.: S1877–S1880, discussion S1892–S1898.

[15] Maraj R, Rerkpattanapipat P, Jacobs LE, Makornwattana P, Kotler MN. Metaanalysis of 143 reported cases of aortic intramural hematoma. Am J Cardiol. 2000; 86(6): 664–668.

[16] Coady MA, Rizzo JA, Hammond GL, Pierce JG, Kopf GS, Elefteriades JA. Penetrating ulcer of the thoracic aorta: what is it? How do we recognize it? How do we manage it? J Vasc Surg. 1998; 27(6): 1006–1015, –discussion 1015–1016.

[17] Schünke M, Schulte E, Schumacher U. Prometheus. LernAtlas der Anatomie: Innere Organe. 2nd ed. Stuttgart: Thieme; 2009. Illustrated by M. Voll/K. Wesker.

[18] Norgren L, Hiatt WR, Dormandy JA, Nehler MR, Harris KA, Fowkes FG, TASC II Working Group. Inter-society consensus for the management of peripheral arterial disease (TASC 11). J Vasc Surg. 2007; 45 Suppl S: S5–S67.

[19] Leriche R, Morel A. The syndrome of thrombotic obliteration of the aortic bifurcation. Ann Surg. 1948; 127(2): 193–206.

[20] Qvarfordt PG, Reilly LM, Sedwitz MM, Ehrenfeld WK, Stoney RJ. "Coral reef" atherosclerosis of the suprarenal aorta: a unique clinical entity. J Vasc Surg. 1984; 1(6): 903–909.

[21] Jennette JC, Falk RJ, Bacon PA, et al. 2012 revised International Chapel Hill Consensus Conference nomenclature of vasculitides. Arthritis Rheum. 2013; 65(1): 1–11.

[22] Arida A, Kyprianou M, Kanakis M, Sfikakis PP. The diagnostic value of ultrasonography-derived edema of the temporal artery wall in giant cell arteritis: a second meta-analysis. BMC Musculoskelet Disord. 2010; 11: 44.

[23] Burke AP, Virmani R. Sarcomas of the great vessels. A clinicopathologic study. Cancer. 1993; 71(5): 1761–1773.

[24] Penel N, Taieb S, Ceugnart L, et al. Report of eight recent cases of locally advanced primary pulmonary artery sarcomas: failure of Doxorubicin-based chemotherapy. J Thorac Oncol. 2008; 3(8): 907–911.

[25] Lo SF, Chou LW, Meng NH, et al. Clinical characteristics and electrodiagnostic features in patients with carpal tunnel syndrome, double crush syndrome, and cervical radiculopathy. Rheumatol Int. 2012; 32(5): 1257–1263.

[26] Bass JE, Redwine MD, Kramer LA, Huynh PT, Harris JH, Jr. Spectrum of congenital anomalies of the inferior vena cava: cross-sectional imaging findings. Radiographics. 2000; 20(3): 639–652.

[27] Kouroukis C, Leclerc JR. Pulmonary embolism with duplicated inferior vena cava. Chest. 1996; 109(4): 1111–1113.

[28] Mahnken AH, Wildberger JE, Spüntrup E, Hübner D. Unilateral absence of the left pulmonary artery associated with coronary-to-bronchial artery anastomosis. J Thorac Imaging. 2000; 15(3): 187–190.

[29] Restrepo CS, Carswell AP. Aneurysms and pseudoaneurysms of the pulmonary vasculature. Semin Ultrasound CT MR. 2012; 33(6): 552–566.

[30] Torbicki A, Perrier A, Konstantinides S, et al. ESC Committee for Practice Guidelines (CPG). Guidelines on the diagnosis and management of acute pulmonary embolism: the Task Force for the Diagnosis and Management of Acute Pulmonary Embolism of the European Society of Cardiology (ESC). Eur Heart J. 2008; 29(18): 2276–2315.

[31] Agnelli G, Becattini C. Acute pulmonary embolism. N Engl J Med. 2010; 363 (3): 266–274.

[32] Stein PD, Chenevert TL, Fowler SE, et al. PIOPED III (Prospective Investigation of Pulmonary Embolism Diagnosis III) Investigators. Gadolinium-enhanced magnetic resonance angiography for pulmonary embolism: a multicenter prospective study (PIOPED III). Ann Intern Med. 2010; 152(7): 434–443, W142–3.

[33] Pena E, Dennie C, Franquet T, Milroy C. Nonthrombotic pulmonary embolism: a radiological perspective. Semin Ultrasound CT MR. 2012; 33(6): 522–534.

[34] Simonneau G, Gatzoulis MA, Adatia I, et al. Updated clinical classification of pulmonary hypertension. J Am Coll Cardiol. 2013; 62(25) Suppl: D34–D41.

[35] Schünke M, Schulte E, Schumacher U. Prometheus. LernAtlas der Anatomie: Kopf, Hals und Neuroanatomie. 2nd ed. Stuttgart: Thieme; 2009. Illustrated by M. Voll/K. Wesker.

[36] Schünke M, Schulte E, Schumacher U. Prometheus. LernAtlas der Anatomie: Allgemeine Anatomie und Bewegungssystem. 3rd ed. Stuttgart: Thieme; 2011. Illustrated by M. Voll/K. Wesker.

[37] Sebastià C, Quiroga S, Boyé R, Perez-Lafuente M, Castellà E, Alvarez-Castells A. Aortic stenosis: spectrum of diseases depicted at multisection CT. Radiographics. 2003; 23(Spec No): S79–S91.

[38] Stanson AW, Kazmier FJ, Hollier LH, et al. Penetrating atherosclerotic ulcers of the thoracic aorta: natural history and clinicopathologic correlations. Ann Vasc Surg. 1986; 1(1): 15–23.

第四章　肺和胸膜

Gabriele A. Krombach

王静石,李　琼,徐　蕾,赖　华,罗　舟,汪登斌 译

第一节　解　剖

一、胸膜和叶间裂

双肺的外表面被脏层胸膜覆盖,脏层胸膜也包绕肺叶,并反折到叶间裂中,形成双层胸膜。当叶间裂与X射线束相切时,在胸片上可见叶间裂。胸腔内衬壁层胸膜。脏层和壁层胸膜之间的空间含有一层薄的液体膜,在呼吸波动过程中有利于胸膜层之间的相对运动。胸膜腔正常情况下呼气时负压约为5 mm H_2O,吸气时低至−20 mm H_2O。这使肺保持扩张并贴附于胸壁。

> **警惕**:在肺结节经皮穿刺活检中,发生气胸的可能性随着穿过胸膜的次数增加而增加。因此,最好避免将针头穿过叶间裂,即使这可能从皮肤到病变的路径变长。

水平裂将右肺上叶与中叶分开,在后前位和侧位X线片中均可见,因为它在两个投影中都有部分切线方向(图4-1)。右肺斜裂将下叶及上叶与中叶分开(图4-1),左肺斜裂分隔上、下肺叶。如图4-1所示每侧的斜裂仅在侧位X线片中可见,是唯一与X线束相切的投影。

影像学标志　由于肺叶重叠,在正位X线片中所见的肺部病变不能局限在某一特定的肺叶,其可以位于任何一个肺野中,肺野划分为3个区域:上肺野(从肺门顶点延伸至肺门上极)、中肺野(肺门的上极至下极)和下肺野(肺门下极下方;图4-2a)。此外,肺实质的外4 cm称为外周肺实质,肺门周围组织称为中央肺实质(图4-2b)。

二、气管和肺段

气管从喉延伸至两侧主支气管,位于食管前方的中线区,起始于环状软骨,至隆突水平,近第四胸椎体水平。

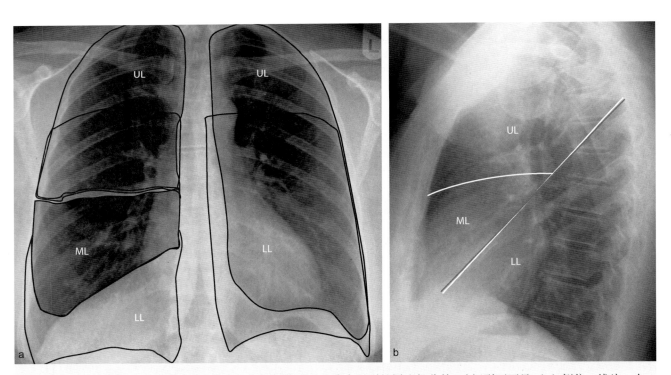

图4-1　标准胸片。 (a)肺叶在后前位投影中部分重叠。除水平裂的周边部分外,叶间裂不可见。(b)侧位X线片。在该投影中可见肺叶间裂,因为其相对于X射线束的水平方向(白线:表示右肺叶间裂;黑线表示左肺叶间裂)。UL,上叶;ML,中叶;LL,下叶。

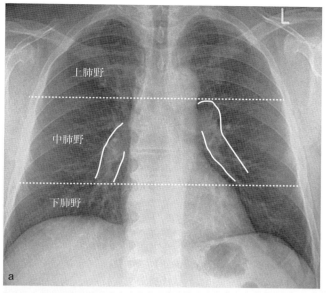
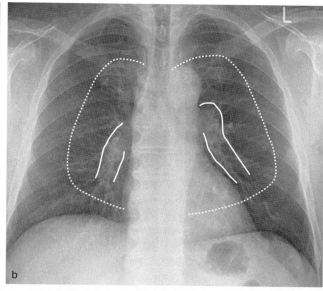

图4-2 胸部后前位片。 （a）正位片可显示病变分布于上、中、下任一肺野,肺门作为划分肺野的标志。（b）肺实质分为中央肺实质（肺门周围）和外周肺实质。

气管管壁由环状韧带相互连接形成的气管软骨环支撑,呈马蹄形,以保持气管稳定不塌陷。气管的后部称为膜部,连接"C形"软骨环两端,含有弹性结缔组织和平滑肌细胞。软骨环向下延伸至主支气管,在肺段支气管中被软骨板取代,软骨板在较小的支气管分支中大小和数量逐渐减少,最后在细支气管中消失。

右主支气管比左主支气管陡峭。两支主支气管夹角为60°～75°。隆突角扩大最常见的原因是左心房增大（图4-3）,但也可能由隆突下淋巴结肿大所致。

提醒: 右主支气管在12岁时呈现出更陡直的走向,这解释了为什么误吸在成人右侧更常见。

图4-4显示肺段解剖,当发现孤立的肺结节时,应尽可能在放射学报告中确定所在肺段。

三、血管

肺动脉将血运输送给肺部,在肺部给血液进行氧合。与肝脏相似,肺也有第二组血液系统:支气管动脉。这些血管常起源于降主动脉的第4胸椎椎体水平（图4-5a）,也可以发生变异（图4-5b）。支气管动脉作为营养血管伴随支气管走行。外周肺的一些支气管动脉进入肺泡周围毛细血管,形成支气管和肺血管之间的吻合支,可以保护肺组织免受栓塞后肺梗死。支气管动脉中的残余血液通过支气管静脉流入肺静脉,也流入奇静脉和半奇静脉。肺动脉与支气管走行平行,

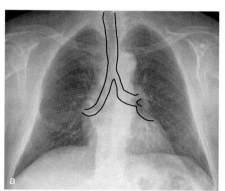
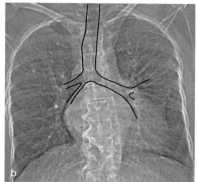
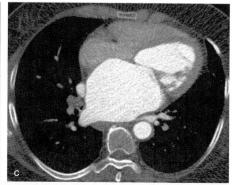

图4-3 正常和异常气管分叉角度。 （a）隆突处正常分叉角度小于70°。成人的右主支气管比左主支气管更陡直,这就是发生右侧误吸常见的原因。（b）由于左心房增大,分叉角可异常增大到90°以上。（c）CT［与（b）同一患者］显示左心房增大,其他心腔未扩张。

4

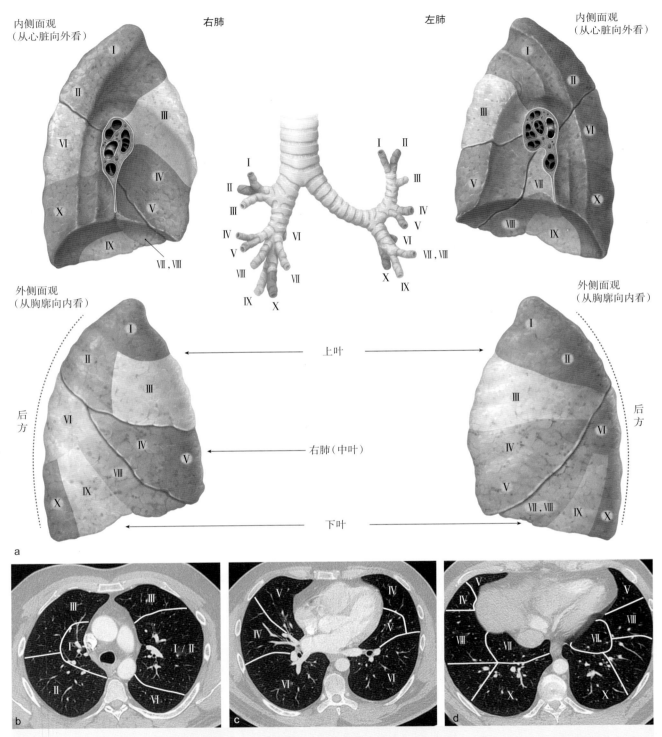

图4-4 段支气管和肺段。 (a) 肺段解剖。(b) 横断面CT（肺窗）：肺上叶水平。(c) 横断面CT（肺窗）：肺中叶水平。(d) 横断面CT（肺窗）：肺下叶水平。右肺：Ⅰ：上叶尖段；Ⅱ：上叶后段；Ⅲ：上叶前段；Ⅳ：中叶外侧段；Ⅴ：中叶内侧段；Ⅵ：下叶背段；Ⅶ：下叶内侧基底段；Ⅷ：下叶前基底段；Ⅸ：下叶外侧基底段；Ⅹ：下叶后基底段。左肺：Ⅰ、Ⅱ：上叶尖后段；Ⅲ：上叶前段；Ⅳ：上舌段；Ⅴ：下舌段；Ⅵ～Ⅹ：同右侧。(Reproduced from Schünke M, Schulte E, Schumacher U. Prometheus. LernAtlas der Anatomie: Innere Organe. Illustrated by M. Voll/K. Wesker. 2nd ed. Stuttgart: Thieme; 2009.)

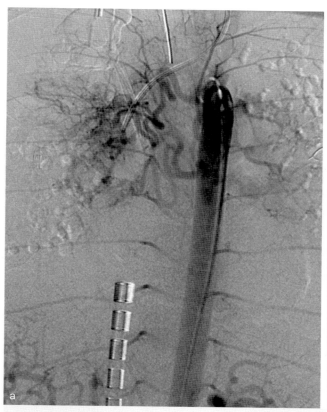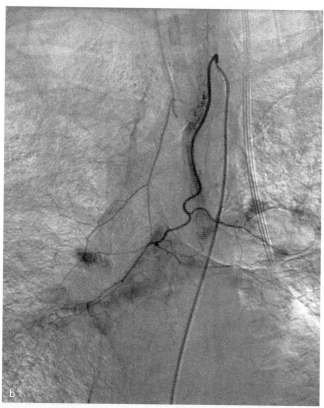

图4-5 支气管动脉起源。（a）起源于T4椎体水平的降主动脉（典型）。由于慢性感染，可见支气管动脉明显肥大。（b）支气管动脉起自左锁骨下动脉（变异）。

并随支气管分支进入段动脉。

> **提醒：**静息时正常肺动脉压 < 25 mmHg，运动时 < 30 mmHg。

肺动脉是一种低压系统，具有高度扩张潜能。静息状态下仅1/4的肺毛细血管灌注。当运动时心输出量增加，大血管扩张，灌注毛细血管的百分比增加。考虑到肺中存在的正常压力梯度，当个体处于直立位时，基底肺区的血管比顶端区扩张更显著。当肺静脉充血时，会发生改变（图2-11）。

    影像学标志 右肺动脉横贯纵隔，在侧位胸片上呈椭圆形（图1-2）。左肺动脉形成更细、藤条状外形，在左主支气管上方成弓形（图1-2）。肺动脉和淋巴结在后前位或前后位X线片中形成肺门影。

> **提醒：**右侧下叶动脉女性直径 > 1.2 cm；男性直径 > 1.5 cm，提示右侧下叶动脉扩张。

肺动脉干的直径可以在CT或MRI上测量，不应超过2.8 cm。升主动脉提供了一个与体型无关的独立的参考标准：肺动脉干的直径不应超过升主动脉的直径。升主动脉扩张者，可改用降主动脉作为参考标准。

四、肺静脉

肺由4条肺静脉引流，肺静脉以陡峭的角度开口于左心房（图4-6，图4-7）。右肺上叶静脉引流右肺上叶和中叶；下叶静脉引流下叶。

    影像学标志 静脉和肺动脉在胸片上可见血管标记。一般而言，两者在外周肺组织中无法区分，开口于左心房的肺静脉比肺动脉走行更加平直，肺动脉位于尾端，方向更陡，形成肺门轮廓。

五、肺实质

肺泡是进行气体交换的场所，也是肺实质的最小功能单位[1]。在呼吸过程中，肺泡大小不一，直径约50 ~ 250 μm，肺泡数量约4亿，提供总气体交换表面积高达120 m²。肺泡的组织结构适用于气体交换，具

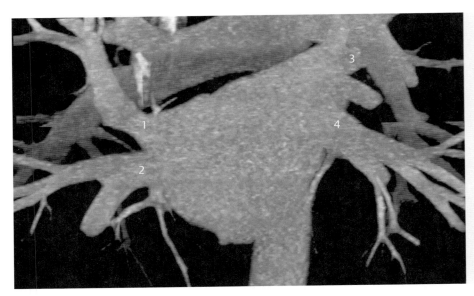

图4-6 肺静脉冠状面优化磁化制备的快速梯度回波图像(MP RAGE)。 1. 右上肺静脉; 2. 右下肺静脉; 3. 左上肺静脉; 4. 左下肺静脉。

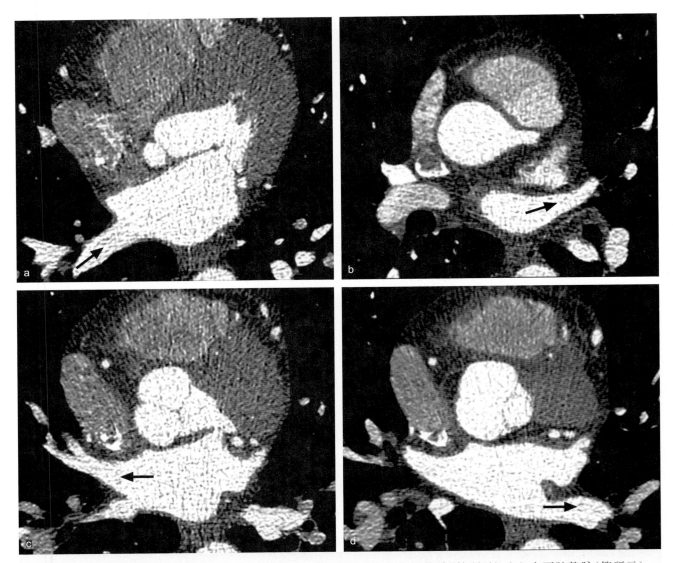

图4-7 肺静脉横断面CT扫描。 (a) 右上肺静脉(箭所示)。(b) 左上肺静脉(箭所示)。(c) 右下肺静脉(箭所示)。(d) 左下肺静脉(箭所示)。

有由鳞状Ⅰ型肺细胞覆盖的薄基底膜。部分细胞厚度可低至0.1 μm，以保持较短的扩散途径。细胞呈细长形，每个细胞覆盖相对较大的表面积。Ⅱ型肺细胞分布于Ⅰ型细胞之间，细胞较致密，呈椭圆形。它们形成表面活性物质，降低表面张力，使肺泡在呼气时不塌陷。而Ⅱ型肺细胞仅覆盖肺泡表面积的20%左右，却几乎占肺细胞总数的90%。毛细血管嵌入间质中，间质极薄，可缩短扩散通路。肺泡由Kohn孔相互连接。

一个肺腺泡由一个终末细支气管供应（见图4-8）。腺泡直径为6～10 mm。多达12个腺泡形成次级小叶，根据其位置不同，其直径范围为1.0～2.5 cm，是高分辨率（HR）CT上可见的最小单位。次级小叶周围有结缔组织间隔，由静脉和淋巴管穿过。每个次级小叶含约12个腺泡，确切的数目从最少3个到最多24个不

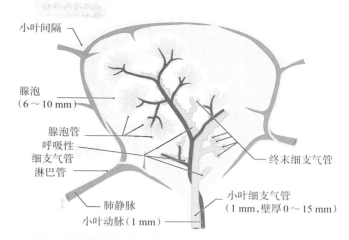

图4-9 次级小叶图示：细支气管和动脉一起穿过小叶中心，静脉沿着小叶间隔走行。

等（见图4-9）。次级小叶在外周肺组织中较大，呈相对均匀的长方体形状。该区域的隔膜较厚（约100 μm）。次级小叶向肺中央变小，腺泡数量减少，结缔组织间隔变薄。大多数健康人的结缔组织间隔在常规影像上不显示。

提醒： 次级小叶是由肺内结缔组织包围的最小单位，是高分辨率肺CT最重要的解剖标志。

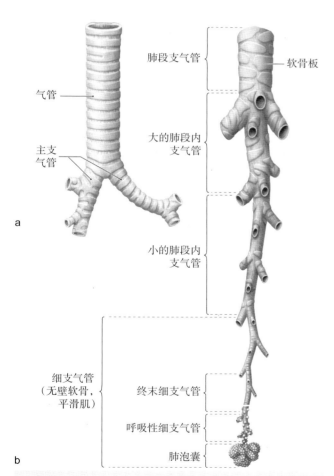

图4-8 支气管树支气管分支的数量因位置而异，从肺门周围至外周肺范围10～25个。 （a）气管和主支气管。（b）段支气管和肺泡。（Reproduced from Schünke M, Schulte E, Schumacher U. Prometheus. LernAtlas der Anatomie: Innere Organe. Illustrated by M. Voll/K. Wesker. 2nd ed. Stuttgart: Thieme; 2009.）

次级小叶的小叶间隔是HRCT图像的主要解剖标志[1]，由结缔组织组成，并将次级小叶彼此分开。小叶间隔起源于胸膜，是"外周结缔组织网"的一部分，覆盖肺外部，并以叶间隔的形式渗入肺。这些间隔中有肺淋巴管和肺静脉穿行。小叶间隔增厚是许多间质性肺疾病的特征之一，发生于淋巴管癌及肺静脉淤血（见图4-10）。次级小叶的另外两个重要结构是动脉和支气管，但它们仅在病理状态下可见。每个次级小叶的中心有一条动脉和一条支气管，直径约为1 mm，称为终末前细支气管。由于次级小叶的大小存在很大的变异性，因此无法确定支气管的起点[2]。支气管和动脉以不规则的二分式分裂，即分成直径不同的两支。直径1 mm的小叶中心支气管壁厚约为0.15 mm，低于HRCT的分辨率极限。支气管和动脉嵌入在起源于肺门并渗透到肺的结缔组织网中。次级小叶的中央动脉和支气管被功能性肺实质包围。

4

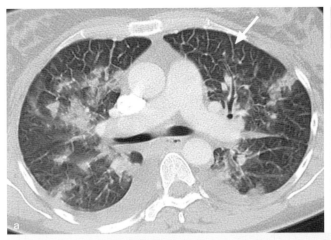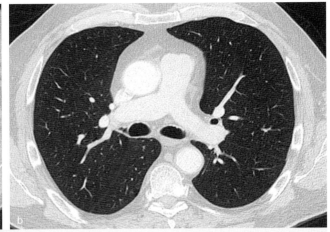

图4-10 小叶间隔增厚。 (a)肺静脉淤血患者小叶间隔增厚(箭所示),增厚的间隔在胸膜下尤其明显。(b)健康肺内观察不到小叶间隔。

第二节 气管和支气管系统

一、正常变异:气管性支气管

(一)概述 气管性支气管是直接起源于气管上的副支气管。供应整个上叶的气管性支气管也称为"猪支气管"。这种变异的发生率较低,约为1%。

(二)影像特征 CT可直接显示副支气管,并可识别其供血的肺实质(图4-11)。

(三)临床特征 大多数气管性支气管患者无临床症状。如果有狭窄或阻塞,可能会反复发生肺炎。

(四)关键点 CT可明确气管性支气管的位置和范围,并检测气管狭窄的可能部位。

二、气管狭窄和骨化性气管支气管病

(一)概述 获得性气管狭窄可由长期机械通气、炎症或腔内外肿瘤引起。骨化性气管支气管病的特征是在黏膜下层形成骨性或软骨性结节,在某些情况下可导致气管狭窄。发病高峰年龄在50岁以后,男性多见。

(二)影像特征 CT可区分腔外肿块压迫与瘢痕所致狭窄,还可以评价狭窄的部位和范围。CT也能

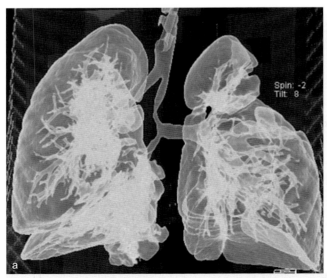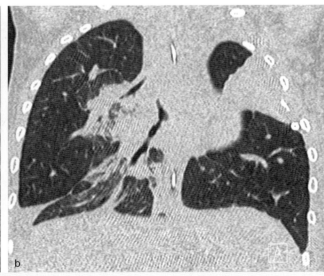

图4-11 气管性支气管。 (a)CT三维重建显示右肺上叶支气管起源于气管上段。(b)气管下段、右侧主支气管和上叶前段支气管可见多个狭窄部位,导致通气不足和肺不张。

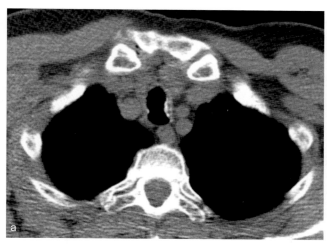
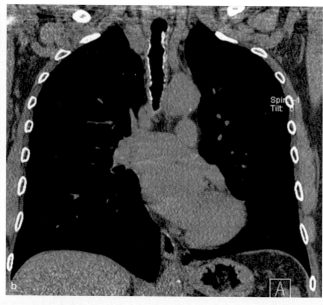

图4-12　骨化性气管支气管病。（a）横断面CT扫描显示骨化，典型的膜部不受累。（b）冠状面重建图像显示病变的头尾侧范围。

确定骨化性气管支气管病的骨性或软骨性结节位置（图4-12）。

（三）**临床特征**　气管狭窄的主要症状是呼吸困难和喘鸣。当不伴有气管狭窄时，骨化性气管支气管病可无症状。

三、支气管扩张

（一）**概述**　支气管扩张是由于支气管反复炎症致支气管壁破坏，同时黏液堵塞支气管使呼气受限，管腔内压力升高，从而引起支气管的异常扩张。常见于反复发作的支气管肺炎、囊性纤维化、α1抗胰蛋白酶缺乏症、纤毛运动障碍综合征、胃液慢性吸入以及引起所述致病机制的其他疾病所致。继而，支气管扩张部位大量微生物聚集，有可能反复感染。

（二）**影像特征**　支气管扩张区域通常被增厚的支气管壁包围，胸部X线常表现为带状透亮区（图4-13），这一特征被称为"轨道征"，充满黏液的支气管呈致密带（图4-14）。支气管扩张的直径大于伴随动脉，如果CT显示支气管与动脉直径之比大于1.5，则存在支气管扩张（图4-13b）。支气管扩张按其形态分为柱形、囊状或囊性。由于分泌物清除障碍，可有黏液潴留。

（三）**临床特征**　支气管扩张的常见症状是晨起咳痰。患者反复发生支气管肺感染。

（四）**鉴别诊断**　一般来说，CT扫描很容易诊断支气管扩张。在极少数情况下，支气管扩张伴黏液潴留可能被误认为脓肿或空洞性肿块。

（五）**关键点**　支气管扩张是由于支气管反复炎症导致管壁破坏，同时由于黏液或碎片堵塞导致的管腔内压力升高，从而引起的支气管异常扩张。胸片通常显示平行的"轨道征"。CT可直接显示扩张的支气管。

四、细支气管炎

（一）**概述**　细支气管炎是各种原因引起的细支气管炎症。婴幼儿急性感染性细支气管炎可由腺病毒、呼吸道合胞病毒、衣原体或肺炎支原体引起。由于3岁以下儿童的细支气管直径较小，炎症通常会通过单向阀机制导致细支气管阻塞和肺过度充气。较大的儿童和成人的细支气管炎还可能由细菌（流感嗜血杆菌、非典型分枝杆菌、结核分枝杆菌）和真菌（如曲霉）引起。

（二）**影像特征**　胸部平片显示受累支气管壁模糊增厚。3岁以下儿童肺过度充气（图4-15）；年龄较大的儿童和成人不表现这一特征。HRCT表现为小叶中心结节和特征性的"树芽征"。后者是由细胞、黏液和碎屑堵塞终末和呼吸细支气管所致。因此，细支气管形成类似于树芽的分支状结构，在肺实质的外1/3最明显（图4-16）。

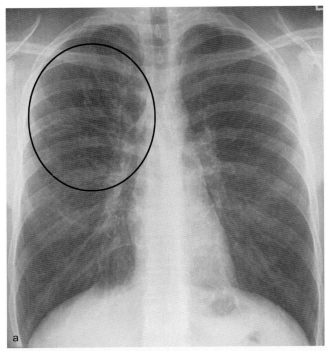
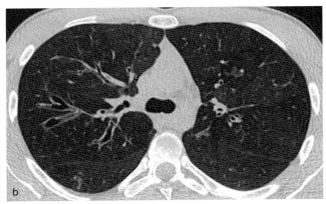

图4-13　囊性纤维化引起的支气管扩张。　（a）胸片显示右肺上叶"轨道征"。（b）横断面CT显示支气管扩张。

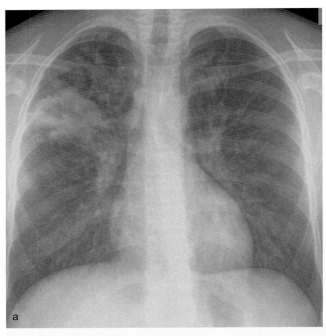
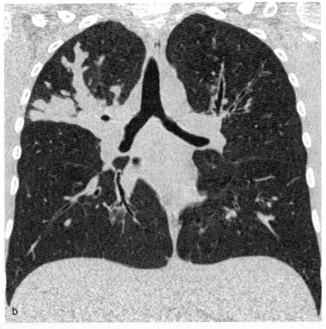

图4-14　黏液潴留形成黏液囊肿，黏液充满支气管。　（a）胸部X线片显示带状阴影，呈"V"形指向肺门。（b）冠状面重建CT图像显示右肺上叶支气管充满黏液以及左侧支气管扩张。

提醒：树芽征是感染后细胞浸润的典型表现，是感染的特征。

（三）临床特征　幼儿表现为急性呼吸困难、呼吸急促，偶有发绀。症状在数天内改善。成人主诉干咳和呼吸困难。

（四）鉴别诊断　由其他原因引起的细支气管炎可

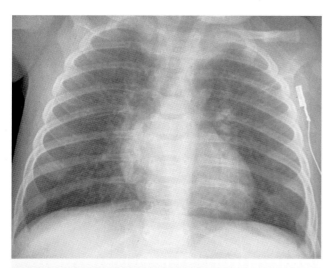

图4-15　5个月婴儿毛细支气管炎。　胸片显示肺过度充气，双侧肺门周围环状结构是增厚的支气管的断面图。双肺上叶轨道征为增厚的支气管纵行投影图。支气管外观模糊是由于支气管周围结缔组织浸润所致。肺门增大是相关的淋巴结引起的。

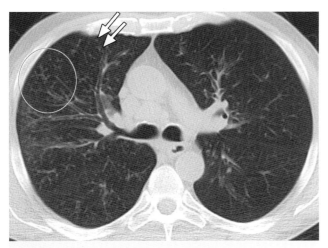

图4-16　支气管炎和毛细支气管炎。　CT示右侧支气管壁增厚。充满黏液、细胞和碎片的细支气管图像上对应为边界清楚的小叶中心结节（箭所示）。CT显示叶间裂周围"树芽征"（圆形所示），是由阻塞细支气管引起。边缘模糊的小叶中心密度代表支气管周围肺泡浸润。

通过详细的病史采集（过敏患者的过敏原暴露、吞咽困难提示误吸等）和实验室检查进行鉴别。

（五）关键点　感染性细支气管炎导致3岁以下儿童肺部过度充气。树芽征是CT提示感染的标志，主要见于成人。

五、闭塞性细支气管炎

（一）概述　闭塞性细支气管炎的特征是支气管周围纤维化，导致细支气管管腔狭窄。这产生了止回阀

机制，导致受累肺区过度充气。闭塞性细支气管炎可有多种原因，包括感染、结缔组织疾病、药物毒性、骨髓移植后移植物抗宿主病或心脏或肺移植后的慢性排斥反应。

（二）影像特征　胸片通常显示正常。CT扫描特征性地表现为"马赛克征"。呼气末图像显示未受累区域密度增加，受累区域有局部空气潴留，这与健康人呼气时肺实质密度均匀增加不同（图4-17）。Euler-Liljestrand机制使这些通气不足区域的灌注减少，引起未受累区域灌注代偿性增加，"马赛克征"加重。支气管壁可增厚，小支气管受累导致出现边界清晰的小叶中心结节。

> **警惕：**树芽征不是闭塞性细支气管炎的特征。

（三）临床特征　主要症状为呼吸困难和干咳。

（四）鉴别诊断　主要与隐源性机化性肺炎和急性细支气管炎鉴别。

（五）关键点　闭塞性细支气管炎可由多种疾病引起，导致小气道纤维化狭窄。许多患者的胸片正常。CT显示局部过度充气伴呼气空气潴留为特征性征象。

六、肺气肿、α1抗胰蛋白酶缺乏症和慢性阻塞性肺疾病

（一）概述　肺气肿是指由于肺泡间隔破坏导致肺泡气腔扩大。分布均匀的次级小叶称为全小叶性肺气肿，发生于α1抗胰蛋白酶缺乏症患者。而小叶中央型肺气肿则表现为次级小叶中心的终末支气管周围不对称性分布。此类型的肺气肿与吸烟相关，常见于慢性阻塞性肺疾病患者，通常上叶和下叶顶端受累最严重，晚期可进展为全小叶型肺气肿。其亚型包括胸膜下扩散、可并发自发性气胸的间隔旁肺气肿，以及因邻近肺实质瘢痕回缩引起的瘢痕旁肺气肿。α1抗胰蛋白酶可抑制炎症细胞（如中性粒细胞和肺泡巨噬细胞）在急性炎症反应中释放的胰蛋白酶和其他弹性蛋白酶。弹性蛋白酶的功能是使炎性细胞迅速通过组织迁移到炎性病灶，α1抗胰蛋白酶缺乏或慢性炎症造成失衡，最终导致肺泡壁破坏。

（二）影像特征　立位胸片显示肺过度充气导致横膈变平，这是肺气肿最敏感和最早期的征象（图4-18），胸骨后间隙增大至2.5 cm以上，胸骨与脊柱的

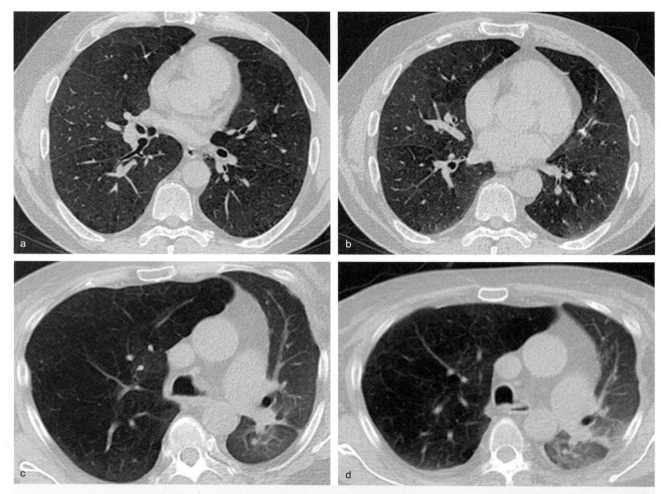

图4-17　伴或不伴闭塞性细支气管炎患者肺移植术后的横断面CT。（a）闭塞性细支气管炎患者吸气末图像，双肺移植后排斥反应;（b）与（a）同一患者，呼气末图像显示片状密度降低区;（c）左肺移植后无闭塞细支气管炎患者吸气末图像。（d）与（c）同一患者呼气末图像显示肺实质密度均匀增加。

距离也增加。右心室胸骨后接触面积减小至3 cm以下。侧位片显示肺实质向肋间隙膨出。肋膈角在两个投影中均增加至90°以上。晚期肺透亮度明显增加，肺气肿、肺大疱可表现为高透光区。CT诊断肺气肿的阈值衰减值＞950 HU。心脏保持较小，肺血管分布因实质破坏而减少。HRCT可鉴别小叶中央型和全小叶型肺气肿（图4-19）。

右心室胸骨后接触面积减小到3 cm以下。侧位片显示肺实质向肋间膨出。肋膈角增加到90°以上在两个投影中。晚期肺透明明显增强，肺气肿大疱可见高透光区。CT诊断肺气肿的阈值是−950 HU，心脏缩小，肺实质破坏导致肺血管减少。HRCT可鉴别小叶中心型和全小叶型肺气肿（图4-19）。

（三）临床特征　主要症状是进展缓慢的呼吸困难。

（四）关键点　肺气肿的特征是终末细支气管以外的实质破坏，由弹性蛋白酶和抑制酶之间的不平衡导致。肺过度充气表现为膈肌变平、凹陷和肺透亮。肺心病是由于肺循环中的血管稀少而引起的。

七、肺不张

（一）概述　肺不张区域通气不足，但有灌注，导致血液分流至动脉侧。"肺不张"一词来源于希腊语，"ateles"意为"不完全";"ektasis"意为"扩张"。根据其发病机制可分为4种类型。

1. 压迫性肺不张　这种类型是由于肺实质的外部压迫引起的，几乎都出现在胸腔积液患者中（图4-20），胸壁肿瘤压迫是不太常见的原因。

2. 吸收性肺不张　这种类型是由于支气管阻塞引起的。重症监护病人最常见的原因是黏液堵塞。在门

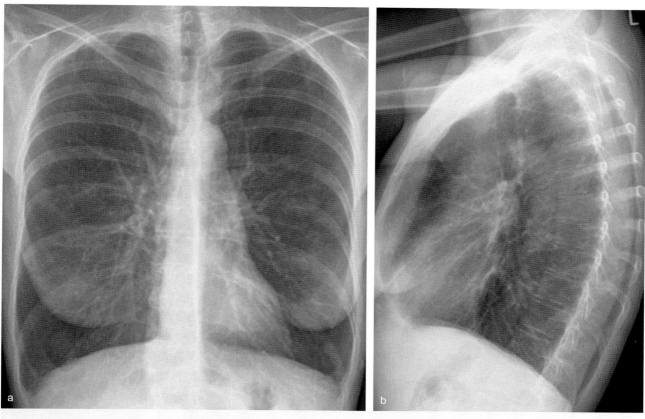

图4-18　**肺气肿**。　胸片显示肺过度透亮，横膈明显变平、凹陷。胸骨后接触面积减少。(a) 正位X线片。(b) 侧位X线片。

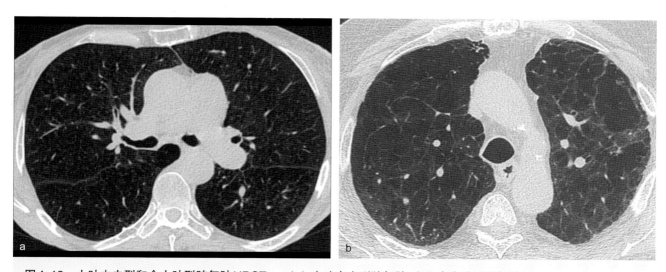

图4-19　**小叶中央型和全小叶型肺气肿HRCT**。　(a) 小叶中央型肺气肿。(b) 全小叶型肺气肿。

诊患者中，有必要排除因肿瘤生长致支气管腔阻塞（腔外肿瘤压迫，或腔内肿瘤阻塞)(图4-21)。未吸氧的患者发生吸收性肺不张需要24 h；空气含约78%的氮气，其在血液中的溶解度较低，吸收非常缓慢。由于氧的溶解度较高，吸氧患者肺不张发展更快。

3. **黏着性肺不张**　黏着性肺不张是由于表面活性剂缺乏所致。这类肺不张较前两种更为罕见，可发生在肺栓塞患者，因受影响区域缺乏表面活性物质所致。早产儿也亦见，因表面活性物质形成始于妊娠第24周。

4

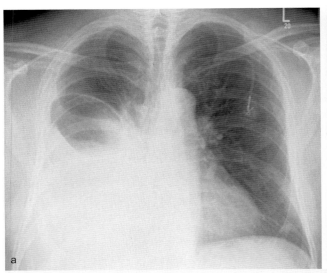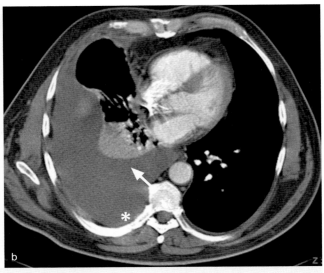

图4-20 压迫性肺不张。 （a）胸片显示右侧胸腔积液。（b）CT显示右肺下叶压迫性肺不张（箭），伴单侧胸腔积液（星号）。纵隔不移位,因胸腔积液的占位效应和肺不张相互抵消。

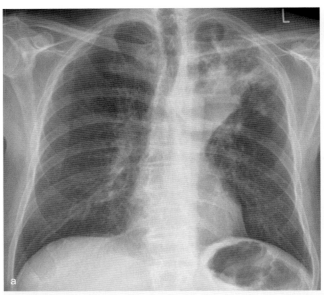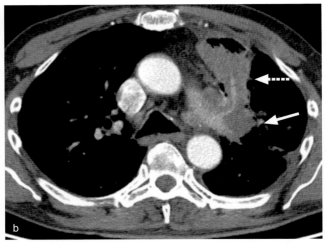

图4-21 左肺中央型肺癌合并吸收性肺不张。 左肺下叶前基底段支气管阻塞。（a）胸片显示典型的肺不张边界；（b）左肺中央肿块（箭）与肺不张（虚线箭）几乎无对比度。血管位于肺不张段。

4. 收缩性肺不张 发生在瘢痕周围区域。

警惕：肺不张在不同肺叶导致特征性的不透亮区或伴纵隔及膈肌移位（图4-22）。了解这些征象对肺不张的诊断很重要,肺不张可能是肺部肿块的初始特征。

（二）影像特征 肺不张在胸片上表现为不透亮区,通常无支气管充气征。在吸收性肺不张时,纵隔通常向患侧移位,占据肺不张的空间。下叶肺不张也可能伴同侧横膈抬高。肺不张的边界清晰,可识别特定肺叶典型的不透亮征（图4-22）。由于肺不张肺叶的持续灌注,肺血管聚集,静脉注射造影剂肺不张区域肺实质表现为明显强化。

（三）临床特征 临床表现由引起肺不张的基础疾病决定。在肿瘤引起的吸收性肺不张患者中,主要临床表现为全身症状（体重减轻、发热、盗汗）和咳嗽等。重症监护肺不张患者可导致氧合减少。有明显胸腔积

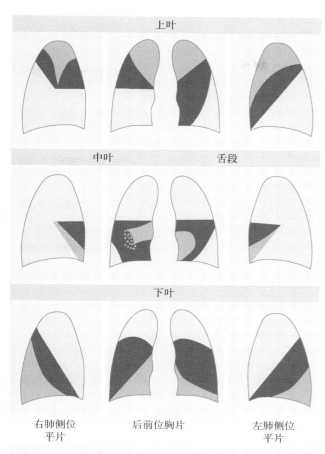

上叶

中叶　　　　舌段

下叶

右肺侧位　　　　后前位胸片　　　　左肺侧位
平片　　　　　　　　　　　　　　平片

图4-22　肺不张和肺浸润的典型特征。 图中：浅灰色为肺不张，深灰色为肺浸润。

液的患者主要表现为呼吸困难。

（四）**鉴别诊断**　肺炎浸润是一种重要的鉴别诊断，但更可能产生占位效应及延伸至外周肺组织的阳性支气管充气征。

（五）**关键点**　部分性肺不张常见于重症监护患者，是由于黏液潴留（吸收性肺不张）或胸腔积液（压迫性肺不张）所致。肺不张区域在胸片上表现为边界清楚的阴影，CT显示肺不张肺实质明显强化。门诊患者肺不张需要排除腔内或腔外肿瘤对支气管的压迫。不同肺叶的肺不张伴随邻近结构的移位而产生特征性的影像学表现。

第三节　肺

一、先天性肺畸形

先天性肺畸形根据受累部位可分为肺实质畸形、支气管畸形或血管畸形。肺血管的畸形和变异又可以根据受累血管和异常类型进行分类（图4-23）。部分分类有交叉重叠，如肺隔离症和肺动脉发育不全。

肺实质畸形

肺部畸形的常见症状有呼吸困难、发绀、发育不良、反复肺炎和咯血。临床表现取决于疾病的严重程度，可在成年期才出现症状的，也可能在新生儿时期就出现呼吸窘迫。

肺发育不全和不发育

（一）**概述**　肺不发育是一种罕见的发育异常，有单侧不发育和双侧不发育。双侧肺不发育出生后无法生活，但多数病例为单侧，健侧肺代偿性过度通气。不发育侧相应肺动脉缺失。常伴随心脏发育异常，可能出现气管食管瘘。

（二）**影像特征**　同侧支气管和肺动脉缺如。纵隔和心脏向患侧移位。患侧胸腔较对侧小，许多儿童会出现脊柱侧凸。胸片表现为患侧胸腔密度增高，健侧肺过度通气。CT或MRI可显示肺不发育（图4-24，图4-25）。

（三）**临床特征**　患者可能无症状。婴儿气管食管瘘表现喂养后呼吸困难。可能会继发肺动脉高压，且决定预后。临床对症治疗，瘘管可经手术修补。

（四）**关键点**　肺发育不全或不发育是一种罕见的异常。双侧肺不发育出生后无法生存。在单侧肺不发育病例中，可能出现的肺动脉高压将决定预后。胸片可疑似诊断，通过CT或MRI确诊。患侧胸腔被心脏和纵隔占据，对侧肺有代偿性过度充气。

肺囊性腺瘤样畸形

（一）**概述**　肺囊性腺瘤样畸形是妊娠早期终末细支气管异常出芽所致。这导致了支气管组织的过度生长，这些组织来源于终末细支气管，缺乏软骨。病灶区域被囊肿占据，没有肺泡。各肺叶均可发病。畸形肺组织通常局限于一个肺叶，可有占位效应，导致食管、气管受压和纵隔移位。囊性腺瘤样畸形常在产前超声诊断。可恶性转化形成各种类型的肉瘤或支气管肺泡癌，此时即使是较小的病变也需要手术切除。

（二）**影像特征**　肺囊性腺瘤样畸形在胸片上表现为密度均匀的斑片影，边缘光滑，无空气支气管征（图4-26）。纵隔可能很明显移位。发育不良的支气管结构可能与气管支气管树相交通，在这种情况下，囊肿可以引流，并在胸片上显示为环状阴影。CT和MRI可以显示病变囊性特点。同侧肺可能发育不良。

（三）**临床特征**　胎儿食管可能受压，导致羊水过多。压迫同侧肺组织可导致同侧肺发育不良。大约50%的新生儿表现出呼吸窘迫。反复感染可能是病灶

4

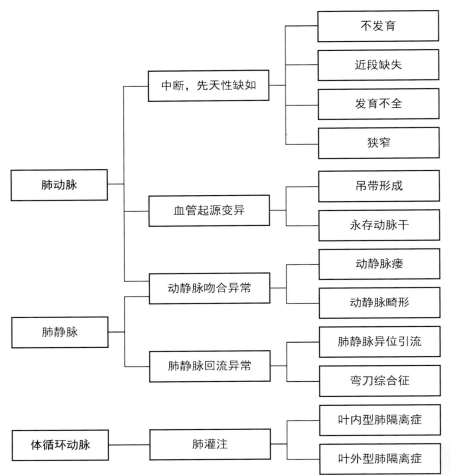

图4-23 肺血管异常疾病谱。

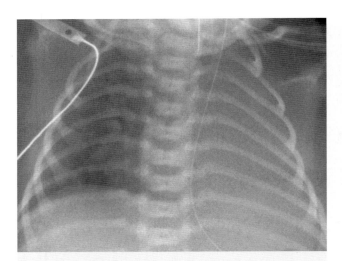

图4-24 左肺不发育。 胸片显示左胸完全性不透亮影。

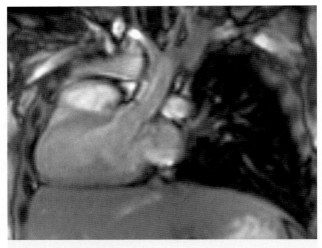

图4-25 右肺不发育。 MRI显示右肺不发育的患者，心脏占据右半胸。

较小儿童的唯一症状。

（四）鉴别诊断 淋巴管畸形通常还累及颈部，病变可连续到肺尖，并延伸到纵隔。先天性膈疝，膈肌不可见，在正常位置未发现胃泡。支气管源性囊肿很难与囊性腺瘤样肺畸形相鉴别，当囊肿较大时，可

能产生相同的症状。二者的首选治疗方法都是手术切除。

（五）关键点 肺囊性腺瘤样畸形是由于末梢细支气管的异常出芽和过度生长导致囊性发育不良组织的形成，通常局限于一个肺叶。畸形可压迫同侧肺实质，

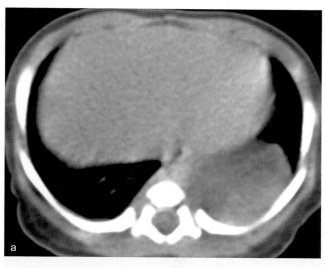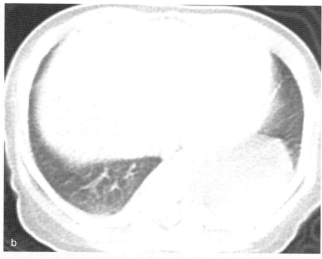

图4-26　左肺下叶囊性腺瘤样畸形。（a）横断面CT软组织窗显示密度均匀的斑片影，边缘光滑。（b）肺窗显示病灶区域无"空气支气管征"。

导致同侧肺发育不良。气管和食管可能受压。半数新生儿表现出呼吸窘迫。影像学检查可显示囊性组织及占位效应。鉴别诊断应包括先天性膈疝。首选的治疗方法是切除。

先天性肺叶气肿

（一）概述　先天性肺气肿是指肺叶或肺段过度膨胀。可能的原因是由于局限性支气管软化引起的止回阀机制（壁软骨缺损可能导致气道呼气相塌陷，从而引起阻塞性止回阀效应）、支气管狭窄或存在肿块，或可能是特发性的。左肺上叶占50%，右肺上叶和中叶各占20%左右。

（二）影像特征　胸片显示病变肺区透亮度增高。肺纹理减少（图4-27）。明显的过度膨胀可能导致纵隔移位和相邻正常肺组织不张。

（三）临床特征　由于上述病理机制，本病只有在出生后进行呼吸后才会在临床上表现出来。25%的病例在出生后开始呼吸后就出现呼吸困难。大约50%的儿童在出生后第一个月出现呼吸困难和发绀。病变较轻者，在出生后的头几个月反复发作的肺炎可能提示诊断。治疗选择肺段切除术或肺叶切除术。

（四）鉴别诊断　先天性肺气肿病变区域存在肺纹理，可与气胸和先天性囊肿鉴别。另一个重要的鉴别诊断是Swyer-James综合征。

（五）关键点　先天性肺气肿可由止回阀效应引起，并伴有肺叶或节段吸气性过度通气。左肺上叶占50%，右肺上、中叶各占20%。其原因通常是支气管至肺叶的局限性软骨缺如，使支气管腔易塌陷，导致局限

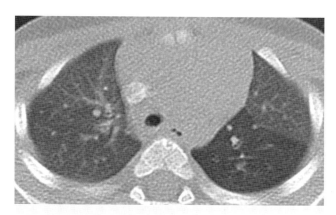

图4-27　左肺上叶尖后段先天性肺气肿。

性支气管软化。未成年儿童早期表现出呼吸困难和发绀的症状，通常在出生后的头几个月就可以确诊。只有一小部分病人的主要症状是反复发作的肺炎。首选的治疗方法是切除受累肺段或肺叶。

先天性膈疝或膈肌缺损

（一）概述　先天性膈疝是指膈肌先天性部分或完全缺失。超过90%的病例发生在左侧。肠管疝入胸腔导致肺发育不全，如果引起纵隔移位，则右肺也受到压迫、也可能发生肺发育不全。现在由于早期诊断、治疗，约70%的患儿可以存活下来。如果产前肺容积很小，在妊娠26周时通过胎儿手术放置气管球囊可以提高肺内压，刺激肺生长。几周后球囊可被取下。据报道，这种手术可以提高30%～40%的存活率。本病的发病率约为1∶4 000，发病原因尚不清楚，但可能与妊娠第六周胸腹膜皱襞闭合失败有关。近50%的病例是

通过产前超声诊断的。预后取决于肺发育不全的程度和新生儿肺动脉高压的持续性。

（二）影像特征 膈疝约在妊娠第18周时可通过超声检查发现。超声测定头围与肺之比有助于判断预后：在心脏四腔切面水平测量肺的最长径，两个值相乘，再除以头围。如果结果小于1，则生存预后较差（生存率＜30%），目前的最佳做法是继续进行胎儿气管球囊封堵术。产前磁共振成像也可以测量肺容积。产后胸部X线图像显示胸腔内有腹腔脏器疝入（图4-28）。

（三）临床特征 肺发育不全的程度决定了出生后呼吸窘迫的严重程度。因为一半的婴儿同时患有先天性心脏病，所以心力衰竭是很常见的。腹部表现为舟状腹。听诊发现左半胸无呼吸音，但该区域可听到肠音。膈肌缺损较小的儿童最初可能没有症状。

（四）鉴别诊断 肺发育不全或不发育时，膈肌完整。产后胸部X线片显示膈下有胃泡是鉴别关键点。

（五）关键点 先天性膈疝一般通过产前超声诊断，在妊娠18周时即可发现。预后取决于肺发育不良的严重程度。

肺隔离症

（一）概述 肺隔离症源于副肺芽，由与支气管树缺乏正常交通的异常肺组织组成。隔离肺通常由体循环动脉供血，常为来自降主动脉分支。叶内型占75%，没有单独的胸膜包裹，而叶外型隔离症隔离肺有独立的脏层胸膜包裹。叶外隔离症也可能发生在膈下。食

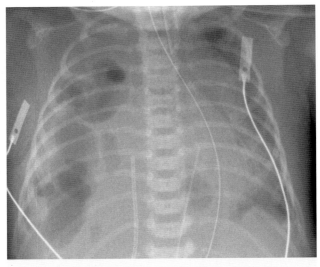

图4-28　右侧先天性膈疝。　右侧胸腔充满肠管影。

管和隔离肺之间可能存在瘘。

（二）影像特征 隔离肺常位于左肺下叶基底段。胸片可以显示一个边界清楚，部分分叶状密度增高影。CT或MRI可显示动脉供血情况。隔离肺组织通常不通气，充满液体的囊肿是典型的表现（图4-29）。叶内隔离症通常通过肺静脉引流。叶外隔离通过奇静脉-半奇静脉系统。

（三）临床特征 肺隔离症通常包含囊肿，逐渐充满黏液，并可能穿入气管支气管树。这种交通可能会形成隔离肺重叠感染的途径，临床表现为肺炎反复发作。由于高流量的体循环动脉供血至功能低下的肺组

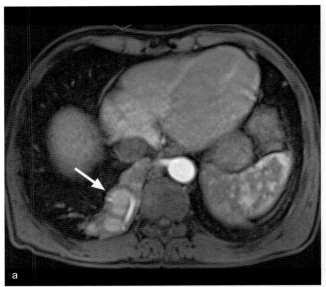
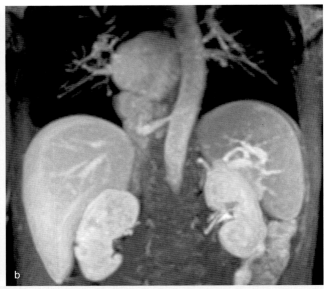

图4-29　右肺叶内肺隔离症。　（a）横断面T1W图像显示异常肺组织表现为充满富含蛋白质液体的囊肿（箭）。（b）最大强度投影显示粗大供血动脉起源于主动脉。

织,也可能发生反复咯血表现。首选的治疗方法是手术切除。

（四）鉴别诊断 膈下隔离症可能无法与其他肿块鉴别。诊断必须依靠术后组织病理学检查。椎旁隔离症主要需要与神经母细胞瘤鉴别。较粗的体循环供血动脉是一个关键的鉴别依据。

（五）关键点 肺隔离症最常见于左肺下叶后部。肺隔离症的特点是有一支粗大的供血动脉发自主动脉,可与其他肿块鉴别。对于有症状的如反复肺炎和咯血的患者,手术切除是首选的治疗方法。

二、感染

肺炎

（一）概述 肺炎的病原谱十分广泛,除了典型的细菌病原体外,还包括真菌和病毒。病毒性肺炎表现为间质性受累,细菌性肺炎累及肺泡腔,一般不以影像学作为确诊标准。确诊需要从痰或血培养物中分离出致病微生物。因病原致病机制不同,肺炎一般有3种表现形式。

1. **大叶性肺炎** 这种形式的特点是炎症在肺泡、肺泡管、终末细支气管以及肺泡间通过Kohn孔扩散。大叶性肺炎分阶段发展,由于疾病早期开始抗生素治疗,目前很少能见到各个阶段的完整发展过程,或者是表现比较轻。

（1）充血水肿期:最初的反应是蛋白渗出到肺泡腔和单核细胞聚集。

（2）红色肝样变期:毛细血管损伤使红细胞和纤维蛋白外渗至肺泡;肺实质变重,颜色和质地与肝组织极为相似。

（3）灰色肝样变期:几天内红细胞被吞噬;肺组织变干变灰,为灰色肝样变。此阶段肺灌注没有减少,但是因为肺泡腔充满了炎性细胞和碎片,不能再参与气体交换,无氧血液被分流到体循环,出现低氧血症。

（4）黄色肝样变期:最后阶段中性粒细胞发生化脓,组织炎症消退。

2. **支气管肺炎** 炎症沿着终末和呼吸性细支气管扩散到肺泡。导致多灶性浸润,形成一种斑片状的分布模式。没有肺叶偏好。

3. **间质性/非典型肺炎** 这类肺炎是由病毒、耶氏肺孢子菌或立克次体细菌引起的,并累及间质。由于肺泡未受累,不表现为典型的浸润形式,因此出现了替代术语"非典型肺炎"。

提醒: 由于早期的抗生素治疗,典型的大叶性肺炎如今很少见。肺炎链球菌和流感嗜血杆菌是大叶性肺炎的主要病原菌。

社区获得性肺炎和医院获得性肺炎之间的区别具有临床相关性。

1. **院内获得性肺炎** 这一术语适用于入院时未感染,住院后48 h以上发展的肺炎。住院数周或数月后发生的肺炎也被归类为医院感染,因为在此期间仍然可以证明是院内微生物定植。目前的指南没有规定时限,但一般认为是4～6周。院内感染通常是混合感染,最常见的微生物是铜绿假单胞菌、肠杆菌科（大肠杆菌、克雷伯菌属、肠杆菌属）、流感嗜血杆菌、鲍曼不动杆菌和嗜麦芽窄食单胞菌。在引起院内获得性肺炎的革兰阳性菌中,最主要的是金黄色葡萄球菌和肺炎链球菌。院内获得性肺炎的发生率为（5～15）/1 000通气日。机械通气患者病死率为20%。

2. **社区获得性肺炎** 这是指肺炎发生在免疫功能正常的没有住院的患者,主要致病菌为肺炎链球菌、肺炎支原体和流感嗜血杆菌。

3. **免疫损害患者的肺炎** 这是一个单独的类别,有不同的致病菌谱。主要是机会性感染如耶氏肺孢子菌肺炎和巨细胞病毒性肺炎。免疫损害状态可能是由于实体或血液系统恶性肿瘤的化疗、艾滋病阶段的HIV感染、既往器官或骨髓移植、自身免疫疾病的免疫抑制剂治疗或至少4周的维持剂量至少为10 mg/d的皮质类固醇治疗所致。

（二）检查方式选择 胸片对临床疑似肺炎的诊断是敏感的,因为病变和正常肺之间有强烈的对比,还可以评估治疗效果。

提醒: 胸片是最常见的检出肺炎和反映病变范围的检查手段。胸部X线检查发现肺炎的敏感性为70%,但在发现细微病变方面低于CT（敏感性为100%）。

低剂量CT可用于需要检测细微的病变发现或早期病变,如免疫功能低下。支气管充气征阳性的病变区域可见充气的支气管。在一些研究中,MRI已经被证明与CT相当,因为T2加权系列可以显示病变的肺组织,而正常的肺组织因为充气而表现为极低信号。此外,MRI可以检测间质肺水肿和磨玻璃灶,其灵敏度与CT相同。然而，由于MRI扫描时间较长、实用性有限，因此还没有在常规的临床工作中使用。

（三）影像特征 不同类型肺炎的影像学表现如下。

1. 大叶性肺炎 肺叶或肺段密度均匀的斑片影。充气的支气管表现为清晰的透亮影（图4-30）。

2. 支气管肺炎 严重病例中局灶性斑片影可融合。支气管壁增厚在CT和X线前位片显示尤为清晰（图4-31）。支气管肺炎的CT表现为小叶中心性阴影，也可融合，融合区域血管影显示不清。

3. 间质性肺炎 间质性肺炎患者小叶间隔增厚，肺门淋巴结肿大非常少见，对症的抗生素治疗后，50%的患者浸润在2周内消退，约70%的患者浸润4周后消退，80%的患者浸润6周后消退。感染耶氏肺孢子菌的特征是磨玻璃影（图4-32），通常在胸膜下不受累。淋巴结一般不肿大。高达40%的患者可见小叶间隔增厚。

细菌性肺炎以及支气管狭窄可能与脓肿形成有关。肺外脓肿也可延续扩散到肺。只有当脓肿与气管支气管树相通时，胸片上才可判断为脓肿，脓肿腔可见"空气新月征"，与其他脏器脓肿一样，CT显示液化区无强化（图4-33）。

（四）临床特征 典型症状是发烧、咳嗽和啰音。实验室检查显示核左移，C反应蛋白升高，白细胞增多。

（五）鉴别诊断 肺静脉淤血是最重要的影像学鉴别诊断，尤其是在ICU患者的仰卧位X线片中。

化脓性栓塞

（一）概述 化脓性肺栓塞是指含有微生物（通常是金黄色葡萄球菌）的血栓血行扩散到肺部。感染源可能来源于瓣膜性心内膜炎、中心静脉导管或输液港重叠感染或静脉药物滥用。血栓仍滞留在周围血管中。最初是局部小灶浸润，然后几天后液化形成小空洞。治疗包括静脉注射抗生素和根除病源。

（二）影像特征 胸片显示有或无空洞的多个模糊的圆形阴影。主要发生在肺外周和基底部。CT常能显示栓塞与血管的关系（图4-34）。

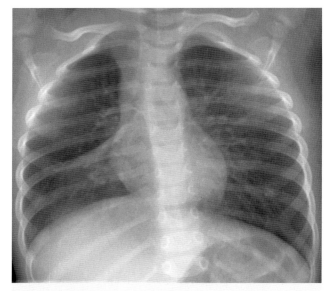

图4-30 右肺下叶大叶性肺炎。 空气支气管征阳性。

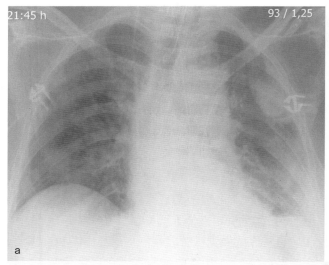

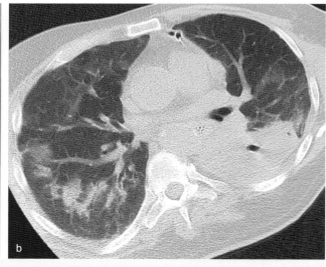

图4-31 支气管肺炎。 （a）胸片显示斑片状阴影。（b）CT显示支气管壁增厚。病灶分布在支气管周围是支气管源性扩散的证据。

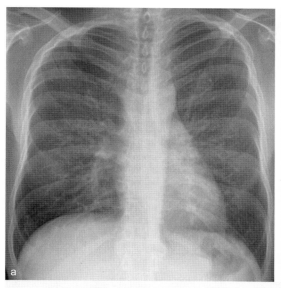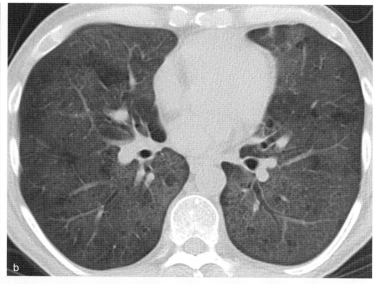

图4-32　耶氏肺孢子菌肺炎。（a）胸片显示低密度浸润影。（b）CT显示磨玻璃影，胸膜下不受累。

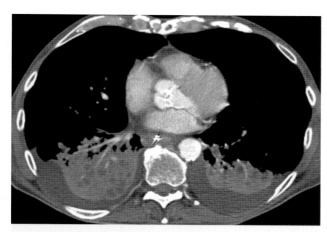

图4-33　肺炎中的肺脓肿。

（三）临床特征　发热，实验室检查提示感染。

（四）关键点　化脓性肺栓塞最常见于周围肺。病灶在短时间内空洞化。CT可以显示病灶靠近血管。

结核

原发性肺结核

（一）概述　肺结核是一种分枝杆菌属需氧革兰阳性菌的感染。致病微生物，按频率降序排列为结核分枝杆菌、牛分枝杆菌（由牛传播，特别是在没有强制巴氏消毒牛奶的国家）、非洲分枝杆菌（淋巴结参与）、微小分枝杆菌。世界卫生组织2013年的报告指出，2012年全世界估计有860万人患上肺结核，130万人死于肺结核。流行地区是亚洲、非洲、中南美洲和东欧地区。对一线抗生素利福平和异烟肼耐受的多重耐药菌株在这些地区越来越普遍。在极端耐药（XDR）结核病中，这种细菌也对许多二线抗生素产生耐药性。在光镜下作抗酸染色得出初步诊断。如果检测不到抗酸杆状小体（即在酸性溶液中清洗后保留染色的杆状小体），应进行细菌培养。由于分枝杆菌复制缓慢，培养大约需要4周。原发性感染是指在抗体产生之前初次感染结核。肺结核是通过飞沫吸入感染的，通常发生在儿童时期。这一阶段在免疫功能正常的患者中是无症状的，或可能出现轻度感冒的症状。分枝杆菌在肺泡腔被吞噬，形成一个Ghon病灶——一个中心含有分枝杆菌的干酪样肉芽肿。引流到区域（肺门）淋巴结导致肺门淋巴结肿大。Ghon病灶和相关的淋巴结炎称为原发综合征（也称为Ranke复合体）。在免疫功能正常的个体中，原发综合征通过纤维化修复愈合，并可能有钙化。活菌仍然被隔离在愈合的病灶内，并可能在几年甚至几十年后由于免疫力减弱而重新激活。这可能导致支气管播散并发展为肺炎。

警惕：原发性肺结核很少被发现，因为它在免疫功能正常的个体中临床症状轻微（没有症状或轻微感冒的症状）。

（二）影像特征　影像特征包括在下叶、中叶、上叶肺门周围部位有轻微浸润和同侧肺门淋巴结肿大（图4-35）。

继发性肺结核

（一）概述　继发性肺结核可继发于原发性感染，

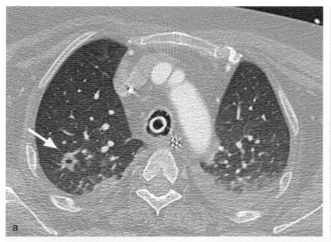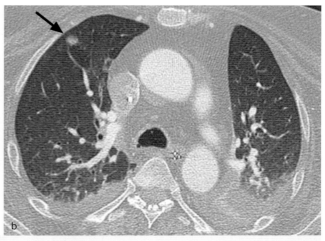

图4-34　化脓性肺栓塞。　（a）孤立病灶中显示中央液化（箭）。（b）栓塞的位置位于周边（箭）血管，是典型表现。

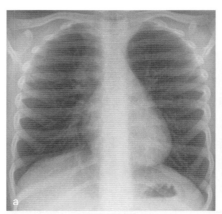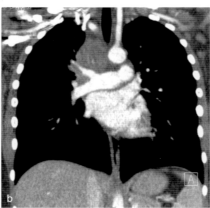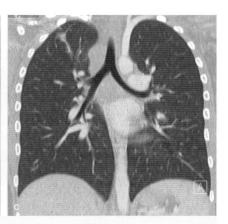

图4-35　女,7岁,原发性肺结核。　（a）胸片显示淋巴结肿大。（b）肺门和纵隔淋巴结肿大。（c）主要浸润在上叶。

并以血行播散为基础,这种播散可扩散到包括肺在内的几乎所有器官。

（二）影像特征　继发性肺结核通常发生在上叶或下叶背段（图4-36）,这些区域肺通气良好,灌注低于其他肺区。免疫功能正常的患者不出现肺门淋巴结肿大,但在艾滋病患者中普遍存在。空洞是典型表现之一,约一半的患者会出现。CT所示的"树芽征"提示支气管播散。肺结核也可表现为单侧性胸膜炎,与肺内浸润或淋巴结病变无关,其影像学表现与其他原因引起的胸腔积液难以区分。继发性肺结核通常通过纤维修复愈合,表现为肺门上提（图4-37）。

（三）临床特征　患者可能出现全身症状、慢性咳嗽、胸痛和咯血。

（四）鉴别诊断　继发性肺结核伴空洞需要与腺癌和肺脓肿鉴别。粟粒性结核是一种发生在免疫功能低下患者中的继发性结核亚型。其特征是在两肺弥漫微

小结节,直径为1～2 mm（图4-38）。

> 提醒：在欧盟和美国,结核是一种必须呈报的疾病。

曲霉病

（一）概述　曲霉属真菌,广泛存在于环境中。对人类有致病性的是烟曲霉,占所有曲霉感染的80%,包括黄曲霉和黑曲霉。曲霉可以孢子（分生孢子）或菌丝的形式出现,它们可以发芽形成菌丝体。烟曲霉通常可以从健康人的鼻咽中检测到。囊性肺纤维化患者定植率为50%,肺纤维化患者定植率为20%。已知3种不同类型的曲霉病。

1. 曲霉球　指真菌侵入肺部原有空洞,形成由菌丝体和细胞碎片组成的真菌球。

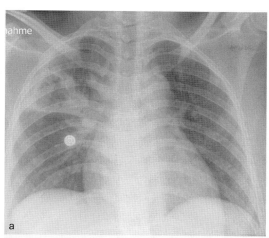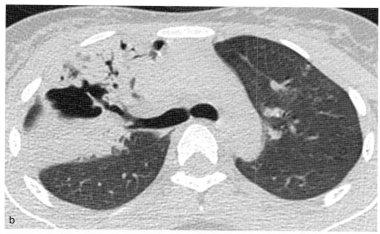

图4-36 典型上叶受累的原发性肺结核。 （a）胸片显示浸润的上肺叶有空洞。（b）CT显示空洞与气管支气管树连通。

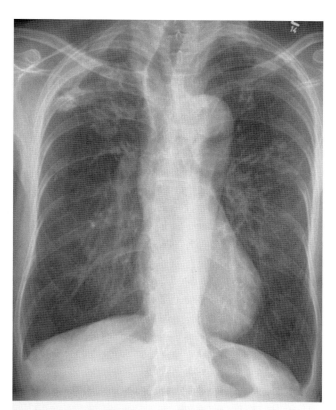

图4-37 治愈的肺结核。 胸片显示典型的肺门上提。

2. 变应性支气管肺曲霉病 哮喘患者对真菌孢子的过敏反应，导致肺实质破坏和支气管扩张。细胞免疫反应加上 I 型（免疫球蛋白E）和 II 型超敏反应（补体系统）刺激炎症反应，破坏支气管壁。病理生理学包括在支气管腔形成肉芽肿，引起支气管阻塞和分泌物滞留（支气管内黏液嵌塞）。如果治疗不当，这些过程会导致多灶性支气管扩张。

3. 血管侵袭性曲霉病 此类型与支气管侵袭性

（半侵袭性）曲霉病亚型发生在免疫功能低下的患者。由于免疫功能受损宿主的吞噬功能受损，吸入的真菌孢子可以发展成菌丝，侵袭肺组织和血管，造成阻塞。侵袭支气管壁可引起细支气管炎和支气管肺炎。

（二）影像特征

1. 曲霉球 真菌菌丝的团块在空腔内呈圆形致密影。因为没有完全填满空洞，真菌球和空腔壁之间可见新月形气体影（空气新月征，图4-39）。真菌球最初可能含有空气、类似海绵，后期可能非常致密并含有钙化。通常真菌球在腔内可以自由移动，并随着患者的变化而移动。通常空洞壁不浸润。空洞水平可见局部胸膜增厚。

2. 侵袭性曲霉病 这种类型的特征是胸片中快速进展的斑片影。CT显示出血引起周围磨玻璃影（晕征）。周围楔形影可能由于血管侵犯和组织梗死而形成。这些阴影随后会消失，留下空洞，形成曲霉球（图4-40）。半侵袭性曲霉病的特点是肺尖区域发展缓慢的进行性斑片影或结节。

3. 变应性支气管肺曲霉病 这种类型的特点是几天内出现迁徙性阴影。支气管扩张伴黏液潴留是典型的影像学表现（图4-41）。由于黏液中含有大量的曲霉菌丝和嗜酸性粒细胞，因此在CT上可显示高密度。炎症可能最终发展为肺纤维化（图4-42）。

（三）临床特征 咳嗽、发热、寒战和胸痛是主要的临床症状，因此很难区分曲霉病和细菌性肺炎。实验室检查结果（中性粒细胞减少）和影像学征象相结合有助于鉴别诊断。各种曲霉病的临床表现如下。

1. 曲霉球 发生在免疫功能正常的患者；它需要一个预先存在的空洞。

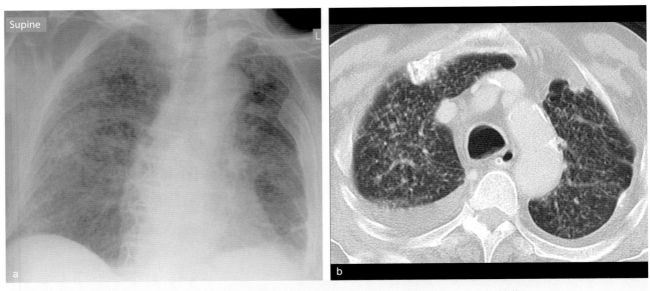

图4-38　粟粒性结核。　（a）胸片显示两肺弥漫微小结节。（b）横断面CT图像显示小叶中心结节。

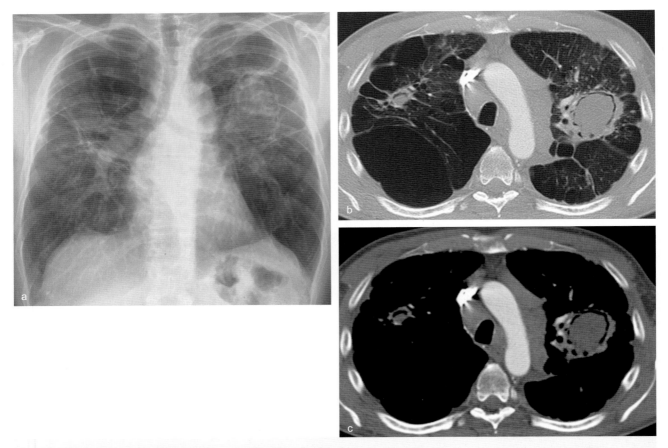

图4-39　肺气肿、肺大疱中的曲霉球。　患者因4期结节病导致的牵拉性肺气肿。（a）胸片上有空气新月征。（b）CT显示右肺另一曲霉球。（c）增强后曲霉球仍呈低密度。

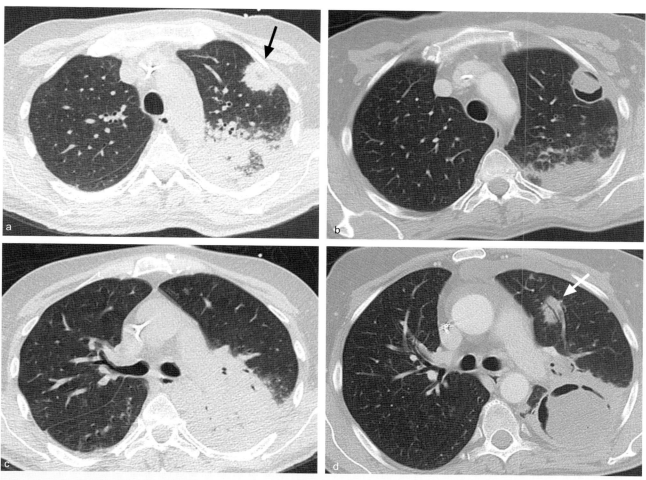

图4-40 血管侵袭性坏死性曲霉病。 (a)初次CT扫描显示浸润和一个圆形病灶,并伴有反晕征(周边密度大于中心密度,箭)。(b)两周后扫描显示圆形病灶转变为中心为高密度的空洞。(c)高密度浸润影。(d)新的病灶(箭)。在之前存在的病灶区域也出现空洞,中心高密度主要由真菌浸润的梗死肺组织形成。

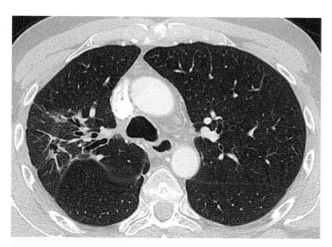

图4-41 过敏性曲霉病。 中心部位的支气管扩张是一个典型表现。

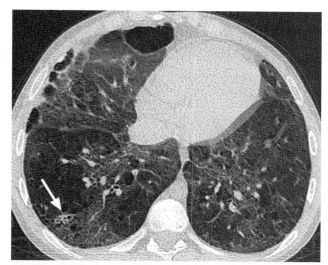

图4-42 终末期肺纤维化患者伴过敏性曲霉病和部分支气管扩张(箭)。

2. 侵袭性曲霉病 是一种严重免疫功能低下患者的疾病，约20%的急性白血病患者和20%的化疗或移植后患者发生侵袭性曲霉病。中性粒细胞减少是关键的危险因素，当合并发热和肺部阴影时，应提示血管侵袭性曲霉病。即使有适当的治疗，侵袭性曲霉病的病死率也很高，约为40%。大约40%的患者在病程中因支气管动脉被侵蚀而发生咯血，这些患者可能需要血管内栓塞治疗。半侵袭性曲霉病可在轻度免疫缺陷（皮质类固醇治疗、糖尿病、酒精中毒等）的患者中发展，许多患者病程较长。

3. 变应性支气管肺曲霉病 在其他健康个体中很少见。囊性纤维化或支气管哮喘的患者是高危人群，发病率约为20%。大多数患者无症状。平均来说，症状加重伴发热和黏稠痰每年发生一次。

（四）鉴别诊断 其他真菌感染；肉芽肿性多血管炎；以临床表现为基础，肺栓塞合并肺梗死可作为鉴别诊断点。

Swyer-James-MacLeod综合征（单侧透明肺）

（一）概述 Swyer-James-MacLeod综合征是由于儿童早期闭塞性细支气管炎伴肺实质破坏导致，已知腺病毒、呼吸道合胞病毒和支原体可致病。

（二）影像特征 胸片的特征性表现是单侧肺透亮度增高。肺门小，血管减少，与对侧相比，患侧胸腔较对侧小（图4-43）。空气潴留是该病的一个重要特征。呼气末CT扫描可确定空气潴留程度，可累及单个肺叶。

（三）临床特征 儿童时期可能已经出现慢性咳嗽或呼吸困难。一些患者出现反复发作的肺炎。大约50%的患者没有症状。

（四）鉴别诊断 肺发育不全（肺发育不全或肺动脉发育不全）和先天性肺气肿需要鉴别诊断。先天性肺气肿，通常只累及一个肺叶，受累的肺叶过度膨胀，而不像Swyer-James-MacLeod综合征那样体积缩小。

三、肿瘤

肺结节

肺结节定义为直径≤3 cm的圆形阴影，不伴肺不张，无肺门或纵隔淋巴结肿大。直径>3 cm的局限性密度增高影定义为肿块。边缘锐利或模糊的磨玻璃影称为磨玻璃结节。

影像学对肺部肿块有两个主要作用：一是对于已知恶性肿瘤的患者，筛查应包括排除肺转移；二是发现肺结节，确定病变是良性还是恶性。影像学的第三个可能的作用是使用CT筛查高危患者。由于不同原因在胸部CT上偶然发现的肺结节仍然是一个挑战。一方面，许多患者发现有小结节，而在重建薄层图像中偶然发现结节的患者比例接近50%。另一方面，如果确定检测到的结节是恶性的，随访方案应与之风险相匹配。考虑到这些因素，Fleischner学会发表了关于肺结节随访的建议。

1. 实性结节 对于实性肺结节，恶性肿瘤的风险

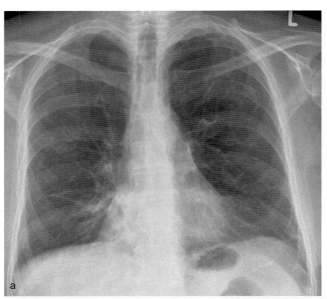
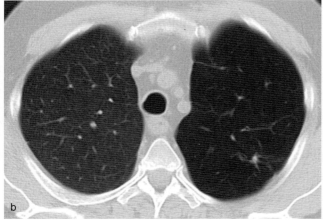

图4-43 Swyer-James-MacLeod综合征。 （a）胸片显示左上肺透亮度增高，左肺门小。（b）CT显示支气管血管束稀疏。

随着病灶大小和危险因素的存在而增加。

（1）直径 < 5 mm 的实性结节：即使在吸烟者中，这些结节恶性的风险也不到1%。

（2）直径 > 8mm 的实性结节：恶性肿瘤的风险为20%。

为了避免不必要的随访，避免辐射暴露、高成本和患者的心理压力，Fleischner协会发布了以结节大小和患者风险因素的阶段性随访方法（表4-1）。吸烟是最大的危险因素，与不吸烟的人相比，吸烟的风险增加了10 ～ 35倍。

其他危险因素是接触石棉或铀以及吸入氡。肺纤维化的风险增加10倍。肺内瘢痕是另一个危险因素，往往造成肺癌的起点。患者的年龄也是一个重要的危险因素，因为肺癌在40岁之前非常罕见。

2. 亚实性结节　由于实性结节在生长速率和恶性率方面和亚实性结节不同，2013年基于最近研究的数据，Fleischner学会发布了新的亚实性肺结节CT随访建议（表4-2）。

偶然发现的亚实性结节与实性偶发结节相比，关

表4-1　Fleischner学会对35岁以上既往无恶性肿瘤病史的患者偶然发现的实性结节的随访建议

结节大小（mm）	低风险人群	高风险人群
≤ 4	无需随访	12个月后复查CT随访，如无变化，无需随访
> 4和≤ 6	12月后复查CT随访，如无变化，无需随访	6 ～ 12个月首次CT，如无变化，在18 ～ 24个月复查CT
> 6和≤ 8	6 ～ 12个月首次CT，如无变化，在18 ～ 24个月复查CT	3 ～ 6个月首次CT，如无变化，在9 ～ 12个月和24个月复查CT
> 8	在3个月、9个月和24个月复查增强CT，PET和（或）病理活检	
> 10	活检或切除	

表4-2　Fleischner学会对肺结节随访的建议

结节形态	建　　议	补　充　说　明
孤立性纯磨玻璃结节		
≤ 5 mm	无需CT随访	在连续的1 mm图像上确定结节确实是一个纯玻璃结节
> 5 mm	在3个月时进行首次CT随访以确认结节是否持续存在，然后每年随访，至少3年	FDG-PET具有潜在的误导性，因此不推荐使用
孤立性部分实性结节		
实性成分 < 5 mm	在3个月时进行首次CT随访以确认结节是否持续存在，然后每年随访，至少3年	对于 > 10 mm的部分实性结节，考虑PET-CT
实性成分 ≥ 5 mm	3个月后首次随访，如无变化，活检或手术切除	
多发亚实性结节		
≤ 5 mm的纯磨玻璃结节	在2年、4年时随访	考虑结节产生的其他原因
> 5 mm	在3个月时进行首次CT随访以确认结节是否持续存在，然后每年随访，至少3年	FDG-PET具有潜在的误导性，因此不推荐使用

（续表）

结节形态	建　议	补　充　说　明
主要结节含部分实性或实性成分	在3个月时进行首次CT随访以确认持续性。如果持续存在，建议活检或切除，尤其是对于实性成分 > 5 mm的病变	对有可疑肺癌病灶的患者进行肺部分切除术
孤立性纯磨玻璃结节的鉴别诊断包括局灶性炎症、机化性肺炎、出血和局灶性间质纤维化。这些变化是可逆的，一般会在3个月消失		

键的区别是亚实性结节对高风险患者和其他风险群体的随访建议没有区别。

> **提醒**：亚实性结节，尤其是部分实性结节，比实性结节少见，但更可能是恶性的。另一方面，它们的生长速度比恶性实性结节慢得多。在一项对233名基线扫描结果阳性的患者进行的筛查研究中，偶然发现的实性结节中有7%是恶性的，亚实性结节中有63%是恶性的，磨玻璃结节中有18%是恶性的。

CT图像上肺结节的大小是在肺窗上测量的。增强扫描后CT值增加超过15 HU提示恶性肿瘤。边缘毛刺征（日光放射征）也高度怀疑恶性（图4-44）。结节内空泡征也提示恶性。对于要量化的增强扫描，平扫和增强扫描应使用相同的参数。结节直径增加25%表明其体积增加了一倍，对于直径 < 10 mm的结节，这种增加在测量误差范围内。所以同一个检查者应该在最初和后续检查中确定结节的大小，而用合适的软件进行计算机容积测定优于手工测量。

最常见的良性肺内肿块是肉芽肿、肺内淋巴结（主要在肺下叶）和错构瘤。肉芽肿常含有絮状钙化。

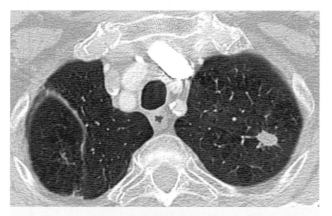

图4-44 支气管肺癌表现为肺结节，边缘有典型的毛刺。

美国放射学会（ACR）和北美放射学会（RSNA）建议用低剂量CT筛查肺癌高危患者。有研究发现肺癌筛查可以降低20%的肺癌病死率。

肺癌

（一）概述　肺癌或支气管肺癌是男性最常见的恶性肿瘤，也是导致死亡的主要原因，5年生存率仅为15%。小细胞肺癌预后特别差，在组织学上与其他肺癌不同。其他类型称为非小细胞肺癌，包括鳞状细胞癌、大细胞癌和腺癌。目前腺癌发病率最高。2011年，国际肺癌研究协会（IASLC）、美国胸科学会（ATS）和欧洲呼吸学会（ERS）公布的分类标准将腺癌分为5个亚型（表4-3）。新分类取消了旧术语"支气管肺泡癌"，它是指一系列预后和影像学表现不同的病变。肺腺癌的新分类考虑了不同亚型之间的预后差异。

Pancoast肿瘤（以美国放射科医生Henry Pancoast命名，1875—1939年）是指位于肺上沟的肺癌（同义词：肺上沟癌），无论其组织学如何。星状神经节（交感神经节的一种）位于第一肋骨头上方、椎动脉内侧，可导致霍纳综合征，以瞳孔缩小、上睑下垂和眼球内陷为特征。癌性淋巴管炎是肿瘤在肺内淋巴管生长，表现为小叶间隔均匀或结节状增厚，癌性淋巴管炎可与肺癌及其他肿瘤有关。

> **提醒**：术语"贴壁式生长"是指肿瘤细胞沿肺泡壁生长但没有完全填满。间质未受侵犯，肺泡间隔未被破坏。贴壁式生长的腺癌在CT随访过程中，即使不治疗，由于肺泡塌陷和间质纤维化，也可能变小。

（二）影像特征　影像学的目标包括肺癌的早期诊断。延伸到肿瘤周围区域的毛刺是多种组织学肺

表4-3　肺癌分类

分　　类	病　理　学	CT表现	5年生存率（%）
小细胞肺癌（约占所有肺癌的20%；多数是中央型）			
非小细胞肺癌（约占所有肺癌的80% ～ 85%）			
鳞状细胞癌（占所有非小细胞细胞癌的30%）		起源于主支气管、叶支气管或段支气管，所以通常为中央型，肿瘤中央坏死或淋巴结转移是其典型特征	
大细胞癌（占所有非小细胞细胞癌的10%）		多为周围型	
神经内分泌癌		通常支气管内，只有20%表现为肺结节	90
腺癌（占所有非小细胞细胞癌的45%）			100
● 原位腺癌	直径 < 3 cm，纯贴壁式生长，一般无黏液	通常表现为纯磨玻璃结节	100
● 微小侵袭性腺癌	直径 < 3 cm，侵袭性成分 < 5 mm，一般无黏液	亚实性结节 < 3 cm，实性成分 < 5 mm	100
● 贴壁生长为主腺癌	侵袭性，非黏液性腺癌，主要贴壁式生长	亚实性结节，实性成分 > 5 mm或纯实性结节	
● 侵袭性为主的腺癌（腺泡状、乳头状、微乳头状），具有非黏液性贴壁生长成分	非黏液性腺癌，侵袭性成分为主（腺泡状、乳头状、微乳头状或实性），有小灶贴壁式生长	实性，体积可能减小，含有非实性成分	
● 浸润性黏液腺癌	侵袭性黏液腺癌（完全充满肺泡）呈贴壁式生长	表现多样（实性或部分实性），有或无空气支气管征，也可能多灶	

癌的典型特征，包括腺癌（见图4-44）。胸膜下病变的毛刺可延伸至胸膜，并伴有胸膜凹陷（图4-45）。肺癌可能含有细小的钙化。肿块内絮状、爆米花样钙化更倾向为错构瘤。在鳞状细胞癌中最常见的是中心、无强化的坏死灶（图4-46）。鳞状细胞癌的淋巴结转移也可能发生这种情况。如果坏死成分与支气管树相通，坏死物质可咳出，肿瘤呈厚壁空洞伴壁结节。支气管次全闭塞，会有肺炎表现，完全闭塞则导致肺不张；这两个特征都是典型的肺癌表现。癌性淋巴管炎可能发生在肺癌的周围（图4-46）。中央型肺癌可致支气管和血管狭窄或闭塞（图4-47）。这与淋巴瘤不同，淋巴瘤通常包裹血管而不使血管变窄。膈神经受压或浸润导致同侧膈肌抬高（图4-48）。所有肺癌，不论其组织学如何，均按照第7版TNM分类法（表4-4）进行统一分类。表4-5显示了肺癌的分期系统。

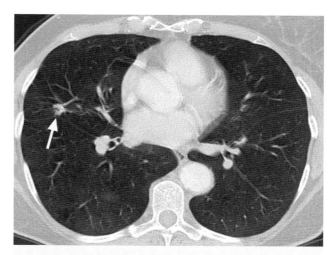

图4-45　胸膜下肺癌。　CT显示小肿瘤引起叶间裂明显凹陷（箭）。

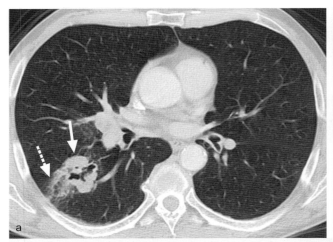 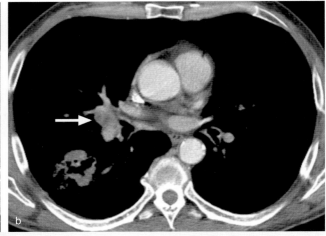

图4-46 鳞状细胞癌。 （a）肿瘤中央液化。与支气管树相连的坏死物质可能会咳出，病变内可见空气（箭）。周围小叶间隔局部增宽反映癌性淋巴管炎（虚线箭）。（b）软组织窗扫描显示肺门淋巴结转移，中央坏死区增强后仍为低密度（箭）。

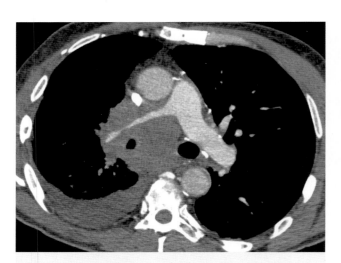 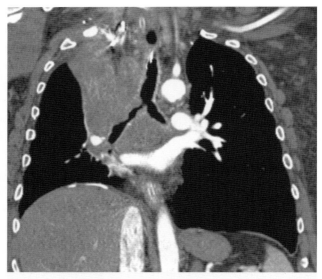

图4-47 中央型肺癌。 肿瘤侵犯右肺动脉、右主支气管和上腔静脉使其变窄。

图4-48 纵隔型肺癌。 由于肿瘤侵犯膈神经而导致右膈肌的抬高。

表4-4 肺癌TNM分期

名称	特　　　点
	原发肿瘤
Tx	支气管灌洗液中有恶性细胞,但影像学或支气管镜不能发现肿瘤
T0	没有原发性肿瘤的证据
T1	肿瘤最大径≤3 cm,周围包绕肺组织及脏层胸膜,支气管镜见肿瘤侵及叶支气管,不侵犯隆突或胸膜
T1a	肿瘤最大径≤2 cm
T1b	肿瘤最大径>2 cm,但≤3 cm
T2	肿瘤最大径>3 cm但≤7 cm;侵犯主支气管距隆突>2 cm或侵犯脏层胸膜或合并肺不张

（续表）

名称	特　点
T2a	肿瘤最大径 > 3 cm，≤ 5 cm
T2b	肿瘤最大径 > 5 cm，≤ 7 cm
T3	肿瘤最大径 > 7 cm 或直接侵犯胸壁、膈肌、纵隔胸膜、壁层心包，或伴随全肺不张，或距隆突 < 2 cm 的主支气管内肿瘤，或同一肺叶内的肿瘤结节
T4	不论肿瘤大小，只要侵犯以下任何一种：纵隔、心脏、大血管、气管、喉返神经、食管、椎体、隆凸或同侧不同肺叶的肿瘤结节
	淋巴结
N0	无区域淋巴结转移
N1	同侧支气管周围和/或同侧肺门淋巴结转移
N2	同侧纵隔和/或隆突下淋巴结转移
N3	对侧纵隔、对侧肺门、同侧或对侧斜角肌、锁骨上淋巴结转移
	远处转移
M0	无远处转移
M1	远处转移，包括对侧肺叶的独立肿瘤结节

表4-5　肺癌分期

分期	分　型
0	Tis N0 M0
Ⅰ A	T1a/b N0 M0
Ⅰ B	T1a/b N0 M0
Ⅱ A	T2b N0 M0 T1a/b N1 M0 T2a N1 M0
Ⅱ B	T2b N1 M0 T3 N0 M0
Ⅲ A	T1a/b N2 M0 T2a/b N2 M0 T3 N1/2 M0 T4 N0/1 M0
Ⅲ B	T4 N2 M0 Any T N3 M0
Ⅳ	任何 T 任何 N M1a 任何 T 任何 N M1b

警惕： 当肺癌触及大血管壁（主动脉或肺动脉）时，没有浸润或管腔狭窄的迹象，只有手术才能确定管壁是否真的浸润或肿瘤仅与之相邻，相邻这意味着肿瘤是可切除的。

（三）**临床特征**　肺癌的临床表现依次为咳嗽、体重减轻、呼吸困难、胸痛和咯血。侵袭性腺癌脑转移率随肿瘤大小而增加。当肿瘤直径为 2 cm 时，脑转移的发生率为 14%，且随肿瘤大小呈线性增加。肿瘤直径 6 cm，脑转移发生率为 64%。小细胞肺癌是神经内分泌肿瘤，所以常产生激素或激素样肽，导致副肿瘤综合征。大多数小细胞肺癌在确诊时已经转移。

错构瘤

（一）**概述**　错构瘤是由脂肪、软骨、上皮、平滑肌细胞和结缔组织组成的间充质混合瘤。占所有良性肺肿瘤的 75%，但仅占所有结节的 6%。发病高峰年龄是 60 ～ 80 岁。肺错构瘤男性好发，男女比例约 3 : 1。错构瘤生长非常缓慢，不发生恶变，不需要治疗。

（二）**影像特征**　典型表现是病灶中的脂肪密度灶，基本可排除恶性病变。脂肪结合爆米花样钙化，可对错构瘤作出确定性诊断（图 4-49）。错构瘤主要发生在肺下叶，表现为边缘光滑或分叶状。

（三）**临床特征**　错构瘤几乎都是无症状的，一般因为其他原因检查时发现。

（四）**关键点**　错构瘤是良性间充质混合瘤，95% 发生在 40 岁以后。临床无症状，一般偶然发现，在病灶中发现脂肪和钙化可以排除任何其他鉴别诊断。

4

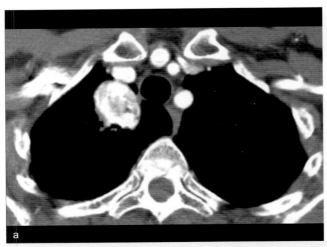
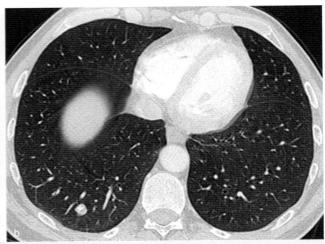

图4-49　（a,b）错构瘤病例。肿瘤边缘光滑和爆米花钙化是错构瘤的典型特征。

四、弥漫性肺疾病

间质性肺病：特发性间质性肺炎

21世纪初，ATS与ERS共同制定了特发性间质性肺炎（idiopathic interstitial pneumonia, IIP）的分类[11]，并于2013年进行修订[12]。分类涵盖8个部分，根据其临床特征、病程、预后、组织学和HRCT影像特征进行区分。在跨学科的基础上结合所有的发现进行诊断，但对于症状和影像学特征明确的个体，不要求必须进行组织学检查。这尤其适用于IIP最常见的形式——特发性间质纤维化[13]。2013修订版分类将IIP分为常见和罕见两种形式。其中常见形式进一步细分为慢性纤维化IIP、吸烟相关性IIP和急性/亚急性IIP（表4-6）。

> 提醒：各种IIP中使用缩略语是普遍的做法（表4-6）。对可疑IIP患者进行HRCT全肺扫描是标准的影像检查技术。不同IIP单独表现为多种影像征象的组合。

肺只有有限的病理生理反应模式。最明显的是，包括炎症细胞或成纤维细胞和肌成纤维细胞的大量涌入以及结缔组织基质的形成。IIP与不同的病理生理反应模式有关，这些模式也见于其他疾病，如结缔组织疾病、血管炎、结节病、外源性过敏性肺泡炎和药物毒性。高达15%首诊怀疑IIP的患者中，特定的实

表4-6　特异性间质性肺炎（IIP）ATS和ERS的新分类

分　　　类		缩略词	全　　　　称
常见IIP	慢性致纤维化性IIP	IPF(UIP)	特发性间质纤维化（寻常型间质性肺）
		NSIP	非特异性间质性肺炎
	吸烟相关性IIP	RB-ILD	呼吸性细支气管炎-间质性肺病
		DIP	脱屑性间质性肺炎
	急性/亚急性IIP	COP	隐源性机化性肺炎
		AIP	急性间质性肺炎
罕见类型的IIP		LIP	淋巴细胞间质性肺炎
		PPFE	特发性胸膜弹性纤维组织增生症

验室检查可以诊断为结缔组织疾病或类风湿关节炎，此时IIP的诊断必须相应进行修改。只有在排除其他疾病时，才可做出IIP的诊断。

慢性纤维化特发性间质性肺炎

特发性肺纤维化

（一）概述　特发性肺纤维化（idiopathic pulmonary fibrosis, IPF）是IIP最常见的形式，发病率为8/10万。好发于男性，通常发生在50岁左右。目前认为其致病机制涉及肺泡上皮损伤后的无序再生过程和外源性诱导的Ⅰ型肺细胞凋亡。细胞因子激活释放肌成纤维细胞，形成细胞外基质，为组织再生提供支架。在正常组织再生的背景下，肌成纤维细胞在发挥其功能后最终会凋亡。但在IPF中并不会发生这种情况，因为肌成纤维细胞和细胞外基质持续存在并形成纤维灶。这一过程在组织学上通常称为寻常间质性肺炎（usual interstitial pneumonia, UIP）。IIP对皮质类固醇治疗不敏感，甚至会在使用可的松后恶化。一般采用抗纤维化的药物治疗。IIP预后极差，平均生存期2～4年，故建议尽早考虑肺移植手术。

（二）影像特征　其变化表现为不均匀分布，从中央到周围肺、从基底部到肺尖呈明显梯度。病变主要分布于基底部和胸膜下区。增厚的胸膜下间隔形成网状影，伴随胸膜下肺实质的破坏，形成典型的直径为3～10 mm甚至可能达到2.5 cm的蜂窝样囊状结构（图4-50）。肺内纤维灶可导致支气管扩张和肺容积的缩小。有时可见磨玻璃密度影。

警惕： 基于目前的推荐意见，如果影像学特征归类为"可能IPF（UIP）"，则有病理活检的指征。这一决策的诊断标准为：胸膜下表现为网状影的增厚间隔，伴或不伴有牵引性支气管扩张，以基底部分布为主。这一组合里不包括蜂窝影。即使影像学归类为"不太可能IPF/UIP"，如果上叶或中叶的异常影像表现较下叶更明显、有明显的支气管周围改变、存在广泛的磨玻璃影、可见结节、可见马赛克征或空气潴留现象或者发现有明确的实变，仍建议进行组织学取样。

（三）临床特征　IPF的临床症状为呼吸困难和干咳。

提醒： 当患者具有以下典型影像学特征包括以基底部和胸膜下分布为主的增厚间隔、蜂窝影、牵引性支气管扩张，且与临床症状相符（呼吸困难和干咳），无需活检即可诊断特发性肺纤维化。

（四）鉴别诊断　需主要与Ⅳ期结节病、慢性外源性过敏性肺泡炎、非特异性间质性肺炎、石棉肺、结缔组织病和类风湿关节炎等疾病相鉴别。

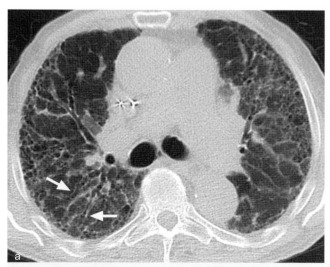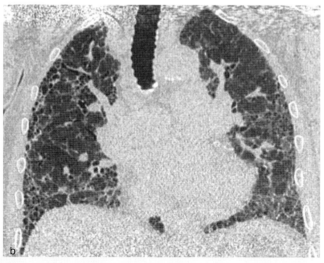

图4-50　特发性肺纤维化。　（a）CT显示胸膜下蜂窝影。箭示牵引性支气管扩张。（b）纤维化以基底部和肺外周分布为主。

4

非特异性间质性肺炎

（一）概述　NSIP的预后较IPF更差，但对可的松治疗反应更敏感，因此对两者进行鉴别诊断具有一定的临床意义。NSIP大约比IPF早10年发生，发病高峰在40岁左右。主要组织学表现为肺泡间隔的增厚。最近将NSIP分为纤维亚型和细胞亚型。细胞亚型是以肺泡间隔的炎症细胞浸润为特征，预后较好。

（二）影像特征　NSIP表现为肺叶内均匀分布同时伴有基底部密度增高影，常导致肺下叶体积缩小[14]。1/3患者会出现较明显的双侧磨玻璃影，也可见网状影，但蜂窝影未见显示。有时可见 < 3 mm的小囊肿形成的微囊表现（图4-51，图4-52）。

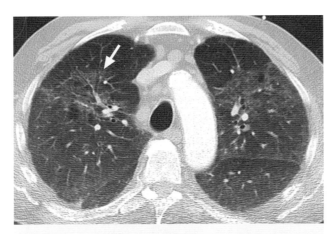

图4-51　非特异性间质性肺炎。　不以肺外周或基底部分布为主的细小网状影（箭）。

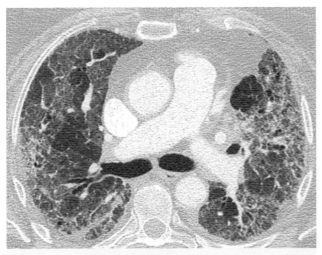

图4-52　NSIP即使是进展期，影像学上也未见蜂窝影的出现，可见轻度牵引性支气管扩张。

（三）临床特征　NSIP患者会出现呼吸困难和干咳，类似于IPF患者的表现。

（四）鉴别诊断　由于NSIP的表现多样，其鉴别诊断的范围较广泛，包括其他几种IIP：UIP/IPF、脱屑性间质性肺炎、隐源性机化性肺炎和慢性外源性过敏性肺泡炎。

吸烟相关性特发性间质性肺炎

呼吸性细支气管炎——间质性肺病

（一）概述　呼吸性细支气管炎相关性间质性肺病（RB-ILD）是细支气管对吸烟的一种特异性反应，其组织学特征是含色素的肺泡巨噬细胞在呼吸性细支气管的聚集。色素沉着是由香烟烟雾中的化合物引起的颗粒状夹杂物引起。RB-ILD特点是支气管壁和相邻肺泡的浸润。组织学表现为支气管周围的纤维化。发病的高峰年龄在30～40岁，且平均吸烟30包年（每天吸烟的包数乘以患者吸烟的年数）。戒烟是最有效的治疗方法，仅戒烟措施就会导致临床和影像学表现的改善。糖皮质激素也很有效，而且经常会被用来辅助治疗。

（二）影像特征　HRCT表现为由于肺泡内充满含色素的肺泡细胞所导致的磨玻璃密度影。其他影像特征包括支气管壁增厚、支气管周围浸润和纤维化所引起的小叶中心结节（图4-53）。以上叶受累为主。由于RB-ILD发生在吸烟者人群中，在许多病例中也可见小叶中心型肺气肿。

> **提醒：**小叶中心结节是RB-ILD的特征性表现，是由于支气管周围浸润和纤维化所引起的。但未见树芽征表现。

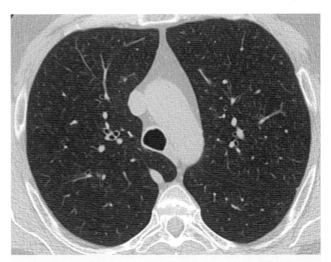

图4-53　RB-ILD弥漫分布的小叶中心结节，可见轻度增厚的支气管壁。

（三）临床特征　主要症状是咳嗽、呼吸困难和易疲倦。

（四）鉴别诊断　需与DIP、NSIP和急性外源性过敏性肺泡炎进行鉴别。

脱屑性间质性肺炎

（一）概述　脱屑性间质性肺炎和RB-ILD常被认为是基于相同致病机制的不同程度的变化。大约90%的DIP患者是平均每年吸烟18包的烟民。其发病高峰年龄为30～40岁。DIP是肺泡内部分充填含色素的肺泡巨噬细胞。由于炎症细胞的浸润（嗜酸性粒细胞和淋巴细胞）导致肺泡壁的增厚。也可在肺泡腔内发现脱落的肺泡细胞（Ⅰ型肺泡细胞）。

（二）影像特征　HRCT表现为弥漫性磨玻璃影，由于肺泡间隔增厚和肺泡实变，常融合成大片影。不规则的线状影是其特征性表现。另一半患者可见微囊表现（图4-54）。

（三）临床特征　和其他IIP的临床症状类似，主要症状为呼吸困难和干咳。

（四）鉴别诊断　鉴别诊断包括NSIP、RB-ILD、外源性过敏性肺泡炎、结节病和肺孢子虫肺炎。

急性和亚急性特发性间质性肺炎

隐源性机化性肺炎

（一）概述　隐源性机化性肺炎通常发生在气管支气管系统感染后。组织学上以肺泡腔内出现含肌成纤维细胞和纤维细胞的肉芽组织以及细胞间基质为特征。发病高峰年龄为55岁。预后很好，大多数病例经皮质类固醇治疗可完全治愈。

（二）影像特征　HRCT表现为支气管周围密度增

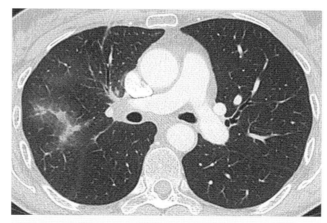

图4-55　COP。　支气管周围分布是典型影像特征。

高影（图4-55）。支气管可能轻度扩张。肉芽组织不完全填充肺泡时，可见磨玻璃影（图4-56），在随访过程中，此磨玻璃影可能会消失并在不同部位再次出现。极为罕见的情况下，影像显示结节影、可伴中央液化。一个特征性的表现就是"反晕征"，在20%的患者中可出现。它是由一个环形的、略不规则的密度增高影包绕正常肺组织或磨玻璃密度影。

（三）临床特征　典型症状有轻度呼吸困难、咳嗽以及持续数周的发热。

（四）鉴别诊断　主要需要与感染性病变相鉴别。其他需要排除的疾病有血管炎、Ⅲ期结节病、腺癌、淋巴瘤、嗜酸性肺炎和NSIP。

急性间质性肺炎

（一）概述　急性间质性肺炎的典型病理学特征为Ⅱ型肺泡细胞受损。AIP具有与成人急性呼吸窘

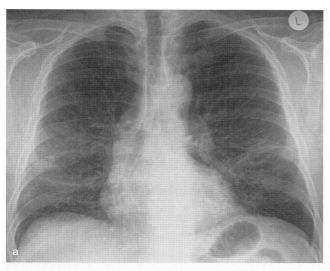

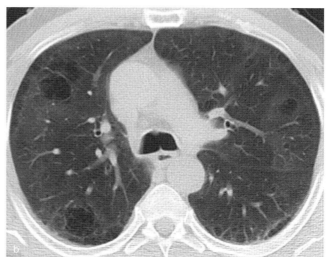

图4-54　DIP。　胸片（a）和CT（b）均显示磨玻璃密度影。

4

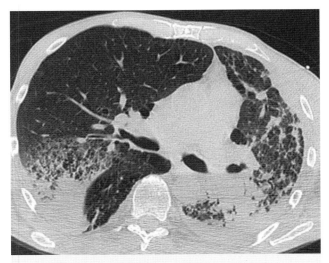

图4-56 更严重的COP,可见多发明显的实变影。

迫综合征(ARDS)相同的组织病理学特征和临床特征,因此也被称为特发性ARDS,常发生在败血症或休克的情况下。与ARDS类似,最初的组织学发现是间质水肿,很快就出现肺泡内水肿和透明膜的形成。急性期之后是肺纤维化。如果患者在急性期存活下来,后期演变多样,肺结构可能恢复良好,也可能由于高细胞密度和胶原纤维减少导致蜂窝状纤维化。高峰年龄是50岁。病死率很高,50%的患者在急性期死亡。

(二)影像特征 鉴于它们几乎相同的组织学特征,AIP的影像学特征与ARDS相同。胸片显示双侧密度增高影,肋膈角常不受累。HRCT最初表现为与间质水肿和透明膜形成相关的磨玻璃密度影(图4-57)。肺重力依赖区最早进展为实变。晚期出现肺纤维化和

牵引性支气管扩张,局部形成蜂窝样改变。通常这些影像表现在肺非重力依赖区最为显著。

(三)临床特征 之前体健或继发病毒感染者在几周后会出现严重的呼吸困难。呼吸困难迅速发展为需要机械通气的呼吸衰竭。

(四)鉴别诊断 该病与ARDS的区别仅在于无明显诱因。急性期AIP需与伴有典型肺静脉淤血的心源性肺水肿相鉴别。其他原因引起的肺水肿也应考虑。非典型肺炎也可有类似的表现。

罕见的特发性间质性肺炎
淋巴间质性肺炎

(一)概述 淋巴间质性肺炎(LIP)在组织学上以淋巴细胞、浆细胞和组织细胞浸润肺间质引起肺泡间隔的增厚为特征。主要累及淋巴管周围组织。可能会出现巨噬细胞和富含蛋白的液体继发性集聚在肺泡内。LIP在女性比男性更常见。发病高峰年龄为50岁。有症状的患者用糖皮质激素治疗。大约1/3的患者最终演变为肺纤维化。

> 提醒:LIP极为罕见的特发性类型比具有相同组织病理学的继发性形式更少见。后者可以继发于干燥综合征或艾滋病,尤其是儿童。

(二)影像特征 淋巴管周围组织浸润占优势,导致小叶间隔和支气管血管束的增厚。双侧磨玻璃密度影是其典型的影像表现。在约80%的患者中,可在中心肺见直径约数毫米到30 mm不等的血管周围薄壁囊腔。

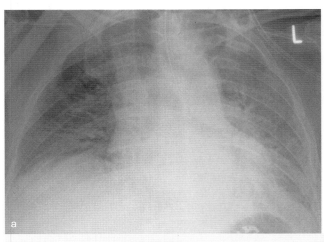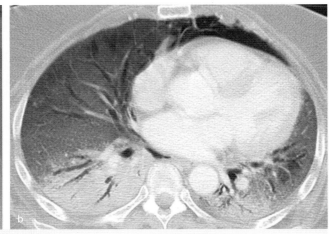

图4-57 AIP肺重力依赖区的磨玻璃密度影和实变影。 (a)胸片。(b)CT。

提醒： LIP的典型表现是同时具有两个特征——磨玻璃密度影和血管周围囊腔。

（三）临床特征　患者咳嗽和呼吸困难数年。较少伴体重减轻和夜间盗汗。大约80%的患者表现为单克隆免疫球蛋白G或M升高。

（四）鉴别诊断　癌性淋巴管炎是重要的鉴别诊断之一。LIP也需要与Ⅲ期结节病和组织细胞增多症进行鉴别。

特发性胸膜弹性纤维组织增生症

（一）概述　PPFE是在2013年新增入IIP的第八型分类。该病的标志是沿胸膜表面包括叶间裂的纤维化发展。常主要累及肺上叶。

（二）影像特征　主要表现为肺尖胸膜增厚，伴胸膜下密度增高影。伴随纤维化可能导致支气管扩张。

（三）鉴别诊断　主要需要与肺尖胸膜帽的陈旧性肺结核鉴别。肺门向上回缩也可能是PPFE的一个特征。

总结

这7种IIP是肺病理生理反应模式的原型，也可见于之前描述的继发性间质性肺炎。IIP的诊断需要临床的多学科讨论，包括临床表现、HRCT发现、可能的组织学发现，并排除其他疾病。如果IPF（UIP）在HRCT上有典型影像特征，则无需组织病理学检查。

结节病

（一）概述　结节病是一种病因不明、全身多器官受累的以非干酪样肉芽肿为特征的系统性疾病。90%的患者累及肺，可能同时合并其他脏器受累。2/3的患者会出现典型的肺改变伴双侧肺门淋巴结肿大和/或2～4 mm的淋巴管周围结节。1/3的患者表现不典型，如表现为较大的孤立性肺结节或斑片状密度增高影。结节病有两个发病高峰，一个在20～40岁之间，另一个在60～70岁之间。女性多见。治疗包括类固醇药物。大约20%的患者会发展成不可逆的肺纤维化。

（二）影像特征　结节病的分类仍遵循传统的影像学四期分期法（表4-7），分期主要依据胸片上的表现来确定。HRCT在评估肺实质的变化上具有更高的灵敏度。

各阶段不一定是按照顺序依次出现。它们主要用于描述形态学发现，除了Ⅳ期（纤维化）外，与治疗反应和预后的相关性较弱。一般呈双侧对称性肺门淋巴结肿大，气管旁和纵隔淋巴结也常受累，肿大的淋巴结常呈椭圆形。肺实质CT表现多样，典型的以上叶和中叶分布为主。常见2～4 mm的结节影沿支气管血管束、小叶间隔、肺叶间裂、胸膜下肺组织呈串珠样分布（图4-58），也可能出现由于肺泡受累导致的双侧磨玻璃密度增高影。结节状或片状密度增高影伴或不伴有空洞形成，是结节病不典型的表现。Ⅳ期肺纤维化，除了纤维化改变外，还会出现牵引性支气管扩张（图4-59）。上叶为主会导致肺门向上回缩，类似于肺结核的表现。曲霉球可继发于肺大疱内形成。

（三）临床特征　几乎一半的患者没有症状，其余的患者多表现为咳嗽和呼吸困难，也可见盗汗、体重减轻和发热。

（四）鉴别诊断　鉴于结节病的表现多样和潜在的非典型变化，根据不同的表现，需要进行鉴别诊断的疾病也较多。最重要的鉴别诊断是淋巴瘤和肺结核。表现为孤立性肺结节的患者应该排除肺癌可能。

（五）关键点　结节病是一种病因不明的以非干酪性肉芽肿形成为特征的全身性疾病。高达95%的患者表现为双侧肺门对称性淋巴结肿大，合并纵隔淋巴结肿大。典型的肺影像表现为结节沿着支气管血管束、叶间裂、胸膜下区的淋巴管周围分布，并在较小的程度上沿着小叶间隔分布。

表4-7　结节病分期。患者病程并不一定按此顺序依次发展

分　　期	表　　现	初诊出现的频率（%）	自动转归（%）
0	肺外表现，肺未见累及	10	
Ⅰ	淋巴结肿大	50	60～90
Ⅱ	淋巴结肿大，累及肺实质	25	40～70
Ⅲ	累及肺实质	10	10～20
Ⅳ	肺纤维化	5（20之后）	不可逆

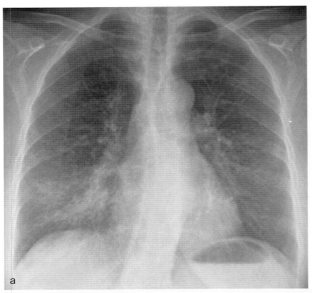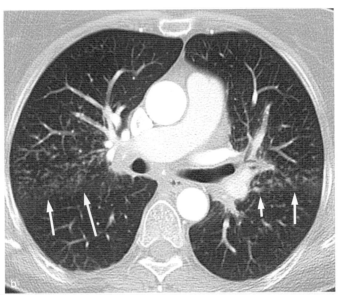

图4-58　ⅢA期结节病。　（a）胸片显示右下肺见呈融合状的结节样密度增高影。（b）结节沿支气管血管束、小叶间隔、叶间裂分布（箭所示）。

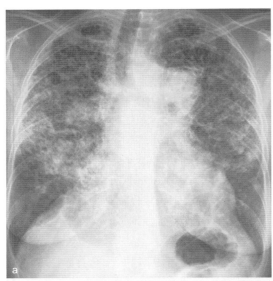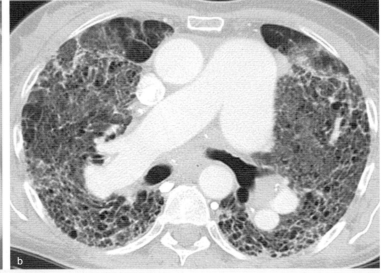

图4-59　Ⅳ期结节病。表现为肺内明显纤维化，X线和CT均表现为典型的网状影。　（a）胸片。（b）CT。

朗格汉斯细胞组织细胞增生症

（一）**概述**　朗格汉斯细胞组织细胞增生症是一种原因不明的肉芽肿病，主要发生在儿童和青壮年。幼年型是基于克隆细胞增殖。幼年期的肺很少受影响，主要累及骨骼，其次是皮肤。在成年人中，这种疾病与吸烟有关（95%的成年患者是吸烟者）。推测病因涉及对香烟烟雾所含物质的过敏反应。肺部总是受累。朗格汉斯细胞肉芽肿在呼吸和终末细支气管周围形成。

（二）**影像特征**　肉芽肿在CT上表现为星状密度。病程中迅速出现网状增厚和薄壁囊腔。相比于淋巴管平滑肌瘤病，朗格汉斯细胞组织细胞增生症的囊常细长且非圆形（图4-60）。

（三）**临床特征**　儿童通常表现为骨性受累和骨痛。成年人常表现为呼吸困难和咳嗽。约25%的患者无症状。

（四）**鉴别诊断**　一种可能的鉴别诊断是淋巴管平滑肌瘤病，但此类疾病不会出现肺结节。结节病不会表现为囊腔。

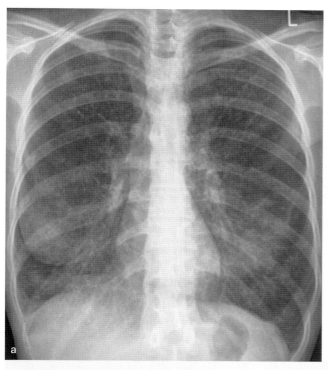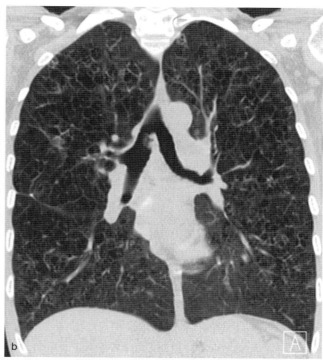

图4-60　朗格汉斯细胞组织细胞增生症。　（a）肺透亮度增高。（b）肺部多发散在不规则的囊腔，以上肺分布为主。

（五）关键点　朗格汉斯细胞组织细胞增生症是一种肉芽肿性疾病，在肺部表现为肺结节及伴随的囊腔。

肺淋巴管平滑肌瘤病和结节性硬化累及肺部

（一）概述　淋巴管平滑肌瘤病是一种非常罕见的疾病，基于TSC基因的缺陷，导致未成熟的平滑肌细胞在小血管、支气管、肺泡和淋巴管中的不可控增殖为特征。mTOR信号通路不受抑制，允许细胞过度增殖的发生。散发型几乎只影响育龄妇女，遗传型表现为脑、皮肤和肾脏的细胞良性增生形成结节性硬化。有趣的是，大多数散发型患者有明显症状，仅占结节性硬化症患者的1%。这是由于不同形式的肺受累程度不同。小气道阻塞导致肺内形成大小不等的薄壁囊腔（最大可达3 cm），囊腔破裂可引起自发性气胸，淋巴管平滑肌瘤病的预后不佳，5年生存率为70%。治疗为对症治疗，晚期病例可长期氧疗。唯一的根治方法是肺移植。

（二）影像特征　薄壁囊腔的直径至少5～10 mm，有些大到3 cm，是肺淋巴管平滑肌瘤病的典型放射学表现（图4-61）。也可见增厚的小叶间隔。

（三）临床特征　主要症状为呼吸困难和咳嗽。许多患者表现为自发性气胸伴胸痛和呼吸困难。

（四）鉴别诊断　主要需与肺气肿、朗格汉斯细胞组织细胞增生症和IPF鉴别。

（五）关键点　淋巴管平滑肌瘤病的特点是遗传缺陷导致血管、淋巴管和呼吸道中的不典型平滑肌细胞不受控制的增殖。结节性硬化症患者中，有30%的患者表现为淋巴管平滑肌瘤病的表型，而且散发型几乎只影响育龄妇女。影像学表现为直径约5～10 mm薄壁囊肿，有的可达3 cm，伴小叶间隔增厚。

囊性肺纤维化

（一）概述　囊性肺纤维化是一种常染色体隐性遗传病，以细胞膜氯离子通道的遗传缺陷为基础。氯离子在细胞内积聚，而腺体分泌物中氯离子减少。这使渗透机制失效，水分无法从细胞内部进入分泌物，结果使所有外分泌腺的分泌物黏度大大增加。在肺部，这会损害黏液纤毛的清除能力，导致支气管和细支气管的黏液阻塞和阻塞性通气损害。清除功能的降低促进微生物定植，导致肺炎和支气管周围感染反复发作。许多病例显示铜绿假单胞菌慢性定植。黏液潴留和炎性反应与弹性蛋白酶激活结合导致支气管扩张、支气管周围纤维化和肺气肿。囊性纤维化是最常见的遗传性疾病之一，发病率为1∶2 000活产儿。近十几年来，由于对症治疗和感染预防的改善，患者的预后有了明显的改善，目前大多数患者的年龄已达到50岁。

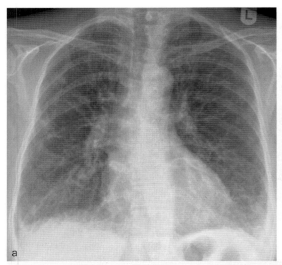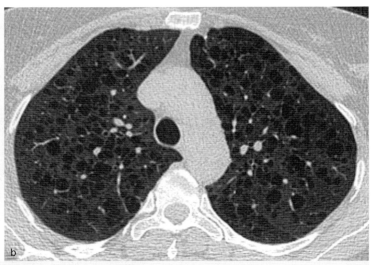

图4-61　淋巴管平滑肌瘤病。　（a）网状影，肺容积不变。（b）圆形薄壁囊腔，分布无区域优势。

（二）影像特征　即使婴儿，胸片也能显示肺过度充气和膈肌凹陷的明显证据。随着时间的推移，患者出现桶状胸，其特点是胸骨与脊柱之间的距离增加，后凸畸形增加。支气管壁因支气管周围炎症而增厚。支气管扩张的部位主要发生在上叶，表现为"轨道征"（图4-13）或黏液阻塞导致的带状密度增高影（图4-62）。小的浸润表现为局灶性密度增高影，也可能出现肺不张。肺过度充气使儿童和青少年的心脏变小，心胸比率（表2-8）最初一般 < 0.35（图4-13）。肺心病在疾病后期发展，表现心脏增大。CT对早期和细微变化的检测更为敏感，并显示由于活瓣机制空气捕捉而形成的马赛克样改变。黏液潴留在较小的支气管形成树芽状。由于反复感染，淋巴结反应性肿大是一常见特征。反复感染导致支气管动脉肥厚。

> **提醒：** 由于需要终身影像学随访，因此强烈推荐减少囊性纤维化患者放射暴露的策略。

MRI能够提供支气管壁和淋巴结的详细信息，评估肺灌注情况，并根据水肿和强化评价疾病活动度，因此具有很好的应用前景。目前有许多多中心研究在验证MRI用于囊性纤维化患者的诊断和随访的适用性。

（三）临床特征　由于胎粪黏稠度增加，高达15%的患者会出现肠梗阻。受影响的婴儿由于胰腺外分泌不足导致吸收不良而生长受限。他们容易反复发生肺部感染。随着时间的推移，症状和病程取决于肺部受累和胰腺功能不全伴吸收不良和体重减轻的程度。血

红蛋白水平明显下降的患者，可能发生咯血，可通过栓塞治疗。青少年由于胸膜下肺大疱破裂可能导致自发性气胸。存活的预后取决于肺部受累程度的进展。生理盐水和N-乙酰半胱氨酸治疗，呼吸锻炼和支气管卫生可以减少感染的频率，减少肺损伤。这些措施与改善胰腺功能不全的替代治疗一起，显著改善了近几十年来囊性纤维化患者的预期寿命。

（四）鉴别诊断　结合典型症状和发病早这两个特点，囊性纤维化一般可以通过实验室检查（汗液试验）确诊，无需影像学检查。影像学主要用于随访和判断预后。

（五）关键点　囊性纤维化是一种常染色体隐性遗传性疾病，由氯离子通道缺陷引起外分泌腺分泌物黏稠度增加。肺的改变包括纤毛清除功能受损和黏液潴留，这促进了阻塞性通气功能障碍和感染性病原体定植。后期改变包括以上叶为主的支气管扩张、支气管周围纤维化和肺气肿。

五、尘肺

尘肺是由于吸入足够小的呼吸性粉尘颗粒到达肺泡而引起的肺部疾病。呼吸性粉尘粒径 < 5 μm，较大颗粒在到达肺泡前滞留在上气道，通过各种机制从体内清除。肺反应取决于吸入物质的种类。胶原性尘肺是指吸入石英尘或石棉引起的以间质纤维化为特征的尘肺，与吸入氧化铁（铁屑）、碳铝等惰性物质引起的非尘肺病相区别。非胶原性尘肺的改变在停止暴露后可能是可逆的。在所有尘肺中，暴露时间和粉尘量与疾病严重程度相关，大多是尘肺是职业暴露引起的。

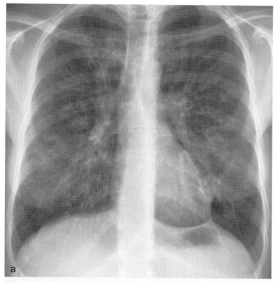
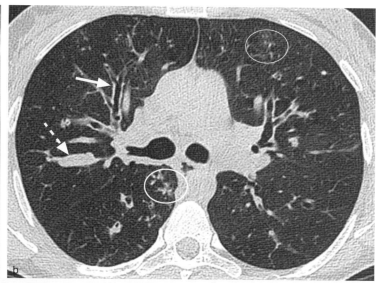

图4-62　囊性纤维化。（a）胸片显示斑片状浸润伴广泛支气管扩张。（b）CT显示支气管扩张（箭），支气管壁增厚，扩张的支气管内可见黏液栓（虚线箭），树芽征（圆形）。

伤残鉴定是根据病人的职业史、胸部后前位片和肺功能检测。国际劳工组织（ILO）制定了胸片的认定分类体系，其中包括一套标准的X线片，用于与患者的X线片进行比较。劳工组织的分类系统首先对胸片的技术质量进行分级。肺阴影的评价根据其大小、形状、位置和密集度。胸膜异常也要评估，是否存在钙化及其他伴随征象，如胸腔积液、肺气肿、淋巴结钙化、动脉粥样硬化。

矽肺

（一）概述　矽肺是由吸入石英粉尘（硅酸盐）引起的。矿工、石匠和喷砂工人是高危人群。有效的职业安全措施加上采矿作业的削减，使近几十年来矽肺发病率明显下降。石英粉尘被沿淋巴途径迁移的肺泡巨噬细胞吞噬。由于它们不能分解硅酸盐，细胞解体并释放硅酸盐，随后被其他巨噬细胞吞噬。这一过程释放促进成纤维细胞迁移的细胞因子。首先形成小结节，后者后来融合形成较大斑块。由于上述所描述的机制，即使停止接触粉尘，这些斑块随着时间的推移经历了逐渐肺门迁移的动态过程。斑块边缘会形成瘢痕旁肺气肿。

（二）影像特征　最早的影像学改变是出现直径约4 mm的多个大小相等的局灶性阴影，主要位于上肺区（图4-63）。后来它们融合形成更大的斑块。肺门可能被扭曲。肺门淋巴结的蛋壳样钙化实质上是特征性表现，是由肺门处硅酸盐沉积所致（图4-64）。肺纤维化随时间进展，并伴有小叶中心型肺气肿。

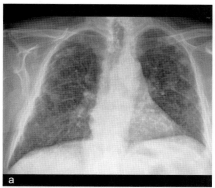
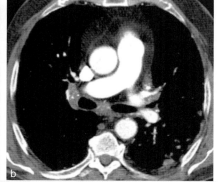
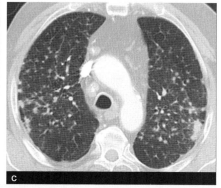

图4-63　矽肺。（a）结节状阴影。（b）肺门淋巴结显示有局灶性钙化。（c）结节呈弥漫分布。在这种情况下，结节已经融合在左侧形成较大的纤维性肿块。

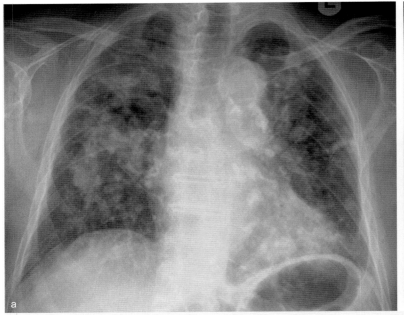
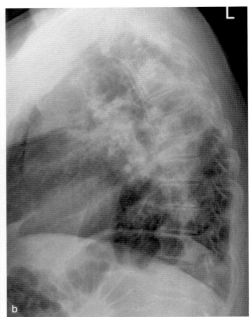

图4-64　肺内结节和蛋壳样钙化的左侧肺门、纵隔淋巴结。（a）胸部后前位片。（b）侧位片。

（三）临床特征　矽肺一般是一个渐进的病程，可以在数十年内的时间内没有症状。患者最终会出现呼吸困难。呼吸困难在晚期随着肺心病的发展而加重。一种亚型是急性矽肺病，可能在几个月内因短暂、重度暴露而发展，以蛋白质沉积为特征。硅肺结核是指合并肺结核和硅斑块。

> **警惕**：在类风湿患者中，矽肺有一种亚型称为Caplan综合征。其特点是易出现多发直径约1cm的肺结节。

石棉肺

（一）概述　石棉是一种天然的、细小的纤维矿物，因其耐火和耐用性，在20世纪被广泛应用于工业、建筑和汽车制造（用于刹车片）。全世界许多国家都通过了国家石棉禁令。但考虑到建筑材料的长寿命，含石棉的部分仍广泛分布在环境中，必须在翻新和拆除过程中安全处置。不同类型的石棉在纤维几何形状和相关的健康风险方面存在差异。蓝色石棉（球霰石）比白色石棉（温石棉）更具有致癌性。10%～20%的职业暴露者将发展肺癌或间皮瘤（也可发生在心包或腹膜），取决于他们的暴露"纤维年"。但需要注意的是，癌变的潜伏期为30～40年，肺纤维化的潜伏期约为20年，因此，预计未来几年石棉症及其后遗症的发病率将上升也是合理的。

肺巨噬细胞可以吞噬、但无法保留石棉纤维，随后巨噬细胞被杀死、释放纤维。巨噬细胞释放细胞因子诱导纤维化。同时，石棉纤维可以被新的巨噬细胞摄取，形成一个破坏性循环。未被吞噬细胞吞噬的纤维可以穿透肺泡壁并迁移到胸膜。胸膜刺激可诱发斑块形成，斑块随后可发生钙化。

> **警惕**：石棉暴露还可能引起心包或腹膜间皮瘤。

（二）影像特征　可能表现为小的、不规则的局灶性阴影，主要出现在肺下部和中部。肋膈角积液可作为早期征象。胸膜增厚的区域在X线片上可见，但HRCT在显示石棉肺改变时要敏感得多。斑块在CT上通常表现为隆起的扁平病变（图4-65）。这些斑块主要发生在基底区域，可能发生钙化。小叶间隔及支气管血管束增厚。瘢痕增厚称之为实质条带，可从胸膜表面以直角延伸至肺实质。圆形肺不张是常见的发现。

> **提醒**：胸膜斑块伴线样纤维增厚是石棉暴露史的典型表现，被认为是石棉相关疾病的关键指标。然而，石棉肺特征性的纤维化改变无特异性，也可能由其他原因引起（图4-66，图4-65）。

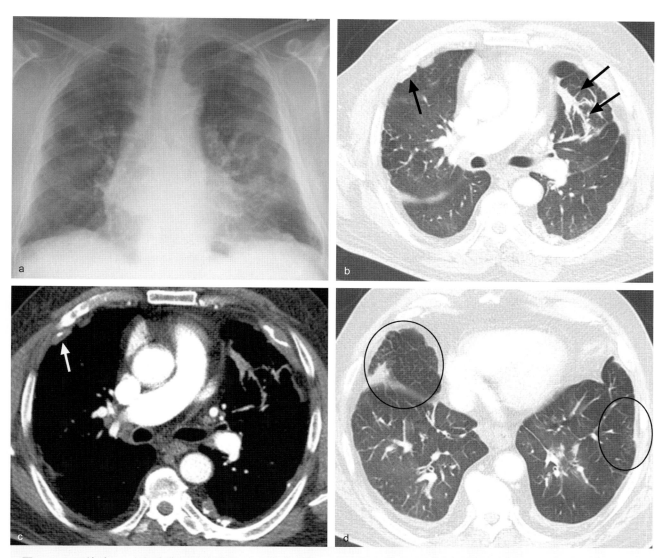

图4-65　石棉肺。　（a）胸片显示胸膜斑。（b）胸膜斑在CT上表现为扁平隆起的病变。箭显示肺不张的区域。（c）胸膜斑块内含钙化灶（箭）。（d）小叶间隔增厚（圆圈）。

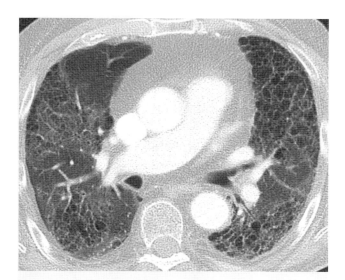

图4-66　石棉肺纤维化。　主要需与IPF、UIP鉴别。

（三）临床特征　呼吸困难之前有很长的潜伏期时期。间皮瘤患者也诉胸痛。

其他尘肺病

（一）概述

1. 煤肺病　单纯煤肺病是一种非胶原性尘肺病。然而，这种情况一般不会单独出现。煤矿工人同时也接触硅酸盐，导致矽肺，并具有矽肺病的表现。单纯煤肺病不具有影像学相关性。

2. 铁尘肺　铁尘肺是由于吸入氧化铁粉尘引起的，可见于焊工和钢铁工人。肺泡巨噬细胞吞噬粉尘，随后沉积于间质和支气管血管束。由于颗粒不会引起纤维化，通过排痰和其他机制消除接触后，以上改变就会消退。

（二）影像特征 通常发现非常密集的局灶性阴影。它们可能在暴露停止后逐渐消散。

（三）临床特征 铁尘肺几乎无症状。

总结

尘肺可在吸入可吸入性粉尘（粒径 < 5μm）多年后发展，并被列为法定职业病。胶原性尘肺需与非胶原性尘肺相鉴别。

胶原性尘肺是粉尘暴露诱发的纤维化改变的病理生理学终点。影像基本表现取决于吸入的粉尘类型。矽肺表现为上、中带分布为主的多发结节，随后结节融合形成纤维化团块，肺门可表现为蛋壳样钙化。既往石棉暴露导致扁平透明和/或钙化斑块形成，主要位于基底区。间质纤维化改变是石棉肺的特点。间皮瘤或肺癌多在20%的患者中出现。

非胶原性尘肺可能是吸入氧化铁粉尘所致。吸入的颗粒物会形成密集的局灶性阴影，可通过吞噬清除，一旦停止暴露，此异常改变也会从肺中清除，从而完全消失。

六、外源性过敏性肺泡炎

（一）概述 外源性过敏性肺泡炎常见于职业暴露的背景下。它可能是由各种可吸入性的有机过敏原或化合物与内源性蛋白结合形成半抗原引起的。不到1%的暴露者会发生外源性变态反应性肺泡炎，这些患者大多在暴露多年后才会发病。也许最为人熟知的类型是"鸟迷肺"，其中来自鸟屎和羽毛颗粒的蛋白质是过敏原。

农民肺中的过敏原是潮湿干草中的嗜热放线菌。在水果加工、蘑菇种植或奶牛养殖的人群中，霉菌是引起外源性过敏性肺泡炎的病原体。免疫球蛋白G在肺泡内激发Ⅲ型和Ⅳ型免疫反应。组织病理学特征包括支气管壁细胞浸润、间质炎性反应伴细胞浸润、肺泡炎伴肺泡内巨细胞和非干酪样肉芽肿。除非脱离过敏原，否则随着时间的推移，反复分泌的细胞因子将导致不可逆的纤维化。

（二）影像特征 外源性变态反应性肺泡炎的HRCT特征是磨玻璃影、小叶中心磨玻璃密度（腺泡结节）、正常肺区及空气潴留的组合。慢性期以肺纤维化为特征，网状影增多。在这些病例中，也可出现空气捕捉征（图4-67）。

（三）临床特征 大多数患者的外源性过敏性肺泡炎在抗原暴露多年后出现。在急性期，过敏原暴露后3～6 h内就会出现发热、寒战、呼吸困难和无力感的流感样症状。症状在1～2 d内开始消退。慢性病例以隐匿起病为特征。一线治疗方法是停止暴露。类固醇可以减轻炎症反应并缓解症状。

（四）鉴别诊断 其他弥漫性疾病如IPF、NSIP可根据病史和基本病变分布的类型排除。

（五）关键点 外源性过敏性肺泡炎是由有机过敏原或物质与内源性蛋白质结合形成半抗原、引发Ⅲ型和Ⅳ型免疫反应所致。HRCT主要表现为磨玻璃影伴空气潴留和小叶中心磨玻璃密度。

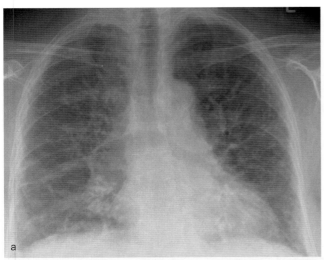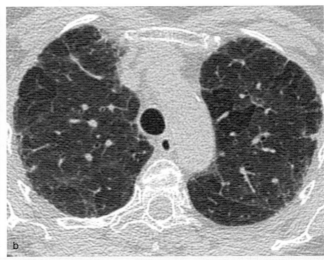

图4-67 外源性变态反应性肺泡炎。 （a）胸部X线片显示肺内阴影。（b）CT显示空气捕捉和密度增高影。胸膜下纤维化是疾病病程长的特点。

七、肺损伤

吸入烟雾、火焰或有毒气体所致损伤

（一）概述 火焰在热空气中会产生混杂的有毒气体，导致大约25%的烧伤患者发生吸入性肺损伤。多数吸入性肺损伤患者伴有气管、支气管黏膜和肺泡的损伤，支气管壁因水肿和细胞浸润而增厚，Ⅱ型肺泡细胞及表面活性膜的损伤导致肺水肿。

（二）影像特征 肺损伤后早期胸片可能没有异常，24 h后可能出现异常，根据损伤的严重程度，表现为模糊影或者肺水肿（图4-68）。CT显示支气管壁增厚及磨玻璃影，受累严重部位可见致密实变影，并可伴有肺出血。严重损伤还可导致不可逆的肺纤维化。

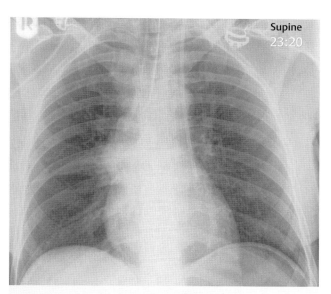

图4-68 房屋火灾造成的吸入性创伤。 右肺可见支气管周围模糊影。

（三）临床特征 吸入烟雾可引起呼吸困难。火灾后，严重的吸入性肺损伤病死率高达70% ～ 90%，其中可能合并其他相关损伤，尤其是皮肤烧伤。

（四）鉴别诊断 继发于严重皮肤烧伤或者吸入烟雾所致的急性呼吸窘迫综合征。

吸入其他物质所致损伤

（一）概述 吸入各种物质均可引起肺损伤。例如溺水所致的肺水肿、急性呼吸窘迫综合征、吸入酸性胃液（Mendelson综合征）、肺浸润、异物吸入导致支气管阻塞和纵隔摆动（特别是幼儿）。

（二）影像特征

1. 溺水 以双侧肺水肿为特征（图4-69）。与吸入烟雾类似，损伤后通常需要1 ～ 2 d才能出现影像表现。

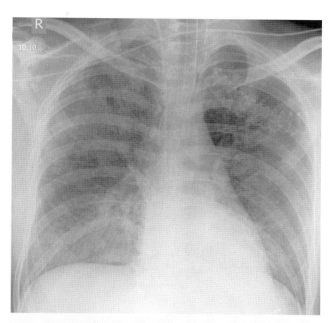

图4-69 溺水患者胸片。 胸片示双侧肺水肿。

2. 误吸胃液或口服物 导致相应区域的肺浸润（图4-70）。

3. 儿童吸入异物（如花生） 透视可见纵隔摆动。吸入异物形成活瓣阻塞，阻止相应区域的肺呼出空气，导致呼气时纵隔向正常侧移位（图4-71）。支气管完全闭塞导致肺不张。如果不及时经支气管镜取出异物，支气管可能发生压迫性坏死，愈合后形成瘢痕，管腔狭窄。

八、血管炎

血管炎（vasculitides）是由自身免疫引起的血管壁炎症。由于血管分布广泛，大多数病例都累及肺。

韦格纳肉芽肿

（一）概述 韦格纳肉芽肿（Wegener's granulomatosis）是一种坏死性肉芽肿性血管炎，临床表现为呼吸道症状，累及部位包括鼻旁窦和肺（90%的病例）、肾脏（85%的病例）。肺的损伤可能累及动脉、小动脉、毛细血管和静脉。

（二）影像特征 直径1 ～ 10 cm的结节状或斑片状阴影（图4-72）。大约一半的病例，尤其在较大的病

4

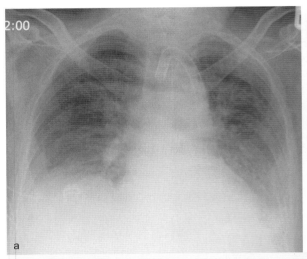
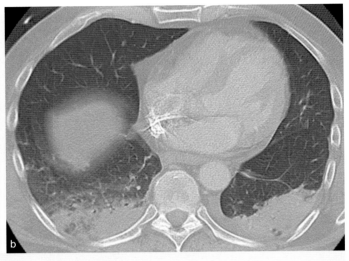

图4-70　吸入碱液所致吸入性肺炎。　双肺下叶后基底段肺浸润。(a) 胸部平片。(b) CT。

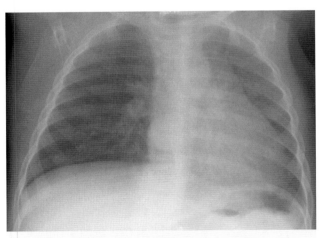

图4-71　4岁男童右主支气管吸入花生。　右肺由于活瓣阻塞而过度膨胀。

灶内可出现液化。病变内出血可导致磨玻璃阴影和小叶间隔增厚。

（三）临床特征　典型的特征是鼻窦炎、咳嗽和呼吸困难，累及下呼吸道可导致气管狭窄，偶可出现咯血。实验室检查显示抗中性粒细胞胞浆抗体 (cytoplasmic antineutrophil cytoplasmic antibodies, cANCA) 滴度升高。患者可能发展为肾小球肾炎，在疾病初期发病率大约20%，疾病后期发病率大约85%。

提醒：鼻窦炎、咳嗽和血尿是韦格纳肉芽肿的典型症状。肺或呼吸道活检可见典型的肉芽肿。由于肾小球肾炎在组织学上为非特异性改变，因此肾活检无助于诊断。

（四）关键点　韦格纳肉芽肿病是一种累及呼吸道、肺和肾脏的肉芽肿性血管炎。肺影像表现为斑片影或结节样影，可能出现液化。

Churg-Strauss综合征

（一）概述　Churg-Strauss综合征是一种小血管炎。患者几乎均有支气管哮喘，嗜酸性粒细胞增多，核周抗中性粒细胞胞浆抗体 (perinuclear antineutrophil cytoplasmic Antibodies, pANCA) 滴度升高的表现。

（二）影像特征　主要表现为肺外周为主的游走性斑片影和磨玻璃影（由嗜酸性粒细胞引起；图4-73），嗜酸性粒细胞浸润可使小叶间隔增厚，可有支气管壁增厚，不出现液化。

（三）临床特征　Churg-Strauss综合征有三个阶段，每个阶段可能持续数年。

1. 1期　支气管哮喘和过敏性鼻窦炎。

2. 2期　肺和胃肠道嗜酸性血管炎，伴出血、腹痛和体重减轻。

3. 3期　全身性小血管炎。累及心脏可导致心肌梗死并决定预后，累及供应神经的血管可引起伴有神经病理性疼痛的神经炎，累及肾脏可导致肾性高血压。

（四）鉴别诊断　包括韦格纳肉芽肿病（同样累及鼻旁窦）、COP、肺炎、过敏性支气管肺曲霉病。

（五）关键点　Churg-Strauss综合征是一种以嗜酸性粒细胞浸润为特征的小血管炎。有3个临床阶段：第一阶段包括支气管哮喘和变应性鼻窦炎；第二阶段是肺和胃肠道的嗜酸性浸润性病变；第三阶段是全身

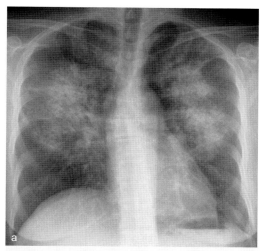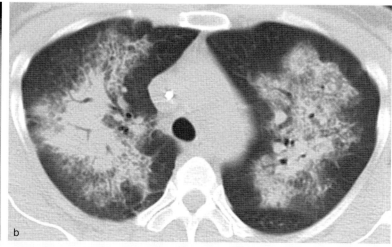

图4-72 韦格纳肉芽肿。 （a）肺上部和中部可见聚集的网状影。（b）致密实变影伴叶间隔增厚和磨玻璃阴影。

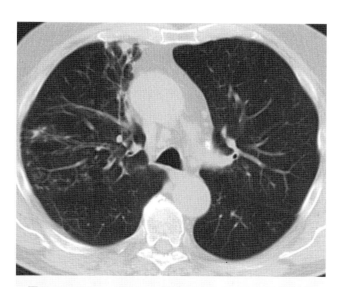

图4-73 Churg-Strauss综合征。 CT示支气管壁增厚，周围实变影和磨玻璃影。

血管炎，累及心脏可导致心肌梗死，累及供应神经的血管可导致神经炎，还可以累及肾脏。肺影像表现为肺外周为主的游走性斑片影和磨玻璃影。

九、结缔组织疾病

（一）概述 结缔组织疾病是一组累及结缔组织的自身免疫性疾病，包括表4-8中所列疾病。在不同疾病中，肺部会有不同程度的受累。硬皮病、多发性肌炎、皮肌炎和类风湿关节炎的肺受累最明显，表现为NSIP或IPF，最终导致肺纤维化。结缔组织疾病引起缩窄性细支气管炎、胸膜炎、血管炎，最终发展为肺动脉高压。表4-8中列出了不同疾病的主要临床表现。肺影像检查用于确定肺受累的程度并进行随访，支气管肺泡灌洗用于证实影像检查的发现，还可以进行肺功能检查。结缔组织疾病的诊断需要结合病史、临床表现和实验

表4-8 结缔组织病和类风湿关节炎的临床表现

疾　　病	气管支气管	肺间质改变	胸膜增厚或胸腔积液	血管炎，可能导致肺动脉高压
红斑狼疮	+	+	+++	+
多发性肌炎和皮肌炎	−	+++	−	+
Sjögren综合征	++	++	+	−
硬皮病和CREST综合征	−	+++	++	+++
Sharp综合征	+	++	+	++
类风湿关节炎	++	++	++	−

室检查。CREST综合征（钙质沉着、雷诺现象、食管运动功能障碍、指端硬化和毛细血管扩张的缩写）是结缔组织疾病之一，指没有实质器官受累的硬皮病，因此肺不受累。

> **警惕：** 如果结缔组织病或类风湿关节炎患者存在间质性肺病变，未经进一步检查，不可将其肺改变归因于基础疾病，通常考虑为肺间质性疾病可能。此外，对基础疾病的免疫抑制治疗容易导致肺炎，而且一些药物可能引发药物性肺炎。在不计治疗剂量或持续时间的情况下，甲氨蝶呤的使用率为3%。

（二）影像特征

1. 红斑狼疮　最常见的表现为干性胸膜炎，其特征是胸膜增厚，很少或没有胸腔积液，极少有其他变化。

2. 多发性肌炎和皮肌炎　主要表现为IPF和COP，呈网状影、磨玻璃阴影或实变影。由于呼吸肌无力，肺容量减少。

3. Sjögren综合征　最初表现为LIP，后发展为IPF。

4. 硬皮病和CREST综合征　高达90%的硬皮病患者具有IPF特征的间质性肺改变，大约30%的患者有胸膜增厚，60%的CREST综合征患者具有IPF特征的间质性肺改变。

5. Sharp综合征　主要变化是间质纤维化。

6. 类风湿关节炎　最常见的表现是IPF，大多数患者也有胸膜增厚，可能有COP，大约20%的患者有支气管扩张。肺内类风湿性结节仅发生于极少数病例（少于5%），典型的肺结节为位于胸膜下，直径不超过8 mm，其中有1/2的病例为空泡。

> **提醒：** 由结缔组织引起的间质性肺病通常分布于双肺，以外周和下部为主，表现为NSIP或IPF。

十、淀粉样变

（一）概述　淀粉样变（amyloidosis）的特征是糖蛋白沉积在细胞外间隙。原发性淀粉样变没有确切的病因，常累及肺；浆细胞瘤通常与淀粉样蛋白沉积有关；反应性淀粉样变可发生于慢性炎性疾病，如骨髓炎、克罗恩病、类风湿关节炎，但很少累及肺；老年淀粉样变通常累及心脏，几乎不累及肺。淀粉样变可累及肺的三个部位：气管、支气管壁（伴有支气管壁增厚）和间质（可能呈小结节状）。

（二）影像特征　根据沉积部位的不同，影像上可显示局限或广泛的气管壁增厚，小叶间隔明显增厚，呈肺纤维化改变，沉积于胸膜则出现胸膜明显增厚。肺结节直径约0.5～5.0 cm，40%的结节出现钙化，主要发生在下部区（图4-74）。

（三）鉴别诊断　以结节病变为主的淀粉样变需与矽肺和结节病相鉴别。较大的肺结节需与转移病灶或

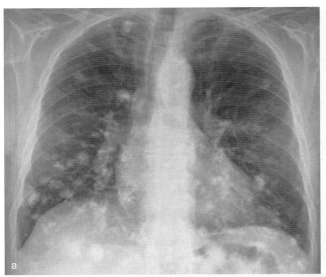
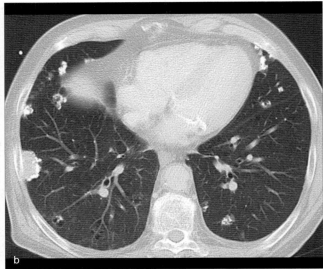

图4-74　淀粉样变。　（a）结节主要分布于肺下部，部分结节伴钙化。（b）结节边界清晰，其他肺实质正常。

肺癌相鉴别。若胸膜增厚，应排除间皮瘤。

（四）关键点　淀粉样变性的特征是异常糖蛋白（淀粉样纤维）沉积于细胞外。在肺中，这些物质可沉积在气管支气管、肺间质和胸膜，并呈结节样或其他相应形式的改变。

十一、Goodpasture综合征，肺内出血

（一）概述　Goodpasture综合征（Goodpasture's syndrome）是一种自身免疫性疾病，抗体侵及肺和肾脏的基底膜，可导致快速进展的肾小球肾炎，同时肺内反复出血。治疗方法包括血浆置换和免疫抑制剂治疗。

（二）影像特征　肺泡内出血在胸片上表现为局灶性阴影（图4-75）。CT显示结节样磨玻璃影，部分可融合，几天内，由于渗出的血液被清除，肺阴影会逐渐消失，当血液积聚于小叶间隔，可能出现暂时的小叶间隔增厚（图4-75），若反复出血可导致肺纤维化。

> **警惕**：肺内出血在许多不同的疾病中具有相同的影像征象，如风湿性关节炎、结缔组织疾病和Henoch-Schönlein紫癜。

（三）临床特征　Goodpasture综合征患者主要表现为急性发作的呼吸困难、咯血（高达90%）和咳嗽。缺铁性贫血可导致身体虚弱和运动耐受性下降；肾小球肾炎可最终发展为肾功能衰竭。

（四）鉴别诊断　需要与韦格纳肉芽肿、Churg-Strauss综合征、多血管炎、系统性红斑狼疮、弥漫性特发性含铁血黄素沉着相鉴别。

> **提醒**：弥漫性特发性含铁血黄素沉着、复发性肺泡内出血的病因不明，影像学表现与Goodpasture综合征相同。

（五）关键点　由各种原因引起的肺内出血可导致磨玻璃样阴影，肺泡内出血被清除后，可出现暂时的小叶间隔增厚，反复的肺泡出血最终可导致肺纤维化。

十二、肺泡微石症

（一）概述　肺泡微石症（alveolar microlithiasis）是一种罕见的常染色体隐性遗传疾病，以肺泡内磷酸钙沉淀为特征。报道病例中约有15%发生于土耳其，家族发病提示为遗传性疾病。由于没有治疗方法，肺移植是呼吸衰竭患者的唯一选择。

（二）影像特征　胸片上双肺密度明显增高，与密度较低的纵隔形成鲜明对比。密集的微结节形似沙尘，因此被称为"沙尘暴肺"，这一名称在文献中被广泛使用（图4-76）。CT示磨玻璃影及多发致密小结节，分布于肺胸膜下、小叶间隔及支气管血管束旁。

（三）临床特征　多数患者（70%）无症状，偶然发现；其余患者可表现为呼吸困难，甚至呼吸功能不全和右心衰。

（四）鉴别诊断　需要与矽肺和结节病相鉴别。

（五）关键点　肺泡微石症是一种罕见的先天性疾病，磷酸钙沉积于肺泡内。胸片显示特征性的致密肺，

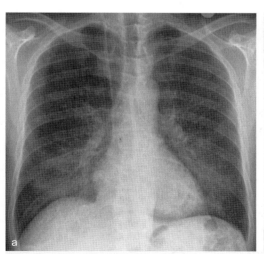
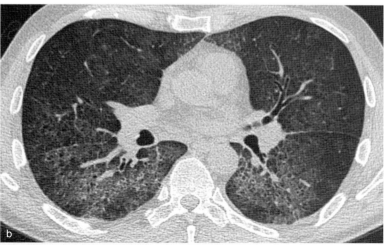

图4-75　Goodpasture综合征。（a）急性肺内出血后基底部阴影。（b）磨玻璃阴影和叶间隔增厚。

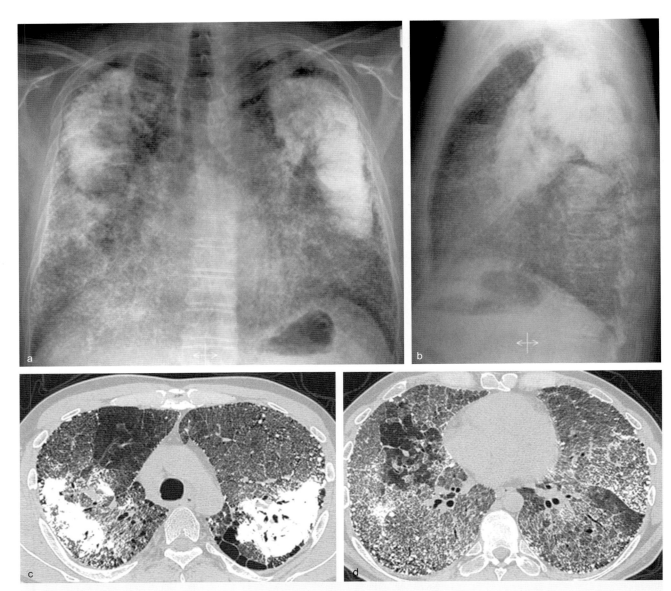

图4-76　肺泡微石症。　（a）胸片显示"沙尘暴肺"。（b）侧位片显示融合的斑片影。（c）CT显示融合的钙化影。（d）CT显示肺泡钙化影。

伴随轻度症状或无症状。

十三、肺泡蛋白沉积症

（一）概述　肺泡蛋白沉积症（alveolar proteinosis）是由于肺泡巨噬细胞吞噬功能障碍，导致肺泡中沉积富含蛋白质和脂质的黏性表面活性剂。先天性肺泡蛋白沉积症十分罕见，可能危及婴儿生命，目前已发现其巨噬细胞集落刺激因子和表面活性剂运输蛋白的基因存在缺陷。几乎90%的成人肺泡蛋白沉积症是获得性自身免疫性疾病，也称为继发性肺泡蛋白沉积症，可由吸入粉尘、恶性血液病和肺部感染引起，目前尚无根治方法，但可通过灌洗将含蛋白质的物质从肺泡中冲洗

出来以缓解症状，许多患者在单次肺灌洗后可多年不出现症状。大约13%的患者发生重复感染。

（二）影像特征　胸片显示以中央网状影为主，伴磨玻璃样阴影（图4-77），仅部分肺受累，正常区域与受累区域交替出现。纵隔淋巴结可轻度肿大。

警惕：肺泡蛋白沉积症的影像学表现往往比临床表现严重。

（三）临床特征　主要临床症状是呼吸困难和肺阻力增加，并伴有疲劳和运动耐力下降。大约1/3的患者

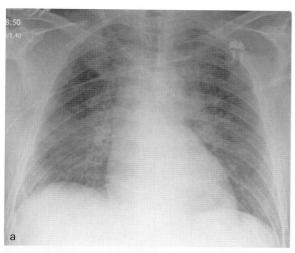
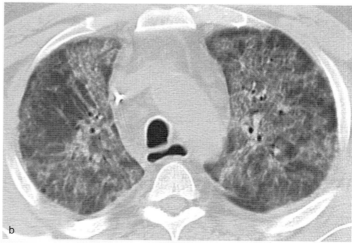

图4-77　肺泡蛋白沉积症。　（a）网状影增多,透亮度增高。（b）最显著的CT表现为磨玻璃影和小叶间隔增厚。

没有症状。

（四）鉴别诊断　需要与肺泡出血、耶氏肺孢子菌肺炎和肺水肿相鉴别。

（五）关键点　肺泡蛋白沉积症以肺泡内脂蛋白类表面活性剂的代谢障碍而沉积为特征。典型的CT表现为以中央分布为主的磨玻璃样影和小叶间隔增厚,累及肺区与未累及肺区相交替。

十四、肺梗死

（一）概述　肺梗死（pulmonary infarction）由于肺组织缺血引起,由于肺有肺动脉和支气管动脉的双重血供,肺梗死非常罕见,只有当左心功能严重受损,以致支气管动脉的压力不足以充分灌注周围肺血管时才会发生。

（二）影像特征　肺梗死灶一般发生在肺外周,呈圆形或楔形,尖端指向肺门。肺梗死多发生于肺下叶。胸片显示相应区域阴影,CT显示密度增高影,通常有液化灶,也可能出现空腔（图4-78）。

（三）临床特征　主要症状是胸膜炎引起的胸痛。

（四）鉴别诊断　肺梗死主要需要与肺浸润、空洞型肺癌相鉴别。

（五）关键点　肺梗死可由肺栓塞合并心衰引起,梗死区域出血导致周围密度增加。

十五、呼吸窘迫综合征

成人呼吸窘迫综合征

（一）概述　成人呼吸窘迫综合征（adult respiratory distress syndrome, ARDS）也被称为"休克肺"和"急性肺衰竭",可由肺的直接损伤引起,如挫伤、吸入性创伤,但最常见的是由败血症、多发性创伤、烧伤、头部创伤等间接损伤引起。该综合征的临床诊断基于1994年制定的美国-欧洲共识会议（AECC）的定义[18],后由专家小组进行改进,并得到实证研究证实[19]。

提醒：ARDS诊断标准：
- 需要机械通气的缺氧,PaO_2/FiO_2（动脉氧分压/吸入空气中的氧气分数）小于200。
- 肺毛细血管楔压 < 18 mmHg。
- 胸部X线片显示双侧肺浸润。

根据修订后的定义,ARDS根据严重程度进行分级[19],每个等级的预后不同：
- 严重：$PaO_2/FiO_2 \leq 100$,呼气末正压（PEEP）≥ 5 cm H_2O。
- 中度：$PaO_2/FiO_2 = 101 \sim 200$,PEEP ≥ 5 cm H_2O。
- 轻度：$PaO_2/FiO_2 = 201 \sim 300$,PEEP ≥ 5 cm H_2O。

所有等级的致病机制相同,重度ARDS的病死率是45%,中度ARDS的病死率是32%,轻度ARDS的病死率是27%。

（二）影像特征　ARDS分为三个阶段。

1. 渗出期　特点是前24 h毛细血管通透性增加,间质水肿,随后肺泡水肿。当有间质水肿时,胸片为阴性,但患者有强烈的症状,这可与心源性肺水肿相鉴别。渗出期结束时,CT出现磨玻璃影和小叶间隔增厚。

2. 中间期　约为第2天至第7天,以Ⅰ型和Ⅱ型肺细胞破坏为特征。组织学表现为弥漫性肺泡损伤,

4

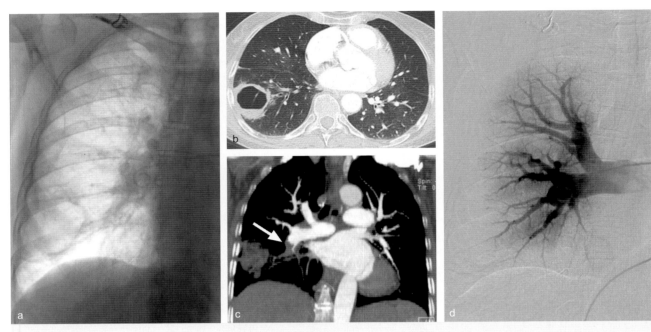

图4-78 肺梗死。 （a）胸片显示肺外带空腔。（b）CT确定为薄壁空腔。（c）最大密度投影显示肺下叶动脉血栓（箭）。（d）肺血管造影显示典型的慢性血栓栓塞性肺动脉高压的血管改变，表现为血管狭窄、截断。

出现富含蛋白质的肺泡渗出物，细胞碎片、渗出物和浸润炎性细胞形成透明膜。胸片显示双肺野阴影，密度逐渐增加，使心脏和膈肌边界模糊，形成"白肺"表现（图4-79），出现支气管充气征。在随后的几天内，阴影密度部分下降，通气治疗也可使肺透亮度增加。随后肺呈网状结构，这种改变仍然可逆。CT表现与体位相关，表现为典型密度梯度，重力依赖区为实变影，中间区为磨玻璃影，上层区为正常。当存在磨玻璃影区域可考虑进行PEEP通风。CT上的密度梯度是间接肺损伤引起的ARDS的典型表现，在直接肺损伤引起的ARDS中并不出现。

3. 增殖期　为发病后1周至1个月，以肺泡间隙和间质内成纤维细胞和肌成纤维细胞增殖为特征，胸片显示增加的网状影（图4-80）。随后出现肺纤维化，由于通气时容易对肺前部造成气压性创伤，因此肺前部的纤维化通常较重，CT表现为肺纤维化、叶间隔增厚及牵引性支气管扩张。

> **警惕：** 由于ARDS患者的重症监护技术显著提升，这种典型的ARDS分期已不再出现在每一位患者身上。

（三）临床特征　ARDS发生在受伤后的第1周，有缺氧症状，需要机械通气。

（四）鉴别诊断　主要需要与心源性肺水肿鉴

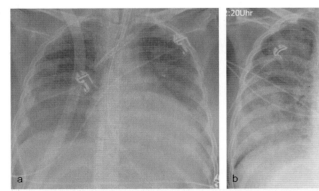
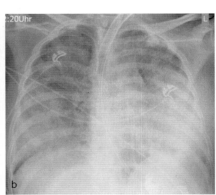
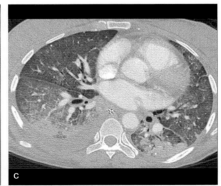

图4-79 ARDS。 快速发展的白肺（从a到b）和典型的密度梯度（c）。（a）第1次胸片。（b）第2次胸片。（c）CT。

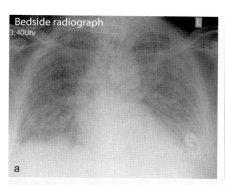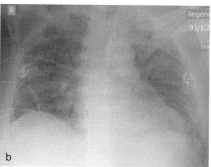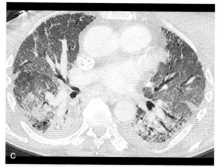

图4-80 ARDS。 第三阶段：典型的网状影增加。(a)第1次胸片。(b)第2次胸片。(c)CT。

别,心源性肺水肿表现为心脏增大,血管扩张,有胸腔积液。

(五) 关键点 ARDS是一种急性肺损伤,急性期分为3个阶段。诊断基于临床和影像特征。此病最终发展为肺纤维化。

婴儿呼吸窘迫综合征

(一) 概述 胎龄33周以下、体重 < 2 500 g的早产儿,由于肺表面活性物质缺乏,出现婴儿呼吸窘迫综合征(infant respiratory distress syndrome, IRDS)的风险较高。IRDS又称透明膜病,胎龄 < 29周的婴儿有60%的发病率。肺表面活性物质由90%的脂质和10%的蛋白质组成,富含钙离子,大约在胎儿24周开始形成,直到36周结束。在IRDS中,肺泡不完全扩张导致轻微的肺不张。IRDS分为四个放射学阶段(表4-9)。病情较轻的婴儿使用鼻罩和CPAP通气;较严重的IRDS患儿气管插管,并给予表面活性物质;对于 < 27周的早产儿,可放置气管导管给予表面活性物质以预防IRDS。通气治疗可能并发气胸和间质性肺气肿。

表4-9 IRDS分期

分 期	影像表现
Ⅰ期	细颗粒状阴影
Ⅱ期	出现充气支气管征
Ⅲ期	阴影增加致膈肌和心缘模糊
Ⅳ期	白肺:心影完全被遮蔽

警惕: 出现直径数毫米的圆形透亮影可能是间质性肺气肿,警惕发生气胸,不应被误认为IRDS好转。

(二) 影像特征 由于肺泡不完全扩张,双肺透明度和容积均降低。双肺另可见微结节样阴影(图4-81)。

(三) 临床特征 IRDS通常在出生后立即出现,表现为呼吸窘迫,包括鼻翼扇动、三凹征、呼吸急促,婴儿可能发绀。

(四) 鉴别诊断 IRDS主要需要与新生儿肺炎相鉴别,高达60%的新生儿肺炎有胸腔积液,而IRDS没有胸腔积液。由于肺不同区域通气存在差异,使用表面活性物质治疗可能导致IRDS肺透亮度不均匀增加,可能误诊为胎粪误吸。

(五) 关键点 IRDS是由于早产儿肺发育不成熟,缺乏表面活性物质引起。根据严重程度分为四个放射学阶段,可能并发间质性肺气肿和气胸。

第四节 胸 膜

一、气胸

(一) 概述 气胸(pneumothorax)指气体进入胸膜腔,可能由外伤、医源性肺活检、放置中心静脉导管引起。自发性气胸是由胸膜下肺大疱破裂引起的,通常见于体瘦的青少年男性;张力性气胸指吸气时,肺弹性纤维收缩,空气进入胸膜腔,呼气时,由于活瓣阻塞不能使空气排出,纵隔向健侧移位,同时压迫上下腔静脉,阻碍心脏回流而危及生命。

(二) 影像特征 胸片上,呼气末比吸气末更易显示气胸。在大多数情况下,由于侧向效应,胸膜呈细线状(图4-82),在胸膜线外侧无肺纹理。张力性气胸时,纵隔向健侧移位,患侧的膈肌受压低平(图4-83),患侧的肋间隙增宽,大量气胸时可使肋膈角加深。仰卧位时,气体聚集于胸前部,若胸膜贴于胸壁外侧,可表现为圆形或卵圆形透亮区("黑色卵圆形")。气胸的膈

4

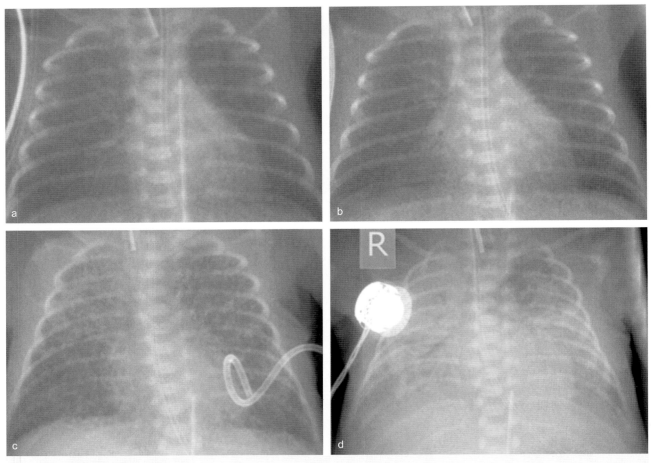

图4-81 胎龄23周的早产儿RDS（Ⅱ～Ⅳ期）。 （a）出生第1天的胸片。（b）第7天胸片显示肺微结节样阴影增加。（c）出现间质性肺气肿。（d）疾病进展到Ⅳ期。

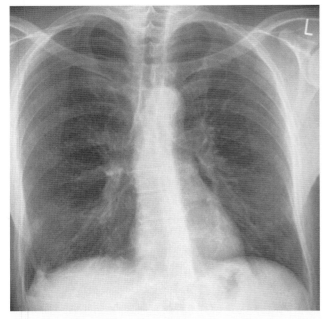

图4-82 气胸。 由于侧向效应，胸膜在胸顶区呈一条细线影，线外无肺纹理。

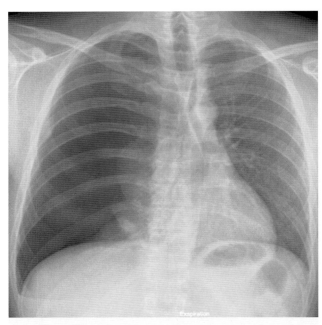

图4-83 右侧张力性气胸。 胸片显示右肺不张，纵隔向左移位，右侧肋间隙增宽。

肌通常清晰。

（三）临床特征　气胸通常伴有胸痛。张力性气胸由于心搏量减少引起休克（冷汗、苍白、虚弱），应立即放置胸管（海姆利希阀具有体积小的优点）进行抢救。

（四）关键点　气胸可由外伤或医源性胸膜损伤引起，也可是自发性。呼气末胸片检测气胸非常灵敏。胸膜与X射线切线处可见细线影，其外侧肺纹理缺失。在仰卧位X线片上，前部气胸可表现为透亮度增加区域。

二、胸腔积液

（一）概述　胸腔积液（pleural effusion）是指由多种原因引起的胸膜腔内积液。渗出原因包括蛋白质缺乏（如肝硬化）或丢失（如肾病综合征或肾功能衰竭）导致的血管内胶体渗透压降低，血管静水压增加（心力衰竭或肺栓塞），毛细血管通透性增加（炎症或肿瘤

等），其中毛细血管通透性增加所致的渗出物中含有较多的细胞及蛋白质。

（二）影像特征　站立侧位胸片可显示150 mL以上的游离胸腔积液，表现为肋膈角变钝（图4-18）。肺叶间裂内积液通常在侧位片上表现为梭形阴影（图4-84）。仰卧位X线片可显示500 mL以上的游离胸腔积液，阴影密度沿尾头方向逐渐减低。在横断面CT上，游离液体分布于胸膜腔的背侧，通常导致邻近肺区域的压迫性肺不张。

（三）临床特征　主要症状为基础疾病的症状，大量胸腔积液可导致压迫性肺不张而出现呼吸困难。

（四）鉴别诊断　需要与脓胸相鉴别，临床上可通过发热和实验室检查鉴别，在CT上可通过胸膜增厚和气体影鉴别。

（五）关键点　直立胸片可检出150 mL以上的胸

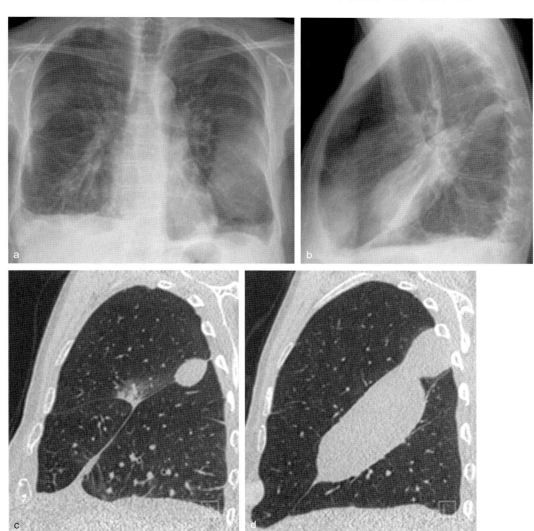

图4-84　胸腔积液。　（a）胸片显示两侧叶间裂积液。（b）侧位片显示典型的卵圆形外观。（c）矢状面CT显示双侧叶间裂积液。（d）不同平面的矢状面CT图像。

腔积液，仰卧位胸片可检出 500 mL 以上的胸腔积液。

三、脓胸

（一）概述　脓胸（pleural empyema）是一种细菌性炎症，其特征是在胸膜层之间形成脓液。结核病或真菌感染可能形成胸膜皮肤瘘。

（二）影像特征　胸膜增厚、强化（图4-85）。CT不能区分脓液和浆液，空气影表明有生成气体的细菌，需排除胸腔抽液时空气进入胸腔。

（三）临床特征　细菌性脓胸临床表现为发热和寒颤；结核性脓胸的临床表现可伴全身症状。

（四）鉴别诊断　鉴别诊断包括游离性或包裹性胸腔积液。

四、胸膜间皮瘤

（一）概述　胸膜间皮瘤（pleural mesothelioma）是发生于胸膜的恶性肿瘤。石棉可能是导致胸膜间皮瘤的主要原因，77%的间皮瘤患者有石棉暴露史，接触石棉者的间皮瘤发病率为8%。本病潜伏期长，达25～40年，发病年龄常见于40～60岁。由于间皮瘤对化疗反应不佳，并且胸膜远处转移常常降低胸膜切除术的疗效，因此预后不良，1年生存率为25%。

（二）影像特征　胸片显示胸膜增厚，病变越大，受累侧肺体积越小。CT示胸膜结节样增厚（图4-86），增

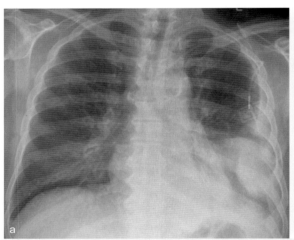
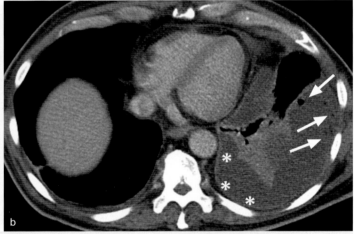

图4-85　脓胸。　（a）胸片显示积液，通过CT可与脓胸鉴别。（b）CT显示受累区域胸膜增厚、强化（星号）和液体中空气影（箭）。

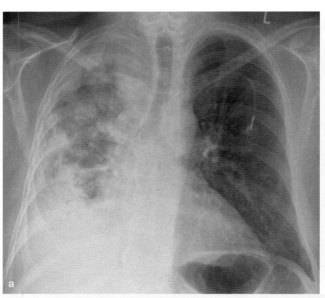
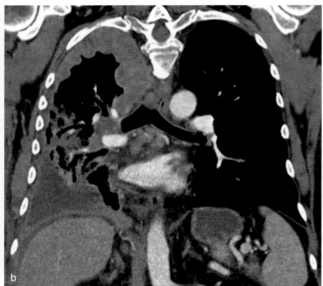

图4-86　胸膜间皮瘤。　（a）胸片显示胸膜广泛增厚。（b）冠状面CT显示胸膜结节样增厚和恶性胸腔积液。

强后间皮瘤强化,可伴有大量的胸腔积液。

（三）临床特征　主要特征是呼吸困难、盗汗、体重减轻和疲劳。

（四）鉴别诊断　有石棉暴露史,纤维性胸膜增厚（厚度通常不超过1 cm）是重要的鉴别点。纵隔胸膜受累也提示间皮瘤。如有疑问,应进行CT引导下穿刺活检。

（五）关键点　在所有长期接触石棉的个体中,间皮瘤的发病率为8%。影像表现为胸膜结节样增厚,晚期可扩散至纵隔胸膜,引起大量胸腔积液。

参考文献

[1] Webb WR. Thin-section CT of the secondary pulmonary lobule: anatomy and the image—the 2004 Fleischner lecture. Radiology. 2006; 239(2): 322−338.

[2] Travis WD, Brambilla E, Noguchi M, et al. International Association for the Study of Lung Cancer/American Thoracic Society/European Respiratory Society International Multidisciplinary Classification of Lung Adenocarcinoma.J Thorac Oncol. 2011; 6: 244−285.

[3] Barbier F, Andremont A, Wolff M, Bouadma L. Hospital-acquired pneumonia and ventilator-associated pneumonia: recent advances in epidemiology and management. Curr Opin Pulm Med. 2013; 19(3): 216−228.

[4] Hansell DM, Bankier AA, MacMahon H, McLoud TC, Müller NL, Remy J.Fleischner Society: glossary of terms for thoracic imaging. Radiology. 2008; 246(3): 697−722.

[5] MacMahon H, Austin JH, Gamsu G, et al. Fleischner Society. Guidelines for management of small pulmonary nodules detected on CT scans: a statement from the Fleischner Society. Radiology. 2005; 237(2): 395−400.

[6] Naidich DP, Bankier AA, MacMahon H, et al. Recommendations for the management of subsolid pulmonary nodules detected at CT: a statement from the Fleischner Society. Radiology. 2013; 266(1): 304−317.

[7] Henschke CI, Yankelevitz DF, Mirtcheva R, McGuinness G, McCauley D, Miettinen OS, ELCAP Group. CT screening for lung cancer: frequency and significance of part-solid and nonsolid nodules. AJR Am J Roentgenol.2002; 178(5): 1053−1057.

[8] Aberle DR, Adams AM, Berg CD, et al. National Lung Screening Trial Research Team. Reduced lung-cancer mortality with low-dose computed tomographic screening. N Engl J Med. 2011; 365(5): 395−409.

[9] Jones KD. Whence lepidic?: the history of a Canadian neologism. Arch Pathol Lab Med. 2013; 137(12): 1822−1824.

[10] Rami-Porta R, Crowley JJ, Goldstraw P. The revised TNM staging system for lung cancer. Ann Thorac Cardiovasc Surg. 2009; 15(1): 4−9.

[11] American Thoracic Society, European Respiratory Society. American Thoracic Society/European Respiratory Society international multidisciplinary consensus Classification of the Idiopathic Interstitial Pneumonias. This joint statement of the American Thoracic Society (ATS) and the European Respiratory Society (ERS) was adopted by the ATS board of directors, June 2001, and by the ERS Executive Committee, June 2001. Am J Respir Crit Care Med. 2002; 165(2): 277−304.

[12] Travis WD, Costabel U, Hansell DM, et al. ATS/ERS Committee on Idiopathic Interstitial Pneumonias. An official American Thoracic Society/European Respiratory Society statement: Update of the international multidisciplinary classification of the idiopathic interstitial pneumonias. Am J Respir Crit Care Med.2013; 188(6): 733−748.

[13] Raghu G, Collard HR, Egan JJ, et al. ATS/ERS/JRS/ALAT Committee on Idiopathic Pulmonary Fibrosis. An official ATS/ERS/JRS/ALAT statement: idiopathic pulmonary fibrosis: evidence-based guidelines for diagnosis and management.Am J Respir Crit Care Med. 2011; 183(6): 788−824.

[14] Travis WD, Hunninghake G, King TE, Jr, et al. Idiopathic nonspecific interstitial pneumonia: report of an American Thoracic Society project. Am J Respir Crit Care Med. 2008; 177(12): 1338−1347.

[15] Scadding JG. Prognosis of intrathoracic sarcoidosis in England. A review of 136 cases after five years' observation. BMJ. 1961; 2(5261): 1165−1172.

[16] Schünke M, Schulte E, Schumacher U. Prometheus. LernAtlas der Anatomie: Innere Organe. 2nd ed. Stuttgart: Thieme; 2009. Illustrated by M. Voll/K. Wesker.

[17] Hirschmann JV, Pipavath SN, Godwin JD. Hypersensitivity pneumonitis: a historical, clinical, and radiologic review. Radiographics. 2009; 29(7): 1921−1938.

[18] Bernard GR, Artigas A, Brigham KL, et al. The American-European Consensus Conference on ARDS. Definitions, mechanisms, relevant outcomes, and clinical trial coordination. Am J Respir Crit Care Med. 1994; 149(3 Pt 1): 818−824.

[19] Ranieri VM, Rubenfeld GD, Thompson BT, et al. ARDS Definition Task Force.Acute respiratory distress syndrome: the Berlin Definition. JAMA. 2012; 307(23): 2526−2533.

[20] Amorosa JK, Bramwit MP, Mohammed TL, et al. ACR appropriateness criteria routine chest radiographs in intensive care unit patients. J Am Coll Radiol.2013; 10(3): 170−174.

[21] Lange S. Radiologische Diagnostik der Thoraxerkrankungen. 2nd ed. Stuttgart: Thieme; 2005: 18.

[22] Siltzbach LE. Sarcoidosis: clinical features and management. Med Clin North Am. 1967; 51(2): 483−502.

第二部分
腹　部

第五章　肝　脏

Guenther Schneider and Gabriele A. Krombach

李金凝,薛晓铃,苏宇征,孙美玉,罗　冉,汪登斌 译

第一节　解　剖

肿瘤消融、经肝动脉化疗栓塞术(TACE)、选择性内放射治疗(SIRT)等局部的外科与放射性治疗都需要高敏感性的检出所有存在的病灶及其具体的肝段位置。

就位置而言,肝脏属于腹膜内位器官,紧紧附着于膈肌,上面存在肝裸区。肝脏分为9段[1-3],每一段可被单独切除或与其他肝段一同切除。肝静脉及门静脉走行于肝段边缘,将肝脏划分为几部分:肝门静脉主要分支将肝脏分为上段及下段(包括IVa段与IVb段),而肝静脉将肝脏从垂直方向进行划分。门静脉入肝水平定义为门静脉水平,界定肝脏上、下段(图5-1,图5-2;图6-1c)。

肝静脉在肝段和肝叶之间引流入下腔静脉,肝动脉、门静脉和胆管的分支则共同走行于各个肝段的中央。

第二节　解　剖　变　异

肝脏位置异常见于内脏全反位或腹部内脏反位患者。更常见的先天性异常是存在副肝叶,通常出现在肝脏下表面,例如副 Riedel 叶,是肝右叶向下的局限性突出。

罕见的肝脏解剖异常表现为左叶不发育或右叶发育不全。单个肝段的发育不全较为常见,但是常伴有弥漫性肝脏疾病(例如原发性硬化性胆管炎)。

肝脏通常从腹腔干获得动脉供血,腹腔干分为脾动脉、肝总动脉和胃左动脉。肝总动脉分出胃十二指肠动脉后延续为"肝固有动脉"(图5-3)。肝固有动脉分出胆囊动脉、肝左及肝右动脉,但此种分支类型仅见于大约50%的人群,剩下的50%表现为此类型基础上的变异型。肝动脉供血的常见解剖学变异包括肝右动脉起源于肠系膜上动脉,或肝左叶由肝左动脉侧支供血。其他变异包括,肝动脉直接来自主动脉,或者肝脏完全由肠系膜上动脉供应。肝脏的双重血管供应决定了在各类检查模态下,静脉内注射造影剂后肝脏的强

化表现。

> **提醒:** 肝实质中大约75%的血液供应来自门静脉系统,而25%的血液来自肝动脉。

第三节　影　　像

一、标志

Ⅰ段对应于尾叶,镰状韧带将肝脏左叶分为外侧段和内侧段。门静脉将肝左叶外侧段分为Ⅱ段(上)、Ⅲ段(下)。左叶的内侧段位于肝左静脉和肝中静脉之间,即Ⅳ段,也可以细分为上半部分的Ⅳa段和下半部分的Ⅳb段。

肝右叶分为前段和后段。肝右静脉作为分隔前段和后段的解剖标志。右叶也细分为上段和下段,同样由门脉平面定义。前上段为Ⅷ段,后上段为Ⅶ段。下段由前部的Ⅴ段和后部的Ⅵ段组成。

区分肝脏左、右叶的一个简单方法是想象一条从肝中静脉到胆囊窝的线。假设肝脏解剖结构正常,这条线定义了左、右叶之间的边界。它可用于区分肝叶并快速评估肝脏病变的分布,仅累及一个肝叶或同时累及两个肝叶。

肝脏通过镰状韧带与腹壁相连,其下部称为肝圆韧带。包埋在圆韧带中的是脐静脉,它可能会因门静脉高压和肝硬化而重新开放,为血液引流到皮下静脉提供了一条侧支通路。在这种情况下,扩张的皮下静脉呈"水母头"样外观。宽幅的肝胃韧带从肝脏延伸到胃小弯曲,并构成小网膜。肝十二指肠韧带从肝门延伸至胰腺。

二、成像技术

超声检查

超声检查无创、使用广泛而且经济,在世界各地被广泛用于筛查,也作为疑似肝病确诊的首选检查。几乎所有患者的肝脏都可以很容易地进行超声扫描。肝

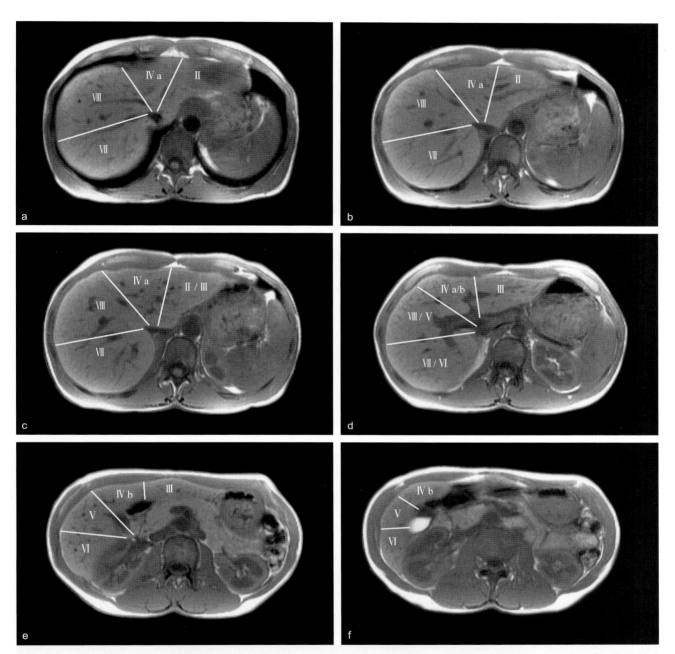

图5-1 Couinaud和Bismuth后的肝脏分段解剖。（a）头端图像层面。（b）逐渐下移的横断面。段的边界由肝静脉和门静脉分支界定。（c）横断面从肝脏圆顶（a）开始，逐渐至尾状叶水平。段的边界由肝静脉和门静脉分支界定。（d）下一个横断面。段的边界由肝静脉和门静脉分支界定。（e）下一个横断面。段的边界由肝静脉和门静脉分支界定。（f）下一个横断面。段的边界由肝静脉和门静脉分支界定。

脏后部及膈下部分可能难以探及，这种局限降低了肝脏超声成像的灵敏度。

超声造影剂可用于更精确地分类肝脏病变。它们由稳定的、不溶于水的微小气泡组成。微气泡直径1～4 μm，包裹在介质中运输。它们在受到超声波脉冲撞击时会发生振荡，这将它们与组织区分开来。肝脏恶性肿瘤的特征为造影剂的快速流入与快速流出。

CT

CT具有检查时间短的优点，是疾病分期的首选检查方式。肝脏的增强CT扫描采用双期方案，注射造影剂后25 s为动脉期，注射后60～90 s为门静脉期（图5-4）。根据体重（BW）调整造影剂用量，给药剂量为0.6 g I/kg体重。可省略平扫图像，因为在门静脉期也可以看到钙化。通过这种方法可以区分

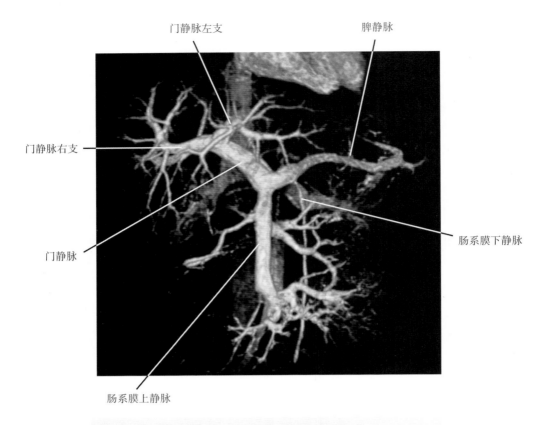

门静脉左支　　脾静脉

门静脉右支

肠系膜下静脉

门静脉

肠系膜上静脉

图5-2　门静脉血管。　3D MRA 的最大强度投影。

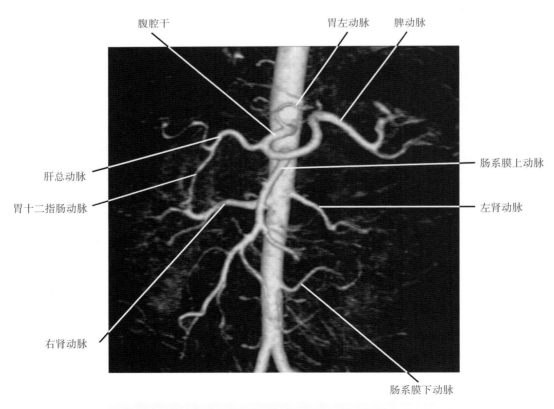

腹腔干　　胃左动脉　脾动脉

肝总动脉

肠系膜上动脉

胃十二指肠动脉

左肾动脉

右肾动脉

肠系膜下动脉

图5-3　内脏动脉。　3D MRA 的最大强度投影。

富血供和乏血供的病变（图5-5）。在平扫图像上，可以检测到的额外病变的数量少到可以忽略不计。然而，肝脏平扫成像对疑似急性出血的患者仍有作用。

如果需要进一步检查或需要对肝脏进行针对性检查，则使用MRI，但CT仍然是肝损伤、出血及脓毒症伴脓肿形成等急性疾病的一线检查方法。

MRI

MRI能够更详细地分析肝脏病变。平扫MRI可以检测血液、脂肪或不均匀的细胞结构；上腹部动态增强MRI可以区分富血供和乏血供的病变，也可以识别持续延迟强化的病变（图5-4和图5-5）。肝胆造影剂为表征肝脏病变提供了一种新工具。该技术可以在注射造影剂后20～60 min提供有关病变内功能性肝细胞存在的信息（参见肝脏特异性造影剂），而CT无法做到这一点[4]。

对比增强MRA也非常适合评估血管解剖结构。肝脏的动脉、静脉和门静脉解剖结构可以使用这种技术实现可视化（图5-4，图5-5）。

非增强成像技术

不使用造影剂的肝脏MR以T1W和T2W序列为基础。标准序列还补充有化学位移序列，例如反相位序列和脂肪抑制序列[5]。这些序列用于检测或排除肝脏的脂肪浸润，并评估肝脏局灶性病变的脂肪比例（图5-6）。

弥散加权成像（DWI）是一种非对比技术，越来越多地用于表征肝脏病变。DWI中的b值可以变化以提供有关质子扩散限制的信息[5]。简单地说，肝脏局灶性病变内部扩散受限提示恶性肿瘤，而未显示扩散受限的局灶性肝脏病变可能是良性的。表观扩散系数（ADC）的附加计算提高了病灶表征的准确性，因为良性病灶也可能在较高的b值下显示出扩散受限（图5-7）。

对比增强成像技术

肝脏的动态对比增强T1W成像，与CT类似，图像在肝脏灌注的各个阶段获取。如上所述，正常肝组织从门静脉接收多达75%的血流量，从肝动脉接收的血流量仅约25%。这一比例在原发性和继发性肝脏肿瘤中常是相反的。在经动脉化疗栓塞术（TACE）中，充

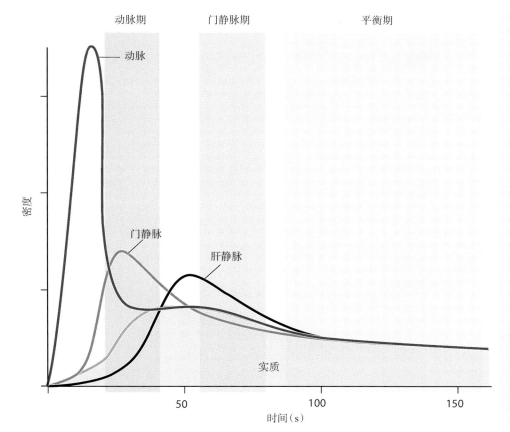

图5-4 肝脏CT强化期相。 动脉期在静脉注射造影剂后约25 s开始，门静脉期约在60～90 s，平衡期约在3 min。

增强前	动脉期	门静脉期	

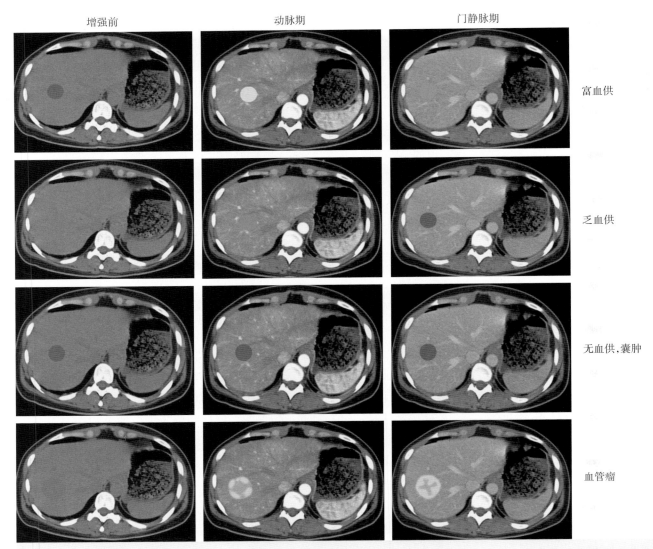

富血供

乏血供

无血供,囊肿

血管瘤

图5-5 肝脏病变的典型强化模式。　在平扫图像上,富血供病变较周围实质为低密度。然而,即便是大型研究也表明,平扫图像只能检测到额外5%的病变。在非增强图像上,乏血供肝脏病变通常与周围的实质无法区分。血管瘤具有从病变外围向其中心扩散的特征性强化模式[“可变光圈征”(iris diaphragm sign)]。

分利用肝脏肿瘤主要由动脉供血这一点。血管造影导管经肝动脉和肝段动脉直接推进到病变部位来选择性地治疗肿瘤。

> **提醒:** 为了获得最准确的病灶特征,肝脏MRI检查方案应至少包括动脉期、门静脉期和平衡期各一次的采集(图5-8)。每个动态序列的屏气时间不应超过20 s[6,7]。

在平衡期,应通过获取脂肪抑制的T1W序列来补充T1W序列,以检测瘤体内成纤维性改变等特殊现象,如假包膜或延迟强化。

肝脏特异性造影剂

现在的肝胆造影剂可以在“肝细胞特异性”期进行肝脏评估[8,9]。在这个期相,造影剂被功能性肝细胞摄取并经胆道排出。因此,肝胆造影剂可用于检测病变内功能性肝细胞的存在,也可用于评估胆道。不含肝细胞的肝脏病变,例如转移瘤,通常不会强化;原发性肝细胞起源的肝脏肿块,如局灶性结节性增生,比正常肝实质摄取更多的造影剂[10,11]。

T1W和脂肪抑制T1W序列都可以在造影剂排泄的肝胆期获得。与非对比序列一样,不需要快速采集,因此可以获得高对比度和高分辨率的序列(图5-9)。

目前使用的肝胆造影剂包括Gd-BOPTA和Gd-EOB-DTPA(钆塞酸二钠)[4,12]。Gd-BOPTA的给药

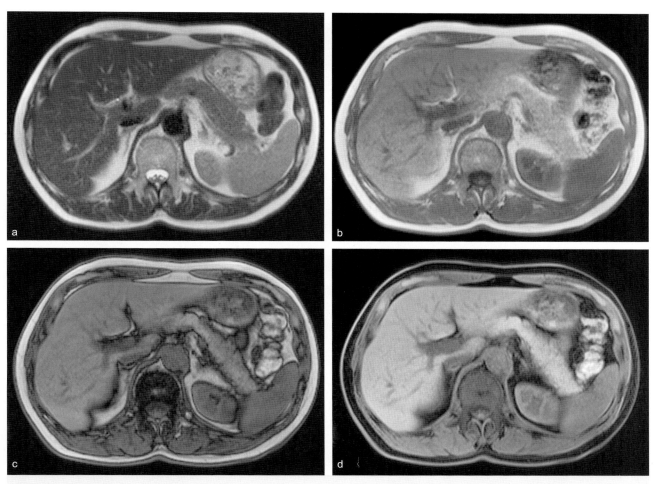

图5-6 确定肝内或病灶内脂肪比例的化学位移技术。（a）上腹部 T2W HASTE 序列，显示肝脏、脾脏和胰腺。（b）T1W 同相 VIBE 序列。（c）T1W 反相 VIBE 序列。（d）脂肪抑制 T1W DIXON 序列。HASTE，half-Fourier acquisition single-shot turbo spin-echo，半傅立叶采集单次激发扰相自旋回波。VIBE，volume-interpolated breath-hold examination，容积插值屏气检查。

剂量为 0.05～0.10 mmol/kg 体重，Gd-EOB-DTPA 的给药剂量为 0.025 mmol/kg 体重。两种药物都部分被肝细胞吸收并排泄到胆汁中。Gd-EOB-DTPA 摄取率更高，大约为注射剂量的 50%，并且它的胆汁排泄要快于 Gd-BOPTA[13]。使用 Gd-EOB-DTPA，注射造影剂后 10～15 min 就可以获得肝胆期图像。使用 Gd-BOPTA 时，随胆汁排出的造影剂要少得多（仅 3%～5%），并且至少需要 45 min 才能获得肝胆期图像[9]。

Gd-BOPTA 和 Gd-EOB-DTPA 都可以对肝脏进行动态成像研究，类似于细胞外造影剂，并且可以在造影剂随胆汁排泄的肝胆期额外评估肝脏。

细胞外造影剂

除肝脏特异性试剂外，细胞外造影剂也是可以使用的。通常，它们的给药剂量为 0.1 mmol/kg 体重。这些试剂有 Gd-DTPA、钆酸葡甲胺、钆特醇和钆布醇，可用于肝脏动脉、门静脉和平衡期的动态对比增强成像[14]。

第四节　血管疾病

一、门静脉血栓形成

（一）概述 门静脉血栓形成的病因可描述为经典的 Virchow 三联征，即血管内血流量减少、血液黏度或细胞结构改变以及内皮损伤或功能障碍[15]。门静脉血栓形成的典型病因是：① 肝硬化时血流缓慢；② 肺门淋巴结肿大导致血管狭窄；③ 恶性肿瘤侵犯门静脉；④ 与胰腺炎有关的炎症变化；⑤ 上行性和硬化性胆管炎；⑥ 一般的腹部感染；⑦ 真性红细胞增多症；⑧ 良性肿块阻塞。

儿童门静脉血栓形成的典型原因是脐静脉导管感染。在完全门静脉血栓形成的情况下，门静脉的灌注

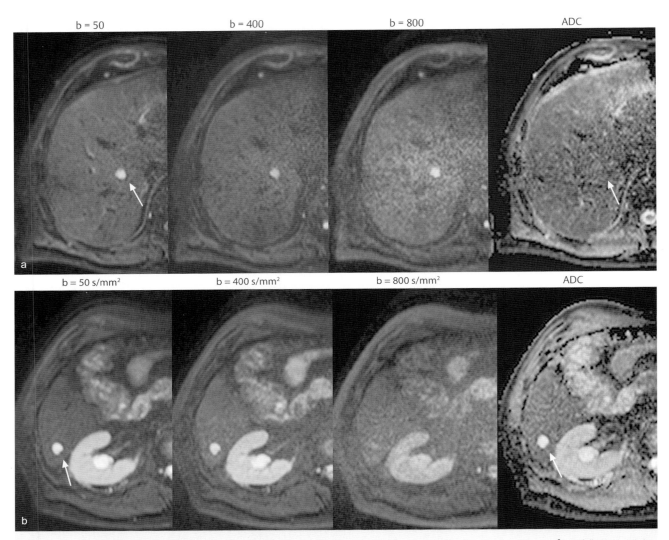

图5-7　肝脏局灶性病变的弥散加权成像（DWI）。　从左到右，每行显示在b值为50、400和800 s/mm² 时采集的DW图像以及最右侧的相应表观扩散系数（ADC）图。在高b值下转移瘤显示出明确的高信号，而肝囊肿与周围肝实质呈等信号。转移瘤在ADC图中呈低信号，而囊肿呈高信号。（a）来自神经内分泌肿瘤的肝转移（箭）。（b）肝囊肿（箭）。

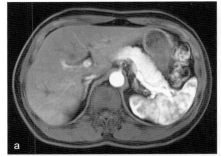
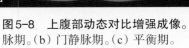
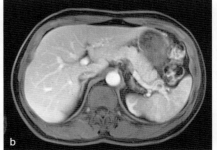
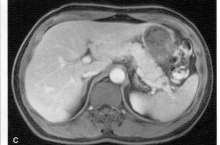

图5-8　上腹部动态对比增强成像。　以0.05 mmol/kg体重团注Gd-BOPTA后的动态脂肪抑制T1W VIBE序列：（a）动脉期。（b）门静脉期。（c）平衡期。

由门静脉周围侧支静脉维持。长期存在的门静脉血栓形成可能会形成广泛的侧支循环，最明显时表现为由许多小而曲折的静脉通道组成的海绵状静脉丛，即门静脉海绵样变。有时，这种情况可能会在超声检查中

被误认为是门静脉通畅。

（二）影像特征　门静脉血栓形成可通过超声检查发现多普勒信号缺失和血管腔内回声增加。CT可以直接显示血栓，表现为腔内充盈缺损（图5-10），并

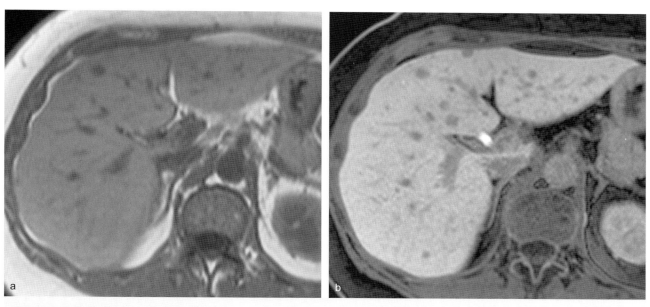

图5-9　造影剂排泄的肝胆期肝脏成像。　团注0.05 mmol/kg体重Gd-BOPTA造影剂后的动态脂肪抑制T1W VIBE序列。(a) 注射造影剂前的上腹部T1W图像。(b) 注射0.05 mmol/kg体重Gd-BOPTA 45 min后的上腹部脂肪抑制T1W图像。虽然肝转移瘤在对比前图像中已经可见，但它们在对比增强图像中更加明显，显示出多个额外的病变。

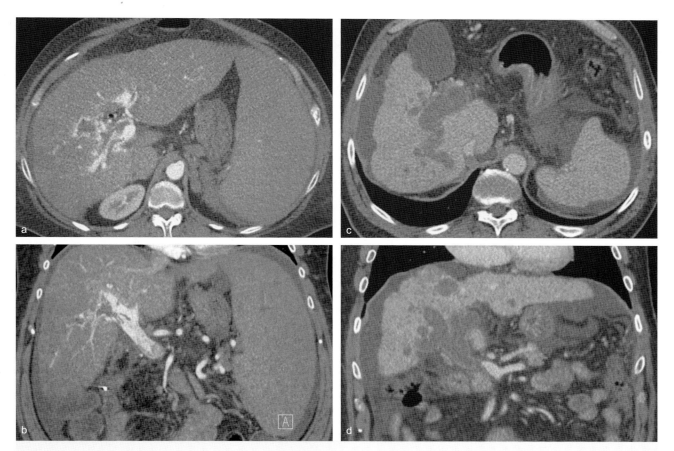

图5-10　门静脉血栓形成。　增强CT显示由造影剂勾勒出的血栓(a, b)和肝细胞癌侵犯门静脉并伴有血管内肿瘤生长(c, d)。门静脉增粗并延伸至周围。(a) 门静脉横断面图像。(b) 门静脉冠状面重建图像。(c) 癌侵犯门静脉横断面图像。(d) 癌侵犯门静脉冠状面重建图像。

可能在门静脉期显示强化。MRI是一种无创性评估门静脉血流、检出腔内血栓部分阻塞管腔及侧支循环形成的方法[16]。即使没有造影剂也可以评估门静脉通畅性。与超声不同，MRI不受肥胖、腹水或腹部空气的限制，因此MRI比超声提供更多的诊断信息。门静脉通畅性可以在SE序列中快速评估，表现为血管内的血液流空。一个潜在的缺陷是脾静脉和肠系膜静脉汇合处的湍流可能会产生腔内信号。如果门静脉血栓形成，门静脉内的信号在T1W图像中通常与肝实质呈等信号或略高信号，在T2W图像中为高信号（图5-11）。如果在同一区域发现信号异常并且在所有序列中具有大致相同的大小，则在非增强图像上可能诊断为门静脉血栓形成。疑似门静脉血栓形成也可通过获得血流敏感GRE图像确诊或排除[17]，也可以使用造影剂来提供小附壁血栓和海绵样变中侧支通道的细节图像（图5-12）。

（三）临床特征　不完全的门静脉血栓形成常被忽视。完全的门静脉血栓形成导致肝前门静脉高压，相关的侧支血流会产生症状。可能会出现食管静脉曲张、出血，并可能出现腹水。

（四）鉴别诊断　在门静脉血栓形成中，重要的是将血栓与肿瘤侵犯门静脉区分开来，因为肝细胞癌具有侵犯血管的倾向。

（五）关键点　超声、CT和MRI都是诊断门静脉血栓形成的适宜方法。增强后肿瘤栓子有强化。

二、Budd-Chiari综合征

（一）概述　Budd-Chiari综合征是由肝窦床的静脉流出受阻引起的。肝大静脉和小静脉都可能受到影响。该综合征导致门静脉高压、腹水和进行性肝功能衰竭[18,19]。Budd-Chiari综合征常涉及肝脏大静脉的阻塞，通常在肝静脉的汇合处，伴或不伴有下腔静脉肝内段血栓形成。这不同于静脉闭塞性疾病，后者的特点是肝内小静脉阻塞而肝大静脉持续通畅[20]。因此，当怀疑有Budd-Chiari综合征时，评估下腔静脉有无血栓形成尤为重要。

（二）影像特征　Budd-Chiari综合征的典型形态学征象如下（图5-13）。

（1）T2W图像上的肝脏明显肿胀和肝缘圆钝，肝脏信号强度增加。

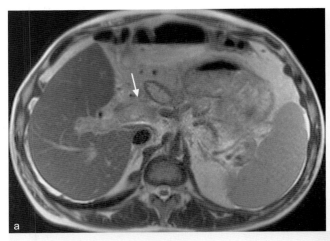

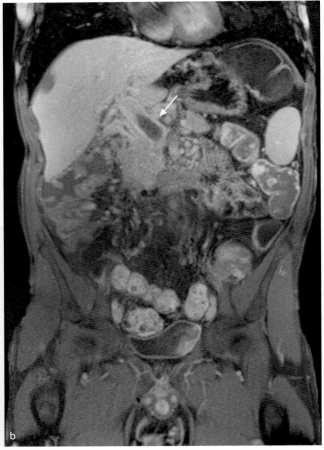

图5-11　急性门静脉血栓形成。（a）横断面HASTE序列显示门静脉中的信号强度显著增加（箭；与血液流空的下腔静脉相比）。（b）相应的对比增强脂肪抑制T1W序列显示无强化的血栓（箭）。

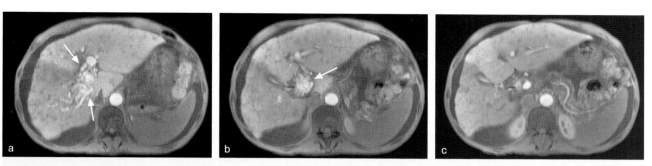

图5-12　门静脉血栓形成。　在肝门周围检测到多个小侧支的海绵样变（箭）。（a）肝门上部扫描。（b）肝门中部扫描。（c）肝门下部扫描。门静脉被阻塞。

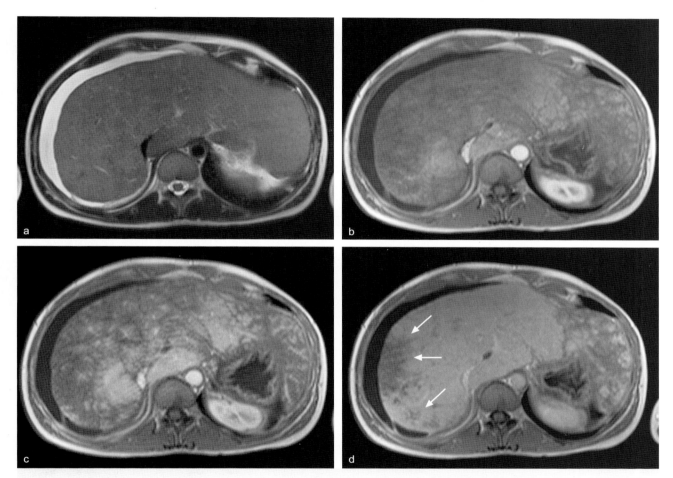

图5-13　肝脏Budd-Chiari综合征。　急性期（a～c）存在明显的腹水。（a）T2W图像显示肝脏明显肿胀。肝静脉未见显示。（b）动脉期增强T1W图像。肝实质仅显示肝内阻力增加导致的微弱强化。（c）门静脉期增强T1W图像，可以看到动脉灌注，肝实质在Ⅶ段显示明显的外周灌注不足。（d）注射造影剂后15 min的T1W图像仍显示Ⅶ段（箭）的外周灌注不足。

（2）肝静脉汇合处完全阻塞，伴有或不伴有下腔静脉血栓形成。

（3）肝Ⅰ段通常有自己的静脉引流而不被累及。

（4）肝脏灌注明显延迟，通常肝实质的外围部分较中央部分更易受累。此外，门静脉灌注压不再足以供应外周区域，导致此区域肝实质的动脉血供增加。

长期存在的Budd-Chiari综合征可能会导致肝脏上部的肝内静脉侧支循环，还可发现再生结节[21]。

（三）临床特征　肝静脉流出道受阻导致肝肿大。急性期可出现肝功能衰竭。门静脉高压导致腹水和侧支循环。慢性病例逐渐发展为伴有相关症状的肝硬化。

（四）鉴别诊断 与上述相似的影像学特征见于肝小静脉闭塞症，现称肝窦阻塞综合征。该病与 Budd-Chiari 综合征的区别在于肝小静脉闭塞，而大静脉仍然通畅。这种疾病更常与化疗有关，尤其出现在接受骨髓移植的患者中。纯放射学诊断很困难，但可以根据实质变化与 Budd-Chiari 综合征的相似性做出推定诊断，经肝脏活检确诊。

（五）关键点 Budd-Chiari 综合征的特点是肝静脉流出道受阻，导致肝后门静脉高压症。患者出现腹水和侧支血管，慢性病例逐渐进展为肝硬化。

三、Rendu-Osler-Weber 病

（一）概述 Rendu-Osler-Weber 病［亦称遗传性出血性毛细血管扩张症（hereditary hemorrhagic telangiectasia）］是一种常染色体显性遗传病，其特征是转化生长因子-β（TGF-β）缺陷。这导致动静脉畸形和毛细血管扩张。Rendu-Osler-Weber 病的四个诊断标准如下：① 鼻出血；② 嘴唇、舌头、手指或鼻子多处毛细血管扩张；③ 内脏动静脉畸形（见于肺、肝、脑和脊柱）；④ 一级亲属患有该病。

如果存在以上标准中的两个，则诊断被归类为可能诊断；如果存在 3 个或 4 个标准，则为明确诊断。已知该病有 5 种不同的表型，并且其中 3 种的基因突变位点已经确定。表型因动静脉瘘的位置而异（表 5-1）。HHT 1 和 HHT 2 表型的特点是存在肝动静脉畸形。

表 5-1 Rendu-Osler-Weber 病的表型

表型	变异（基因）	特 征
HHT1	ENG	最常见的类型；肺动静脉畸形
HHT2	ALK1	表型，肺动静脉畸形罕见
HHT3	未知	肝动静脉畸形，肺动静脉畸形
HHT4	未知	肺/脑动静脉畸形
JPHT	SMAD4	各种动静脉畸形，幼年性息肉病

缩写：HHT，遗传性出血性毛细血管扩张症。JPHT，幼年性息肉病/遗传性出血性毛细血管扩张综合征。

（二）影像特征 由于血流存在动静脉短路，肝静脉显著扩张。肝脏可能肿大。动静脉畸形显示出类似于血管的强烈对比增强，并表现为边界清楚的圆形或管状结构（图 5-14）。肝动脉通常肥厚。由于动静脉短路的存在，肝静脉在动脉期就显示出非常早期的强化。

（三）临床特征 由于动静脉短路，患者表现为易疲劳，可能会发展为心力衰竭。30%～50%的患者患有一次或多次短暂性脑缺血发作或卒中。另有 10%的患者会出现脑脓肿。

（四）关键点 根据表型，Rendu-Osler-Weber 病中可能存在动静脉畸形。它们可通过超声检查、CT 和 MRI 检测到。肝静脉增强后早期强化。

第五节　肝脏局灶性病变

肝脏病变根据其组织学来源，可主要分为三个类别：原发性肝脏病变、继发性肝脏病变和假性病变。原发性肝脏病变可以进一步细分为间充质、肝细胞和胆管细胞病变。每个类别都包括良性和恶性病变，并且它们的成像特征可能重叠。准确定性肝脏局灶性病变需要全面分析所有图像，包括增强前图像、动态对比增强图像和肝胆期图像。以下技术用于这些疾病的评估：① 未增强的 T2W 序列；② 未增强的 T1W 序列；③ 使用细胞外造影剂进行动态 T1W 成像；④ 使用肝脏特异性造影剂进行肝胆 T1W 成像。

首要的病灶特征是基于未增强 MRI 上的表现。病灶内脂肪的存在、高 T2W 或 T1W 信号强度和其他因素均有助于缩小鉴别诊断范围。图 5-15 和图 5-16 中归纳了各种肝脏局灶性病变的非增强 MRI 特征。

注射造影剂后在动脉、门静脉和平衡期获得的动态图像也可用于肝脏局灶性病变的分类。动态期成像特别有用，因为它可以区分动脉富血供和乏血供的病变，还可以识别显示延迟、持续强化的病变。图 5-17、图 5-18 和图 5-19 中的流程图显示了如何使用这些特征来表征病变。

此外，肝胆造影剂可用于检测肝病灶内是否存在功能性肝细胞。不含有功能性肝细胞的病变在肝胆特异期不会强化。图 5-20 显示了这些 MRI 标准如何应用于肝脏局灶性病变的鉴别诊断。

一、原发性肝脏病变

间叶性病变

良性间叶性肿瘤

肝血管瘤

（一）概述 血管瘤是最常见的肝脏间叶性病变，也是最常见的肝脏局灶性病变，分为海绵状血管瘤和毛细血管状血管瘤两种类型。据文献报道，正常人群中肝血管瘤的发病率高达 20%。在 15%～20% 的病

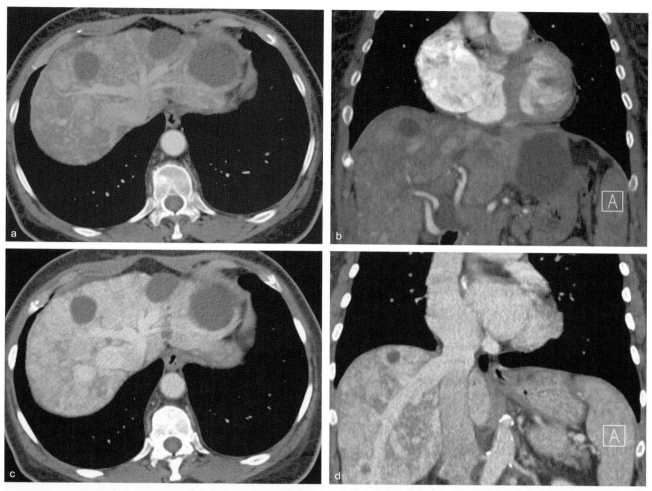

图5-14　Rendu-Osler-Weber病的多发性肝内动静脉畸形。（a）动脉期。由于存在多个动静脉瘘，肝静脉早期强化。（b）冠状面重建图像显示增粗的肝动脉及其分支。（c）门静脉期。肝实质通常仅显示微弱的强化。多发动静脉畸形表现为边界清晰的圆形或管状结构。（d）冠状面重建图像显示肝静脉扩张。

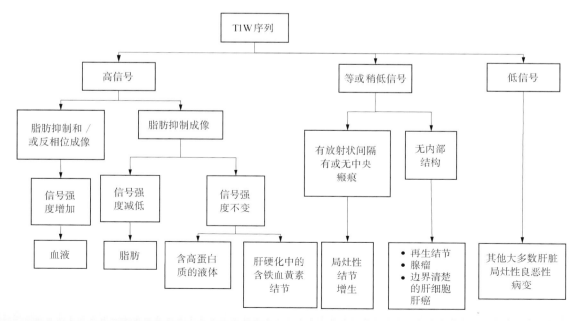

图5-15　基于T1信号强度的肝脏局灶性病变的鉴别诊断。

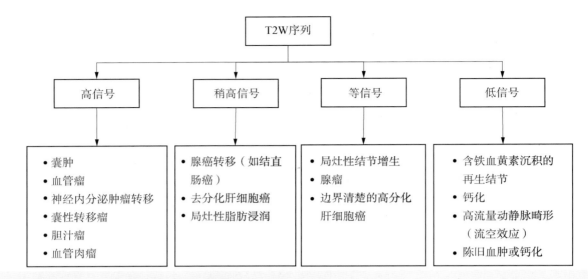

图5-16 基于T2信号强度的肝脏局灶性病变鉴别诊断。

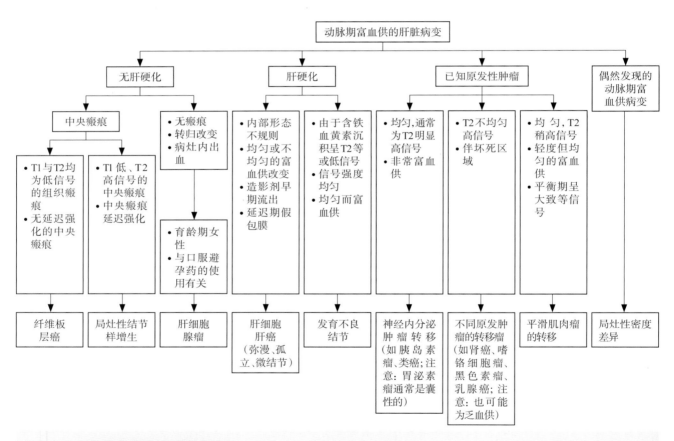

图5-17 动脉期富血供病变的鉴别诊断。

例中观察到与局灶性结节增生相关[22]。有两种主要类型需要区分：

（1）儿童肝血管瘤：此类病变常自发消退。孤立性肝血管瘤在儿童中较为少见，更常见的是与内脏皮肤血管瘤病相关的多发性血管瘤。这类病变可能因功

能性左向右分流进一步导致右心衰竭，而需要对原发性良性血管瘤病进行化疗。

（2）成人肝血管瘤：此类病变可为单发或多发，通常无症状。患者偶尔会因血栓形成或出血而出现症状，但出血非常罕见。

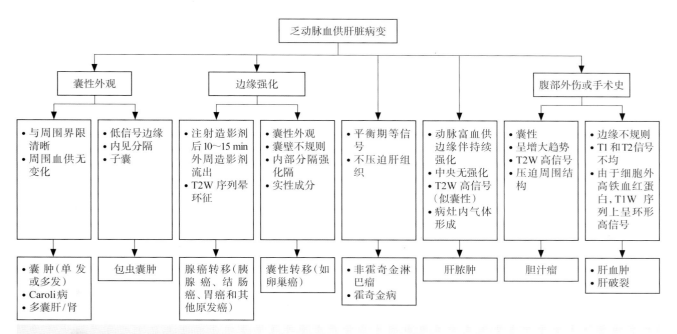

图5-18　乏动脉血供病变的鉴别诊断。

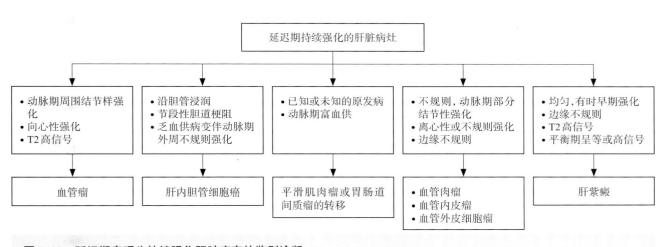

图5-19　延迟期表现为持续强化肝脏病变的鉴别诊断。

　　血管瘤通常表现为界限清楚的病变，大小从几毫米到20～30 cm不等[23]。大于10 cm的血管瘤被称为"巨大血管瘤"。微观上，血管瘤由多个血管通道和单层内皮细胞组成。较大的病变几乎总是具有不均质的组织成分区域，包括纤维化、坏死、囊变和偶尔出现的粗大的瘤内钙化。

　　（二）影像特征　血管瘤在超声上表现为边缘清晰的高回声病变（图5-21）。海绵状血管瘤在CT上几乎均显示出特征性的强化模式：与大血管相近的显著强化。动脉期病灶呈结节样边缘强化。在延迟图像上，血管瘤显示从外围向中心扩散的渐进的向心性强化（图5-22）。在T1加权MRI上，病变表现为圆形或分叶状的低信号肿块，与周围的肝组织有界限锐利。T2W序列显示出非常高的信号强度，在小的血管瘤中是均匀的，在较大的病变中是不均匀的[24]。使用细胞外钆造影剂成像显示动脉期边缘结节样强化。后面的图像表现出类似于CT上看到的可变光圈征（图5-23）[25]。平衡期的病灶内部信号趋于均匀，均质程度根据血管瘤的大小和有无中央纤维化有所差异（图5-24）[26]。毛细血管状血管瘤在CT和MRI上显示不同的增强模式：这些病变在动脉早期即显示出明显而均匀的强化（图5-25）；但与动脉期富血供的局灶性结节样增生和肝细胞腺瘤或癌等病变不同，毛细血管状血管瘤呈T2高信号、门静脉和平衡期持续强化。

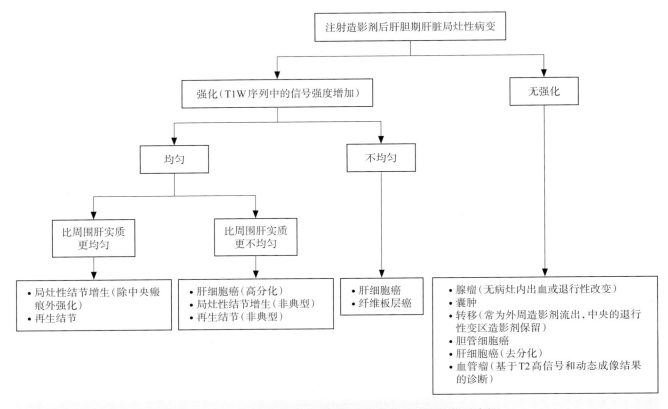

图5-20　注射Gd-BOPTA或Gd-EOB-DTPA造影剂后肝胆期肝脏局灶性病变的鉴别诊断。

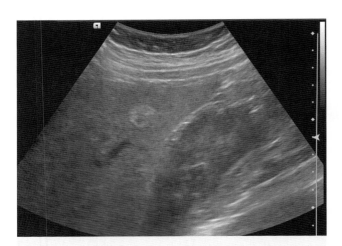

图5-21　血管瘤。　超声显示血管瘤为边缘清晰的高回声肿块。

提醒：*血管瘤偶尔会在弥散加权成像上显示"穿透"效应。这意味着病变，即使在高b值下成像，显示与受限扩散一样的高信号。这种效果基于高T2信号强度，该信号强度"穿透"到扩散加权图像。孤立地看，这种特性是肝脏恶性病变的特征，但当结合ADC图中的高信号强度时，它更能提示血管瘤而不是恶性肿瘤[27]。*

（三）**临床特征**　血管瘤一般无症状，为偶然发现，需要与其他肝脏病变相鉴别。

（四）**关键点**　海绵状血管瘤在增强后具有特征性的强化模式。毛细血管状血管瘤在CT上很难与恶性富血供肿瘤和转移瘤区分开来，但通过MRI可以更准确地表征。

脂肪瘤性肿块

（一）**概述**　含脂肪的肿瘤构成另一组良性间叶性肝肿瘤。部分或全部由脂肪细胞组成的良性肝肿瘤包括脂肪瘤、血管平滑肌脂肪瘤、肌脂肪瘤和血管骨髓脂肪瘤[28]。在非硬化性肝脏中含脂肪的肝肿瘤一般表现为孤立的、圆形、边界清楚的肿块。它们包含不同比例的脂肪、平滑肌组织和厚壁血管，也可能存在造血成分，也可称为"骨髓脂肪瘤"或"血管骨髓脂肪瘤"。血管平滑肌脂肪瘤罕见，通常是无症状的实性肿瘤。多发性血管骨髓脂肪瘤，有时有症状，并进行性增大，可发现于患有Bourneville-Pringle综合征（也称结节性硬化病）的患者。

（二）**影像特征**　在CT上，血管平滑肌脂肪瘤表现为脂肪密度区、强化区和中等密度区（图5-26）。MRI上的信号强度反映了肿瘤的成分，以脂肪瘤成分

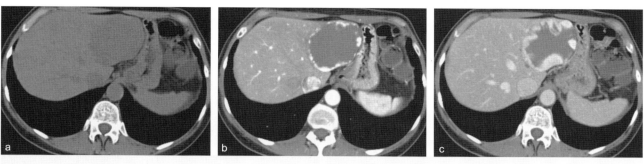

图5-22 海绵状血管瘤。 （a）在平扫CT上，血管瘤呈与下腔静脉相近的低密度。（b）动脉期。血管瘤显示边缘结节样强化。（c）强化的向心性填充在门静脉期持续存在，称为可变光圈征。

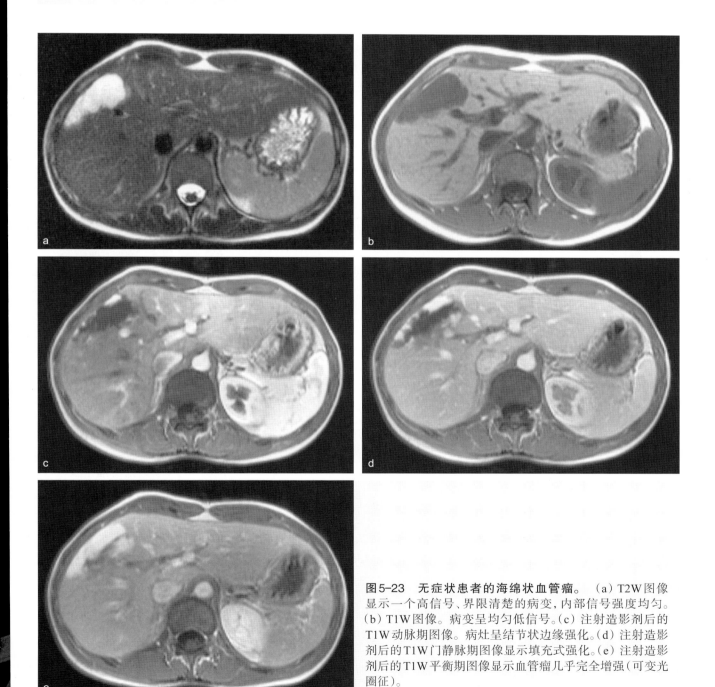

图5-23 无症状患者的海绵状血管瘤。（a）T2W图像显示一个高信号、界限清楚的病变，内部信号强度均匀。（b）T1W图像。病变呈均匀低信号。（c）注射造影剂后的T1W动脉期图像。病灶呈结节状边缘强化。（d）注射造影剂后的T1W门静脉期图像显示填充式强化。（e）注射造影剂后的T1W平衡期图像显示血管瘤几乎完全增强（可变光圈征）。

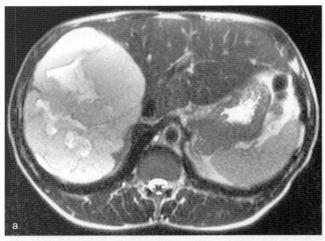
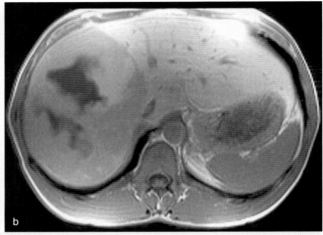

图5-24　肝右叶"巨大血管瘤"。　（a）T2W图像显示不均匀的高信号。（b）注射造影剂后15 min的T1W图像。因中央纤维化成分的存在，强化仍然不均匀。

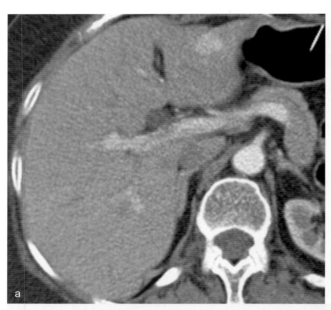
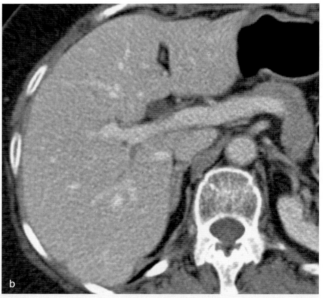

图5-25　毛细血管状血管瘤。　（a）动脉期。血管瘤呈显著强化。（b）门静脉期。血管瘤已变得与周围实质呈等信号。

为主的肿块在T1WI和T2WI上的信号强度较高（图5-27）。相反，以血管或平滑肌成分为主的脂肪瘤性肿块T1信号强度较低，T2信号强度中等。通过脂肪抑制T1W序列和同反相位序列来检出肿块内脂肪细胞，可以确定诊断[29,30]。

（三）临床特征　患者一般无症状。肿瘤内出血可能导致突然疼痛，包膜破裂时可导致腹腔内出血和休克。

（四）关键点　肝血管平滑肌脂肪瘤是一种罕见的肿瘤。与肾脏一样，在影像上表现为由脂肪成分、血管和平滑肌组成的混合性肿瘤。

肝囊肿

（一）概述　肝囊肿是由单层上皮构成的充满液体的空腔。它们存在于高达10%的人群中，因此是常见的影像学表现。孤立性肝囊肿的病因和发病机制尚不完全清楚，也不确定是先天性病变还是真正的肿瘤。

（二）影像特征　超声检查，囊肿无回声，边缘光滑（图5-28），伴后方回声增强。由于超声波在囊肿中自由传播，并且在肝实质中没有反射，因此在肝远端的减比在邻近实质中要小。这导致囊肿后面的实质出现更多的回声，在该区域产生回声增强的印象。囊肿在

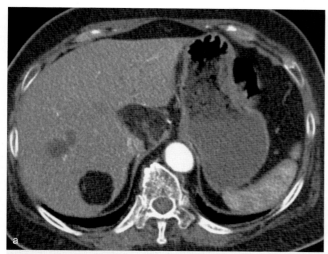
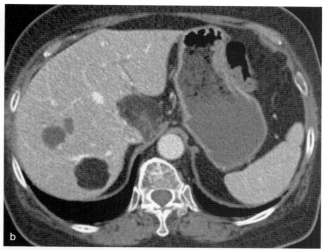

图5-26 肝Ⅰ、Ⅶ和Ⅷ段的血管平滑肌脂肪瘤。（a）动脉期；（b）门静脉期。血管平滑肌脂肪瘤呈混合密度，伴有较多的脂肪成分。

CT上边缘光滑，增强后不强化。单纯囊肿的CT值约10 HU（图5-29）。在罕见的病例中，较大的囊肿可能显示病灶内出血，产生不均匀的信号模式。典型的病变在T1WI上呈低信号，边缘清晰，在T2WI上呈均匀高信号。增强后图像显示囊肿周围的动脉血管没有改变，囊肿壁或病灶本身没有强化（图5-30）。这是一个重要的征象，因为它排除了其他显示为边缘环形强化的病变，如肝脓肿、寄生虫囊肿、胆道错构瘤。

（三）临床特征 囊肿无症状。非常大的囊肿可能导致上腹部有压迫感。

（四）鉴别诊断 鉴别诊断包括包虫囊肿和囊性肿瘤。

（五）关键点 约10%的人有肝囊肿，通常无症状。超声检查，单纯囊肿无回声，并显示后方回声增强。囊肿在CT上密度约为10 HU，壁光滑而无强化。在MRI上，囊肿在T2WI序列中呈高信号，而在T1WI序列中呈低信号且无强化。

儿童良性间叶性肿瘤

（一）概述 只发生在儿童的良性间叶性肿瘤包括婴儿型血管内皮瘤和间叶性错构瘤。

1. 婴儿型血管内皮瘤 这是儿童最常见的良性肝脏肿瘤[31]。它是一种血管肿瘤，来源于内皮细胞，以血管通道的形式增殖。婴儿型血管内皮瘤约占儿童肝脏肿瘤的10%～15%。大约90%的婴儿型血管内皮瘤是在出生后6个月内发现的。它们通常是多发的或弥漫性的；孤立性病变是一种不常见的变异。

2. 间叶性错构瘤 约占儿童所有肝肿瘤的10%。间叶性错构瘤可能代表出生后持续存在的胚胎发育局

部异常。组织学上，间叶性错构瘤是由间叶性组织和胆管组成的，因此肿瘤中含有伴内部分隔的囊性成分。因此，间叶性错构瘤被认为是良性囊性畸形而不是真正的肿瘤[32]。间叶性错构瘤在大多数情况下自发消退，尽管有零星的恶性转化为肉瘤的报道。间叶性错构瘤仅见于幼儿（平均年龄15个月）。根据肿瘤大小，可能出现进行性腹胀。由于影像学不能明确区分间叶性错构瘤和其他肝肿瘤（肝母细胞瘤、胚胎性肉瘤、肝细胞癌），因此需要组织学证实。

（二）影像特征

1. 婴儿型血管内皮瘤 血管内皮瘤在超声上呈强回声（图5-31）。血管管道和囊样成分的存在解释了T1WI的低信号模式。尽管病变内的小面积出血、血栓、纤维化或钙化可能造成T2低信号，病变在T2W序列上通常表现为类似于血管瘤的均匀高信号。增强后不均匀强化，主要是周边强化向中心填充（图5-32）。平衡期的不完全填充提示中央区退变。

2. 间叶性错构瘤 间叶性错构瘤在超声上呈混合回声。常见囊性成分，尽管肿瘤是完全实性的。随访首选超声。大多数间充质错构瘤会随时间自发消退。肿瘤在CT上呈混合密度，包含囊性成分和强化的实性成分。病灶内出血可致囊内密度增高。间叶性错构瘤的MRI特征主要取决于组织构成，间质成分为主的病灶在T1W和T2W图像呈低信号，反之以囊性为主的病变呈T1稍高、T2高信号（和其他囊性肿瘤类似）。病灶信号强度取决于囊性成分和间隔，由于子囊蛋白质含量不同而呈不同信号强度。这一征象是间叶性错构瘤不同于单纯性囊肿的特征性表现。

5

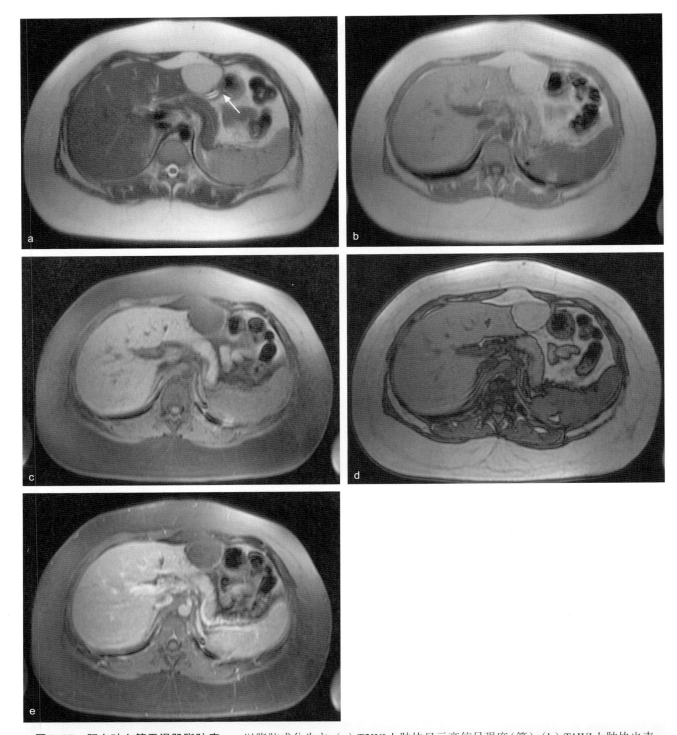

图5-27　肝左叶血管平滑肌脂肪瘤。　以脂肪成分为主。(a) T2WI 上肿块显示高信号强度(箭)。(b) T1WI 上肿块也表现为高信号强度。(c) 脂肪抑制 T1WI 显示信号强度明显减低。(d) 反相序列没有显示出明显的信号强度减低,因为病变主要由脂肪细胞组成。(e) 增强脂肪抑制 T1WI 显示病灶几乎没有强化。

(三) 临床特征

1. 婴儿型血管内皮瘤　肿瘤必须相对较大才能产生症状,包括肝脏肿大、左向右分流导致的右心衰竭[33]和血小板减少导致的卡梅综合征(Kasalbach-Merritt syndrome)。婴儿型血管内皮瘤破裂引起的腹腔内出血

是罕见的。肿瘤的自然病程是良性的,病变通常会在几个月内消退[34]。婴儿型血管内皮瘤发生恶性转化为血管肉瘤的报道很少。

2. 间叶性错构瘤　这个肿瘤最初可能表现为腹部可触及的肿块。对一些婴儿来说,胃或肠的压迫可能

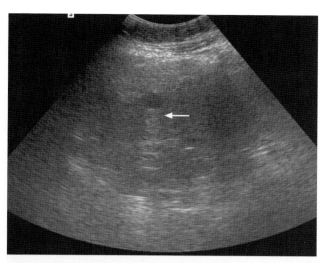

图5-28　肝囊肿。　囊肿无回声，边缘光滑。后方回声增强发生在囊肿的远侧（箭），因为囊肿引起的声音衰减比周围组织小。

会导致喂养困难。间叶性错构瘤自发消退。

（四）鉴别诊断

1. 小儿血管内皮瘤　鉴别诊断包括血管肉瘤和海绵状血管瘤。

2. 间叶性错构瘤　这个年龄组的鉴别诊断主要包括肝母细胞瘤、胚胎肉瘤和肝细胞癌。鉴别不能仅仅依靠影像学检查，需要组织学证实。

（五）关键点

1. 婴儿型血管内皮瘤　该病是一种良性肿瘤，在儿童出生后6个月内发病率最高。它不同于发生在成人的低级别上皮样血管内皮瘤。

2. 间叶性错构瘤　间叶性错构瘤的发病高峰年龄是在婴儿期，这种疾病几乎只在1岁以前被诊断出来。鉴于其组织学特点，肿瘤在各种模式下均为混合型表现。在儿童年龄组，它不能与恶性肝肿瘤明确区分，因此总是需要组织学证实。经超声初步检测后，下一步的影像学检查通常是MRI。明确病变性质需要活检。由于间叶性错构瘤通常自发消退，因此可通过超声随访来处理。

恶性间叶肿瘤

肝血管肉瘤

（一）概述　肝血管肉瘤具有双峰年龄分布，一个高峰在儿童早期，另一个高峰在51～70岁。儿童肝

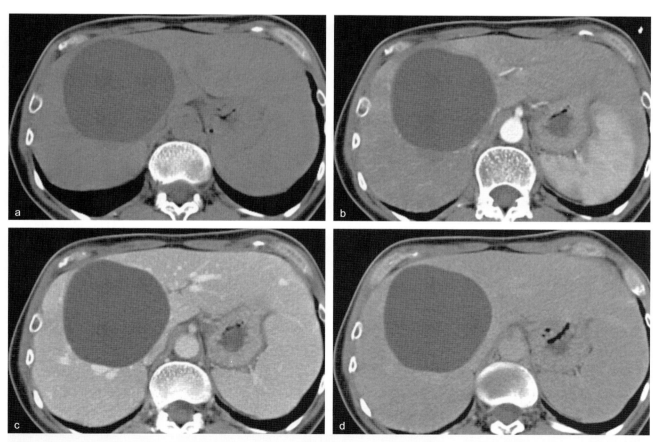

图5-29　肝囊肿。　（a）平扫CT显示边界清楚的水样密度肿块。（b）动脉期。（c）门静脉期。（d）平衡期。囊肿各期均无强化。

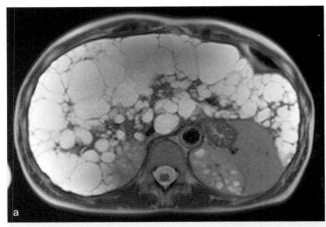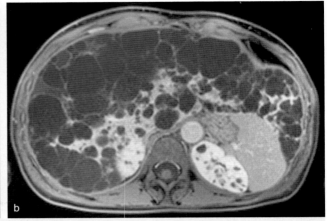

图5-30　多囊肾病患者的多房性肝囊肿。（a）T2WI显示肝囊肿数目多、分布广泛，呈均匀的高信号。（b）增强脂肪抑制T1W图像。肝实质强化，囊肿壁或囊肿本身无明显强化。

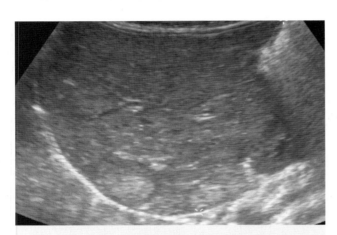

图5-31　10个月儿童的血管内皮瘤，超声表现呈非特异性的高回声肿块。但超声仍然是一种有用的随访方法。

血管肉瘤极为罕见，被视为婴儿型血管内皮瘤的一种恶性形式[35]。儿童血管肉瘤的初始表现可能与婴儿型血管内皮瘤相似，但不会随时间消退。相反，它弥漫扩散到周围组织，可以确定为恶性病变。成人肝血管肉瘤仅占所有原发性肝肿瘤的1.8%，约为肝细胞癌的1/30[36]。一个易感因素是接触氯乙烯、砷、类固醇和镭。慢性特发性血色病和Recklinghausen病（即1型神经纤维瘤病）患者中血管肉瘤发病率相对较高。血管肉瘤起源于内皮细胞，没有包膜。肿瘤由排列紊乱的血管样裂隙和结构组成，可呈结节状生长，也可弥漫性浸润周围组织。

（二）影像特征　肝血管肉瘤由于没有包膜而边缘模糊。它们明显强化，强化持续到平衡期。病变内常可见退行性改变，可形成瘤内囊肿。血管肉瘤常见肿瘤内出血，出血也可能流至周围。因此，大的肿瘤可能伴有血性腹水。血管肉瘤可侵犯肝血管，导致血栓形

成。肿瘤内囊肿、退行性改变和肿瘤内出血使肿瘤在各模态下都具有不均匀的影像学表现。儿童肝血管肉瘤可出现早期中心强化和不均匀强化区（图5-34），与血管瘤不同，但与成人血管肉瘤相似。

（三）临床特征　与其他恶性肿瘤一样，肝血管肉瘤通常最初表现为虚弱和体重减轻等症状。快速生长可能由于肝包膜紧张而引起疼痛。胆道压迫可引起黄疸。肿瘤破裂伴腹腔出血。肿瘤体积过大，血管内间隙过大，可能导致消耗性凝血障碍，也可能导致肿瘤内血栓形成和出血。许多患者出现贫血。诊断后平均生存期6个月。

（四）鉴别诊断　血管肉瘤需要与转移瘤和血管性肿瘤（如上皮样血管内皮瘤）鉴别，后者在成人中很少发生（发病高峰：11～40岁，女性占优势）。

（五）关键点　肝血管肉瘤是一种罕见的肿瘤，起源于内皮细胞，形成紊乱的血管腔。这会导致图像上的明显强化增强。肿瘤可能发生退行性改变，形成异质性表现。

原发性肝淋巴瘤

（一）概述　霍奇金病和非霍奇金淋巴瘤与白血病一样，易继发于肝脏，但原发性肝淋巴瘤的报道越来越多。由于原发性肝淋巴瘤预后显著改善，因此认识这些肿瘤是非常重要的。肿瘤可能发生在从儿童到成人的任何年龄段，并且显示出对男性的4∶1偏好。它可能与自身免疫性疾病、慢性肝炎、肝硬化和HIV感染有关。大多数原发性肝淋巴瘤表现为实性肿块，但偶尔出现弥漫性浸润[37]。

（二）影像特征　超声上肿瘤边缘锐利，相对肝实质呈低回声。在CT上，增强后肝内淋巴瘤区域呈低密

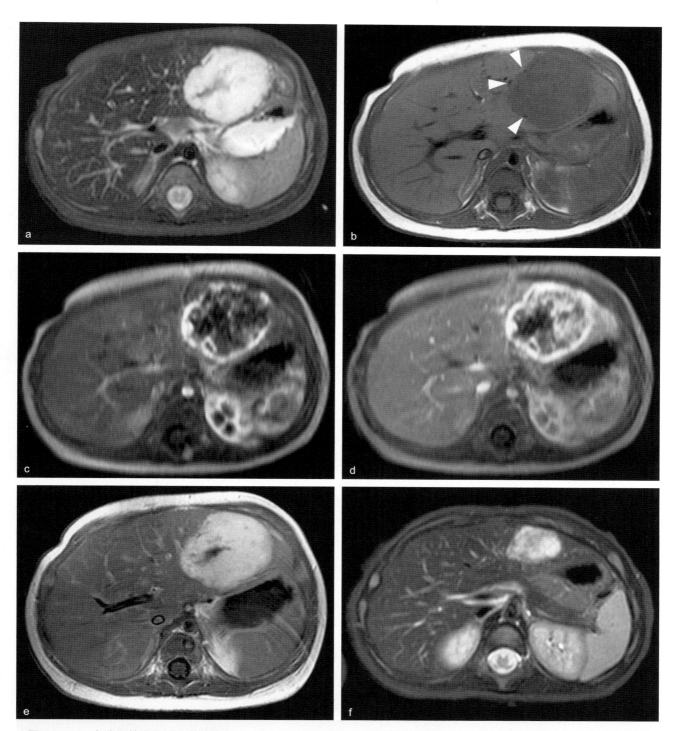

图5-32　一个孩子的婴儿型血管内皮瘤。　(a) T2WI显示肝左叶高信号肿块。(b) T1WI。肿块呈低信号。病变周围可见流空的血管(箭)。(c) 增强T1WI。最初的强化主要是周边的,虽然也可见一些中央强化。(d) 增强T1WI后期病变现呈不均匀强化。(e) 增强T1WI,比(d)期晚。病灶现在显示不均匀强化,中央无强化,这是婴儿型血管内皮瘤的典型信号模式。(f) 9个月后的T2WI显示病灶明显自发缩小。

度(图5-35)。在MRI上,肿瘤在T1WI和T2WI上与正常肝组织非常相似。然而,增强后,病变在动脉期和门静脉期呈乏血供表现。它们可能在平衡期恢复到等信号(图5-36)。病变通常在胆管期呈低信号,而周围正常肝组织的信号强度明显升高。

(三)临床特征　继发性淋巴瘤的症状取决于淋巴瘤的扩散模式。原发性肝淋巴瘤常引起上腹部压迫感,并伴有全身症状(体重减轻、发烧、盗汗)。

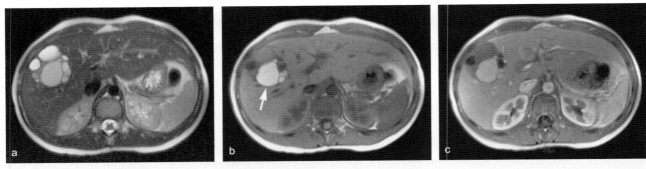

图5-33　儿童肝脏间叶性错构瘤。　（a）T2WI显示多个连续的囊肿，各囊肿信号强度不同。（b）T1WI上信号强度对比更明显。一个大囊肿有很高的信号强度（箭），表明存在富含蛋白质的液体。（c）增强T1WI显示囊肿或囊壁无强化。

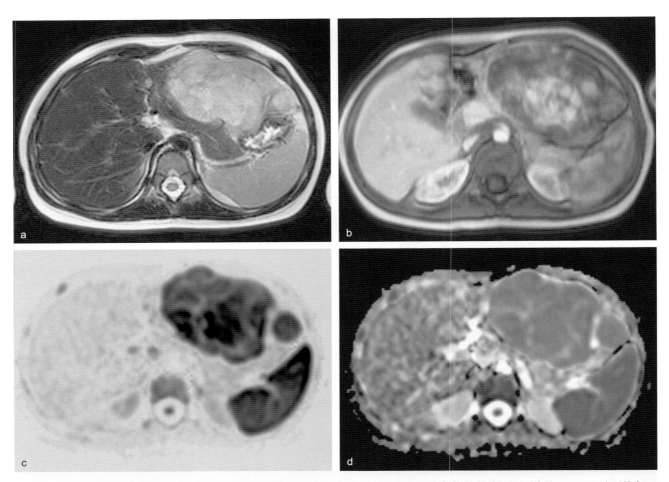

图5-34　儿童肝血管肉瘤。　（a）T2WI显示肝脏左叶有一个大的、相对均匀的高信号肿瘤。（b）增强T1WI显示不均匀强化。（c）DWI b_0=1 400 s/mm²，病灶扩散明显受限。（d）ADC图中病变的低信号可疑为恶性。

（四）鉴别诊断　最重要的鉴别诊断是肝转移。弥漫性受累，如淋巴瘤继发性肝受累，需要与肝脂肪变性鉴别。

（五）关键点　原发性肝淋巴瘤较淋巴瘤继发肝转移少见。原发性淋巴瘤表现为局限性病变，主要需要与肝转移瘤鉴别。

原发性肝细胞病变

　　原发性肝细胞源性肝肿瘤包括良性和恶性病变。最常见的良性病变是肝组织结节性增生所致。

　　1. 良性肝细胞病变

　　（1）局灶性结节增生。

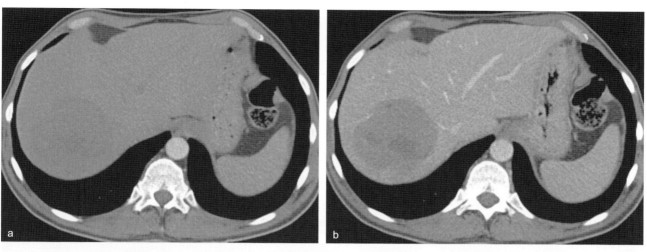

图5-35　伯基特淋巴瘤累及肝脏。　动脉期和门静脉期的CT扫描显示一个低密度、边界清晰的肿块,内部结构不均匀。
(a)动脉期。(b)门静脉期。

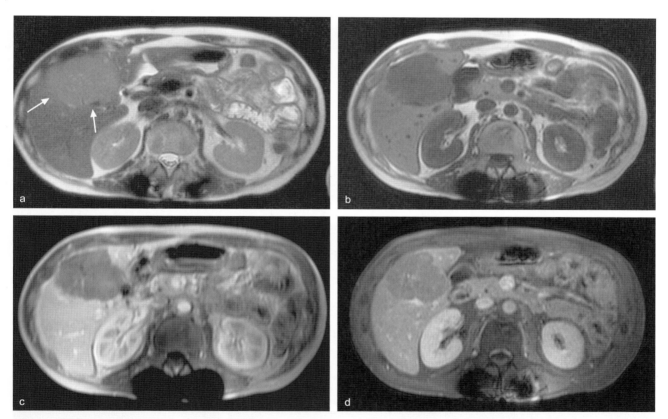

图5-36　原发性肝淋巴瘤。　(a)T2WI显示肝右叶均质肿块,相对肝组织呈稍高信号(箭)。(b)T1WI病灶呈均匀低信号。(c)增强门静脉期T1WI呈轻度强化。血管穿过病变处无明显移位。(d)增强脂肪抑制的T1WI。平衡期的图像显示病变呈均匀强化,与正常肝组织相比呈稍低信号。

(2)与Budd-Chiari综合征相关的再生结节性增生。

(3)肝细胞腺瘤。

(4)肝实质损伤反应性再生结节。

　2.恶性肝细胞病变

(1)肝细胞癌。

(2)纤维板层癌。

(3)儿童肝母细胞瘤。

良性原发性肝细胞病变

(一)概述　局灶性结节增生和腺瘤主要发生于20～40岁的女性。关于局灶性结节增生的病因,目前流行的理论是潜在的动静脉分流导致肝组织局灶性增生[38,39]。这些病理性血管发生在肿瘤的中心，被结缔组织包围，呈"中央瘢痕"。口服避孕药可刺激局灶性结节增生的生长，但不会引起它。这与肝细胞腺瘤不同，肝细胞腺瘤目前被认为是由口服避孕药引起的[40]。现有腺瘤可能在停止使用避孕药后消退。再生性结节增生也有类似的考虑，在这种情况下，可以观察到诸如布加综合征等伴随的潜在改变[41-43]。腺瘤可能发生恶性改变。

（二）影像特征　超声成像很少能明确局灶性结节增生的中心瘢痕。肿瘤边缘光滑，可显示不同的回声（图5-37）。超声可以检测到中央血管。在增强CT上，局灶性结节增生在增强动脉期表现为富血供。大多数患者可以清楚地看到中央瘢痕。肿瘤显示快速的造影剂流出，至门静脉期，通常与肝实质等密度（图5-38）。腺瘤有非特异性的超声表现。中心性坏死和先前的病灶内出血使腺瘤内部呈不均匀回声，在育龄期女性可能提示腺瘤的诊断。肝腺瘤在CT平扫上通常是低密度的，但由于先前的瘤内出血可能包含高密度区域。腺瘤在动脉期表现为均匀强化，坏死和病灶内出血可能导致异质性。大多数腺瘤在门静脉期与周围实质等密度（图5-39，图5-40）。

> **提醒：**胆道造影剂在MRI上有助于肝细胞病变的鉴别，在单纯形态学鉴别的基础上增加了病变细胞结构的特征（见图5-20）。

局灶性结节增生与肝细胞腺瘤在平扫和增强MRI上表现相似。两者在动脉期表现为显著的富血供，门静脉期表现为造影剂流出，在平衡期表现为等信号（图5-41）。虽然在典型的局灶性结节性增生中发现中央瘢痕，但高达30%的病例没有这一特征。这使得病变很难与肝细胞腺瘤区分，尤其是没有退行性改变或病灶内出血的小腺瘤。然而，局灶性结节增生和肝细胞腺瘤确实表现出组织学上的差异，特别是在胆管的存

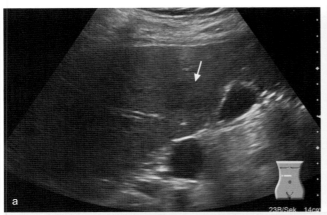
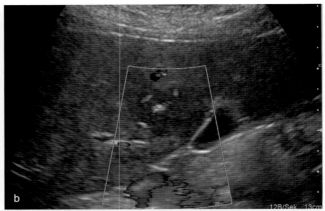

图5-37　局灶性结节增生。 （a）超声显示低回声肿块边缘光滑（箭）。（b）彩色多普勒显示肿块中心有典型的迂曲血管。

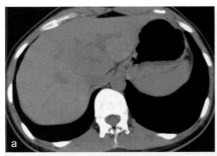
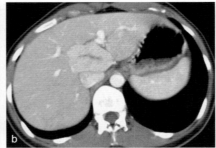
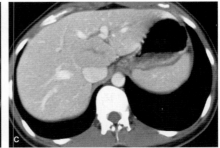

图5-38　肝Ⅰ段局灶性结节增生。 （a）CT平扫中央瘢痕在没有造影剂的情况下已经可见。（b）动脉晚期扫描显示明显的富血供。（c）门静脉期。局灶性结节增生区与肝实质等密度。

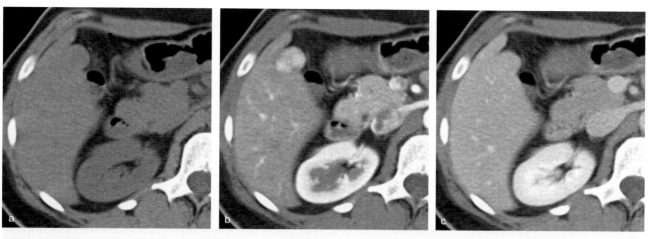

图 5-39　腺瘤。　（a）CT 平扫示腺瘤低密度。（b）动脉期扫描显示强化。（c）门静脉期。腺瘤与周围实质等密度。

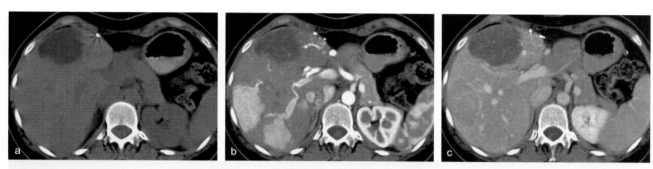

图 5-40　肝腺瘤。　（a）CT 平扫。肝Ⅳ段腺瘤显示退行性改变，在没有造影剂的情况下已经可见。（b）动脉期扫描显示另外两个腺瘤。（c）门静脉期。另外两个腺瘤与周围肝实质密度相同。

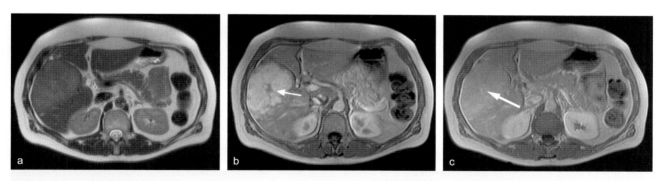

图 5-41　典型局灶性结节增生。　动态增强 MRI。（a）T2W 序列显示轻度高信号肿块。（b）动脉期增强 T1W 序列显示一个非常富血供的肿块，中央有瘢痕（箭）。（c）平衡期。瘢痕显示均匀摄取（箭），确定肿块为局灶性结节增生。

在方面：局灶性结节增生包含与较大胆管不连通的小胆管。这意味着通过胆道系统排出的造影剂，如 Gd-BOPTA 和 Gd-EOB-DTPA，会被病变吸收。由于没有胆道引流，病变甚至比正常肝组织更容易摄取造影剂，导致肝胆期肝组织出现等信号或高信号（图 5-42）。相比之下，肝细胞腺瘤中不存在胆管，导致不摄取造影剂。因此，肝细胞腺瘤在胆道期相对于正常肝组织呈低信号（图 5-43）[10,11]。两种病变都是良性肝肿瘤，最常见于没有肝硬化的育龄青年男女。腺瘤由于存在出血的风险，建议手术切除，而局灶性结节增生则首选保守治疗。再生结节[44]通常见于肝硬化肝脏；它们可能从再生结节进展为铁质沉着结节，再进展为低级别和高级别的不典型增生结节，最后进展为肝细胞癌[45,46]。肝胆造影剂不能明确区分肝细胞癌和癌前病

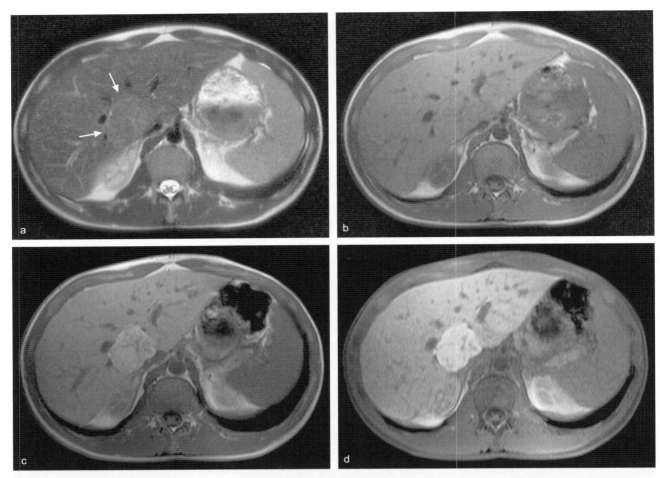

图5-42 局灶性结节增生。 （a）T2W序列显示稍低信号肿块（箭）。（b）对应的T1W序列。肿块与肝组织呈等信号。（c）在肝脏特异性造影剂的动态增强成像中，病变在动脉期明显富血供（未显示）。在0.05 mmol/kg体重注射Gd–BOPTA 45 min后的肝胆期，T1WI显示相对于正常肝组织摄取明显增加，这是典型的局灶性结节增生。（d）相应的脂肪抑制T1W序列图像。

变。文献中包含了许多高分化肝细胞癌的病例报告，这些肝细胞癌在胆道期表现出明显的强化[47]。

（三）临床特征 良性肝肿瘤通常是偶然发现，并无症状。腺瘤边缘灌注，中心灌注不足，导致坏死。反过来，这会导致肿瘤出血，如果突破肝包膜，可能会危及生命。考虑到大腺瘤出血和恶性转化的风险，直径≥5 cm的肿瘤应该切除。

（四）关键点 当使用肝脏特异性造影剂时，肝脏良性肿瘤通常可以通过其形态和CT、MRI上的增强特征进行鉴别。如果无法鉴别，因为有恶性转化和危及生命的出血的风险，> 5 cm的肝腺瘤应活检，因此，直径≥5 cm的病变应尽可能切除。局灶性结节增生不具有这种风险。因此，这些实体的鉴别具有重要的治疗意义。

恶性原发性肝细胞病变

原发性肝细胞恶性病变包括肝细胞癌和青少年及青年的纤维板层癌。

纤维板层癌

（一）概述 纤维板层癌是一种罕见的肿瘤，主要发生在儿童和年轻人。危险因素尚未确定，无肝硬化时也可能发生纤维板层癌。无明显性别差异。大多数纤维板层癌可切除，预后优于肝细胞癌，与其他肝病无关。

（二）影像特征 纤维板层癌的影像学表现与局灶性结节增生极为相似（图5-44）[48]。然而，30%的纤维板层癌在CT上发现有中心钙化[49]，在局灶性结节增生中未观察到这种表现。这些钙化的存在基本排除局灶性结节增生的诊断。此外，纤维板层癌在MRI上没有显示胆管增强，这为与局灶性结节增生的鉴别提供了另一个有用的标准[49]。在未增强T1WI和T2WI、脂肪抑制序列和DWI中，纤维板层癌通常与局灶性结节增生相似（图5-45）。该肿瘤明显不同于肝细胞癌，发生于无肝硬化的背景下[50]。

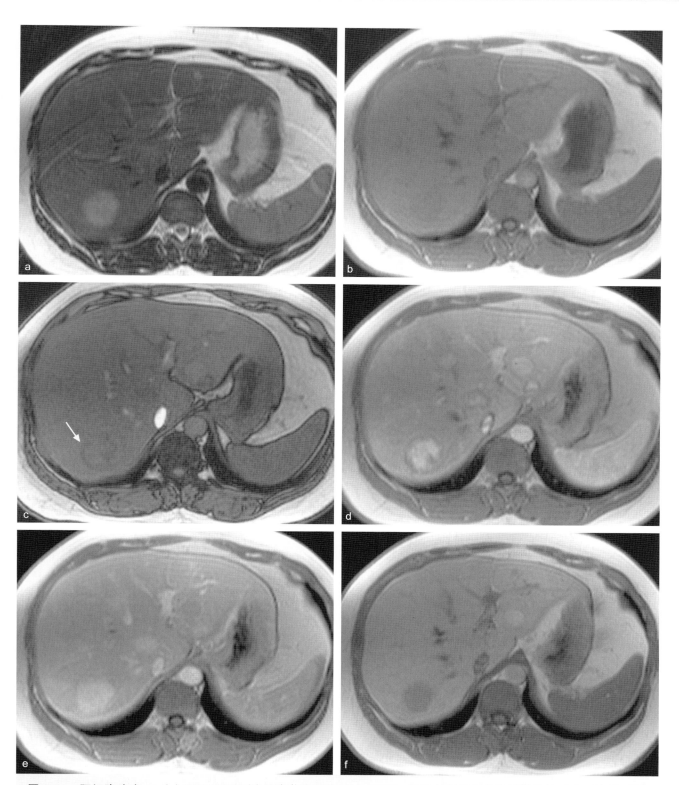

图5-43　肝细胞腺瘤。 （a）T2WI显示肝右叶高信号肿块。（b）T1WI。肿块与肝组织几乎呈等信号。（c）反相序列图像。肿块周围低信号区提示病灶内脂肪的存在。这不是典型的局灶性结节增生。（d）动脉期动态增强成像。病变显示明显的富血供。（e）门静脉期图像显示病变持续性强化。（f）0.05 mmol/kg体重注射Gd-BOPTA 45 min后肝胆期T1WI。与局灶性结节增生不同,肿块相对于周围肝组织呈低信号,符合肝细胞腺瘤。

肝细胞癌

（一）概述　大约90%的肝细胞癌发生于肝硬化。

肿瘤起源于最初良性再生结节。其病因与感染乙型肝炎病毒和接触黄曲霉毒素等外源性药物有关。肝细胞

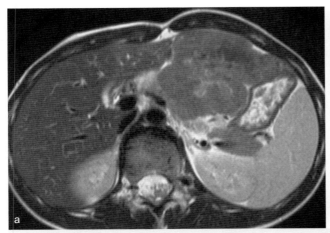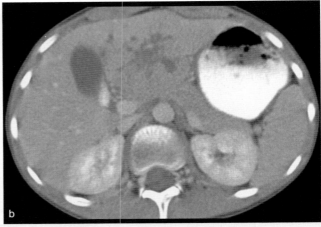

图5-44　纤维板层癌。　（a）横断面T2W TSE图像。左叶癌相对肝实质呈高信号。（b）门静脉期CT扫描。中央瘢痕清晰可见。

癌在男性比女性更常见。由于肝硬化患者每年有4%的风险发展为肝细胞癌，肝硬化患者可以通过检测甲胎蛋白滴度和肝脏超声进行筛查。

（二）影像特征　欧洲指南[51]认为，当病灶直径超过1 cm时，无创成像是诊断肝细胞癌的临床标准。可采用的技术有超声造影、CT和MRI增强检查。对于肝硬化背景下>2 cm的新病灶，诊断需要两种成像技术检测到动脉期的过度灌注，或一种成像技术检测到动脉期的过度灌注合并门静脉期的快速流出。对于>1 cm但<2 cm的病变，诊断需要检测动脉过度灌注和快速流出[52]。2009年的一项荟萃分析发现，超声检测肝细胞癌的敏感性为94%，特异性为94%[53]。2009年发表的一项对比研究发现，MRI的敏感性为94%，特异性为98%[54]。CT的敏感性为67.5%，特异性为92.5%。所有模态的敏感性关键取决于肝细胞癌的体积。

> **提醒：** 对于<2 cm的肿瘤，怀疑为肝细胞癌，且在初始成像时未显示典型的增强特征，活检敏感性最高。对于>2 cm的病变，组织学检查和第二种断层成像检查具有同等的敏感性和特异性，因此应使用第二种成像检查。如果在第二种检查中发现肝细胞癌的强化特征，则可以在肝硬化中诊断肝细胞癌，而无需进一步的组织学检查，从而可以开始治疗。只有当活检结果可能有治疗意义时，才可采取活检。

在影像引导下经皮活检肝细胞癌过程中，肿瘤细胞针道种植的风险可忽略不计[56]。肝细胞癌的主要征象是肝硬化背景下存在动脉期富血供病变[57-59]。其他征象是门静脉期造影剂早期流出、平衡期病变呈低信号强度（图5-46，图5-47）。肝细胞癌的另一强化特征是在病变周围发现假包膜（图5-47f），通常在平衡期可以观察到[60]。如果病变在胆道期没有增强，这将支持肝细胞癌的诊断（图5-48）[61-63]。如果病变确实强化，则不能排除肝细胞癌，如前所述[47]。肝细胞癌通常是非常不均质的肿瘤，这种特性在T1W和T2W图像中得到反映：肝细胞癌可能包含脂肪和囊性区域，使肿瘤在图像上呈不均匀的内部结构。

（三）临床特征　肝细胞癌发生于肝硬化的患者，主要症状是肝硬化引起的症状。随着肿瘤增大，肿瘤本身最终可能出现症状。与其他恶性肿瘤一样，主要症状是疲劳、盗汗和意外的体重减轻。黄疸通常直到晚期才发生。在极少数情况下，可发生自发性破裂和腹腔内出血。新的指南对肝硬化患者提出了新的治疗建议。仅对肝细胞癌可切除、且不伴肝硬化的患者，首选手术切除。有几种放射技术可用于治疗肝细胞癌：

1. 射频消融术　射频消融术是一种有治愈可能的疗法，将经皮穿刺针插入肝脏并向靶病变输送交流电。交流电刺激组织中分子运动增加，产生热量，通过蛋白质变性引起局部坏死。直径≤5 cm的病灶可以用这种技术消融。A、B期肝细胞癌1～3个病灶，最大病灶直径小于3 cm者，应首选射频消融或手术切除。两种手术的存活率相同。对于1～3个>3 cm但<5 cm的肝细胞癌患者，可以由跨学科的会诊决定射频消融或切除。如果选择射频消融术，应先进行化疗栓塞，这将

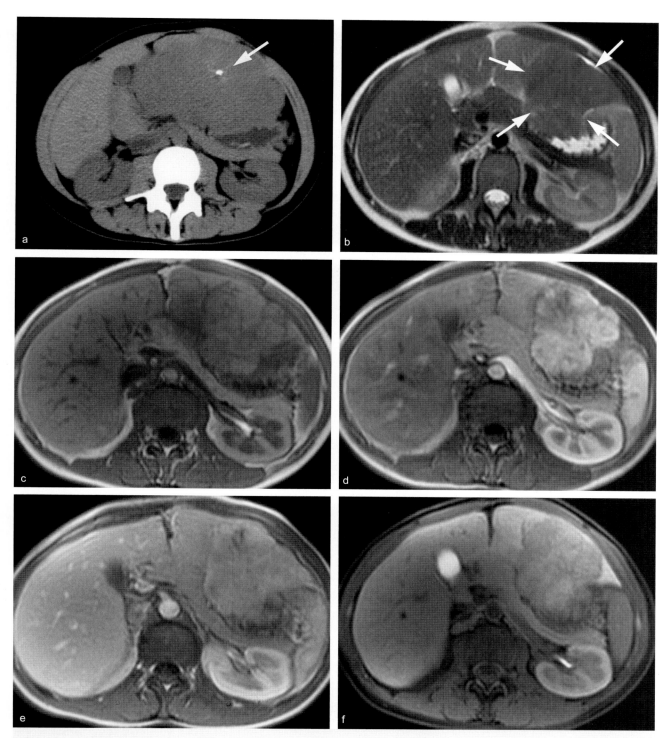

图5-45　肝纤维板层癌。（a）CT平扫显示肝左叶肿块内有中心钙化（箭）。（b）T2W图像。肿块呈低信号（箭）。（c）T1W图像。肿块几乎呈等信号。（d）动态增强磁共振成像。（e）后期动态增强T1W图像。在未增强图像中,病灶类似于局灶性结节增生。（f）肝胆期0.05 mmol/kg体重注射Gd-BOPTA后45 min,此期病变不强化,提示肝细胞无功能性病变,本例为纤维板层癌。

大大降低局部复发率。射频消融术被推荐为标准的经皮消融术。

2. 经动脉化疗栓塞（transarterial chemoembolization,

TACE）　与射频消融不同,TACE是可以延长生存期的姑息性治疗。肝脏大约75%的血供来自门静脉,25%来自肝动脉,而肝细胞癌几乎100%的血供来自

5

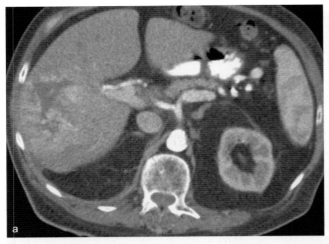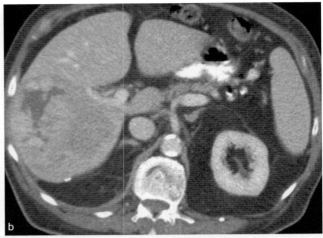

图5-46　肝细胞癌。　（a）动脉期。肝细胞癌表现为富血供。（b）门静脉期。病灶仍强化，伴中央坏死。

肝动脉。这为TACE提供了理论依据，在TACE中，通过导管进入肝动脉的节段分支进行栓塞。若肝细胞癌已无机会治愈、且没有肝外扩散，建议使用TACE。对于有全身转移的患者，TACE只适用于肝外扩散不是主要表现的病例。TACE指南明确建议栓塞剂和化疗药物同时使用。如果禁忌使用化疗药物，可选择单独栓塞。然而，不建议动脉内灌注化疗药物而不进行栓塞。该指南还指出，导管应选择尽可能靠近肿瘤的位置。肿瘤反应在TACE术后至少4周通过增强CT或MRI进行评估。TACE可以使用碘油和化学制剂的混合物。碘油是一种油性造影剂，可减少毛细血管阻塞，同时也可延迟释放化疗药物。或者，TACE可以由含有化疗药物的微球形成（图5-49）。微球由聚乙烯醇组成，粒径均匀。因为它们会导致所有肿瘤血管闭塞，所以使用改良的实体瘤反应评估标准（mRECIST，表5-2，图5-50）。基于RECIST标准，肿瘤大小的纯形态学测量不能反映对治疗的反应，但是基于造影剂摄取的mRECIST的标准是一个更好的评估肿瘤反应

的指标。

3. 选择性内放射治疗（selective internal radiation therapy, SIRT）　SIRT也是一种有效的治疗方法。肝癌需要70 Gy的剂量，而健康肝实质只能耐受30 Gy；超过这个剂量的辐射会造成实质损伤。SIRT通过动脉内注入负载有Y^{90}（钇90）的粒子来克服这一限制。这些β发射器的穿透深度只有几毫米，因此避免了肝脏损伤。活性持续约11 d。然而，当使用SIRT时，必须确定肺或胃肠道是否存在明显分流。这是通过向肝动脉注射锝（Tc）白蛋白并测定其活性来实现的。经胃十二指肠动脉的分流可以栓塞。肺分流容积大于13%是SIRT的禁忌证。

（四）关键点　大约90%的肝细胞癌发生在肝硬化肝脏。肝硬化患者每年发生肝细胞癌的风险为4%，因此肝硬化被认为是一种癌前状态。各模态增强成像通常表现为早期强化、门脉期造影剂流出和周围实质强化。基于当前的全球指南，这些强化特征被认为是肝硬化患者肝细胞癌的证据，无需对这组患者进行活

表5-2　RECIST与mRECIST标准[64]

标　准	RECIST	mRECIST
完全缓解	所有病灶消失	肿瘤内动脉期强化消失
部分缓解	靶病变的直径至少减少30%（参考：靶病变的基线直径）	在动脉期强化的病变直径至少减少30%（参考：靶病变的基线直径）
病情稳定	任何不符合部分缓解或疾病进展的病例	任何不符合部分缓解或疾病进展的病例
病情进展	在治疗期间，靶病变的直径相对于靶病变的最小径至少增加了20%	在治疗期间，相对于强化靶病变的最小径，强化靶病变的直径增加至少20%

注：（m）RECIST，改良的实体肿瘤的反应评估标准。

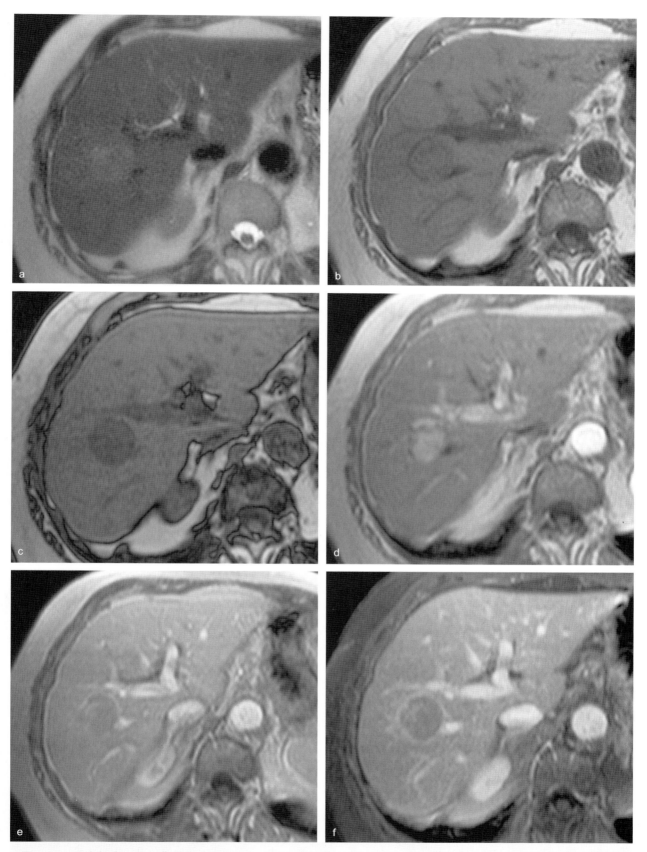

图5-47　具有轻度肝硬化背景的肝细胞癌。　（a）T2WI显示了一个稍高信号病变。（b）T1WI。肿块几乎与周围的肝脏等信号。（c）反相位序列图像显示信号减低、提示病灶内存在脂肪。（d）注射造影剂后的动脉期。病变明显强化。（e）门静脉期图像显示造影剂的早期流出。（f）平衡期脂肪抑制T1WI。病变显示出典型的肝细胞癌假包膜。

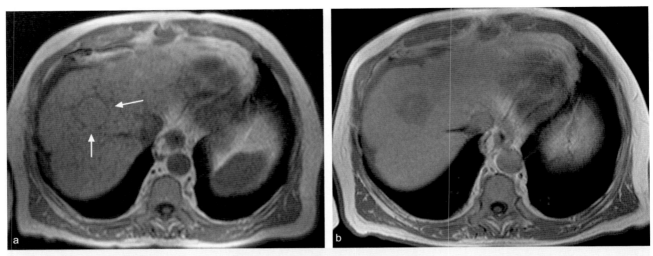

图 5-48　肝硬化中的肝细胞癌。　（a）T1W 图像显示肝实质的结节样变，可见一个等信号肿块（箭）。（b）Gd-BOPTA（0.05 mmol/kg 体重）注射后 45 min 的肝胆期图像。肿块没有强化，表明病变中没有功能性肝细胞，这种情况提示为肝癌。

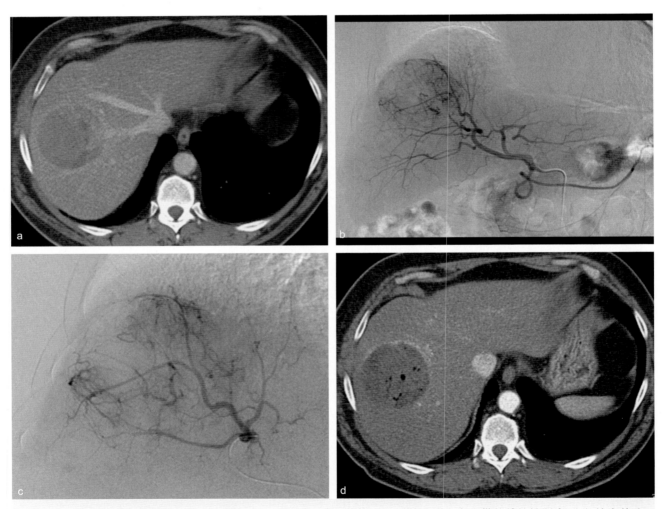

图 5-49　载药微球经导管动脉化疗栓塞术。　（a）CT。肝细胞癌。（b）血管造影。富血供的单灶性肝癌。（c）栓塞前选择性置入导管。（d）栓塞后 CT 显示肿瘤不再强化。典型的肿瘤内气体表明其坏死。

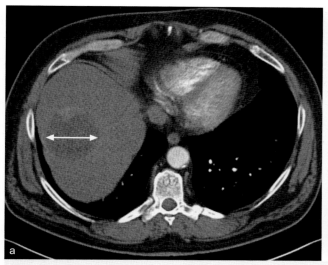
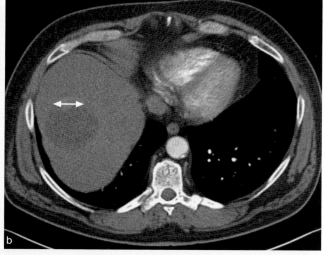

图5-50 药物洗脱珠经动脉化疗栓塞后的肝细胞癌。（a）根据RECIST标准进行的肿瘤测量。（b）根据mRECIST标准进行肿瘤测量。mRECIST更准确地反映肿瘤的活性。

检确认。放射治疗的选择包括潜在治愈性的射频消融治疗，其生存效益相当于手术切除。TACE和SIRT是可以延长生存期的姑息疗法。

　　肝母细胞瘤

　　（一）概述　肝母细胞瘤是儿童最常见的肝脏肿瘤，4岁前发病率最高。美国每年约有100例新诊断的肝母细胞瘤病例。发病率过低而无法计算。它起源于胎儿和胚胎肝细胞。和许多儿科肿瘤相似，肝母细胞瘤可能含有脂肪成分以及钙化和纤维化区域。高达80%患儿的甲胎蛋白（α-AFP）水平升高。在多数患儿中，甲胎蛋白可作为肿瘤标记物。

　　（二）影像特征　大多数病例最开始进行的是超声检查。如果超声检测到肝肿瘤，随后应进行腹部MRI或CT检查和胸腔CT检查。由于肿瘤外观的异质性，超声和CT的影像表现没有特异性，但它们可以定义肝母细胞瘤的大小和位置（图5-51）。MRI通常表现为不均质的富血供肿瘤，在T2WI上呈不均匀高信号，T1WI上呈不均匀低信号影（图5-52）。肿瘤可能会引起显著的肝肿大[65]。通常肿瘤在诊断时就很大了，已经占据了肝脏体积的30%以上。PRETEXT系统广泛应用于肝肿瘤的分期、治疗方案制定和风险分层[66]。该分组系统由国际儿童肝肿瘤策略小组（SIOPEL）设计。它描述了治疗前的肿瘤大小范围，作为评估放射学发现的基础。Couinaud肝脏分段将肝脏分为四个部分，每个部分包括两个肝段（图5-53a）。如图5-53b和表5-3所示，PRETEXT分期根据无肿瘤侵犯的相邻部分的数量来定义。"附加标准"也在PRETEXT分期中进行了

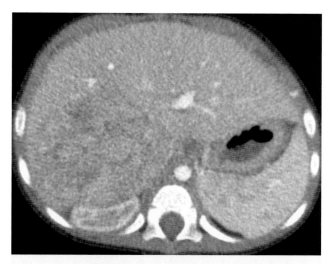

图5-51 肝母细胞瘤。　增强CT显示动脉晚期不均匀强化的肿瘤。

表5-3 儿童肝母细胞瘤和其他肝肿瘤的PRETEXT分期

PRETEXT分期	定　义
I	肿瘤局限在1个肝区，相邻的另外3个肝区无肿瘤侵犯
II	肿瘤累及1个或2个肝区，相邻的另外2个肝区无肿瘤侵犯
III	2个或3个肝区受累，另1个相邻的肝区未受累
IV	肿瘤累及所有4个肝区

注：PRETEXT，疾病治疗前范围。

5

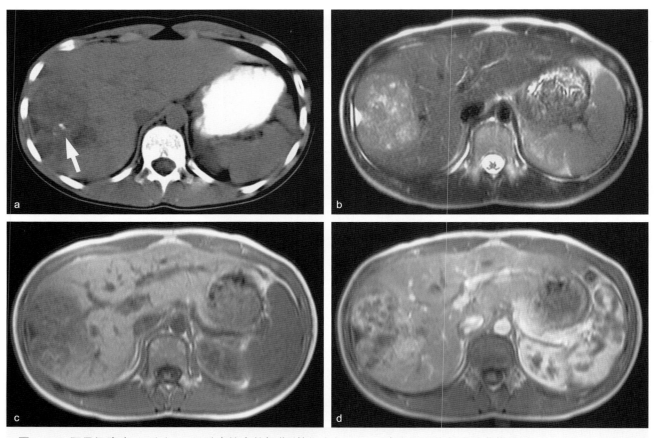

图5-52　肝母细胞瘤。（a）CT显示病灶内的钙化（箭）。（b）T2WI。病变呈不均匀明显高信号影。（c）T1WI。病变呈不均匀低信号影。（d）增强显示造影剂流入，不均匀明显强化。

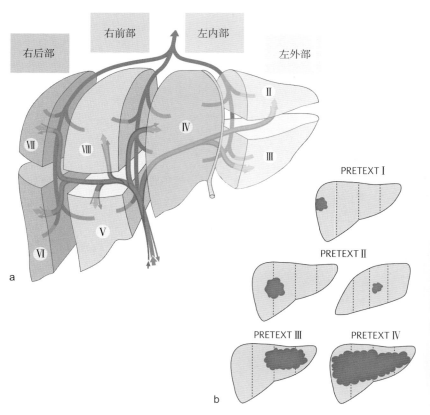

图5-53　肝母细胞瘤和其他儿童肝脏肿瘤的PRETEXT分期系统。（a）肝脏分为4区，包括肝段Ⅱ和Ⅲ、Ⅳa和Ⅳb、Ⅴ和Ⅷ、Ⅵ和Ⅶ。第一段被单独考虑，并在附加标准的框架内进行评估（表5-4）。（b）根据肿瘤所累及的肝段进行PRETEXT分组。（Schünke M, Schulte E, Schumacher U. Prometheus. LernAtlas der Anatomie: Innere Organe. 绘制源自M. Voll/K. Wesker. 2nd ed. Stuttgart: Thieme; 2009.）

评估（表5-4）。尾叶不包括在4个区中，但作为附加标准的一部分进行评估。所有PRETEXT标准应在化疗后和手术切除前重新评估，并记录为POSTEXT。

（三）临床特征 上腹肿胀通常是肝母细胞瘤的最早症状。其他常见的症状是发烧和食欲减退。性早熟很少出现。

（四）鉴别诊断 鉴于肿瘤的不均质外观，应考虑其他实体肿瘤，如肝血管肉瘤和间叶性错构瘤。鉴别诊断有赖于实验室的测量值：在从6个月到4岁的年龄组中，甲胎蛋白水平上升到超过1 000 ng/mL，或至少是年龄正常值的3倍，提示肝母细胞瘤。根据当前的指南，上述情况下可以免于组织学确认[67]。

（五）关键点 肝母细胞瘤是儿童中最常见的肝肿瘤。PRETEXT分组系统用于治疗规划和风险分层。

二、继发性肝脏病变

继发性肝脏病变包括转移瘤、炎症性病变、寄生虫性肝病。

肝转移瘤

（一）概述 肝转移瘤的两种主要影像学表现是富血供和乏血供。有些病变可呈囊性。

1. **富血供肝转移瘤** 大多数富血供转移瘤来源于富含血供的原发肿瘤，如神经内分泌肿瘤（如类癌、胰岛细胞肿瘤）、肾细胞癌、甲状腺癌、嗜铬细胞瘤、黑色素瘤和乳腺癌[68]。恶性黑色素瘤和卵巢癌的转移瘤需特殊考虑。

表5-4 用于儿童肝母细胞瘤和其他肝肿瘤的PRETEXT分期的附加标准。所有的标准都被单独评估，并将相应的后缀添加到PRETEXT

肿瘤的表现	标 准	后 缀
尾状叶受累	肿瘤累及到肝尾状叶	C1
	所有其他患者	C0
肝外腹部疾病	腹部没有肿瘤扩散的证据（M或N除外）	E0
	肿瘤直接侵犯到相邻的器官或横膈	E1
肿瘤破裂或腹腔内出血	影像学或临床发现腹腔出血	H1
	所有其他患者	H0
远处转移	没有转移	M0
	任何转移（E和N除外）	M1（添加一个或多个后缀表示主要转移部位：p肺，s骨骼，c中枢神经系统，m骨髓，x其他部位）
淋巴结转移	没有淋巴结转移	N0
	仅限腹部淋巴结转移	N1
	腹腔外淋巴结转移（无论有无腹部淋巴结转移）	N2
门静脉受累	未累及门静脉或其左右分支	P0
	累及任一门静脉左支或右支	P1
	累及门静脉主干	P2
下腔静脉和/或肝静脉受累	未累及肝静脉或下腔静脉	V0
	累及一条肝静脉，但不累及下腔静脉	V1
	累及两条肝静脉，但没有累及下腔静脉	V2
	累及所有3条肝静脉和/或下腔静脉	V3

注：PRETEXT，疾病治疗前范围。

2. 乏血供肝转移瘤 这是最常见的肝脏转移瘤。通常来源于腺癌转移，如结直肠癌。乏血供肝转移瘤常呈圆形，诊断时通常 > 3 cm。

（二）影像特征

1. 富血供肝转移瘤 在CT上，富血供肝转移瘤在动脉期呈明显强化。这些肿瘤在T1W序列中通常是低信号，但在T2W序列中是高信号。神经内分泌肿瘤转移灶偶尔可呈极高信号影，这是储存在肿瘤细胞液泡中的激素引起的，与血管瘤的成像类似[69]。典型的转移在MRI上呈无强化，但可形成黑色素的黑色素瘤的转移灶是个例外。这些病变中黑色素的顺磁效应使未增强的T1W图像产生高信号（图5-54）。在DWI上，转移瘤在高b值时弥散受限，在ADC图上呈低信号改变。在所有成像方式的动态对比增强成像中，富血供转移瘤相对于肝实质都是均匀强化的（图5-55）并且在门静脉期可能是高信号或等信号。强化后，病灶内的造影剂快速流出（类似于肝癌），通常在平衡期呈更低的信号影（图5-56，图5-57）。病变在肝胆期没有增强，不论是使用Gd-BOPTA或Gd-EOB-DTPA增强时，病变都是低信号。

2. 乏血供肝转移瘤 在超声检查中，这些转移瘤可能比周围的肝实质呈现更低或更高的回声。由于肿瘤快速地向周围生长，超过了肿瘤的血液供应，较大的病变往往中心坏死。这就是为什么乏血供肝转移瘤在CT上也有一个相对低密度的中心（图5-58），这一影像表现叫做"靶征"。相应地，这些病变在T2WI上表现为周边高信号、中央坏死区呈类似于囊性病变的更高信号。在T1WI上，这些病变呈不同程度的低信号影。增强后T1WI显示肿瘤生长带周围血管增多；中心区域通常在动脉早期和门静脉期呈低信号。随后是围绕肿瘤中心的肿瘤持续强化。在平衡期经常可以看到病变周围的造影剂流出（图5-59）。病灶周围造影剂流出是转移瘤的高度特异性表现，表现为环绕肿瘤中央强化区的周围低信号环。低信号环代表肿瘤生长部分，仍有血流灌注而呈造影剂流出，而中央强化是源于造影剂扩散至初期坏死区[8]，在肝胆期这些区域可能仍然显示出强化。此时，周边的低信号环显得更加明显。与未增强的T1W序列相比，在使用肝胆造影剂后，肝胆期转移瘤的总检测率显著增加[70]。

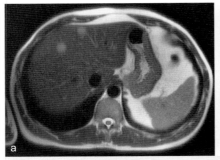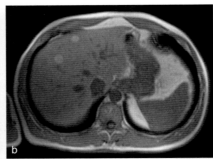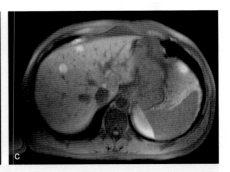

图5-54 恶性黑色素瘤肝转移。 （a）T2WI显示多个高信号肿块（箭）。（b）T1WI上病变也呈高信号，这是因为其含有黑色素，其作用类似顺磁性造影剂。（c）病变在脂肪抑制序列中仍呈高信号。

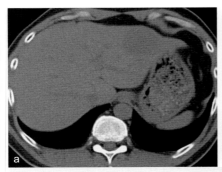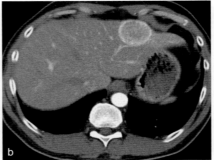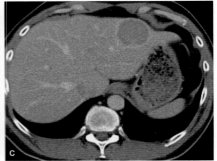

图5-55 来源于血管外皮细胞瘤的富血供转移瘤。 （a）CT平扫显示转移瘤呈低密度影。（b）动脉期显示转移瘤明显强化。（c）门静脉期见转移瘤环形强化，中心呈低密度影。

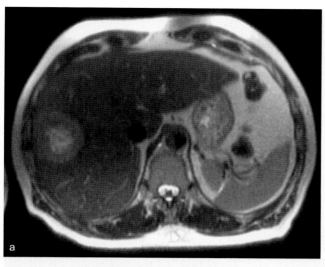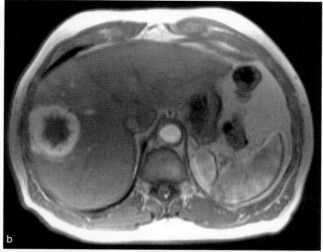

图5-56　来源于肾细胞癌的富血供转移瘤。　（a）T2WI。转移瘤呈高信号。（b）注射造影剂后的动脉期。转移瘤呈明显富血供以及中心广泛坏死。

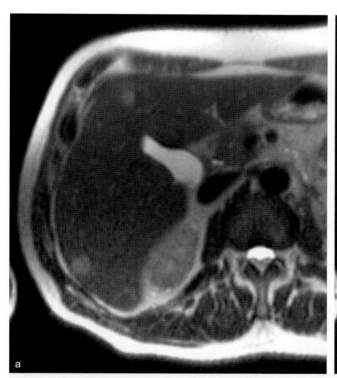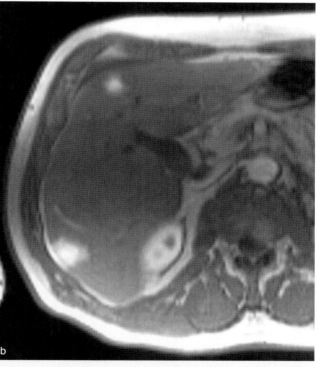

图5-57　来源于神经内分泌肿瘤的富血供转移瘤。　（a）T2WI。转移瘤呈高信号。（b）注射造影剂后的动脉期。转移瘤呈明显富血供。

提醒：绿色瘤是在急性白血病患者中发生的一种特殊类型的继发性肝脏恶性肿瘤。这些病变表现与来源于实体肿瘤的乏血供转移瘤类似，但在平衡期经常表现出增强。如图5-60所示。

（三）鉴别诊断　需要与肝脏原发性良性肿瘤鉴别。

（四）关键点　肝转移瘤来自肝动脉供血，而非门静脉。它们可能是乏血供或富血供，可在对比度增强成像上通过这种灌注模式来区分。

炎性改变：肝脓肿

（一）概述　肝脓肿是一种良性继发性改变，可能由细菌感染（大肠埃希菌、粪肠球菌、金黄色葡萄球菌、

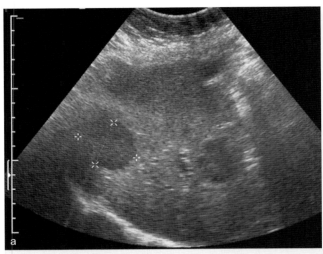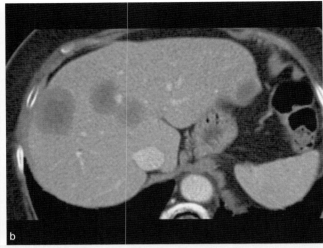

图5-58　来源于结肠癌的乏血供转移瘤。 （a）超声显示转移瘤呈低回声。（b）门静脉期。乏血供转移瘤呈低密度影，并可见环形强化的靶征。

克雷伯菌或厌氧菌）以阿米巴或真菌感染引起，与炎症细胞的局部积累和实质破坏有关[71]。最初的病理以组织的炎性浸润为特征，不伴液化。随后在一周内发生中央液化，脓液堆积，周围肉芽组织增生形成脓肿壁。在这个阶段，对脓肿进行引流和生理盐水冲洗可能可以治疗。肝脓肿的形成可通过以下5种主要途径中的任何一种发生[72]：①胆管：由良性或恶性胆道梗阻引起的上行胆管炎；②门静脉：继发于阑尾炎、憩室炎、直肠炎或其他胃肠道感染；③肝动脉：通常与败血症相关；④周围的炎症直接蔓延到肝脏；⑤创伤：涉及上腹部的钝性或穿透性损伤。

（二）**影像特征**　最初的成像检查通常是超声检查，仍未成熟的脓肿表现为一个低回声区。液化后，脓液充满脓腔，呈低回声，而脓肿壁呈强回声。CT通常用于重病患者，以确定脓肿的整体范围。必要时，可进行CT引导的经皮引流。脓肿在CT门静脉期时显示得最明显（图5-61，图5-62）。成熟的脓肿中心是低密度的，而边缘则表现强化，可能非常薄，特别是在延迟期。经皮引流前，病灶内含气体表明产气细菌感染。脓肿在T1WI上呈低信号影，在T2WI上呈高信号影。病变周围肝组织通常环绕着T2高信号水肿。病变外层的肉芽组织在T2WI上偶尔可以看到。无强化的中心液化区周围的肉芽组织边缘通常在增强T1WI上显影得更清晰（图5-63）。动脉期图像通常看到脓肿周围的血供增加，反映了血流增加的炎症变化[73]。

（三）**临床特征**　临床表现包括发热、急性发作的右上腹疼痛、恶心和呕吐。肝脓肿通常有肝肿大和明显的白细胞增多。

（四）**鉴别诊断**　肿瘤可以通过其典型的临床表现和实验室结果与脓肿相鉴别。

（五）**关键点**　在所有影像检查中，肝脓肿表现为边界清晰的、中央无强化的肿块。

寄生虫病变

寄生虫病变最常见的是阿米巴脓肿和由细粒棘球绦虫或泡状棘球绦虫（多房棘球绦虫）感染引起的包虫囊肿。

阿米巴脓肿

（一）**概述**　阿米巴脓肿是由溶组织阿米巴原虫引起的。流行地区在热带地区、墨西哥、中美洲、南美洲、非洲和西亚。经口摄入阿米巴寄生虫后，肝脏会经由以下3种途径中的任何一种受到感染：①门静脉系统；②淋巴管；③直接穿过结肠壁、腹膜后通过肝包膜进入肝脏。

（二）**影像特征**　在CT和MRI上，阿米巴肝脓肿通常比化脓性肝脓肿边缘锐利[75]。它们在T1WI上呈低信号，在T2WI上呈高信号。病灶周围反应不如化脓性肝脓肿明显。脓肿壁可以出现持续增强。它们其他方面的影像特征与化脓性脓肿相似。

（三）**临床特征**　典型病例肝脏肿大、变硬，患者诉右上腹部疼痛。阿米巴通常可以在粪便中检测出来。大约90%的患者血清学检测呈阳性。

（四）**鉴别诊断**　主要需要同由其他微生物引起的脓肿相鉴别。

（五）**关键点**　阿米巴脓肿占全球肝脓肿的比例最

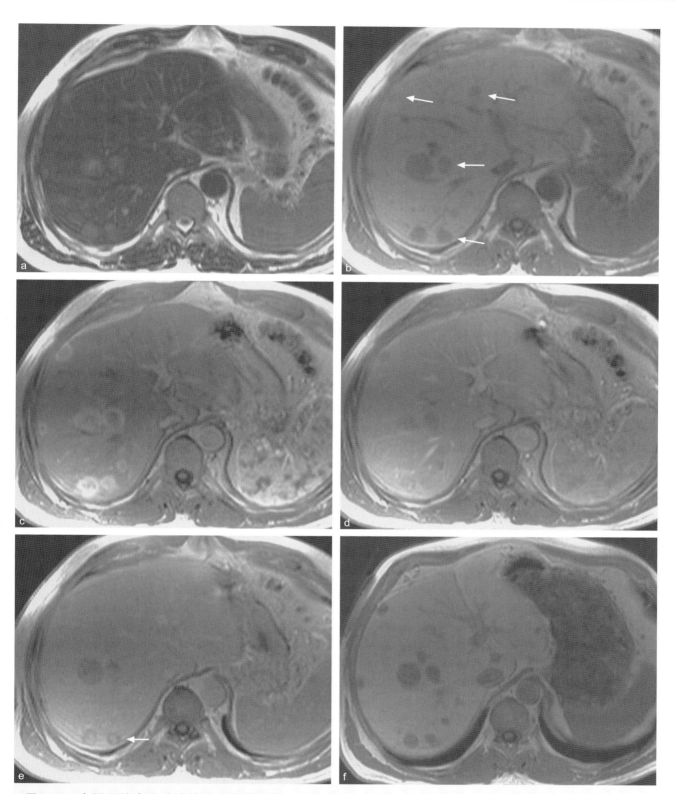

图5-59　来源于结直肠腺癌的乏血供转移瘤。（a）T2WI。（b）T1WI。与T2WI一样，可见多个肝转移瘤（箭）。（c）动脉期。病变中心低信号，边缘呈环形明显强化。（d）门静脉期。转移瘤呈低信号影。（e）平衡期。病变显示周围造影剂流出（箭），这对恶性肿瘤具有高度特异性。（f）肝胆期。与未增强的图像相比，病变与强化的肝组织对比更明显。

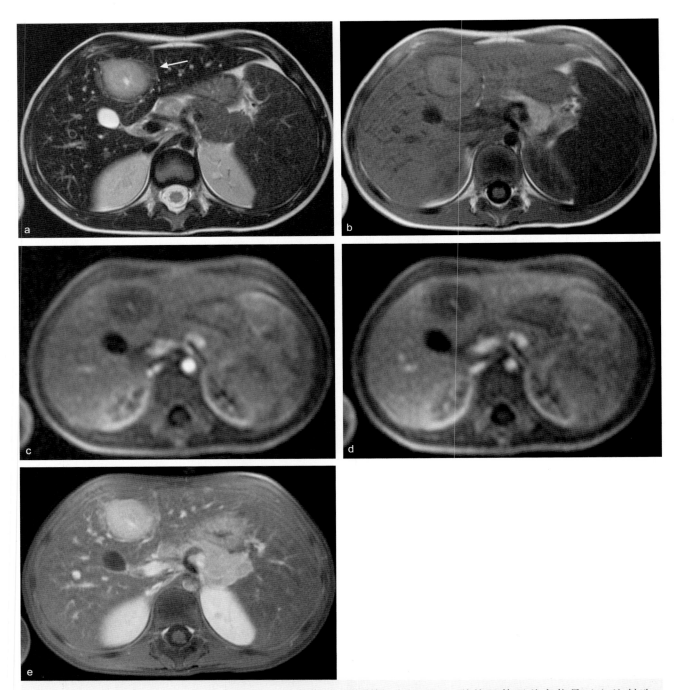

图5-60　肝绿色瘤。（a）T2WI显示肝脏中的高信号肿块（箭）。（b）T1WI。肿块呈等至稍高信号。（c）注射造影剂后的图像。病变呈乏血供。（d）增强后期。病变仍表现为乏血供。（e）平衡期。在脂肪抑制T1WI上病变均匀强化。

大。它是热带地区、墨西哥、中美洲和南美洲、非洲和亚洲的流行病。影像上可见内部分隔。

由狗绦虫引起的包虫病

（一）概述　细粒棘球绦虫（狗绦虫）是细粒棘球蚴病的病原体，遍布整个欧洲。人类主要通过与狗的接触被感染。绦虫在其生活史中感染两种哺乳动物：终寄主（狗或狼）在粪便中排出绦虫卵，然后被中间宿主（通常是食草动物）摄入。人类是通过直接接触（例如，通过抚摸受污染的毛皮）、经口感染的偶然宿主。绦虫的幼虫会穿透肠壁，75%的病例通过门静脉系统进入肝脏。幼虫在肝脏形成囊肿，这些囊肿在长达数年的时间内生长缓慢，可能会压迫胆管或引起细菌感染。大约15%的病例肺也受累。肾脏、大脑、心脏或其他部位受累很少见。囊肿大小可达30 cm，被称为外

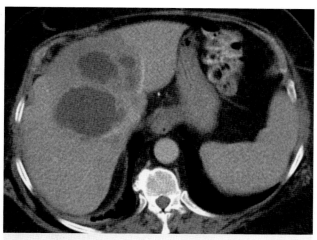

图5-61 肝脓肿。 门静脉期CT显示中心无强化的低密度病变。

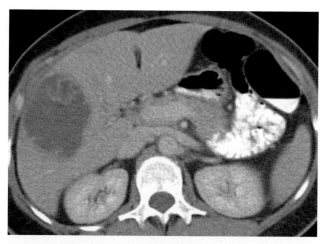

图5-62 肝脓肿。 门静脉期CT可以看到脓肿内部分隔。

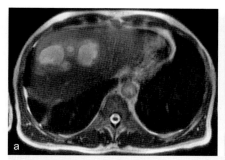 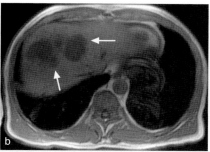 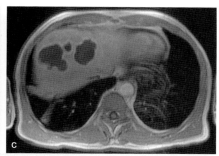

图5-63 肝上部的多发脓肿。 (a) T2WI显示多个呈液体信号的液化区域伴肝组织明显水肿。(b) T1WI显示液化区呈低信号,周围环绕稍低信号的肉芽组织(箭)。(c) 平衡期。肉芽组织呈明显的强化。

包膜的纤维外层包绕。在囊肿内,可能从生发层发育出子囊肿[76,77]。头节在子囊内形成,当子囊被食肉动物(狗、狼)摄入时,可能会寄生在小肠内,生长成成年绦虫。包虫囊肿的治疗是通过手术切除。有多个病灶或病灶在不可切除部位的患者可用美苯达唑或阿苯达唑进行药物治疗。直接经皮注射高渗生理盐水可杀死Ⅰ～Ⅲ型囊肿。

（二）影像特征 根据囊肿在不同发育阶段的成像特征,分为5种形态类型(表5-5)。这些类型可以在各种影像检查中被识别出来。壁层通常在CT上清晰可见(图5-64)。可检测到其他囊肿,或在包虫囊肿中发现实性成分(图5-65)。均质钙化是非活体囊肿的唯一成像依据(图5-66)。细粒棘球绦虫囊肿的囊性部分与其他肝脏囊肿有类似的MRI表现[78],例如在T1WI上呈低信号影,T2WI上呈高信号影。囊肿周围的纤维囊通常在T2WI上更清晰。在囊肿内经常可以看到膜(图5-67),代表脱离外囊的部分内囊[79,80]。

表5-5 包虫囊肿的影像学特征

类 型	特 征
Ⅰ	无回声(无分隔)囊肿
Ⅱ	带分隔的囊肿
Ⅲ	子囊(囊中囊)
Ⅳ	子囊加上固体成分
Ⅴ	外周钙化

提醒:生发层的分离形成了一个漂浮的膜状结构,即"水上睡莲征",这实际上是细粒棘球绦虫的特异表现。

（三）临床特征 肝包虫囊肿生长非常缓慢。患者主诉通常是非特异性的,可能包括上腹部的挤压感。

5

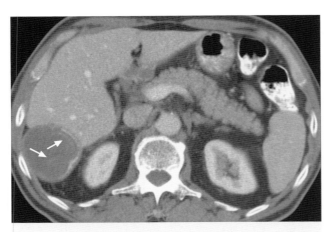

图5-64 细粒棘球蚴病。 门静脉期CT。外围结构形成了外层，囊肿内可见生发层（上箭），部分生发层已分离，在囊肿内形成自由漂浮膜（"水上浮莲征"，下箭）。

如果囊肿破裂、子囊播散，可能会引起过敏反应。

（四）鉴别诊断 主要与肝囊肿和囊性肝肿瘤鉴别。

（五）关键点 人类不是细粒棘球绦虫感染的常规中间宿主。包虫囊肿具有与其发育阶段相关的影像学特征。

由狐绦虫引起的包虫病

（一）概述 狐绦虫（多房棘球绦虫）分布在欧洲、俄罗斯和日本。它可能通过接触受感染的狐狸（猎人）或摄入受污染的浆果来传播。狐绦虫的生活周期与狗绦虫相同，但与狗绦虫形成的包虫囊肿不同，狐绦虫幼

虫阶段形成伴液性中心的浸润性瘤样肿块，可以扩散到周围组织。与细粒棘球蚴病不同，经皮治疗不太可能有效。局部侵袭性生长导致高达75%的高病死率。肝脏最常受累。

（二）影像特征 多房棘球蚴病形成许多边缘不规则的囊泡，这些囊泡像恶性肿瘤一样浸润周围肝实质。即使在未经治疗的患者中，中央斑点状钙化（图5-68）也是一个常见的表现。肿块与周围组织分界欠清。在T1W成像上，病灶呈不规则低信号影、伴多个

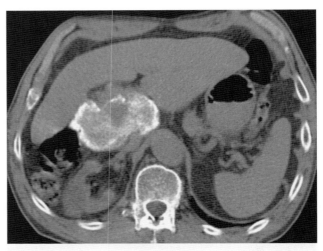

图5-66 细粒棘球蚴病在药物治疗成功后。囊肿钙化了。

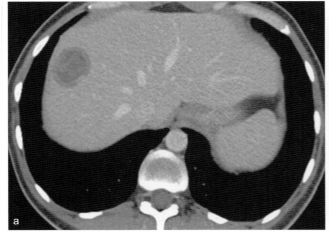

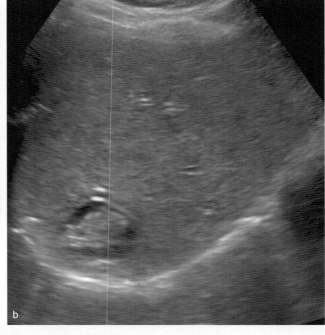

图5-65 细粒棘球蚴病。 （a）囊中囊（Ⅲ型）。（b）治疗4个月后的囊实性成分（Ⅳ型）。

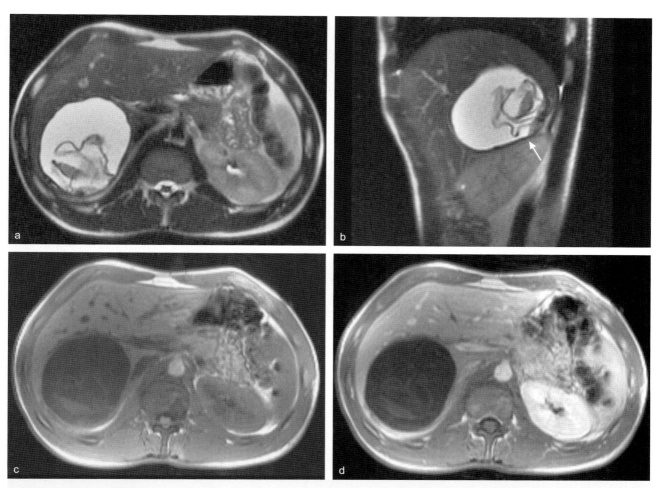

图5-67 肝内细粒棘球蚴病。 （a）横断面T2W快速成像。肝囊肿包含与囊肿外膜分离的内囊膜。（b）相应的矢状面T2W快速成像。（c）T1W图像。囊肿呈低信号影。（d）增强平衡期图像。囊内或囊壁均无强化。

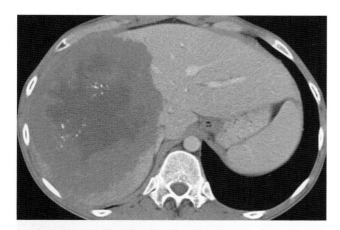

图5-68 多房棘球蚴病。 包虫囊肿的中心密度较低，并含有钙化。

小的低信号囊泡影。在T2W图像上，受影响的肝实质水肿，遍布较小的囊泡[81]。增强后，囊肿间间质不均匀强化，整体呈浸润性改变（图5-69）。

（三）临床特征 与细粒棘球蚴病相比，感染多房棘球绦虫的患者通常有严重的症状，如肝肿大、黄疸或腹水。

（四）鉴别诊断 多房棘球蚴囊泡主要需要与肝胆恶性肿瘤鉴别。

（五）关键点 多房棘球蚴有外生殖层，导致包虫囊的浸润性生长。在影像学上，主要需要与恶性肿瘤鉴别。

三、肝实质的假性病变

肝实质的主要"假性病灶"是肝局灶性脂肪浸润、局灶性脂肪缺失和炎性假瘤。

局灶性脂肪浸润、局灶性脂肪缺失

（一）概述 肝细胞内脂肪堆积常见于糖尿病、超重、酗酒和暴露于其他化学毒素的患者。局灶性脂肪浸润也可能由化疗的肝毒性反应所致。脂肪浸润可能会均匀地影响整个肝脏，也可能会呈斑片状、不均匀地

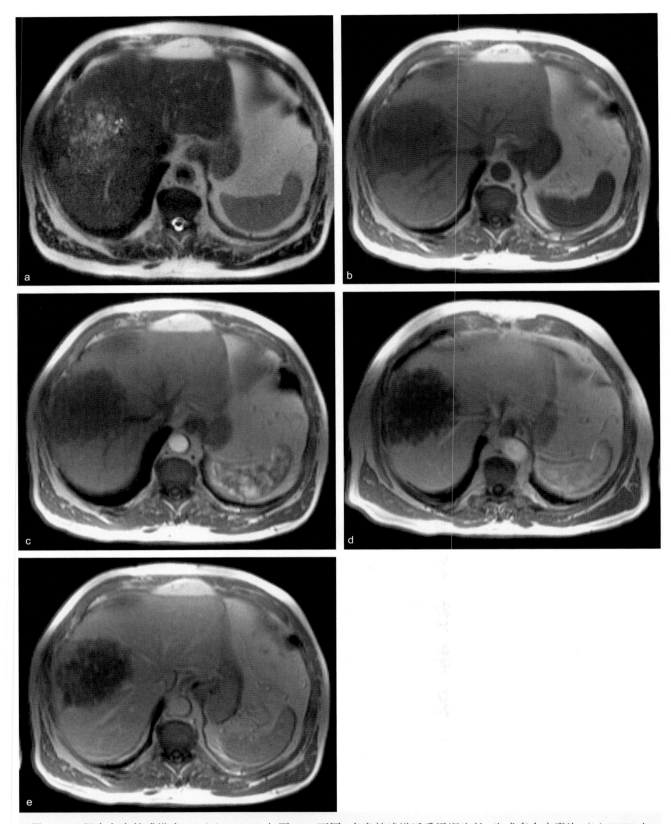

图5-69 肝内多房棘球蚴病。 （a）T2WI。与图5-67不同，多房棘球蚴近乎浸润生长，生成多个小囊泡。（b）T1WI上囊泡呈低信号。（c）增强动脉期图像显示囊泡间组织强化，与正常肝组织分界欠清。（d）门静脉期图像显示持续强化。（e）平衡期图像显示进一步强化。

分布,或可能局限于某个区域[82]。局灶性脂肪浸润最终反映了流向肝脏不同区域的血流的差异。好发于门静脉分支和肝镰状韧带两侧区域[83]。

(二)影像特征

1. **局灶性脂肪浸润**　局灶性脂肪浸润在CT扫描中呈低密度区域(图5-70)。这些区域在超声下呈高回声。在MRI中,局灶性脂肪浸润在T1W和T2W序列中通常都呈高信号。在T1W图像上,病灶也可能和周围肝脏等信号,这取决于它们的脂肪含量。局灶性脂肪浸润区在反相位和脂肪抑制序列显示出明显的信号减低。增强后,该区域不强化(图5-71)。虽然具有占位效应的区域通常会导致明显的血管移位,但是血管在脂肪浸润的肝实质中不发生移位。应该补充的是,腺瘤也可能表现出相对均匀的脂肪分布。因此,在某些情况下,有必要补充对比增强成像,以排除局灶性脂肪浸润。肝癌的均匀脂肪浸润也同样要

考虑。

2. **局灶性脂肪缺失**　在弥漫性脂肪变性中没有脂肪浸润的局灶性肝区域通常代表肝实质的再生区域。标准的和脂肪抑制的T1W图像和反相位序列经常显示相反的信号模式(图5-72)。

(三)鉴别诊断　局灶性脂肪浸润和局灶性脂肪缺失需要与真正的病变鉴别,如肝转移。

(四)关键点　局灶性脂肪浸润和局灶性脂肪缺失是基于血流差异产生的,最常见的是发生在镰状韧带、胆囊床和肝门区域。对这些典型部位的认识很重要,因为脂肪浸润和脂肪缺失需要与转移瘤鉴别。

第六节　肝脏弥漫性疾病

一、肝硬化

(一)概述　肝硬化是一种导致肝实质不可逆性

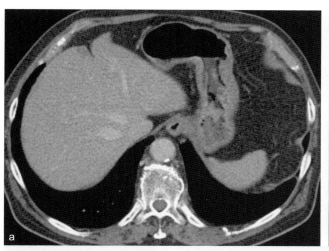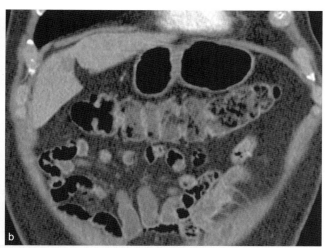

图5-70　沿镰状韧带的典型部位分布的局灶性脂肪浸润。（a）门静脉期。（b）冠状面重建图像。

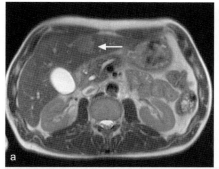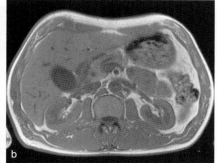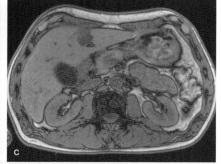

图5-71　沿镰状韧带的典型部位分布的局灶性脂肪浸润。（a）T2W快速成像显示靠近镰状韧带的高信号肿块（箭）。（b）T1WI上肿块也是高信号。（c）反相位图像显示了肿块信号强度的明显下降。这种模式可以诊断为局灶性脂肪浸润。

5

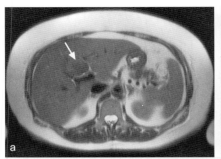 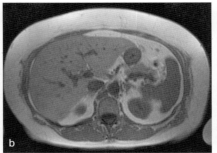 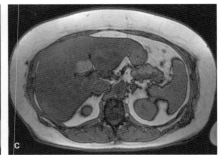

图5-72　肝脏局灶性脂肪缺失。（a）T2W快速成像显示信号强度普遍增高的肝脏在门静脉分叉处有一低信号病灶（箭）。（b）T1WI。病变与周围的肝组织呈等信号影。（c）反相位成像显示肝脏信号强度明显降低，符合肝脂肪变性。但局灶性脂肪缺失所致的假性病变没有信号变化，呈高信号影，表明没有脂肪浸润。

纤维化的疾病。其病理改变发生在肝板之间，进而破坏肝脏的正常结构。肝硬化通常需要通过肝脏组织学活检确诊，影像学则用于评估病变范围[84]。正如前文所描述的那样，肝硬化与肝细胞癌的发生有关，是肝细胞癌早期诊断中重要的癌前病变。随着侧支循环的形成，大约30%的病例会发生门静脉高压。伴有顽固性腹水或食管静脉曲张出血的患者，一般应评估其是否适合进行经颈静脉肝内门体静脉分流术（transjugular intrahepatic portosystemic shunt, TIPS）。该技术通过覆膜金属内支架在肝实质内门静脉和肝静脉（通常是肝右静脉）间建立连接。

（二）影像特征　早期的影像征象是肝脏肿大。进展期肝硬化的典型影像学表现是肝脏表面呈结节样，尾叶和左叶外侧段增大，右叶萎缩（图5-73）。门静脉高压表现为侧支循环形成和脾大（图5-74，图5-75）。由于肝硬化常伴发肝炎或感染，因此T1和/或T2弛豫时间延长并不少见。铁沉积在硬化的肝脏也很常见，造成肝脏信号强度减低。肝硬化的继发改变包括腹水、门静脉高压征象（图5-76）以及胆囊窝积液[85,86]。

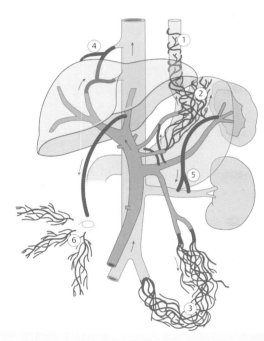

图5-74　门静脉高压可能形成的侧支循环途径。1. 经食管静脉；2. 经胃短静脉；3. 经直肠中、下静脉；4. 经膈前部静脉；5. 经脾静脉和肾静脉（脾肾分流）；6. 经脐静脉和腹壁下静脉，也可经胸腹壁和胸外侧静脉。

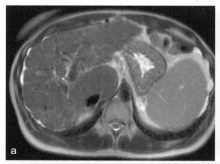 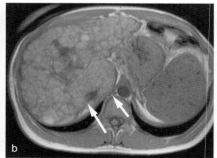 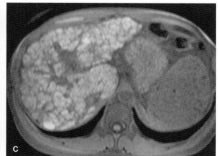

图5-73　进展期肝硬化相关征象。3个序列均显示肝内多发再生结节，肝表面呈结节样外观。只有尾叶［（b）箭］变化较小，信号相对正常。（a）T2WI。（b）T1WI。（c）脂肪抑制T1WI。

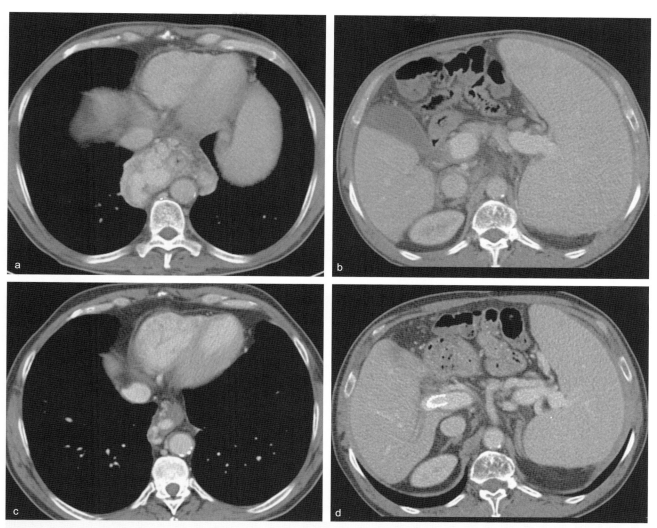

图5-75　肝硬化，TIPS植入术前（a，b）和植入后（c，d）。食管静脉曲张缓解并脾脏减小，证实分流后门静脉压力降低。(a) 严重的食管静脉曲张。(b) 明显的脾肿大。(c) 分流后食管静脉曲张明显缓解。(d) 脾脏体积减小。

（三）**临床特征**　主要症状源于肝脏合成功能受损。Child-Pugh系统根据实验室指标（白蛋白、胆红素、凝血酶原时间）和腹水情况对肝功能进行分级。

（四）**鉴别诊断**　通过典型影像学表现和实验室检查，可将肝硬化与其他疾病鉴别，必要时可进行组织学检查。病因学对正确诊断有重要的提示作用：酗酒是肝硬化的主要原因，见于70%的病例，其次是乙型肝炎。系统性疾病，如囊性纤维化、Wilson病等所致肝硬化相对少见。

（五）**关键点**　肝硬化引起的门静脉高压可导致肝周侧支循环形成，有发生食管静脉曲张出血的风险。这种情况和顽固性腹水都是TIPS导管植入术的指征。肝硬化病例可能进展为肝细胞癌，应进行定期随访。

二、铁储存疾病

血色病

（一）**概述**　血色病是由于肠道内铁吸收增加导致的一种常染色体隐性遗传疾病。肠道吸收的铁质以铁蛋白或血红素的形式存储，同时合并胰腺内铁过量沉积[87]。一般在30～50岁时出现症状。血色病最先累及肝脏、胰腺（约50%）和心脏（约15%）。因此，血色病与肝硬化、糖尿病等病理变化有关，心脏受累者可发生心肌病。

提醒：病史较长的血色病患者肝细胞癌的患病风险明显增加。

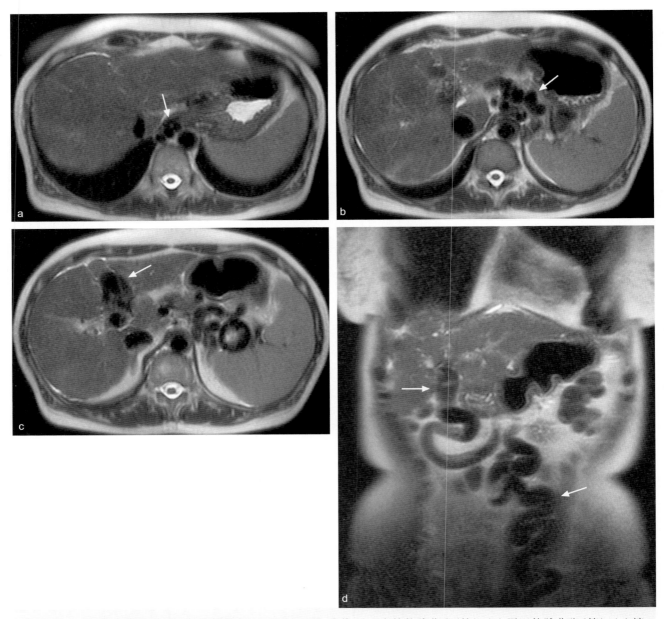

图5-76　进展期肝硬化门静脉侧支循环。 T2W HASTE成像。(a)食管静脉曲张(箭)。(b)胃区静脉曲张(箭)。(c)镰状韧带内脐静脉再通。(d)自脐静脉走行至脐部和腹上部的迂曲静脉(箭)。

　　血色病患者网状内皮细胞功能下降,主要是由于肝细胞内的铁质沉积物有肝细胞毒性。这也是肝硬化和肝细胞癌风险明显增加的原因。

　　(二)影像特征　肝脏和胰腺中过量的铁沉积导致T1WI和T2WI上信号强度减低。脾脏一般不受累(图5-77)。

　　(三)临床特征　最常见的症状是肝硬化、糖尿病,累及心脏者最终可导致心力衰竭。另外,典型的临床表现还包括:皮下铁沉积所致的皮肤色素沉着,性欲减退,肝外恶性肿瘤风险轻度增加。由于皮肤色素沉着和糖尿病,血色病也被称为"青铜色糖尿病"。

　　(四)鉴别诊断　多次输血所致的继发性血色病需

要与原发性血色病相鉴别。分析受累器官是最好的方法。原发性血色病不累及脾脏。

　　(五)关键点　血色病是由于肠道内铁吸收增加所致的一种常染色体隐性遗传疾病。遗传缺陷也造成了网状内皮系统功能障碍。过量的铁储存在肝脏、胰腺、皮肤和心脏,铁的细胞毒性作用导致糖尿病和肝硬化,并有进展为肝细胞癌的风险。

含铁血黄素沉着症

　　(一)概述　与血色病不同,含铁血黄素沉着症属于继发性铁过载。这种疾病可能源于肠道外铁注射,例

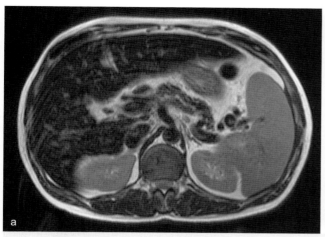
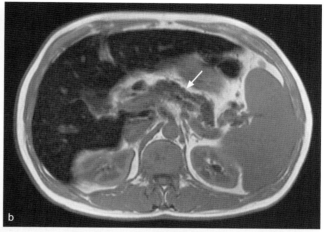

图5-77 血色病。 肝脏和胰腺过量的铁沉积[(b)箭]导致T2(a)及T1(b)信号强度明显减低。脾脏信号正常。

如多次输血并伴有相关的溶血反应。铁质沉积在网状内皮系统的细胞内,因此肝脏和脾脏会同时受累(图5-78),而胰腺和其他实质脏器基本不受累[89]。由于实质细胞(如肝细胞)中的铁过载具有更大的毒性作用,因此鉴别含铁血红素沉着症和原发性血色病非常重要。

> 提醒:含铁血黄素沉着症的特征是肝脏和脾脏中的铁质沉着。而血色病中,铁质沉积在肝脏、胰腺和心脏,脾脏不受累。

(二)影像特征 CT平扫图像上,肝脏的CT值超过70 HU(图5-79)。血管相对于肝实质呈低密度。由于铁沉积缩短组织的T2弛豫时间,肝脏MRI检查显示T2或T2*信号减低。重度铁过载时,T1亦呈低信号。

铁过载的分布对疾病诊断非常重要:如果脾脏未受累,最可能的诊断是血色病。脾脏通常与肌肉等信号,如果发现脾脏信号减低,最可能的诊断是输血性含铁血黄素沉着症或其他原因导致的铁质沉着。

(三)鉴别诊断 血色病需要与继发性铁过载即含铁血黄素沉着症相鉴别。

(四)关键点 含铁血黄素沉着症源于输血和溶血引起的继发性铁沉积。铁储存在网状内皮系统,是肝脏和脾脏最常受累的原因,但不累及胰腺。铁过载在CT平扫中表现为肝脏密度增高。在MRI上,受累的脏器表现为信号减低。

脂肪肝

(一)概述 脂肪肝或脂肪性肝病,由肝细胞内脂肪异常累积所致。除了暴饮暴食外,所有可能具有肝

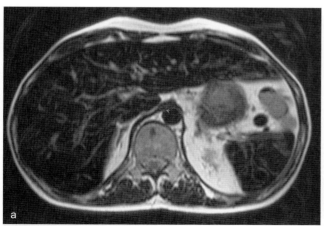
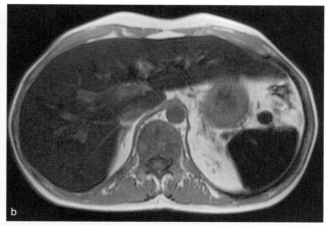

图5-78 含铁血黄素沉着症。 与血色病不同,铁质沉积在网状内皮系统导致T2WI(a)和T1WI(b)上肝脏和脾脏呈明显的低信号,而胰腺未受累。

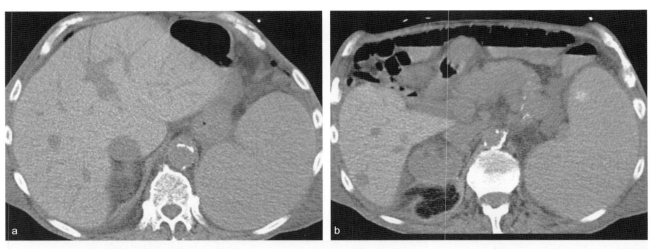

图 5-79　多次输血后含铁血黄素沉着症。　CT 平扫。(a) 肝脏密度显著增高(超过 70 HU)。脾脏密度也增高。(b) 胰腺表现正常。这种分布模式是典型的含铁血黄素沉着症。

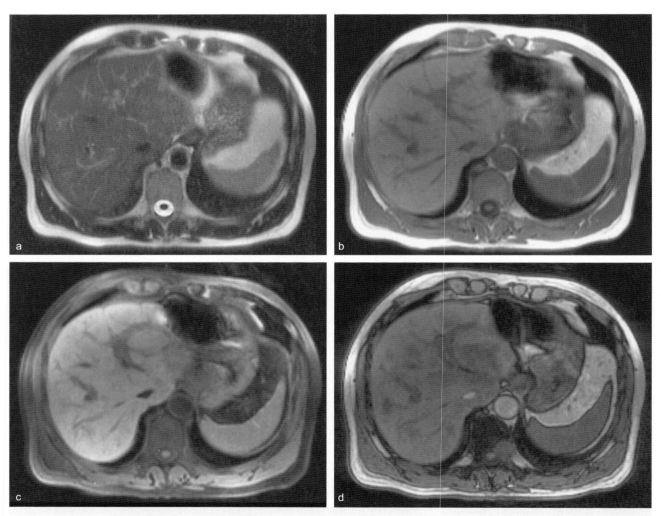

图 5-80　化疗后肝脏不均匀脂肪浸润。　(a) T2WI 显示肝脏信号不均匀。(b) T1WI 上肝脏的不均匀信号未见显示。(c) 脂肪抑制 T1W 图像显示肝脏散在低信号区。(d) 反相位图像清晰显示散在脂肪浸润区域。

脏毒性的物质都可以引起脂肪变性——尤其需要引起注意的病因是酒精和化疗药物，还有肝炎。非酒精性脂肪性肝炎（nonalcoholic steatohepatitis, NASH）是其中的一个亚型，其组织学特点为脂肪蓄积伴炎症反应，并可能进展为肝硬化。非酒精性肝硬化的典型病因是肥胖、胃肠道旁路、2型糖尿病以及肠外营养或者脂蛋白缺乏症[90]引起的中毒性肝损伤。

（二）影像特征 如肝脏假瘤章节所述，伴有肝损伤的实质脂肪浸润可能呈弥漫性、斑片状或局灶性（图5-80，图5-81）。超声上通过对比肝脏和肾脏的回声来诊断肝脏脂肪变性。脂肪肝的肝脏回声明显增高，远超肾脏（图5-82）。虽然超声上肝脏回声均匀，但是典型的脂肪肝在远离探头的肝区回声通常会减弱（图5-82）。在CT平扫图像上，肝脏密度明显减低（图5-83）正常肝组织平扫CT值为55～65 HU。CT值会随着脂肪含量的增加而下降，脂肪含量每增加10%，CT值会下降约15 HU。与正常肝脏的CT平扫表现相反，脂肪变性时，肝内血管的密度高于肝实质。

> **提醒：** 脂肪肝改变了肝实质和肝肿瘤之间的对比，此时CT上转移瘤的密度高于肝实质。

在MRI上，仅凭T2WI和T1WI难以诊断脂肪肝，但化学位移成像提供了简单准确区分脂肪肝和其他肝实质病变的方法（图5-6）[91]。在化学位移成像中，水和脂肪由于其不同的共振频率而具有不同的信号特征，这是准确诊断肝脏局灶性或弥漫性脂肪肝的基础。除脂肪瘤外，正反相位成像对检测肝实质脂肪浸润较脂肪抑制成像更敏感。水的信号强度减去脂肪信号强度的绝对值决定了反相位图像的信号强度。因此，包括脂肪在内的大多数组织在正、反相位图像上信号相同，而肝脏的脂肪浸润会导致信号强度明显下降。肝

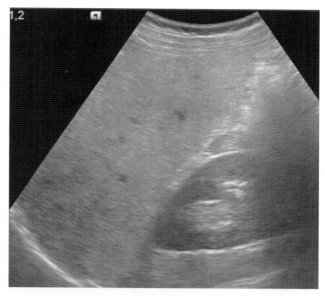

图5-82 脂肪肝。 肝脏的回声强度较肾脏明显增高。其回声模式很均匀，但由于脂肪变的肝实质的衰减作用，肝的远探头侧出现声影。

脏脂肪瘤几乎全部由脂肪构成，反相位成像时信号强度没有明显变化（图5-27），但脂肪瘤在脂肪抑制图像上信号明显减低。

（三）鉴别诊断 脂肪肝的病因可以从病史中进一步明确。

（四）关键点 脂肪肝的特征是细胞内脂肪的异常蓄积。超声显示肝脏的回声增高。CT上表现为肝脏的密度随脂肪变性的程度成比例下降。化学位移成像是诊断脂肪肝最有效的MRI技术。

第七节 肝损伤

（一）概述 肝损伤按照美国创伤外科协会（American Association for the Surgery of Trauma, AAST）制定的标准进行分级（表5-6）。

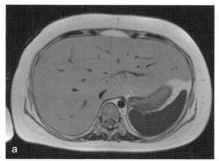 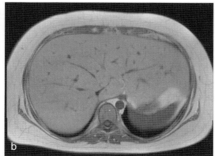 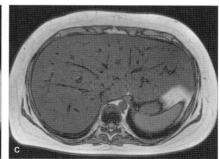

图5-81 NSAH。 所有序列均显示肝脏大量脂肪浸润并伴有肝肿大。（a）T2WI。（b）T1WI。（c）反相位图像。

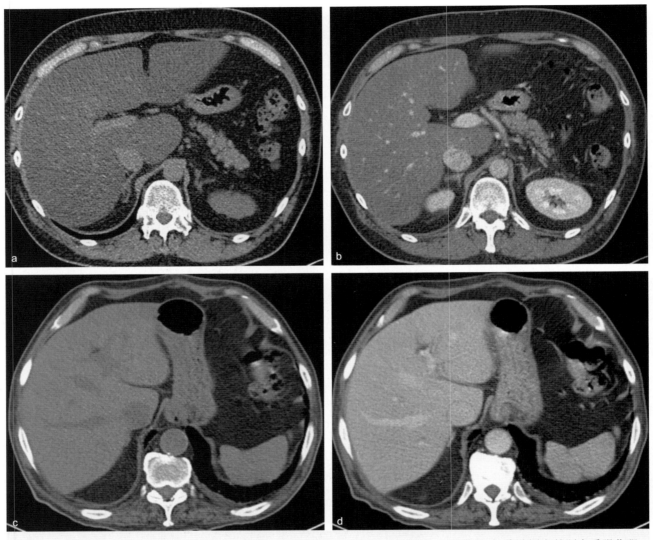

图5-83 脂肪肝。 （a）CT平扫时肝脏密度明显降低，肝实质和血管对比逆转。（b）增强后，脂肪浸润的肝实质强化程度明显低于正常肝实质。（c）健康肝脏CT平扫。（d）健康肝脏在门静脉期的密度仍然高于脂肪变性的肝脏。

表5-6　美国创伤外科协会（AAST）肝脏损伤分级表，多发伤达Ⅲ级则提升一个级别

分　级	类　型	描　述
Ⅰ	血肿/挫伤	包膜下，涉及表面积 < 10%
	裂伤	包膜撕裂，实质深度 < 1 cm
Ⅱ	血肿/挫伤	包膜下，涉及表面积10% ~ 50% 实质内，血肿直径 < 10 cm
	裂伤	包膜撕裂，实质深度1 ~ 3 cm，长度 < 10 cm
Ⅲ	血肿/挫伤	包膜下，肝包膜撕裂或肝实质血肿的表面积 > 50%，实质内血肿 > 10 cm 或血肿范围持续扩大
	裂伤	实质深度 > 3 cm
Ⅳ	裂伤	实质破裂累及25% ~ 75%的肝叶或1 ~ 3个Couinaud肝段
Ⅴ	裂伤	实质破裂累及 > 75%的肝叶或单个肝叶内 > 3个Couinaud肝段

（续表）

分 级	类 型	描 述
V	血供	肝静脉近端损伤，即肝后下腔静脉/肝中央静脉
VI	血供	肝脏撕脱伤

（二）影像特征 由于可以快速检测肝损伤的程度，并确定可能需要的手术方案，CT 成为肝破裂、挫裂伤、肝包膜下血肿或创伤后动静脉分流等急性症状性肝损伤的首选影像学检查方法。超声检查中急性肝内血肿与周围的肝实质相比，可能表现为强回声、低回声或等回声。肝损伤的特征是肝内出现不均匀回声区（图 5-84）。损伤部位的回声强度往往会随着时间的推移而发生变化。肝包膜下血肿与包膜之间分界清晰，但与肝实质的分界模糊。

> **警惕：** 超声对检测腹部钝性外伤后肝脏损伤的敏感性低[92]。

目前的检查和治疗指南允许使用超声探测腹腔内游离液体，但诊断应尽可能使用 CT 成像[93]。在 CT 上，肝脏裂伤和挫伤的密度均低于周围的肝实质（图 5-85，图 5-86）。胆囊切除术（残端漏）或吻合术（吻合口漏）

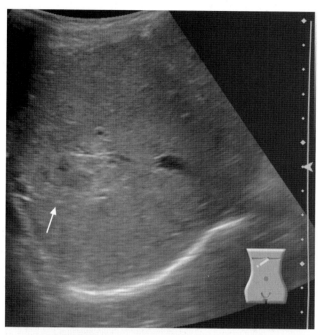

图 5-84　肝损伤。 肝超声检查显示实质裂伤（箭）呈低回声。回声不均匀是肝损伤的特征。

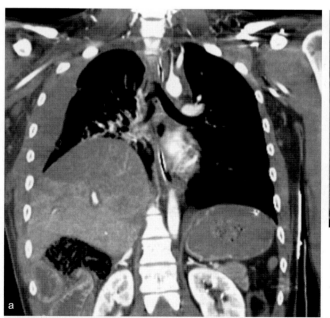

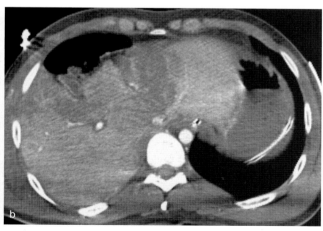

图 5-85　肝脏挫伤和膈肌破裂（AAST V 级损伤）。 受伤的肝实质在 CT 上密度下降。（a）冠状面图像。（b）横断面图像。

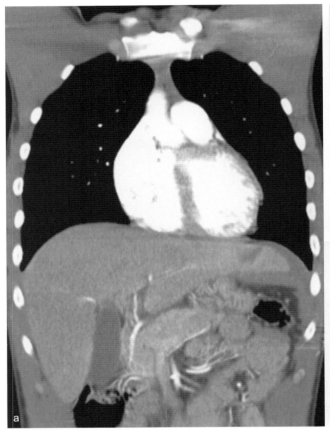

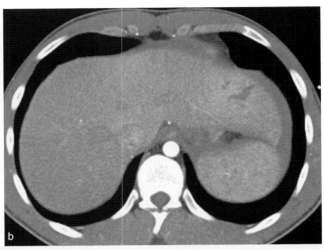

图5-86　肝脏裂伤（AAST Ⅱ级损伤）。（a）肝Ⅱ段裂伤，密度低于周围肝组织。（b）肝包膜撕裂导致少量腹腔积血。

后的胆汁漏是一种特殊形式的创伤后或术后改变。在这些情况下，我们一般很难通过MRI或CT平扫来区分胆汁漏和术后局部积液，而这是胆道特异性造影剂

的一个重要应用[94]。当注射钆塞酸盐造影剂后，短时间内发生大量胆汁排泄，出现造影剂外渗区即可诊断胆汁漏。图5-87展示胆囊切除术后胆汁漏的影像学

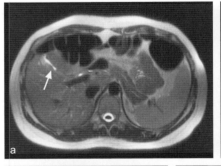

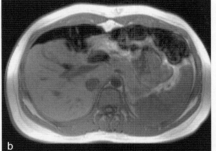

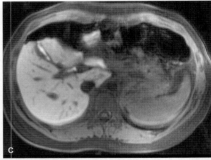

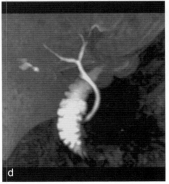

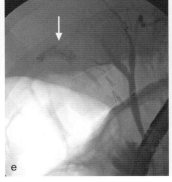

图5-87　胆囊切除术后的胆囊管残端漏。（a）T2W图像显示原胆囊窝少量积液（箭）。（b）液体在T1W图像上为低信号。（c）0.025 mmol/kg体重注射Gd-EOB-DTPA 15 min后T1W脂肪抑制图像。原胆囊窝区可见经胆道系统排出的高信号造影剂，提示存在胆汁漏。（d）T1W 3D最大密度投影图像可以更清晰地显示胆汁漏。（e）后续的内镜逆行性胰胆管造影（ERCP）清晰显示源自胆囊管残端的造影剂外溢（箭）。

表现。

（三）关键点　CT是疑似外伤性肝损伤患者的首

选成像方式。肝损伤严重程度按AAST评分表进行分级。

参考文献

[1] Bismuth H. Surgical anatomy and anatomical surgery of the liver. World J Surg. 1982; 6(1): 3–9.

[2] Couinaud C. Le foie. Etudes anatomiques et chirurgicales. Paris: Masson & Cie; 1957.

[3] Fasel JH, Gailloud P, Terrier F, Mentha G, Sprumont P.Segmental anatomy of the liver: a review and a proposal for an international working nomenclature. Eur Radiol. 1996; 6(6): 834–837.

[4] Reimer P, Schneider G, Schima W. Hepatobiliary contrast agents for contrast enhanced MRI of the liver: properties, clinical development and applications. Eur Radiol. 2004; 14(4): 559–578.

[5] Galea N, Cantisani V, Taouli B. Liver lesion detection and characterization: role of diffusion-weighted imaging. J Magn Reson Imaging. 2013; 37 (6): 1260–1276.

[6] Mitchell DG. Chemical shift magnetic resonance imaging: applications in the abdomen and pelvis. Top Magn Reson Imaging. 1992; 4(3): 46–63.

[7] Rofsky NM, Lee VS, Laub G, et al. Abdominal MR imaging with a volumetric interpolated breath-hold examination. Radiology. 1999; 212 (3): 876–884.

[8] Hamm B, Staks T, Mühler A, et al. Phase I clinical evaluation of Gd-EOB-DTPA as a hepatobiliary MR contrast agent: safety, pharmacokinetics, and MR imaging. Radiology. 1995; 195(3): 785–792.

[9] Spinazzi A, Lorusso V, Pirovano G, Kirchin M. Safety, tolerance, biodistribution, and MR imaging enhancement of the liver with gadobenate dimeglumine: results of clinical pharmacologic and pilot imaging studies in nonpatient and patient volunteers. Acad Radiol. 1999; 6(5): 282–291.

[10] Grazioli L, Morana G, Kirchin MA, Schneider G. Accurate differentiation of focal nodular hyperplasia from hepatic adenoma at gadobenate dimeglumine-enhanced MR imaging: prospective study. Radiology. 2005; 236 (1): 166–177.

[11] Grazioli L, Bondioni MP, Haradome H, et al. Hepatocellular adenoma and focal nodular hyperplasia: value of gadoxetic acid-enhanced MR imaging in differential diagnosis. Radiology. 2012; 262(2): 520–529.

[12] Low RN. Contrast agents for MR imaging of the liver. J Magn Reson Imaging. 1997; 7(1): 56–67.

[13] Schuhmann-Giampieri G, Mahler M, Röll G, Maibauer R, Schmitz S. Pharmacokinetics of the liver-specific contrast agent Gd-EOB-DTPA in relation to contrast-enhanced liver imaging in humans. J Clin Pharmacol. 1997; 37 (7): 587–596.

[14] Tweedle MF. Physicochemical properties of gadoteridol and other magnetic resonance contrast agents. Invest Radiol. 1992; 27 Suppl 1: S2–S6.

[15] Patriquin H, Lafortune M, Burns PN, Dauzat M. Duplex Doppler examination in portal hypertension: technique and anatomy. AJR Am J Roentgenol. 1987; 149(1): 71–76.

[16] Levy HM, Newhouse JH. MR imaging of portal vein thrombosis. AJR Am J Roentgenol. 1988; 151(2): 283–286.

[17] Silverman PM, Patt RH, Garra BS, et al. MR imaging of the portal venous system: value of gradient-echo imaging as an adjunct to spin-echo imaging. AJR Am J Roentgenol. 1991; 157(2): 297–302.

[18] Murphy FB, Steinberg HV, Shires GT, III, Martin LG, Bernardino ME. The Budd-Chiari syndrome: a review. AJR Am J Roentgenol. 1986; 147(1): 9–15.

[19] Stanley P. Budd-Chiari syndrome. Radiology. 1989; 170(3 Pt 1): 625–627.

[20] Spritzer CE. Vascular diseases and MR angiography of the liver. Magn Reson Imaging Clin N Am. 1997; 5(2): 377–396.

[21] Kane R, Eustace S. Diagnosis of Budd-Chiari syndrome: comparison between sonography and MR angiography. Radiology. 1995; 195(1): 117–121.

[22] Buetow PC, Pantongrag-Brown L, Buck JL, Ros PR, Goodman ZD. Focal nodular hyperplasia of the liver: radiologic-pathologic correlation. Radiographics. 1996; 16(2): 369–388.

[23] Popescu I, Ciurea S, Brasoveanu V, et al. Liver hemangioma revisited: current surgical indications, technical aspects, results. Hepatogastroenterology. 2001; 48(39): 770–776.

[24] Schima W, Saini S, Echeverri JA, Hahn PF, Harisinghani M, Mueller PR. Focal liver lesions: characterization with conventional spin-echo versus fast spinecho T2-weighted MR imaging. Radiology. 1997; 202(2): 389–393.

[25] Leslie DF, Johnson CD, Johnson CM, Ilstrup DM, Harmsen WS. Distinction between cavernous hemangiomas of the liver and hepatic metastases on CT: value of contrast enhancement patterns. AJR Am J Roentgenol. 1995; 164 (3): 625–629.

[26] Schimke M, Schulte E, Schumacher U. Prometheus. LernAtlas der Anatomie: Innere Organe. 2nd ed. Stuttgart: Thieme; 2009. Illustrated by M. Voll/K. Wesker.

[27] Duran R, Ronot M, Kerbaol A, Van Beers B, Vilgrain V. Hepatic hemangiomas: factors associated with T2 shine-through effect on diffusion-weighted MR sequences. Eur J Radiol. 2014; 83(3): 468–478.

[28] Goodman ZD, Ishak KG. Angiomyolipomas of the liver. Am J Surg Pathol. 1984; 8(10): 745–750.

[29] Hooper LD, Mergo PJ, Ros PR. Multiple hepatorenal angiomyolipomas: diagnosis with fat suppression, gadolinium-enhanced MRI. Abdom Imaging. 1994; 19(6): 549–551.

[30] Murakami T, Nakamura H, Hori S, et al. Angiomyolipoma of the liver. Ultrasound, CT, MR imaging and angiography. Acta Radiol. 1993; 34(4): 392–394.

[31] Dachman AH, Lichtenstein JE, Friedman AC, Hartman DS. Infantile hemangioendothelioma of the liver: a radiologic-pathologic-clinical correlation. AJR Am J Roentgenol. 1983; 140(6): 1091–1096.

[32] Ros PR, Goodman ZD, Ishak KG, et al. Mesenchymal hamartoma of the liver: radiologic-pathologic correlation. Radiology. 1986; 158(3): 619–624.

[33] Levick CB, Rubie J. Haemangioendothelioma of the liver simulating congenital heart disease in an infant. Arch Dis Child. 1953; 28(137): 49–51.

[34] Pardes JG, Bryan PJ, Gauderer MW. Spontaneous regression of infantile hemangioendotheliomatosis of the liver. J Ultrasound Med. 1982; 1: 349–353.

[35] Alt B, Hafez GR, Trigg M, Shahidi NT, Gilbert EF. Angiosarcoma of the liver and spleen in an infant. Pediatr Pathol. 1985; 4(3–4): 331–339.

[36] Buetow PC, Buck JL, Ros PR, Goodman ZD. Malignant

5

vascular tumors of the liver: radiologic-pathologic correlation. Radiographics. 1994; 14(1): 153–166, quiz 167–168.

[37] Gazelle GS, Lee MJ, Hahn PF, Goldberg MA, Rafaat N, Mueller PR. US, CT, and MRI of primary and secondary liver lymphoma. J Comput Assist Tomogr. 1994; 18(3): 412–415.

[38] Wanless IR, Mawdsley C, Adams R. On the pathogenesis of focal nodular hyperplasia of the liver. Hepatology. 1985; 5(6): 1194–1200.

[39] Wanless IR, Albrecht S, Bilbao J, et al. Multiple focal nodular hyperplasia of the liver associated with vascular malformations of various organs and neoplasia of the brain: a new syndrome. Mod Pathol. 1989; 2 (5): 456–462.

[40] Wanless IR, Medline A. Role of estrogens as promoters of hepatic neoplasia. Lab Invest. 1982; 46(3): 313–320.

[41] Brancatelli G, Federle MP, Grazioli L, Golfieri R, Lencioni R. Benign regenerative nodules in Budd-Chiari syndrome and other vascular disorders of the liver: radiologic–pathologic and clinical correlation. Radiographics. 2002; 22(4): 847–862.

[42] Dachman AH, Ros PR, Goodman ZD, Olmsted WW, Ishak KG. Nodular regenerative hyperplasia of the liver: clinical and radiologic observations. AJR Am J Roentgenol. 1987; 148(4): 717–722.

[43] Wanless IR, Solt LC, Kortan P, Deck JH, Gardiner GW, Prokipchuk EJ. Nodular regenerative hyperplasia of the liver associated with macroglobulinemia. Am J Med. 1981; 70: 1203–1209.

[44] Wada K, Kondo F, Kondo Y. Large regenerative nodules and dysplastic nodules in cirrhotic livers: a histopathologic study. Hepatology. 1988; 8 (6): 1684–1688.

[45] Choi BI, Takayasu K, Han MC. Small hepatocellular carcinomas and associated nodular lesions of the liver: pathology, pathogenesis, and imaging findings. AJR Am J Roentgenol. 1993; 160(6): 1177–1187.

[46] Sakamoto M, Hirohashi S, Shimosato Y. Early stages of multistep hepatocarcinogenesis: adenomatous hyperplasia and early hepatocellular carcinoma. Hum Pathol. 1991; 22(2): 172–178.

[47] Choi YS, Rhee H, Choi JY, et al. Histological characteristics of small hepatocellular carcinomas showing atypical enhancement patterns on gadoxetic acidenhanced MR imaging. J Magn Reson Imaging. 2013; 37(6): 1384–1391.

[48] Corrigan K, Semelka RC. Dynamic contrast-enhanced MR imaging of fibrolamellar hepatocellular carcinoma. Abdom Imaging. 1995; 20(2): 122–125.

[49] Ichikawa T, Federle MP, Grazioli L, Madariaga J, Nalesnik M, Marsh W. Fibrolamellar hepatocellular carcinoma: imaging and pathologic findings in 31 recent cases. Radiology. 1999; 213(2): 352–361.

[50] Craig JR, Peters RL, Edmondson HA, Omata M. Fibrolamellar carcinoma of the liver: a tumor of adolescents and young adults with distinctive clinico-pathologic features. Cancer. 1980; 46(2): 372–379.

[51] Leitlinienprogramm Onkologie der AWMF, Deutsche Krebsgesellschaft e.V., Deutsche Krebshilfe e.V. Diagnostik und Therapie des hepatozellulären Karzinoms. AWMF Register-Nr. 032–053OL; 2013.

[52] European Association for the Study of the Liver, European Organisation for Research and Treatment of Cancer. EASL-EORTC clinical practice guidelines: management of hepatocellular carcinoma. J Hepatol. 2012; 56(4): 908–943.

[53] Singal A, Volk ML, Waljee A, et al. Meta-analysis: surveillance with ultrasound for early-stage hepatocellular carcinoma in patients with cirrhosis. Aliment Pharmacol Ther. 2009; 30(1): 37–47.

[54] Kim SH, Kim SH, Lee J, et al. Gadoxetic acid-enhanced MRI versus triplephase MDCT for the preoperative detection of hepatocellular carcinoma. AJR Am J Roentgenol. 2009; 192(6): 1675–1681.

[55] Colli A, Fraquelli M, Casazza G, et al. Accuracy of ultrasonography, spiral CT, magnetic resonance, and alpha-fetoprotein in diagnosing hepatocellular carcinoma: a systematic review. Am J Gastroenterol. 2006; 101(3): 513–523.

[56] Caturelli E, Solmi L, Anti M, et al. Ultrasound guided fine needle biopsy of early hepatocellular carcinoma complicating liver cirrhosis: a multicentre study. Gut. 2004; 53(9): 1356–1362.

[57] Murakami T, Kim T, Takamura M, et al. Hypervascular hepatocellular carcinoma: detection with double arterial phase multi-detector row helical CT. Radiology. 2001; 218(3): 763–767.

[58] Yamashita Y, Fan ZM, Yamamoto H, et al. Spin-echo and dynamic gadolinium-enhanced FLASH MR imaging of hepatocellular carcinoma: correlation with histopathologic findings. J Magn Reson Imaging. 1994; 4(1): 83–90.

[59] Yu JS, Kim KW, Kim EK, Lee JT, Yoo HS. Contrast enhancement of small hepatocellular carcinoma: usefulness of three successive early image acquisitions during multiphase dynamic MR imaging. AJR Am J Roentgenol. 1999; 173 (3): 597–604.

[60] Grazioli L, Olivetti L, Fugazzola C, et al. The pseudocapsule in hepatocellular carcinoma: correlation between dynamic MR imaging and pathology. Eur Radiol. 1999; 9(1): 62–67.

[61] Choi JW, Lee JM, Kim SJ, et al. Hepatocellular carcinoma: imaging patterns on gadoxetic acid-enhanced MR Images and their value as an imaging biomarker. Radiology. 2013; 267(3): 776–786.

[62] Grazioli L, Morana G, Caudana R, et al. Hepatocellular carcinoma: correlation between gadobenate dimeglumine-enhanced MRI and pathologic findings. Invest Radiol. 2000; 35(1): 25–34.

[63] Manfredi R, Maresca G, Baron RL, et al. Delayed MR imaging of hepatocellular carcinoma enhanced by gadobenate dimeglumine (Gd-BOPTA). J Magn Reson Imaging. 1999; 9(5): 704–710.

[64] Lencioni R, Llovet JM. Modified RECIST (mRECIST) assessment for hepatocellular carcinoma. Semin Liver Dis. 2010; 30(1): 52–60.

[65] Helmberger TK, Ros PR, Mergo PJ, Tomczak R, Reiser MF. Pediatric liver neoplasms: a radiologic-pathologic correlation. Eur Radiol. 1999; 9(7): 1339–1347.

[66] Roebuck DJ, Aronson D, Clapuyt P, et al. International Childrhood Liver Tumor Strategy Group. 2005 PRETEXT: a revised staging system for primary malignant liver tumours of childhood developed by the SIOPEL group. Pediatr Radiol. 2007; 37(2): 123–132; quiz 249–250.

[67] Czauderna P, Otte JB, Aronson DC, et al. Childhood Liver Tumour Strategy Group of the International Society of Paediatric Oncology (SIOPEL). Guidelines for surgical treatment of hepatoblastoma in the modern era—recommendations from the Childhood Liver Tumour Strategy Group of the International Society of Paediatric Oncology (SIOPEL). Eur J Cancer. 2005; 41(7): 1031–1036.

[68] Goodman ZD. Nonparenchymal and metastatic malignant tumors of the liver. In: Haubrich WS, Schaffner F, Berk JE, eds. Bockus Gastroenterology. Philadelphia: WB Saunders; 1995: 2488–2500.

[69] Lewis KH, Chezmar JL. Hepatic metastases. Magn Reson Imaging Clin N Am. 1997; 5(2): 319–330.

[70] Runge VM, Lee C, Williams NM. Detectability of small liver metastases with gadolinium BOPTA. Invest Radiol. 1997; 32(9): 557–565.

[71] Ralls PW. Focal inflammatory disease of the liver. Radiol Clin North Am. 1998; 36(2): 377–389.

[72] Goldman IS, Farber BF, Brandborg LL. Bacterial and miscellaneous infections of the liver. In: Zakim D, Boyer TD, eds. Hepatology. 3rd ed. Philadelphia: WB Sauders; 1996: 1232–1242.

[73] Balci NC, Semelka RC, Noone TC, et al. Pyogenic hepatic

abscesses: MRI findings on T1- and T2-weighted and serial gadolinium-enhanced gradient-echo images. J Magn Reson Imaging. 1999; 9(2): 285−290.

[74] Lee KC, Yamazaki O, Hamba H, et al. Analysis of 69 patients with amebic liver abscess. J Gastroenterol. 1996; 31(1): 40−45.

[75] Veranghen F, Poey C, Lebras Y, et al. X-ray computed tomographic tests in the diagnosis and treatment of amebic liver abscesses [in French]. J Radiol. 1996; 77: 23−28.

[76] Caremani M, Benci A, Maestrini R, Rossi G, Menchetti D. Abdominal cystic hydatid disease (CHD): classification of sonographic appearance and response to treatment. J Clin Ultrasound. 1996; 24(9): 491−500.

[77] Lewall DB. Hydatid disease: biology, pathology, imaging and classification. Clin Radiol. 1998; 53(12): 863−874.

[78] Murphy BJ, Casillas J, Ros PR, Morillo G, Albores-Saavedra J, Rolfes DB. The CT appearance of cystic masses of the liver. Radiographics. 1989; 9(2): 307−322.

[79] Kalovidouris A, Gouliamos A, Vlachos L, et al. MRI of abdominal hydatid disease. Abdom Imaging. 1994; 19(6): 489−494.

[80] Polat P, Kantarci M, Alper F, Suma S, Koruyucu MB, Okur A. Hydatid disease from head to toe. Radiographics. 2003; 23(2): 475−494, quiz 536−537.

[81] Kantarci M, Bayraktutan U, Karabulut N, et al. Alveolar echinococcosis: spectrum of findings at cross-sectional imaging. Radiographics. 2012; 32(7): 2053−2070.

[82] Kammen BF, Pacharn P, Thoeni RF, et al. Focal fatty infiltration of the liver: analysis of prevalence and CT findings in children and young adults. AJR Am J Roentgenol. 2001; 177(5): 1035−1039.

[83] Brawer MK, Austin GE, Lewin KJ. Focal fatty change of the liver, a hitherto poorly recognized entity. Gastroenterology. 1980; 78(2): 247−252.

[84] The Clinical NMR Group. Magnetic resonance imaging of parenchymal liver disease: a comparison with ultrasound, radionuclide scintigraphy and X-ray computed tomography. Clin Radiol. 1987; 38(5): 495−502.

[85] Mitchell DG. MR imaging of cirrhosis and its complications. Abdom Imaging. 2000; 25(5): 455.

[86] Stark DD, Goldberg HI, Moss AA, Bass NM. Chronic liver disease: evaluation by magnetic resonance. Radiology. 1984; 150(1): 149−151.

[87] Holland HK, Spivak JL. Hemochromatosis. Med Clin North Am. 1989; 73 (4): 831−845.

[88] McLaren GD, Muir WA, Kellermeyer RW. Iron overload disorders: natural history, pathogenesis, diagnosis, and therapy. Crit Rev Clin Lab Sci. 1983; 19(3): 205−266.

[89] Siegelman ES, Mitchell DG, Rubin R, et al. Parenchymal versus reticuloendothelial iron overload in the liver: distinction with MR imaging. Radiology. 1991; 179(2): 361−366.

[90] Permutt Z, Le TA, Peterson MR, et al. Correlation between liver histology and novel magnetic resonance imaging in adult patients with non-alcoholic fatty liver disease - MRI accurately quantifies hepatic steatosis in NAFLD. Aliment Pharmacol Ther. 2012; 36(1): 22−29.

[91] Wenker JC, Baker MK, Ellis JH, Glant MD. Focal fatty infiltration of the liver: demonstration by magnetic resonance imaging. AJR Am J Roentgenol. 1984; 143(3): 573−574.

[92] Kendall JL, Faragher J, Hewitt GJ, Burcham G, Haukoos JS. Emergency department ultrasound is not a sensitive detector of solid organ injury. West J Emerg Med. 2009; 10(1): 1−5.

[93] Deutsche Gesellschaft für Unfallchirurgie. S3-Leitlinie Polytrauma/ Schwerverletzten-Behandlung. AWMF Register-Nr. 012/019; 2011.

[94] Kantarcı M, Pirimoglu B, Karabulut N, et al. Non-invasive detection of biliary leaks using Gd-EOB-DTPA-enhanced MR cholangiography: comparison with T2-weighted MR cholangiography. Eur Radiol. 2013; 23(10): 2713−2722.

[95] Agildere AM, Haliloglu M, Akhan O. Biliary cystadenoma and cystadenocarcinoma. AJR Am J Roentgenol. 1991; 156(5): 1113.

[96] Bilgin M, Shaikh F, Semelka RC, Bilgin SS, Balci NC, Erdogan A. Magnetic resonance imaging of gallbladder and biliary system. Top Magn Reson Imaging. 2009; 20(1): 31−42.

[97] Buetow PC, Buck JL, Pantongrag-Brown L, et al. Biliary cystadenoma and cystadenocarcinoma: clinical-imaging-pathologic correlations with emphasis on the importance of ovarian stroma. Radiology. 1995; 196(3): 805−810.

[98] Caldwell SH, Hespenheide EE, Harris D, de Lange EE. Imaging and clinical characteristics of focal atrophy of segments 2 and 3 in primary sclerosing cholangitis. J Gastroenterol Hepatol. 2001; 16(2): 220−224.

[99] Chapman RW, Arborgh BA, Rhodes JM, et al. Primary sclerosing cholangitis: a review of its clinical features, cholangiography, and hepatic histology. Gut. 1980; 21(10): 870−877.

[100] Coffey RJ, Wiesner RH, Beaver SJ, et al. Bile duct carcinoma: a late complication of end-stage primary sclerosing cholangitis s [Abstract] . Hepatology. 1984; 4: 1056−1059.

[101] Devaney K, Goodman ZD, Ishak KG. Hepatobiliary cystadenoma and cystadenocarcinoma. A light microscopic and immunohistochemical study of 70 patients. Am J Surg Pathol. 1994; 18(11): 1078−1091.

[102] Flisak ME, Budris DM, Olson MC, Zarling EJ. Inflammatory pseudotumor of the liver: appearance on MRI. Clin Imaging. 1994; 18(1): 1−3 Krombach-2sp | 14.06.18−21: 37.

[103] Hadjis NS, Adam A, Blenkharn I, Hatzis G, Benjamin IS, Blumgart LH. Primary sclerosing cholangitis associated with liver atrophy. Am J Surg. 1989; 158 (1): 43−47.

[104] Helmberger H, Kammer B. Inflammatory diseases of the gall bladder and biliary system. II. Acute and chronic inflammation of the biliary system-primary biliary cirrhosis [in German]. Radiologe. 2005; 45(6): 569−578, quiz 579.

[105] Horiuchi R, Uchida T, Kojima T, Shikata T. Inflammatory pseudotumor of the liver. Clinicopathologic study and review of the literature. Cancer. 1990; 65 (7): 1583−1590.

[106] Kim K, Choi J, Park Y, Lee W, Kim B. Biliary cystadenoma of the liver. J Hepatobiliary Pancreat Surg. 1998; 5(3): 348−352.

[107] Klatskin G. Adenocarcinoma of the hepatic duct at its bifurcation within the porta hepatis: an unusual tumor with distinctive clinical and pathological features. Am J Med. 1965; 38: 241−256.

[108] Krausé D, Cercueil JP, Dranssart M, Cognet F, Piard F, Hillon P. MRI for evaluating congenital bile duct abnormalities. J Comput Assist Tomogr. 2002; 26 (4): 541−552.

[109] Krech RH, Erhardt-Domagalski M, Neumann H. Inflammatory pseudotumor of the liver: morphologic and cytophotometry studies and differential diagnosis [in German]. Pathologe. 1995; 16(6): 415−420.

[110] Lee JH, Yang HM, Bak UB, Rim HJ. Promoting role of Clonorchis sinensis infection on induction of cholangiocarcinoma during two-step carcinogenesis. Korean J Parasitol. 1994; 32(1): 13−18.

[111] Levy AD, Rohrmann CA, Jr, Murakata LA, Lonergan GJ. Caroli's disease: radiologic spectrum with pathologic correlation. AJR Am J Roentgenol. 2002; 179 (4): 1053−1057.

[112] Marcos-Alvarez A, Jenkins RL. Cholangiocarcinoma. Surg Oncol Clin N Am. 1996; 5(2): 301−316.

[113] Miller WJ, Sechtin AG, Campbell WL, Pieters PC. Imaging

findings in Caroli's disease. AJR Am J Roentgenol. 1995; 165(2): 333-337.

[114] Nakajima T, Sugano I, Matsuzaki O, et al. Biliary cystadenocarcinoma of the liver. A clinicopathologic and histochemical evaluation of nine cases. Cancer. 1992; 69(10): 2426-2432.

[115] Reiner CS, Merkle EM, Bashir MR, Walle NL, Nazeer HK, Gupta RT. MRI assessment of biliary ductal obstruction: is there added value of T1-weighted gadolinium-ethoxybenzyl-diethylenetriamine pentaacetic acid-enhanced MR cholangiography? AJR Am J Roentgenol. 2013; 201(1): W49-56.

[116] Semelka RC, Sofka CM. Hepatic hemangiomas. Magn Reson Imaging Clin N Am. 1997; 5(2): 241-253.

[117] Tajima T, Honda H, Kuroiwa T, et al. Radiologic features of intrahepatic bile duct adenoma: a look at the surface of the liver. J Comput Assist Tomogr. 1999; 23(5): 690-695.

[118] Vitellas KM, Keogan MT, Freed KS, et al. Radiologic manifestations of sclerosing cholangitis with emphasis on MR cholangiopancreatography. Radiographics. 2000; 20(4): 959-975; quiz 1108-1109, 1112.

[119] Wiesner RH, LaRusso NF. Clinicopathologic features of the syndrome of primary sclerosing cholangitis. Gastroenterology. 1980; 79(2): 200-206.

[120] Worawattanakul S, Semelka RC, Noone TC, Calvo BF, Kelekis NL, Woosley JT. Cholangiocarcinoma: spectrum of appearances on MR images using current techniques. Magn Reson Imaging. 1998; 16(9): 993-1003.

[121] Yoshida Y, Imai Y, Murakami T, et al. Intrahepatic cholangiocarcinoma with marked hypervascularity. Abdom Imaging. 1999; 24(1): 66-68.

第六章　胆囊和胆道

Horst D. Litzlbauer

路怡妹，方如旗，施跃全，陈艳虹，罗　舟，汪登斌 译

第一节　解　　剖

一、胆汁

胆汁由85%的水、10%的胆盐、3%的糖蛋白、1%的脂肪和0.7%的无机盐组成。每天大约产生1 L这种"肝胆汁"[1]。当乳头闭合时，最初低黏度的胆汁储存在胆囊中，随着水分的吸收其黏度增加，最终浓缩至其初始体积的10%（100～150 mL）。

进入小肠的脂质会刺激肠黏膜分泌胆囊收缩素。胆囊收缩素刺激胆囊壁的平滑肌，使其收缩并将储存的胆汁释放到十二指肠。迷走神经的活动增强也具有同样的效果。

胆汁乳化脂质使其易于被脂肪酶分解，从而促进脂肪消化。此外，不溶于水的物质和毒素从胆道排出。胆汁的另一个重要功能是中和酸性胃液。

胆汁的颜色来自胆汁色素胆红素和胆绿素，它们是肝细胞中卟啉和血红蛋白的分解产物。胆汁酸、胆红素和胆固醇参与肝肠循环，其中90%的物质被末端回肠吸收并通过门静脉运回肝脏。这个重吸收过程使体内胆盐总量保持2～4 g，足以满足20～30 g/d的脂肪吸收要求。

二、胆道的毛细血管和胆管

肝脏的功能单位（即肝小叶）高约2 mm，直径约1～1.5 mm，呈蜂窝状排列。门静脉和肝动脉的分支位于每个小叶的角落。这两支血管供应着由特殊毛细血管构成的三维空间，这些毛细血管称为肝窦，肝细胞构成的肝索穿行于肝窦中。肝窦回流至中央静脉，肝窦流入位于每个小叶中心的中心静脉，因此血液从小叶的外围流向其中心[2]。

胆管系统起始于相邻小叶的壁之间、直径为0.1～1 mm的胆小管。两个肝细胞之间的胆小管排列方式使得肝细胞位于胆道和肝血窦之间。这就构成了细胞水平上胆道网络和血管系统之间的物理隔离。

胆汁的流动方向与血流方向相反，即从小叶中心向小叶外周（图6-1a）。每个小叶边缘的特殊短连接通道称为Hering通道（直径为30 μm），将毛细胆管网与小叶间胆管相互连接。

小叶间胆管与门静脉和肝静脉的肝内分支伴行。这些结构共同形成"门脉三联体"（Glisson 三联体），这种三联体被嵌入门静脉结缔组织中（图6-1b）。按照门静脉的分支模式，它们合并形成越来越大的导管，最终成为肝段的胆管。肝右叶的肝段胆管汇合形成肝右管，而肝左叶的肝段胆管汇合形成肝左管（图6-1c）。肝总管由肝左、右管汇合形成，它们可以在肝实质内或刚从肝脏中出来后汇合。肝总管长3～4 cm，直径6 mm。

由肝总管和胆囊管汇合而成的肝外胆管称为胆总管。胆总管长约4～8 cm，直径约6 mm，分为十二指肠上段和十二指肠后段（或胰腺段）（图6-2a）。

胆总管终止于十二指肠的乳头。乳头是控制胆汁和胰腺分泌物进入小肠的肌肉瓣膜。它的闭合机制由三个括约肌组成，分别为胆管括约肌、胰管括约肌和十二指肠壁上的Oddi括约肌（图6-2b）。胆管倾斜穿过肠壁有助于防止小肠分泌物反流到胆管中。在70%的病例中，胆总管和主胰管的末端共同开口于Vater壶腹。在10%的病例中，胆总管和主胰管在不同位置进入十二指肠。其余的20%的病例中，胆管和主胰管在十二指肠前汇合形成一个共同的长末端段（图6-2c）[3]。

三、胆囊

胆囊通过胆囊管与肝总管相连。它位于肝下表面左、右叶交界处的一个小窝内，并在该位置与肝脏接触。胆囊与腹腔接触面被腹膜覆盖。胆囊从肝门延伸至肝脏的前缘。它由胆囊底、胆囊体和胆囊颈组成（图6-2a）。有时，胆囊底向下延伸超过肝脏的下缘。胆囊体与十二指肠和结肠肝曲接触。胆囊颈与肝门相邻，胆囊管起自胆囊颈。

提醒： *胆囊管起始部的黏膜皱襞呈螺旋状排列，可防止胆汁从胆囊被动引流，但在乳头闭合时胆汁可从肝总管进入*[1]。

胆囊的总容量为40～50 mL。由于胆囊壁的特殊

6

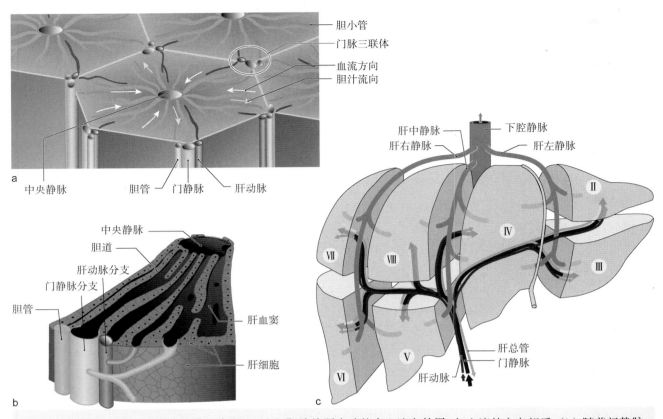

图6-1　肝脏中的胆汁和血液流动示意图。　（a）胆汁从肝小叶的中心流向外周，与血流的方向相反。（b）随着门静脉的分布，小胆管在门静脉三体处汇合，并汇合成越来越大的胆管。（c）肝段胆管汇合形成肝左、右管，最后形成肝总管。罗马数字表示肝脏的Couinaud分段。（Reproduced from Schünke M, Schulte E, Schumacher U. Prometheus. LernAtlas der Anatomie: Innere Organe. Illustrated by M. Voll/K. Wesker. 2nd ed. Stuttgart: Thieme. 2009.）

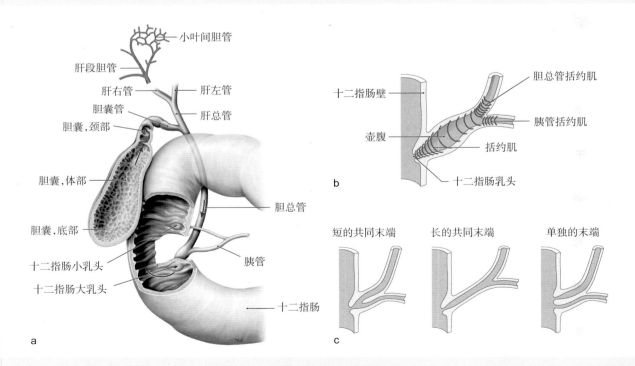

图6-2　胆总管示意图。　（a）肝外胆管的走行。箭指示胆汁从胆囊流出的方向。（b）十二指肠乳头。（c）十二指肠乳头的变异。（Reproduced from Schünke M, Schulte E, Schumacher U. Prometheus. LernAtlas der Anatomie: Innere Organe. Illustrated by M. Voll/K. Wesker. 2nd ed. Stuttgart: Thieme. 2009.）

结构,其体积是可变的。

四、血管,淋巴和神经

胆囊由胆囊动脉供血(图6-3),胆囊动脉通常起自肝右动脉(图6-3a)。胆囊动脉可能的变异如图6-4所示。CT可以清楚显示肝右动脉起自肠系膜上动脉。胆囊动脉起源的正常变异只能通过常规血管造影来证实。静脉血通过胆囊静脉引流至门静脉或直接引流到肝内门静脉(图6-3c)。门静脉紧靠肝动脉的后方位于肝十二指肠韧带中,胆管位于前方(图6-4a)。肝内胆管由伴行的肝动脉和门静脉供血。

胆囊的淋巴管与肝脏的淋巴管相通。区域淋巴结位于肝门区的肝十二指肠韧带内。

胆囊和胆管由肝丛的交感神经和副交感神经支配。

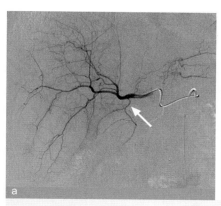 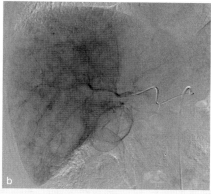 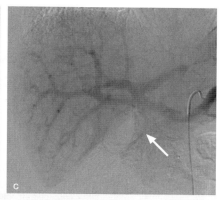

图6-3　胆囊的血管。　(a)选择性显示肝右动脉和胆囊动脉(箭)。(b)实质期肝右叶和胆囊壁混浊。(c)通过腹腔干的间接门静脉造影显示胆囊静脉(箭),其引流至门静脉的右主干。

第二节　生理与病理生理

胆汁淤积(阻塞性黄疸)

胆汁淤积的原因是胆汁分泌紊乱,导致胆红素和胆汁酸等物质的滞留。胆汁淤积的临床特征是黄疸伴有全身性瘙痒;瘙痒是由胆汁酸在皮肤中沉积引起的。某些形式的肝内胆汁淤积可能不伴瘙痒。阻塞性黄疸的特征是啤酒棕色尿和大便颜色苍白(无胆汁)。实验室检查显示高胆红素血症和碱性磷酸酶活性升高。

> **提醒:**除了罕见的遗传形式(Alagille综合征和各种形式的进行性家族性肝内胆汁淤积症),胆汁淤积性黄疸一般是后天性的。

胆汁淤积性黄疸可能有两个主要原因[4](表6-1)。

1. 非梗阻性胆汁淤积　由肝细胞自身胆汁分泌的原发性紊乱引起。

2. 梗阻性胆汁淤积　由肝总管或胆总管中的机械性流出道阻塞引起。

单侧肝管阻塞通常不会引起黄疸,因为未受影响的另一侧肝脏仍能够维持几乎正常的胆红素排泄水平。

表6-1　获得性胆汁淤积性黄疸

病理生理学	举　例
肝内胆汁淤积	
由肝细胞胆汁分泌受损所致,不伴胆管扩张	各种形式的肝硬化 所有胆汁淤积性肝炎 药物性黄疸 败血症
由肝脏弥漫性引流障碍损失所致、伴肝内胆管扩张	原发性胆汁性肝硬化
由病灶区域胆管梗阻所致,伴肝内胆管扩张	转移和肝肿瘤 胆管细胞癌(Klatskin瘤) 胆管炎,尤其是复发性化脓性胆管炎 门脉周围炎或浸润性胆管炎 继发于肝硬化的肝内胆石症
肝外胆汁淤积	
由远端肝外梗阻所致,伴肝外和肝内胆管扩张	胆总管结石 胆泥 Mirizzi综合征 胆道狭窄 胆总管癌 胆囊癌 胆总管转移瘤 胆总管囊肿 乳头状癌 胰腺癌 胰腺炎(慢性,急性) 十二指肠憩室 胆道闭锁 肝十二指肠韧带肿块的外在压迫

肝内非梗阻性胆汁淤积最常见的原因是肝细胞分泌功能受损，主要发生在以下疾病中：① 各种形式的肝硬化；② 胆汁淤积性病毒性肝炎；③ 药物引起的胆汁淤积性黄疸；④ 胆汁淤积性脂肪性肝炎。

以上病变不会引起胆管扩张。另一方面，由机械流出障碍引起的黄疸几乎总是伴随着胆管扩张（图6-5）。

第三节　影像检查

一、平片

腹部平片不适合评估胆道系统疾病。但是，在其他适应证获得的X线片上可以看到钙化的胆囊结石、胆囊壁钙化（瓷胆囊）和胆管（图6-6）、胆囊或胆囊壁中的气体。

二、超声检查

初步超声检查

超声和MRI是胆道成像的主要手段，胆结石和急性胆囊炎的检出率几乎为100%。

健康人胆总管的直径不超过6～7 mm。正常的肝内胆管总是比伴随的门静脉分支小。肝左、右管可通过超声检出，直径约2 mm。肝内胆管扩张的最初特征是门静脉周围结缔组织的单侧增厚。

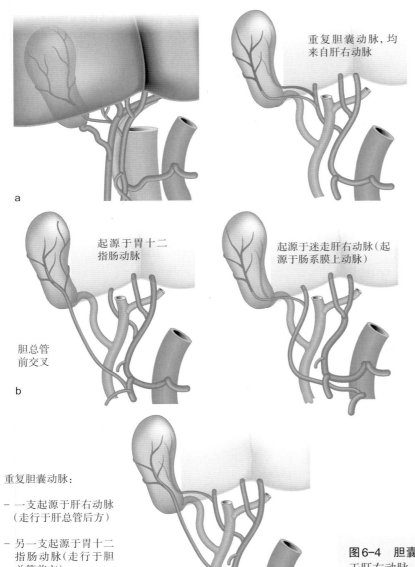

重复胆囊动脉，均来自肝右动脉

a

起源于胃十二指肠动脉

起源于迷走肝右动脉（起源于肠系膜上动脉）

胆总管前交叉

b

重复胆囊动脉：

- 一支起源于肝右动脉（走行于肝总管后方）

- 另一支起源于胃十二指肠动脉（走行于胆总管前方）

c

图6-4　胆囊动脉血供变异。（a）胆囊动脉正常起源于肝右动脉。血管可以是单根（左）或双根（右）。（b）正常变异，胆囊动脉来自胃十二指肠动脉（左）或异常肝右动脉（右）。（c）肝右动脉和胃十二指肠动脉双重供血。

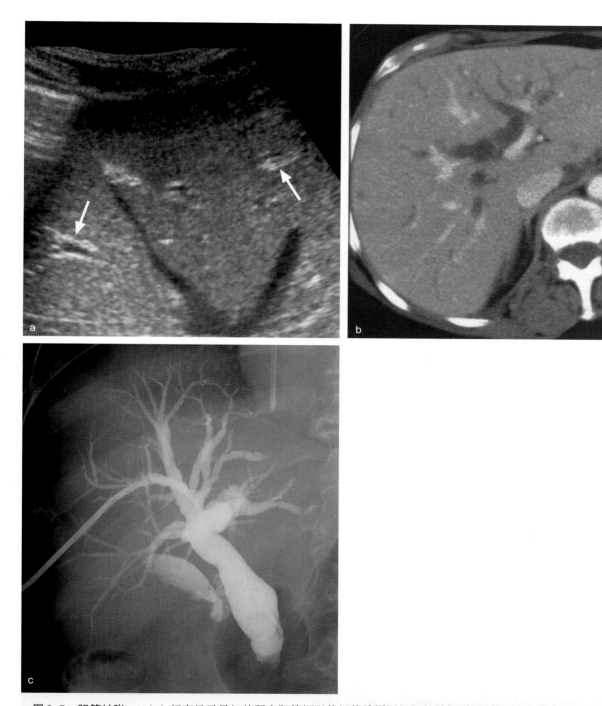

图6-5 胆管扩张。（a）超声显示最初的肝内胆管梗阻伴门静脉周围组织的单侧增厚（箭）。（b）横断面CT显示对称性肝内胆管梗阻。（c）胰头癌引起的梗阻性黄疸。造影剂通过胆管外引流管注入。

提醒：随着扩张的加剧，肝内胆管可视为在门静脉结缔组织中伴行门静脉分支的第二条管道系统。这种现象被称为"双筒猎枪征（double-barrel shotgun sign）"，或"平行管征（parallel channel sign）"（图6-5a）。

超声评估胆囊功能

注射胆囊收缩素或摄入刺激性食物（含巧克力）后，可使用超声评估胆囊排空的功能（图6-7）。在禁食和刺激后再次以超声检查胆囊体积。通过简单的几何公式来计算胆囊的体积，该公式是基于旋转椭球的假设而来的。

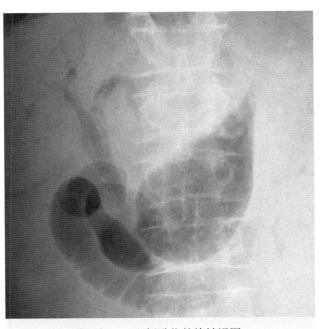

图6-6　胆管积气。　左侧卧位的旋转视图。

$$体积 = \frac{1}{2} \times 长 \times 宽 \times 高$$

进食刺激性食物后,胆囊体积应至少减少50%。

三、CT

CT识别胆囊结石的敏感性不及超声。CT上胆结石的密度随其组成成分(从低密度的脂肪到致密的钙化)而变化。大约20%的胆结石与胆汁呈等密度,因此在CT扫描中无法显示。泥沙样胆囊结石的检出率更低。

CT的优势在于它能够观察胆囊周围的组织。CT在识别胆管,胆囊和胰腺的肿块以及识别继发性肿瘤方面优于超声。CT是胰胆管肿块评估和分期的首选影像学检查方法。

四、磁共振胰胆管造影

通过MRI中重T2加权序列的高信号可识别充满

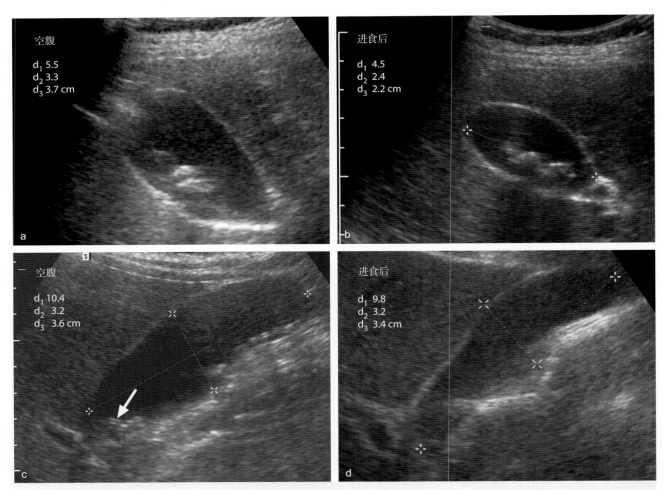

图6-7　超声评估胆囊功能。　(a) 1名胆囊结石患者的空腹胆囊体积为35 mL。(b) 进食后胆囊显示正常的体积减小(12 mL)。(c) 泥沙样胆囊结石患者的空腹胆囊体积为63 mL(箭)。(d) 进食不引起胆囊排空(56 mL)。

液体的胆管（和胰管）。与使用造影剂直接观察胆管不用，常规MRI可以同时显示实质、血管和胆道。MRI对胆道肿瘤的成像略优于CT。

磁共振胆胰管造影（magnetic resonance cholangiopancreatography, MRCP）的空间分辨率不如直接使用造影剂的内镜下逆行性胆胰管造影术（endoscopic retrograde cholangiopancreatography, ERCP）。MRI的一个局限性是它对留置胆道引流管或支架产生的伪影敏感。

> **提醒：** 使用促胆管扩张的促胰液素可以显著改善MRI对胆道的成像。

注射通过胆道排泄的肝脏特异性造影剂能够更好地显示胆管细节。

五、经皮肝穿刺胆管引流术

经皮肝穿刺胆管引流术（percutaneous transhepatic cholangiodrainage, PTCD）在胆道梗阻的治疗中具有重要意义。它用于无法通过内镜检查胆管（例如，Whipple手术后）、或由于梗阻不能从十二指肠侧穿过时。

在这些情况下，经皮穿刺后通过肝内胆管到达梗阻处。这为植入合适的胆道支架提供了通道，通过支架放置进行"内引流"暂时解除梗阻。

第四节　正常变异、发育异常和先天性疾病

根据胆道发育异常的位置，可能会出现多种疾病，统称为纤维多囊性肝病（图6-8）。

1. 先天性肝纤维化　肝小叶胆管发育异常。

2. 小叶间胆管错构瘤　微小错构瘤，von Meyenburg综合征。

3. 常染色体显性遗传性多囊性肝病　与正常胆道系统分离的小胆管（图6-9）。

4. Caroli综合征　大（节段性）胆管囊性扩张伴肝纤维化。

胆总管和/或肝内胆管的囊性扩张畸形采用Todani系统进行分类（图6-10）[6]。

1. Todani Ⅰ型　胆总管扩张（可能延伸到肝总管和主胆管）。

2. Todani Ⅱ型　胆总管憩室。

3. Todani Ⅲ型　胆总管囊肿（肠壁内段扩张，乳

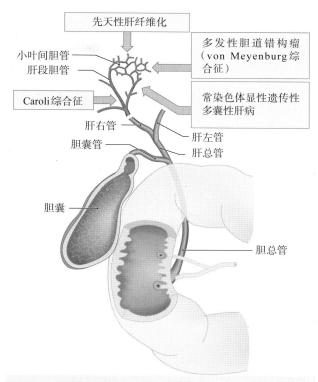

图6-8　纤维多囊性肝病。 具体疾病取决于受影响胆管的解剖位置。在常染色体显性遗传性多囊性肝病中，囊肿形成于与胆管系统分离的小胆管中[5]。

头区有疝）。

4. Todani Ⅳ型　肝内和肝外胆管扩张。

5. Todani Ⅴ型　肝内胆管的囊性扩张（同义词：Caroli病或Caroli综合征，通常合并肝纤维化）。

一、解剖变异

胆囊变异

概述 胆囊形态的变异是先天性的，可能存在分隔（图6-11a）或成角。最常见的先天性胆囊形态变异是所谓"倒圆锥形帽"，其底部被拉长和反折（图6-11b）。形态学变异是一种不具有病理意义的偶然影像表现。

> **提醒：** 胆囊收缩受限或憩室是形成胆结石的诱发因素。

胆囊管的走向和末端也是可变的。例如，胆囊管可能与肝总管并行至十二指肠大乳头上方的胰腺水平才汇合（图6-12）。有时，胆囊管可能开口于右

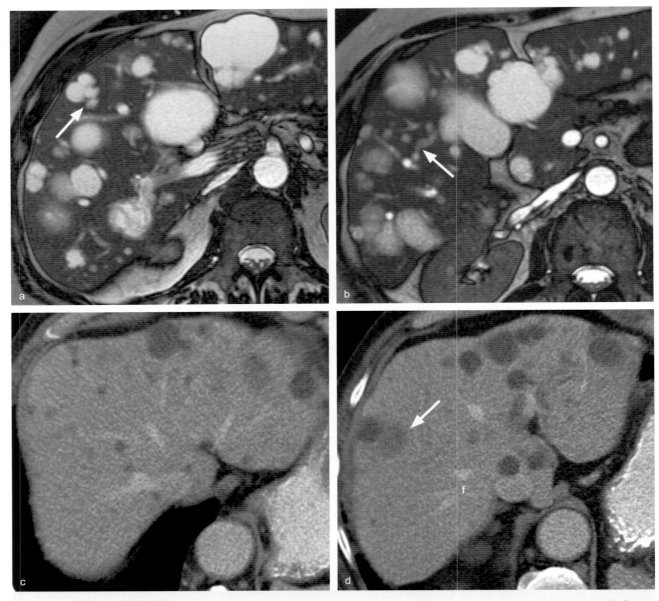

图6-9　常染色体显性遗传性多囊性肝病。　两个不同患者,以小而孤立的导管为特征的导管畸形。患者1成人多囊肝改变伴分支囊肿,部分呈导管状[(a)和(b),箭]。患者2表现较轻、合并其他异常[孤立性胆管错构瘤;(d)箭]。(a)患者1。(b)患者1(相邻层面)。(c)患者2。(d)患者2(相邻层面)。

肝管。副胆管可能来自肝脏并进入胆囊,这种情况较罕见。

胆管和胆道血管的变异

> 提醒:胆道系统的解剖变异没有病理意义,但是在成像时可能被误解。除非能够识别和描述正常的导管变异,否则在腹腔镜胆囊切除术中有可能发生胆管损伤或结扎错误的胆管。如果进行肝移植手术,胆管异常也十分重要。

(一)概述　引流Ⅵ和Ⅶ段的肝右后叶导管的终末端变异性最大(在普通人群中变异的发生率为15%)。它可以开口于肝左管("交叉性异常",图6-13a),或流入肝左、右管的汇合处("三重汇流",图6-13b),或较少见的流入胆囊管、胆总管、胆囊,甚至胰管(图6-14)。胆囊管的一种常见异常是"胆囊管过长",它在近乳头处与肝总管相连接。在其他情况下,胆囊管可能开口于肝右管或肝左管(图6-12a)[7]。胆囊动脉变异可能有手术意义。例如,胆囊动脉可能起自肝左动脉或肝固有动脉。胆动脉可能有多条主干。肝右动脉可能被误认为胆囊动脉(图6-4)。

6

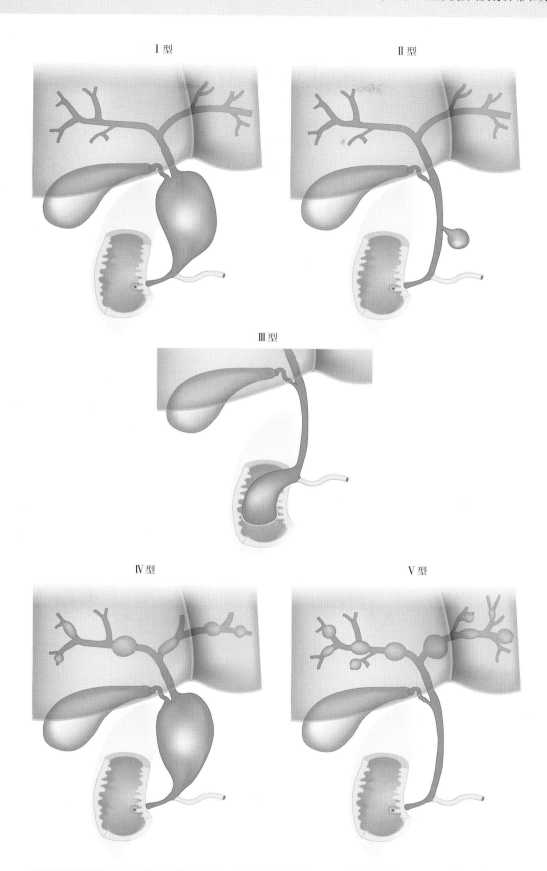

图6-10　胆总管囊肿的Todani分类。 Ⅰ型，胆总管囊性扩张，可能延伸至胆囊管和肝左、右管。Ⅱ型，胆总管憩室。Ⅲ型，(肠壁内段)胆总管囊肿。Ⅳ型，肝内外胆管扩张。Ⅴ型，肝内胆管囊性扩张。

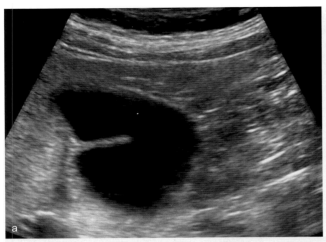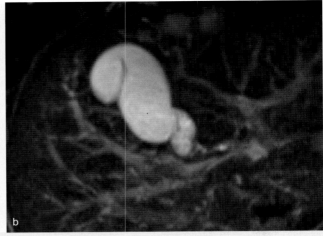

图6-11 胆囊的形态变异。 （a）纵向超声扫描显示胆囊内的分隔。（b）横断面脂肪抑制T2WI，最大信号投影（层厚4 cm）。

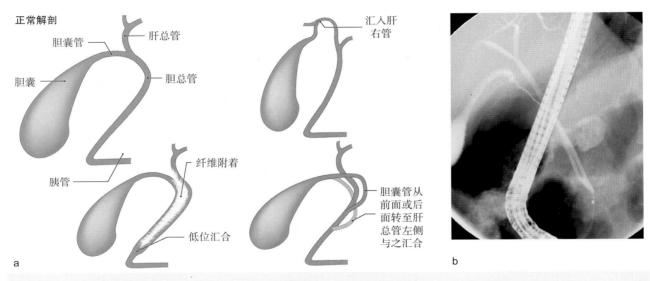

图6-12 胆囊管的变异。 （a）胆囊管走行和末端可能的变异示意图。（b）内镜下胆囊管末端低位。

（二）影像特征

1. 肝内外胆管的正常变异 MRCP（容积再现MRCP图像、最大密度投影、呼吸触发的3D TSE序列）或ERCP可以识别这些胆管的正常变异。CT胆道造影能够提供最高的空间分辨率，可用于MRCP不明确或有MRI禁忌证的特殊检查（例如肝移植前）。

2. 肝外胆管的正常变异 通过对横断面MR图像（重T2加权序列，T2W或T1W True FISP序列）或薄层CT扫描的详细分析，也可以识别这些胆管。

3. 血管的正常变异 除了常规的血管造影，薄层动脉CT血管造影（arterial CT angiography, CTA）图像是显示血管解剖正常变异最清晰的方法。

（三）关键点

在胆管和血管解剖中发现正常变异是很常见的。一般来说，它们没有病理意义，但在腹腔镜胆囊手术或移植手术中可能很重要。

二、胆道闭锁

（一）概述

胆道闭锁的患病率约为1/（10 000～13 000）。与肝外胆道闭锁相比，肝内胆道闭锁（症状性或无症状性）的发病率小得多。肝外胆道闭锁可能局限于胆总管，也可能影响肝总管。肝内外胆管均闭锁是非常罕见的。1/4的患者胆囊尚在。胆道闭锁的原因尚不完全清楚，但可能与产前胆道病毒感染导致胆管破坏性炎性闭塞有关。因此，这种疾病不是先天缺乏导管系统，而是一个在出生后逐渐发展的过程[8]。大约1/4的患者有相关的先天性疾病（多脾综合征、心

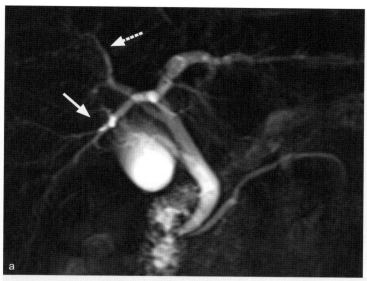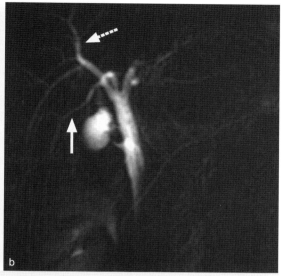

图6-13　肝右后叶胆管末端变异。　实心箭表示右后导管；虚线箭表示前导管。(a) 肝右后叶胆管开口于肝左管：交叉性异常。(b) 肝右后叶胆管开口于肝左管、肝右前叶胆管的交汇处：三重汇流。

脏畸形、门静脉畸形)。

（二）影像特征　新生儿最早的影像检查是超声。肝脏的回声最初是正常的。肝脏可能在出生时就已经增大了，但在出生后的发育过程中肯定会增大。胆总管总是缺如的。在极少数情况下，影像学可显示肝左、右管和肝总管或大部分闭塞的肝管系统（"胆汁湖"）扩张的肝内节段。肝门部的胆总管被回声带所取代。25%的病例胆囊可见。胆囊的形态通常是异常的，且胆囊壁通常伴不规则的增厚（图6-15）。功能性超声检查（首次扫描后禁食4h；进食后重新扫描）显示没有胆囊收缩。未经治疗的患者会发展为肝硬化和门静脉高压。这两种情况也都可以通过超声诊断。肝胆显像（^{99m}Tc HIDA序贯显像）需要口服5天苯巴比妥刺激肝细胞分泌胆汁。示踪剂进入小肠可以排除胆道闭锁。小肠24h内未检测到示踪剂可确认梗阻性黄疸，梗阻性黄疸可能由胆道闭锁（图6-15b）或胆总管外源性压迫引起。特别是早产儿中也应该考虑胆汁浓缩。由于对辐射暴露的担忧和镇静的需要，CT在这个年龄段是禁忌的。

> **警惕：**因为肝外胆管缺失是胆道闭锁的标志，所以MRCP的价值非常有限。即使是正常的胆管在婴儿期也很难显示。

然而，CT和MRCP均有助于鉴别外源性胆总管压迫。ERCP显示胆总管和胰管可提供较高的诊断准确

率（图6-15c）。如果可以看到胆总管，则不存在闭锁。

（三）临床特征　患儿在足月出生时体重正常，或偶尔在足月前出生。大约1/3的患儿在出生时就已经患有黄疸，其余的将逐渐发展为黄疸。因为黄疸是机械性梗阻所致，所以会出现陶土样大便和深棕色的尿液。结合胆红素呈进行性升高。随着肝硬化的迅速发展，肝脏体积随着时间的推移而增大。2个月就会发生不可逆转的肝损伤。未经治疗的儿童将在12～15个月内死于胆汁性肝硬化。唯一的治疗选择是胆肠吻合术。在10%的儿童中，闭锁只影响胆总管，肝管可用于胆肠重建术。其余90%的闭锁可以通过胆门肠吻合术（Kasai术）治疗[9]。在出生后2个月内手术成功率为90%。当在3个月后进行时，其成功率下降到不到50%。即使是接受了Kasai手术的患者，最终也需要肝移植。

（四）鉴别诊断

1. 新生儿肝炎　除了生理性黄疸外，这是新生儿黄疸最常见的原因（可能的原因是甲型和乙型肝炎、巨细胞病毒感染、风疹或弓形虫病）。

2. 胆栓综合征　可能发生在囊性纤维化、败血症或完全胃肠外营养中。

3. 肝内胆管闭锁　Alagille综合征、胆总管畸形和由于外在压迫总管而引起的梗阻性黄疸（肾积水，十二指肠闭锁等）。

（五）关键点　胆道闭锁是新生儿持续性梗阻性黄疸和进展性梗阻性黄疸的一种罕见但重要的鉴别诊

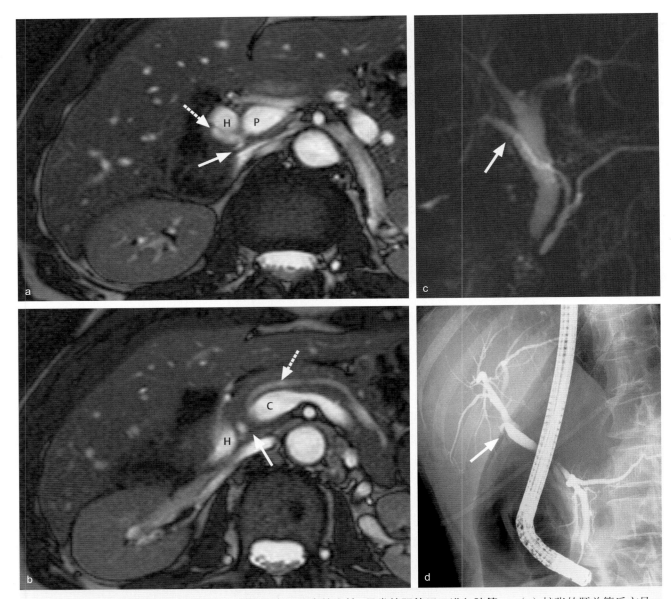

图6-14　1例因胆源性胰腺炎反复发作而行胆囊切除术的女性，异常的胆管开口进入胰管。　（a）扩张的肝总管后方见异位胆管（实心箭）和胆囊管残端（虚线箭）。（b）异位胆管（实心箭）、主胰管扩张（虚线箭）。（c）MRCP显示肝右后叶胆管汇入胰管（箭）。胆道树的其余部分扩张。（d）胰腺造影显示肝右后叶胆管和胆囊管残端（箭）。注意胰腺的相关解剖变异。C，静脉汇合处；H，肝总管；P，门静脉。

断。这不是一种原发性先天性异常，而是胆管炎性破坏的结果。超声探查不出胆总管是诊断的关键。胆囊显影不排除胆道闭锁。诊断经肝胆核素扫描和内镜检查证实。唯一有效的治疗选择是出生后2个月内的胆门肠吻合术（Kasai手术）。10%的病例可以用简单的胆肠吻合术治疗。

三、胆总管囊肿

（一）概述　在Todani分类中，5种类型的胆总管囊肿根据其发生部位进行分类（图6-10）。囊肿大小1～15 cm。在美国，胆总管囊肿的患病率约为1∶100 000活产儿，在日本约为1∶1 000活产儿。所有记录在案的病例中约有1/3来自日本。女孩比男孩更容易受到影响。可能的原因有：① 再通失败[10]；② 由于胆总管末端过长而导致胰胆管反流[11]；③ 远端梗阻[10]。

大约一半的婴儿在1岁前出现症状，但主诉可能要到很晚的时候才会出现[12]。

（二）影像特征　超声是显示肝内外胆管扩张的理想方法。如果儿童时胆总管直径＞10 mm，最有可能

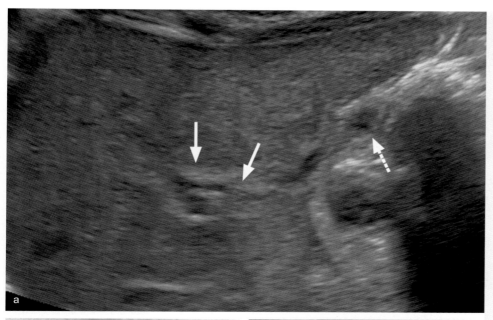

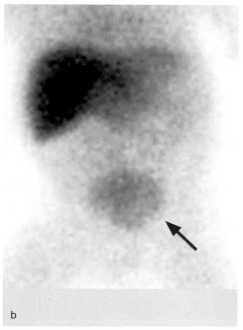

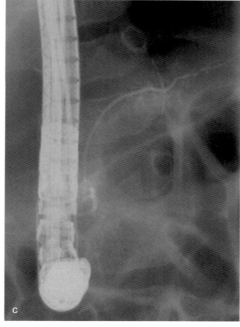

图6-15　1个月的男婴胆道闭锁。（a）肝总管（箭）处门脉周围野呈带状增宽。胆囊（虚线箭）小，壁增厚不规则［图（a）得到德国汉诺威医学院Berthold教授的许可］。（b）肝胆核素显像。6 h的图像显示肝脏示踪剂摄取，没有排泄到肠道。膀胱中的示踪剂（箭）是异位排泄的结果［图（b）得到德国吉森大学医院核医学部Steiner博士的许可］。（c）ERCP仅显示胰管［图（c）得到德国吉森大学医院Collet博士的许可］。

的原因是胆总管畸形（图6-16）。MRCP是无创导管成像的首选检查技术。肝胆核素显像可用于功能评价。

（三）临床特征　< 12个月的婴儿出现间歇性梗阻性黄疸，并伴有肝肿大和呕吐。60%的年龄较大的儿童和成年人表现出典型的上腹痛、黄疸和右上腹肿块三联征。其余40%的患者有非特异性上腹部症状，可能伴有发热、间歇性黄疸、恶心和呕吐。30%的成年患者会发现结石[13]，也可能出现胰腺炎。胆汁性肝硬化可能是初步诊断。胆总管囊肿患者患胆管癌的风险增加。

基于Todani分类的治疗决策如下。

1. Ⅰ型　完全手术切除并胆肠重建（典型术式为胆总管空肠Roux-en-Y吻合术）。

2. Ⅱ型　切除憩室，保留胆道树。

3. Ⅲ型　内镜下乳头切开术，或对于较大的囊肿行经十二指肠开放切除术。

4. Ⅳ型　适合于扩张部位和范围的切除。

5. Ⅴ型　从节段切除到半肝切除；弥漫性需要进行肝移植。

（四）鉴别诊断

（1）慢性胆管炎伴狭窄和继发性囊性胆管扩张。

（2）梗阻性胆石症。

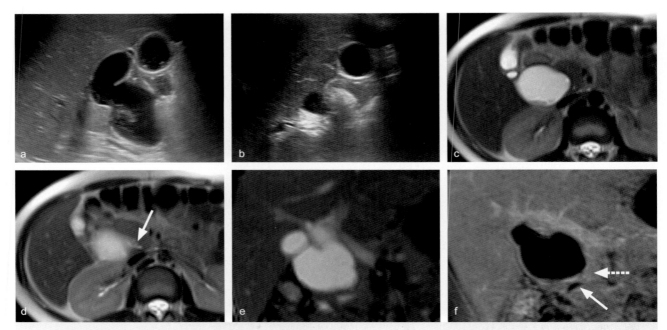

图6-16　Todani I 型胆总管囊肿：10岁男孩，上腹部疼痛就诊。 （a）胆总管扩张，宽约4 cm。（b）胆总管内有胆泥。（c）胆总管最大横向直径。（d）主胰管扩张，开口于共同的长的末端部分（箭）。（e）扩张的胆总管延续至胆囊管。（f）增强脂肪抑制T1WI显示靠近胰管交界处（实心箭）的细线样的胆总管狭窄（虚线箭）。

（3）胰腺假性囊肿。

（4）包虫病囊肿。

（五）关键点　超声很容易发现儿童胆总管异常，当胆总管直径≥10 mm时即可诊断。胆总管囊肿最大直径可达15 cm。有一半的儿童在出生后第一年就会出现这种症状，但许多病例直到成年后才被诊断出来。症状为梗阻性黄疸、腹部肿块和反复发作的胆管炎。可能的并发症包括结石甚至胆源性胰腺炎。胆总管囊肿患者发生胆管癌的风险增加。

四、Caroli病和Caroli综合征

（一）概述　自1958年Caroli首先描述了肝内节段性胆管囊肿以来，已经区分出两种主要类型的疾病[1]。

1. Caroli病　一种简单但非常罕见的类型，没有相关的肝纤维化。

2. Caroli综合征　一种先天性纤维化。

Caroli病由大的中央胆管异常发育所致，其原因尚不清楚。与Caroli综合征不同，Caroli病是偶发性的，表现为肝内胆管（弥漫性、叶或节段性）非阻塞性、海绵状扩张。如果肝内胆道系统都受到影响，并且胆管的囊性扩张伴有先天性纤维化，则为Caroli综合征。Caroli综合征是常染色体隐性遗传病，60%的患者与常染色体隐性遗传性多囊性肾病具有相关性[14]。

（二）影像特征　主要的影像学征象是肝内胆管梗阻伴胆管囊性扩张，超声可清楚显示。肝内胆管可发现胆泥或结石。门静脉分支可穿过胆囊管扩张区域[15]；这一发现可以通过双功能超声扫描得到证实。Caroli综合征也可能与肝硬化和门静脉高压有关。

增强CT能够确定导管扩张的范围和分布情况。在扩张的肝内胆管内出现门静脉分支（"中心点征"）是特征性表现[16]。CT在检测肝内胆管结石方面不如超声或MRI有效。囊内容物密度高提示肝脓肿。CT还可诊断肝硬化及其并发症、脾肿大并门静脉和肠系膜静脉曲张。MRI（使用T2W序列和增强T1W序列）可以发现肝内胆管的囊性扩张，以及扩张的门静脉分支（图6-17）。MRCP能够发现肝内胆管结石和因瘢痕形成引起的胆道狭窄[17]。

（三）临床特征　单纯型Caroli病比纤维化型Caroli综合征罕见得多。这两种类型在任何年龄都可能出现临床症状，但大多数患者在生命的第二个十年出现症状。最常见的症状是右上腹疼痛。单纯性Caroli病表现为反复发作的胆管炎，并伴有发热和黄疸。患者会出现肝内胆管结石和肝脓肿。Caroli综合征的临床表现是由肝硬化和门静脉高压决定的。胆管炎不太常见，通常发生在门静脉高压形成之后[1]。胆管癌的风险增加了100倍（约7%的患者发展为胆管

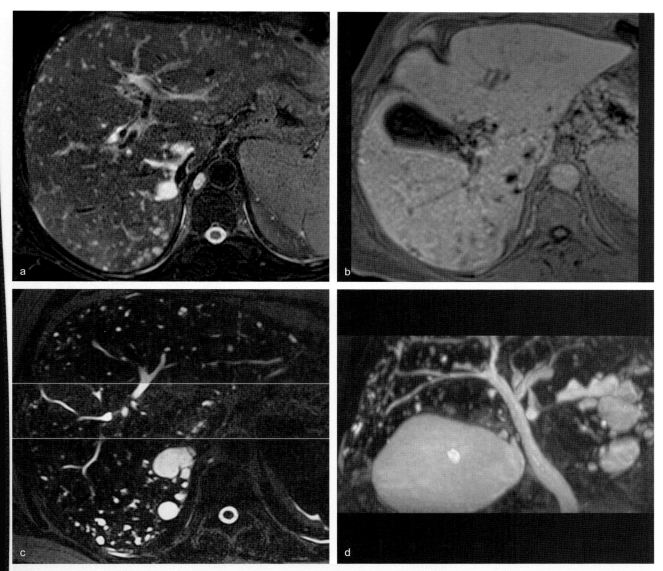

图6-17 Caroli综合征。（a）T2WI显示多发高信号，椭圆形的肝内小胆管囊状扩张。（b）肝内胆管仅轻微扩张。（c）横断面最大信号强度投影。（d）冠状面最大信号强度投影。（图片经德国汉诺威医学院Berthold教授授权）

癌）。肝内胆石症可以用熊去氧胆酸保守治疗[18]。抗生素是胆管炎的一线治疗方法。局限型应手术治疗（通过肝叶切除术或段切除术）。可能需要引流使胆道减压。肝移植适用于顽固性胆管炎或胆汁性肝硬化患者。

（四）鉴别诊断

（1）多囊肾。

（2）原发性硬化性胆管炎。

（3）复发性化脓性胆管炎和肝脓肿。

（4）胆道错构瘤。

（五）关键点 肝内大导管的单纯非阻塞性扩张（Caroli病）不同于同时累及大小导管的先天性纤维化类型（Caroli综合征）。另外还有一种仅累及小导管

的纯先天性纤维化类型。通常在青年期出现临床症状，主要症状是肝内胆道梗阻伴导管囊性扩张。Caroli病表现为反复发作的胆管炎、肝内胆结石和肝脓肿。Caroli综合征很少出现胆管炎，其表现取决于肝硬化和门静脉高压，其胆管癌的风险增加了100倍。

第五节 获得性疾病

一、胆结石及其后遗症

提醒： 胆结石是胆道疾病的主要原因，通常它们是无症状的（"沉默的胆石症"）。

有症状的胆石症包括非特异性上腹痛、绞痛及威胁生命的各种疾病，例如胆源性胰腺炎、胆囊穿孔或胆结石性肠梗阻。胆囊癌可能是慢性机械性结石刺激的潜在晚期并发症。

胆结石是由胆汁中可溶性物质的不平衡引起的。它们几乎总在胆囊中形成。约有15%的胆囊结石（胆囊结石症）患者在胆总管中也有结石（胆总管结石症）。

胆结石按其化学成分分类：① 纯胆结石（5%～10%）：主要由胆汁的一种成分组成；② 混合胆结石（80%～90%）：由多种成分组成；③ 组合结石（5%～10%）：核和壳的组成不同。

1980—1989年在莱比锡进行的尸体解剖研究的统计分析表明，各种成分的胆结石出现频率分布如下：纯胆固醇结石10%，胆固醇色素钙结石85%，色素结石1%和胆泥3%[19]。一般将胆结石分为两种主要类型：① 胆固醇结石：主要由胆固醇组成的结石（占所有胆结石的75%）；② 色素结石：主要由碳酸氢钙组成的结石（占所有胆结石的25%）。

色素结石的两种亚型称为棕色和黑色结石。胆固醇结石至少包含70%的硬化胆固醇，呈椭圆形，小结石呈球形。胆固醇结石是多面的，可能会钙化，胆固醇色素核心很小。胆固醇结石的形成受3个因素影响。

1. 胆汁胆固醇过饱和　由于肝胆固醇分泌增加（或肝分泌胆汁酸减少）引起；遗传因素；胆固醇从肝细胞向胆道树的转运增加（固醇ABCG8突变）[20]。其他风险因素是年龄、肥胖、体重迅速减轻、女性、怀孕、高脂饮食、肠道疾病和降脂药（氯贝特等）。

2. 促进成核的因素　包括胆囊黏液和钙。

3. 胆囊排空障碍　由于胆囊运动力降低引起。危险因素是怀孕、体重迅速减轻和药物治疗［避孕药，奥曲肽（生长抑素类似物）］。

色素结石在两种情况下形成：黑色色素结石与溶血或肝硬化有关，最常见于胆囊中，也可能在肝硬化的肝内胆管中形成。褐色色素结石与胆道感染有关，因此会在胆道树中发生。色素结石很小（1～10 mm），并且通常是多个。它们的颜色是由于铁和铜的存在。胆泥由从胆汁中沉淀出来的小颗粒组成。它最常见于对以下情况的反应，如体重迅速减轻、消耗性疾病、怀孕、药物使用（降脂药物）以及器官或骨髓移植。长期接受肠外营养的患者（例如ICU患者）会持续形成这种病。由此可见胆囊排空在胆石症发病机制中的重要性。大多数患者的胆泥无症状。如果消除了原因，则可以恢复。症状常由导管阻塞引起，表现为胆绞痛。

像胆结石一样，胆泥也可能引起急性胆囊炎甚至胆源性胰腺炎。

沉默的胆石症

（一）概述　胆结石很常见，可见于10%的成年人和2%的儿童。女性患病的频率是男性的2～3倍。有家族倾向。肝硬化、胆道疾病和感染易形成胆结石。其他因素也对儿童产生影响，如先天性胆管异常、肠肝循环受损的短肠综合征、肠外营养时间延长、溶血性贫血和囊性纤维化。无症状的结石几乎仅在胆囊中发现。胆总管结石通常会产生症状。

（二）影像特征　只有20%的胆固醇结石发生钙化、不能透过射线（图6-18）。

胆结石的诊断首选超声检查（图6-19）。普通胆囊无回声。结石呈现出以下3个超声特征：① 弯曲的高回声伴后方声影；② 在两个平面中可见；③ 随患者位置变化而移动。

小石头可能无声影（图6-18c）。

> **提醒：**结石的大小、数量和位置应在影像报告中注明。

小结石（4～6 mm）可移动，可能闭塞胆囊颈部，或引起胆总管结石，导致胆道阻塞甚至胆道胰腺炎。大结石可能会完全占据胆囊腔（"巨胆结石"，图6-20）。小的胆固醇结石可能漂浮在胆囊腔内，通常不伴有声影，而是以圆形或多边形的形式可见（图6-19c）。胆泥以流动性沉积物的形式出现，相对肝脏呈高回声或等回声。如果胆囊完全充满了胆泥，则可能很难从邻近的肝脏中分辨（图6-21）。胆泥可以掩盖实际结石的存在（图6-21d）。超声是检测胆总管结石、管壁增厚以及肝内胆道梗阻的可靠方式（图6-5）。通过CT进行结石检测受胆结石密度的限制。高密度钙化结石，含钙成分的混合结石和低密度脂肪胆固醇结石可与胆汁相区别。大约20%的胆结石相对周围的液体是等密度的，因此无法通过CT进行检测。胆泥通常也无法检测到。在评估胆囊壁方面，CT的准确性不如超声检查（图6-22）。在MRI的T2W序列中，胆汁是高信号的，这些序列为结石检测提供了最高的灵敏度（图6-23）。注射造影剂后的脂肪抑制T1W序列具有特别的重要性，因为它们可以根据增强特征将结石与胆囊息肉区分开（图6-23d、f）。MRCP可作为断层成像的

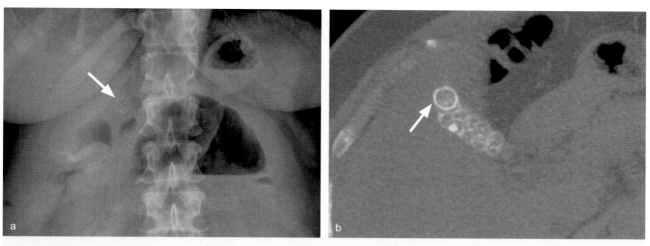

图6-18 胆囊结石症。 52岁，男性，结节病患者，非特异性上腹部不适、无局部压痛。胃镜检查诊断为胃窦炎（未显示）。（a）X线图像显示胆囊颈部有环形钙化的胆固醇结石（箭）。底部有其他小结石。（b）在图像（a）的6个月前进行的CT扫描可见充满胆结石的小胆囊。（a）中胆囊颈部处的结石此时位于胆囊底部（箭）。

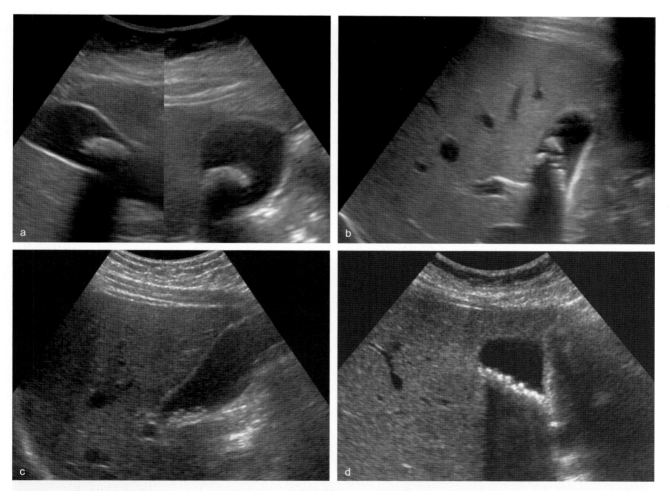

图6-19 胆囊结石超声征象。 （a）在两个平面（纵向和横向）上显示巨大孤立的胆固醇结石伴声影。（b）中等大小结石。（c）小而无声影的胆固醇结石。（d）多个小结石伴明显声影。球形红细胞增多症患者的色素结石。

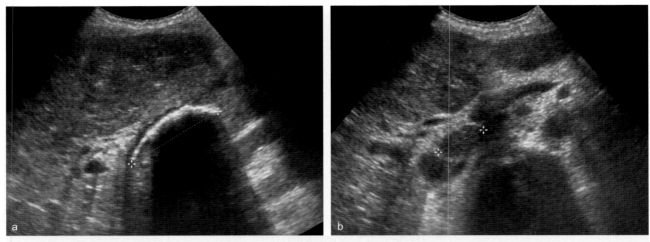

图6-20 84岁体重减轻妇女的巨大胆结石。 手术发现慢性萎缩性胆囊炎伴胆囊癌和淋巴结转移。(a)巨大的胆结石伴巨大的声影,导致肝门和胆囊后壁显示不清。(b)另一水平扫描显示肝十二指肠韧带处淋巴结肿大。

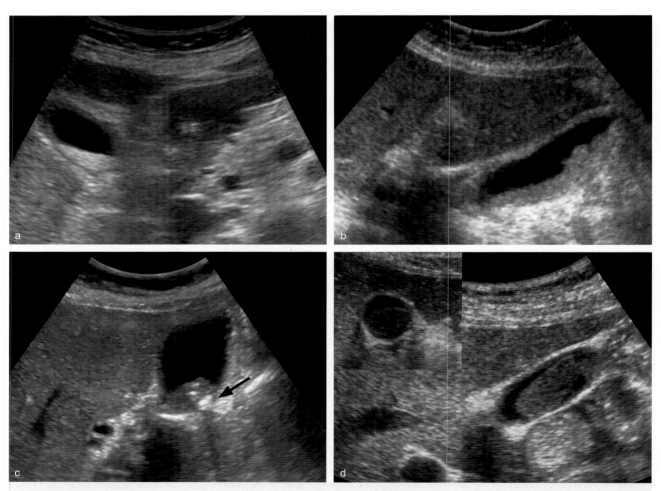

图6-21 胆囊内胆泥。 (a)沉积物表现为回声分层。(b)沉积物表面局部呈分叶状。(c)等回声的圆形胆泥团块内见小结石和伴声影的大结石(箭)。(d)胆囊腔内形成椭圆形的铸型胆泥(横向扫描)。

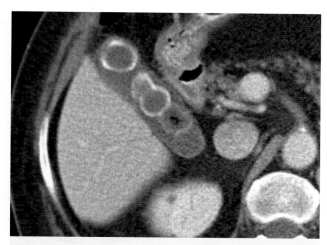

图6-22 胆结石。 CT显示5枚混合的胆固醇结石（胆固醇，色素和钙结石），其表面钙化程度逐渐减少。结石内部呈等密度。后部结石几乎无法分辨。

辅助工具。MRI可以检测胆囊和胆道树中小至2 mm的结石。

（三）临床特征 2/3胆囊结石症患者无症状，通常在超声上偶然发现。胆结石是上腹部疼痛的最常见原因。患者经常表现出非特异性的不适，例如恶心和偶尔的呕吐，尤其是在进食大量含脂肪较多的食物后。厌恶脂肪、辛辣食物是胆结石患者的另一个典型表现。

> **提醒：** 急性上腹痛是否由急性胆囊炎引起的重要指标是胆囊压痛（墨菲征）。如果胆囊柔软，则胆结石可能不是急性上腹部疼痛的原因。

无症状的胆结石不需要治疗。

（四）鉴别诊断

1. 胆囊息肉 息肉不能随体位变化而活动，固定在胆囊壁上，且不伴声影，在增强T1WI可见强化。

2. 胆囊腺肌症 节段性或弥散性囊壁增厚，增强后可见强化。

3. 胆囊肿瘤 由于肿瘤的固定性，通常在超声检查中不难区分结石和胆囊肿瘤。CT和MRI的主要鉴别点是肿瘤发生强化。如果CT或MRI表现不明确，应进行胆囊超声检查。

（五）关键点 在10%的成年人和2%的儿童中可以发现沉默的胆囊结石，多为超声检查偶然发现。约有1/3的无症状结石患者会继续发展为有症状的胆囊结石症或胆总管结石症。有症状的胆石症的风险取决于结石的大小，较小的、可移动的结石风险更大。在无症状的患者中发现胆囊壁改变则不考虑无

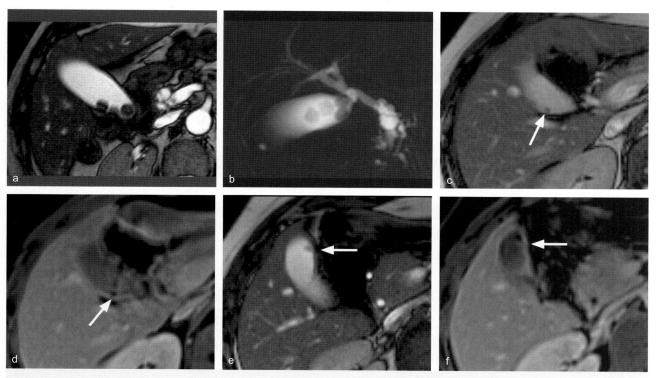

图6-23 胆结石MRI特征。 （a）造影。（b）MR胰胆管造影。（c）T2 W图像显示胆囊底部有一个小结石（箭）。（d）冠状面脂肪抑制T1 W图像显示结石无强化（箭）。（e）T2 W图像显示胆囊颈部的一枚小结节样影（箭）。（f）冠状面脂肪抑制T1 W图像显示强化、可符合胆囊息肉（箭）。

症状的胆囊结石症。这些患者应进行评估以除外胆囊癌。

有症状的胆石症

（一）**概述**　当胆结石移动时，它们可能会在胆道系统的任何水平停留造成阻塞。随之而来的压力升高会导致胆绞痛。胆汁引流障碍可能导致阻塞性黄疸，而且是胆道感染的危险因素。随着时间的流逝，感染可能会上升并到达胆囊。绞痛也可能是由于胆囊颈部结石阻止胆囊收缩排空引起。在一半的病例中，与结石有关的症状可能会自发缓解。但是它们也可能引起潜在威胁生命的并发症。

（二）**影像特征**　在最初的超声扫描中，胆囊张力常降低。超声可以检测出结石并确定其大小和位置。

胆管的扩张可能取决于梗阻的部位和持续时间。胆总管的正常直径为6 mm。在先前未进行过手术的患者中，胆总管直径≥10 mm表示扩张。胆囊颈部结石很容易被发现，而胆总管结石则不容易被发现，尤其是胆管未扩张时（图6-24，图6-25）。如果胆囊壁增厚，就有胆囊炎。

CT的优点是可以进行快速非侵入性的评估，应进行多期对比增强扫描。动脉期显示肝十二指肠韧带和胆囊区域的血管状态。实质期（门静脉期）显示局部病变。CT在显示像胆总管结石和胆囊周围区域方面优于超声（图6-26）。CT是诊断胆源性胰腺炎的首选方式。MRI甚至可以发现小的胆总管结石。除了横断面图像外，也建议使用冠状面T2W图像（图6-27）。MRCP能很好地显示胆道梗阻。增强脂肪抑制T1W图

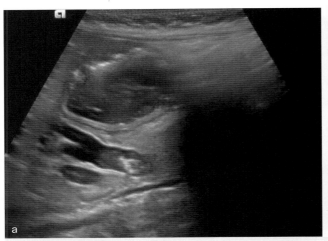
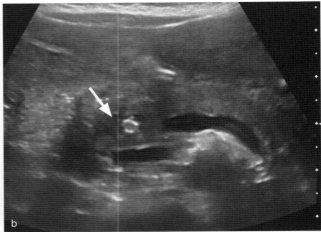

图6-24　胆石症。　一名出现胆绞痛的8岁男孩的超声检查结果。(a) 扩张胆总管内的结石。胆囊壁增厚，胆囊腔内有泥沙样结石。(b) 胆源性胰腺炎。胆总管胰段周围胰腺肿胀、呈低回声（箭）。

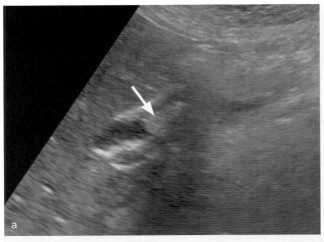
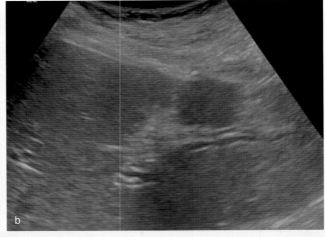

图6-25　胆总管结石症。　一名出现胆绞痛的82岁妇女的超声检查结果。(a) 扩张胆总管内的大结石。(b) 伴有黄疸的肝内胆管梗阻。

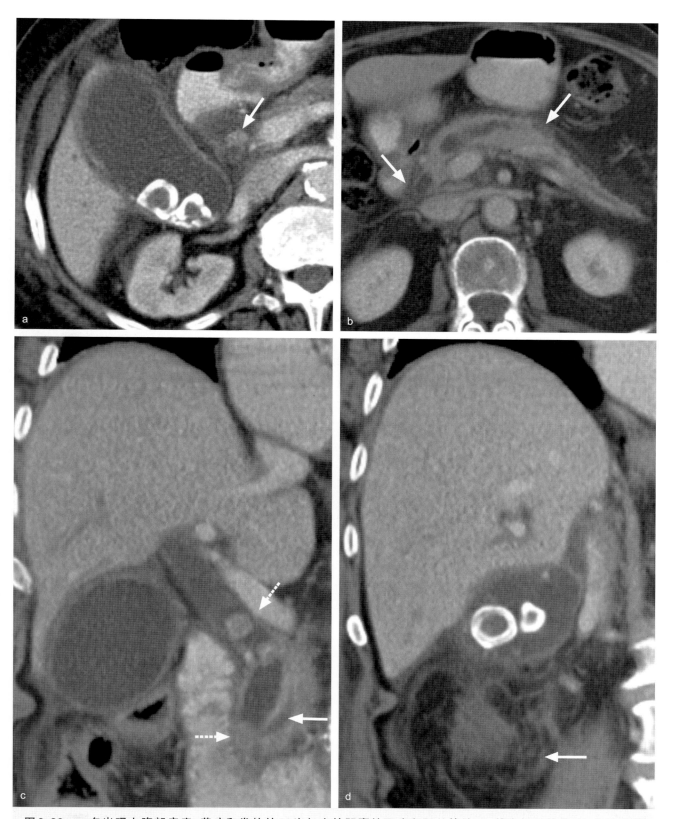

图6-26 一名出现上腹部疼痛、黄疸和发热的90岁妇女的胆囊结石症和胆总管结石,伴有梗阻性黄疸、急性胆囊炎和胆源性胰腺炎。 (a)胆囊增大,壁增厚。钙化胆囊结石和胆总管结石(箭)。(b)胆源性胰腺炎伴导管扩张和胰周渗出(箭)。(c)乳头处结石和胆总管结石(虚线箭)。胆总管和胰管扩张(箭)。(d)胆囊周围炎:腹膜后密度增高(箭)。

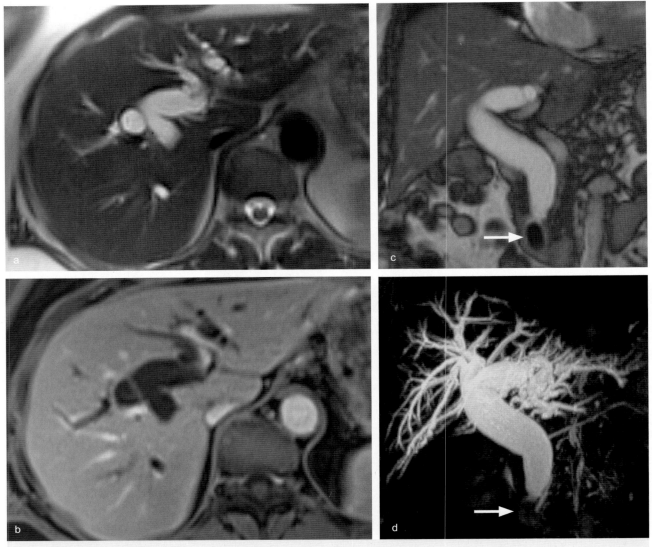

图6-27　继发于胆总管壁内段结石的阻塞性黄疸。一名胆囊切除术后35年的75岁女性的MRI表现。患者有反复发作绞痛的病史，现有黄疸表现。（a）T2W图像。胆道梗阻。(b)增强脂肪抑制T1 W图像。胆道梗阻。(c)T2W图像。胆总管壁内段结石（箭）。(d) MR胰胆管造影。胆道阻塞，胰管正常，结石表现为充盈缺损（箭）。

像可用于检测胆总管及胆囊的管壁变化。但MRI比较耗时，不适合进行紧急诊断。

> **提醒：** 有症状的乳头处结石是急诊行ERCP及乳头切开术的指征。

（三）临床特征　经典的胆绞痛包括严重的右上腹疼痛，该疼痛会间歇性发作，并可能辐射到右侧后背或肩部。与肾绞痛相反，胆绞痛患者呈止痛姿势。胆绞痛常伴有恶心和呕吐。如果结石仅阻塞胆囊颈部而不阻塞胆管，则绞痛不会伴有黄疸。随着病情发展，孤立的胆囊可能会被感染，并可能发展为胆囊积脓。如果结石移动至胆总管，则根据梗阻程度，患者可能出现梗阻性黄疸，并伴有陶土色粪便和褐色尿液。乳头水平的阻塞会导致胆源性胰腺炎，根据其严重程度可能会危及生命。胆源性胰腺炎占所有急性胰腺炎病例的1/3。治疗取决于多种因素。

1. **急性期的治疗**　急性治疗的前提是禁食固体食物，同时提供止痛药和解痉剂（丁溴东莨菪碱，不使用吗啡制剂）。任何感染都可以用抗生素治疗。

2. **无症状时期的治疗**　有症状的胆囊结石症应通过外科手术进行治疗。腹腔镜胆囊切除术前应排除胆石症。开放性胆囊切除术可与胆总管探查结合使用。

3. **胆囊切除术后胆总管结石的治疗**　在这种情况下，可以尝试采用ERCP行乳头切开术和结石摘除。

4. 药物结石溶解　据报道,使用熊去氧胆酸口服治疗可在1～2年内溶解多达70%患者的所有结石。5年内复发率高达50%。因药物治疗而缩小的结石可能会移动,因而有胆源性胰腺炎的风险。药物治疗的其他先决条件是最大结石尺寸为5 mm,且结石大小不能超过胆囊体积的一半。正常的胆囊功能("刺激性进食"后至少排空50%)是另一个基本前提。

（四）鉴别诊断　典型的胆绞痛很容易通过止痛姿势与右侧肾绞痛区分开,肾结石患者不会出现止痛姿势。急性肠系膜缺血应纳入鉴别。黄疸的鉴别诊断包括其他原因引起的胆道阻塞。伴有疼痛的黄疸可能是慢性胰腺炎或胰腺癌所致。如果出现发热,应考虑胆管炎。

（五）关键点　胆绞痛多由结石向胆总管移动引起的,少部分是由胆囊颈部结石引起。两种情况均可通过超声诊断。胆绞痛可能并发阻塞性黄疸或胆道感染。

胆囊积液和积脓

（一）概述　在两种情况下胆囊都会肿大。与急性胆囊炎一样,病因是胆囊颈部梗阻。胆囊积液时,胆汁不会被感染。胆囊内充满无菌的透明黏液("白胆汁")。原因是胆汁色素从胆汁被动回流到胆囊壁,再从那里进入血管。

1. 胆囊积液　这种情况在儿童中比成人更常见,而儿科病例很少由结石引起。积液常伴有感染性疾病如肠胃炎、中耳炎或呼吸道感染[1]。许多情况可自行缓解。如果积液持续存在并随之发生感染,则结果是急性胆囊炎或胆囊积脓。成人胆囊积液多由胆囊颈部结石引起,少数由阻塞性肿瘤引起。与儿科病例相反,这种情况在成年人中很少自发缓解。

2. 胆囊积脓　这是一种细菌性胆囊炎,通常由大肠埃希菌、肠球菌或克雷伯菌引起。胆囊腔充满脓液并扩张。胆囊积脓通常继发于胆囊颈部结石阻塞引起的胆囊积液,少数梗阻由肿瘤引起。积脓也可能由急性或慢性胆囊炎引起。

（二）影像特征　超声检查很容易发现胆囊肿大。胆囊积液无或很少出现胆囊壁增厚(图6-28,图6-29)。如果成人无法检测到胆囊颈部结石,应想到恶性狭窄。胆囊可能会出现轻微的压痛。积脓时,胆囊壁明显增厚,通常分层,施加压力时胆囊柔软。胆囊腔中的脓液表现出复杂的回声,通常伴有沉积(图6-30),这使得很难检测到结石的存在。如果发生胆囊积液,

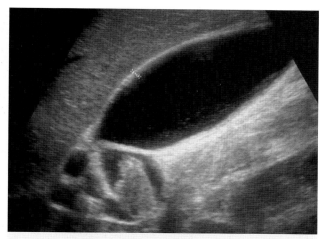

图6-28　胆囊积液。　超声显示胆囊颈部有胆泥,壁稍增厚(4 mm)。

CT也会显示胆囊肿大,仅伴轻度壁增厚。相邻的脂肪组织几乎没有变化。胆囊积脓的特点是壁增厚、明显强化,周围脂肪密度增高(图6-30)。有时在胆囊内可检测到空气。积液的MRI显示胆囊肿大,除此之外胆囊相对正常(图6-28,图6-29)。胆囊积脓的特征是胆囊增大,内容物分层。T2WI显示胆囊周围炎为高信号水肿。增强T1WI显示胆囊壁增厚、明显强化,并伴有周围组织的强化。

（三）临床特征

1. 胆囊积液　胆囊积液可能是超声检查中无症状的偶然发现,或可能表现为右上腹紧张感。严重的胆囊膨胀可引起自主神经症状,如恶心和呕吐。

2. 胆囊积脓　这是一种急性、严重的发热性疾病。患者处于虚弱状态,右上腹局限性极度压痛和僵硬。

警惕:除了慢性伴高热的形式之外,胆囊积脓也可能具有相对温和的临床表现。实验室检查的变化也可能相对轻微。在这种情况下,这种疾病的严重程度常无法被识别。

胆囊积液可以保守治疗,也可以行胆囊切除术治疗,具体取决于临床发现。胆囊积脓需行胆囊切除术。不能手术的病例可以通过CT引导的胆囊经皮减压或胆囊周围脓肿引流进行处理。

（四）鉴别诊断

1. 胆囊积液　儿童的有症状积液需要与阑尾炎和小肠肠扭转鉴别。超声检查可以区分。

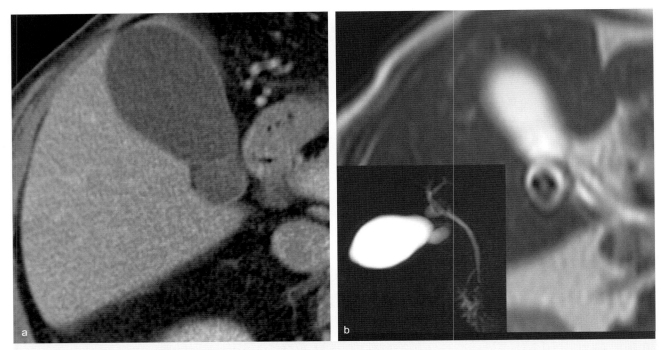

图6-29 45岁,女性,胆囊积液。 (a)CT显示胆囊颈部结石,胆囊壁未增厚。(b)相应层面MRI。左下图为MRCP图像。

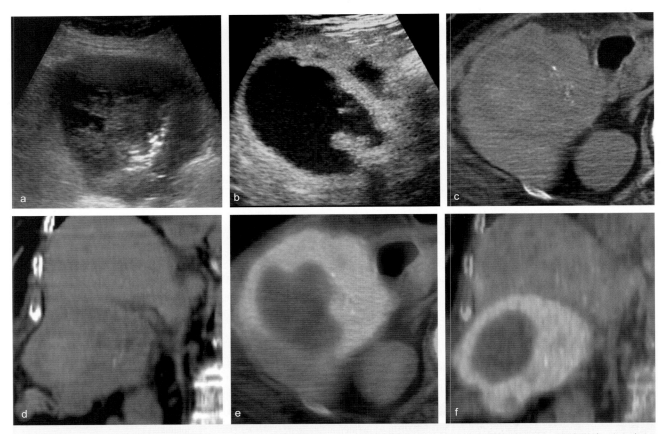

图6-30 肾衰竭患者,胆囊积脓。 手术标本组织学检查(未显示)表明肉芽肿性胆囊炎伴胆囊积脓、脓肿形成。(a)超声显示胆囊部位有复杂回声肿块伴小结石。(b)超声造影显示在相邻大肿块中有中央液化和周围液化。(c)CT显示胆囊部位有低密度肿块,并有高密度成分和钙化。(d)冠状面重建图像可见胆囊及其腹膜侧较大肿块。(e)FDG扫描显示肝脏轮廓清晰。(f)相应的冠状面FDG PET-CT扫描。

2. 胆囊积脓　这种情况需要与慢性胆囊炎和胆囊癌相鉴别。两者很难通过影像来区分。在某些情况下，必须通过手术取得病理以明确诊断。

（五）关键点

1. 胆囊积液　无菌液体使胆囊扩张，胆囊壁不增厚。积液可能没有症状，或胆囊明显肿大可能引起局部张力增高和自主神经症状。胆囊积液多见于儿童。它不是由结石阻塞引起的，可能自行缓解。

2. 胆囊积脓　是胆囊腔内脓液的积聚，通常是由阻塞胆囊颈部的结石引起的。它在成年人中更为常见。胆囊积脓可表现为急性、严重的败血症或相对温和的慢性病程。主要需要与慢性胆囊炎和胆囊癌鉴别。

慢性胆囊炎和瓷化胆囊

（一）概述　慢性胆囊炎的发病率大约是急性胆囊炎的5倍。女性发病率是男性的5倍。慢性胆囊炎可能是急性胆囊炎（"继发性慢性胆囊炎"）的后遗症或原发性慢性过程、无急性加重。在5%的情况下，炎症不伴胆囊结石。影像学特征可能包括慢性肥厚性炎症伴壁增厚（图6-31a）。还有一种慢性萎缩表现，其特征是纤维化瘢痕形成和胆囊壁变薄。该疾病可能最终导致胆囊萎缩、壁呈透明样变或瓷胆囊伴壁钙化（图6-31b）。慢性胆囊炎与胆囊癌的风险增加有关。对于瓷化胆囊，最初估计恶变的风险为20%[21]，但最近的研究表明，其风险仅为0.5%[22]。几乎所有病例均显示相关的胆囊周围炎，与邻近器官的粘连很常见。如果胆结石或肉芽组织进入胆囊壁（图6-31c），则结石可能会穿透胆囊壁或造成胆囊穿孔。穿孔可能破入肝脏或腹腔，或形成瘘管。瘘管可能是通向皮肤的管道（胆皮瘘），胆汁可能渗入周围区域。胆源性肠梗阻发生于0.1%的胆结石患者。

（二）影像特征　在腹部平片上很容易辨认出瓷化胆囊和胆囊壁的钙化（图6-32a），通常是在因其他

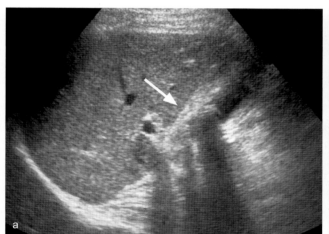
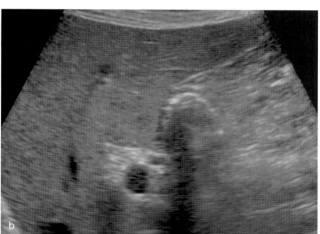
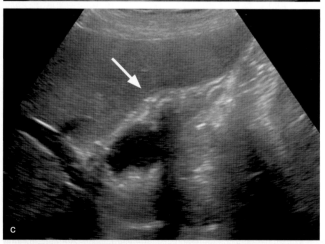

图6-31　慢性胆囊炎。　超声征象：（a）胆囊壁增厚。胆泥中的结石（箭）只能通过其声影来识别。（b）瓷化胆囊中的弯曲声影（鉴别诊断：巨大胆结石）。（c）壁内结石（箭）。

6

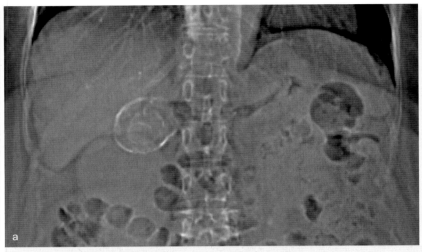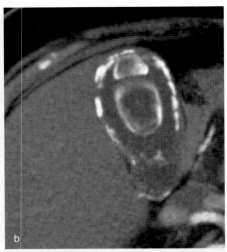

图6-32　瓷化胆囊伴大的钙化结石。（a）定位像。（b）多平面重建。

指征而拍摄的图像上附带显示。慢性胆囊炎的主要超声特征是壁增厚（超过5 mm）和结石（图6-31）。如果偶然发现了这些征象（不是在急性发作期间），通常胆囊压力不高。急性发作期间的超声检查将显示低回声边界，提示胆囊周围炎。在胆囊缩小时，很难识别出这种征象。除壁增厚外，胆囊内容物为高回声。

> **提醒:** 如果超声未显示胆囊，则有以下3种可能的解释。
> - 曾行胆囊切除术。
> - 餐后胆囊收缩。
> - 慢性胆囊炎。
> 在日常工作中通常不考虑胆囊的发育不全。

　　由于胆囊壁增厚伴声影，瓷化胆囊无法通过超声检查评估。超声波不易区分瓷化胆囊与完全充满胆囊的巨大结石而胆囊壁未钙化的情况（图6-31b）。对比增强CT显示小胆囊伴壁增厚且明显强化、胆囊周围改变。瓷化胆囊很容易诊断（图6-32b）。胆囊周围炎表现为胆囊周围强化的软组织肿块。在MRI上，小胆囊的壁在T2WI上表现为高信号，在未增强的T1WI上表现为低信号。增强后胆囊壁明显强化。胆囊周围炎也可检出。胆囊壁的钙化不会产生MR信号。在重T2加权序列与增强的脂肪抑制T1W序列结合的情况下，瘘管显示最清。

> **提醒:** 没有影像学方法可以在慢性胆囊炎背景下肯定地诊断胆囊癌。确诊需要胆囊切除术后进行病理检查。在慢性胆囊炎患者中发现淋巴结转移或肝转移强烈提示胆囊癌（图6-20）。

　　（三）临床特征　继发性慢性胆囊炎患者表现为急性胆囊炎反复发作。原发性慢性胆囊炎常表现为轻度、非特异性症状。在这两种情况下，胆囊癌的发展几乎总是不会引起注意，因为症状仅在晚期才出现。结石穿孔进入腹腔会引起局限性或弥漫性胆汁性腹膜炎，表现为急腹症。邻近器官的瘘管会产生特定症状。即使无症状的患者也建议进行胆囊切除术，以防止并发症及可能发生的恶变。

　　（四）鉴别诊断　对于继发于复发性急性胆囊炎的慢性胆囊炎，鉴别诊断与急性胆囊炎相同：肝脓肿、胰腺炎、右侧结肠憩室炎和溃疡病。最重要的鉴别诊断是胆囊癌，在没有继发性肿瘤征象的情况下，不能单独通过影像学检查排除胆囊癌。

　　（五）关键点　慢性胆囊炎作为胆囊结石症的并发症，也可能是原发的慢性病（无或非特异性症状），也可能是由于急性胆囊炎反复发作所致。它通常会导致胆囊缩小、壁变厚。在慢性萎缩性胆囊炎中，胆囊壁变薄。周围局限性炎症（胆囊周围炎）经常发生。结石嵌入胆囊壁中会形成瘘管。慢性胆囊炎最令人担心的并发症是胆囊癌，几乎总是无症状的，直到晚期才被诊断出来。影像学无法检测到局限于胆囊壁的早期癌变，故而诊断为慢性胆囊炎患者需行胆囊切除术。

Mirizzi综合征

（一）概述　Mirizzi综合征是一种慢性胆囊炎的罕见并发症，其特征是肝总管良性狭窄导致的阻塞性黄疸。每1 000名有症状性胆囊结石症的患者中只有1名发展为Mirizzi综合征。在所有进行过胆道手术的患者中，大约有1%观察到这种情况[23]。Kehr于1905年首次描述了结石引起的部分胆管阻塞及相关炎症[24]。Mirizzi直到1948年才描述这种情况[25]。胆囊管或胆囊颈部中的结石压迫引起了肝总管阻塞。然而，阻塞的主要原因不是机械压迫，而是相关胆管中的炎性改变[26]。胆囊管与肝总管汇合点偏低、肝总管和胆囊管

有较长的并行节段，是该病的易患因素[27]。胆囊颈部结石的慢性炎症导致与肝总管形成粘连。最终，结石可能导致压力性坏死。可能会形成胆管瘘或胆囊胆管瘘，结石会穿孔进入肝总管。在这一阶段，肝总管可能显示出不同程度的壁破坏[28]。

（二）影像特征　超声提示肝内胆道对称性梗阻伴胆囊漏斗部结石嵌顿。胆总管未扩张。胆囊本身通常萎缩[29]，CT显示肝内胆道梗阻，并显示漏斗部结石，无外压性改变[30]。CT冠状面重建在确定梗阻水平、肝十二指肠韧带解剖以及梗阻与门静脉和肝动脉之间的关系方面优于超声。MRCP是显示胆道狭窄和肝内胆道梗阻的最佳检查技术（图6-33）。由于导管周围的炎

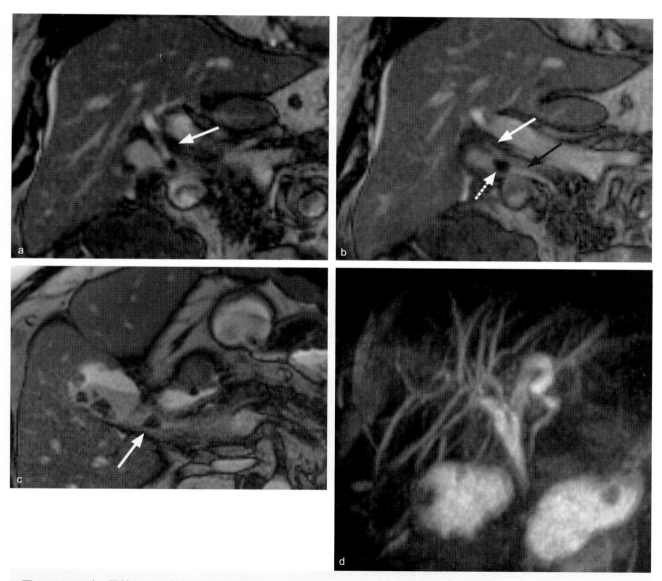

图6-33　64岁，男性，Mirizi综合征患者胆囊积脓，伴黄疸、胆管脓毒症和急性肾功能不全。（a）胆总管（箭）。（b）胆囊管结石（虚线箭），胆总管狭窄（黑色箭）；肝总管（白色箭）。（c）胆总管结石伴胆汁淤积，胆囊管结石伴壁增厚（箭）。（d）MRCP显示肝内胆汁淤滞并肝总管梗阻。

症和纤维化改变,增强扫描图像显示胆管周围局灶性强化[31]。ERCP直接观察胆管可以得到狭窄最详细的视图(图6-34)。结石压迫、穿孔或瘘管均可以观察到。与恶性狭窄的鉴别存在困难,尤其是ERCP不能显示肝门区的肿块。如今这两种技术(MRCP和ERCP)仅作为最后手术前的临时介入治疗。

(三)临床特征 主要症状为梗阻性黄疸伴反复发作的急性胆囊炎的前驱病史。大多数患者表现为右上腹部疼痛及发热性感染。其他患者可能表现为无痛性的阻塞性黄疸。治疗方法包括胆囊切除术和胆系切开,如有必要,则进行胆肠重建。

(四)鉴别诊断 需要与胆囊癌或胆管细胞癌引起的恶性狭窄鉴别诊断。肝十二指肠韧带淋巴结转移可引起胆系的外源性压迫。

(五)关键点 Mirizzi综合征是由肝总管良性狭窄引起的阻塞性黄疸。它是慢性胆囊炎的一种并发症,由胆囊漏斗部的结石和相关的炎症引起。它可能单纯压迫无并发症,或发展为胆管瘘。当有瘘管存在时,肝总管壁显示不同程度的破坏。术前影像学检查是避免胆管损伤的必要手段,影像学检查通常包括CT、MRI和MRCP。

二、胆道炎症和感染性病变

胆道炎症可由感染性微生物或无菌炎症过程引起。胆管感染是由于胆汁引流障碍或阻塞引起的。

上行性胆管炎

(一)概述 急性上行性胆管炎是急性梗阻后胆道引流障碍和淤滞引起的细菌感染导致的。肝外胆管阻塞通常是由结石引起的,也可能由于先前存在的狭窄失代偿或者邻近器官的肿瘤对胆系的侵犯引起。主要致病菌为大肠埃希菌、肠球菌、克雷伯菌属和假单胞菌属。上行性胆管炎最常见于20～50岁的年轻患者。患上行性胆管炎的癌症患者往往年龄较大,并且男女机会均等。

(二)影像特征 在最初的超声检查中就可以发现胆囊或胆管结石。一个典型的征象是肝外和中央性肝内胆管扩张,并伴有管壁增厚。如果梗阻在胆总管,胆囊会变大,充满回声样物质。胆囊壁也增厚。由于炎性渗出物,有炎症的胆管在CT平扫上表现为高密度。动脉期图像显示门静脉周围高灌注。增强后可以显示肝外胆管和大的中央性肝内胆管壁增厚、强化。肝内胆管梗阻在门静脉期显示最佳。肝脏和肝外胆管的多平面重建有助于诊断。FDG-PET-CT能以FDG摄取为根据,高灵敏度地检测门静脉区的炎症。在MRI上,重T2加权像最能显示胆管扩张和胆管内结石。增强T1WI也有助于确定扩张的胆管和邻近的门静脉周围炎性改变。MRCP显示扩张的胆管伴充盈缺损(图6-35)。ERCP是一种通过植入引流管解除胆道梗阻的治疗方法。另一种选择是经皮肝穿刺胆管引流术(PTCD)。

(三)临床特征 典型的Charcot三联征包括右上腹疼痛、发热和黄疸。本病可表现为胆源性败血症,即严重虚弱、寒战和发热。实验室检查显示有明确的炎症迹象。上行性胆管炎可导致肝脓肿的并发症。未经治疗,该病的病死率为100%。

治疗方案:① 抗生素疗法;② PTCD对梗阻进行外科或介入性减压;③ 如有需要经内镜或经皮取石。

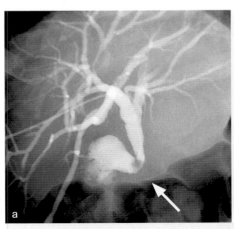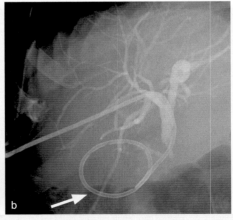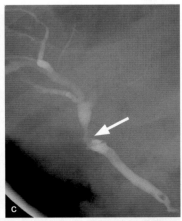

图6-34 化脓性胆管炎和胆囊积脓患者经皮肝穿刺胆管引流术,与图6-33为同一患者。 (a)结石压迫肝总管(箭)。(b)引流管插入胆管和胆囊。(c)胆囊切除术后ERCP显示肝总管狭窄。

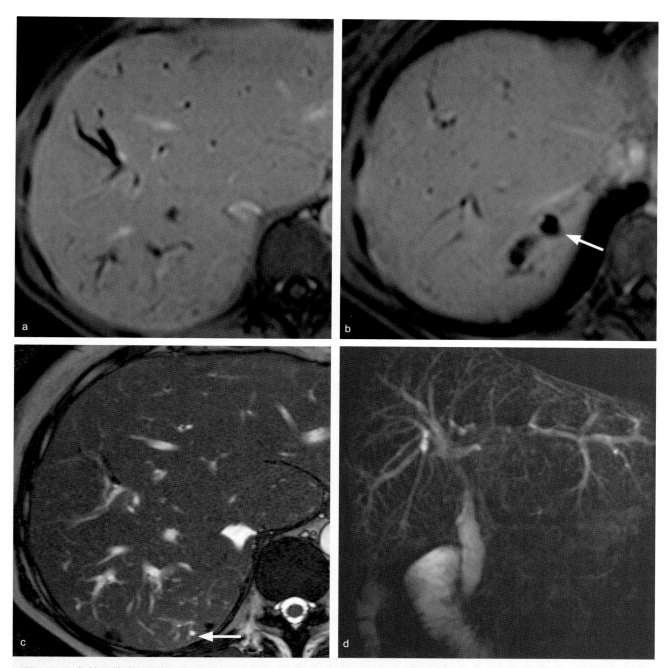

图6-35 急性胆管炎伴胆源性脓肿。 (a) 增强脂肪抑制T1WI显示胆管扩张并强化。(b) 胆管相关囊性扩张,胆管脓肿(箭)。(c) 在小胆管的水平上也可以检测到芽状突起(箭)。(d) MRCP成像显示肝总管和肝左管狭窄。

警惕: 医源性胆源性胰腺炎是ERCP可怕的并发症,尤其是与乳头切开术相结合时。

(四) 鉴别诊断 原发性硬化性胆管炎:通常根据临床表现进行鉴别。该病还表现为胆管狭窄和憩室样扩张的特征性改变。

继发性硬化性胆管炎:艾滋病相关胆管病、缺血性胆管病、嗜酸性胆管炎及其他继发性疾病也应考虑在内。

提醒: 虽然有些肝脓肿是胆管源性的,但有一些可能是由于病原体从乙状结肠憩室炎或慢性炎症性肠病的原发灶向肝脏的血行扩散所致。

(五) 关键点 细菌性上行性胆管炎是由胆总管结石或胆道狭窄引起的胆流障碍导致。在影像上与非炎性胆管炎导致的胆汁淤积很难区分。最有价值的方法是PET-CT,可用于检测门静脉区域的FDG摄取。

原发性硬化性胆管炎

（一）概述　原发性硬化性胆管炎是一种很独特的疾病,它可能是在自身免疫异常基础上的进行性纤维化胆道炎症。最初受损的导管上皮释放抗原,抗原被门脉周围结缔组织中的巨噬细胞吞噬。它们与T淋巴细胞的相互作用引发一种自我延续的炎症,伴有结缔组织增生,随后出现硬化和闭塞性导管破坏[33]。这一过程导致以狭窄和静脉曲张样扩张为特征的胆道树畸形。这种疾病影响肝内和肝外胆管。同时大小导管受累者占75%,累及大胆管者占10%,单独累及小胆管者占15%[34],这种疾病通常在30～40岁时出现,70%的患者年龄在45岁以下。男性发病率稍高。大约有1/4的病例是特发性、无明确的病因。3/4的病例与慢性炎症性肠病(溃疡性结肠炎、克罗恩病)、自身免疫性胰腺炎或腹膜后纤维化有关。与溃疡性结肠炎的相关性是最高的,大约70%的患者患有溃疡性结肠炎。原发性硬化性胆管炎是一种慢性、进行性的疾病,最终以胆汁性肝硬化伴门静脉高压和肝功能衰竭为结局。慢性炎症易导致胆管细胞癌,约10%的患者中发现胆管细胞癌。胆管癌发生时间比非原发性硬化性胆管炎患者早约20～30年。原发性硬化性胆管炎的5年生存率为88%,诊断后平均生存率为12年。

（二）影像特征　影像学典型表现为受累胆管的串珠状改变伴狭窄和节段性扩张。狭窄前无或轻微扩张。超声显示肝内胆管扩张并管壁增厚。即使在没有肝硬化的情况下,门脉周围也有不规则的增宽,超声检查是显示这些征象的最佳方法。肝内胆管可检出结石。如果发生胆汁性肝硬化,超声将显示肝硬化的特征。1/2的病例出现以结石和胆囊壁增厚为特征的胆囊改变(图6-36a)。

CT增强显示不规则胆道梗阻。与普通的导管扩张相比较,导管不能通过连续横断面扫描追踪。薄层重建可显示导管壁增厚和强化。门脉周围纤维化在增强前呈低密度,呈延迟强化(图6-36b)。终末期以肝硬化伴周围萎缩和中央肥大为特征。这不同于典型肝硬化的左叶肥厚(见第五章第六节)。

> **提醒:**尾状叶假瘤是原发性硬化性胆管炎的一个相对特异的征象,它先于肝硬化发生。

尾状叶增大而且在CT平扫中成呈高密度。胆管细胞癌很难诊断,发现肿块、胆管壁增厚超过4 mm以及随着时间的推移导管扩张进展提示胆管细胞癌[36,37]。在MRI上,T1 W平扫可见门脉周围纤维化呈低信号,边缘不规则(图6-36d)。增强后的图像显示门静脉周围强化。纤维化T2为高信号(图6-36e)。T2W图像(图6-36f)和MRCP显示胆管不规则扩张伴狭窄和节段性扩张。MRI在检测肝脏形态学变化方面与CT相当。通过ERCP直接显示胆道是首选的诊断方法,能最详细的显示细节。它可以发现肝内胆管的多灶性狭窄、不规则边缘、节段性扩张和憩室(图6-36c)。

（三）临床特征　原发性硬化性胆管炎表现为慢性间歇性黄疸伴瘙痒。肝肿大,右上腹疼痛。这种病药物治疗无效。唯一的治疗方案是肝移植。

（四）鉴别诊断

1. **继发性硬化性胆管炎**　通过注意原发性硬化性胆管炎与溃疡性结肠炎的相关性,可与继发性硬化性胆管炎鉴别。如果患者无继发性硬化性胆管炎病史,只能根据病程(除组织学检查外)鉴别特发性原发性硬化性胆管炎。

2. **胆管细胞癌**　在原发性硬化性胆管炎的背景下很难诊断这种疾病。

3. **肝硬化**　根据肝形态特征性变化与经典肝硬化的区别。

（五）关键点　原发性硬化性胆管炎是一种进行性的胆道炎症,可能是自身免疫反应,以广泛的门静脉周围纤维化为特征。75%的病例同时累及大、小胆管。可单独累及肝外胆管。特征性的胆管改变包括狭窄和静脉曲张样扩张。这种疾病逐日进展,对治疗无反应。它可导致典型的胆汁性肝硬化,伴有肝周围萎缩和中央性肥大。大约1/4的病例没有明确的原因。在3/4的病例中,该疾病在慢性炎症性肠病的背景下单独进展。与溃疡结肠炎的相关性最强。大约10%的患者发展为胆管细胞癌,比一般人群早发生20～30年。

三、良性肿瘤及增生性改变

胆囊和胆管的良性病变主要包括上皮性肿瘤(息肉、腺瘤)和良性、弥漫性肿瘤样壁增厚如腺肌瘤病。间叶性肿瘤非常罕见。

胆囊息肉

（一）概述　息肉的定义是肉眼可见的黏膜壁外生物,它们可能无蒂或带蒂。胆囊息肉比较常见(约占人

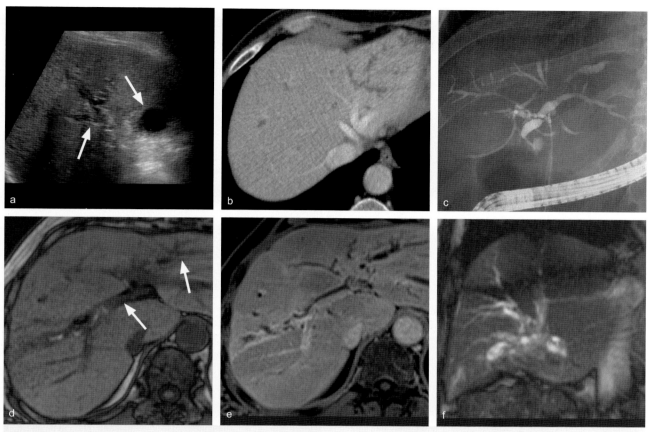

图6-36 50岁,男性,原发性硬化性胆管炎、伴溃疡性结肠炎。 (a)门脉周围不规则增厚(箭)和胆管扩张,胆囊壁增厚。(b) CT示不规则梗阻伴门脉周围强化。(c) ERCP显示狭窄伴节段扩张且边缘不规则[图像(c),德国Giessen and Marburg大学医院Hardt教授供图]。(d) T1WI显示低信号门脉周围区域不规则增厚(箭)。(e)增强图像显示明显强化和不规则胆道梗阻。(f) T2WI显示与ERCP相对应的不规则导管扩张。

口的5%),但很少引起临床症状,所以通常在超声检查中偶然发现[1],组织学研究表明,胆固醇息肉是最常见的类型,约占50%,与肥胖有关。其次是其他的增生性炎症过程。腺瘤排在第三位,占病例总数的20%。大约85%的息肉 < 5 mm。大量研究发现,< 1 cm的息肉均为良性,> 1.5 cm的息肉均为恶性[38,39]。无蒂腺瘤和多发性腺瘤恶性风险增加。

(二)影像特征 超声显示,息肉表现为边界清楚、透声良好的肿块从胆囊壁突入到内腔,后方无声影。与小的胆固醇结石(也是无声影的)最可靠的区分标准是它们在胆囊内的固定性。除大小外,一个重要的考虑因素是数量(单个或多个)(图6-37)。由于息肉的密度与胆汁的密度相似,因此在CT上不如B超显示清晰,但是CT增强后息肉可显示为强化的肿块,因而,与结石相比,CT对胆囊息肉的检出率更高。在MRI上,胆囊中的胆汁在T2WI上为高信号,而结石或息肉则是低信号的。由于与周围环境形成高对比度,因此即使是很小的病变也可以识别。与结石的区别依赖于增

强。如果在T1WI和T2WI上息肉对胆囊壁呈等信号,则为腺瘤(图6-38)。

(三)临床特征 息肉一般无症状。胆囊颈部的大息肉可通过阻塞漏斗部而引起胆绞痛。治疗方法取决于息肉的大小。

1. 无症状息肉 < 10 mm 无需治疗,6个月后进行超声随访是必要的,以避免漏诊快速增长的肿瘤。

2. 息肉 > 10 mm 应摘除。

3. 息肉 > 15 mm 应怀疑为腺瘤可能。

(四)鉴别诊断

1. 胆泥 这种物质可能在超声下类似于息肉,病灶可移动性且无强化有助于鉴别。

2. 胆结石 胆结石有结石声影为特征。细小的、无声影的胆固醇结石通过其活动性来识别。

3. 转移 以局灶性息肉样肿块形式出现的转移灶很少在胆囊中发生。与息肉不同,转移灶与胆囊壁的局部改变有关。

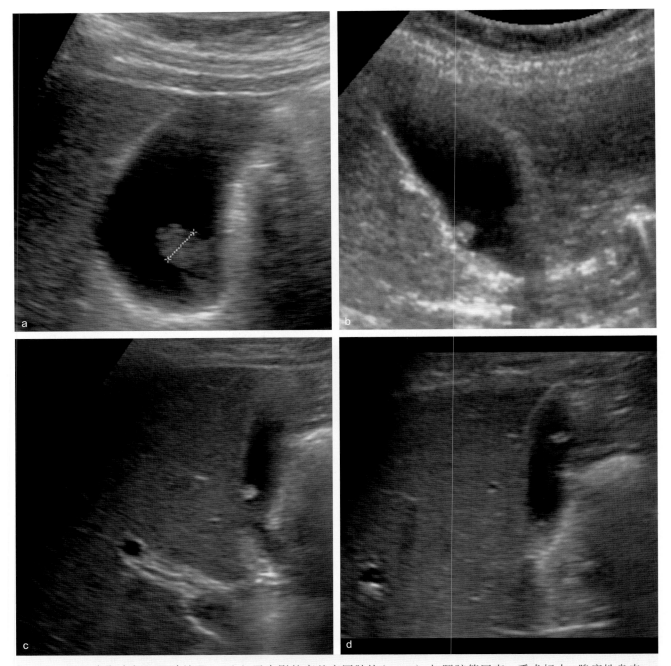

图6-37　胆囊息肉与胆固醇结石。　（a）无声影的宽基底团肿块（8 mm），与肝脏等回声。手术标本：腺瘤性息肉。（b）轻度高回声肿块（5 mm）无声影且不随体位改变而移动：胆固醇息肉。（c）高回声肿块具有与图（b）相似的超声特征。患者仰卧位。（d）患者直立坐位：胆固醇结石。

（五）关键点　胆囊壁息肉很常见，通常在超声检查中偶然发现。胆固醇息肉是最常见的，其次是炎症性增生性息肉和腺瘤。息肉的固定性和可强化性使其不同于结石。只有MRI才能提供特异性的诊断。如果息肉在所有序列中与胆囊壁呈等信号，则是腺瘤。< 10 mm的息肉通过超声随访。> 10 mm的息肉通过胆囊切除术可切除。15 mm或更大的息肉高度怀疑恶变。

胆囊壁良性增生（腺肌病和胆固醇病）

（一）概述

1. 腺肌病　腺肌病的特征是胆囊壁弥漫性或局灶性增厚。黏膜（黏膜皱褶）和平滑肌增生，形成称为Rokitansky-Aschoff窦（罗-阿窦）的特征性壁内憩

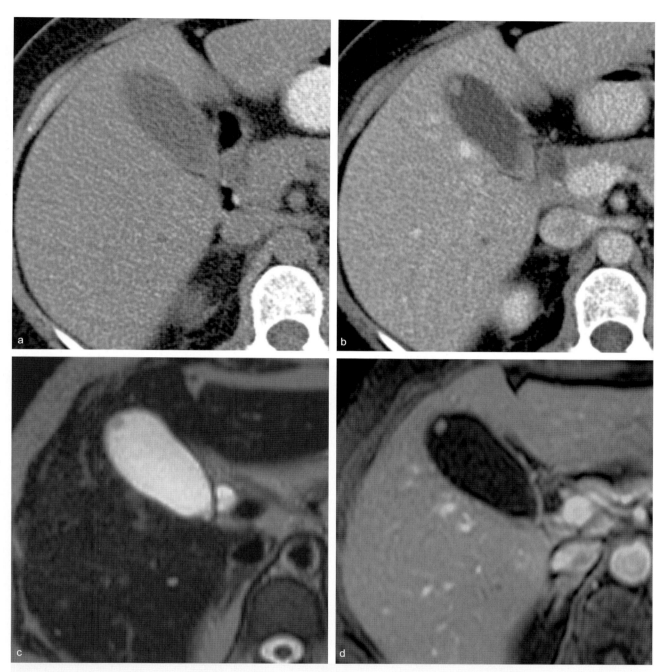

图6-38　胆囊息肉CT和MR的对比图,偶然发现:4 mm息肉。　(a)CT平扫,病灶与胆汁基本等密度,病灶边界很难勾勒。(b)增强后,息肉边界清晰。(c)T2WI可见等信号的肿块位于高信号的胆汁内。(d)脂肪抑制T1WI显示肿块与胆囊壁呈等信号。

室[40]。在约5%～25%的胆囊切除术标本中发现了腺肌病或胆固醇沉着的迹象。病因尚不清楚。在大约50%的病例中可发现胆结石。

2. 胆固醇沉着症　胆固醇沉着症是指由于脂肪吸收过量而引起的胆囊壁的改变。这可能是由于胆汁中胆固醇含量过高或淋巴引流受损所致。它的特征是胆囊壁中胆固醇酯在上皮下沉积,并且出现富含胆固醇的泡沫细胞,类似胆囊腺肌病。

胆固醇沉积有弥漫性及局限性两种形式,弥漫性累及称为"草莓胆囊",局限型以息肉为特征。

(二)影像特征　胆囊腺肌症的超声表现为弥漫性或者局限性胆囊壁增厚,囊壁内的憩室(罗-阿窦)表现为低回声内容物,典型的表现是胆固醇结晶在壁内沉积引起的彗星尾状声影(图6-39),可发现为数众多的

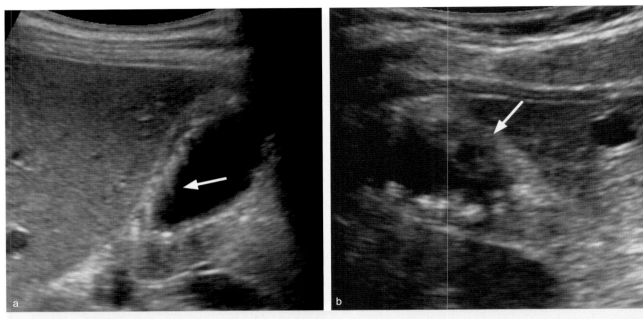

图6-39　胆囊腺肌症。　（a）胆固醇结晶导致的彗星尾状声影（箭）。（b）胆囊壁增厚伴沉积物回声及壁内憩室（箭）。

息肉＜10 mm，像草地一样覆盖部分胆囊壁（图6-40），CT也可显示弥漫性的或是局灶性的胆囊壁增厚，增强后可见明显的强化，胆囊壁内憩室难以显示，胆固醇沉积症及胆囊腺肌症都可显示多发的息肉，CT显示细节不如超声。MRI显示一个增厚的强化胆囊壁，腔内憩室在T2W序列中可直接显示。

（三）临床特征　这两种情况通常由超声偶然检测到，在极少数病例可能有右上腹部的疼痛。临床症状可能源于相关的胆囊疾病。没有可供使用的治疗方案。

（四）鉴别诊断

1. 腺肌病　鉴别诊断包括慢性胆囊炎、胆囊癌和黄色肉芽肿性胆囊炎。腺肌病超声特征足以排除其他可能的诊断。CT检测到的任何无法解释的胆囊壁增

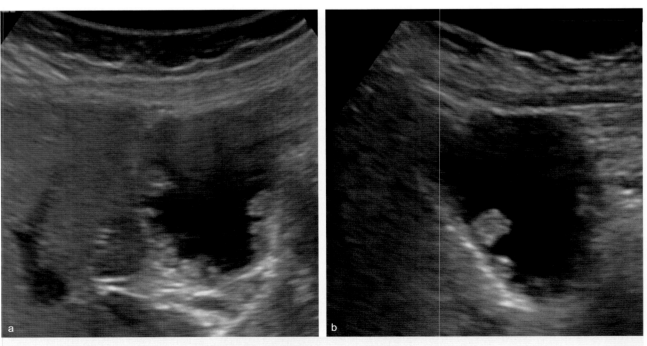

图6-40　胆固醇沉积症。　（a）息肉覆盖胆囊颈部及胆囊体部。（b）壁增厚程度较轻。

厚应通过超声进一步检查。

2. 胆固醇沉着症　需要与胆囊壁多发性息肉相鉴别。

（五）关键点　腺肌病和胆固醇沉着症的胆囊壁中均可检测到胆固醇沉积。腺肌瘤病引起明确的壁增厚和特征性壁内憩室（罗-阿窦）。由胆固醇沉积引起的彗尾状声影是另一个典型的超声征象。在胆固醇病中，可发现许多胆固醇息肉。CT诊断困难，所以推荐使用超声检查作为辅助诊断。

导管内乳头状黏液性肿瘤

（一）概述　导管内乳头状黏液性肿瘤是一种产生黏液的胆道肿瘤（腺瘤），黏液由95%的水和5%的糖蛋白组成。由于其含水量高，黏液具有相当于水或胆汁的成像特征，因此难以辨别。浓缩的黏蛋白改变了其影像表现。肿瘤在黏膜中发生。除了结节型外观，导管内乳头状黏液肿瘤也可能在导管黏膜中纵向扩散，需要很长时间才能渗透到胆管中，导致胆管阻塞、从属的导管扩张。病变发生部位决定了导管扩张的程度，相关的充盈缺损可能类似于结石。导管内乳头状黏液肿瘤也可能发生在胆囊中[41]。乳头状瘤病累及范围广，以腺瘤、发育不良腺瘤和胆管腺癌的组合为特征。

（二）影像特征　最明显的迹象是肝内胆道阻塞。黏液滞留导致肝内胆管动脉瘤样扩张，在超声检查中往往难以辨别。根据黏液的组成，胆汁可能为无回声、回声良好或显示复杂的回声，很少能够检测到导管内肿物。增强CT扫描下，胆道的动脉瘤样扩张显示更为清楚。扩张的导管汇入一个带有强化导管内肿瘤组织的导管。在CT和超声中都一样，分泌物的组成决定其密度范围可从水样密度到高密度[42]。T2WI和MRCP也能显示扩张的导管（图6-41）。信号强度范围从水（T2高信号，T1低信号）到蛋白质（T2低信号，T1高信号），取决于胆汁和黏液的组成。增强脂肪抑制T1W序列可以显示导管内组织。

> **提醒：** ERCP测得经乳头的黏液可以明确诊断。

（三）临床特征　扩张、充满黏液的胆管易患胆管炎，这决定了临床表现（间歇性上腹痛伴发热和寒战）。中央胆管受累可能导致阻塞性黄疸。治疗包括手术切除受影响的部分肝段。

（四）鉴别诊断　主要与胆管癌、复发性化脓性胆管炎和化脓性肝脓肿鉴别，胆管内乳头状黏液性肿瘤胆管扩张最显著。

（五）关键点　胆管内乳头状黏液性肿瘤引起狭窄和黏液生成，导致从属的胆管动脉瘤样扩张。根据其组成，黏液可能具有胆汁或蛋白质液体的影像特征（在所有检查方法中）。肿瘤生长特性多变，可以从结节性肿块到导管内纵行扩散。典型表现是多种形式的胆道扩张，可以是局灶性动脉瘤样扩张，或者弥漫性累及所有胆道，ERCP经乳头的黏液检测可以明确诊断。晚期可发生导管浸润。

四、恶性肿瘤

胆囊和胆道的恶性肿瘤主要来源于上皮，80%以上的胆囊癌和几乎所有的胆管癌是腺癌。10%是鳞状细胞癌或间变性癌[43]，黏液囊腺癌和黏液腺癌占5%。神经内分泌癌和恶性间叶肿瘤（平滑肌肉瘤，纤维肉瘤）罕见。卡波西肉瘤（HIV感染）和淋巴瘤也可能发生。胆囊转移主要起源于黑色素瘤。结肠癌可向胆管转移。其他转移到胆管的肿瘤有肺癌、乳腺癌、胰腺癌和前列腺癌[44]。

胆囊癌

（一）概述　胆囊癌是一种罕见的恶性肿瘤（占所有癌的0.6%～3.0%）。在尸检中，胆囊癌的发生率0.24%～0.50%[45]，女性发生率比男性约3∶1。因为肿瘤往往生长缓慢，且无症状，直到晚期它仍然很难被发现。发病高峰年龄在70～80岁。它预后很差，大约75%的病例在确诊时已经转移，5年生存率不到5%。两种胆囊癌的镜下表现不同。

1. 弥漫性浸润性癌　这种类型更常见。其特征是胆囊壁弥漫性增厚，而胆囊本身萎缩（如慢性胆囊炎）。

2. 结节状息肉样肿块　这种类型不太常见。肿瘤形成结节状息肉样肿块，完全占据胆囊腔。如果胆囊颈阻塞，可能会发生积脓。

在晚期，这两种类型变得不可区分。通常肿瘤通过直接侵入肝脏、胆管而扩散，胰腺、十二指肠和结肠受累则不太常见。在疾病的某个阶段，会发生直接侵入肝脏的情况。沿着淋巴管扩散是典型的，在与原发肿瘤相邻的肝区周围形成特征性的肝内卫星病变。25%的患者发生腹膜转移。淋巴扩散发生在肝十二指肠韧带、胃、胰腺和腹膜后的淋巴结。血液扩散主要发生在肝、肺和骨骼。

6

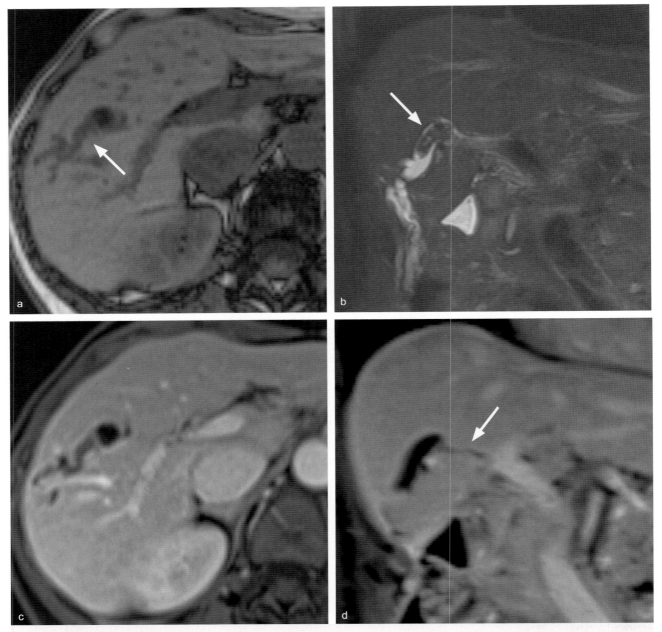

图6-41　胆管乳头状黏液性肿瘤。 （a）胆管动脉瘤样扩张（箭）。（b）胆管内等信号充盈缺损（箭），浓缩黏蛋白。（c）胆管周围强化。（d）管壁强化的长段狭窄（箭）。

提醒：约75% ～ 90%的胆囊癌患者胆囊内也有结石，但只有约2%的胆囊结石患者发展为胆囊癌。

结石会损伤上皮并引起慢性炎症。炎症可引起不典型增生，由此可逐渐发展为胆囊癌。从不典型增生到可检出胆囊癌的时间估计为15年[46]。

机械病因学也支持肿瘤最常起源于胆囊底部（其

次是胆囊颈和胆囊体）的事实。其他危险因素是胆道腺瘤和胆道囊性发育异常。慢性沙门菌排泄物也会增加罹患胆囊癌的风险。

70%的病例中原发性硬化性胆管炎与溃疡性结肠炎并存，10%的病例中伴有克罗恩病。其特点是慢性胆道梗阻发展为胆汁性肝硬化。晚期则特征性地进展为胆管癌和胆囊癌[47]。在家族性大肠息肉病患者中，可检测到高达40%的胆囊上皮异常增生[48]。

（二）影像特征　除了提供诊断，影像学检查应确定局部肿瘤的范围。肿瘤分期应包括淋巴结转移和远处转移。超声是检测胆囊结石和评估胆囊壁首次检查的最好方法。早期胆囊癌主要表现为局部的、不对称的壁增厚，常在超声检查时偶然发现的。晚期肿瘤表现为浸润性生长，伴不规则结节状低回声肿块。肿块穿过胆囊壁进入胆囊腔内（图6-42）。这种类型很难与慢性胆囊炎鉴别。多普勒超声可能在这方面有所帮助。如果癌的直径大于2 cm，多普勒扫描会显示血管增生区域。肿瘤生长穿透胆囊壁并进入肝脏表明是胆囊癌。超声可检测继发性肿瘤征象如淋巴结和肝转移、腹水。CT是术前肿瘤分期和确定局部肿瘤范围的首选方式（表6-2）。CT扫描应采用多期扫描包括动脉和门脉增强期，并采用薄层多平面重建。癌肿表现为低密度肿块。在MRI上，胆囊癌在T1WI上表现为浸润性肿块，与肝脏相比呈轻度低信号。增强后，肿瘤呈低信号，与强化的肝实质的分界更清晰。在T2W序列中，肿块与肝脏相比呈稍高信号。MRCP有助于评估肝内和肝外胆管的状态。

（三）临床特征　症状不典型，主要症状是右上腹疼痛；可能伴恶心、呕吐和体重下降。这些症状临床

表6-2　胆囊癌分期

分期	特　　　征	分期组合
Ⅰ	肿瘤局限于黏膜（Ⅰa）或胆囊壁（Ⅰb）	T1,2 N0 M0
Ⅱa	T3：肿瘤已穿透浆膜或侵犯邻近器官	T3 N0 M0
Ⅱb	N1：肝十二指肠韧带淋巴结转移	T1,2,3 N1 M0
Ⅲ	T4：肿瘤侵犯门静脉，肝动脉或至少两个邻近器官	T4任何N M0
Ⅳ	远处转移	任何T任何N M1

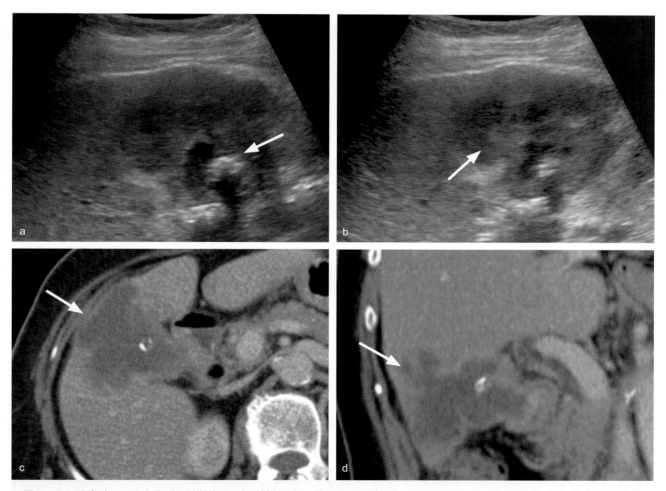

图6-42　胆囊癌。（a）胆囊壁增厚呈不规则低回声。箭所指的是结石。由于侵犯肝脏，边缘不清。（b）肿瘤浸润导致相邻肝实质密度减低（箭）。（c）横断面CT扫描更清晰显示肝脏浸润的范围（箭）。（d）冠状面CT扫描。

上通常归因于胆结石。黄疸是一个预后不好的迹象。1/5的患者在诊断时发现有腹水，1/10的患者有十二指肠梗阻。大约20%的胆囊癌是在症状性胆囊结石的胆囊切除手术中偶然发现的。治疗方法取决于肿瘤的分期。

1. Ⅰ期和Ⅱ期 手术切除（Ⅱa期包括部分肝切除，Ⅱb期包括淋巴结清扫）。

2. Ⅲ期 肿瘤扩散，不能通过局部切除治疗。

3. Ⅳ期 全身性远处转移。

（四）鉴别诊断

1. 慢性胆囊炎 如无继发性的肿瘤征象，根据其影像学特征很难区分这两种疾病。因此，所有慢性胆囊炎都是胆囊切除术和组织学检查的适应证。

2. 胆囊息肉 > 1 cm 这些病变与慢性胆囊炎相似，治疗原则一致。

3. 腺肌瘤病 为良性肌瘤壁增厚，需要做鉴别诊断。它不会侵入肝脏，并且胆固醇沉积物产生特征性回声。

4. 转移灶 胆囊窝的肝转移灶以及胆囊壁的转移也应考虑在鉴别诊断的范围内。

（五）关键点 胆囊癌通常无症状，诊断时多为晚期。在确诊时，3/4的病例已有转移，1/4的患者已经有腹膜癌。肿瘤的形态可能是息肉状或结节状，但弥漫性浸润性生长更为常见。主要影像学表现为胆囊壁增厚。典型表现是邻近肝直接受侵伴周围卫星样病灶。危险因素有胆结石、慢性胆囊炎、瓷化胆囊、息肉、原发性硬化性胆管炎和家族性息肉病。慢性胆囊炎的诊断是胆囊切除术的一个指标。只有组织学检查才能排除

癌症。

胆管囊腺癌

（一）概述 胆管囊腺癌是一种罕见的低级别的囊性肿瘤，主要发生在肝内胆管（85%的病例）。肝外胆管较少发生（15%），且胆囊累及更为罕见（0.02%）。肿瘤由良性胆管囊肿发展而来，可能起源于异位原始胆管[50]。胆管囊腺癌为较大的囊性肿块，直径可达20 cm，有内部分隔。主要见于中老年妇女；男性的发病率非常低。

（二）影像特征 超声显示一个巨大的多房带分隔的囊性肿块。囊肿内容物常复杂且伴有内部回声。在病灶内有出血的部位可以观察到液平面。CT显示的是一个多房囊性肿块（图6-43），极罕见的病例表现为孤立性囊肿。

分隔可能钙化或出现壁结节。在微囊型中，肿瘤具有海绵状结构和较多的软组织成分。肿瘤包膜呈分叶状边缘，比内间隔厚[51]。MRI可根据信号强度区分囊肿内容物为浆液性、水样的或蛋白性。间隔的钙化显示不清，如有增强的壁结节则应怀疑恶性肿瘤。

（三）临床特征 由于肿瘤的占位效应，主要的症状是腹痛和腹部可触及的肿块。因外在压迫可导致梗阻性黄疸或幽门狭窄。可能的并发症包括囊肿破裂进入腹部或腹膜后。治疗包括手术切除。

（四）鉴别诊断 需要与肝脓肿和出血性肝囊肿相鉴别。鉴别诊断还应包括囊性转移癌和包虫病累及肝脏。

（五）关键点 胆道囊腺癌是一种罕见的肿瘤，最

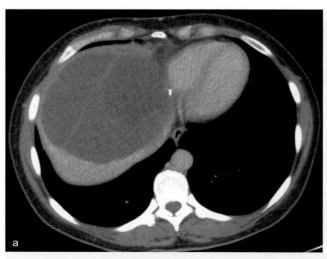
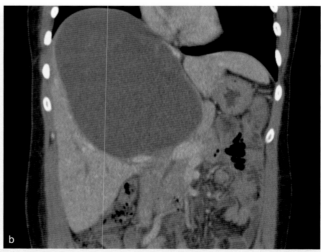

图6-43 组织学证实的囊腺癌。 （a）门静脉期的横断面CT扫描显示一个巨大的、边界清楚的肿瘤并伴有内部分隔。（b）冠状面重建图像可以明确肿瘤上下范围，胆管轻度扩张。

常发生于肝内胆管,较少发生于肝外胆管。它几乎只发生在女性身上。它表现为一个较大的、包膜清晰的、多房的囊性肿块,并有内分隔。囊腺瘤可在多年的稳定期之后发展成为囊腺癌。囊肿内容物是多样化的。发现壁结节的强化提示恶性转化。囊肿可能破裂。

胆管癌

(一)概述 胆管癌(胆管细胞癌)是一种由胆管上皮发展而来的胆道癌。组织学上,95%的肿瘤为腺癌。大多数患者确诊年龄在60~70岁。与胆囊癌相反,男性占大多数,男女比例约3:2。胆管癌是在原有胆道疾病的基础上发展起来的。世界范围内来看,肝吸虫感染(东南亚和日本由华支睾吸虫引起)并形成胆管结石是胆管癌最常见的原因。原发性硬化性胆管炎(溃疡性结肠炎、克罗恩病、腹膜后纤维化)和化脓性胆管炎易导致小胆管癌的发展。如前所述,原发性硬化性胆管炎患者发生胆管癌的时间要早约20年。

大约一半的胆管癌患者可检测到胆结石,通常为胆囊结石。其他危险因素是先天性疾病。胆总管囊肿患者胆管癌的发病率比普通人群高5~35倍[52]。Caroli病患者胆管癌的发病率也有所增加(患癌风险为7%)。胆管癌可发生于不同部位。

1. 肝内(周围)小导管癌 这种肿瘤非常罕见(少于10%的病例),通常有硬化性胆管炎的背景。然而,肝内胆管细胞癌是继肝细胞癌之后第二大最常见的原发性肝脏肿瘤。

2. 肝管分叉处癌 肝管分叉处(肝左、右管与肝总管交界处)是最常见的部位,约占50%。这个部位的胆管癌称为Klatskin瘤。

3. 胆总管癌 大约1/3的胆管癌发生在此处。

4. 囊性胆管癌 约占5%。乳头状区胆管细胞癌是一种特殊的亚型。

5. 多灶性癌 10%的胆管癌发生于多个部位。

胆管癌生长特征也是多样的(图6-44),主要有3种类型:外生性肿块型,导管周围浸润型和导管内生长型[53]。最初是导管内扩散,然后扩展到肝脏和胰腺。超过一半的胆管癌在诊断时已经发生转移。淋巴转移首先发生在胆管(肝十二指肠韧带、肝脏或胰腺)附近的淋巴结,然后发生在血管附近。腹膜转移也可发生。预后因肿瘤发生部位而异,但总体上很差。肝内肿瘤的5年生存率为30%。对于肝外胆管癌,从近端到远端手术完全切除的成功率逐渐减小,因此Klatskin瘤预后最差。胰上段和胰腺段胆总管来源的肿瘤预后较好,所有肝外胆管癌的中位生存期为5个月。除晚期肿瘤外,预后不良因素是高龄、高部位和非有效的手术治疗。最常见的死亡原因是肿瘤进展、胆管炎伴胆管源性脓毒症和出血。

(二)影像特征 在黄疸的检查中,超声是检测肝内胆管梗阻最敏感的检查手段(图6-45)。病变的位置决定了影像上是显示肝内胆管节段性扩张、还是肝外肿块伴广泛胆道扩张。胆囊的显影也有助于评估肿瘤的位置。对于Klatskin瘤,肝内胆管会大大扩张,而胆囊则很小。胆总管癌会使胆囊增大。几乎100%的肝内胆管梗阻可根据胆管扩张推测梗阻水平,而只有约1/3的病例可以检测到肿块[54]。肿瘤本身表现为低回声肿块,可能是导管内的,也可能弥漫性浸润导管周围组织。Klatskin瘤通常很小,不能通过超声直接观察。肿块型胆管癌表现为低回声的肝内局灶性病变。超声

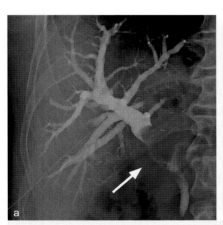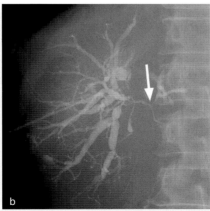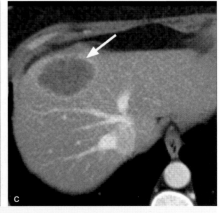

图6-44 胆管癌的生长模式。 (a)左半肝切除术后,胆管内息肉状的复发灶,长段的狭窄(箭),伴肝内胆管显著扩张。(b)浸润性Klatskin瘤扩散至肝段胆管(箭:肝管分叉处)。(c)外生性肿瘤通常表现为边缘强化的低密度肿块(箭)。

6

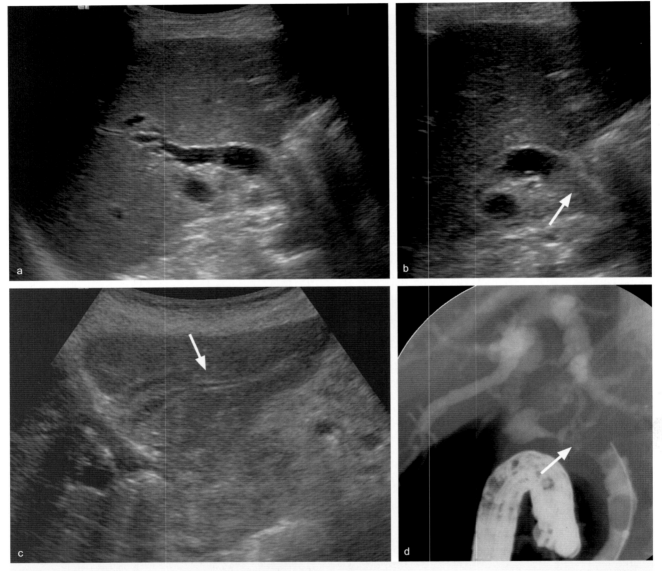

图6-45　胆总管癌。（a）胆总管腔长段肿块伴中央导管扩张。（b）狭窄口可识别（箭）。（c）对称肝内胆管梗阻（箭）。（d）ERCP显示恶性狭窄（箭），伴肝内导管明显的扩张。

在评估肿瘤扩散和肿瘤分期方面的价值有限。CT是胆管癌诊断和术前分期的首选检查方法（表6-3）[3]，应采用薄层技术进行多期扫描。

> **提醒：** 胆管癌的CT检查除延迟扫描（注射造影剂后3～5 min）外，还应包括动脉和门静脉期成像。

　　胆管癌的CT表现取决于其发生部位和生长方式。因其乏血管生成，肿瘤在动脉期和实质期表现为相对肝实质低密度，并显示延迟强化[55]。CTA和多平面重建可进行血管成像，这对外科手术计划是很重要的。增强CT可以发现胆道梗阻的部位。还可以评估肿瘤扩散和肿瘤分期。CT在检测淋巴结转移方面有一定的局限性[56]。在动态MRA的MRI上，肿块型胆管癌在T1W图像上呈低信号至等信号，在T2W序列上因肿瘤成分差异呈不同程度的高信号。增强脂肪抑制T1W图像显示轻微的周边强化，延迟后图像的强化增加。小肿瘤可能显示出早期显著强化（图6-46）。MRI对胆管内肿瘤的显示比CT更清晰。MRCP表现为胆道梗阻，薄层T2W图像甚至可显示腔内小肿块。它们在T1W和T2W图像上的表现与肿块型肿瘤相似。增强后，它们通常在T1WI上显示出明显的强化。几乎所

表6-3　胆管癌分期[49]

分期	特　　征	阶　段　分　组
Ⅰ	肿瘤局限于胆管（Ⅰa）或侵犯邻近结缔组织（Ⅰb）	T1,2 N0 M0
Ⅱa	T3：肿瘤侵犯肝脏或胆囊或单侧门静脉分支或肝动脉分支	T3 N0 M0
Ⅱb	N1：肝十二指肠韧带淋巴结转移	T1,2,3 N1 M0
Ⅲ	T4：肿瘤侵犯门静脉或门静脉两支、肝动脉或邻近器官	T4任意N M0
Ⅳ	远处转移	任意T任意N M1

注：肝十二指肠韧带淋巴结转移归类为N1，肝十二指肠韧带以上淋巴结转移归类为M1。

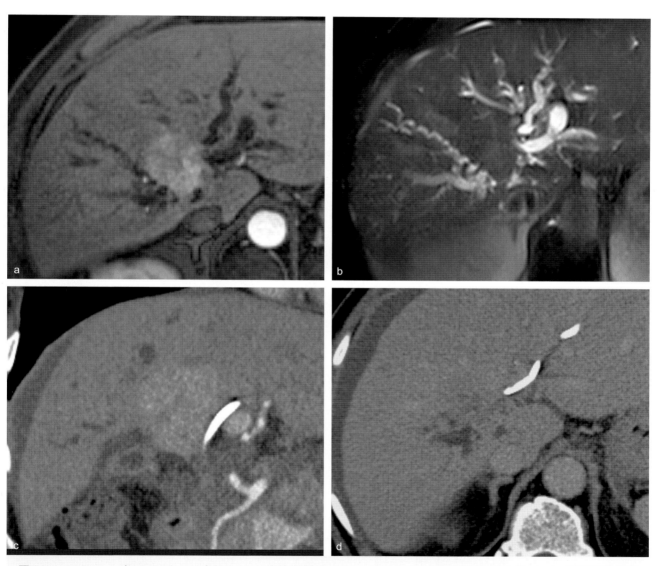

图6-46　Klatskins瘤。MRI和CT对比。　（a）脂肪抑制的T1WI。增强后，显影效果最佳。(b) 重T2WI，胆道梗阻的横断面图。肿瘤分界不清。(c) 动脉期CT扫描。肿瘤为高密度，边界清楚。(d) 引流管插入左侧胆道系统后行CT检查，肿瘤在实质期显示较差。

有病例都可以定位胆管阻塞的部位。MRI并不总是能够可靠地区分恶性狭窄和良性狭窄[3]。这些罕见的病例可能需要通过PTC或ERCP直接显示胆管。这两种技术都可从导管内肿瘤中提取组织样本。

6

（三）临床特征 临床表现因发病部位不同而异。Klatskins瘤和远端肝外胆管癌导致无痛性黄疸，但痛性肝肿胀并不少见。由于梗阻性黄疸的存在，患者会出现瘙痒。胆总管阻塞会导致胆囊积液。肝内胆管肿瘤会导致不同的肝内胆管梗阻，具体取决于肿瘤的部位。黄疸是这些病例的晚期特征。肝内导管肿瘤表现为疼痛、可触及的肿块和体重减轻。胆管癌的另一个潜在并发症是出血，表现为胆道出血。完整的手术切除对预后有最大的益处，但只有大约20%的病例是可切除的。组织学清晰的切缘（R0切除）不排除复发[57]，但将显著延长生存时间[35]。梗阻性黄疸的姑息治疗选择是通过PTCD或内镜下置入支架或引流管（图6-48）。

（四）鉴别诊断

1. **胰腺癌** 梗阻性黄疸患者应始终考虑胰腺癌的可能性。肝外胆管的胆管癌通常较小，并且不会引起胰管扩张。

2. **慢性胰腺炎** 本病很容易通过CT诊断。胰腺癌在慢性胰腺炎患者中更难鉴别。

3. **胆总管结石** 本病可通过MRCP、CT和超声进行鉴别。

> **警惕**：胆管癌在原发性硬化性胆管炎的情况下很难区分。

（五）关键点 胆管癌几乎总是腺癌。它有不同的发生部位（肝内、肝门、肝外）和不同的生长方式（肿块形成、导管周围浸润和导管内）。这两个因素决定了本病的临床和影像学特征。主要的影像学征象是胆道梗阻，肿瘤本身通常更难界定。发生在肝管分叉处（Klatskin瘤）是最常见的。即使小的Klatskin肿瘤也会导致梗阻性黄疸。胆总管癌常导致梗阻性黄疸和胆囊积液。肝内胆管癌通常表现为局灶性、肿块型肝脏病变。它们可能导致节段性胆道梗阻，但黄疸发生较晚，仅20%的胆管癌是可切除的。姑息性治疗是经PTCD或ERCP置入引流管或支架。

五、损伤及治疗后变化

胆囊和胆道损伤

（一）概述 遭受腹部钝性创伤的患者可能会出现胆道或胆囊损伤。肝脏和胆道系统的穿透性损伤很少见。最常见的胆道损伤是医源性的，由内镜检查、肝活检和导管插入术或手术引起。如果在腹部钝器伤的情况下发生胆道损伤，通常会伴有肝损伤，且临床表现以肝损伤为主。胆囊或胆道的相关损伤通常最初未被发现，后来由于胆汁瘤的形成而被诊断出来（图6-47）。胆囊损伤又分为胆囊壁挫伤和撕裂伤。极少出现胆囊从胆囊床剥离的情况。肝裂伤常伴肝内胆管撕裂和血肿形成。胆汁泄漏导致相应区域的胆汁外渗。随着时间的推移，可能会出现胆汁瘤或局部胆汁积聚。它可能位于肝内或肝外。胆囊壁损伤也可能导致胆汁瘤（图6-47）[58]。如果胆道在内镜下受到损伤，胆总管的胰腺段通常会受到影响。在这种情况下，伴随的胰腺损伤可能非常棘手（图6-48）。通常，ERCP胰腺炎会加重病程。手术中肝外胆管的意外分离或结扎会导致胆汁漏或胆道梗阻。邻近器官可能出现胆瘘，称为内瘘（图6-49）。胆汁沿留置引流管引流至皮肤的外瘘较少见（图6-50）。胆道损伤的一个特别令人担忧的晚期并发症是瘢痕形成引起的胆管狭窄，由此导致的胆道梗阻可能会发展为肝硬化。受累的肝实质可能萎缩，但不常见。

（二）影像特征 急性期超声仅显示间接征象，如肝周游离液体或肝脏破裂引起的腹腔积血（图6-47d）。胆囊壁可能增厚。由于腔内出血，其管腔可能出现回声增强。穿孔的胆囊处于塌陷状态。胆汁渗漏的特征是游离液体。随后的胆管瘤超声表现为位于肝脏内或与肝脏包膜紧密相连的囊性无回声肿块。它们可以经皮抽吸和排出。如果胆道狭窄随着时间的推移而发展，则可以检测到肝内胆道梗阻。CT是腹部钝伤患者的首选检查方法。初次检查时的CT显示肝脏挫伤或裂伤（图6-47a、b）。对于孤立的医源性胆道损伤，扫描可能显示腹膜后气体或腹膜内游离气体，以及乳头切开后的正常气肿。十二指肠壁增厚，邻近脂肪密度增加，常伴有胰头胰腺炎（图6-48a、b）。MRI在急性情况下不起作用，但当与MRCP结合使用时，它是检查并发症，特别是胆管狭窄的最有效的方法[59]。肝胆核素显像有助于检测胆漏，因为肝外部位的示踪剂摄取将确认胆漏的存在。通过ERCP直接观察胆管，通常可以发现肝外胆管有渗漏。在大多数情况下，肝内胆管的损伤无法在影像上显示。

（三）临床特征 钝性腹部创伤的症状取决于肝损伤。如果胆囊壁破裂、胆汁溢出到腹腔，则患者会发展为急性胆汁性腹膜炎，表现为右上腹疼痛和僵硬伴有恶心和呕吐。如果穿孔受限，就会形成胆汁瘤。胆汁

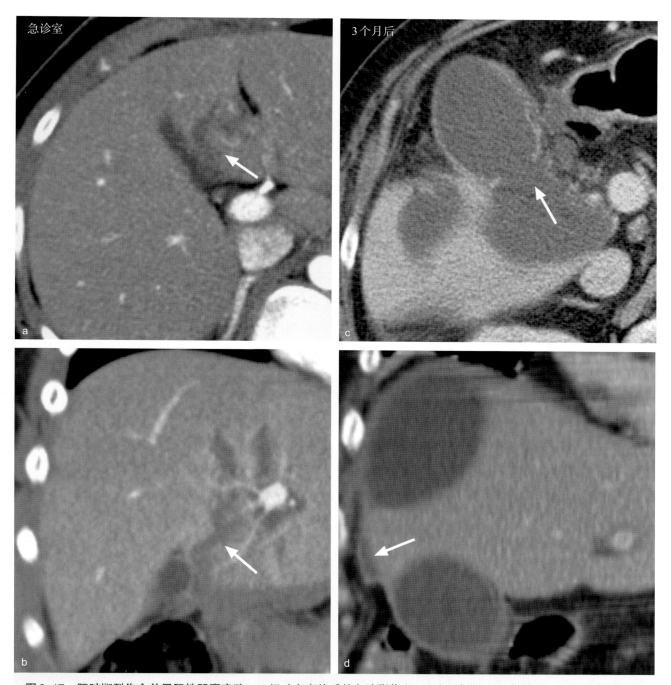

图6-47 肝脏撕裂伤合并局限性胆囊穿孔。 机动车事故后的急诊影像（a，b）和3个月后CT扫描（c，d）。（a）横断面扫描显示肝脏撕裂，并有相反的胆囊压痕（箭）。（b）冠状面扫描。（c）胆囊壁穿孔（箭）。（d）胆囊床和肝脏上部的包膜下胆汁瘤（箭：两部分之间的连接）。

瘤通常会在一段时间内保持无症状。巨大的胆汁瘤会引起压迫感和上腹部疼痛。如果损伤导致胆道梗阻，临床表现取决于黄疸程度。内镜后胆道损伤临床表现为ERCP后胰腺炎。腹膜后穿孔会导致疼痛和发烧。胆道狭窄可能导致梗阻性黄疸，具体取决于累及的范围。急性治疗是针对肝脏损伤的：胆囊穿孔或撕裂需要手术治疗，肝外胆管损伤和狭窄合并胆道梗阻的首

选治疗方法是介入治疗（PTCD或ERCP）加引流或支架置入[60]；如果胆管狭窄无法纠正，可能需要进行胆肠吻合术，只有建立顺畅的胆汁引流，才能修复胆漏。在这些情况下，治疗的重点是消除任何流出梗阻。在阻塞的胆道中，渗漏或瘘管不能自发闭合。

（四）鉴别诊断

1. 胆汁瘤 胆汁瘤需要与肝囊肿、液化血肿或包

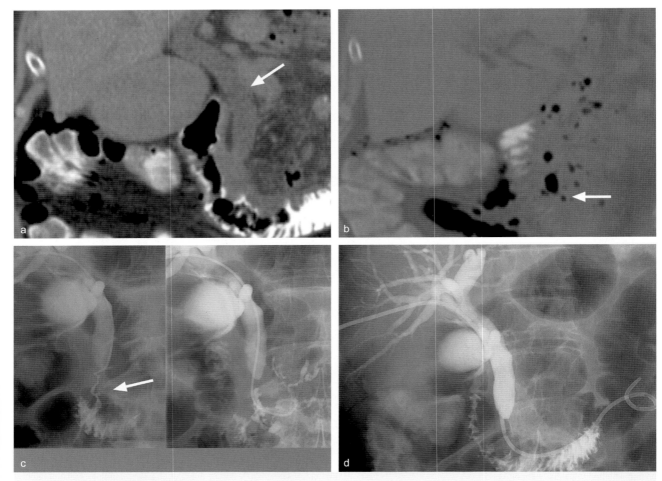

图6-48 梗阻性黄疸：腹膜后穿孔。 （a）ERCP后2 h CT平扫显示扩张的肝外胆管（箭）。（b）沿十二指肠（箭）和肝脏下方的腹膜后气体。（c）经皮肝穿刺胆管引流术以堵住渗漏。狭窄可见，箭处提示穿孔。导管不经意间经穿孔处穿出，并伴有腹膜后造影剂渗出。（d）PTCD。经十二指肠乳头导管置入术。

裹性脓肿相鉴别。通过穿刺抽吸很容易鉴别。

2. 内镜损伤　此类损伤需要与胰腺炎相鉴别。

3. 胆道狭窄　根据发生部位的不同，需要与胰腺癌、胆管癌或原发性硬化性胆管炎鉴别。病史和影像表现将提示正确的诊断。

（五）关键点　在腹部钝器伤中发生胆道损伤时，最初的临床表现和影像学表现以肝损伤为主。胆汁瘤和胆漏通常在较晚的时候被诊断出来。内镜检查或肝活检、插管过程中胆道医源性损伤不会造成诊断困难。CT是急性期的首选检查方法，MRCP最适合于显示创伤后胆道狭窄，ERCP和PTCD具有治疗作用。

胆囊切除术后改变

提醒：胆囊切除术后胆总管扩张至10 mm并非异常。

（一）概述　胆囊切除后，随着时间的推移，肝外胆管会出现一定程度的扩张。肝内胆管扩大和扩张，特别是右叶的节段性扩张，可能意味着无意中结扎了胆管（图6-49）。其他可能的原因是缺血性胆管狭窄。胆囊管残端的胆汁渗漏表现为术后在手术部位发现的液体积聚（图6-51）。移位的夹子在某些情况下是可以检测到的[61]。狭窄可能继发于瘢痕或炎症。恶性狭窄可能是由肿瘤复发、腹膜癌变、淋巴结转移或起源于瘢痕的新生胆管细胞癌引起的。胆肠重建易发生上行性胆管炎。

（二）影像特征　超声是胆道梗阻初筛的有力手段。胆汁瘤表现为肝下胆汁积聚。在大多数情况下，外科吻合口不能用超声波进行评估。CT是首选的成像方式，因为它可以很好地观察术后的变化，并可以确定任何胆汁积聚与吻合口的关系。MRCP是检查胆管狭窄的主要方法[59]。ERCP或PTCD能直接观察胆管，

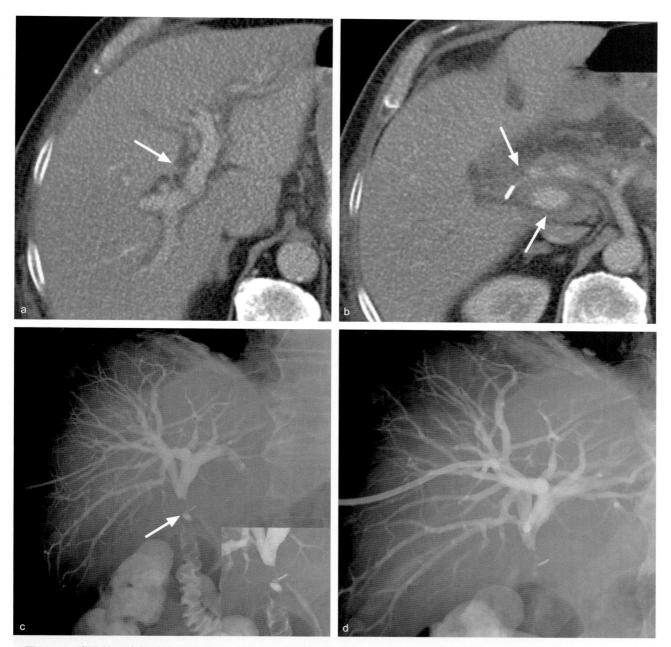

图 6-49　腹腔镜胆囊切除术后黄疸。（a）肝内胆管梗阻（箭）。（b）肝十二指肠韧带内胆囊管上高密度的夹子（箭）。（c）夹子旁渗漏，并可见十二指肠瘘管（箭）。（d）胆肠吻合术前放置外引流管。

通常可以显示肝外胆管的渗漏，肝内胆管的损伤通常影像上不可见。对于可疑的胆漏，推荐行肝胆核素显像（[99m]Tc HIDA）。

（三）临床特征　胆囊管残端的胆汁渗漏会引起右上腹疼痛。胆源性腹膜炎临床表现为急腹症。胆道狭窄在临床上可能是无症状的，也可能导致梗阻性黄疸。治疗胆囊管残端胆汁渗漏的第一步是通过乳头切开术改善胆道引流[60]，继之以内镜支架置入术封堵渗漏。胆道狭窄首选治疗方法是内镜支架或介入性放置引流管或支架，也可以尝试气囊扩张。如果绕过或纠

正瘢痕狭窄的尝试均未成功，则可能需要进行胆肠吻合术。

（四）鉴别诊断

1. 胆囊管残端漏出的胆汁瘤　这需要与手术部位的血肿或血清肿相鉴别。

2. 胆道狭窄　可由缺血、热损伤或结扎引起。如果手术距胆道狭窄发生时间较长，应该考虑恶性狭窄的可能性。

（五）关键点　胆囊切除术后肝外胆管扩张。胆总管可扩大至 10 mm。肝内胆管扩张提示狭窄。根据手

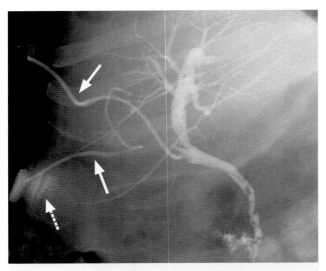

图6-50　移除肝内胆管引流管后的胆管皮肤瘘。　T型引流管(中箭)及左侧胆道树未显影。图像上显示了一个弯曲的瘘管(上箭),造影剂将皮肤上的纱布垫染色(白色虚线箭)。

术后的时间,可能会出现结扎、热损伤、缺血性狭窄或瘢痕。胆汁漏表现为胆汁瘤的形成。所有这些变化的主要治疗目标是重建通畅的胆汁流通。

内镜逆行胰胆管造影和经皮肝穿刺胆管引流后的变化

(一)概述

1. 内镜逆行胰胆管造影(ERCP)　乳头切开术后持续伴有胆道积气(图6-52)。ERCP和乳头切开术的主要并发症是胰腺炎、十二指肠穿孔和胆道损伤。乳头切开术中可能损伤胰十二指肠弓的动脉。乳头切开术也易患上行性胆管炎。ERCP后无功能胆囊应予以切除。

2. 经皮肝穿刺胆管引流术(PTCD)　如果导管穿过肝脏进行经肝胆道引流时损伤动脉,通常会形成肝包膜下血肿。如果邻近的肝动脉分支在胆管穿刺过程中受到损伤,可能会形成胆道血管瘘,导致胆道出血(图6-53)。如果支架穿刺胆管并破坏邻近动脉壁,胆道血管瘘可能发展为胆道支架置入术的晚期并发症(图6-54)。另一个可能的并发症是引流管被细菌污染,导致胆管炎和胆源性肝脓肿(图6-55)。

(二)影像特征　超声可以显示肝包膜下血肿及其与引流的关系。胆道积气很容易识别。超声不能直接诊断胆管炎,但胆道梗阻是一个提示性征象。CT是首选方法,它可以显示血肿或假性动脉瘤与引流管之间的关系,而无重叠结构干扰。当出现胆道出血时,可以在肝脏中检测到假性动脉瘤。根据胆道血管瘘的范围,充血胆管在CT平扫上可能表现为高密度管状结构。炎性改变也清晰可见(图6-55)。胰腺炎的诊断首选CT。MRI是诊断医源性胆管炎和肝脓肿的最佳检查方法。当有胆道积气时,MRCP的作用有限。CT对血肿的急诊诊断更具优势。

(三)临床特征　胆管引流后的血肿会引起右上腹疼痛。胆道血管瘘表现为胆道出血和上腹部绞痛。严

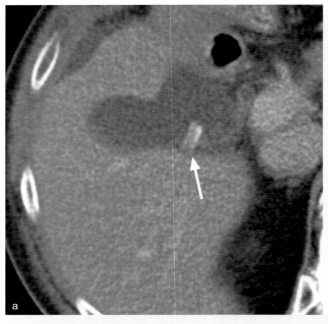

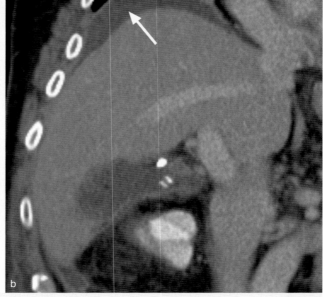

图6-51　胆囊管残端胆汁渗漏。　(a)前胆囊床内胆汁瘤。脱落的夹子(箭)。(b)肝周膈下胆汁瘤(箭)。

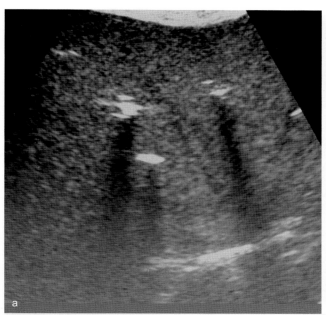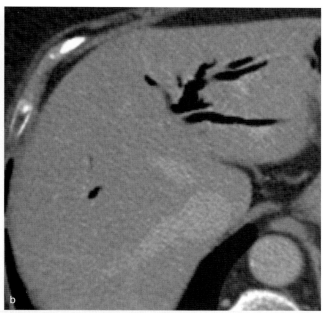

图6-52 乳头切开术后的胆道积气。（a）超声增强扫描显示明显混合回声。（b）胆道积气，肝内胆管扩张，肝脏充血。

重的瘘管可能导致上消化道出血，甚至循环衰竭。黄疸是胆道血管瘘的罕见表现。感染表现为右上腹疼痛和发热。胆汁流动受阻会相对较快地导致胆源性脓毒症和肝脓肿的形成。肝包膜下血肿通常保守治疗。如果CT显示造影剂外渗，或发现假性动脉瘤或胆管瘘，应进行血管造影。止血首选血管内闭塞（通常通过弹簧圈栓塞，图6-53）。这也适用于乳头切开后胰十二指肠弓出血。引流管或支架引起的胆管炎很难治疗；清除异物不可避免，但不仅限于此，治疗的目标必须是改善受影响区域的胆汁引流。这可能需要内镜和放射学相结合的方法。

（四）鉴别诊断 介入手术（ERCP或PTCD）后右上腹疼痛可能由血肿、出血或胰腺炎引起。介入手术后的血肿或消化道出血通常无需鉴别诊断，应考虑引流通道逆行胆汁漏致胆汁性腹膜炎的可能性，发热和胆红素水平升高或黄疸总是意味着胆管炎或胆源性肝脓肿。

（五）关键点 根据手术入路的不同，可能会出现特殊的并发症。在ERCP中，特别是当通过乳头切开建立导管通路时，胆总管的乳头和胰段会受到影响，可能会发生胰腺炎。十二指肠损伤和腹膜后穿孔也可能发生。胰十二指肠弓血管损伤是一种特别严重的并发症。PTCD可能导致肝被膜下血肿，或极少数情况下导致胆管血管瘘。这两种手术的另一个潜在并发症是胆管炎。应该注意的是，使用无菌技术通过皮肤感染细菌的可能性比内镜手术要小。

化疗所致胆管炎和胆囊炎

（一）概述 这些情况包括药物诱导的胆道纤维化性炎症，或较少见的胆囊炎，这可能是对原发性或继发性肝脏肿瘤的动脉内化疗的反应。肝纤维化是由有毒物质和导致缺血的血管炎相互作用引起的[62]。化疗期间同时使用地塞米松可显著降低这些炎症并发症的发生率（从20%降至3%）[63]。胆总管远端通常不受影响。其中一个并发症是缺血性胆囊炎，这可能会导致胆汁性腹膜炎，病死率很高。最严重的并发症是急性肝功能衰竭。大多数患者在胆汁性肝硬化的发展中无法存活下来，因为他们潜在疾病的预后很差。在选择性肝内放射治疗（SIRT）过程中，颗粒可能会栓塞到胆囊动脉，引发放射性胆囊炎。这种风险可以通过事先预防性栓塞来降低。个别病例可能发生缺血性胆囊炎。

（二）影像特征 超声可以显示肝内胆管梗阻。有时会发现胆管壁增厚。合并胆囊受累表现为胆囊炎、胆囊壁增厚（图6-56）。CT可以排除因淋巴结转移或肝转移引起的外源性胆管压迫所致的胆道梗阻。薄层重建可发现管壁增厚的区域。相关的门静脉周围纤维化在平扫上呈低密度，表现为延迟强化。在T1WI上，沿门静脉周围区域的纤维化呈低信号，边界不规则。纤维化在T2WI序列上呈高信号。T2WI、T1WI混合True FISP序列可用于胆管的管腔评价。MRCP提示导

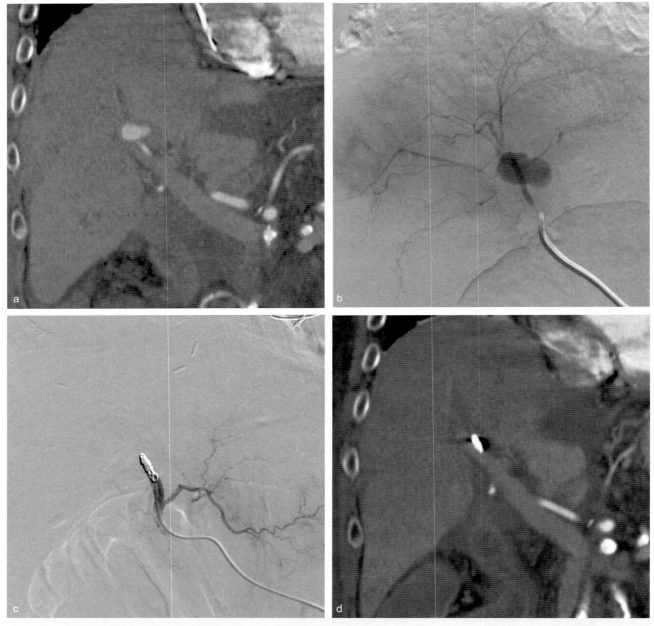

图6-53　移除胆道引流管后的假性动脉瘤。　（a）源于右肝动脉的假性动脉瘤。（b）血管造影图像。（c）弹簧圈血管内闭塞。（d）栓塞后。

管形态不规则伴节段性狭窄。出于治疗目的，可以通过ERCP或PTCD对导管进行直接显影。胆道阻塞可以通过引流或支架置入治疗。

（三）临床特征　急性病例表现为上腹部疼痛、发热和黄疸。实验室检查显示胆汁淤积，胆红素和碱性磷酸酶升高。如果在没有肿瘤进展的情况下肝功能恶化，除了直接由药物引起的肝损伤外，还应考虑硬化性胆管炎。治疗包括停止动脉内化疗，必要时可进行胆管狭窄扩张术。

（四）鉴别诊断

1. 原发性硬化性胆管炎和其他形式的继发性硬化性胆管炎　这些情况需要与化疗引起的胆管炎相鉴别。

2. 转移引起的外源性胆道压迫　这应作为为黄疸的潜在原因加以鉴别。

3. 化疗所致肝功能衰竭　化疗所致肝功能衰竭而引起的肝性黄疸的特点是没有胆道梗阻。

（五）关键点　局部化疗可诱发血管炎，可导致缺

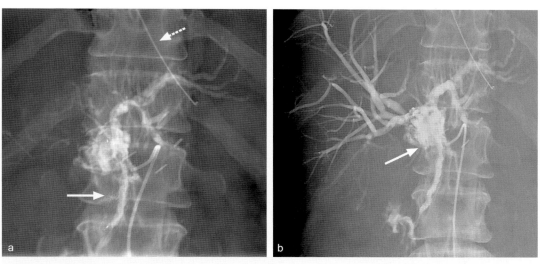

图6-54　支架置入后胆管血管瘘。腹腔干血管造影。　（a）腹腔干口部的导管。支架（箭）放置在狭窄的胆肠吻合口上。放置胃管用于上消化道出血（虚线箭）。(b) 肝内胆管显影，造影剂通过胆道支架渗入小肠。退化性空洞（箭）也可见显影。

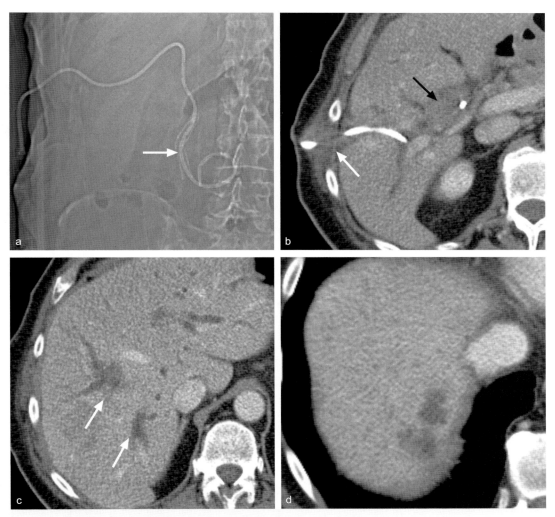

图6-55　70岁，男性，胆总管癌患者长期引流后胆管炎合并肝脓肿。　（a）早期支架置入（箭）。支架闭塞后置入引流管。(b) 沿引流管的感染（白色箭）。胆总管癌（黑色箭）。(c) 胆管扩张伴胆管炎（箭）。(d) 肝上部脓肿（第Ⅶ段）。

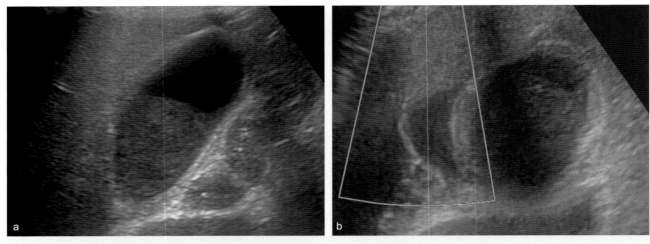

图6-56　化疗引起的急性胆囊炎。　患者因白血病接受了化疗。（a）胆囊壁增厚，腔内充满胆泥。（b）肝侧胆囊炎。

血性纤维性胆管炎或胆囊炎。这些情况在临床上可能表现为胆囊炎。胆管炎可能与梗阻性黄疸有关，阻塞性黄疸需要与外源性肿瘤压迫和化疗引起的毒性肝损伤相区别。

参考文献

[1] Remmele W. Gallenblase und extrahepatische Gallengänge, Vater-Papille. In: Remmele W, ed. Pathologie. Vol 3. 2nd ed. Berlin: Springer; 1999: 219–331.

[2] Drenckhahn D, Fahimi HD. Gallenwege, Gallenblase. In: Benninghoff A, Drenckhahn D, eds. Anatomie. Makroskopische Anatomie, Histologie, Embryologie, Zellbiologie. Vol 1. 17th ed. München: Urban & Fischer; 2008: 715–720.

[3] Sainani NI, Catalano OA, Holalkere NS, Zhu AX, Hahn PF, Sahani DV. Cholangiocarcinoma: current and novel imaging techniques. Radiographics. 2008; 28 (5): 1263–1287.

[4] Moradpour D. Leber. In: Siegenthaler W, Blum HE, eds. Klinische Pathophysiologie. 9th ed. Stuttgart: Thieme; 2006: 860–888.

[5] Schünke M, Schulte E, Schumacher U. Prometheus. LernAtlas der Anatomie: Innere Organe. 2nd ed. Stuttgart: Thieme; 2009. Illustrated by M. Voll/K. Wesker.

[6] Todani T, Watanabe Y, Narusue M, Tabuchi K, Okajima K. Congenital bile duct cysts: classification, operative procedures, and review of thirty-seven cases including cancer arising from choledochal cyst. Am J Surg. 1977; 134(2): 263–269.

[7] Mortelé KJ, Rocha TC, Streeter JL, Taylor AJ. Multimodality imaging of pancreatic and biliary congenital anomalies. Radiographics. 2006; 26(3): 715–731.

[8] Hartley JL, Davenport M, Kelly DA. Biliary atresia. Lancet. 2009; 374 (9702): 1704–1713.

[9] Kasai M, Suzuki H, Ohashi E, Ohi R, Chiba T, Okamoto A. Technique and results of operative management of biliary atresia. World J Surg. 1978; 2(5): 571–579.

[10] Tsang TM, Tam PKH, Chamberlain P. Obliteration of the distal bile duct in the development of congenital choledochal cyst. J Pediatr Surg. 1994; 29 (12): 1582–1583.

[11] Moss RL, Traverso LW. Biliary atresia and cysts. Curr Opin Gastroenterol. 1992; 8: 791–895.

[12] Wiseman K, Buczkowski AK, Chung SW, Francoeur J, Schaeffer D, Scudamore CH. Epidemiology, presentation, diagnosis, and outcomes of choledochal cysts in adults in an urban environment. Am J Surg. 2005; 189(5): 527–531, discussion 531.

[13] Cheney M, Rustad DG, Lilly JR. Choledochal cyst. World J Surg. 1985; 9(2): 244–249.

[14] Sato Y, Ren XS, Nakanuma Y. Caroli's disease: current knowledge of its biliary pathogenesis obtained from an orthologous rat model. Int J Hepatol. 2012; 2012: 107945.

[15] Tomà P, Lucigrai G, Pelizza A. Sonographic patterns of Caroli's disease: report of 5 new cases. J Clin Ultrasound. 1991; 19(3): 155–161.

[16] Choi BI, Yeon KM, Kim SH, Han MC. Caroli disease: central dot sign in CT. Radiology. 1990; 174(1): 161–163.

[17] Asselah T, Ernst O, Sergent G, L'herminé C, Paris JC. Caroli's disease: a magnetic resonance cholangiopancreatography diagnosis. Am J Gastroenterol. 1998; 93(1): 109–110.

[18] Ros E, Navarro S, Bru C, Gilabert R, Bianchi L, Bruguera M. Ursodeoxycholic acid treatment of primary hepatolithiasis in Caroli's syndrome. Lancet. 1993; 342(8868): 404–406.

[19] Rodewohl E. Ausgewählte Erkrankungen der Gallenblase und extrahepatischen Gallengänge–einschließlich der Papilla Vateri–im Sektionsgut des Pathologisch-Bakteriologischen Instituts des Städtischen Klinikums "St. Georg" Leipzig—eine Analyse der Jahre 1980–1989 unter Berücksichtigung des Zusammenhangs von biliärem System und Pankreas [dissertation]. Leipzig: Universität Leipzig; 1996.

[20] Buch S, Schafmayer C, Völzke H, et al. A genome-wide association scan identifies the hepatic cholesterol transporter ABCG8 as a susceptibility factor for human gallstone disease. Nat Genet. 2007; 39(8): 995–999.

[21] Ashur H, Siegal B, Oland Y, Adam YG. Calcified ballbladder (porcelain gallbladder). Arch Surg. 1978; 113(5): 594–596.

[22] Stephen AE, Berger DL. Carcinoma in the porcelain gallbladder: a relationship revisited. Surgery. 2001; 129(6): 699–703.

[23] Yonetci N, Kutluana U, Yilmaz M, Sungurtekin U, Tekin K. The

incidence of Mirizzi syndrome in patients undergoing endoscopic retrograde cholangiopancreatography. Hepatobiliary Pancreat Dis Int. 2008; 7(5): 520–524.

[24] Kehr H. Die in meiner Klinik geübte Technik der Gallenstein Operationen, mit einen Hinweis auf die Indikationen und die Dauererfolge. München: JF Lehmann; 1905.

[25] Mirizzi PL. Sindrome del conducto hepatico. J Int Chir. 1948; 8: 731–777.

[26] Lai EC, Lau WY. Mirizzi syndrome: history, present and future development. ANZ J Surg. 2006; 76(4): 251–257.

[27] Pedrosa CS, Casanova R, de la Torre S, Villacorta J. CT findings in Mirizzi syndrome. J Comput Assist Tomogr. 1983; 7(3): 419–425.

[28] Tanaka N, Nobori M, Furuya T, et al. Evolution of Mirizzi syndrome with biliobiliary fistula. J Gastroenterol. 1995; 30(1): 117–121.

[29] Strunk H, Teifke A, Menke H. [Typical radiologic findings in Mirizzi syndrome]. Rontgenblatter. 1988; 41(8): 345–347.

[30] Yun EJ, Choi CS, Yoon DY, et al. Combination of magnetic resonance cholangiopancreatography and computed tomography for preoperative diagnosis of the Mirizzi syndrome. J Comput Assist Tomogr. 2009; 33(4): 636–640.

[31] Choi BW, Kim MJ, Chung JJ, Chung JB, Yoo HS, Lee JT. Radiologic findings of Mirizzi syndrome with emphasis on MRI. Yonsei Med J. 2000; 41(1): 144–146.

[32] Attasaranya S, Fogel EL, Lehman GA. Choledocholithiasis, ascending cholangitis, and gallstone pancreatitis. Med Clin North Am. 2008; 92(4): 925–960, x.

[33] Vierling JM. Immune disorders of the liver and bile duct. Gastroenterol Clin North Am. 1992; 21(2): 427–449.

[34] LaRusso NF, Shneider BL, Black D, et al. Primary sclerosing cholangitis: summary of a workshop. Hepatology. 2006; 44(3): 746–764.

[35] Burak K, Angulo P, Pasha TM, Egan K, Petz J, Lindor KD. Incidence and risk factors for cholangiocarcinoma in primary sclerosing cholangitis. Am J Gastroenterol. 2004; 99(3): 523–526.

[36] Campbell WL, Ferris JV, Holbert BL, Thaete FL, Baron RL. Biliary tract carcinoma complicating primary sclerosing cholangitis: evaluation with CT, cholangiography, US, and MR imaging. Radiology. 1998; 207(1): 41–50.

[37] Campbell WL, Peterson MS, Federle MP, et al. Using CT and cholangiography to diagnose biliary tract carcinoma complicating primary sclerosing cholangitis. AJR Am J Roentgenol. 2001; 177(5): 1095–1100.

[38] Colecchia A, Larocca A, Scaioli E, et al. Natural history of small gallbladder polyps is benign: evidence from a clinical and pathogenetic study. Am J Gastroenterol. 2009; 104(3): 624–629.

[39] Ozmen MM, Patankar RV, Hengirmen S, Terzi MC. Epidemiology of gallbladder polyps. Scand J Gastroenterol. 1994; 29(5): 480.

[40] Yoshimitsu K, Honda H, Jimi M, et al. MR diagnosis of adenomyomatosis of the gallbladder and differentiation from gallbladder carcinoma: importance of showing Rokitansky-Aschoff sinuses. AJR Am J Roentgenol. 1999; 172 (6): 1535–1540.

[41] Lee NK, Kim S, Kim HS, et al. Spectrum of mucin-producing neoplastic conditions of the abdomen and pelvis: cross-sectional imaging evaluation. World J Gastroenterol. 2011; 17(43): 4757–4771.

[42] Lim JH, Jang KT, Rhim H, Kim YS, Lee KT, Choi SH. Biliary cystic intraductal papillary mucinous tumor and cystadenoma/cystadenocarcinoma: differentiation by CT. Abdom Imaging. 2007; 32(5): 644–651.

[43] Rashid A. Cellular and molecular biology of biliary tract cancers. Surg Oncol Clin N Am. 2002; 11(4): 995–1009.

[44] Menias CO, Surabhi VR, Prasad SR, Wang HL, Narra VR, Chintapalli KN. Mimics of cholangiocarcinoma: spectrum of disease. Radiographics. 2008; 28 (4): 1115–1129.

[45] Albores-Saavedra J, Henson DE. Tumors of gallbladder and extrahepatic bile ducts. USAF Atlas of Tumor Pathology. 2nd series. Fasc 22. Washington, DC: Armed Forces Institute of Pathology under the auspices of Universities Associated for Research and Education in Pathology; 1986. For sale by the Armed Forces Institute of Pathology.

[46] Strasberg SM, Drebin JA. Tumors of the biliary tree. In: Yamada T, Alpers DH, Kaplowitz N, et al, eds. Textbook of Gastroenterology. Vol 1. 4th ed. Philadelphia: Lippincott Williams & Wilkins; 2003: 2234–2251.

[47] Yamamoto T, Uki K, Takeuchi K, et al. Early gallbladder carcinoma associated with primary sclerosing cholangitis and ulcerative colitis. J Gastroenterol. 2003; 38(7): 704–706.

[48] Nugent KP, Spigelman AD, Talbot IC, Phillips RK. Gallbladder dysplasia in patients with familial adenomatous polyposis. Br J Surg. 1994; 81(2): 291–292.

[49] Rubin P, Hansen JT, eds. TNM Staging Atlas. Philadelphia: Lippincott Williams &Wilkins; 2008.

[50] Devaney K, Goodman ZD, Ishak KG. Hepatobiliary cystadenoma and cystadenocarcinoma. A light microscopic and immunohistochemical study of 70 patients. Am J Surg Pathol. 1994; 18(11): 1078–1091.

[51] Mortelé KJ, Ros PR. Cystic focal liver lesions in the adult: differential CT and MR imaging features. Radiographics. 2001; 21(4): 895–910.

[52] Reveille RM, Van Stiegmann G, Everson GT. Increased secondary bile acids in a choledochal cyst. Possible role in biliary metaplasia and carcinoma. Gastroenterology. 1990; 99(2): 525–527.

[53] Yamasaki S. Intrahepatic cholangiocarcinoma: macroscopic type and stage classification. J Hepatobiliary Pancreat Surg. 2003; 10(4): 288–291.

[54] Neumaier CE, Bertolotto M, Perrone R, Martinoli C, Loria F, Silvestri E. Staging of hilar cholangiocarcinoma with ultrasound. J Clin Ultrasound. 1995; 23 (3): 173–178.

[55] Slattery JM, Sahani DV.What is the current state-of-the-art imaging for detection and staging of cholangiocarcinoma? Oncologist. 2006; 11(8): 913–922.

[56] Lee HY, Kim SH, Lee JM, et al. Preoperative assessment of resectability of hepatic hilar cholangiocarcinoma: combined CT and cholangiography with revised criteria. Radiology. 2006; 239(1): 113–121.

[57] Cameron JL. Proximal cholangiocarcinomas. Br J Surg. 1988; 75(12): 1155–1156.

[58] Howard R, Bansal S, Munshi IA. Biloma: a delayed complication of blunt hepatic injury. J Emerg Med. 2008; 34(1): 33–35.

[59] Hoeffel C, Azizi L, Lewin M, et al. Normal and pathologic features of the postoperative biliary tract at 3D MR cholangiopancreatography and MR imaging. Radiographics. 2006; 26(6): 1603–1620.

[60] Pawa S, Al-Kawas FH. ERCP in the management of biliary complications after cholecystectomy. Curr Gastroenterol Rep. 2009; 11(2): 160–166.

[61] Kapoor V, Baron RL, Peterson MS. Bile leaks after surgery. AJR Am J Roentgenol. 2004; 182(2): 451–458.

[62] Fukuzumi S, Moriya Y, Makuuchi M, Terui S. Serious chemical sclerosing cholangitis associated with hepatic arterial 5FU and MMC chemotherapy. Eur J Surg Oncol. 1990; 16(3): 251–255.

[63] Kemeny N, Conti JA, Cohen A, et al. Phase II study of hepatic arterial floxuridine, leucovorin, and dexamethasone for unresectable liver metastases from colorectal carcinoma. J Clin

Oncol. 1994; 12(11): 2288−2295.

[64] McWilliams JP, Kee ST, Loh CT, Lee EW, Liu DM. Prophylactic embolization of the cystic artery before radioembolization: feasibility, safety, and outcomes. Cardiovasc Intervent Radiol. 2011; 34(4): 786−792.

[65] Bergman KS, Harris BH. Oriental cholangitis. J Pediatr Surg. 1986; 21(7): 573−575.

[66] Bismuth H, Nakache R, Diamond T. Management strategies in resection for hilar cholangiocarcinoma. Ann Surg. 1992; 215(1): 31−38.

[67] Leung JWC, Venezuela RR. Cholangiosepsis: endoscopic drainage and antibiotic therapy. Endoscopy. 1991; 23(4): 220−223.

[68] Lim JH. Oriental cholangiohepatitis: pathologic, clinical, and radiologic features. AJR Am J Roentgenol. 1991; 157(1): 1−8.

[69] Mahajani RV, Uzer MF. Cholangiopathy in HIV-infected patients. Clin Liver Dis. 1999; 3(3): 669−684, x.

[70] Martel JP, McLean CA, Rankin RN. Melanoma of the gallbladder. Radiographics. 2009; 29(1): 291−296.

[71] Schwemmle K. Gallenwege. In: Koslowski L, Bushe KA, Junginger T, Schwemmle K, eds. Die Chirugie. 4th ed. Stuttgart: Schattauer; 1999: 659−669.

[72] Shuto R, Kiyosue H, Komatsu E, et al. CT and MR imaging findings of xanthogranulomatous cholecystitis: correlation with pathologic findings. Eur Radiol. 2004; 14(3): 440−446.

[73] Whitesell FB, Jr. Gallstone ileus. Am Surg. 1970; 36(5): 317−322.

第七章 胰 腺

Gabriele A. Krombach, Andreas H. Mahnken

张霆霆,董 雪,罗 舟,汪登斌 译

第一节 解 剖

一、位置

胰腺是腹膜后腺体,前面被腹膜覆盖[1]。腹主动脉和下腔静脉位于胰腺后方。胰腺横向走行,它的右端(即头部)位于十二指肠的C形环中。胰腺前缘与胃后壁相接,向左延伸至脾脏,它形成了网膜囊的后边界,网膜囊是一个腹腔内的空间,通过侧面的小通道——网膜孔——与腹腔的其余部分相连通。

胰腺长约15 cm,宽5 cm,厚约2～3 cm,重80～120 g[2]。胰腺是一个分叶状的淡黄色腺体,其外分泌组织产生胰酶(包括淀粉酶和脂肪酶),内分泌组织分泌胰岛素和胰高血糖素,这在葡萄糖代谢中很重要[2]。

胰腺分为三部分。

1. 胰头 胰头位于十二指肠框内,与肠系膜上动静脉的右侧相邻。其位于两条肠系膜血管后面的部分称为钩突。一小段胆总管穿过胰头,正常情况下,它与胰管在十二指肠大乳头处汇合后汇入十二指肠。

2. 胰体 胰体与胰头相邻,位于肠系膜血管前面。

3. 胰尾 胰尾位于门静脉左侧,靠近脾脏。

组织学

腺泡是胰腺的最小单位。这种终末腺体单元与一个侧支小导管相连、并将酶分泌其中。多个腺泡结合形成一个胰腺小叶,因此胰腺被称为"分叶状器官"。这种分叶的程度是可变的,可能会因疾病而消失。

二、血液供应

胰腺的血液供应来自腹腔干和肠系膜上动脉的分支。

1. 腹腔干

(1)腹腔干发出肝总动脉,肝总动脉发出胃十二指肠动脉,后者依次将血液输送到胰十二指肠上动脉(前支和后支),为胰头供血[2]。

(2)腹腔干也发出脾动脉,脾动脉产生供应胰尾的分支——胰腺大动脉、胰尾动脉及胰背动脉[2]。

2. 肠系膜上动脉 胰头也由胰十二指肠下动脉供血,胰十二指肠下动脉起源于肠系膜上动脉[1]。

胰头被胰十二指肠上动脉(来自肝总动脉)和胰十二指肠下动脉后支(来自肠系膜上动脉)形成的血管吻合网环绕[2]。

胰头由胰十二指肠静脉引流,胰十二指肠静脉回流至肠系膜上静脉或直接汇入门静脉。胰静脉从胰体和胰尾汇入脾静脉(图7-1)[1]。

三、发育

胰腺由一个腹芽和一个背芽发育而来,在胚胎发育过程中融合形成一个器官(图7-2)[1]。每个芽都有一个导管,两个导管在发育过程中通常结合形成主胰管[1]。两个导管不能结合时可能导致两个导管贯穿整个胰腺。当胰头导管未完全结合时,背侧芽导管的残余部分可作为副胰管(Santorini管)。

外分泌液通过侧支进入胰管(Wirsung管),并通过十二指肠大乳头(Vater)进入十二指肠。胰管的直径正常为3～5 mm。如果有副胰管存在,它可能有自己的乳头,即十二指肠小乳头,在比十二指肠大乳头更近的位置进入十二指肠[2]。部分个体胰管可能无法与胆总管汇合,从而胆总管通过一个单独的乳头进入十二指肠,因此,最多可有3个乳头。

提醒:胰管直径＜5 mm。

四、影像学标志

(一)CT和MRI标志

(1)肠系膜上动脉和静脉与胰腺成直角。

(2)脾静脉从脾沿胰尾走行,与肠系膜上静脉汇合形成肝门静脉。在冠状面上,脾静脉走行稍倾斜,通常从脾门轻微下降到脾-肠系膜汇合处。

(3)胰头位于十二指肠C形环内。胰头钩突位于肠系膜上动静脉的后方。检查前胃肠道准备(静脉注射丁溴化莨菪碱以减少肠道运动,成像前30 min口服0.5～1.5 L水,患者45°左侧卧位)有利于显示胰头和周围肠道[3]。

(4)胰尾位于门静脉左侧。

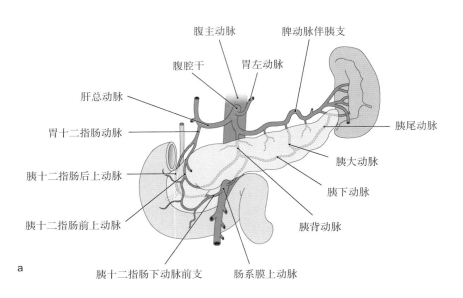

腹主动脉
脾动脉伴胰支
腹腔干
胃左动脉
肝总动脉
胃十二指肠动脉
胰尾动脉
胰十二指肠后上动脉
胰大动脉
胰十二指肠前上动脉
胰下动脉
胰背动脉
a
胰十二指肠下动脉前支
肠系膜上动脉

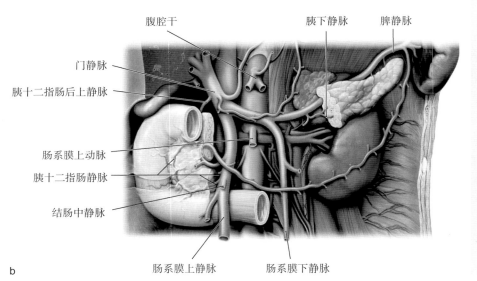

腹腔干
胰下静脉
脾静脉
门静脉
胰十二指肠后上静脉
肠系膜上动脉
胰十二指肠静脉
结肠中静脉
b
肠系膜上静脉
肠系膜下静脉

图7-1 胰腺和十二指肠的血供。 前面观：（a）动脉供应；（b）静脉引流。（Schünke M, Schulte E, Schumacher U. Prometheus. Lern-Atlas der Anatomie: Innere Organe. Illustrated by M. Voll/K. Wesker. 2nd ed. Stuttgart: Thieme; 2009.）

（二）超声标志

（1）血管是胰腺超声扫描的有用标志。在肝门处确定门静脉，延血流方向至门静脉汇合处，胰腺头部就在门静脉汇合处周围。

（2）另一种定位技术是在横向扫描中对下腔静脉和腹主动脉成像，然后沿着它们到达肠系膜血管，肠系膜血管前缘与胰腺体部相邻。

（3）脾静脉位于胰腺后方（图7-1），是胰尾成像的标志。

> **提醒：** 由于胰尾相对于胰头略微向上倾斜，因此当超声探头位于左肋弓下方时，应略微倾斜，并将探头朝向患者的左侧。

（三）成像方式的选择 对临床怀疑有胰腺疾病的

大部分患者，首选上腹部超声检查，因为它应用广泛，可以提供以胰腺为中心的有效检查。当超声检查与其他检查结果相关时，可以确定患者主诉的胰腺原因，如果病因仍然不清楚，必须进一步行CT或MRI检查排除恶性肿瘤或发现并发症。首选的成像方式是根据可及性和患者的临床状况来决定的。针对不同疾病如何适当运用成像技术详见下文。需要注意的是，患者的特殊情况（例如疼痛、CT或MRI禁忌证）可能需要检查时在金标准基础上进行调整。

五、正常变异和先天性异常

胰腺分裂

（一）概述 胰腺分裂是最常见的先天性胰腺变异，它可能是完全，也可以是不完全的，是由于在胚胎

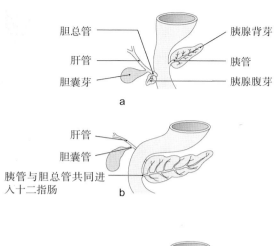

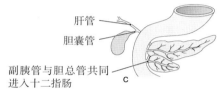

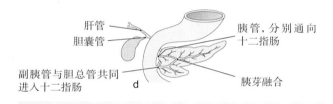

图7-2 胰腺的胚胎发育。（a）背侧和腹侧胰腺芽。（b）两个芽的融合。（c）背芽和腹芽的两个导管融合失败。（d）背侧和腹侧导管不完全融合。（Schünke M, Schulte E, Schumacher U. Prometheus. LernAtlas der Anatomie: Innere Organe. Illustrated by M. Voll/K. Wesker. 2nd ed. Stuttgart: Thieme; 2009.）

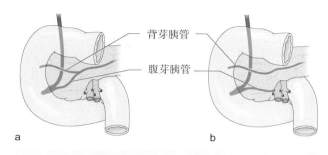

图7-3 胰腺分裂。 示意图：（a）胰腺分裂不全；（b）胰腺完全分裂。（Schünke M, Schulte E, Schumacher U. Prometheus. LernAtlas der Anatomie: Innere Organe. Illustrated by M. Voll/K. Wesker. 2nd ed. Stuttgart: Thieme; 2009.）

环状胰腺

（一）概述 环状胰腺是一种发生在妊娠第四周的胰腺胚胎性畸形，是第二常见的先天性胰腺异常，患病率为0.05%[7]。与胰腺分裂一样，它涉及两个胰腺芽的发育异常。腹芽由左、右两部分组成；左半部通常退化，而右半部则围绕十二指肠后部旋转并与背芽融合[1]。如果左半部没有退化，而是迁移至十二指肠前部并与右半部融合，则在十二指肠的C形环周围形成一个胰腺组织环（图7-5）。这个环可能导致成人十二指肠收缩[1]。

（二）影像特征 CT显示十二指肠周围有一圈均匀强化的胰腺组织。该组织与胰腺主体连续形成环状结构，因此得名环状胰腺（见图7-5a）。在MRI上，该组织在所有序列上与胰腺信号相同，并如上文所述环绕十二指肠降部。

（三）诊断陷阱 没有经验的医生可能会将十二指肠周围的胰腺组织环误解为一个位于胰头中心的复杂囊肿（图7-5a）。

第二节 非肿瘤性疾病

一、急性胰腺炎

（一）概述 急性胰腺炎是胰腺的一种急性炎症，在大多数情况下是一种温和、自限性疾病。然而，约20%的病例中，这种疾病病程严重，导致各种并发症、造成永久性器官功能障碍甚至危及生命[8]。病理生理学认为腺泡细胞中胰蛋白酶不受控制的激活，导致胰腺的自身消化，进而导致炎症和坏死[8]。15%～20%的成人发生不明原因的特发性胰腺炎[8]，在剩下的80%～85%的患者中可以明确病因，其中最为常见

发育过程中，背侧和腹侧芽没有或不完全融合造成的[4]。每个芽都有自己的导管，两个导管通常在大乳头处融合并流入十二指肠。在完全性胰腺分裂中，由于芽不融合或不完全融合，胰管不能融合，因而在十二指肠小乳头处有一个单独的开口（图7-3a）[5]。较大的背芽（胰管）的分泌物通过小乳头排出，而较小的腹芽通过副胰管排出到大乳头[5]。不完全性胰腺分裂，主胰管和副胰管通过一个小通道相互连接（图7-3b，图7-4）。

（二）影像特征 存在胰腺分裂时，除主胰管外，胰头的实质内还发现一条额外的胰管。在完全性胰腺分裂中，主胰管在上述小乳头处开口，而副胰管与胆总管联合开口于在大乳头处。MRCP是首选的影像学检查，因为它在导管成像方面优于CT。副胰管相对狭窄导致胰管内压力升高[6]，压力升高是否易患慢性胰腺炎存在分歧。

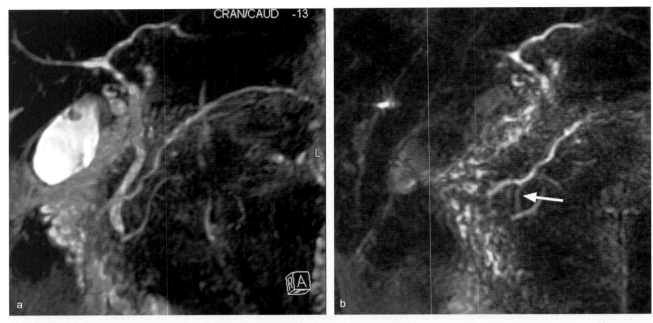

图7-4　胰腺不完全分裂。　MRCP。(a)胰管分别通向十二指肠。(b)胰管通过一个小通道相互连接(箭)。

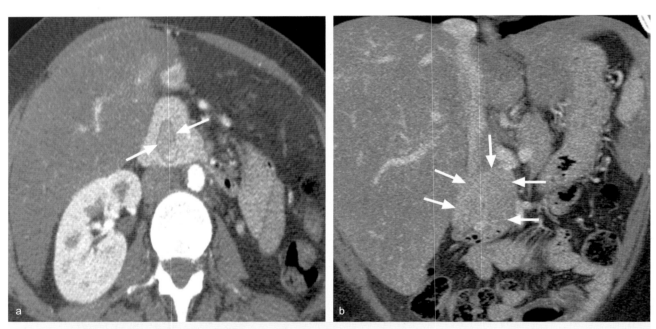

图7-5　环状胰腺。　背侧和腹侧胰腺芽不完全融合(妊娠第四周)。胰腺组织环绕十二指肠(箭)。(a)横断面CT。(b)冠状面CT。

的是胆道原因,其次是酗酒、药物毒性(皮质类固醇、利尿剂等)、创伤、医源性(ERCP后)、感染(腮腺炎、巨细胞病毒、柯萨奇病毒等)和原发性甲状旁腺功能亢进患者的血清钙水平升高[8]。急性胰腺炎可导致器官本身和局部组织的许多病理改变[9],除了涉及器官本身的并发症外,还可能发生各种类型的腹腔积液和脂肪坏死[9]。有几种评分系统用于评估急性胰腺

炎的严重程度,包括APACHE Ⅱ(急性生理学和慢性健康评估)、SOFA(序贯器官衰竭评估)和Ranson评分[10-13]。他们都采用积分制对各种器官系统进行评分。总分越高,病程就越复杂[10]。评定的器官包括肾脏、中枢神经系统、心血管系统、呼吸道和血液系统。大多数并发症是通过临床检查和实验室检查诊断出来的。

警惕：胰腺坏死是急性胰腺炎最严重的并发症之一，应尽早诊断或排除。

十二指肠旁型胰腺炎又称沟槽状胰腺炎，是一种局灶性胰腺炎，发生于胰腺头、十二指肠和胆总管之间的沟槽处（图7-6a）。如果该区域出现瘢痕，断层图像可能显示乳头水平的十二指肠壁明显增厚或胰头肿瘤样病变，导致误诊[5]。十二指肠旁型胰腺炎也可能与十二指肠肿瘤有关：增厚的十二指肠壁阻塞乳头，阻碍胆汁和胰腺分泌物的排出从而导致胰腺自溶。

提醒：十二指肠旁型胰腺炎的表现包括胰头水肿和胰头与十二指肠之间沟槽内积液。胰腺的其余部分通常无炎症表现。当影像上出现典型的沟槽区积液时，应怀疑十二指肠旁胰腺炎，并通过内镜和活检进一步评估十二指肠以排除恶性病变。

（二）影像特征　影像学检查在急性胰腺炎中的主要作用是随访并及时发现并发症。胰腺炎可根据临床和实验室检查结果进行诊断。当扫描条件良好时，可增加经腹超声检查，可显示低回声的胰腺水肿伴周围积液和可能的胆汁淤积（图7-7）。CT和MRI对诊断胰腺炎不是必要的检查，如果出现并发症时，可使用这两种方法。

CT显示胰腺周围有积液（图7-6b）。坏死表现为胰腺内界限不清的低密度区，正常小叶结构丧失，周围器官边界不清（图7-6c）。肠道微生物感染坏死区域导致脓肿形成，典型的影像学表现为局部积气和脓肿壁强化。肝内和/或肝外胆汁淤积可能被观察到，这取决

警惕：影像上排除胰腺坏死应在症状出现至少72 h之后，以避免假阴性结果，因为坏死发生需要一些时间。MRI和CT在检测坏死方面效能相当，但从检查时间和患者耐受性的角度来看，增强CT是首选，因为急性胰腺炎患者病情严重，缩短扫描时间可能是有益的。

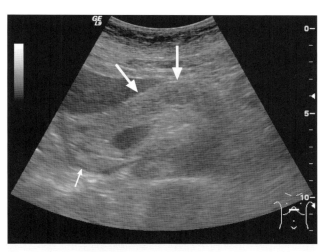

图7-7　急性胰腺炎。　急性胰腺炎的超声表现为胰头和胰体尾连接处肿胀（大箭），胰头周围有液体（小箭）。

于位置和病因。门静脉血栓形成伴腹水。胸腔积液和其他肺部并发症，如肺浸润也可出现。单侧胸腔积液（通常在左侧）被称为"交感性"胸腔积液。双肺混浊怀疑为胰腺炎并发的急性呼吸窘迫综合征（ARDS）。一些病人由于腹膜后刺激而出现反应性麻痹性肠梗阻，其特征是肠襻扩张伴积气。在重症急性胰腺炎的情况下，凝血功能缺陷可导致自发性腹腔出血，CT可显示腹腔弥漫性内脂肪浑浊，也可用于引导坏死区和

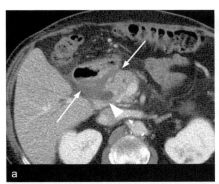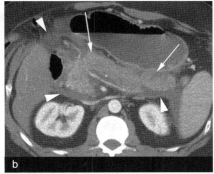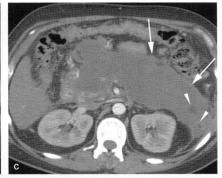

图7-6　急性胰腺炎。　（a）十二指肠旁型胰腺炎：横断面CT显示胰头和增厚的十二指肠壁（箭）之间的液体聚集轻微增强，并伴有典型的壁内囊肿（箭头）。（b）水肿性间质性胰腺炎：胰腺肿大（箭）和胰周渗出（箭头）是典型的表现。（c）坏死性胰腺炎：包裹性胰腺坏死区伴脂肪（箭）和正常胰腺分叶状结构消失（箭头）。

脓肿的经皮引流。

（三）临床特征　主要临床表现为急性上腹痛淀粉酶和脂肪酶活性升高至3倍以上，以及C反应蛋白活性升高。上腹部疼痛可能表现为束缚样疼痛、并向背部放射，也可出现恶心和呕吐[14]。其他可能的症状是由于胆总管阻塞引起的黄疸、腹水和胸腔积液，这表明病程很严重。体格检查时，侧翼区的Grey-Turner征和肚脐周围Cullen征比较有特征[8]。侧腹和脐周瘀伤是重症急性胰腺炎的特征性表现（图7-8）。当自身消化过程从胰腺坏死部位扩散到邻近的腹腔，导致皮肤血管破裂并形成血肿时，就会发生这种情况[8]。急性胰腺炎需要解决的核心问题是判断严重程度。

1. 轻度　在亚特兰大分类中，轻度急性胰腺炎伴有轻微的器官功能障碍和自限性病程。它需要补液、止吐和镇痛治疗[15]。

2. 重症　重症患者需要在重症监护室进行监护，因为有可能出现全身并发症，包括败血症、低血容量性休克和多系统器官衰竭[15]。

急性胰腺炎的亚特兰大分类自创立以来几经修订。除了轻度型和重症型，最新的版本区分了早期（发病第一周内）和晚期（发病第一周后）阶段[16]。在急性胰腺炎的早期阶段，重症胰腺炎是指器官衰竭超过48 h；晚期阶段，重症胰腺炎是指永久性器官衰竭、死亡或并发症。在修订后的亚特兰大分类中，马歇尔评分用于评估器官衰竭，其依据是呼吸系统、心血管系统和肾脏系统的评分[16]。

> **提醒**：包括上述评分在内的日常临床检查非常重要，因为这是确保及时发现并发症并进行适当治疗和监测的唯一方法。

血清淀粉酶和血清脂肪酶是对急性胰腺炎患者具有诊断意义的两种胰酶。当与临床表现相符时，淀粉酶和脂肪酶活性增加至3倍以上支持诊断。酶活性在约3～5 d内保持升高[8]。在没有临床表现或症状不典型时，酶升高不足以诊断胰腺炎，需要进行鉴别诊断。胰酶不是随访的有用参数。

（四）鉴别诊断

（1）慢性胰腺炎急性发作。

（2）胰头或邻近十二指肠的恶性病变，由于胆总管受压而引起胰腺炎。

（五）诊断陷阱　过早使用CT排除坏死可能，产生假阴性结果。总的来说，急性胰腺炎应谨慎行断层摄影，因为轻症病例无需做CT或MRI。

（六）关键点　在80%的病例中，急性胰腺炎是一种轻微的、自限性的疾病，不需要断层显像。在20%的重症患者中，断层显像应用于排除坏死和其他并发症，不应早于症状出现后72 h。

二、慢性胰腺炎

（一）概述　慢性胰腺炎是胰腺的一种慢性炎症引起的器官纤维化和导管系统破坏[17]，从而导致长期的胰腺外分泌和内分泌功能不全。这种疾病导致胰腺功能和形态损伤。慢性胰腺炎在世界范围内的发病率为每年（1.6～2.3）/10万，患病率不断上升[18]。成人慢性胰腺炎的主要病因是酗酒，占50%～84%[17,19]，6～12年内每天饮酒80 g或以上是发展为慢性胰腺炎的危险因素[20]。特发性慢性胰腺炎次之，占28%[17]，其中约45%与遗传因素有关[17]。研究人员已经发现了几种易患慢性胰腺炎的基因突变，例如阳离子胰蛋白酶原基因（*PRSSI*），这种基因突变导致慢性胰腺炎的外显率高达80%[21]。另一个不太常见的原因是甲状旁腺功能亢进。胰腺分裂被怀疑会增加慢性胰腺炎的风险，但这种联系尚未得到证实[17]。除了长期胰腺外分泌和内分泌不足外，还发现了其他典型的并发症：假性囊肿的形

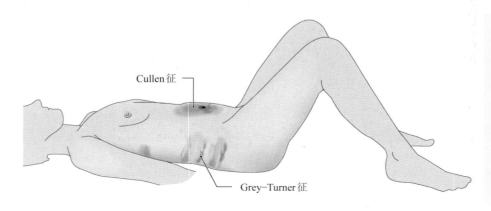

图7-8　Cullen征 and Grey-Turner征。

成可能无任何临床症状,也可能导致感染和病灶内出血。此外,坏死组织的感染可能会造成严重甚至致命后果。胰腺的慢性炎症可导致脾动脉或肠系膜上动脉假性动脉瘤。也可能形成胆道梗阻影响胆汁引流,幽门和十二指肠狭窄,皮肤、邻近中空器官或腹膜(后)瘘(图7-9)。影像学检查有时不能明确区分炎症和肿瘤,此时需要组织学检查。慢性胰腺炎患者患胰腺癌的风险增加[22]。

> **提醒:** 慢性胰腺炎是胰腺的一种慢性炎症,由于器官纤维化和导管系统破坏导致胰腺外分泌和内分泌长期不足。主要原因是酗酒。并发症包括假性囊肿、坏死、假性动脉瘤、狭窄、瘘管和恶变。

(二)影像特征 慢性胰腺炎的诊断需要结合临床检查、实验室检查和影像学检查。影像学检查也可用于随访、并发症检查,必要时可指导术前计划。首选的影像学检查是经腹超声(图7-10),这有助于初步诊断和发现并发症,如假性囊肿(无回声伴后方回声增强)和胆道梗阻伴胆汁淤积(一般留有胆囊患者的胆总管直径可达7 mm,胆囊切除术后可达10 mm)。其他成像方式包括超声造影检查坏死(肾功能受损患者首选CT加碘造影)[17];内镜超声,由于其较高的空间分辨率,可以发现早期实质性改变[17];CT和MRI有辅助作用,CT和MRI在鉴别慢性胰腺炎和肿瘤、并发症的随访和术前计划方面具有优势。断层显像在确定病因方面也很重要,因为它可以检测先天性异常,如胰腺分裂以及自身免疫性胰腺炎。慢性胰腺炎的特征是胰腺

实质钙化(图7-11)和实质萎缩,在急性发作时,表现为胰腺肿胀增大伴胰周积液,假性囊肿是局限性的液体密度或液体信号强度,与导管系统不连通,通常起源于坏死区。增强后动脉期可发现假性动脉瘤。坏死区域在CT上表现为低密度,内伴积气表明坏死区有感染(图7-12)。

> **提醒:** 慢近年来MRI序列中MRCP的加入已经取代了ERCP,因为它避免了ERCP后胰腺炎的风险。

MRCP采用T2W序列,上腹部液性结构在MRCP上呈高信号,因此,MRCP可以无创的方式显示胆囊和充满分泌物的导管结构,呈现一种类似ERCP的图像

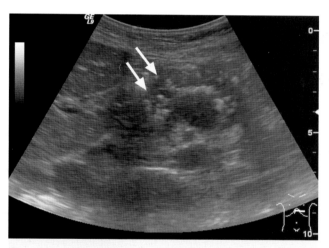

图7-10　慢性胰腺炎。　超声。胰腺实质的整体结构非常不均匀,胰腺内点状钙化引起的声影(无回声区,箭)弥漫分布于胰腺实质。

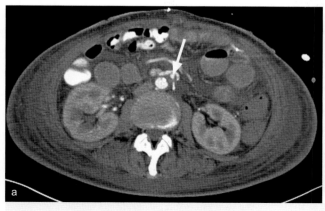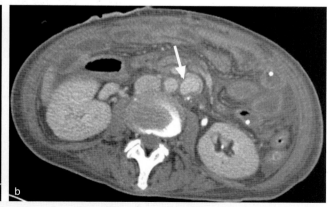

图7-9　胰腺炎患者肠系膜上动脉假性动脉瘤。　(a)动脉期扫描显示在保留幽门的胰头切除术后肠系膜上动脉有1个小的假性动脉瘤。(b)3周后静脉期扫描显示假性动脉瘤明显增大(箭)。

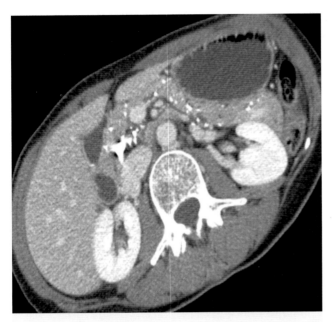

图7-11　慢性胰腺炎。　CT显示胰腺萎缩(此处为胰腺体部),并伴有点状和/或絮状导管周围或导管内钙化。

效果。慢性胰腺炎的进展可以通过胰管侧支的改变来描述,改变开始于侧支周围,引起远端扩张和阻塞,然后向主胰管推进,表现为进行性扩张和管腔不规则。ERCP在某些病例中仍可使用,如怀疑自身免疫性胰腺炎的患者,研究人员已经确定了4项ERCP诊断自身免疫性胰腺炎的标准,这些标准具有高度的敏感性和特异性[17]:① 胰管狭窄范围超过主胰管长度的1/3;② 胰管远端无扩张;③ 侧支扩张;④ 胰管全长多发性狭窄(腊肠状胰腺)。

ERCP也是一种微创治疗方法。

(三)临床特征　慢性胰腺炎的症状可能是反复腹痛(通常是上腹部的环扎痛)、呕吐、黄疸、体重减轻,实验室检查显示血清淀粉酶和血清脂肪酶活性增加到正常值的3倍以上。也可能是与慢性胰腺炎并发症有关的相关症状,如败血症、呼吸功能不全、肾功能衰竭、组织坏死引起的胰腺外分泌和内分泌功能不全[17]。

(四)鉴别诊断　最主要的是和胰腺癌进行鉴别,仅从影像学上进行鉴别比较困难,往往需要考虑病因。

(五)诊断陷阱　症状出现后72 h内进行CT成像可能会导致漏诊坏死。在急性发作开始时,炎症状态下胰腺的低灌注可能被误解为坏死。最严重的错误是延误胰腺癌的诊断,因此只要存在不确定性,就应该获得组织学确认。未经诊断的假性动脉瘤可能成为活动性出血的来源。

(六)关键点　腹部超声是慢性胰腺炎首选的影像学检查方法。ERCP、MRI、MRCP和CT可用于寻找病因、并发症和随访。慢性胰腺炎总是需要与胰腺癌鉴别,模棱两可的影像学表现需要组织学证实。

亚型:自身免疫性胰腺炎

(一)概述　自身免疫性胰腺炎是慢性胰腺炎一种罕见的病因,自1995年以来被认为是一个独立的因

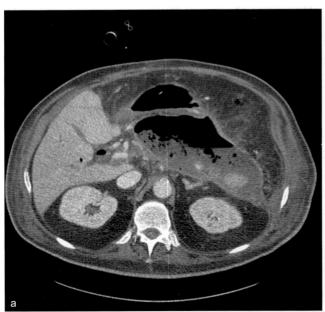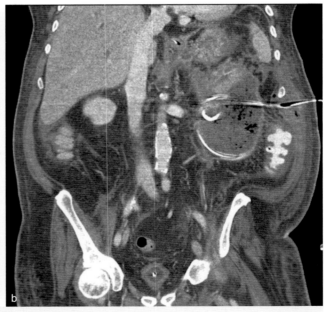

图7-12　感染性胰腺坏死。　(a)伴有细胞碎片的胰腺坏死、积气及积液与感染性胰腺坏死相符。(b)将16F引流管插入感染腔,排出腐烂液体。

素[23]。病程涉及血清免疫球蛋白的升高，导致包括胰腺在内的多个器官的炎症性纤维化。自身免疫性胰腺炎无特异性的临床表现，表现为上腹痛、体重减轻和黄疸[17,19,24]。这种疾病对类固醇治疗有很好的反应。现已确定了4个主要的组织学诊断标准[17,24]：① 间质纤维化；② 淋巴浆细胞浸润；③ 主导管周围浸润；④ 静脉周围炎。

（二）影像特征　ERCP和超声可显示胰管的节段性或局限性狭窄，并伴有胰腺水肿等非特异性征象。断层显像有助于与胰腺癌鉴别。自身免疫性胰腺炎的非增强MRI显示约一半病例的T1呈低信号，T2呈高信号。增强后动脉期呈低信号，静脉期呈高信号约占65%，静脉晚期高信号（延迟增强）占74%。静脉期和静脉晚期的高信号强烈提示自身免疫性胰腺炎[24]。CT在静脉期未显示相应的高密度，因此MRI在这方面优于CT[24]（图7-13）。

（三）鉴别诊断　与其他类型的慢性胰腺炎一样，需要与胰腺癌进行鉴别。

第三节　胰腺肿瘤性疾病

常见的胰腺肿瘤见表7-1。

一、胰腺导管腺癌

（一）概述　胰腺导管腺癌，俗称"胰腺癌"，是迄今为止最常见的胰腺肿瘤，占据胰腺肿瘤的75%～90%。美国癌症协会的数据显示美国每年大约有53 070例新发胰腺癌。胰腺导管腺癌在所有恶性肿瘤中预后最差，5年生存率约为5%。胰腺癌的病因

尚不完全清楚。有一些危险因素会增加个体患胰腺癌的可能性，包括尼古丁滥用、酗酒、肥胖和慢性胰腺炎[22,27,28]。胰腺导管腺癌起源于胰腺外分泌组织，较早侵犯周围结构及转移[2]，只有15%～20%的胰腺癌在诊断时是可以切除的。完全R0切除加辅助化疗是唯一能显著延长生存时间的治疗策略，其5年生存率约为24%[2,29-31]。因此，必须确定肿瘤的可切除性，以便对患者进行合适的治疗，确保达到最佳预后的同时也避免了手术无法切除患者经历手术带来的风险及并发症。所有的诊断方法都可用于明确诊断、TNM分期和可切除性评估。表7-2显示了国际癌症控制联盟（UICC）推荐的胰腺癌TNM分类系统，相应的分期见表7-3。

> **提醒：** 胰腺周围的动脉侵犯是决定局部可切除性的关键因素。相关血管有肠系膜上动脉、腹腔干、肝总动脉、门静脉和肠系膜上静脉[2]。如果肿瘤组织没有侵犯血管，则认为肿瘤是可切除的。然而，如果肿瘤组织延伸到血管，就很难评估是否有血管侵犯[2]。

确定可切除性有几种方法。在某些情况下，肿瘤与血管的接触以包埋的百分比或程度来表示（包埋90°～180°表示侵犯），而其他方法则用管径缩小或闭塞来表示血管侵犯（图7-9b）[2,33-36]。新版本的分类方法用于区分动脉和静脉侵犯[39]。在胰腺外科中心，静脉受侵通常不认为是不可切除的标准，累及的静脉可被切除[2]。远处转移通常被认为是不可切除的标准，

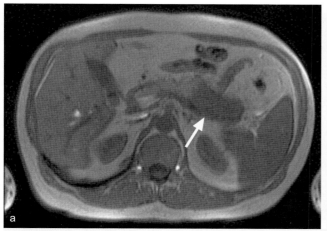
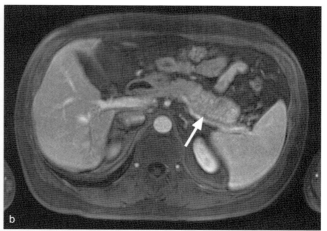

图7-13　自身免疫性胰腺炎。（a）T1W图像显示一个肿瘤样病变，相对于胰腺的其余部分呈明显低信号（箭）；（b）静脉期晚期的图像显示呈典型的延迟增强（箭）。

表7-1　胰腺原发性肿瘤[2]

外分泌/内分泌	良 恶 性	疾　　　病	发病率（%）
外分泌（上皮性）肿瘤	恶　性	导管腺癌	75～90
		腺鳞癌	4
		导管内乳头状黏液癌	3
		黏液性囊腺癌	1
		腺泡细胞癌	1
		浆液性囊腺癌	<1
		胰母细胞瘤（发生在儿童）	<1
	交界性	黏液性囊性肿瘤伴不典型增生	
		导管内乳头状黏液性肿瘤伴不典型增生	
		实性假乳头状瘤	
	良　性	浆液性囊腺瘤	
		黏液性囊腺瘤	
		导管内乳头状黏液腺瘤	
		成熟畸胎瘤	
神经内分泌肿瘤		胰岛细胞瘤	
		胃泌素瘤	
		血管活性肠肽瘤	
		胰高血糖素瘤	
		生长抑素瘤	
		非激素分泌性肿瘤	

表7-2　胰腺外分泌癌的TNM分期

名　称	描　　　述
原发肿瘤	
Tis	原位癌
T1	肿瘤局限于胰腺，最大径不超过2 cm
T2	肿瘤局限于胰腺，最大径超过2 cm
T3	肿瘤延伸到胰腺外，但不侵犯腹腔干或肠系膜上动脉
T4	肿瘤侵犯腹腔干或肠系膜上动脉
淋巴结	
N0	无区域淋巴结转移
N1	区域淋巴结转移（胰周、胰十二指肠、幽门、脾门、近端肠系膜和腹腔淋巴结）
远处转移	
M0	无远处转移
M1	远处转移（肝、肺、骨骼、脑）

表7-3　胰腺癌的分期[32]

分　期	分　组
0	Tis N0 M0
I	T1 N0 M0，T2 N0 M0
• I A	T1 N0 M0
• I B	T2 N0 M0
II	T3 N0 M0，T1 ~ T3 N1 M0
• II A	T3 N0 M0
• II B	T1 ~ T3 N1 M0
III	T4 N0 ~ 1 M0
IV	N0 ~ 1 M1

但也有一些中心是根据具体情况作出决定的。例如，单个的肝脏转移瘤可以与局部可切除的胰腺癌一起切除[2]。

（二）影像特征　腹部超声对胰腺癌的诊断价值有限。腺癌相对于正常胰腺组织在超声上呈低回声或等回声，也可显示胰管扩张和胰腺萎缩。使用超声造影剂后诊断腺癌的准确率达到87.8%[40]。尽管这种方法的敏感性和特异性尚未得到充分研究，但首次尝试用注射造影剂量化腹部超声显示了区分胰腺炎和胰腺癌的信息增益。经十二指肠或胃后壁的内镜超声扫描可发现直径 < 1 cm 的胰腺肿瘤[41,42]。超声内镜引导下细针穿刺可用于胰腺实体瘤的术前组织学鉴别。然而，有研究表明，细针组织学阴性的患者中有31%随后被发现患有胰腺癌[43]。

提醒： CT因其高空间分辨率而被广泛应用于胰腺癌的诊断，检查应采用多排探测器，胰腺实质期和门静脉期两期增强扫描，最大层厚3 mm，建议检查前做胃肠道准备。

胰腺癌在CT上一般表现为相对周围组织低密度的界限不清的乏血供病变（图7-14a、b）。然而，约11%的胰腺癌与周围组织密度接近，必须通过如胆汁淤积、胰管中断伴远段导管扩张和胰腺萎缩等间接征象来诊断[44]。胰管和胆总管同时发生梗阻称为"双管征"，表明胰头有肿块（图7-14 c）。MRI应采用至少1.5 T场强和标准脉冲序列，层厚为5 ~ 7 mm。除了T1W和

T2W的平扫序列，还应获得增强的T1W序列，比如在诊断不明肝脏病变的患者时可以排除血管瘤。在姑息性化疗或放疗前可进行诊断性ERCP活检[45]。CT和MRI在胰腺癌的诊断上没有显著差异，两种方法评估可切除性的作用相仿[46]。

提醒： 放射科医生应为外科医生描述肿瘤的范围（与周围结构的关系）、是否有远处转移以及胰腺周围动脉的侵犯、淋巴结肿大。非病理性淋巴结状态并不能排除淋巴结转移。

（三）临床特征　胰腺癌在早期可不产生任何症状，不易被发现[47]，临床症状通常在晚期肿瘤侵犯周围组织或转移到其他器官时才出现。

胰腺癌最常见的3种症状是：① 上腹痛（胰头癌）或背痛（胰体或胰尾癌）；② 胰头癌引起的无痛性梗阻性黄疸；③ 在过去6个月内体重下降超过10%。

其他症状包括胰头癌引起胰管阻塞导致复发性胰腺炎和肿瘤诱导的促凝介质分泌或凝血系统激活引起的静脉血栓形成[48]。约25%的患者在胰腺癌初诊时患有糖尿病，约40%的患者糖耐量降低[47]。如果在诊断时腹水已经存在，需考虑已经发生肝转移或腹膜种植。

提醒： 50岁以上不明原因的胰腺炎需要进一步检查排除胰腺癌。

（四）鉴别诊断　罕见的胰腺肿瘤，如侵袭性未分化癌或腺泡-内分泌癌可能有相同的CT表现。这种情况下诊断必须依赖于组织学。胰腺炎是胰腺癌最重要的鉴别诊断，是误诊的常见原因[46]。

（五）关键点　唯一能显著改善胰腺癌预后的治疗方法是R0切除术加辅助化疗。因此，通过断层影像进行准确的术前检查、评估可切除性对患者至关重要。虽然MRI和CT在诊断胰腺癌和确定其可切除性方面作用相当，但CT是诊断胰腺癌使用最广泛的方法。

二、神经内分泌肿瘤

（一）概述　神经内分泌肿瘤是一种罕见的、生长缓慢的胰腺肿瘤，起源于胰岛[2,49,50]，分为激素分泌型和非激素分泌型肿瘤，后者也被称为"无功能性胰岛细胞瘤"[50,51]。产生激素的神经内分泌肿瘤患者出现典

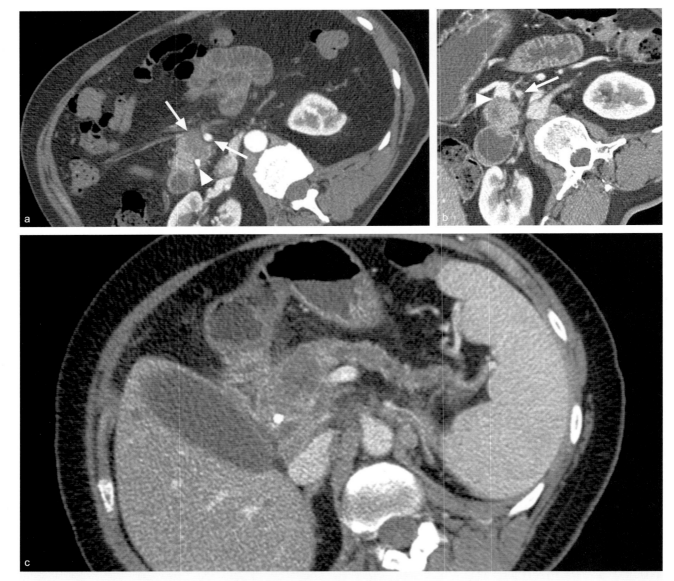

图7-14　胰腺癌。（a）动脉期CT显示尽管存在支架（箭头），在空间分辨率为0.33 mm下低密度肿瘤（箭）可清晰显示，与附近血管的关系（向上箭）也很明确。（b）静脉期CT显示胰头癌在静脉期呈低密度，肠系膜上静脉90°～180°侵犯（箭头），肠系膜上动脉90°侵犯（箭）。（c）静脉期CT显示晚期胰腺癌相对于周围胰腺实质呈低密度，伴有导管中断征和肿瘤远段胰管扩张、胰腺实质萎缩，肿瘤侵犯胰腺周围的组织和血管。

型的激素相关症状。随着时间的推移，与肿瘤相关的症状如疼痛和黄疸也会出现。不产生激素的肿瘤不会引起激素相关的特殊症状。产生激素的肿瘤根据其产生的主要激素而命名，如胰岛素瘤、胃泌素瘤和胰高血糖素瘤等。

1. 胰岛素瘤　胰岛素瘤是最常见的神经内分泌肿瘤和内源性低血糖最常见的原因[52]。90%的胰岛素瘤是直径＜2 cm的良性孤立性肿瘤[2]。

2. 胃泌素瘤　胃泌素瘤是第二常见的神经内分泌肿瘤（又称Zollinger-Ellison综合征）。胃泌素分泌过多导致多发性胃肠道溃疡[53]。大约60%的胃泌素瘤是恶性的，其中30%～50%在诊断时已经转移。约80%～90%的胃泌素瘤发生在"胃泌素瘤三角区"，该区域由十二指肠下曲、胰头和肝十二指肠韧带所包围（图7-15）[2]。胃泌素瘤略大于胰岛素瘤，平均直径3.5 cm[2]。

3. 胰岛细胞瘤　这是第三常见的神经内分泌肿瘤，大小可达到5～10 cm，所以中央坏死和病灶内出血较常见[2]。

（二）影像特征　神经内分泌肿瘤通常根据临床表

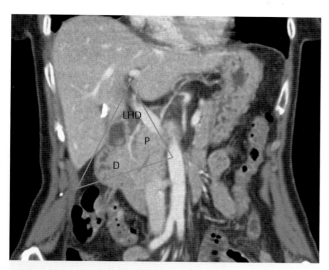

图7-15　正常胰腺。"胃泌素瘤三角区"是80%～90%胃泌素瘤发生的区域。D，十二指肠下曲；LHD，肝十二指肠韧带；P，胰头。

提醒：影像学对神经内分泌肿瘤的定位和定性诊断具有重要意义。

（三）**临床特征**　神经内分泌肿瘤的临床特征取决于其分泌的激素[2,50]。

1. **胰岛素瘤**　肿瘤分泌过多的胰岛素会导致低血糖，并伴有相关的神经症状，如疲劳、虚弱、晕厥、癫痫以及其他可能相关的损伤[52]。

2. **胃泌素瘤**　肿瘤分泌胃泌素增加，导致胃肠道产生过量的盐酸，导致胃和十二指肠溃疡，可能并发穿孔或出血[53]。

非激素产生型肿瘤不会产生这种典型的激素相关的症状，但由于肿瘤生长最终会出现相应的症状。胰腺神经内分泌肿瘤可能是诊断多发性内分泌肿瘤综合征Ⅰ型的依据，这些神经内分泌肿瘤不仅发生在胰腺，也发生在垂体和甲状旁腺[53]。

（四）**鉴别诊断**

1. **胰腺内副脾**　表现为胰腺内富血供结节，在CT上与脾脏具有相同的强化特征，可以通过测定HU值得到客观证实（图7-18）。胰腺内副脾在平扫T1WI上相对于周围胰腺组织呈低信号，T2WI上呈高信号，诊断胰腺内副脾的主要标准是病变各期信号强度与脾脏信号强度一致[54]。超顺磁性氧化铁增强MRI是使用一种特殊的造影剂（涂有右旋糖酐或羧基右旋糖酐的纳米氧化铁晶体），这种造影剂主要保留在网状内皮系统的细胞中，从而保留在脾脏组织中。由于造影剂颗粒中

现和实验室检查结果进行诊断。影像学用于肿瘤的定位。CT是诊断神经内分泌肿瘤的常规检查方法，MRI对于检测病变具有较高的灵敏度。神经内分泌肿瘤在增强CT动脉期表现为富血供肿块。确定肿瘤的位置、数量以及评估是否转移对外科治疗方案的制定很重要的（图7-16）[2]。神经内分泌肿瘤在T2W序列中表现为高信号，在T1W序列中表现为低信号。增强后，肿块在动脉期明显强化，随后造影剂较早退出（图7-17）。如果神经内分泌肿瘤是小的、浅表的或与胰管不相邻，肿瘤摘除即可，但如果肿瘤与胰管相邻并导致胰管狭窄时，需行部分胰腺切除术[2]。

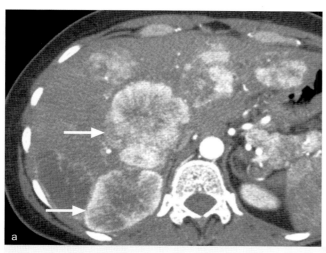
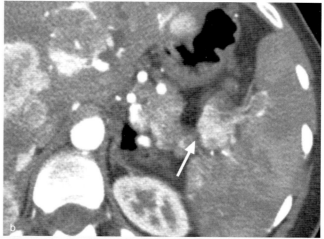

图7-16　富血供肿块。（a）富血供的肝转移瘤（箭）和具有靶征的神经内分泌肿瘤。（b）发生在胰尾的典型原发性富血供肿瘤（神经内分泌肿瘤）（箭）。

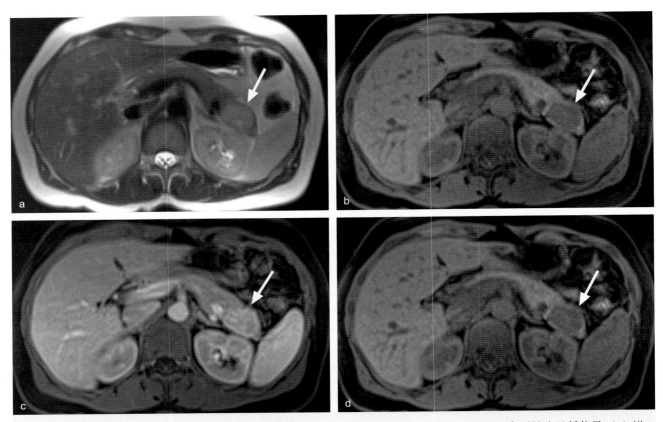

图7-17　胰岛素瘤。　箭示胰岛素瘤。(a) 在T2W序列肿瘤呈高信号。(b) 在平扫T1W GRE序列肿瘤呈低信号。(c) 增强后,肿瘤在动脉期呈明显强化。(d) 肿瘤表现为强化早期减退。

含有铁,增强MRI显示脾脏低信号,胰腺内副脾也低信号[55]。不过氧化铁的造影剂目前仍没有作为商品进入市场。

2. 转移　发生在胰腺的富血供转移是另一种可能的鉴别诊断。最常转移到胰腺的原发性肿瘤是恶性黑色素瘤和肾细胞癌(图7-19)[5]。

（五）关键点　神经内分泌肿瘤是生长缓慢的肿瘤,因其产生的主要激素而命名。非激素分泌性肿瘤称为"无功能性胰岛细胞瘤"。临床上可根据其分泌激素的不同进行鉴别,CT表现为富血供肿瘤。

三、囊性病灶

约90%的胰腺原发性囊性肿瘤是浆液性囊腺瘤、导管内乳头状黏液性肿瘤(IPMNs)和黏液性囊性肿瘤(表7-4)。胰腺囊性病变和其他肿块一样,需要非常精确和统一的形态学描述。这导致在Bosniak肾囊肿分类的基础上发展出一套胰腺囊肿的分类系统[2,57,58]。在这个系统中,胰腺囊肿分为4个亚型[58]：① 单房型囊肿,无实质成分、分隔或钙化；② 微囊型病变；③ 大囊型病变；④ 含实性成分的囊肿。

这一分类对病变的进一步处理具有重要意义,另一个形态学标准是囊性病变与主胰管或分支胰管的关系。

表7-4　胰腺囊性病变的分类[56]

分　　组	病　　变
假性囊肿	
胰腺常见囊性肿瘤	• 浆液性囊腺瘤 • 黏液性囊腺瘤 • 导管内乳头状黏液性肿瘤
胰腺少见囊性肿瘤	• 实性假乳头状瘤 • 腺泡细胞癌 • 淋巴管瘤 • 血管瘤 • 副神经节瘤
胰腺实性肿瘤囊性变	• 胰腺导管细胞癌 • 囊性胰岛细胞瘤 • 转移瘤 • 囊性错构瘤 • 肉瘤
真性上皮囊肿	与Von Hippel-Lindau综合征、常染色体显性多囊肾病以及囊性纤维化相关

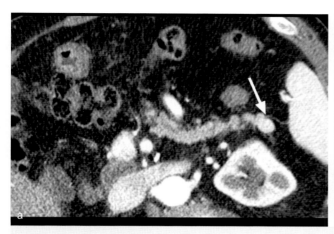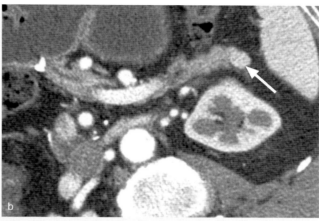

图7-18　胰腺内副脾。　病变（箭）显示与脾脏相同的影像学特征。(a) CT动脉期。(b) CT静脉期。

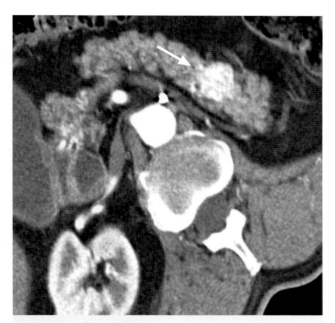

图7-19　肾细胞癌转移。　CT动脉期显示转移瘤（箭）呈富血供。

单房囊肿：假性囊肿

（一）**概述**　单房囊肿中最常见的是假性囊肿，也可能是IPMN或浆液性囊腺瘤，但后者少见[2]。在已知胰腺炎病史的患者中，病变几乎都是假性囊肿。直径 < 3 cm的多发性单房胰腺囊肿也是如此[2]。腹部创伤后也可形成假性囊肿，并可分布于胰腺以外的其他腹腔部位[59]。如果囊肿与胰管相通，应考虑诊断为IPMN。位于胰头的分叶状边缘的单房囊肿可能是寡囊型浆液性囊腺瘤。囊壁的不规则增厚提示侵蚀性生长[58]。

（二）**影像特征**　假性囊肿通常通过CT进行评估，因为这种方法可以同时检测钙化（慢性胰腺炎），并可在同一疗程中进行介入治疗。CT还可以发现胰腺萎缩，这是慢性炎症诊断标准之一，有助于确诊假性囊肿。充满液体的囊肿在T2WI上呈高信号。假性囊肿内部可见纤细的分隔（图7-20）。假性囊肿的壁也很薄，囊性病变不应有结节成分或囊壁不规则，因为这些是可疑恶变特征[59]。

（三）**临床特征**　无症状、小的单房囊肿患者可进行CT或MRI随访。有症状的患者应该通过减压或切除囊肿来治疗[2]。

微囊性病变：浆液性囊腺瘤

（一）**概述**　胰腺所有微囊性病变几乎都是浆液性囊腺瘤[2]，这是胰腺的一种良性病变，由多个囊肿组成、内衬上皮[60]。浆液性囊腺瘤占胰腺囊性腺瘤的

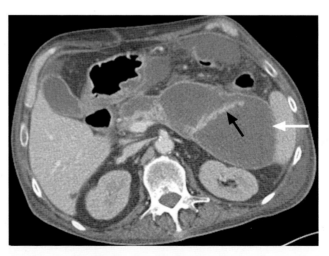

图7-20　假性囊肿。　CT表现为渗出性胰腺炎（白色箭）伴内部分隔（黑色箭）。

$10\% \sim 29\%^{[61]}$。需要与浆液性囊腺癌鉴别，浆液性囊腺癌的发病率为$3\%^{[62]}$。

（二）影像特征　通常显示为多囊性或微囊性肿块，由至少6个囊肿组成，每个囊肿大小从几毫米到2 cm不等。病灶的平均大小为$2.5 \sim 3.0$ cm，通常 < 5 cm[2]。常表现为外缘小分叶，间隔及囊壁强化。中央瘢痕伴或不伴星芒状钙化（30%的病例）被立方上皮细胞包围，是浆液性囊腺瘤的特征[59,60,63]。病理组织学可显示大小相等的蜂窝状囊肿，或病灶周围有较大囊肿的海绵状囊肿。在CT上病变通常表现为低的软组织密度，与血管分界清晰。在T2W序列可清楚地显示病变的囊性特征（图7-21）[2,59]。

（三）临床特征　阻塞性黄疸和胰管阻塞少见。在大多数情况下是胰管移位，这一特征有助于与胰腺导管腺癌鉴别[59,60]。女性发病率约为男性的3倍，发病高峰年龄为65岁[2,59,60]。浆液性囊腺瘤为良性肿瘤。除非由于与黏液性囊性肿瘤无法鉴别或快速生长而怀疑

恶性肿瘤的患者，其他无症状患者不需要手术切除。

大囊型病变

胰腺大囊型病变包括黏液性囊性肿瘤和IPMN。大囊性肿瘤的特征是存在多房型囊肿，单个囊肿的直径大于2 cm[2]。

导管内乳头状黏液性肿瘤

（一）概述　IPMN好发于胰头，常见于六七十岁的老年男性[2,59]。IPMN起源于胰管上皮（主胰管IPMN）、分支胰管上皮（分支胰管IPMN）或两者皆有（混合型IPMN）（图7-22）[59]。它们占胰腺囊性肿瘤的30%，占所有胰腺肿瘤的$0.5\% \sim 1.0\%^{[61,63]}$。根据细胞异型性程度将其分为腺瘤、中度不典型增生、原位癌或浸润性癌。IPMN遵循与大肠腺瘤-癌相似的发展模式，最终从腺瘤转变为浸润性癌。

在切除的IPMN中，浸润性癌的检出率为$25\% \sim 48\%^{[63-65]}$。IPMN不像腺癌那样经常发生淋巴结转

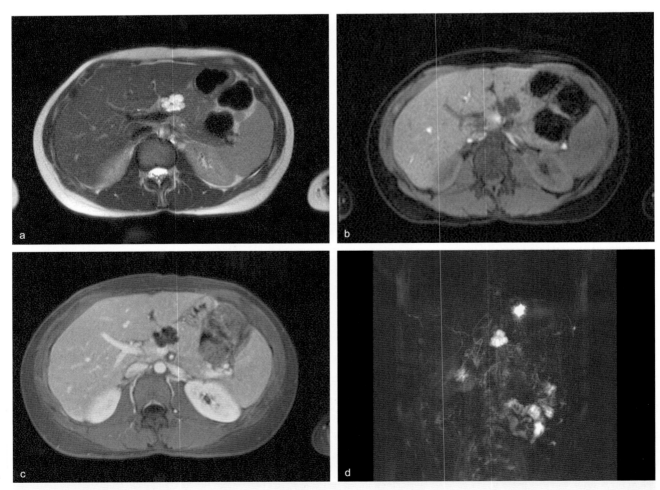

图7-21　微囊型囊腺瘤MRI。（a）T2WI显示中央瘢痕，周围葡萄串样小囊肿。（b）T1WI上小囊肿呈低信号。（c）增强T1WI上小囊肿仍呈低信号。（d）MRCP显示病变呈微囊型。

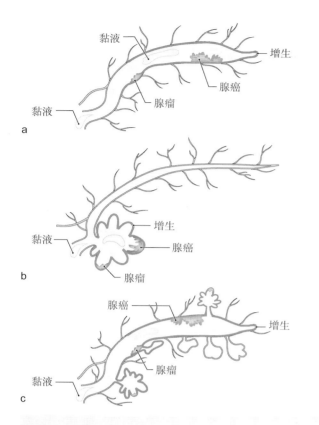

图7-22 IPMN。 （a）主胰管型。（b）分支胰管型。（c）混合型。

移，总体预后较好[2]。非侵袭性病例的5年生存率为77% ~ 100%，侵袭性病例的5年生存率为24% ~ 65%[66,67]。主胰管型和混合型IPMN较分支管型IPMN更易具有恶性成分或发生恶变，因此这种分型对治疗决策具有临床意义[2]。IPMN切除后有复发的风险，但是这些复发的病例可以成功地被再次切除[63-65]。因此，充分的随访是必要的，可以通过MRI来随访。

囊肿与导管不相通并不能完全排除IPMN，与黏液性囊性病变鉴别困难，在囊肿与胰管间出现囊肿狭窄的颈提示IPMN的可能。

（二）影像特征 目前对于首选的成像方式还没有明确的共识。CT具有分辨率高、重建方式多样等优点。MRI与MRCP可显示胰胆管系统，能更好地显示病变与主胰管的关系，从而有助于鉴别主胰管型和分支胰管型IPMN[2]。孤立性主胰管扩张至10 mm或以上被定义为主胰管型IPMN（图7-23）。如果主胰管直径 < 6 mm，且 > 15 mm的囊性病变与主胰管相通，则该病变被归类为分支胰管型IPMN（图7-24）。如果分支胰管直径 < 15 mm，则不应诊断为"分支型IPMN"，而应该简单地描述为"分支导管扩张"。如果主胰管和分支胰管扩张呈"鱼骨"样，则为混合型IPMN（图7-25）。以下影像学征象提示恶性肿瘤[42]：① 囊肿 > 3 cm；② 壁结

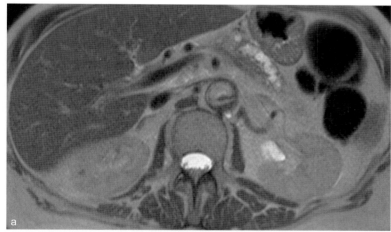

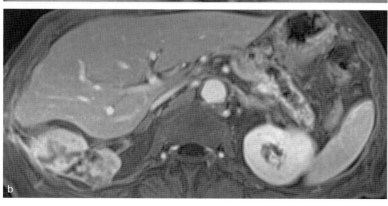

图7-23 主胰管型IPMN。 MRI上孤立性主胰管扩张。（a）T2WI。（b）增强T1WI。

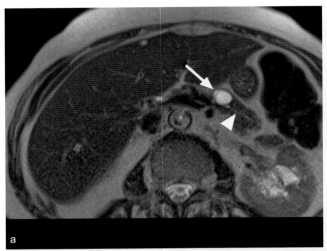
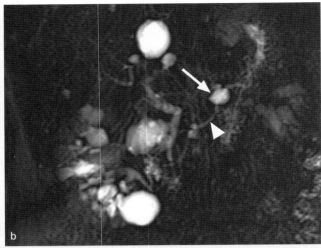

图7-24　分支型IPMN，MRI。 （a）T2WI显示一个分支导管的孤立性囊性扩张至18 mm（箭）和一个狭窄的主导管（三角形）。（b）MRCP显示狭窄的主胰管贯穿胰腺。分支型IPMN（箭）投影在干主胰管（箭）上。

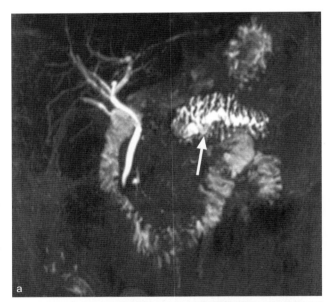
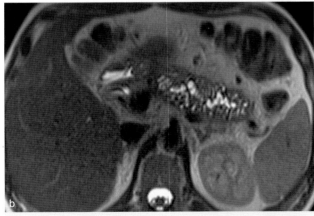

图7-25　混合型IPMN。 MRI上主胰管及分支胰管扩张。（a）斜冠状面MRCP图像，箭示主胰管和分支胰管广泛扩张。（b）横断面T2WI显示胰体尾部主胰管和分支扩张。

节 > 8 mm（几乎无法界定）；③ 主胰管扩张；④ 隔膜厚度不规则；⑤ 伴有软组织肿块。

黏液性囊性肿瘤

（一）概述　大多数黏液性囊性肿瘤是由多个厚壁囊肿组成的孤立性肿块[68]。黏液性囊性肿瘤大小约6～35 cm。它们几乎只发生在40岁左右的绝经前妇女[69]。这在组织学上反映在囊肿上皮下有卵巢间质[59,70]。胰体尾是好发部位[2,59]。肿瘤不与胰管相通，但肿块可引起胰管梗阻。黏液性囊性肿瘤是恶性肿瘤的前兆，因此如果没有手术禁忌证，应该切除[2,59]。发生恶变的黏液性囊性肿瘤称为"黏液性囊腺癌"。

（二）影像特征　黏液性囊性肿瘤的囊肿有不同的内容物（出血、浓缩、含水），因此囊肿内部不一定表现为液性密度。CT可以显示增厚的囊壁，MRCP可以显示囊肿与胰管不相通，如上所述，这一表现并不排除IPMN的诊断。囊肿内的实性成分、囊壁不规则、周围钙化和血管增多可能是恶变的证据[2,57,59]。外周蛋壳样钙化虽然少见，但对黏液性囊性肿瘤有确诊意义，也提示恶变的可能性很高[2]。MRI（图7-26）和超声内镜是鉴别黏液性囊性肿瘤和浆液性囊腺瘤的最佳方法[2,57,70]。

（三）临床特征　与IPMN和其他胰腺肿瘤一样，黏液性囊性肿瘤可能表现为上腹痛放射到背部、黄疸、新发糖尿病或胰腺炎反复发作，具体取决于其发生部位。黏液性囊性肿瘤与其他肿瘤的临床特征没有明显区别。

囊实性病灶：实性假乳头状瘤

（一）概述　含有实性成分的囊肿（也称为实性假

乳头状上皮性肿瘤、Hamoudi瘤、Franz瘤）包括含有实体成分的囊性肿瘤或有囊性成分的实体肿瘤。这两种形式都存在潜在恶性，因此需外科手术切除[2]。囊性肿瘤含有实性成分，如果实性成分在T2W图像上呈低信号，且增强后有强化，则称为"壁结节"[2]。实性假乳头状肿瘤最初是实性肿瘤，随后发生大量坏死和囊变。它们的恶性潜能低[59,71]。一般发生在30岁左右的女性，通常 > 10 cm[66]，最常见于胰尾（图7-27）。囊肿内充满碎片和泡沫细胞（巨噬细胞）[2]。为防止肿瘤转移，必须行边缘清楚的切除。肿瘤完全切除的患者中有80%可痊愈[71]。

（二）影像特征　肿块边界清楚，内部呈囊性、周围不规则实性包膜。约30%的病例可出现中心钙化[2,59]。增强后包膜强化。

（三）临床特征　大多数患者表现为不明原因的腹痛和可触及的腹部肿块，可出现体重减轻。

囊性肿瘤的鉴别诊断

导管腺癌可能含有坏死引起的囊性成分。神经内分泌肿瘤也会发展成囊性区域，这不是坏死的结果，而是由于其丰富的血液供应[2]。

VHL综合征患者也可能发生胰腺囊肿，因此影像学检查应涵盖肾上腺，并应描述该区域的任何肿块。在这种情况下，MRI可能有助于评估囊肿和肾上腺肿块。

另一需要鉴别的是发生囊变的腺泡细胞癌。典型的影像表现为界限清楚的病灶，> 5 cm伴中央坏死。预后优于导管腺癌，但肿瘤仍为侵袭性恶性肿瘤（图7-28）[2]。

总结

影像学检查在胰腺囊性病变患者中的主要作用是提供详细、全面的形态学描述，以便尽可能准确地预测病变的恶性潜能、评估手术治疗的风险与获益。胰腺常见囊性病变的总结见表7-5。

第四节　胰腺弥漫性改变

一、胰腺脂肪瘤

（一）概述　脂肪瘤是良性肿瘤，可能发生在身体

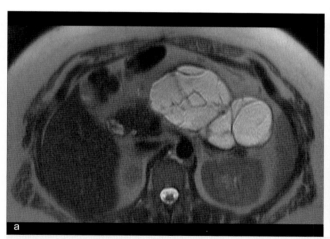
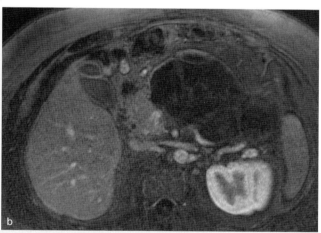

图7-26　伴多发高信号大囊的黏液性囊性肿瘤。（a）T2WI。（b）增强T1WI显示囊肿壁和分隔强化。

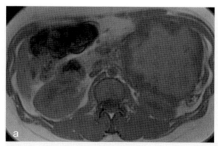
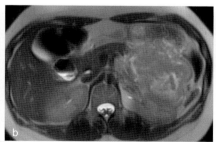
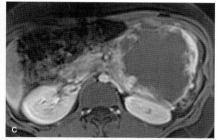

图7-27　实性假乳头状瘤（Franz瘤）。（a）T1WI显示肿瘤中央坏死，肿瘤直径大于10 cm。（b）T2WI清楚地显示肿瘤内部不均匀性及细胞碎片。（c）增强T1WI显示中心坏死和活跃的边缘肿瘤组织。

7

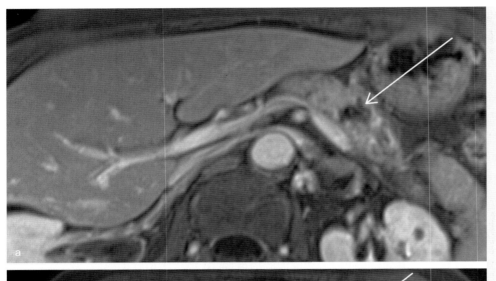
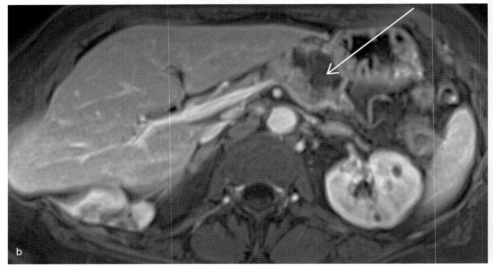

图7-28 腺泡细胞癌。
箭示肿瘤。(a)静脉期图像
显示一个直径约5 cm的囊
性肿块，中心坏死。(b)肿
瘤膨胀性改变伴强化的不
规则壁。

表7-5 胰腺的主要囊性肿瘤及特点

肿　瘤	大　小	患 者 特 点	好发部位	主 要 特 点
假性囊肿	多变	胰腺炎病史	都可发生	可以分布在整个腹部
浆液性囊腺瘤	2.5 ～ 3.0 cm	男女比1：3，平均年龄65岁	无	特征：中心瘢痕伴或不伴星芒状钙化
IPMN	多变	男性多发，60 ～ 70岁	胰头	腺瘤-癌的转变
黏液性囊腺瘤	6 ～ 35 cm	几乎都发生在女性，40岁左右	胰头、胰尾	特征：边缘蛋壳样钙化
实性假乳头状瘤	> 10 cm	发生在30岁左右的女性	无	偶尔形成可触及的肿块

IPMN，导管内乳头状黏液样肿瘤。

的任何地方，包括胰腺组织。

（二）影像特征　胰腺脂肪瘤在CT上与脂肪密度相等，呈低密度。MRI在这方面优于CT。胰腺脂肪瘤在T1WI和T2WI中与脂肪信号相等（图7-29）。肠系膜脂肪可作为参照标准。在脂肪抑制的T2WI中信号强度均匀降低。

（三）临床特征　大多数胰腺脂肪瘤临床上无症状。如果病变与脂肪呈均匀等密度或等强度，没有实

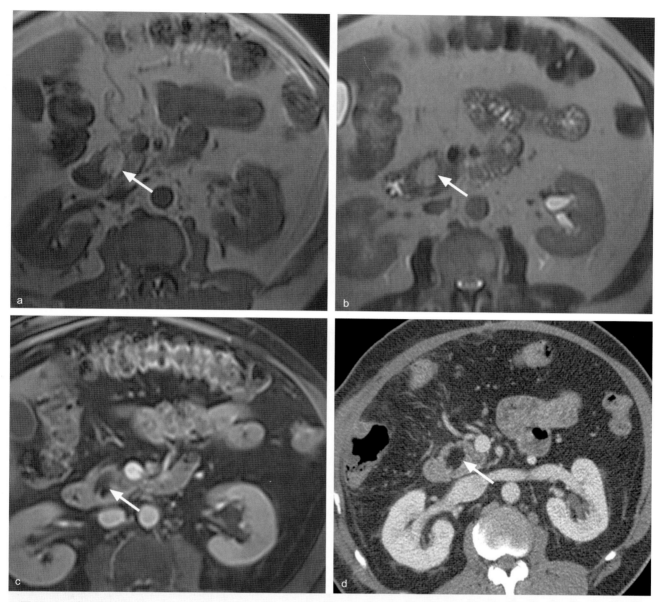

图7-29 胰腺脂肪瘤。 T1WI和T2WI均显示发生在胰头的与肠系膜脂肪等信号的肿块(箭)。病变不增强[(c),箭],脂肪抑制使其信号丢失,类似于肠系膜脂肪。病变在CT上显示典型的负衰减值[(d),箭],证明它含有脂肪。(a)T1WI。(b)T2WI。(c)增强T1WI。(d)CT。

性成分,< 3 cm,需考虑脂肪瘤[72]。如果不能鉴别病变的良恶性,应考虑手术切除。

(四)鉴别诊断 胰腺脂肪瘤的鉴别诊断包括畸胎瘤和脂肪肉瘤[72]。小脂肪瘤在CT上可能被误诊为恶性肿块。

(五)关键点 胰腺病变具有与肠系膜脂肪相同的密度或信号强度,应考虑脂肪瘤。

二、囊性纤维化

(一)概述 在囊性纤维化中,上皮细胞氯通道的缺陷,作为常染色体隐性遗传,导致外分泌腺(汗腺、支气

管、胰腺、胆管、小肠和性腺)形成非常黏稠的黏液。胰腺的损伤可以很早就发生,因为分泌物的引流受阻。这种损伤可能表现为胰腺萎缩、囊肿形成或广泛的脂肪替代,所有这些变化都与胰腺外分泌和内分泌功能不足有关。

(二)影像特征 在超声检查中,胰腺实质被脂肪替代导致胰腺回声增强(图7-30)。CT可能显示整个胰腺的CT值为负,表明完全被脂肪替代(图7-31)。许多患者的胰腺脂肪瘤病与器官增大有关,称为脂肪瘤样假性肥大(图7-32)。胰腺在所有MR序列中显示高信号,其中脂肪显示高信号强度(无脂肪抑制的T2W-TSE和T1WI)。胰腺的高信号可以通过脂肪抑制来降

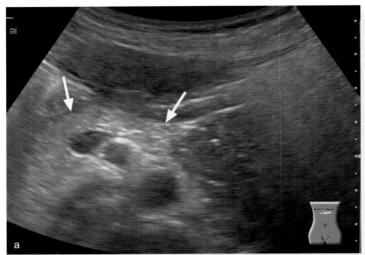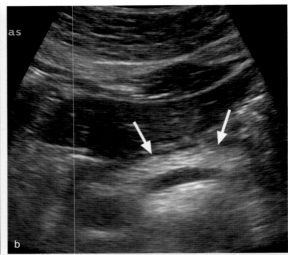

图7-30　囊性纤维化中的胰腺脂肪增多症。　胰腺回声明显增强（箭）。（a）患者1。（b）患者2。

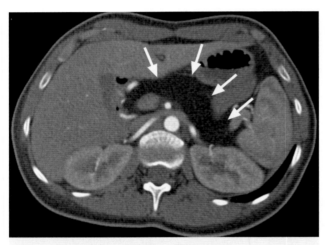

图7-31　囊性纤维化伴胰腺脂肪增多症。　一位34岁女性的横断面CT显示胰腺弥漫性脂肪替代（箭）。

低（图7-33）。囊性纤维化的胰腺囊肿通常很小。

（三）临床特征　肺部症状主要决定患者的一般健康状况及预后。胰腺内分泌功能不全可导致糖尿病，而外分泌功能不全可导致反复腹泻、消化不良和体重减轻。

（四）鉴别诊断　慢性胰腺炎的情况下可发生胰腺萎缩。然而，在这种情况下，CT通常会显示胰腺实质内的小钙化。胰腺也可能随着年龄的增长而萎缩。这种情况也与胰腺的广泛脂肪浸润（脂肪增多症）有关，但这种变化远不如囊性纤维化，且主要发生在老年人，不像囊性纤维化常见于儿童。原发性血色素沉着症可导致胰腺萎缩，但在CT上可伴有肝实质密度增加，在几乎所有MRI序列中信号强度降低。另外，胰腺假性肥大是囊性纤维化的特征性表现。

三、原发性血色素病

（一）概述　原发性血色素病遵循常染色体隐性遗传，以血色素蛋白缺乏为特征，这是合成铁蛋白所必需的。这种激素抑制小肠对铁的过度吸收。缺乏铁调节蛋白可以使铁从食物中不受限制地吸收，导致体内铁超载。这种铁储存在肝脏、心脏、皮肤、滑膜和内分泌腺，包括胰腺。

（二）影像特征　肝脏和胰腺中铁的积聚导致这些器官在超声上回声增强。CT上密度明显减低（图7-34）。MRI显示铁在器官内聚集，使信号强度降低。同时，脾脏在所有影像上保持不变。

（三）临床特征　原发性血色素病患者会发展为肝硬化和糖尿病，并出现皮肤变色（"青铜色糖尿病"）。关节内的铁沉积引起炎症反应，伴有关节痛，这通常是最早的主诉。

（四）鉴别诊断　继发性血色素病（亦称含铁血黄素沉着症）是一种由慢性溶血和输血引起的铁超载，细胞外铁的积聚主要发生在网状内皮系统；因此，肝脏和脾脏受影响，而胰腺受影响较晚（图7-35）。胰腺铁沉积只发生在疾病的晚期（图7-36）。

> 提醒：原发性血色素病以细胞内铁储存为特征，胰腺和肝脏受影响，而脾脏不受影响。另一方面，含铁血黄素沉着症（继发性血色素病）与网状内皮系统中的铁储存有关，因此肝脏和脾脏受影响，铁沉积在胰腺仅发生在疾病的晚期。

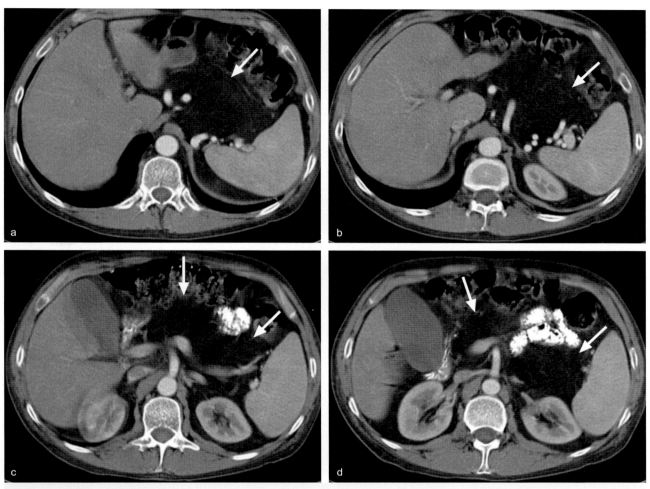

图7-32　囊性纤维化胰腺假性肥大。　胰腺脂肪瘤性假肥大伴有胰腺区脂肪组织增多（箭）。胰头（a）至尾（d）连续5 mm层厚的增强CT扫描。在各个层面上，胰腺弥漫性增大，呈脂肪密度，在图像中表现为接近"黑色"（箭）。CT值为负值（与脂肪一样）。（a、b）从头侧至尾侧扫描，连续层面。

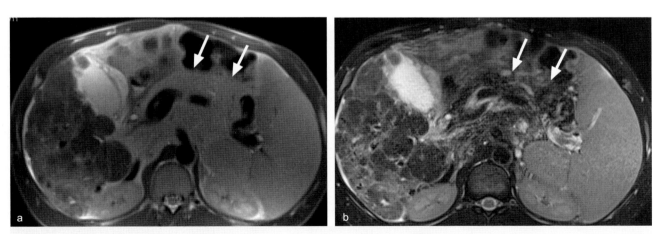

图7-33　囊性纤维化胰腺脂肪瘤样假性肥大。　（a）T2W HASTE显示高信号（箭）。（b）在脂肪抑制序列中，假性肥大的信号强度（箭）几乎被完全抑制。

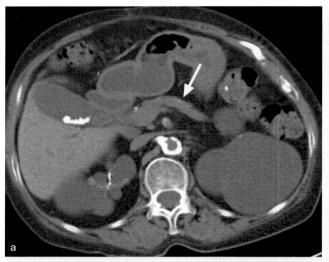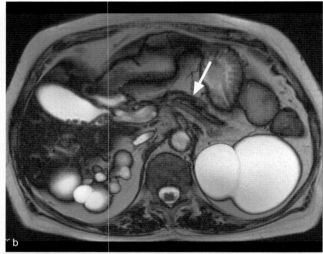

图7-34　原发性血色素病。 （a）CT显示萎缩的胰腺（箭）和肝脏密度增高。(b) T2WI显示萎缩胰腺信号强度降低。

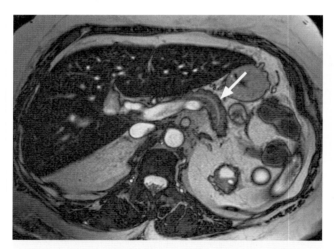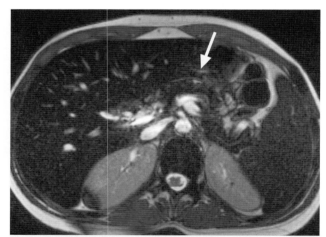

图7-35　输血引起的含铁血黄素沉着症（继发性血色素病）。 T2WI上，肝脏信号强度明显降低，而胰腺信号强度正常（箭）。

图7-36　β-地中海贫血引起的含铁血黄素沉着症。 在疾病的晚期，胰腺也像肝脏和脾脏一样显示信号强度降低（箭），肾脏显示正常的信号强度。

参考文献

［1］ Schünke M, Schulte E, Schumacher U, eds. Prometheus, Lernatlas der Anatomie: Hals und innere Organe. Stuttgart: Thieme; 2005: 214−217. Illustrated by M. Voll/K. Wesker.

［2］ Grenacher L, Klauss M. Computed tomography of pancreatic tumors [in German]. Radiologe. 2009; 49(2): 107−123.

［3］ Richter GM, Wunsch C, Schneider B, et al. [Hydro-CT in detection and staging of pancreatic carcinoma]. Radiologe. 1998; 38(4): 279−286.

［4］ Vitale GC, Vitale M, Vitale DS, Binford JC, Hill B. Long-term follow-up of endo- scopic stenting in patients with chronic pancreatitis secondary to pancreas divisum. Surg Endosc. 2007; 21(12): 2199−2202.

［5］ Brambs H-J. Erkrankungen des Pankreas. In: Freyschmidt J, Feuerbach S, eds. Handbuch diagnostische Radiologie: Gastrointestinales System. Berlin: Springer; 2007: 627−631.

［6］ Lehman GA, Sherman S. Diagnosis and therapy of pancreas divisum. Gastrointest Endosc Clin N Am. 1998; 8(1): 55−77.

［7］ Floemer F, Buitrago C, Steinbrich W. [Pancreas anulare as an incidental finding in multidetector computer tomography for symptomatic abdominal aortic aneurysm]. RoFo Fortschr Geb Rontgenstr Nuklearmed. 2006; 178(4): 448−450.

［8］ Frossard JL, Steer ML, Pastor CM. Acute pancreatitis. Lancet. 2008; 371 (9607): 143−152.

［9］ van Santvoort HC, Bollen TL, Besselink MG, et al. Describing peripancreatic collections in severe acute pancreatitis using morphologic terms: an international interobserver agreement study. Pancreatology. 2008; 8(6): 593–599.

[10] Alsfasser G, Rau BM, Klar E. Scoring of human acute pancreatitis: state of the art. Langenbecks Arch Surg. 2013; 398(6): 789–797.

[11] Knaus WA, Draper EA, Wagner DP, Zimmerman JE. APACHE II: a severity of disease classification system. Crit Care Med. 1985; 13(10): 818–829.

[12] Ranson JH, Rifkind KM, Roses DF, Fink SD, Eng K, Spencer FC. Prognostic signs and the role of operative management in acute pancreatitis. Surg Gynecol Obstet. 1974; 139(1): 69–81.

[13] Vincent JL, Moreno R, Takala J, et al. The SOFA (Sepsis-related Organ Failure Assessment) score to describe organ dysfunction/ failure. On behalf of the Working Group on Sepsis-Related Problems of the European Society of Intensive Care Medicine. Intensive Care Med. 1996; 22(7): 707–710.

[14] Banks PA, Bollen TL, Dervenis C, et al. Acute Pancreatitis Classification Working Group. Classification of acute pancreatitis-2012: revision of the Atlanta classification and definitions by international consensus. Gut. 2013; 62(1): 102–111.

[15] Bradley EL, III. A clinically based classification system for acute pancreatitis. Summary of the International Symposium on Acute Pancreatitis, Atlanta, GA, September 11 through 13, 1992. Arch Surg. 1993; 128(5): 586–590.

[16] Thoeni RF. The revised Atlanta classification of acute pancreatitis: its importance for the radiologist and its effect on treatment. Radiology. 2012; 262 (3): 751–764.

[17] Hoffmeister A, Mayerle J, Beglinger C, et al. Chronic Pancreatitis German Society of Digestive and Metabolic Diseases (DGVS). [S3-Consensus guidelines on definition, etiology, diagnosis and medical, endoscopic and surgical management of chronic pancreatitis German Society of Digestive and Metabolic Diseases (DGVS)]. Z Gastroenterol. 2012; 50(11): 1176–1224.

[18] Dufour MC, Adamson MD. The epidemiology of alcohol-induced pancreatitis. Pancreas. 2003; 27(4): 286–290.

[19] Braganza JM, Lee SH, McCloy RF, McMahon MJ. Chronic pancreatitis. Lancet. 2011; 377(9772): 1184–1197.

[20] Lévy P, Mathurin P, Roqueplo A, Rueff B, Bernades P. A multidimensional casecontrol study of dietary, alcohol, and tobacco habits in alcoholic men with chronic pancreatitis. Pancreas. 1995; 10(3): 231–238.

[21] Whitcomb DC, Gorry MC, Preston RA, et al. Hereditary pancreatitis is caused by a mutation in the cationic trypsinogen gene. Nat Genet. 1996; 14(2): 141–145.

[22] Lowenfels AB, Maisonneuve P, Cavallini G, et al. International Pancreatitis Study Group. Pancreatitis and the risk of pancreatic cancer. N Engl J Med. 1993; 328(20): 1433–1437.

[23] Yoshida K, Toki F, Takeuchi T, Watanabe S, Shiratori K, Hayashi N. Chronic pancreatitis caused by an autoimmune abnormality. Proposal of the concept of autoimmune pancreatitis. Dig Dis Sci. 1995; 40(7): 1561–1568.

[24] Rehnitz C, Klauss M, Singer R, et al. Morphologic patterns of autoimmune pancreatitis in CT and MRI. Pancreatology. 2011; 11(2): 240–251.

[25] American Cancer Society. Key statistics for pancreatic cancer. Available at: http: //www.cancer.org/cancer/pancreaticcancer/ detailedguide/pancreatic- cancer-key-statistics. Accessed June 7, 2016.

[26] Robert Koch Institut. Gesellschaft der epidemiologischen Krebsregister in Deutschland e.V., eds. Krebs in Deutschland 2005/2006. Häufigkeiten und Trends. 7th ed. Berlin: Robert Koch Institut; 2010: 40–43.

[27] Genkinger JM, Spiegelman D, Anderson KE, et al. A pooled analysis of 14 cohort studies of anthropometric factors and

pancreatic cancer risk. Int J Cancer. 2011; 129(7): 1708–1717.

[28] Zheng W, McLaughlin JK, Gridley G, et al. A cohort study of smoking, alcohol consumption, and dietary factors for pancreatic cancer (United States). Cancer Causes Control. 1993; 4(5): 477–482.

[29] Neoptolemos JP, Stocken DD, Friess H, et al. European Study Group for Pancreatic Cancer. A randomized trial of chemoradiotherapy and chemotherapy after resection of pancreatic cancer. N Engl J Med. 2004; 350(12): 1200–1210.

[30] Schünke M, Schulte E, Schumacher U., eds. Prometheus. LernAtlas der Anatomie: Innere Organe. 2nd ed. Stuttgart: Thieme; 2009. Illustrated by M. Voll/K. Wesker.

[31] Wagner M, Redaelli C, Lietz M, Seiler CA, Friess H, Büchler MW. Curative resection is the single most important factor determining outcome in patients with pancreatic adenocarcinoma. Br J Surg. 2004; 91(5): 586–594.

[32] Wittekind C, Meyer HJ. TNM-Klassifikation maligner Tumoren - Pankreas. 7th ed. Weinheim: Wiley-Blackwell; 2010: 122–125.

[33] Bipat S, Phoa SS, van Delden OM, et al. Ultrasonography, computed tomogra-phy and magnetic resonance imaging for diagnosis and determining resect- ability of pancreatic adenocarcinoma: a meta-analysis. J Comput Assist Tomogr. 2005; 29(4): 438–445.

[34] Furukawa H, Kosuge T, Mukai K, et al. Helical computed tomography in the diagnosis of portal vein invasion by pancreatic head carcinoma: usefulness for selecting surgical procedures and predicting the outcome. Arch Surg. 1998; 133(1): 61–65.

[35] Lehmann KJ, Diehl SJ, Lachmann R, Georgi M. Value of dual-phase-helical CT in the preoperative diagnosis of pancreatic cancer-a prospective study [in German]. RoFo Fortschr Geb Rontgenstr Nuklearmed. 1998; 168 (3): 211–216.

[36] Zeman RK, Cooper C, Zeiberg AS, et al. TNM staging of pancreatic carcinoma using helical CT. AJR Am J Roentgenol. 1997; 169(2): 459–464.

[37] Klauss M, Mohr A, von Tengg-Kobligk H, et al. A new invasion score for determining the resectability of pancreatic carcinomas with contrast-enhanced multidetector computed tomography. Pancreatology. 2008; 8(2): 204–210.

[38] Li H, Zeng MS, Zhou KR, Jin DY, Lou WH. Pancreatic adenocarcinoma: the different CT criteria for peripancreatic major arterial and venous invasion. J Comput Assist Tomogr. 2005; 29(2): 170–175.

[39] Li H, Zeng MS, Zhou KR, Jin DY, Lou WH. Pancreatic adenocarcinoma: signs of vascular invasion determined by multi-detector row CT. Br J Radiol. 2006; 79 (947): 880–887.

[40] D'Onofrio M, Barbi E, Dietrich CF, et al. Pancreatic multicenter ultrasound study (PAMUS). Eur J Radiol. 2012; 81(4): 630–638.

[41] Ariyama J, Suyama M, Satoh K, Wakabayashi K. Endoscopic ultrasound and intraductal ultrasound in the diagnosis of small pancreatic tumors. Abdom Imaging. 1998; 23(4): 380–386.

[42] Helmstaedter L, Riemann JF. Pancreatic cancer—EUS and early diagnosis. Langenbecks Arch Surg. 2008; 393(6): 923–927.

[43] Spier BJ, Johnson EA, Gopal DV, et al. Predictors of malignancy and recommended follow-up in patients with negative endoscopic ultrasound-guided fine-needle aspiration of suspected pancreatic lesions. Can J Gastroenterol. 2009; 23(4): 279–286.

[44] Prokesch RW, Chow LC, Beaulieu CF, Bammer R, Jeffrey RB, Jr. Isoattenuating pancreatic adenocarcinoma at multi-detector row CT: secondary signs. Radiology. 2002; 224(3): 764–768.

[45] Adler G, Seufferlein T, Bischoff SC, et al. S3-Guidelines "Exocrine pancreatic cancer" 2007 [in German]. Z Gastroenterol. 2007; 45(6): 487–523.

[46] Grenacher L, Klauss M, Dukic L, et al. Diagnosis and staging of pancreatic carcinoma: MRI versus multislice-CT—a prospective study [in German]. RoFo Fortschr Geb Rontgenstr Nuklearmed. 2004; 176(11): 1624−1633.

[47] Vincent A, Herman J, Schulick R, Hruban RH, Goggins M. Pancreatic cancer. Lancet. 2011; 378(9791): 607−620.

[48] Kessler CM. The link between cancer and venous thromboembolism: a review. Am J Clin Oncol. 2009; 32(4) Suppl: S3−S7.

[49] Bubendorf L, Feichter GE, Obermann EC, et al. Pathologie: Zytopathologie. Berlin: Springer; 2011: 397−410.

[50] Nöldge G, Weber MA, Ritzel RA, Werner MJ, Kauczor HU, Grenacher L. Invasive diagnostic procedures for insulinomas of the pancreas [in German] . Radiologe. 2009; 49(3): 224−232.

[51] Vick C, Zech CJ, Höpfner S, Waggershauser T, Reiser M. Imaging of neuroendocrine tumors of the pancreas [in German]. Radiologe. 2003; 43 (4): 293−300.

[52] Okabayashi T, Shima Y, Sumiyoshi T, et al. Diagnosis and management of insulinoma. World J Gastroenterol. 2013; 19(6): 829−837.

[53] Herold G, ed. Innere Medizin: eine vorlesungsorientierte Darstellung, unter Berücksichtigung des Gegenstandskataloges für die Ärztliche Prüfung. Köln: Herold; 2009: 469−483.

[54] Kim SH, Lee JM, Han JK, et al. Intrapancreatic accessory spleen: findings on MR Imaging, CT, US and scintigraphy, and the pathologic analysis. Korean J Radiol. 2008; 9(2): 162−174.

[55] Wang YX. Superparamagnetic iron oxide based MRI contrast agents: Current status of clinical application. Quant Imaging Med Surg. 2011; 1(1): 35−40.

[56] Fernández-del Castillo C, Warshaw AL. Cystic tumors of the pancreas. Surg Clin North Am. 1995; 75(5): 1001−1016.

[57] Berland LL, Silverman SG, Gore RM, et al. Managing incidental findings on abdominal CT: white paper of the ACR incidental findings committee. J Am Coll Radiol. 2010; 7(10): 754−773.

[58] Sahani DV, Kadavigere R, Saokar A, Fernandez-del Castillo C, Brugge WR, Hahn PF. Cystic pancreatic lesions: a simple imaging-based classification system for guiding management. Radiographics. 2005; 25(6): 1471−1484.

[59] Buerke B, Heindel W, Wessling J. [Differential diagnosis and radiological management of cystic pancreatic lesions]. RoFo Fortschr Geb Rontgenstr Nuklearmed. 2010; 182(10): 852−860.

[60] Capella C, Solda E, Klöppel G, et al. Serous cystic neoplasms of the pancreas. In: Hamilton S, Lauri A, Kleihues P, Sobin LH, eds. Pathology and genetics of tumours of the digestive system—World Health Organization Classification of tumours. Lyon: IARC Press; 2000: 231−232.

[61] Brugge WR, Lauwers GY, Sahani D, Fernandez-del Castillo C, Warshaw AL. Cystic neoplasms of the pancreas. N Engl J Med. 2004; 351(12): 1218−1226.

[62] Strobel O, Z'graggen K, Schmitz-Winnenthal FH, et al. Risk of malignancy in serous cystic neoplasms of the pancreas. Digestion. 2003; 68(1): 24−33.

[63] D'Angelica M, Brennan MF, Suriawinata AA, Klimstra D, Conlon KC. Intraductal papillary mucinous neoplasms of the pancreas: an analysis of clinicopatho- logic features and outcome. Ann Surg. 2004; 239(3): 400−408.

[64] Salvia R, Fernández-del Castillo C, Bassi C, et al. Main-duct intraductal papillary mucinous neoplasms of the pancreas: clinical predictors of malignancy and long-term survival following resection. Ann Surg. 2004; 239(5): 678−685, discussion 685−687.

[65] Sohn TA, Yeo CJ, Cameron JL, et al. Intraductal papillary mucinous neoplasms of the pancreas: an updated experience. Ann Surg. 2004; 239(6): 788−797, discussion 797−799.

[66] Gourgiotis S, Ridolfini MP, Germanos S. Intraductal papillary mucinous neoplasms of the pancreas. Eur J Surg Oncol. 2007; 33(6): 678−684.

[67] Murakami Y, Uemura K, Hayashidani Y, Sudo T, Sueda T. Predictive factors of malignant or invasive intraductal papillary-mucinous neoplasms of the pancreas. J Gastrointest Surg. 2007; 11(3): 338−344.

[68] Campbell F, Azadeh B. Cystic neoplasms of the exocrine pancreas. Histopathology. 2008; 52(5): 539−551.

[69] Goh BK, Tan YM, Yap WM, et al. Pancreatic serous oligocystic adenomas: clinicopathologic features and a comparison with serous microcystic adenomas and mucinous cystic neoplasms. World J Surg. 2006; 30 (8): 1553−1559.

[70] Tanaka M, Fernández-del Castillo C, Adsay V, et al. International Association of Pancreatology. International consensus guidelines 2012 for the management of IPMN and MCN of the pancreas. Pancreatology. 2012; 12 (3): 183−197.

[71] Tipton SG, Smyrk TC, Sarr MG, Thompson GB. Malignant potential of solid pseudopapillary neoplasm of the pancreas. Br J Surg. 2006; 93 (6): 733−737.

[72] Lee SY, Thng CH, Chow PKh. Lipoma of the pancreas, a case report and a review of the literature. World J Radiol. 2011; 3(10): 246−248.

[73] Sener SF, Fremgen A, Menck HR, et al. Pancreatic cancer: a report of treatment and survival trends for 100 313 patients diagnosed from 1985−1995, using the National Cancer Database. J Am Coll Surg. 1999; 189: 1−7.

[74] Zhang HM, Yao F, Liu GF, et al. The differences in imaging features of malignant and benign branch duct type of Intraductal Papillary Mucinous Tumor. Eur J Radiol. 2011; 80: 744−748.

第八章 胃肠道

Thomas C. Lauenstein and Lale Umutlu

汪心韵,刘欢欢,王丽君,汪登斌 译

第一节 解 剖

一、位置与分区

胃肠道的所有部位(包括食管、胃、十二指肠、空肠、回肠、结肠和直肠)都具有相同的管壁结构,但该管壁结构会根据特定的区域进行调整。表8-1展示了胃肠道所有不同部位的管壁构成。

表8-1 从内而外胃肠道管壁结构层次

层 次	功 能
黏膜层	
• 上皮层	保护浅表,产生激素,含腺体细胞(食管除外)
• 固有层	具有流动性,含有淋巴组织
• 黏膜肌层	精细控制黏膜皱襞
黏膜下层	具有流动性,含有淋巴组织和迈斯纳神经丛(Meissner's plexus)
肌层	
• 环形肌	混合和传输食物的功能:环形肌与纵行肌之间的肌间神经丛(Auerbach神经丛)
• 纵行肌	
外膜	结缔组织,连接胃肠道与周围组织
浆膜下层	仅存于腹膜内的部分胃肠道
浆膜	
• 固有层	仅存于腹膜内的部分胃肠道
• 纤维包膜	

食管是一段由肌肉组织构成的中空管道,长度约为25 cm,位于咽和胃之间的中纵隔。它由3个部分组成:食管颈段、食管胸段、食管腹段。

食管具有3个生理性狭窄(图8-1):① 食管上段狭窄,包括环状软骨后的上食管括约肌;② 食管中段狭窄,在食管受到主动脉弓和气管分叉压迫处出现;③ 食管下段狭窄,位于膈肌处。

食管黏膜(鳞状上皮)的特点是具有纵行皱褶。

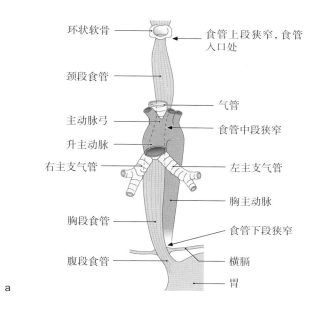

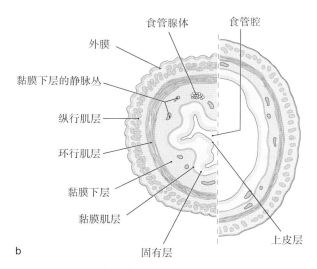

图8-1 **食管解剖。**(a)气管位于食管前方,图示为食管的3个生理性狭窄。(b)收缩(左)和松弛(右)状态的食管壁结构。(转载自Schünke M, Schulte E, Schumacher U. Prometheus. LernAtlas der Anatomie: Innere Organe. 插图源自M. Voll/K. Wesker. 2nd ed. Stuttgart: Thieme; 2009.)

胃位于腹部左上象限,左右非对称分布(图8-2)。从胃食管交界处(贲门)到胃出口(幽门)呈曲线状。胃的上部由胃底构成,胃底与胃的主体,即胃体相连。胃靠近幽门的部分称为胃窦。胃有特征性的纵向皱

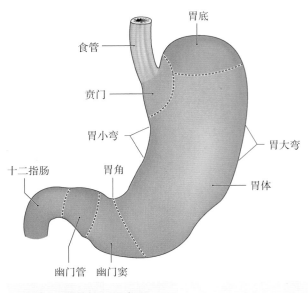

图8-2　胃的解剖示意图。

襞,从近端胃底开始,向远端延伸至胃窦。皱襞在空腹时突出,当胃膨胀时皱襞消失。

小肠可分为3部分:十二指肠、空肠和回肠(图8-3)。

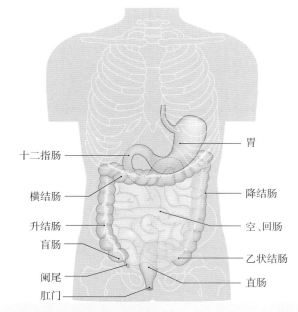

图8-3　小肠和大肠的解剖示意图。

1. 十二指肠　十二指肠长度约25 cm,在Treitz韧带处与空肠融合。胆总管和胰管在Vater乳头处汇合后汇入十二指肠。C形十二指肠(从入口到出口)由上部、降部、水平部和升部组成。十二指肠的内表面几乎完全没有皱襞。十二指肠降部有一短的纵折或皱襞,胰管和胆总管在此处汇合形成Vater乳头。

2. 空肠　空肠位于腹部左上象限,长度约为2.0～2.5 m。它的功能是与回肠一起消化食物吸收营养。空肠黏膜特点为横向、新月形皱褶(Kerckring's folds)。

3. 回肠　回肠位于腹部中下象限,长度约3 m。仅在其近端具有较小的黏膜皱褶。然而,回肠在游离侧(与系膜侧相对)有淋巴组织结节区(派尔斑,Peyer's patch),从肠壁的外侧可以大致看到。回肠在回盲瓣处与大肠相连。

大肠可被分为3段:盲肠、结肠、直肠(见图8-3)。

结肠包括:升结肠、横结肠、降结肠、乙状结肠。

> **提醒:**胃肠道同时包含有腹膜内和腹膜后的部分。以下部分为腹膜后部分:十二指肠(除外升段)、升结肠、降结肠、直肠。

结肠的总长度约为100～170 cm。结肠的管壁结构与小肠和直肠显著不同。其特征是结肠壁有3条独立的纵向平滑肌纤维带,即结肠带(teniae coli)。另一个特征是结肠壁囊状收缩(结肠袋,haustra)和新月形收缩(半月形皱褶)之间的交替。直肠有数个横向黏膜皱褶。中间和最突出的横向皱襞为Kohlrausch皱襞,位于距肛门约5～8 cm处,标志着直肠腹膜后部分的开始。从纵切面上看,直肠的肌层不像结肠那样聚集为束,而是形成一层均匀的纵襞。从横切面上看,直肠的肌层在肛门上方增厚,形成一个收缩环,即肛门内括约肌。

二、影像学标志

(一)X线标志　图8-4展现了食管的X线标志,图8-5展现了胃肠道部分的标志。在大部分情况下,胃肠道的造影需要使用造影剂,如某些钡化合物或碘化造影剂。

(二)超声标志　超声能够展现出典型的胃肠道分层壁结构,包括低回声黏膜层、高回声黏膜下层和低回声固有肌层(图8-6)。

(三)CT和MRI标志　在常见的影像学检查中,当口服或经直肠使用造影剂后,CR和MRI能更清晰地显示胃肠道结构。在没有造影剂的情况下,胃和肠的一部分通常处于塌陷状态,与邻近结构分界不清。此外,如果没有造影剂,对于胃肠道壁的诊断评估明显更困难。食管在后上纵隔的气管和主动脉之间下降。其远端与左心房相邻。胃前壁右侧与肝脏接触,左侧与脾

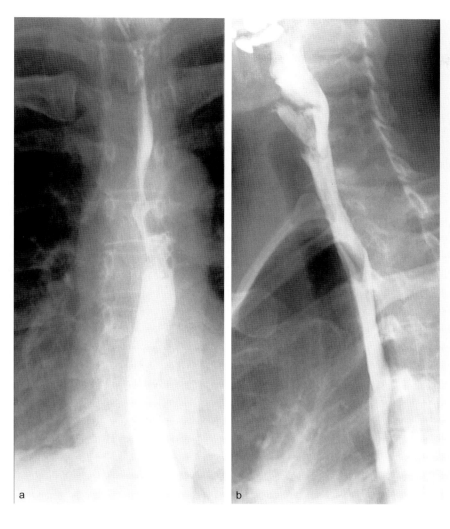

图8-4　食管的解剖图。 口服造影剂造影检查。(a) 前后位投照。(b) 侧位投照。

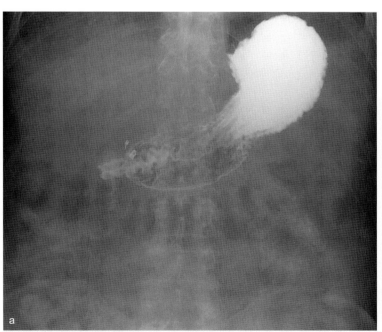

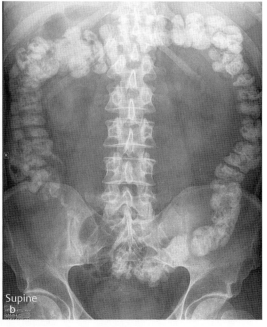

图8-5　胃和结肠的解剖图。　（a）口服造影剂造影图示左上腹胃的解剖形态。(b) 造影剂灌肠造影图示升结肠、横结肠及降结肠的解剖形态。

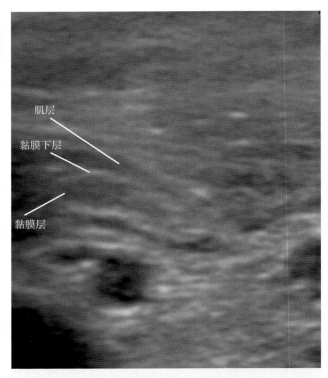

图8-6 胃肠道壁的超声显像，黏膜层呈低回声，黏膜下层呈高回声，肌层呈低回声。

脏接触。胃位于胰腺的后方，位于横结肠的下方（图8-7）。小肠和大肠的成像标志如图8-8和图8-9所示。

第二节 影 像

一、X线

口服造影剂后透视检查在食管影像学研究中仍占有重要地位。

> **警惕**：疑似食管穿孔是钡餐造影的禁忌证。此外，如果有误吸的风险，则应使用水溶性碘化等渗造影剂（用一小口纯水进行测试）。

胃肠道疾病有多种病因，主要包括炎症、感染和肿瘤。腹部平片的应用仅限于少数情况，如肠梗阻（图8-10）或怀疑出现了来自穿孔或裂开缝合线的游离空气（图8-11）。腹部平片拍摄时应采取仰卧位或左侧卧位（LLD）。腹部X线片也可用来评估口服造影剂的传输，并检查可能延迟造影剂胃肠传输的病变，如肿瘤或肠粘连。

二、CT和MRI

CT是临床急诊和确定分期的首选成像方式。非急性适应证首选MRI（例如患者随访中的常规检查）。

> **提醒**：除了少数例外情况，CT和MRI等横断面成像模式在评估胃肠道疾病时已经取代了传统的X线成像。

三、造影剂

口服或直肠造影剂的使用往往提供很多诊断信息：① 它们有助于确定胃肠道管壁并将它区别于管腔；② 它们有助于区分肠和肠系膜或腹膜后结构。

传统的影像学检查使用含钡或碘化介质作为阳性

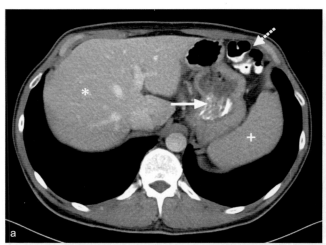
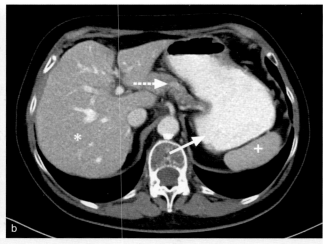

图8-7 胃和邻近器官。 横断面CT扫描图像。（a）实线箭：胃；虚线箭：结肠；十字号：脾脏；星号：肝脏。（b）实线箭：胃；虚线箭：胰腺；十字号：脾脏；星号：肝脏。

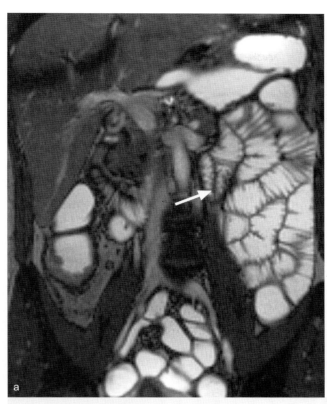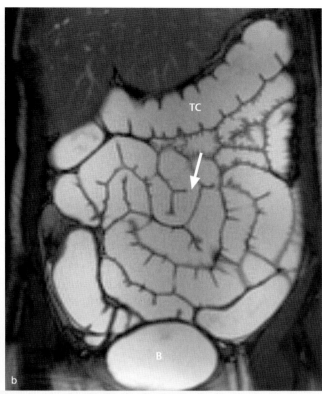

图8-8　小肠的断层成像标志。　冠状面MRI。（a）空肠（箭）。（b）回肠（箭），同时显示横结肠（TC）和膀胱（B）。

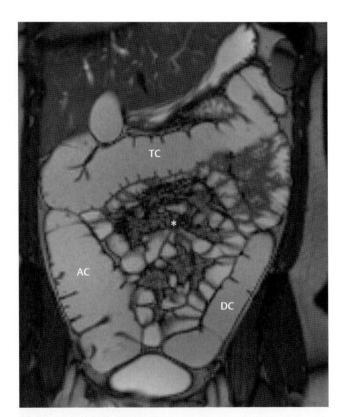

图8-9　结肠的断层成像。　T2WI显示结肠各段。星号显示包绕结肠的小肠及肠系膜结构。AC，升结肠；DC：降结肠；TC：横结肠。

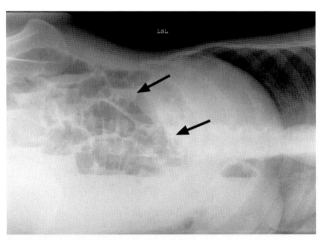

图8-10　小肠梗阻。　1例小肠梗阻患者，左侧卧位常规X线成像示小肠肠腔中度扩张伴多发气液平（箭）。

造影剂。怀疑胃肠道穿孔的患者不应使用钡基介质，因为钡基介质可能引起严重腹膜炎。最近的研究表明，阴性造影剂如甘露醇或水（30 min内摄入1 L）相对于阳性造影剂，更有利于CT评估肠壁。泛影葡胺是一种水溶性不透射线的造影剂，推荐使用于疑似穿孔的患者，因为如果使用阴性造影剂，外渗到游离腹腔的阴性造影剂与腹水将无法区分。水基造影剂（如甘露醇溶液）也可用于MRI。

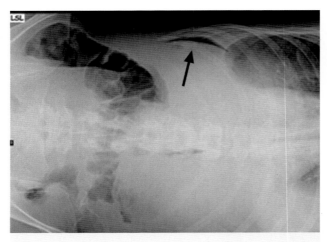

图 8-11 游离气体。 1 例小肠穿孔患者，膈下肝周可见游离气体（箭）。

第三节 食管疾病

一、贲门失弛缓症

（一）概述 贲门失弛缓症是由于肌间神经丛退行性改变引起的食管下括约肌平滑肌功能紊乱。它导致吞咽时食管下括约肌失弛缓。贲门失弛缓症的患病率约为每年 10 : 100 000，发病高峰年龄在 30 ～ 40 岁。

> **提醒：** 贲门失弛缓症可分为 3 个阶段：高运动阶段、低运动阶段、不运动阶段。
>
> 在第一阶段，食管的近端部分运动增多、导致远端阻力增高，进一步造成食管肌层的损伤和收缩减少。

（二）影像特征 透视成像（图 8-12）显示胸段食管扩张，食管远端呈漏斗状或"鸟嘴状"狭窄。造影剂通过胃食管交界处的时间大大延迟。

（三）临床特征 患者通常表现为吞咽困难，通常伴有反流（和可能的误吸）和胸骨后疼痛。初步治疗包括药物如钙通道阻滞剂，以减少食管下括约肌肌张力。其他治疗方法包括球囊扩张术（可根据需要重复）、内镜下注射肉毒素和手术。

（四）鉴别诊断 应注意排除食管下段狭窄的其他原因，如恶性肿瘤。后者在成像中可检测到肿块，而原发性贲门失弛缓症则无肿块显示。鉴别诊断还包括硬皮病，其特征是食管广泛扩张和运动障碍。

（五）关键点 在贲门失弛缓症被诊断之前，排除

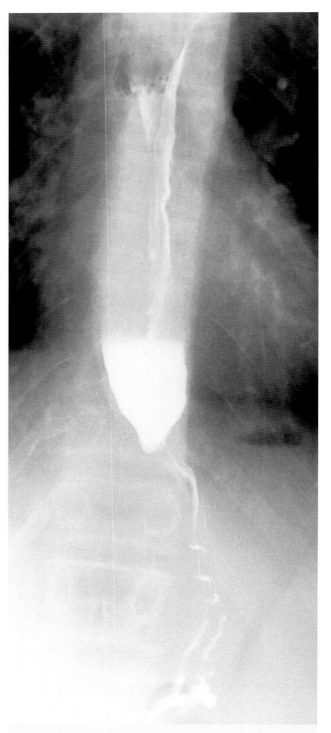

图 8-12 贲门失弛缓症。 口服造影剂后 X 线造影图像。食管远端呈锥形，呈"香槟杯"改变。

食管阻塞的其他原因非常重要，尤其是恶性肿瘤。

二、食管憩室

（一）概述 食管憩室涉及一个或多个食管壁层外凸，主要包括两种类型。

1. 搏动性憩室 是由于腔内压力增加引起的假性憩室,食管壁黏膜和黏膜下层穿过固有肌层疝出。

2. 牵拉性憩室 是真正的憩室,食管壁全层疝出形成。它们通常是由食管外部的拉力引起的。

搏动性憩室比牵拉性憩室更常见。食管憩室按其位置分类(图8-13)如下。

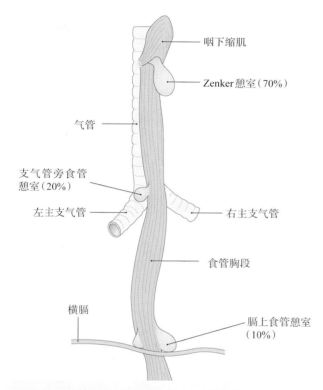

图8-13 食管憩室的位置分布和发生率示意图。(摘录自Schünke M, Schulte E, Schumacher U. Prometheus. LernAtlas der Anatomie: InnereOrgane. 插图源自 M. Voll/K. Wesker. 2nd ed. Stuttgart: Thieme; 2009.)

1. Zenker憩室 由环咽肌上方颈段食管无力引起的搏动性憩室。

2. 支气管旁憩室 一种牵引性憩室,通常由淋巴结发炎引起的瘢痕和结缔组织与食管粘连引起。

3. 膈上憩室 食管远端的一种搏动性憩室,由吞咽障碍引起,在食物进入胃之前,腔内压力升高。

(二)影像特征 大多数食管憩室在经口服造影剂检查中都可以清楚地检测到。检查应分两个阶段进行。当造影剂被吞咽并通过食管后,造影剂将倾向于在憩室中聚集,并且保留在憩室中的造影剂将保持可见一段时间(图8-14)。

(三)临床特征 食管憩室通常无症状,但有些患者会有吞咽困难和异物感。食物残留在憩室可能会引起口臭。瘘管或破裂等并发症很少见。非常大、症状

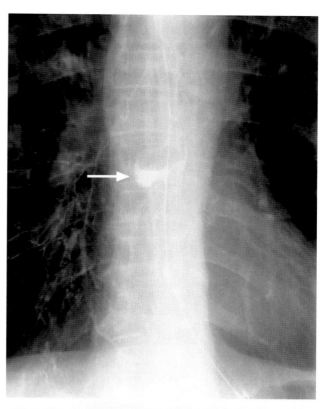

图8-14 支气管旁食管憩室。 口服造影剂检查后,造影剂停留在憩室(箭)内。

性憩室应手术切除。

(四)鉴别诊断 憩室有非常典型的影像学特征,所以一般不需要考虑其他可能的病变。食管裂孔疝在断层图像有时可与憩室非常相似,但通过口服造影检查很容易鉴别。

(五)关键点 食管憩室通常无症状。口服造影检查是诊断性的。

三、食管静脉曲张

(一)概述 食管静脉曲张是门静脉高压引起的食管壁黏膜下血管扩张。门静脉高压通常继发于肝硬化,刺激侧支血流的发展(通过胃短静脉到食管静脉),导致食管血管扩张和门腔分流。

(二)影像特征 增强CT或MRI可以清楚地显示食管壁内或食管壁上的曲张静脉(图8-15)。在口服造影剂的透视检查中,食管静脉曲张表现为食管管腔的弯曲、纵向充盈缺损(图8-16)。

(三)临床特征 食管静脉曲张最初临床上可能无症状。非常大的静脉曲张可能导致食管管腔狭窄或阻塞。门静脉高压的相关症状如脾肿大或腹水常见。如果不能立即进行硬化治疗,可以使用一个带充气气囊

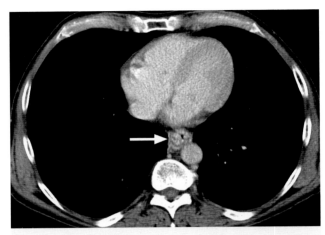

图8-15 食管静脉曲张。 横断面CT显示明显强化及走行迂曲的静脉曲张（箭）。

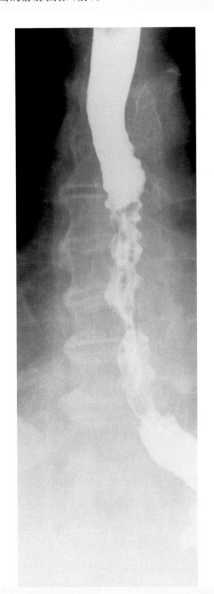

图8-16 食管静脉曲张。 口服造影剂造影检查示纵向充盈缺损。

的Sengstaken-Blakemore管沿食管下行，作为一种临时措施。急性静脉曲张破裂出血的病死率为30%。对于复发性出血的患者，经颈静脉肝内门体分流术可以降低门静脉压力，降低出血风险。

> 提醒：薄壁食管静脉曲张的破裂和出血是一种危及生命的并发症，需要立即进行内镜下硬化治疗。

（四）鉴别诊断　只有少数患者需要进行鉴别诊断。食管裂孔疝在断层图像上可能类似于食管静脉曲张，但通常包含气-液平。其他肿块如食管癌或纵隔淋巴结不具备食管静脉曲张的典型纵向或迂曲表现。另一个有用的鉴别标准是，食管静脉曲张几乎总是发生在肝硬化的情况下。

（五）关键点　食管静脉曲张具有特征性的影像学表现，很少需要鉴别诊断。

四、食管闭锁和气管食管瘘

（一）概述　食管闭锁是先天性食管中断，通常伴有气管食管瘘。据报道，食管闭锁的患病率为1/(3 000 ~ 4 000)。Vogt Ⅲb型是最常见的形式，占90%（表8-2，图8-17）。食管闭锁常合并其他异常，合称VACTERL。V：脊椎异常，A：肛门闭锁，C：心脏异常，TE：气管食管瘘，R：肾脏异常，L：肢体畸形。

（二）影像征象　根据闭锁的类型，胸部和腹部平片的表现是不同的。Ⅰ型、Ⅱ型和Ⅲa型腹部无气体显示，而Ⅲb型和Ⅲc型较特征表现为上腹部含有空气。由于吸入引起的肺部改变很常见。口服造影剂显示造影剂在盲袋内聚集。

（三）临床特征　临床表现包括新生儿咳嗽和流口水，伴随临床状况恶化。对于食管闭锁的怀疑可通过

表8-2　食管闭锁的Vogt分类

类 型	描 述
Ⅰ	食管发育不全
Ⅱ	单纯性食管闭锁
Ⅲa	食管闭锁伴近端气管食管瘘
Ⅲb	食管闭锁伴远端气管食管瘘
Ⅲc	食管闭锁伴近端和远端气管食管瘘
Ⅳ	不伴有食管闭锁的气管食管瘘（H-类型）

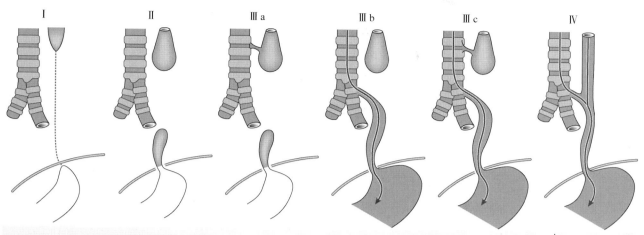

图8-17 食管闭锁的Vogt分类。

插入胃管来验证。如果出现闭锁,胃管就不能进入胃,胃液也不能被引出(图8-18)。治疗方法是外科手术,包括食管端到端吻合或重建食管成形术。外科手术包括修复气管食管瘘。

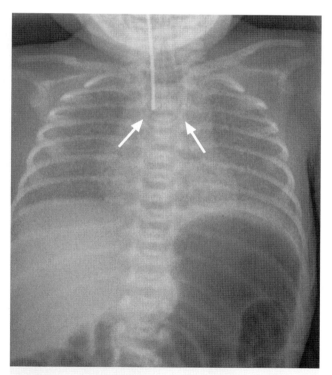

图8-18 Ⅲb型食管闭锁。 X线摄影显示胃管在食管盲端内翻折(箭)。胃腔充气提示存在气管食管瘘。

（四）鉴别诊断 鉴别诊断包括重度食管狭窄,但这些病变在新生儿中很少见。

（五）关键点 影像学表现取决于闭锁的类型。寻找可能的相关异常也很重要。

五、食管裂孔疝

（一）概述 当胃的一部分通过膈肌食管裂孔疝入胸腔时,就会发生食管裂孔疝。主要有两种类型。

1. **横断面滑动疝** 胃贲门穿过食管裂孔(图8-19),胃食管交界处位于胸腔内。

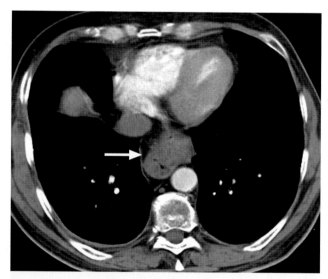

图8-19 滑动性食管裂孔疝。 CT显示胃贲门疝入胸部(箭)。

2. **食管旁疝** 胃的一部分通过食管裂孔沿着食管疝出,胃食管交界处位于腹腔内,极端的形式是"倒立胃"(图8-20)。

（二）影像特征 平片和断层成像显示胸腔内或心脏后肿块部分充气,与膈肌关系密切(图8-21)。

（三）临床特征 食管裂孔疝通常无症状,但食管括约肌功能丧失可能导致胃食管反流增加,会产生反流性

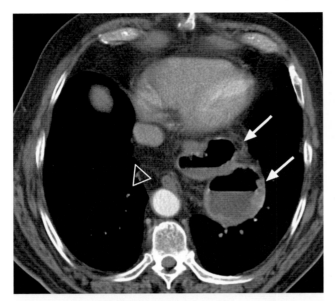

图8-20 食管旁疝的"高位胃"。 在同一层面可以观察到食管（空心箭）和疝入胸部的胃腔（箭）。

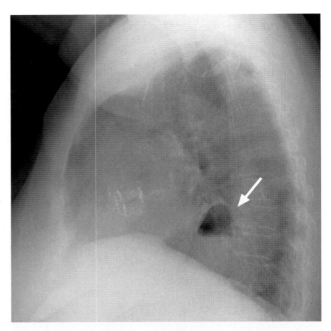

图8-21 食管裂孔疝。 食管裂孔疝的侧位胸部X线片显示心脏后方局限性含气包块（箭）。主动脉瓣置换术前偶然发现。

疾病的症状，如胃灼热、反流和疼痛。大约10%的反流性疾病患者会发生Barrett食管。这种情况是由酸反流所致食管慢性炎症引起的，其特征是化生，将食管的非角化复层鳞状上皮转化为单层柱状上皮。Barrett食管被认为是一种癌前疾病，与正常人群相比，Barrett食管患者癌症风险增加40倍。此外，大的疝囊可能影响肺通气。轴性滑动疝伴反流病可采用胃底折叠术治疗。食管旁疝由于有嵌顿或扭转的危险，应采取手术修补。

（四）鉴别诊断 鉴别诊断包括其他的纵隔后肿块，如神经源性肿瘤或心包囊肿，但这些病变内不含空气。支气管囊肿可能很难与食管裂孔疝区分开，因为若囊肿与支气管树或食管相通，也可含有空气。然而，口服造影检查可以可靠地鉴别这些情况。

（五）关键点 食管裂孔疝在老年患者中很常见，通常无症状。

六、食管癌

（一）概述 食管癌是一种发生于食管的恶性肿瘤。它包括两种主要类型，分别是鳞状细胞癌（70%～80%）和腺癌（20%～30%）。吸烟、酗酒和贲门失弛缓症会导致鳞状细胞癌的风险增加。Barrett食管患者常发生腺癌，发病高峰年龄在60～70岁。

（二）影像特征 口服造影剂检查显示食管管腔不规则狭窄，有时伴有食管黏膜溃疡（图8-22）。断层显像可以确定纵隔侵犯的深度，提供淋巴结状况和可能的远处转移的信息（图8-23）。

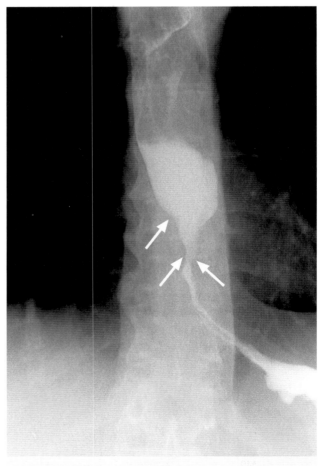

图8-22 食管癌。 1例食管癌患者的口服造影剂检查示肿瘤导致的远端食管不规则狭窄伴近端食管扩张。

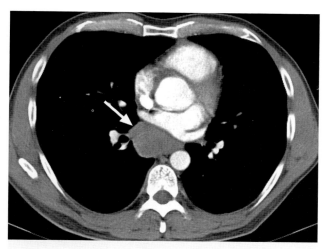

图8-23 大食管癌。 CT可以准确界定肿瘤的累及范围（箭）。

（三）临床特征 食管癌可表现为吞咽困难和体重减轻。食管癌TNM分型见表8-3。治疗方案（手术、放化疗）根据UICC（国际癌症控制联盟）制定的疾病分期决定（表8-4）。

（四）鉴别诊断 鉴别诊断包括其他原因引起的食管狭窄（如消化道狭窄）和贲门失弛缓症，后者的特征为具有光滑、不规则的黏膜线。食管其他肿瘤较罕见，如平滑肌瘤。

（五）关键点 口服钡餐造影可以清晰显示原发食管癌。CT主要用于疾病的分期。

表8-3 食管癌的TNM分期

名 称	描 述
肿瘤原发灶	
Tis	原位癌（高度不典型增生）
T1	肿瘤侵犯固有层或黏膜下层
T2	肿瘤侵犯肌层
T3	肿瘤侵犯外膜
T4	肿瘤侵犯邻近结构
淋巴结	
N0	无区域淋巴结转移
N1	有区域淋巴结转移
远处转移	
M0	无远处转移
M1	有远处转移

表8-4 食管癌的UICC分期

分 期	分 组
I	T1 N0 M0
II a	T2 ～ 3 N0 M0
II b	T1 ～ 2 N1 M0
III	T3 N1 M0 或 T4 N0 ～ 1M0
IV	T1 ～ 4 N0 ～ 1 M1

第四节 胃十二指肠疾病

由于胃和十二指肠的许多病理变化发生在黏膜，影像学检查往往不如内镜检查有意义。然而，影像学在急症（急腹症、疑似穿孔）和恶性疾病的分期中起着至关重要的作用。

一、肥厚性幽门狭窄

（一）概述 该疾病是由于环形肌层增厚和黏膜肿胀导致胃出口狭窄。这种疾病主要发生于3 ～ 7周大的男婴。它在西方婴儿中患病率约为1：800。幽门狭窄在亚洲和非洲人群中情况尚未明确。肥厚性幽门狭窄的病因尚不完全清楚。

（二）影像特征 超声显示胃腔过度充盈、蠕动亢进。幽门管延长（> 16 mm），肌肉组织增厚（> 4 mm），管腔较小（图8-24）。胸片和腹部片显示胃部膨大和小肠充气不足。吸入引起的肺部改变常见。

（三）临床特征 幽门狭窄抑制了胃内容物的通过，导致婴儿喂食后出现喷射性呕吐。胃酸流失导致代谢性高氯性碱中毒。体检可发现可触及的幽门肿块（"如可触及的橄榄"）。

（四）鉴别诊断 胃幽门狭窄也可由肿瘤或溃疡性疾病造成的瘢痕引起。然而，相对于肥厚性幽门狭窄，以上这些疾病发生在不同年龄组，并且伴潜在的疾病（肿瘤，炎症）。

（五）关键点 肥厚性幽门狭窄表现为典型的超声影像学特征，结合临床症状可确诊。

二、憩室

（一）概述 胃或十二指肠憩室是上消化道壁形成的外囊。胃憩室最常见于贲门（图8-25）。十二指肠憩室常位于十二指肠降段（图8-26）。

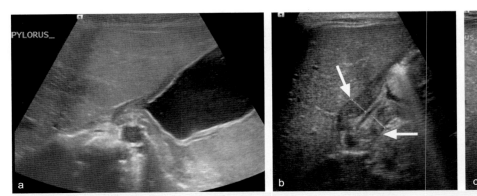
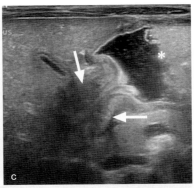

图8-24　幽门狭窄。　超声声像表现。(a) 正常婴儿的幽门。(b) 患有幽门狭窄的婴儿。声像显示胃出口处的肌层明显增厚(箭)。(c) 与(b)为同一例患儿。声像亦显示胃出口处的肌层增厚(箭)以及扩张的、充满液体的胃泡(星号)。

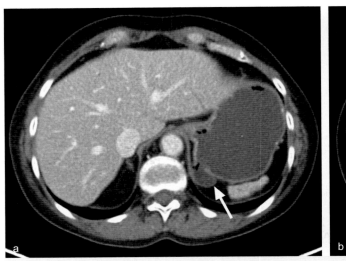
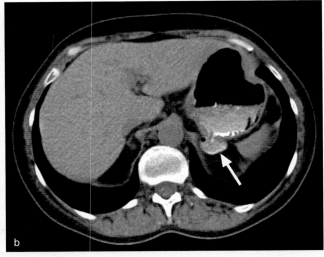

图8-25　胃贲门憩室的CT。　(a) 憩室内充满液体(箭)。(b) 憩室内充满造影剂(箭)。

　　(二)影像特征　影像上，憩室中通常可以表现为液-气平面。当使用钡剂或其他口服造影剂时，荧光透视或常规放射检查通常会显示造影剂聚集在憩室中。在CT或MRI断层成像中，增强后憩室仅显示周边强

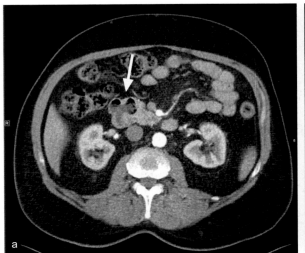
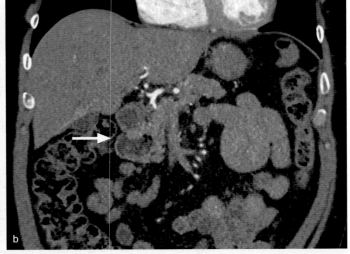

图8-26　十二指肠大憩室。箭表示憩室。　(a) 横断面CT。(b) 冠状面CT。

化,而中心(充气或充液)区域没有强化。阴性造影剂(如甘露醇溶液)比阳性造影剂(如钡或碘剂)的效果更明显。

(三)临床特征　大多数憩室无症状,不需要治疗。然而,憩室感染(憩室炎)可引起疼痛等明显症状。根据症状的严重程度,治疗方案选择抗生素或手术治疗。

(四)鉴别诊断　某些部位的憩室可以类似胃、十二指肠或其他器官的肿块,例如肾上腺、脾脏或胰腺的肿瘤。脓肿也可能类似憩室。这两个影像学特征是造影剂在憩室腔内的聚集和增强后产生的,周围强化是鉴别憩室与胃或十二指肠壁其他病变的重要影像学线索。

(五)关键点　憩室是上消化道罕见的良性病变。口服或静脉注射造影剂有助于鉴别憩室与肿瘤和脓肿。

三、消化性溃疡病

(一)概述　消化性溃疡是发生于胃或十二指肠壁的缺损,它穿透消化道黏膜和黏膜下层并累及更深的壁层。溃疡病的发病机制涉及防御性因素和刺激性因素之间的失衡(例如胃炎、幽门螺杆菌感染、非甾体抗炎药的使用、重症监护等应激情况)。消化性溃疡最常见于胃小弯或十二指肠球部。

(二)影像特征　使用造影剂后,透视下通常能够清楚显示在溃疡龛影中边界清晰的造影剂聚集区域。对于溃疡穿孔,可以通过腹部平片或CT检测到游离空气(图8-27)。

(三)临床特征　胃溃疡通常会在进餐时引起上腹部疼痛,而十二指肠溃疡的症状通常在空腹时出现,并通过进餐得到缓解。可能的并发症包括出血和穿孔。后者构成急腹症,需要立即手术治疗。

(四)鉴别诊断　胃溃疡主要需要与胃肠道恶性疾病进行鉴别,例如癌、胃肠道间质瘤(GIST)和淋巴瘤。鉴别诊断通常需要结合进一步检查,一般是内镜检查,无法通过单独的影像学完成。

(五)关键点　影像学对溃疡病的诊断价值有限,不如内镜。影像学在溃疡病晚期和消化道溃疡穿孔患者中具有更大的价值。

> **警惕:** 如果怀疑溃疡穿孔时,禁止使用钡造影剂,避免有腹膜炎的风险。

四、Zollinger-Ellison综合征

(一)概述　Zollinger-Ellison综合征是由于胃泌素分泌过多导致的。以胃十二指肠溃疡、高胃泌素血症和胰腺或十二指肠胃泌素瘤为特征。

(二)影像特征　胃泌素分泌过多刺激胃酸分泌增加,导致胃壁细胞增生。因此,溃疡伴随着胃和十二指肠黏膜皱褶的弥漫性增厚(图8-28)。分泌胃泌素的原发性肿瘤可以通过断层显像来鉴别,通常表现为动脉期强化增加(图8-29)。

(三)临床特征　Zollinger-Ellison综合征的临床表现与上述溃疡病的症状密切相关,通常还包括疼痛与腹泻。

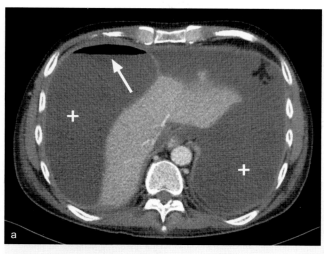
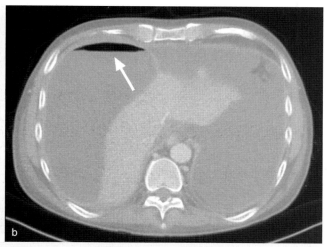

图8-27　溃疡穿孔。　1例溃疡穿孔患者的横断面CT图像可见腹腔游离气体[(a),(b),箭],以及大量腹水[(a),十字号]。(a)软组织窗。(b)肺窗。

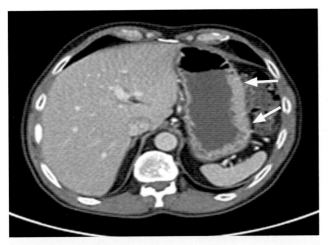

图8-28　Zollinger-Ellison综合征。　CT显示胃皱襞明显肥厚(箭)。

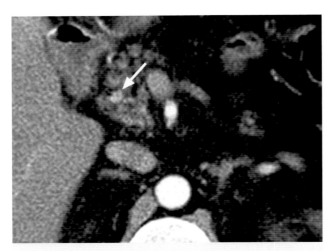

图8-29　Zollinger-Ellison综合征。　动脉期增强CT显示胰头部富血供的胃泌素瘤(箭)。

（四）鉴别诊断　鉴别诊断包括其他原因引起的胃炎以及胃和十二指肠的肿瘤。在十二指肠或胰腺中发现胃泌素瘤通常可诊断为Zollinger-Ellison综合征。

（五）关键点　Zollinger-Ellison综合征表现为黏膜溃疡和增生的综合性特征。

五、胃肠道间质肿瘤

（一）概述　胃肠道间质瘤(GIST)是一种起源于平滑肌细胞并位于黏膜下层的肿瘤。虽然胃肠道间质瘤可以发生在消化道的任何部位，但胃(60%)和小肠(30%)的概率较高。疾病发生高峰出现于50～70岁。

（二）影像特征　GIST的一个特征是定位于黏膜下、不累及覆盖的黏膜层。这是GIST与胃癌鉴别的标准(图8-30)。由于肿瘤内具有较多血管，在增强CT或

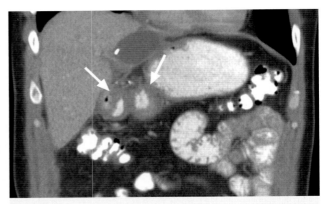

图8-30　胃肠道间质瘤。　冠状面重建CT显示肿瘤累及胃窦及幽门区的胃壁(箭)，黏膜层不受累(管腔边缘的富血供区域)。

MRI动脉期常表现为强化。肿瘤可以外生生长，坏死区域也可以持续进展，尤其是在较大的肿瘤中。GIST在T1加权图像上表现为等信号，T2加权图像上表现为低至等信号。

（三）临床特征　一些GIST是无症状的，另一些则因肿块的占位效应或溃疡、出血而出现症状。肿瘤可转移到肝、肺和腹腔。除手术切除外，用酪氨酸激酶抑制剂甲磺酸伊马替尼化疗已成为转移病例的标准治疗方法。表8-5展示了GIST的TNM分类。

> 提醒：通常GIST在使用间氨酸伊马替尼治疗后不会有明显缩小。一种更常见的反应是肿瘤内坏死增多，在CT上表现为密度减低。肿瘤甚至可能由于坏死、病灶内出血或黏液样变性，起初会增大。因此，不应使用传统的RECIST或世卫组织标准来评估疗效，而应采用Choi标准(表8-6)。

（四）鉴别诊断　该疾病主要与胃癌相鉴别，胃癌通常累及黏膜，一般比GIST血供少。与淋巴瘤的鉴别可能很困难。壁内脂肪瘤也可以类似GIST，但通过CT或MRI检测病变内脂肪成分可得出正确诊断。

（五）关键点　GIST以其主要累及黏膜下层为特征。

六、淋巴瘤

（一）概述　胃肠道淋巴瘤主要是B细胞系的非霍奇金淋巴瘤。黏膜相关淋巴组织(MALT)淋巴瘤是一种最常见于慢性幽门螺杆菌感染患者胃的亚型。此

表8-5 胃肠道间质瘤的TNM分期

名　　称	描　　述
肿瘤原发灶	
T1	肿瘤大小≤ 2 cm
T2	肿瘤大小 > 2 cm但≤ 5 cm
T3	肿瘤大小 > 5 cm但≤ 10 cm
T4	肿瘤最大径 > 10 cm
淋巴结	
N0	无区域淋巴结转移
N1	有区域淋巴结转移
远处转移	
M0	无远处转移
M1	有远处转移

表8-6 胃肠道间质瘤的Choi疗效评估标准（GIST）

反映水平	标　　准
完全缓解	所有肿瘤都消失
部分缓解	肿瘤的大小缩小≥ 10%或者肿瘤的CT值减低15%，并且没有新发病灶
疾病稳定	肿瘤最大径增大没有达到"疾病进展"或者缩小没有达到"部分缓解"的标准
疾病进展	肿瘤的大小增加≥ 10%，并且密度的改变没有达到"部分缓解"的标准

外，原发性淋巴结（肠外）非霍奇金淋巴瘤可能继发累及胃肠道。

（二）**影像特征**　胃肠道淋巴瘤的特征是胃或肠壁弥漫性增厚，并失去正常的皱褶（图8-31）。断层成像在检测疾病透壁生长和肠周累及情况方面优于传统的X线片。因此，CT和MRI可检测到局部淋巴结受累。

（三）**临床特征**　临床表现通常是非特异性的，可能包括疼痛、恶心和体重减轻。较大的肿瘤可发生梗阻。治疗方案包括药物治疗以及（部分）切除引起机械性梗阻的肿瘤。

（四）**鉴别诊断**　胃和肠壁的弥漫性侵犯是淋巴瘤的特征，也是与局灶性肿瘤（癌、GIST）的重要鉴别标准。其他淋巴器官如脾脏的受累也提示淋巴瘤。

（五）**关键点**　胃和肠道的淋巴瘤倾向于引起弥漫性侵犯而不是局灶性肿瘤。

七、胃癌

（一）**概述**　胃癌是胃壁的恶性肿瘤。它是继结直肠癌和胰腺癌之后第三常见的胃肠道恶性肿瘤。胃癌的病因除遗传因素外，还包括饮食习惯等环境因素。组织学上，90%以上的胃癌是腺癌。发病高峰期在50 ～ 70岁。

（二）**影像特征**　CT成像应使用阴性口服造影剂，如水，以提供胃壁和管腔之间良好的对比，而含钡或碘化造影剂则达不到这一效果。胃癌在CT中可同时表现为息肉样肿块和溃疡（图8-32）。胃壁增厚和跨壁肿瘤侵犯胃周软组织也很常见。胃癌的分期在常规检查中非常重要，应包括通过增强CT或MRI评估胃周围淋

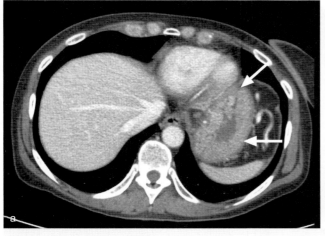
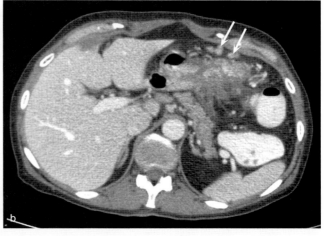

图8-31　**胃淋巴瘤的CT图像。**　（a）胃壁明显增厚（箭）。（b）局部淋巴结转移（箭）。

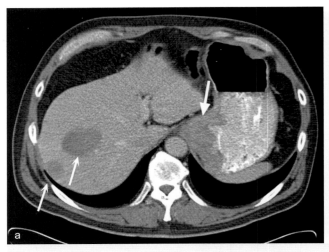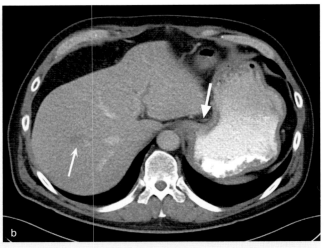

图8-32 胃癌。 (a)横断面CT图像显示由于肿瘤累及导致贲门胃壁明显增厚(粗箭)。肝右叶出现转移灶(细箭)。(b)增厚的胃壁对新辅助化疗有显著的反应(粗箭)。肝右叶转移灶完全缓解(细箭)。

巴结状态。这些检查还可以评估可能的肝转移和远处转移。

（三）**临床特征** 胃癌的早期症状可能是无症状或非特异性的。晚期症状可能包括体重减轻、疼痛和贫血。诊断金标准为内镜活检。胃癌可通过直接扩散、淋巴途径（左锁骨上淋巴结，也称前哨淋巴结）或血源途径（肝）转移。卵巢转移，也称为Krukenberg瘤，在胃癌中非常常见。其转移途径尚不确定。经腹膜播散曾经是最为广泛接受的假设，但若该假说正确，胃癌细胞需越过大网膜直接转移至卵巢间质。如今人们认为Krukenberg瘤是由血行扩散引起的。胃癌的治疗方案是部分或全胃切除术，视肿瘤分期而定，可能包括辅助化疗或放疗。

（四）**鉴别诊断** 除了其他胃肿瘤（GIST，淋巴瘤），溃疡也可与胃癌相似。仅凭影像学很难鉴别，通常需要内镜下活检和随后的组织学检查。

（五）**关键点** 影像学主要用于胃癌的分期，对胃癌的初步诊断意义不大。

第五节 空肠和回肠疾病

一、Meckel憩室

（一）**概述** Meckel憩室是卵黄管部分未闭所遗留下来的先天性畸形，约占总人群的2%。儿童的Meckel憩室位于距回盲瓣约50 cm处的回肠中，而成年人的平均距离为1 m。这种差异是由于10岁和20岁左右时肠系膜结构的发育所致。

（二）**影像特征** Meckel憩室最常见于右下腹。

在透视或CT上表现为约5 cm的与回肠相连的囊袋（图8-33）。炎症可能会引起憩室壁增厚，CT或MR检查增强后显示增厚的憩室壁强化增加，以及憩室壁和邻近器官的水肿。

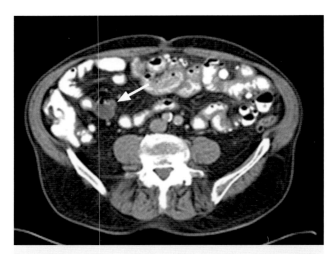

图8-33 Meckel憩室。 CT显示右侧中下腹部小肠上有一直径数厘米（箭）充满液体的肿块。

（三）**临床特征** Meckel憩室通常无临床症状。Meckel憩室急性炎症期可能会引起类似阑尾炎的症状，也可发生小肠梗阻的症状。憩室内的异位胰腺组织或胃黏膜可由于溃疡和出血而引起并发症。

（四）**鉴别诊断** Meckel憩室炎需要与右下腹的其他炎症鉴别，例如阑尾炎、克罗恩病和传染性肠炎，仅依靠影像学很难与阑尾炎区分开。在临床工作中，明确诊断Meckel憩室通常要手术后。克罗恩病最终由组织学诊断。

（五）关键点　Meckel憩室通常是偶然发现的。临床症状通常因炎症引起。

> 提醒：临床上"Meckel憩室总是疑似，常常寻找，却很少确诊。"（Charles W. Mayo）

二、肠梗阻

（一）概述　肠梗阻是指肠道运输的缺失或延迟，可能是机械性或麻痹性的。

1. 机械性肠梗阻　肠道运输受阻是由于肠腔变窄或闭塞。最常见的原因是粘连（图8-34）、疝和肿瘤。

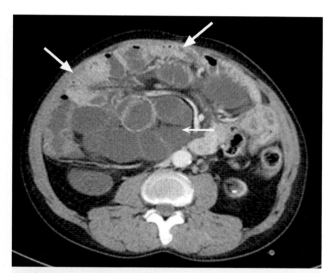

图8-34　小肠梗阻。　CT显示由术后小肠襻粘连至腹壁（粗箭）引起的扩张和分离的小肠襻（细箭）。

2. 麻痹性（无动力性）肠梗阻　在没有机械性肠梗阻时，是肠道运输失败的原因。这类肠梗阻在病因上可分为术后、创伤后或炎性。

（二）影像特征　肠梗阻患者的腹部左侧卧位X线摄片显示扩张的肠襻伴气液平面。腹部X线片上气液平面的位置有助于鉴别机械性梗阻和麻痹性肠梗阻：机械性梗阻在同一肠襻中气液平面处于不同高度；而麻痹性肠梗阻相同肠襻中气液平面处于同一高度。CT表现与X线片类似，通常应临床要求在不使用口服造影剂的情况下扫描。机械性肠梗阻过渡点在梗阻部位，在该点的近端肠管表现为肠腔扩张伴液平面，而远端的肠管往往是空虚、塌陷的；麻痹性肠梗阻表现不同，没有过渡点，肠扩张和气液平面无处

不在。

（三）临床特征　临床症状随肠梗阻严重程度的不同而有很大差异。经常会出现腹部疼痛、呕吐和恶心。完全性肠梗阻表现为急性腹痛。肠缺血是潜在的并发症。治疗方法也随病情的形式和严重程度而异，包括胃管置入、肠胃外营养，完全性梗阻需行急诊手术。

（四）鉴别诊断　肠梗阻的影像学表现具有特征性，一般无需鉴别诊断。其病因是临床中需要考虑的更重要的因素，如梗阻为机械性或麻痹性。

（五）关键点　肠梗阻通常可以通过常规的腹部左侧卧位X线摄影诊断，但是CT在检测和识别梗阻的原因方面更为精准。

三、肠套叠

（一）概述　肠套叠是近端一部分肠管套入远端肠管中。小肠套入大肠中需要治疗。最常见于婴儿和小孩中（约占95%）。大多数肠套叠继发于伴有反应性淋巴结肿大的胃肠道炎后。肿大的淋巴结常作为肠套叠发生的支点，阻碍肠道的正常蠕动。

肠套叠是儿童急腹症中继阑尾炎之后的第二个主要原因。最常见的类型是回盲肠型肠套叠。相比之下，小肠之间的肠套叠病理意义很小。在腹部超声检查中经常观察到肠套叠及其自发恢复。成人的肠套叠相当少见。成人的多数病例都有潜在的器质性原因，例如肿瘤。

（二）影像特征　超声检查是儿童怀疑肠套叠时首选的影像学检查方法（图8-35）。肠套叠的"靶征"通常在右中腹部或上腹部。肠套叠的"靶征"也可以

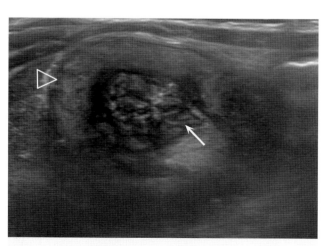

图8-35　肠套叠的超声表现。　小肠（箭）；大肠（空心箭）。

发生在中上腹部(横结肠),取决于肠套叠的水平。靶征通常直径 > 4 cm。相比之下,小肠肠套叠靶征的直径通常 < 2 cm。在常规钡造影剂检查中,肠套叠表现为螺旋弹簧状,这是由于造影剂滞留在套叠的肠襻中。断层成像可以区分不同的阶段:① 早期,肠襻形成靶征征象(图 8-36);② 随后,由于肠壁水肿,表现为团块影;③ 晚期,影像上表现为肠梗阻征象。

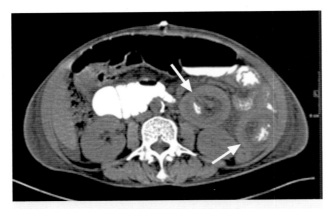

图 8-36　小肠套叠。　横断面 CT 上显示靶征(箭)。

(三)临床特征　肠套叠起初会压迫套入的静脉和肠系膜动脉,导致局部缺血,并可能发展为坏死和穿孔。临床表现为明显腹痛,伴有恶心和呕吐。患者表现为腹膜炎,伴有肌紧张和肌肉僵硬。通常通过腹壁可触及一个细长的管状肿块。如果在此阶段未提供适

当的治疗,则会出现"沉默间期",随后恶心、呕吐和腹痛减轻。小孩表现为疲惫和淡漠。此阶段可能被误认为病情好转。晚期的症状通常是由于肠壁的早期坏死导致出血、黏液状粪便,未经治疗者将进展为穿孔。症状出现 24 h 内的治疗包括超声监测下的水灌肠或空气灌肠,或透视下的造影剂灌肠或空气灌肠,来减少静水压(图 8-37)。如果最初尝试没有成功,那么给儿童镇静、降低肌肉的僵硬度,从而增加成功的机会。治疗的成功与否部分取决于肠套叠持续的时间。如果保守治疗不成功,需要立即行手术干预,可能需要切除坏死的肠管。

> **提醒:**患者镇静后进行肠套叠复位,尝试 3 次均失败后需停止,因为该操作后续成功的可能性很小。

(四)鉴别诊断　肠套叠必须与肿瘤相关的肠壁增厚区分,但肠套叠的临床表现和急性发作症状可以提示正确的诊断。

(五)关键点　肠套叠是急性发作的疾病,主要发生在婴幼儿中,是肠胃炎的后遗症。

四、肠系膜缺血

(一)概述　肠系膜动脉或静脉的狭窄或闭塞会减少富氧血液流向肠道。对于静脉闭塞,由于引流受阻、

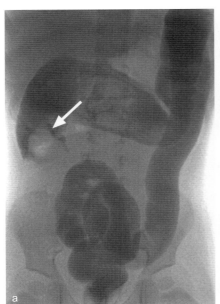
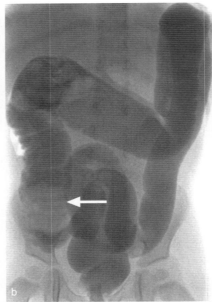
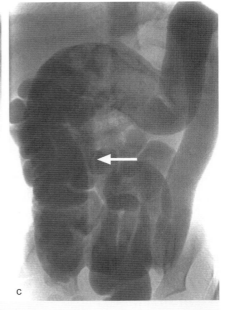

图 8-37　小儿的回结肠套叠复位。　(a)造影剂已到达肠套叠(箭)。(b)造影剂将肠套叠(箭)推出结肠。(c)随后造影剂进入末端回肠(箭)证实成功复位。

血液回流到动脉中,因此,减少了新鲜血液的流入。血管闭塞可由血栓或栓子(急性的)引起的,也可能是继发于严重的动脉粥样硬化(慢性的)。血管狭窄也可以由器质性病变引起,例如肿瘤包埋。

(二)影像特征 影像检查的一个主要目的是采用CT血管造影方法诊断血管床的变化(例如血管闭塞)(图8-38)。此外,断层成像尤其可以检查肠壁本身的变化,包括肠壁水肿性增厚和肠梗阻的征象(图8-38)。后期阶段的特征是肠气肿,肠壁积气(图8-39),这可能会使小气泡进入门静脉系统。

> **警惕:** 有些肠系膜小血管的病理改变无法通过影像检查发现。通常发生在心血管外科手术、败血症或卡替拉明治疗后的非阻塞性肠系膜缺血,在小动脉和毛细血管水平的狭窄也无法通过影像检查检出。

(三)临床特征 餐后腹痛是慢性肠系膜缺血的特征。急性肠系膜缺血的临床表现通常分为3个阶段: ① 初始阶段:腹痛和肌紧张; ② 潜伏期:临床症状和肠蠕动减轻; ③ 晚期:肠道坏死,梗阻和腹膜炎,病死率高。

在急性肠系膜缺血治疗中,抗凝通常是不成功的。一种更有效的治疗方案是探查性开腹手术并切除坏死肠管。

(四)鉴别诊断 在慢性炎症性肠病、过敏和恶性肿瘤中,肠壁也会增厚。但是,症状的突然发作在急性肠系膜缺血中更为典型。

(五)关键点 当怀疑肠系膜缺血时,评估血管和实质性变化非常重要。最好能行增强动脉期和门静脉期CT扫描。

> **提醒:** 急性肠系膜缺血情况危急,需要立即诊断和治疗。延误诊断时病死率很高。

五、出血

(一)概述 肠出血是肠系膜血管的急性或慢性出血进入肠腔。除了上消化道的溃疡和静脉曲张外,炎性、肿瘤和血管增生是Treitz韧带远端出血的重要原因。

(二)影像特征 导管介入的血管造影在探查胃肠道出血中具有重要的价值,因为它也可以用于治疗。因此,数字减影血管造影(DSA)可以定位出血部位,并经导管通路在该位置通过弹簧圈栓塞闭塞血管(图8-40)。该技术可尽可能靠近出血部位实现超选择性栓塞。不应使用颗粒或液体制剂进行栓塞,因为这些材料可能会引起小血管阻塞,从而导致肠壁坏死。弹簧圈栓塞大大降低了这种风险。然而,DSA的诊断价值可能有限,因为如果出血速率低于1 mL/min,则肠蠕动和低对比度分辨率可能会导致出血的漏诊。另一方面,无创CT即使在低出血速率下也可以提供可接受的诊断准确性,但不能用于治疗。在行外科手术治疗之前进行CT扫描时,CT扫描方案中常常不仅需要行动脉期扫描,还需要行门静脉期成像(图8-41)。

(三)临床特征 患者可能因上消化道出血而出现呕血或黑便,或由于下消化道出血出现便血。严重的急性出血可能导致低血容量性休克。慢性出血的主要

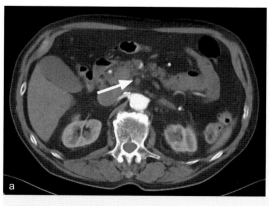
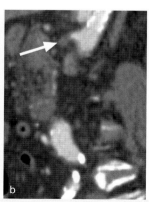
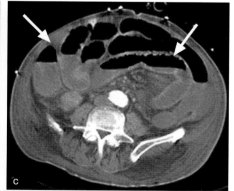

图8-38 肠系膜上动脉急性闭塞。 (a)横断面CT。箭提示动脉闭塞的部位。(b)矢状面CT。在这个断面中也可以看到动脉闭塞(箭)。(c)横断面CT。箭表示扩张的、肠壁增厚的小肠肠襻,具有多个气液平,符合缺血性小肠梗阻。

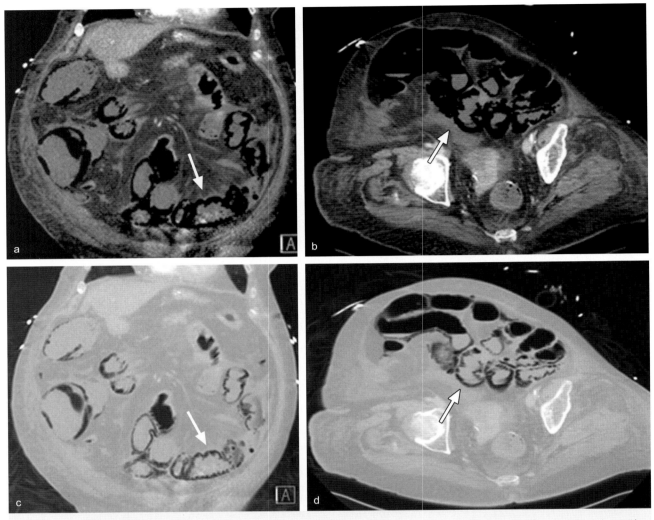

图8-39　胃肠道明显的肠壁积气。　箭示积气。(a) CT软组织窗(第1截面)。(b) CT软组织窗(第2截面)。(c) CT肺窗(第1截面)。(d) CT肺窗(第2截面)。

临床症状是贫血。

（四）鉴别诊断　造影剂渗入肠腔可诊断胃肠道出血。然而，仅根据影像学发现难以确定病因（炎症，肿瘤或静脉曲张）。

（五）关键点　对于胃肠道出血的患者，出血部位的定位通常需要内镜检查（胃镜或结肠镜检查）。然而小肠出血通常无法在内镜下证实，影像检查起着重要作用。

六、克罗恩病

（一）概述　克罗恩病是一种慢性炎症性肠病，通常累及末端回肠和升结肠，但可能发生在消化道的任何部位。它的特征在于肠壁内透壁性、节段性和不连续的（"跳跃性病变"）炎性病变。克罗恩病的病因和发病机制尚不完全清楚，但可能与免疫、感染和遗传综合因素相关。其发病率为每年（2～3）/100 000人；患病率为每年（300～500）/100 000人。克罗恩病最初发病年龄在10～30岁，但是在60岁出现第二高峰。

（二）影像特征　克罗恩病的影像诊断策略发生了一些变化。小肠双对比检查已被替代，急性发病时一般采用CT成像，其他情况下可选择MRI检查。在CT或MRI检查中，受累肠段肠壁明显增厚，增强后肠壁强化（图8-42）。透壁炎症通常会导致脓肿的形成以及肠管与邻近结构之间的瘘管（例如肠段间，肠膀胱，外瘘；图8-43）。在对比增强图像上的其他典型表现有明显的肠周淋巴结、肠系膜血管增生形成的平行线（"梳状"征）（图8-43）。

MRI在很多医院已成为首选的诊断方式。超声也很常用，尤其在儿童患者中（图8-44）。在脂肪抑制的T2WI可以清楚地显示水肿的表现，提示急性炎症过程

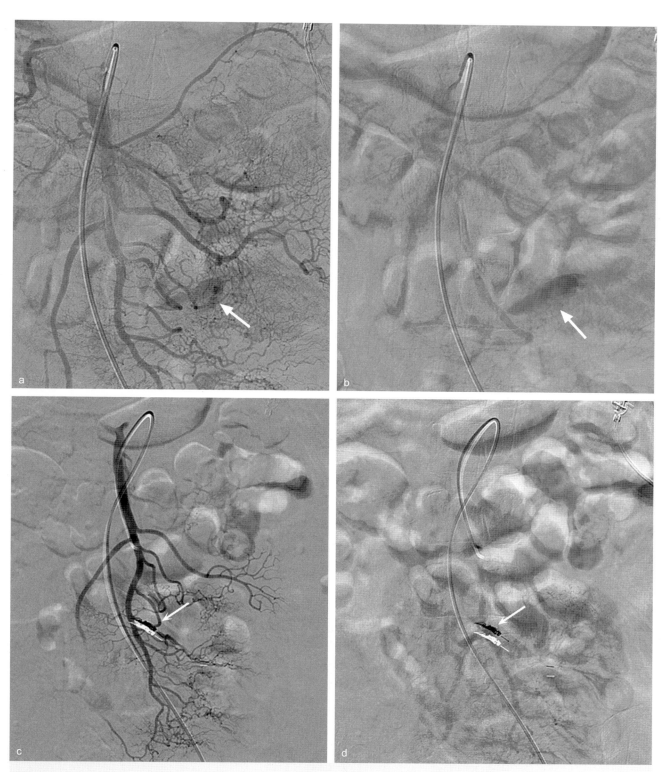

图8-40 小肠出血。 肠系膜上动脉DSA。(a)动脉期图像显示造影剂外渗(箭)。(b)后期仍可见造影剂外渗(箭)。(c)用弹簧圈栓塞血管分支后(箭)的动脉期图像显示没有造影剂外渗。(d)栓塞后期的图像(箭)证实出血部位已被闭塞。

8

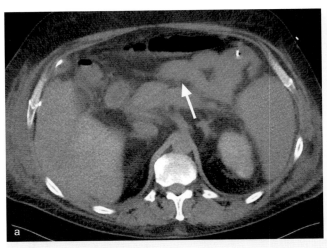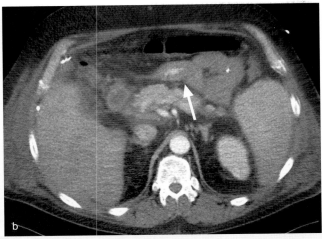

图8-41　小肠出血的CT表现。　（a）平扫。为了进行比较，箭示图（b）中显示造影剂外渗部位。（b）增强门静脉期图像显示造影剂渗入肠腔（箭）。

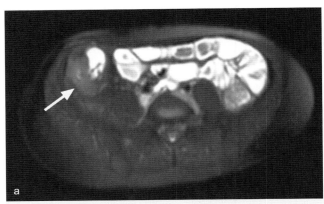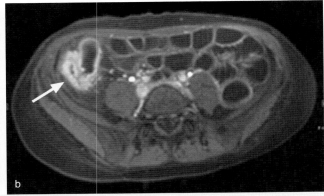

图8-42　克罗恩病的急性进展MRI。　（a）脂肪抑脂T2WI显示回肠末端肠壁水肿增厚（箭）。（b）增强T1WI显示相应部位有明显增强（箭）。

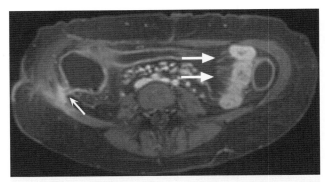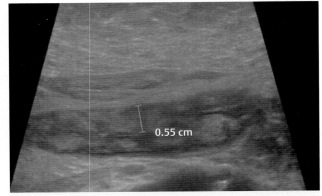

图8-43　克罗恩病。　对比增强MRI显示左中腹明显增厚的肠襻伴有典型的梳状征（粗箭）。右中腹也可见肠道-腹壁瘘（细箭）。

图8-44　克罗恩病。　超声成像显示回肠壁明显增厚（标记）。

（图8-42）。

警惕：考虑青年人的放射线剂量问题，仅应在疾病的急性期进行CT检查（如排除脓肿形成）。

（三）临床特征　克罗恩病通常表现为非特异性临床症状，例如疲劳、腹泻和体重减轻。急性期表现为腹痛和发热，这是由于炎症性肠腔狭窄而导致肠梗阻引起。急性加重期的药物治疗旨在抑制免疫反应。脓肿应通过外科手术干预或放置引流管进行治疗。非急性或纤维化的肠壁可进行手术切除。

（四）鉴别诊断　鉴别诊断包括溃疡性结肠炎，它是一种非透壁、连续性的炎症，从直肠开始，并向近端发展到其余大肠。如果结肠炎蔓延至末端回肠（"反流性回肠炎"），则克罗恩病与溃疡性结肠炎的鉴别非常困难。表8-7为克罗恩病和溃疡性结肠炎特征的主要鉴别点。传染性肠炎（例如耶尔森菌感染或结核病）在影像表现方面可能较难与克罗恩病鉴别。临床信息和疾病进展（例如，对抗生素的有效反应）有助于区分。

表8-7　克罗恩病和溃疡性结肠炎的鉴别

标　准	克罗恩病	溃疡性结肠炎
部位	胃肠道任何部位	直肠和结肠
炎症累及范围	全层肠壁	黏膜层
蔓延	不连续（跳跃性）	连续，逆行性
回肠受累	常见	罕见（反流性回肠炎）
直肠受累	罕见	常见
肠外改变	常见	罕见
并发症	脓肿和瘘管	巨结肠

（五）关键点　克罗恩病是一种组织学诊断。影像学检查结果可能提示但不能确诊。但是，影像学在随访中起着关键作用。首选的检查方法是超声和MRI。有可疑的肠襻脓肿者首选CT扫描，因为它可引导置入经皮引流管。

七、小肠腺癌

（一）概述　腺癌是小肠的恶性肿瘤，通常起自良性腺瘤前体（息肉）。小肠腺癌的发病率显著上升，目前平均每年为1.5：100 000。发病高峰年龄为60岁。

（二）影像特征　断层成像显示肿块环绕肠腔并使肠腔缩窄（图8-45）。当肿瘤生长到一定大小时，肿瘤会发生坏死，从而在CT和MRI上表现为不均质性。增强后，腺癌相对于未受累的肠壁表现为延迟强化。

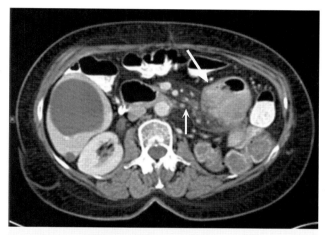

图8-45　小肠癌横断面CT。　粗箭示小肠癌，邻近脂肪模糊和肠系膜淋巴结肿大（细箭）。

（三）临床特征　腺癌的临床表现是非特异性的，包括腹痛和体重减轻。侵袭性表现可能导致出血，继而出现贫血。如果肿瘤阻塞肠腔，则会出现肠梗阻症状。肿瘤通过淋巴途径（邻近淋巴结）和血行途径转移，并倾向于肝脏。TNM分类见于表8-8。

表8-8　小肠腺癌的TNM分期

名　称	描　述
原发肿瘤	
T1a	肿瘤侵及固有层
T1b	肿瘤侵及黏膜下层
T2	肿瘤侵及固有肌层
T3	肿瘤穿过固有肌层侵及浆膜下层
T4	肿瘤侵犯肠系膜或其他器官
淋巴结	
N0	无区域淋巴结转移
N1	1～3枚区域淋巴结转移
N2	4枚或以上区域淋巴结转移
远处转移	
M0	无远处转移
M1	有远处转移

8

（四）鉴别诊断 鉴别诊断需包括小肠的其他肿瘤。

1. 淋巴瘤 淋巴瘤通常表现为小肠弥漫性、长节段受累。肠梗阻可见于晚期并发症。

2. 类癌 类癌为富血供肿瘤，其动脉期强化程度高于腺癌。

3. GIST 此肿瘤不累及胃肠道黏膜，它起自黏膜下层，因此管腔黏膜面光滑。相反，腺癌起自黏膜细胞，肠腔面常有为裂痕样外观。

（五）关键点 总体而言，小肠恶性肿瘤较大肠恶性肿瘤少见。然而，鉴别肿瘤和炎症很重要。表8-9列出了小肠肿瘤的主要特征。

表8-9 小肠肿瘤的鉴别

肿 瘤	鉴别特征
淋巴瘤	弥漫性或长节段肠壁增厚，明显肿大的淋巴结
胃肠道间质瘤（GIST）	定位于黏膜下层
腺癌	起自黏膜层，浸润性生长，乏血供
类癌	富血供肿瘤，肝转移

八、类癌

（一）概述 类癌或类癌瘤是源自神经内分泌系统的各种肿瘤的统称。发生的主要部位是胃肠道和胰腺。尽管传统术语仍常用于胃肠道肿瘤中，目前在世界卫生组织（WHO）分类中，"类癌"一词已被"神经内分泌肿瘤"所取代（表8-10）。类癌瘤起自Liebrkuhn隐窝中的肠嗜铬细胞（Kulchitsky细胞）。虽然恶性肿瘤最常累及回肠，但良性类癌瘤主要发生在阑尾。主要发生在50岁以上的患者。

（二）影像特征 断层显像显示小肠肿瘤边缘清晰、呈指状延伸至肠系膜（图8-46）。CT扫描时常见肿瘤钙化。类癌越来越多采用PET-CT特异性示踪剂DOTATOC、DOTANOC或DOTATATE诊断（图8-47）。

> **警惕：** 由于类癌富血供、有转移可能，当怀疑类癌时，断层成像应包括增强动脉期。

（三）临床特征 通常这类肿瘤是一个长期、缓慢的临床进展过程。随着时间的推移，尤其是如果发生肝转移，患者可能会由于5-羟色胺的存在而发生"类癌综合征"。其临床特征包括腹泻、支气管狭窄或哮喘，并伴有面部和上半身的皮肤潮红。治疗包括手术切除肿瘤。胃肠道类癌瘤在无转移的情况下预后良好。即使发生肝转移姑息切除时，患者也可以存活数年。

（四）鉴别诊断 可能难以与其他小肠肿瘤相鉴别，特别是淋巴瘤和腺癌。然而，淋巴瘤通常表现为肠管弥漫性受累。腺癌通常是乏血供的，因此，对富血管肝转移的检出可能提示对类癌的正确诊断。

（五）关键点 类癌是回肠远端和阑尾的罕见肿瘤，但其他肠道肿瘤和炎症鉴别时仍需考虑类癌。

第六节 结肠和直肠疾病

一、肠扭转

（一）概述 扭转是指器官的扭曲或旋转，特别是肠段绕肠系膜根部旋转。因此，肠扭转仅发生在具有肠系膜蒂的肠段中。乙状结肠最常见，其次是盲肠。

表8-10 神经内分泌肿瘤WHO分类

WHO 1980	WHO 2000	WHO 2010
类癌	高分化的神经内分泌肿瘤	高分化神经内分泌肿瘤（类癌）
	高分化的神经内分泌癌	中分化神经内分泌肿瘤
	低分化神经内分泌癌（小细胞癌）	低分化（小细胞或大细胞）神经内分泌癌
黏液类癌	内分泌-外分泌混合癌	混合性腺-神经内分泌癌
混合类癌-腺癌		
假肿瘤病变	肿瘤样病灶	增生和肿瘤前病变

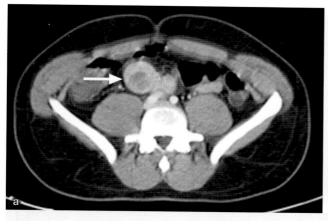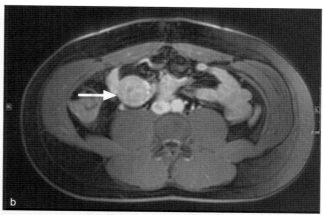

图8-46　小肠类癌。　肿瘤部分为富血供（箭）。（a）对比增强CT。（b）对比增强MRI。

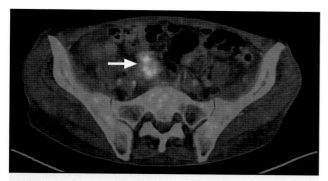

图8-47　小肠类癌。　使用PET-CT示踪剂^{68}Ga DOTA-TOC扫描。示踪剂明显摄取提供了肿瘤的准确定位（箭）。

乙状结肠扭转尤其常见于60～70岁的老年患者。肠扭转是继结肠癌之后大肠梗阻的第二大原因。

　　（二）影像特征　腹部X线平片可以显示扩张的结肠肠襻，乙状结肠形成倒"U"形，表现为"咖啡豆征"，它类似于大尺寸的咖啡豆（图8-48）。肠系膜结构的扭曲在CT扫描出现"漩涡征"（图8-49）。

　　（三）临床特征　肠扭转可能急性发病或表现为缓慢发病的过程。主要临床症状是由肠扭转所致肠梗阻引起的疼痛、腹胀和呕吐。如果扭转压迫并阻塞肠血管，则可能导致局部缺血并随后出现肠坏死和穿孔。乙状结肠扭转的早期可以通过放置直肠管和钡剂灌肠来治疗。除此之外，肠扭转是外科手术的适应证。

　　（四）鉴别诊断　鉴别诊断首先需要考虑麻痹性肠梗阻，其特点是肠襻广泛扩张，无局部结肠梗阻。另一个需要鉴别诊断的是结肠癌，但结肠癌会引起结肠管腔变窄，表现为"苹果核征"。慢性憩室炎时所致狭窄也可以引起大肠梗阻。在这种情况下，临床疾病发展过程可以提示正确的诊断（憩室炎的既往史）。

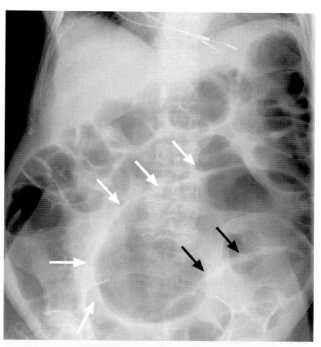

图8-48　乙状结肠扭转。　常规腹部X线摄影显示小肠肠襻明显扩张（白色箭）和由并列肠襻引起的典型咖啡豆征（黑色箭）。

　　（五）关键点　除结肠癌外，肠扭转需考虑为大肠梗阻的潜在原因，尤其是在老年患者中。

二、阑尾炎

　　（一）概述　阑尾炎是发生在阑尾的炎症，通常由肠道菌群引起（继发于粘连或粪石引起的管腔梗阻，也可由感染血行播散引起），最常见于儿童。

　　（二）影像特征　超声和CT都可用于诊断阑尾炎。关于诊断的技术（CT与超声）、不同医院的不同扫描方案（使用或不使用静脉注射或口服造影剂）尚未达

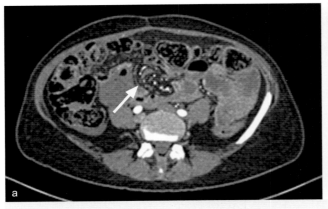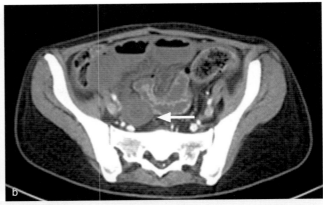

图8-49 肠扭转CT。 （a）肠系膜根部扭转（箭）。（b）漩涡征，肠壁异常，肠襻扩张（箭）。

成普遍共识。超声可显示阑尾水肿以及增厚、海绵状的阑尾壁（图8-50）。CT可显示阑尾的局部增厚，以及邻近脂肪的炎症反应（图8-51）。在右下腹和阑尾腔中经常能发现积液。多达40%的患者可以检测到不透射线的阑尾结石（图8-51）。CT扫描方案应包括肺窗，以检测可能的肠外气体，提示穿孔。

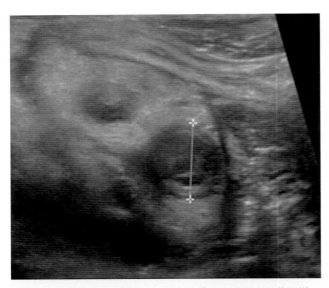

图8-50 急性阑尾炎。 超声成像显示阑尾壁明显增厚和水肿（÷）。

（三）临床特征 典型的临床表现包括脐周痛，随后疼痛转移至右下腹的McBurney点。相关的症状有恶心、呕吐、腹泻和发热，但患者也可能表现出非特异性的体征和症状。

（四）鉴别诊断 从临床和影像学鉴别阑尾炎和其他炎症如克罗恩病或传染性肠炎比较困难，但通常这些病变并不局限于阑尾。在女性，鉴别诊断应包括妇

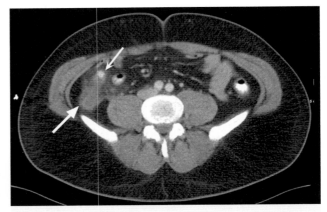

图8-51 急性阑尾炎。 CT显示阑尾明显增大（粗箭）和周围脂肪渗出。细箭指向阑尾粪石，较常见。

科疾病，例如出血性卵巢囊肿和卵巢扭转。这些疾病可由附件相应的影像学改变鉴别。此外，阑尾肿瘤（例如癌、类癌或淋巴瘤）可类似于炎症影像学表现。然而，临床表现可区分这些疾病与阑尾炎。

（五）关键点 阑尾炎是具有一定代表性影像学特征的胃肠道炎症。它表现为阑尾壁增厚、周围脂肪水肿和积液。

三、肠脂垂炎

（一）概述 肠脂垂是沿结肠带分布的脂肪突起，大小约几厘米。肠脂垂的扭转或梗死会引起局部腹膜刺激。肠脂垂炎常见于20～40岁的年轻肥胖患者。

（二）影像特征 CT表现为结肠周围含脂肪密度的卵圆形肿块，周围伴有水肿。增强后，肿块表现为明显的周围强化（图8-52）。

（三）临床特征 患者通常表现为突然发作的急腹症。症状通常会在几天内自发消退，因此，治疗多为保

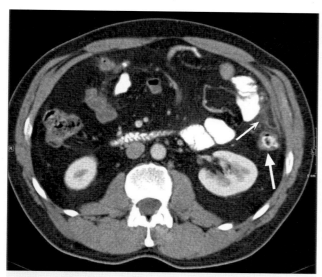

图8-52　肠脂垂炎。　CT显示椭圆形脂肪团块伴周围水肿（细箭）和乙状结肠肠壁反应性增厚（粗箭）。

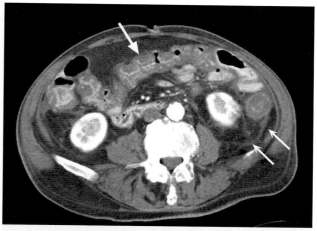

图8-53　假膜性结肠炎。　CT显示典型的手风琴征（粗箭），伴有邻近脂肪水肿（细箭）。

守镇痛治疗。

（四）鉴别诊断　阑尾炎和憩室炎需要从临床区分。卵圆形、含脂肪的结肠周围包块容易将肠脂垂炎与其他疾病区分开。

（五）关键点　肠脂垂炎是一种罕见的疾病。如果诊断正确，可以避免患者进行不必要的有创性治疗。

四、假膜性结肠炎

（一）概述　使用抗生素或化疗可能会破坏正常的肠道菌群，从而使诸如艰难梭状芽孢杆菌等抗性细菌得以定植。梭状芽孢杆菌产生可在结肠中引发炎症反应的毒素。患者通常在服用抗生素后几天出现假膜性结肠炎症状。

> 提醒：该疾病被称为"假膜性结肠炎"，因为纤维蛋白沉积物在结肠黏膜上形成了在内镜下可见的特征性假膜。

（二）影像特征　成像方式首选CT，其阳性预测值可达90%。假膜性结肠炎的炎症可能发生在结肠的任何地方，尽管最常受累的是右半结肠。影像显示结肠壁结节性增厚。口服造影剂后的断面影像显示典型的"手风琴征"（图8-53），是由造影剂夹在增厚的肠皱褶而产生的。

（三）临床特征　假膜性结肠炎临床表现为腹泻和全身性炎症。除了成像之外，还可以通过实验室检测

艰难梭菌毒素来确诊。甲硝唑是首选治疗药物。通过及时的诊断和适当的治疗，预后很好。

（四）鉴别诊断　鉴别诊断包括其他结肠炎（例如，缺血性或炎症），但这些可依据以往抗生素使用病史而排除。克罗恩病与假膜性结肠炎的区别在于其跳跃性病变和末端回肠侵犯。

（五）关键点　当临床提示抗生素使用时，影像学上表现的"手风琴征"是假膜性结肠炎的特征性表现。

五、溃疡性结肠炎

（一）概述　溃疡性结肠炎和克罗恩病是最常见的慢性炎症性肠病。溃疡性结肠炎的患病率每年约为50/100 000，每年的发病率为（4～10）/100 000。溃疡性结肠炎与克罗恩病有很多相似之处。两种疾病的病因和发病机制尚未完全明确，可能涉及多因素过程（遗传、环境影响、社会心理因素）。溃疡性结肠炎的发病高峰年龄在10～30岁，与克罗恩病相似。溃疡性结肠炎以逆行方式从直肠发展至结肠，并引起黏膜溃疡。也可能累及末端回肠（反流性回肠炎）。

（二）影像特征　由于溃疡性结肠炎是黏膜的炎症，因此断层成像在疾病的早期诊断敏感性有限。因此，通常通过结肠镜在多处进行活检来诊断。后期CT或MRI检查表现为正常的结肠形态消失（"铅管"或"圆管"状结肠）（图8-54）。增强后的断层成像显示，肠壁出现晕轮征（图8-55），黏膜因炎症反应强化增加，中间层由于水肿或脂肪浸润增强减弱，以及肠壁外层强化增加（固有肌）。也可能出现黏膜岛，表现为假性息肉样。与克罗恩病一样，脂肪抑制T2WI和增强图像具有重要的意义。该序列可以清楚显示肠

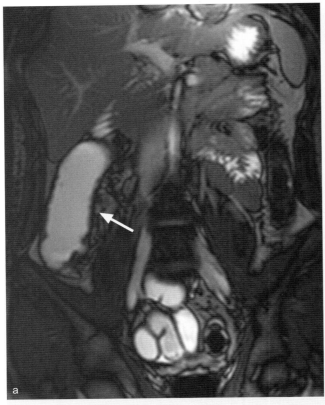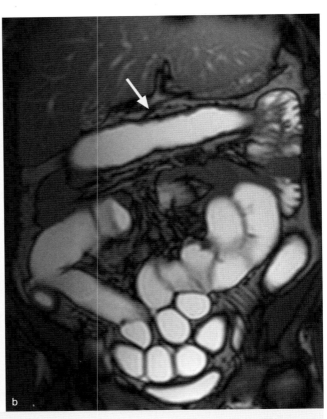

图8-54　晚期溃疡性结肠炎T2WI。（a）升结肠中典型的肠管形态缺失（箭）。（b）横结肠中典型的肠管形态丢失（箭）。黏膜岛表现为小的假息肉。

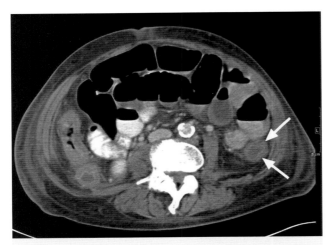

图8-55　溃疡性结肠炎。典型的肠壁分层（晕征，箭）：黏膜层和固有肌层均显示显著强化，而中间层、黏膜下层为低密度（由于水肿、脂肪变性）。

壁水肿或肠周水肿（表示炎症的活动期），表现为高信号。

（三）临床特征　主要临床症状是腹泻伴黏液血便，严重者伴有发热、腹痛和体重减轻的炎性反应表现。可能还会出现肠道并发症，例如巨结肠（直径＞

10 cm）和穿孔风险的增加。溃疡性结肠炎患者患结直肠癌的风险显著增加。可能还有肠外并发症，例如原发性硬化性胆管炎。溃疡性结肠炎患者也容易患HLA-B27相关的类风湿性疾病。

除了使用免疫抑制剂进行药物治疗外，在伴上皮发育不良或禁忌药物治疗的严重病例中，结肠手术切除术也是一种选择。

> **提醒：** 约2/3的原发性硬化性胆管炎患者同时患有溃疡性结肠炎。但是，只有约5%的溃疡性结肠炎患者患有原发性硬化性胆管炎。

（四）鉴别诊断　溃疡性结肠炎有时候通过影像学检查难以与克罗恩病鉴别，即使通过组织病理学进行区分也具有挑战性。表8-7展示了克罗恩病的典型特征。鉴别诊断还包括其他类型的结肠炎（炎性或缺血性）和憩室炎，但这些疾病不会累及直肠，并且炎症是局灶性或节段性的。

（五）关键点　因为溃疡性结肠炎是黏膜的炎症，

所以断层成像的敏感性有限,尤其是在疾病的早期阶段。

六、憩室病和憩室炎

（一）概述 结肠憩室是通过大肠肠壁肌层的小获得性疝。好发于乙状结肠,但憩室可出现在大肠的任何部位。结肠憩室的发生率随年龄增长而增加,并且与低纤维食物饮食和慢性便秘有关。单个或多个憩室炎症通常继发于憩室中粪便的碰撞以及相关细菌感染。

（二）影像特征 CT是首选的影像检查方法,应采用直肠造影剂(不含钡剂)进行直肠给药以区分穿孔与腹水。憩室病表现为肠壁多个含粪内容物或造影剂填充的外突性囊袋影(图8-56)。憩室炎的特征是结肠壁增厚,相邻脂肪水肿、渗出(图8-56)。壁内或结肠旁脓肿表现为含气液囊腔,增强后周围强化增加。

> **提醒：直肠给予阳性造影剂可根据肠外造影剂的情况准确诊断肠穿孔。对可疑憩室炎进行的CT检查时应包括设置肺窗,有助于检测游离空气,提示穿孔。**

（三）临床特征 大多数憩室病患者无明显临床症状。当出现临床症状时,通常由憩室炎引起,伴典型的腹痛三联征(左下腹痛伴乙状结肠憩室炎)、发热和白细胞增多。早期使用抗生素对患者进行保守治疗。脓肿可在CT或超声引导下进行引流。憩室炎穿孔是急诊手术的适应证。

（四）鉴别诊断 憩室炎的鉴别诊断包括结肠的其他炎症,如克罗恩病、感染性或缺血性结肠炎。后者无憩室表现,憩室炎是一种局灶性炎症,而其他疾病往往涉及的大肠肠段更长。

（五）关键点 憩室炎是老年患者急性腹痛的常见原因,CT是一种快速、准确诊断憩室炎的方法。

七、结直肠癌

（一）概述 结直肠癌是西方最常见的恶性肿瘤之一,其发病高峰年龄在60～70岁。结直肠癌约95%是腺癌,由良性息肉样腺瘤发展而来。腺瘤向癌的转化("腺瘤–癌")平均需要3～5年。家族性息肉病和慢性炎症性肠病患者罹患结直肠癌的风险增加。在临床和解剖学上区分结肠癌和直肠癌很重要。

1. **结肠癌** 结肠既是腹膜内又是腹膜外器官。它由门静脉分支引流,因此肝脏是最初转移的常见部位。

2. **直肠癌** 直肠部分位于腹膜外,无浆膜层,因此直肠癌常浸润邻近组织。直肠由髂内静脉分支引流。因此,肺是直肠癌血行转移的常见初始部位。

表8-11展示了结直肠癌的TNM分期。Dukes分期系统(表8-12)常用于确定预后和直接治疗。

（二）影像特征

1. **结肠癌** 在经直肠灌注造影剂的经典荧光透视成像中,结肠癌通常表现为环形充盈缺损,类似于苹果核或餐巾环(图8-57)。与正常相邻肠交界处的管腔突然变窄,类似"肩"状,这是"苹果核征"外观的原因。PET-CT或MRI显示结肠壁明显的局部增厚,可能导致肠梗阻(图8-58)。初诊时,常可见肠周围淋巴结转移和肝转移。如果怀疑结肠癌,建议在影像学检查前做好肠道准备,以确保粪便内容物不会遮盖肿瘤。

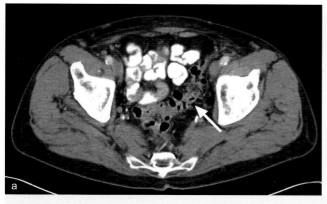
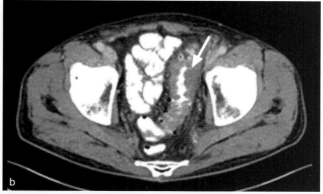

图8-56 憩室病和憩室炎比较的CT表现。 憩室病由结肠壁上充满空气的外凸性囊腔组成,憩室炎肠壁显著增厚。(a)乙状结肠憩室病患者(箭)。(b)乙状结肠憩室炎患者(箭)。

表8-11 结直肠癌的TNM分期

分 期	描 述
原发肿瘤	
Tis	原位癌,侵及上皮内或黏膜肌层
T1	肿瘤侵及黏膜下层
T2	肿瘤侵及固有肌层
T3	肿瘤侵及浆膜下或直肠周围脂肪组织
T4	肿瘤侵犯腹膜(4a)或邻近器官(4b)
淋巴结	
N0	无区域淋巴结转移
N1	1~3枚结肠周围或直肠周围淋巴结转移
N2	4枚或结肠周围或直肠周围淋巴结转移
远处转移	
M0	无远处转移
M1	有远处转移

表8-12 结直肠癌的Dukes分期

分 期	分 组
I	T1~2 N0 M0
IIa	T3 N0 M0
IIb	T4a N0 M0
IIc	T4b N0 M0
IIIa	T1~2 N1 M0
IIIb	T3~4 N1 M0
IIIc	T3~4 N2 M0
IV	T1~4 N0~2 M1

2. 直肠癌 该肿瘤的影像学表现与结肠癌相似,不同之处在于其更具局部浸润性。MRI可以准确显示肿瘤的边缘和浸润深度,这对于分期和治疗决策至关重要(图8-59)。这也是为什么当前指南中规定要进行直肠治疗前高分辨率MRI的原因,成像是通过表面线圈(缠绕式体表线圈)进行的,需要采用无脂肪抑制的T2加权序列。

> **提醒**:在很多医院,使用断层成像(CT或MRI)和图像后处理软件进行的仿真结肠造影术,为结直肠癌的早期发现和评估提供了内镜检查的替代方法。这可以与腹部分期同时进行(如排除肝转移)。当前的直肠癌指南建议使用高分辨率MRI来区分T2和T3期肿瘤。

(三)**临床特征** 全身症状(体重减轻,盗汗)可能与肠道症状(如寄生性腹泻、便秘和狭窄引起的肠梗阻)同时存在。许多患者还患有便血或黑便。结直肠癌的治疗包括手术切除,以及联合术前和/或术后放疗或化疗。

(四)**鉴别诊断** 主要需要与结肠炎和憩室炎的局灶性感染或局部缺血鉴别。但是,除了肠壁增厚外,这些疾病还会引起炎症征象,并伴有结肠周围水肿,脓肿

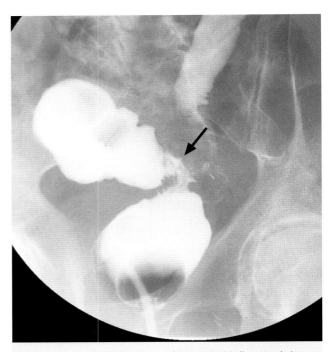

图8-57 乙状结肠癌。 直肠造影剂灌肠的常规X线摄影显示结肠腔的环形缩窄("苹果核征"或"餐巾环征")。

形成或穿孔。

(五)**关键点** 结直肠癌的断层成像应始终包括对血源性和淋巴道转移常见部位的评估。

八、Ogilvie综合征

(一)**概述** Ogilvie综合征又称"急性结肠假性梗阻",是由于神经节功能受损导致肠自主神经支配丧失所致的结肠假性梗阻。它以William Ogilvie命名,他首次描述了这种综合征。

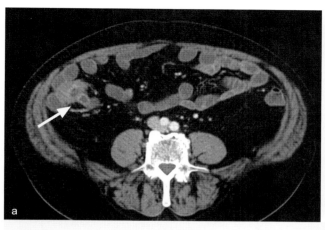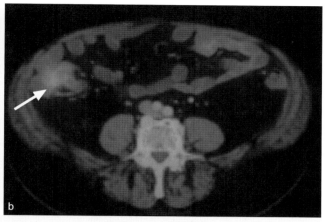

图8-58　结肠癌。　（a）近段升结肠癌（箭）。（b）PET-CT融合图像中示踪剂异常摄取或葡萄糖异常代谢（箭）。

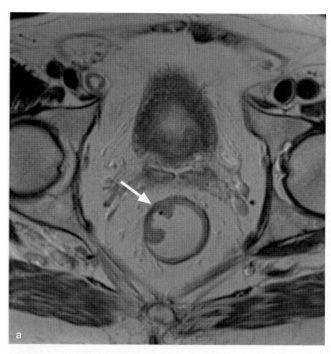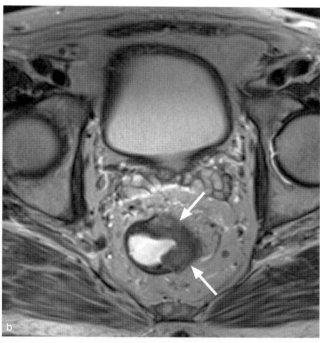

图8-59　不同分期的直肠癌。　横断面T2W图像。（a）T2期直肠癌患者：浸润至固有肌层（箭）。（b）T3期直肠癌患者：肿瘤已侵入直肠周围脂肪（箭）。

（二）影像特征　腹部X线摄片或断层成像表现为无力、明显扩张的结肠，没有机械阻塞的征象（图8-60）。

（三）临床特征　Ogilvie综合征是一种罕见的疾病，主要发生在老年患者。它可发生于外科手术后或严重疾病的情况下。绞痛、腹胀和便秘是Ogilvie综合征的临床三联征。首先应尝试保守治疗（鼻胃管减压，

纠正电解质失衡，副交感神经作用剂）。如果这些措施不成功，则需要手术治疗（直肠造瘘术）。

（四）鉴别诊断　结肠假性梗阻主要需要与机械性肠梗阻鉴别，后者也表现为明显扩张的肠襻。后者有明显机械性肠梗阻的表现，需要迅速进行手术干预。

（五）关键点　Ogilvie综合征的特征是急性发作症状和无机械性肠梗阻表现。

8

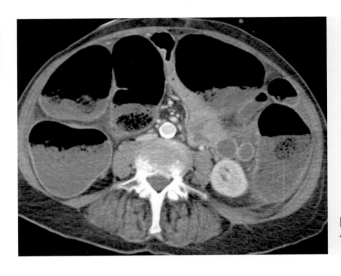

图 8-60 Ogilvie 综合征。 CT 显示在没有机械性梗阻的情况下肠襻明显扩张。

参考文献

[1] Schott M, Klöppel G, Raffel A, Saleh A, Knoefel WT, Scherbaum WA. Neuroendocrine neoplasms of the gastrointestinal tract. Dtsch Arztebl Int. 2011; 108 (18): 305–312.

[2] Adamek HE, Lauenstein TC, eds. MRT in der Gastroenterologie. Stuttgart: Thieme; 2010.

[3] Anzidei M, Napoli A, Zini C, Kirchin MA, Catalano C, Passariello R. Malignant tumours of the small intestine: a review of histopathology, multidetector CT and MRI aspects. Br J Radiol. 2011; 84(1004): 677–690.

[4] Byrne AT, Geoghegan T, Govender P, Lyburn ID, Colhoun E, Torreggiani WC. The imaging of intussusception. Clin Radiol. 2005; 60(1): 39–46.

[5] Dave-Verma H, Moore S, Singh A, Martins N, Zawacki J. Computed tomographic enterography and enteroclysis: pearls and pitfalls. Curr Probl Diagn Radiol. 2008; 37(6): 279–287.

[6] Erturk SM, Mortelé KJ, Oliva MR, Barish MA. State-of-the-art computed tomo- graphic and magnetic resonance imaging of the gastrointestinal system. Gastrointest Endosc Clin N Am. 2005; 15(3): 581–614, x.

[7] Fidler J. MR imaging of the small bowel. Radiol Clin North Am. 2007; 45 (2): 317–331.

[8] Gourtsoyanni S, Gourtsoyiannis NC, Papanikolaou N. Small bowel. In: Gourtsoyiannis NC, eds. Clinical MR1 of the Abdomen. Heidelberg: Springer; 2011.

[9] Grenacher L, Hansmann J. [Radiological imaging of the upper gastrointestinal tract. Part II. The stomach]. Radiologe. 2007; 47(1): 71–88.

[10] Kim KW, Ha HK. MRI for small bowel diseases. Semin Ultrasound CT MR. 2003; 24(5): 387–402.

[11] Lauenstein TC. MR colonography In: Gourtsoyiannis NC, eds. Clinical MR1 of the Abdomen. Heidelberg: Springer; 2011.

[12] Lauenstein TC, Goyen M, Eds. Gastrointestinale MRT: Theorie und Praxis. Berlin: ABW Verlag; 2009.

[13] Long BW. Colorectal cancer imaging. Radiol Technol. 2004; 75(3): 215–229, quiz 230–232.

[14] McSweeney SE, O'Donoghue PM, Jhaveri K. Current and emerging techniques in gastrointestinal imaging. J Postgrad Med. 2010; 56(2): 109–116.

[15] Maglinte DD. Small bowel imaging—a rapidly changing field and a challenge to radiology. Eur Radiol. 2006; 16(5): 967–971.

[16] Masselli G, Gualdi G. CT and MR enterography in evaluating small bowel diseases: when to use which modality? Abdom Imaging. 2013; 38(2): 249–259.

[17] Nicolaou S, Kai B, Ho S, Su J, Ahamed K. Imaging of acute small-bowel obstruction. AJR Am J Roentgenol. 2005; 185(4): 1036–1044.

[18] Reimer P, Schima W, Lauenstein TC, et al. Abdomen: liver, spleen, biliary system, pancreas and GI tract. In: Reimer P, Parizel PM, Meaney JFM, Stichnoth FA, eds. Clinical MR Imaging. Heidelberg: Springer; 2010.

[19] Rockey DC. Computed tomographic and magnetic resonance colonography: challenge for colonoscopy. Dig Dis. 2012; 30 Suppl 2: 60–67.

[20] Sailer J, Zacherl J, Schima W. MDCT of small bowel tumours. Cancer Imaging. 2007; 7: 224–233.

[21] Sandrasegaran K, Maglinte DD, Howard TJ, Kelvin FM, Lappas JC. The multifaceted role of radiology in small bowel obstruction. Semin Ultrasound CT MR. 2003; 24(5): 319–335.

[22] Sarma D, Longo WE, NDSG. Diagnostic imaging for diverticulitis. J Clin Gastroenterol. 2008; 42(10): 1139–1141.

[23] Schaefer O, Baumann T, Treier M, Langer M. Diagnostic imaging of inflammatory and tumorous diseases of the colon [in German]. Radiologe. 2006; 46(8): 703–719, quiz 720.

[24] Schünke M, Schulte E, Schumacher U., eds. Prometheus. LernAtlas der Anatomie: Innere Organe. 2nd ed. Stuttgart: Thieme; 2009. Illustrated by M. Voll/K. Wesker.

[25] Schreyer AG. New imaging methods for bowel imaging [in German]. Praxis (Bern 1994). 2006; 95(50): 1975–1978.

[26] Schreyer AG, Seitz J, Feuerbach S, Rogler G, Herfarth H. Modern imaging using computer tomography and magnetic resonance imaging for inflammatory bowel disease (IBD) AU1. Inflamm Bowel Dis. 2004; 10(1): 45–54.

[27] Sinha R, Murphy P, Hawker P, Sanders S, Rajesh A, Verma R. Role of MRI in Crohn's disease. Clin Radiol. 2009; 64(4): 341–352.

[28] Tennyson CA, Semrad CE. Advances in small bowel imaging. Curr Gastroenterol Rep. 2011; 13(5): 408–417.

[29] Virmani V, Khandelwal A, Sethi V, Fraser-Hill M, Fasih N, Kielar A. Neoplastic stomach lesions and their mimickers: spectrum of imaging manifestations. Cancer Imaging. 2012; 12: 269–278.

第九章　脾和淋巴系统

Christoph Thomas

杨舒琰，罗　舟　译

淋巴系统由脾、淋巴结、胸腺和扁桃体组成。除了聚集在这些淋巴器官之外，免疫系统的淋巴细胞也广泛分布在全身各处，并通过血管和淋巴通路相互连接。

第一节　脾

一、解剖

脾是腹膜内位器官，位于左上腹的横膈下方。它由肋骨横向保护，与胃、左肾、肝左叶和结肠脾区毗邻。胰尾常延伸至脾门。正常脾大小为4 cm×7 cm×11 cm，平均重量为150 g（范围约100～250 g）。脾由胃脾韧带、脾肾韧带、膈脾韧带和脾结肠韧带支持固定。由于这些韧带，机械操作可能导致脾包膜损伤。

脾的血液供应来自脾动脉，脾动脉起源于腹腔干，然后向左横行，沿胰腺上缘曲折行走至脾门。在进入脾之前，脾动脉通常分成几个分支，分别进入脾实质，并有静脉伴行。

脾外层为结缔组织被膜，被膜深入脾内形成若干脾小梁，脾小梁分隔脾实质并形成一个包含红白髓的框架。位于脾小梁的小梁动脉内含有动脉血，流过含有淋巴滤泡的白髓，然后从白髓流向红髓，而红髓由脾血窦组成。这种独特的结构赋予了特殊的"虎纹"图像（增强动脉期CT和MR显示脾实质强化），此时强化主要发生在白髓中（图9-1、图9-2）。这种强化方式不应被误认为是异常。另一方面，在静脉期获得的图像中，强化主要发生在红髓中，在断层图像上表现为均匀一致的强化。

与其在免疫系统中的作用一致，一些造血功能（淋巴细胞和浆细胞）发生在脾内。脾的另一个功能是从循环中清除老化、受损的红细胞。此外，它还可以作为血液储存库。

提醒：脾的正常大小为4 cm×7 cm×11 cm。

警惕：动脉期，脾不均匀强化是正常的。

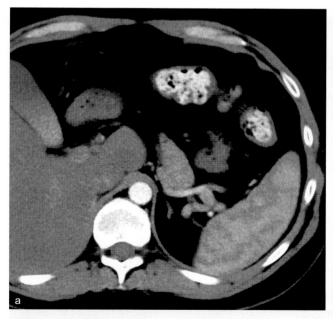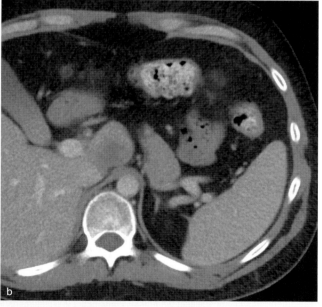

图9-1　上腹部CT图像。（a）动脉期增强图像。脾呈典型的不均匀"虎纹"状强化。（b）门静脉期增强图像。脾呈均匀一致的强化。

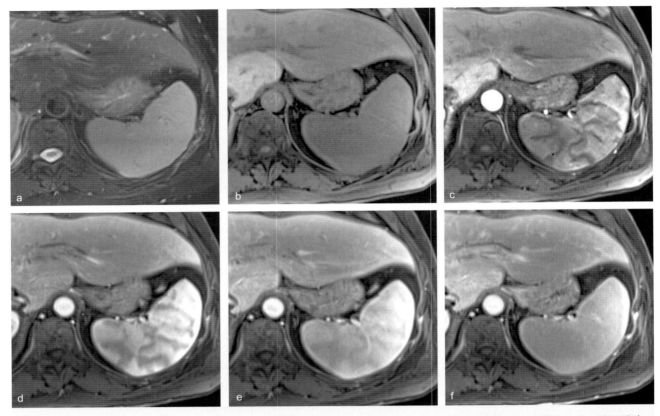

图9-2　上腹部的MRI。　已知该患者有部分门静脉血栓形成（图中未显示）。这种情况减慢了通过脾的血流，延迟了脾实质的动态强化。标准T1WI和T2WI与动态强化同时显示。动态增强图像（b～f）以大约30 s的间隔采集。（a）脂肪饱和T2W TSE图像。（b）T1W 3D GRE图像。（c）动脉早期T1W 3D GRE图像。（d）动脉晚期T1W 3D GRE图像。（e）门静脉早期T1W 3D GRE图像。（f）门静脉晚期T1W 3D GRE图像。

二、影像

（一）**X线摄影**　由于缺乏软组织对比，常规X平片不能用于脾的评估。

（二）**超声**　超声被认为是脾初始影像学评估的标准方式（图9-3）。它可用于确定脾的大小、形状、评估实质病变以及排除损伤。

患者取仰卧位，使用低频探头（例如3.5 MHz）进行扫描。由于脾超声扫描需要肋间入路，因此让患者抬高手臂使肋骨分开可能会有所帮助。由于脾位于膈下，且肋膈隐窝中存在空气，因此通常难以用超声确定脾的所有部分。呼气末或缓慢呼气期间进行扫描用来优化声窗。

（三）**CT**　由于CT具有较高的空间分辨率，并且它不受声窗和检查者经验的限制，因此CT通常比超声更能精确地评估脾。由于其血管构造，动脉期（静脉推注约30 s后）脾呈明显不均匀的增强（图9-1），门静脉期（约60～90 s）脾呈现均匀一致的增强。

（四）**MRI**　MRI有助于进一步判断脾脏局灶性病变的性质，例如鉴别转移瘤和血管瘤。脾中铁含量也可以通过MRI进行评估，这有助于量化血色病。

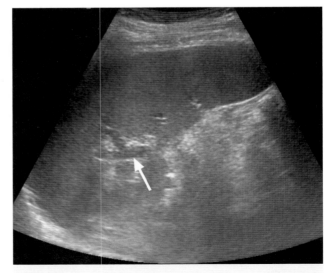

图9-3　脾的正常超声图像。　39岁男性，经肋间超声扫描显示脾最大纵向和脾门的脾静脉（箭）。该患者的脾约13 cm，但仍属正常范围，因其实质均匀、形态正常呈尖锥形。

用于上腹部成像的一系列序列也可用于脾：
① T1W和脂肪饱和T2W序列显示解剖细节；② 扩散加权成像（DWI）序列和动态增强，用于识别和表征病变（图9-2），如鉴别转移瘤、血管瘤和囊肿；③ T2*W GRE序列和双回波序列评估脾中铁含量；④ 磁共振血管造影（MRA）评估脾的血供和引流血管。

三、异常和正常变异

副脾

（一）概述　副脾是由异位脾组织构成，除了主脾之外，大约30%的人群有一个或多个小副脾（直径可达4 cm）。副脾通常紧邻主脾，例如位于胃脾韧带、脾门或大网膜中（图9-4）。

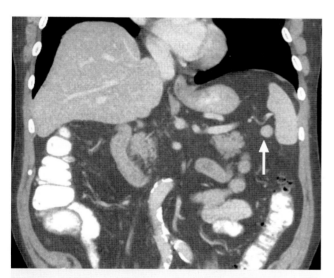

图9-4　副脾。　一例68岁男性，腹部增强CT（冠状面重建图像）偶然发现位于脾门处的副脾（箭）。

（二）影像特征　在断层图像中，副脾与主脾具有相同的密度或信号。

（三）临床特征　副脾不是真正意义上的病理性异常。多数无症状，但少数可能因扭转和破裂而出现症状。

（四）鉴别诊断

（1）脾种植（腹部外伤或手术后在腹腔内种植的异位脾组织；图9-5）。

（2）肿瘤（比如胰腺、肾上腺、肾或胃）。

（3）转移（尤其是腹膜种植）。

（4）多脾。

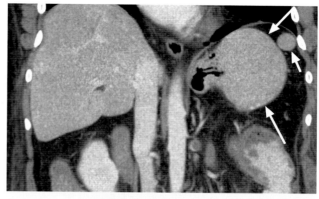

图9-5　53岁男性的脾种植，年轻时因腹部外伤曾接受脾切除术。　CT检查是为了进行直肠癌的分期。除了胃异常（长箭）外，显示左上象限（短箭）有一圆形肿块，符合脾种植。

（五）诊断陷阱　副脾可能被误认为恶性肿块。

> 提醒：当发现靠近脾的肿块时，应考虑到副脾。

无脾和多脾

（一）概述　罕见，通常与其他先天性异常（胎儿异位综合征）有关，脾可能先天性缺失（右侧异构）或可能由多个未融合的脾组成（左侧异构）。一些作者也将脾切除术定义为无脾的一种形式。

（二）影像特征

1. 无脾综合征（右侧异构）　无脾可能伴有许多其他异常，例如严重的（通常为发绀型）心脏异常、双侧三叶肺、食管静脉曲张、胃发育不全或重复畸形、环状胰腺、先天性巨结肠、肛门闭锁、异位肝和胆囊以及泌尿生殖道异常。约80%的患儿在1岁前死亡。

2. 多脾综合征（左侧异构）　除多发小脾外，常患有严重心脏异常、双侧双叶肺、食管或十二指肠闭锁、气管食管瘘、胰腺异常、重复胃、短肠综合征或旋转不良。常有肝内下腔静脉中断并奇静脉延续。约50%的患儿在1岁内死亡，其预后略好于无脾综合征，但只有10%的患儿可存活至青春期。

（三）临床特征　异位综合征中的多脾和无脾与心肺、胃肠道和肝脏异常有关。

（四）鉴别诊断　如果没有其他异常，则不太可能诊断为多脾或无脾。多脾需要与脾组织种植和多个副脾相鉴别。无脾的鉴别诊断应包括既往脾切除术。

（五）诊断陷阱　脾组织种植、副脾与多脾有混淆的风险。

四、疾病

脾肿大的鉴别诊断

（一）**概述**　脾肿大是指脾的异常增大。

（二）**影像特征**　如前所述，脾的正常大小为 4 cm×7 cm×11 cm。然而，在临床工作中可能会遇到生理性脾大小的显著变化情况。即使最大尺寸 13 cm 的脾也可能被认为是正常的，这取决于患者的状态。当脾体积 ≥ 500 cm³ 时可诊断为脾肿大。除了绝对大小外，评估脾的形态也很重要。正常脾的两极呈尖锥形，而在脾肿大时则呈圆形且边缘变钝（图 9-6）。

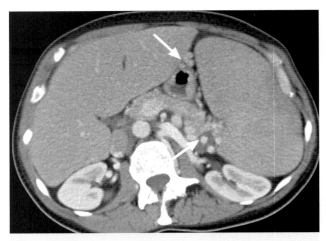

图 9-6　脾肿大。　54 岁男性，患有肝脾肿大伴骨髓纤维化，上腹部 CT。脾密度欠均匀，呈结节状外观。脾门和胃周（箭）出现了侧支循环（门静脉高压）。左肾后移和变形突出了这是一慢性过程。

（三）**临床特征**　脾肿大本身通常是无症状的。巨脾可能会对邻近结构产生占位效应。临床表现取决于引起脾肿大的原因。

（四）**鉴别诊断**　脾肿大有多种原因，潜在病因可分为 5 个类别。

1. 充血　充血可能是由于门静脉或脾静脉血栓形成、肝硬化、弥漫性高级别肿瘤浸润肝脏、肝静脉血栓形成（Budd-Chiari 综合征）或右心衰竭等原因所引起。影像学表现为：门静脉吻合是门静脉高压的证据（包括脾静脉和门静脉扩张、食管和胃底静脉曲张、脐静脉再通呈水母头样、脾肾分流、经肝和脾包膜分流等；图 9-7、图 9-8）。

2. 血液系统　可能原因包括白血病、血红蛋白病、真性红细胞增多症和骨髓纤维化。根本原因是造血骨髓从髓腔重新分布到脾。

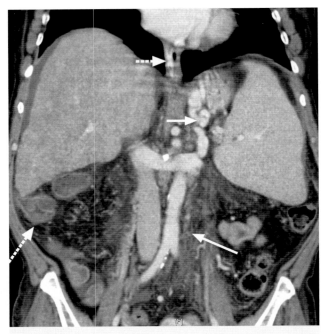

图 9-7　酒精性肝硬化。　53 岁，男性。腹部 CT 增强（冠状面重建图像）显示门静脉高压的征象：脾肿大、脾门静脉曲张吻合（短箭）、食管静脉曲张（短虚线箭）、充血性肠病导致的盲肠壁增厚（长虚线箭）、由于液体渗出（长箭）和肝周积液导致的肠系膜根部密度增加。

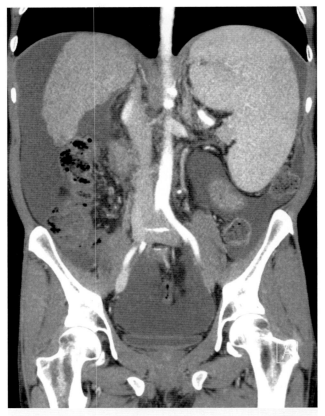

图 9-8　酒精性肝硬化。　43 岁，男性。腹部 CT 增强（冠状面重建图像）显示结节性肝表面、脾肿大和腹水。

3. 炎症或感染 病毒感染(如单核细胞增多症)、HIV、结核、肉芽肿性疾病(如结节病)以及类风湿都可能与脾肿大有关。病毒感染可能会激活全身免疫系统,导致脾的均匀性增大,而肉芽肿性疾病通常会导致脾结节性浸润并可能伴有钙化。脾肿大也可能是某些病毒性疾病(通常是Epstein-Barr病毒)感染后遗留的永久性改变。

4. 肿块 淋巴瘤、转移瘤或囊肿引起的脾肿大。

脾的恶性浸润可能是单灶型、多灶型或弥漫型(图9-9、图9-10、图9-11)。

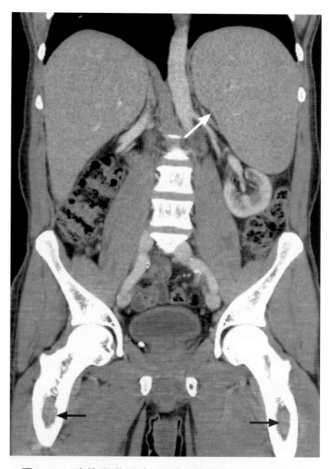

图9-11 边缘区淋巴瘤,57岁,男性,淋巴瘤累及脾。腹部CT增强(冠状面重建图像)显示脾内弥漫性浸润伴有脾肿大(白色箭),并伴有双侧股骨骨髓浸润(黑色箭)。

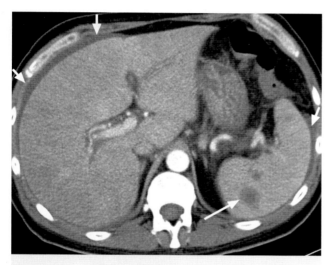

图9-9 41岁,男性,因急性髓系白血病和Epstein-Barr病毒相关淋巴组织增生性疾病接受同种异体骨髓移植后,淋巴瘤累及脾。 腹部CT增强图像显示脾内低密度病变,边缘模糊(长箭),肝脏不均匀强化伴门静脉周围水肿,均符合淋巴瘤受累。还有腹水(短箭)。

5. 囊肿 囊肿是脾肿大的罕见原因。

6. 沉积障碍 血色病、淀粉样变和其他贮积病可导致脾肿大。

(五)诊断陷阱 正常形状、轻微增大的脾可能被误认为是脾肿大。

(六)关键点 脾肿大可能有血流动力学、血液学、感染/免疫学、肿瘤学或沉积相关的原因。

提醒:当存在脾肿大时,注意寻找门静脉高压的征象。

脾梗死

(一)概述 脾梗死是由脾动脉的节段性(常见)或整体性(罕见)闭塞引起。可能的原因包括栓子(心房颤动、动脉粥样硬化、异物、脓毒性栓塞)、血液系统疾病(细胞数量或凝固性增加),以及可导致脾肿大的

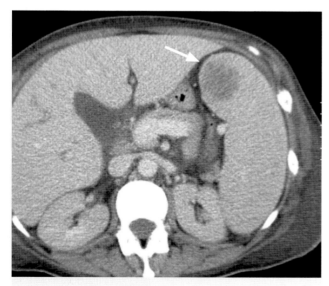

图9-10 非霍奇金淋巴瘤。 67岁,女性,淋巴瘤累及脾。腹部横断面CT显示局灶性脾受累(箭)。

特定改变。

（二）影像特征　在横断面上，脾梗死通常表现为以外侧边缘为底的楔形区域（图9-12）。在CT增强图像上表现为低密度，在超声上呈等回声。由于出血和水肿的存在，急性梗死在T2WI上呈高信号。慢性梗死通常是低信号。随着时间的推移，受影响的区域可能会消退并伴有包膜收缩，也可能形成囊肿（图9-13）。

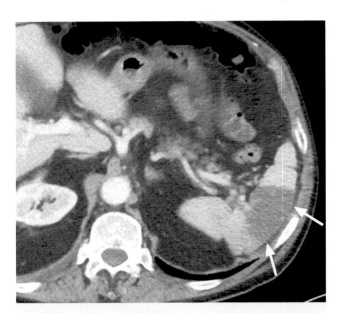

图9-12　63岁，男性，脾梗死。　上腹部CT增强图像显示脾（箭）中的低密度、楔形灌注缺损，无实质瘢痕形成或收缩。这一发现与急性脾梗死最为一致。

（三）临床特征　急性脾梗死可表现为上腹痛，也可能出现栓塞伴发症状，比如发热和寒颤。这些症状通常是自限性的，持续时间不应超过1周，通常情况下不需要治疗。如果症状严重，可以考虑脾切除术。

（四）鉴别诊断　脾梗死的鉴别诊断应包括脓肿、肿块、囊肿和脾损伤。

（五）诊断陷阱　脾梗死可能被误认为是脾裂伤。

（六）关键点　脾梗死通常表现为外周、楔形实质的病变。

> **提醒：** 在所有疑似脾梗死的病例中都应考虑可能的栓塞来源。

脾囊肿

（一）概述　发育不良囊肿（真性）和继发性囊肿（获得性）病因不同。发育不良性囊肿由间皮迁

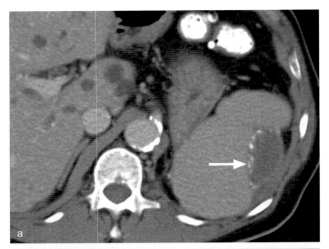

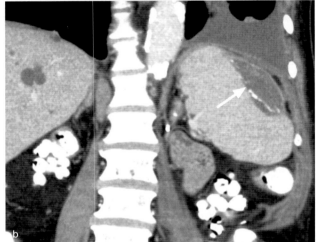

图9-13　67岁，男性，脾囊肿钙化。　腹部CT偶然发现脾缺损，呈边缘钙化的囊性病变（箭），最有可能继发于多年前发生的脾部分梗死。鉴别诊断还包括先前的脾创伤。多处肝脏病变和左侧胸腔积液也是偶然发现的。(a) 横断面CT。(b) 增强冠状面重建。

移错误引起并具有内皮囊肿壁，约占所有脾囊肿的10%～25%。获得性囊肿通常是由梗死或粘连性血肿发展而来，并具有纤维壁。发育不良性囊肿和获得性囊肿无法通过影像学进行区分，同时这种区别对大多数患者也没有临床意义。

（二）影像特征　囊肿通常表现为薄壁和边缘光滑。超声显示无回声肿块，后方回声增强。CT显示为边界清楚的低密度病变，增强后没有强化（图9-14）。出血性囊肿在CT上显示均匀的高密度（图9-15）。在脾囊肿中偶尔会发现囊壁钙化（图9-13）。

（三）临床特征　脾囊肿通常无症状。大囊肿可能会压迫包膜导致上腹部疼痛。随着时间的推移，脾囊肿可能会发生囊内出血、破裂或感染。有症状的囊肿通过手术治疗。

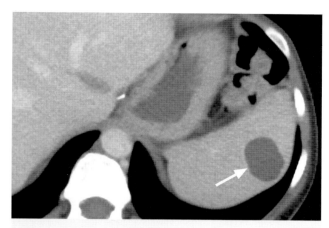

图9-14　35岁，女性，在进行黑色素瘤分期时发现的脾囊肿。　腹部增强CT显示脾（箭）内边界清楚、密度均匀的病变，边缘未见强化、内部呈液体密度（与胃内容物相当），最符合发育不良囊肿。

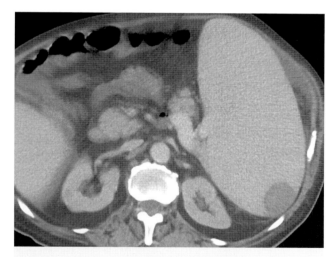

图9-15　66岁，女性，出血性脾囊肿，其患有慢性粒细胞白血病和急性血小板减少症导致凝血功能障碍。　患者在检查前几天发生脑出血。全身CT显示脾肿大和高密度脾囊肿伴囊内出血，最有可能是由于患者的出血倾向。

（四）鉴别诊断

（1）脓肿和棘球蚴囊肿（通常为厚壁）。

（2）转移（通常表现为强化）。

（3）淋巴瘤浸润（通常表现为强化、边界模糊）。

（4）脾内假性囊肿（发生于胰尾；胰腺炎的相关体征）。

（五）关键点　具有光滑边缘和液体密度的脾病变通常是囊肿。

脾脓肿

（一）概述　脾脓肿是脾被膜内的局部脓液积聚。脾脓肿形成最常见的原因是来自原发灶（如感染性心

内膜炎）的血行播散。另一个潜在原因是囊肿、梗死或血肿的反复感染。主要的病原体是细菌、真菌和寄生虫（棘球蚴）。

（二）影像特征　脾脓肿表现为圆形病灶、边界模糊、边缘强化。脓肿在超声上表现为低回声、边界不清和内部回声混杂。病变在CT上呈低密度，CT值稍高于水。脓肿通常呈环形显著强化，表明已经发生了炎症变化（图9-16、图9-17）。尤其是棘球蚴囊肿和细菌性脓肿，表现为带有分隔和细小的囊壁钙化。分隔通

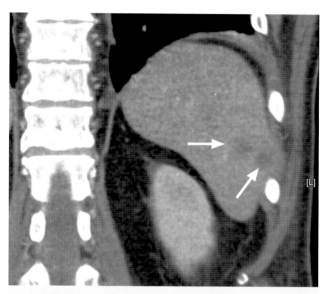

图9-16　免疫抑制的61岁男性的脾脓肿（急性髓系白血病骨髓移植后的状态）。　腹部增强CT（冠状面重建图像）显示脾中多个模糊的低密度区，边缘轻度增强（箭），与脓肿一致。

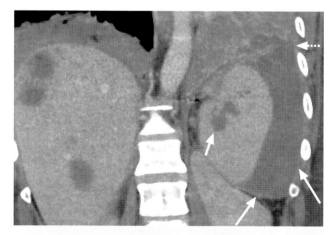

图9-17　重型、免疫抑制的52岁女性的脾脓肿。　腹部增强CT冠状面重建图像显示肝脏及脾内低密度病变，边缘模糊，与多发脓肿（短箭）一致。脓肿已突破脾包膜，导致脾周围大量脓液聚集（长箭）。脓液穿透膈肌（虚线箭）并伴有胸腔积脓。

常可以通过超声进行明确,但在CT上无法显示。在脓肿中偶尔可检测到气体(来自厌氧菌)。

(三)临床特征 主要的临床表现是那些潜在的感染表现,患者往往是脓毒症和重症。

(四)鉴别诊断

(1)脾梗死。

(2)肿瘤、转移或淋巴瘤。

(3)脾损伤。

仅根据形态学成像特征,脓肿通常与恶性病变无法区分。鉴别诊断应考虑临床资料,并可能需要进行一系列检查以排除其他诊断。

(五)诊断陷阱 可能与梗死、淋巴瘤或转移混淆。

(六)关键点 脾脓肿表现各异,应结合临床资料全面分析。

> 提醒:仅凭影像表现难以区分脓肿与淋巴瘤、梗死及转移瘤。

肿瘤性病变

原发性脾肿瘤和淋巴瘤

(一)概述 良性肿瘤应与恶性肿瘤区分开来。最常见的良性脾肿瘤是血管瘤,其次是淋巴管瘤和错构瘤。脾最常见的恶性肿瘤是淋巴瘤,其他可能的实体肿瘤是血管肉瘤、平滑肌肉瘤、纤维肉瘤和上皮样肿瘤。

(二)影像特征 在大多数情况下,仅靠影像学无法准确诊断。尽管如此,不同的实体瘤在成像上表现出特定的模式。

1. 血管瘤 血管瘤是界限清楚的病变,超声表现为均匀的高回声。CT显示动脉期病灶周边可见明显、不均匀结节状强化,其后逐渐向中央强化,延迟期与脾实质密度一致,呈现出向心性强化(图9-18)。

2. 淋巴管瘤 淋巴管瘤呈多发囊样表现。

3. 错构瘤 脾错构瘤表现出非特异性特征,通常表现为较大的、不均匀的增强病灶。病灶内可能存在钙化和脂肪成分。

4. 淋巴瘤 脾淋巴瘤表现各异,分为弥漫性和局灶性浸润方式(图9-9～图9-11)。

5. 血管肉瘤 血管肉瘤边缘不规则,通常呈结节状。病灶内有出血和钙化。

(三)临床特征 脾肿瘤没有典型的临床表现。

(四)鉴别诊断 需要与转移瘤、血肿、脓肿、梗死、

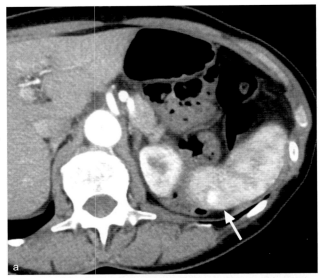

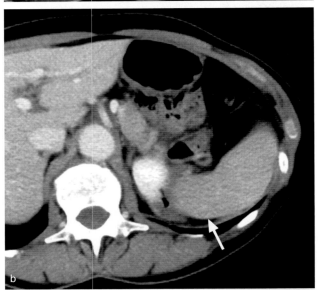

图9-18 脾血管瘤。 71岁乳腺癌患者的CT图像。(a)增强动脉期,脾内高密度肿块(箭)。(b)增强静脉期,肿块与周围脾实质密度一致。这些表现与血管瘤最为一致。鉴别诊断包括动静脉分流。

囊肿和肉芽肿性疾病(如结节病、结核病)相鉴别。

(五)诊断陷阱 对特定实体瘤过早下诊断是一个常见的错误,应了解并仔细进行鉴别诊断。

(六)关键点 原发性脾肿瘤和淋巴瘤是一组非常异质性的疾病。在大多数情况下,仅凭影像无法将它们彼此分开来。

脾转移瘤

(一)概述 与其他部位相比,脾转移瘤相对罕见,最常见于黑色素瘤和肺癌。通常转移途径是血行转移,也可能发生腹膜种植。

（二）影像特征　转移通常显示为不均匀的影像学特征。它们可能是单发的或多发的，在超声扫描中显示出模糊的边缘和低回声。在CT上，病灶通常表现为边缘模糊、中心低密度、增强后伴强化（图9-19、图9-20）。

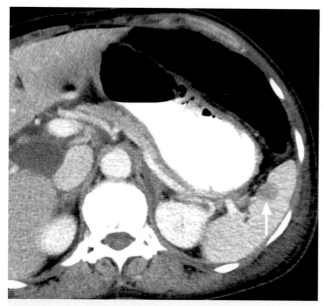

图9-19　67岁，转移性卵巢癌患者的脾转移。　腹部增强CT静脉期图像（用于肿瘤分期）显示脾中有一个相对清晰的强化肿块（箭），很可能是转移瘤。由于病变位于包膜，腹膜种植也是有可能的。

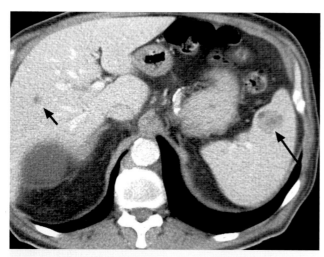

图9-20　患有恶性黑色素瘤的65岁男性的脾转移。　腹部增强CT图像（用于肿瘤分期）显示脾内不均匀强化的肿块（长箭），这很可能是转移。肝脏中存在其他病变（短箭）。

（三）临床特征　大多数患者在临床上无症状。当梗死或包膜浸润时可能出现上腹痛。

（四）鉴别诊断　包括所有良性和恶性脾肿瘤，以及淋巴瘤、脓肿和肉芽肿性疾病累及脾脏。

（五）诊断陷阱　动脉期脾的"虎纹"外观可能掩盖病灶。

（六）关键点　脾转移很少见。在评估时应考虑临床相关性和鉴别诊断。

脾破裂

（一）概述　脾破裂（同义词：脾裂伤或断裂、包膜下脾血肿）意味着脾实质损伤，伴或不伴包膜损伤。

（二）影像特征　CT是评估脾损伤最敏感的方式，常用于腹部钝器伤患者。在这方面，CT绝对优于超声，尤其是在检查条件受限的紧急情况下。CT和超声都可以检测到脾实质中的低密度血肿。包膜损伤表现为脾包膜不连续。活动性脾外或脾内出血在CT上表现为低密度造影剂外渗或实质内的假性动脉瘤。此外，CT通常会显示脾周围大小不一的血肿，表现为腹腔积血甚至大量游离腹腔液体（图9-21）。液体中CT值的增加（＞30HU）表明存在血液成分，类似于在超声下看到的液体回声增加。

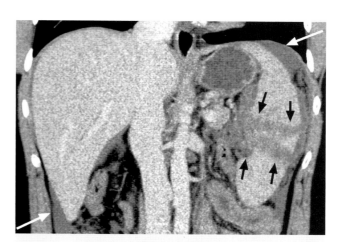

图9-21　28岁男性因腹部钝挫伤（机动车事故）被送入急诊室，诊断为脾破裂。　增强冠状面重建图像显示脾广泛的实质病变延伸到脾门（短箭）。该图像还显示了肝脏和脾周围的高密度游离液体，与腹腔积血（长箭）一致。

近年来，超声造影也越来越多地用于检测脾损伤，并设计了各种分类方案。然而，这些分类的价值有限，因为它们没有治疗意义。

（三）临床特征　脾是最常受伤的腹部器官，并需要手术治疗。脾损伤通常由腹部和胸部的钝性创伤引起。主要的临床表现是上腹痛、可伴低血压。延迟性脾破裂是一种可怕的情况，其中最初的脾血肿会在几天内发生脾包膜破裂。然而，考虑到与脾切除术后综合征相关的问题，只要有可能，保守治疗优于脾切除术，尤其是在儿童中。

活动性出血部位可以使用血管内介入技术进行栓塞。

（四）鉴别诊断

（1）脾脓肿。

（2）脾梗死（楔形低密度）。

（3）淋巴瘤和其他肿瘤。

（4）膈肌对脾包膜的生理性切迹。

（五）诊断陷阱 对于有外伤史的患者，存在低估脾损伤细微迹象的风险。考虑到延迟破裂的风险，这些迹象提示对患者应进行适当的监测。

（六）关键点 脾破裂是一种危及生命的损伤。目前，患者监测作为脾切除术的替代方案越来越受到青睐。

脾动脉瘤

（一）概述 脾动脉瘤是脾动脉中的内脏动脉瘤。

（二）影像特征 CT和MRI显示与脾动脉具有相同增强和信号特征的肿块。多普勒超声可能会检测到血流信号，但通常会受到胃内空气的限制。有创血管造影（DSA）也可以显示脾动脉瘤，并可以确定其供血和引流血管。

CT血管造影（CTA）或MR血管造影（MRA）用于精确地评估大小和治疗计划；CT通常是首选，因为它具有更高的空间分辨率（图9-22）。

（三）临床特征 大多数脾动脉瘤是无症状的。有症状的动脉瘤会引起上腹痛，表明需要治疗。脾动脉瘤破裂可能导致网膜囊和腹腔出血、并危及生命。根据德国血管外科学会的指南，大于2 cm的脾动脉瘤被认为是治疗的绝对指征，有症状的、逐渐扩大的和破裂的动脉瘤也需要治疗。由于正中开腹手术的围手术期创伤大、围手术期死亡率高达3%，血管内栓塞已成为主流的治疗手段。血管内治疗可以采用覆膜腔内支架、弹簧圈或乙烯-乙烯醇共聚物栓塞，取决于动脉瘤的形态。血管内治疗可能由于动脉瘤位于远端或血管迂曲，在某些情况下具有挑战性或不可行。开放式手术治疗包括切除动脉瘤，对近远端血管进行端对端吻合术，或使用自体或人造血管连接。

（四）诊断陷阱 部分伴血栓形成的脾动脉瘤可能被误认为是胰腺肿瘤。

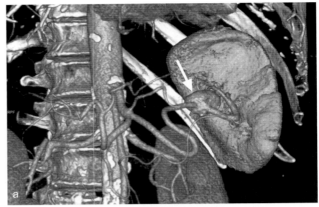
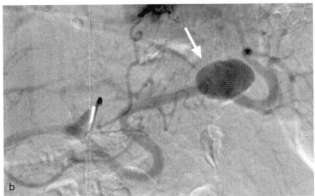
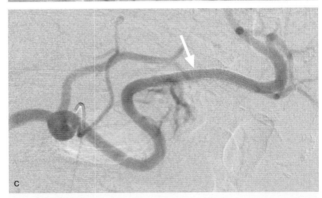

图9-22 脾动脉瘤。 62岁，男性，偶然发现脾动脉瘤（箭）。动脉瘤 > 2 cm表明需要治疗。（a）三维立体CTA。（b）在腹腔干中带有血管造影导管的DSA。（c）通过放置血管内支架，动脉瘤被选择性地插入导管并从循环中排除。

提醒：大于2 cm的脾动脉瘤有破裂的高风险，因此需要治疗。

第二节 淋 巴 结

一、解剖

淋巴结在淋巴通路上起到免疫过滤站的作用。人体内有数百个淋巴结,它们的确切数量未知。正常淋巴结的大小可以从几毫米到超过1cm不等。

淋巴结被纤维囊所包裹。小梁从包膜延伸到淋巴结内部,将其分成几个部分。传入淋巴管在多个部位穿过纤维囊并将淋巴输送到边缘窦。淋巴从那里流过中央淋巴滤泡,并与淋巴细胞相互作用。淋巴结有一个带有动脉、静脉和传出淋巴管的中央门。

二、影像

超声、MRI和CT都可以提供淋巴结的形态学评估。3种方式都可以确定淋巴结的大小,并且可以区分皮质和淋巴结门。识别淋巴结病变的主要形态学标准是:① 圆形或球形(而不是椭圆形);② 短径增大(>1cm);③ 肿瘤浸润导致淋巴结门缺失;④ 中央坏死;⑤ 增强有强化(图9-23)或超声提示异常血流。

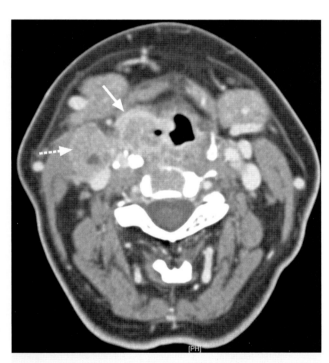

图9-23 50岁,女性,右侧下咽部肿块的淋巴结转移。 颈部增强CT显示右侧下咽部区域中央液化的大肿块和边缘强化(箭),以及明显增大的淋巴结伴中央液化(虚线箭),符合淋巴结转移。

虽然这些标准经常成功地识别严重的恶性淋巴结病,但迄今为止,在使用成像技术检测淋巴结内的微转移方面几乎没有成功。因此,敏感性和特异性的局限性会限制超声、CT和MRI对于早期淋巴结病变的检出。

提醒:所有成像方式检测淋巴结微转移的敏感性和特异性都较低。

(一)超声 由于其具有高空间分辨率,超声非常适合评估浅表淋巴结(图9-24)。除了显示形态特征外,彩色多普勒超声还可以评估淋巴结血流。

(二)胸片 尽管敏感性较低,但后前位和侧位胸片通常是为了排除纵隔或肺门淋巴结肿大而进行的初始影像学检查。在胸片上也可以检测到淋巴结钙化。

(三)CT CT是用于评估淋巴结肿大的标准方式。它的优势在于它能够在没有伪影的情况下确定深部淋巴结。通常可以区分皮质和淋巴结门。CT还可以基于增强特性来评估血流。然而,CT检测恶性淋巴结病的敏感性和特异性有限,尤其是在没有淋巴结肿大的情况下。

(四)MRI MRI与CT一样,可以提供淋巴结肿大的全身筛查检查。虽然MRI在空间分辨率不如CT,但组织对比度的变化允许进行详细评估。除了基于钆的造影剂,过去还使用超顺磁性氧化铁(SPIO)颗粒作为造影剂来评估淋巴结浸润。目前这种造影剂不再在市场上销售。与CT一样,MRI在检测恶性淋巴结病方面的敏感性和特异性有限。

(五)PET-CT ^{18}F-FDG-PET-CT是唯一可以检测淋巴结中代谢活动局灶性增加的成像技术。因此,它被认为是诊断恶性淋巴结病最敏感的技术(图9-25)。

三、疾病

淋巴结肿大的鉴别诊断

淋巴结肿大见于以下疾病

(1)反应性淋巴结肿大:局部或全身炎症性疾病常伴有淋巴结反应性肿大和过度灌注。受影响的淋巴结有一个明显的淋巴门。一个众所周知的临床例子是感染性疾病中的颈部淋巴结肿大。

(2)肉芽肿性淋巴结病。

(3)淋巴结脓肿:细菌感染可能导致淋巴结脓肿形成,伴有典型的影像学征象(边缘模糊、低密度、壁灌注过度和灶周反应)。一个特例是结核性淋巴结炎(图9-26)。

(4)Castleman病(第360页)。

9

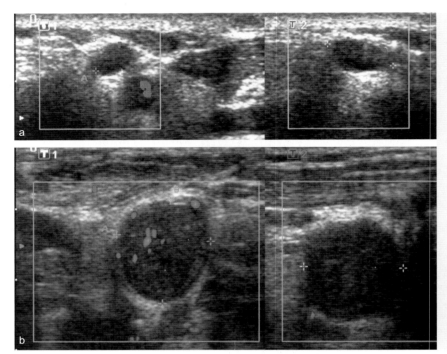

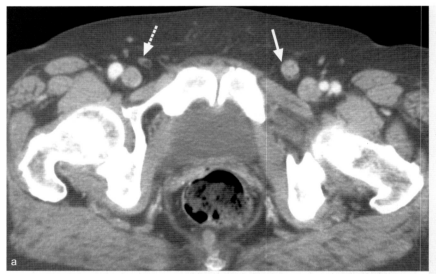

图9-24　黑色素瘤患者颈部淋巴结的超声检查。　(a) 正常形态学发现(椭圆形、不增大、均匀回声)。(b) 可疑转移的淋巴结(圆形、异常增大、不均匀回声、血流增多)。

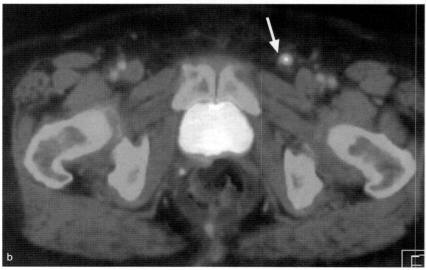

图9-25　黑色素瘤患者的淋巴结CT和PET-CT。　(a) CT显示左侧腹股沟淋巴结异常肿大(箭)。在对侧可见带有脂肪门(虚线箭)的正常淋巴结。(b) ^{18}F-FDG-PET-CT。PET图像显示淋巴结中的局灶性代谢亢进(箭)。

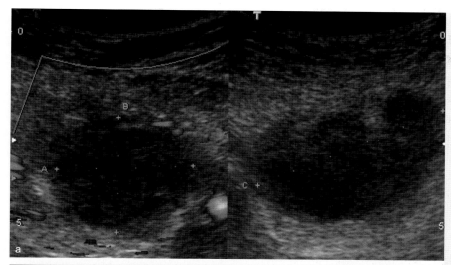

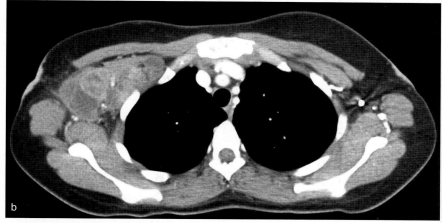

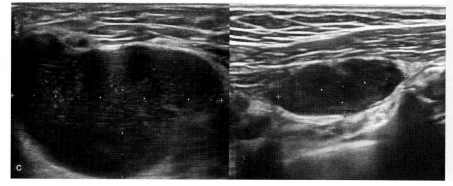

图9-26 23岁,女性,右腋窝肿块,结核性淋巴结炎。(a)超声显示淋巴结轻微肿大,中央部分液化,边缘模糊。(b)CT进一步检查显示右侧腋窝和锁骨下区域多发肿大淋巴结,边缘强化明显,符合结核性淋巴结炎。组织学和微生物学(未显示)显示肉芽肿性炎、干酪样坏死和孤立的抗酸杆菌。结核分枝杆菌的聚合酶链反应(PCR)呈阳性。(c)抗结核治疗2个月后的超声扫描显示锁骨下淋巴结明显肿大,液化增加。

(5)转移:几乎所有的恶性肿瘤都可能引起涉及局部淋巴结的淋巴转移(图9-27)。

(6)恶性淋巴瘤:见下文。

恶性淋巴瘤

(一)概述 恶性淋巴瘤涉及定义为起源于淋巴系统细胞的肿瘤。两个主要的组织学类别是霍奇金病和非霍奇金淋巴瘤。大多数早期淋巴瘤涉及淋巴结和淋巴系统的其他器官,然后在晚期扩散到淋巴外器官(例如骨髓和肝脏)。有些在初始诊断时显示原发性内脏器官受

累(原发性受累骨髓的多发性骨髓瘤、中枢神经系统原发性淋巴瘤、MALT淋巴瘤、皮肤B细胞淋巴瘤)。

1. 霍奇金病 霍奇金病是单克隆B细胞淋巴瘤,含有多核Sternberg巨细胞和单核霍奇金细胞。有两个发病高峰,分别为30岁和60岁左右。Ann Arbor系统用于霍奇金病的分期(表9-1)。

2. 非霍奇金淋巴瘤 非霍奇金淋巴瘤是B细胞系和T细胞系的恶性淋巴瘤。大约30%的非霍奇金淋巴瘤有白血病表现。它们根据非霍奇金淋巴瘤的Ann Arbor系统进行分期(表9-2)。以下是非霍奇金淋巴瘤

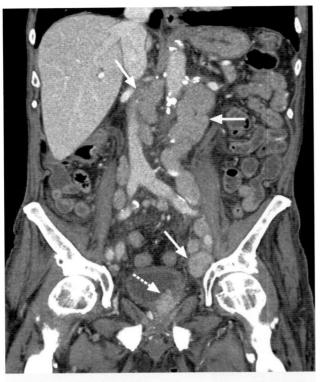

图 9-27　前列腺癌的淋巴结转移。　73 岁，男性，前列腺癌，腹部增强 CT 检查进行肿瘤分期。冠状重建图像显示原发肿瘤侵犯膀胱（虚线箭）和多个肿大的腹膜后淋巴结（主动脉旁、髂骨；实线箭）。除淋巴结转移外，该病例的鉴别诊断还应包括淋巴瘤。

表 9-1　霍奇金淋巴瘤的 Ann Arbor 分期系统

分期	描　　　述
Ⅰ	仅局限于一个淋巴结区（Ⅰ N 期）或单个结外器官受累（Ⅰ E 期）
Ⅱ	累及横膈同侧两个或更多的淋巴结区（Ⅱ N 期），或外加局限侵犯同侧结外器官（Ⅱ E 期）
Ⅲ	横膈上下均有淋巴结区受累，可以伴有脾累及（ⅢS 期），或结外器官局限受累（ⅢE 期）、或二者皆有（ⅢES 期）
Ⅳ	一个或多个结外器官播散性的侵犯

的一些主要形式。

（1）慢性淋巴细胞白血病：多见于老年患者（发病率在 80 岁以下呈上升趋势）。起病缓慢，是最常见的非霍奇金淋巴瘤之一。它是一种具有白血病病程的 B 细胞淋巴瘤。影像学显示淋巴结肿大和肝脾肿大。

（2）毛细胞白血病：这是一种浸润髓腔的低级别 B 细胞非霍奇金淋巴瘤，以脾功能亢进综合征的形式

表 9-2　非霍奇金淋巴瘤的 Ann Arbor 分期

分期	描　　　述
Ⅰ	仅局限于一个淋巴结区（Ⅰ N 期）或单个结外器官受累（Ⅰ E 期）
Ⅱ	累及横膈同侧两个或更多的淋巴结区（Ⅱ N 期），或外加局限侵犯同侧结外器官（Ⅱ E 期）
Ⅲ	横膈上下均有淋巴结区受累，可以伴有脾累及，结外器官局限受累
Ⅲ 1	膈下受累局限于脾、腹腔和门静脉淋巴结
Ⅲ 2	膈下受累伴主动脉旁、肠系膜、髂骨和／或腹股沟淋巴结受累
Ⅳ	一个或多个结外器官播散性的侵犯，肝和骨髓可以出现受累

导致全血细胞减少和脾肿大。毛细胞白血病罕见，发病高峰在 60 岁左右。

（3）皮肤 T 细胞淋巴瘤：已知代表是蕈样真菌病和 Sezary 综合征。除了单纯的皮肤和淋巴结受累外，蕈样真菌病的晚期也会全身扩散到各个器官。皮肤淋巴瘤最常见于老年患者。

（4）边缘区淋巴瘤和 MALT 淋巴瘤：边缘区淋巴瘤是惰性 B 细胞淋巴瘤，起源于 B 细胞滤泡边缘区，可在非淋巴组织中增殖。边缘区淋巴瘤可能起源于淋巴结、结外或脾。结外边缘区淋巴瘤可能是黏膜相关（MALT 淋巴瘤）、支气管相关（BALT 淋巴瘤）或皮肤相关（SALT 淋巴瘤；图 9-28，图 9-29）。一个特殊的亚型是幽门螺杆菌相关的胃 MALT 淋巴瘤，但 MALT 淋

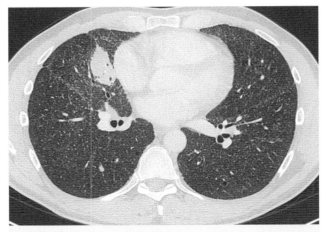

图 9-28　肺 MALT 淋巴瘤。　48 岁，男性，原发性肺 MALT 淋巴瘤正在接受治疗。胸部 CT（肺窗）显示淋巴瘤为右肺中叶的实性肿块。在整个肺实质中也注意到播散性微结节病变。

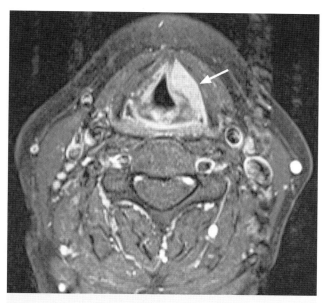

图9-29 左声带MALT淋巴瘤。 增强脂肪抑制T1WI显示左侧声带中均匀强化的肿块(箭)。

巴瘤可能发生在身体的任何部位(图9-28)。MALT淋巴瘤是胃肠道最常见的淋巴瘤。胃或肠道受累患者的影像学可能显示胃或肠壁增厚(如果存在可见征象)。MALT淋巴瘤通常预后良好。

(5)Burkitt淋巴瘤:Burkitt淋巴瘤是一种侵袭性B-淋巴母细胞淋巴瘤,有3种类型。

1)地方型:发生在热带非洲,其中95%的病例与Epstein-Barr病毒相关,主要累及儿童,典型的发生部位是下颌骨和上颌骨。

2)散发型:很少与Epstein-Barr病毒相关,主要累及儿童,但内脏器官比面部骨骼更常受累。

3)免疫缺陷相关型:通常影响HIV患者,但也可能发生在免疫抑制患者中。

(6)弥漫性大B细胞淋巴瘤:这是最常见的非霍

奇金淋巴瘤类型,被认为是一种高级别恶性肿瘤。它主要发生在老年患者中(中位年龄约为70岁)。结外受累很常见。

(7)套细胞淋巴瘤:套细胞淋巴瘤被认为是最具侵袭性的非霍奇金淋巴瘤,预后极差。影像学显示多处淋巴结肿大,常伴有脾肿大。患者年龄中位数为65岁。

(8)多发性骨髓瘤:见下文(P360)。

(9)免疫细胞瘤(Waldenström病):免疫细胞瘤与浆细胞瘤一样,以形成单克隆抗体为特征,但未观察到溶骨性病变。免疫细胞瘤比浆细胞瘤较少见,主要发生在老年患者。

(二)影像特征 超声、CT和MRI显示以下征象(图9-30,图9-31):① 淋巴结肿大(CT、超声、X线片);② 脾肿大(不均匀、结节性浸润也是可能的);③ 肝肿大;④ 结外受累。

^{18}F-FDG-PET-CT可以提供有关受累淋巴结代谢活动的额外信息,因此越来越多地用于初始分期和监测淋巴瘤患者的治疗效果。

(三)临床特征 淋巴瘤的典型临床特征包括典型的全身症状(发热、盗汗、体重减轻、运动耐力降低、可能出现瘙痒)。可触及的淋巴结肿大,通常位于颈部,这会引起对疾病的注意。纵隔淋巴结肿大可能会导致持续咳嗽。该疾病的后期可能以肝肿大、脾肿大和器官受累引起的各种症状为特征。造血功能受损也可能引起相关症状。

(四)鉴别诊断 淋巴结肿大可能发生在以下任何一种情况下:① 感染,尤其是病毒感染;② 转移;③ 结核;④ Castleman病;⑤ 结节病。

提醒: 淋巴瘤患者的影像学检查主要用于对疾病进行分期。

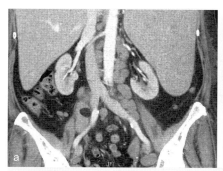
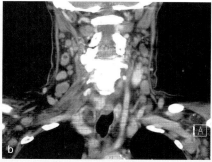
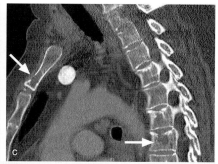

图9-30 非霍奇金淋巴瘤。 患有弥漫性大B细胞非霍奇金淋巴瘤的64岁女性,全身CT图像显示广泛淋巴结肿大(此处显示为腹膜后和颈部淋巴结)和弥漫性脾受累。还发现具有溶骨性(箭)的骨髓浸润。(a)骨盆冠状面。(b)颈部冠状面。(c)肩颈部矢状面(骨窗)。

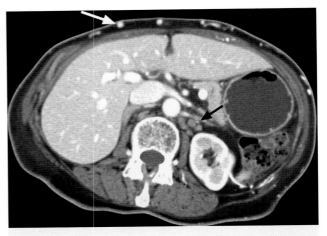

图9-32 Castleman病。 53岁,女性。CT图像显示腹膜后淋巴结(黑色箭)和腹壁侧支静脉(白色箭)的数量增加,这是由于大的纵隔肿块(未显示)阻塞上腔静脉所致。

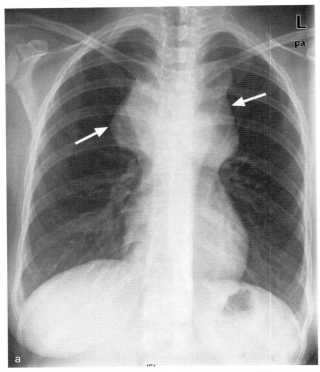

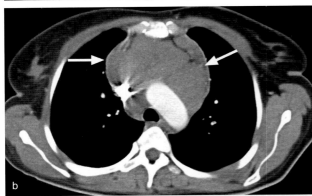

图9-31 伴有全身症状的38岁女性,霍奇金病。(a)常规X线片显示上纵隔(箭)明显增宽。(b)CT显示纵隔和颈部淋巴结明显肿大(箭)。组织学显示霍奇金病(未显示)。膈下未发现淋巴瘤(未显示),分期为II期。

Castleman病

(一)概述 Castleman病是一种病因不明的罕见的淋巴组织增生性疾病,其特征是多发肿大的淋巴结(图9-32)。HPV-8可能与该病相关。Castleman病可呈单灶或多灶发生。

(二)临床特征 由于细胞因子的产生,患者可能会表现出类似淋巴瘤的全身症状。

结节病

结节病见第一章纵隔。

多发性骨髓瘤

(一)概述 多发性骨髓瘤也称为浆细胞瘤,是一种由恶性浆细胞单克隆增殖引起的B细胞非霍奇金淋巴瘤。它最初累及骨髓,并发展为各种不同的浸润模式。骨髓浸润通常会导致潜在的疼痛性溶骨性病变的发展,这可能会损害骨骼的稳定性。也可能出现骨外表现。患者的中位年龄为65岁。

(二)影像特征 标准的放射学骨骼X线片(正侧位颅骨和颈胸腰椎图像,以及胸部、骨盆和四肢近端骨的前后位图像)仍然被世界各地的指南推荐,因为它具有良好的可及性和低成本。当骨质减低至35%时,传统的X线图像能显示出溶骨性病变。因此,与CT或MRI相比,它们的灵敏度要低得多。溶骨性病变,特别是在颅骨和骨盆中,通常表现为没有硬化边的穿孔样透光区("弹孔头骨")。长骨中的局部溶骨性病变可能伴有其他发现,例如皮质内膜变薄(骨内膜扇形)或虫蚀样骨质破坏,表明溶骨活性。与现代断层成像技术相比,传统放射学的敏感性和特异性有限,并且CT已在许多中心取代了标准的骨骼X线片。CT已广泛使用,一次采集可以覆盖整个中轴骨、颅骨和近端肢体,同时患者取仰卧位,双臂放在头顶上方,在疼痛患者中,这与需要多次改变体位的耗时X线片相比是一个主要优势。由于其天然对骨组织具有高对比度,CT扫描可以通过低剂量技术获得,无需静脉注射造影剂。冠状面和矢状面投影的多平面重建可以提供整个骨骼的断层视图,对溶骨性病变具有高灵敏度(图9-33,图9-34)。相比传统X线片,CT对于特定骨区域的稳定

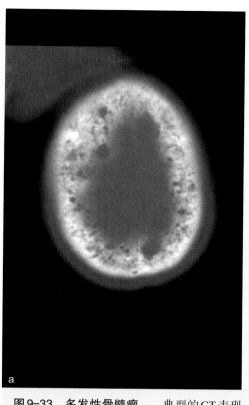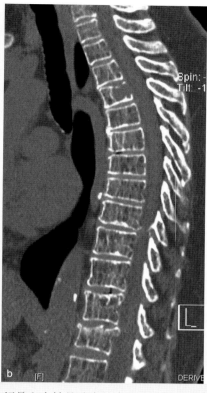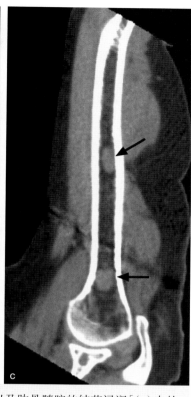

图9-33 多发性骨髓瘤。 典型的CT表现：颅骨和中轴骨骼中的多处溶骨性病变以及肱骨髓腔的结节浸润［（c）中的箭］。（a）颅骨。（b）椎体。（c）肱骨。

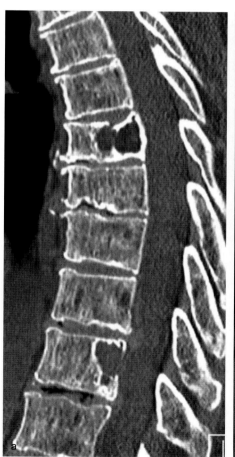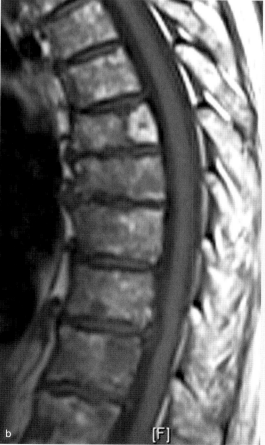

图9-34 多发性骨髓瘤。 多发性骨髓瘤女性患者的脊柱图像。上部溶骨性病变在CT上呈低密度，在MRI上呈高信号，表明较陈旧的病变存在脂肪变性，无急性浸润。下部病变在CT上呈高密度，在MRI上呈低信号。这一发现与细胞浸润一致并提示活动性疾病。

性也能够更准确地进行评估；此外，还可以评估长骨的髓腔，识别尚未引起骨质溶解的浆细胞巢。CT也是疗效监测的重要工具。尽管有其局限性（难以评估实质腹部器官），CT也可用于评估疾病的髓外累及部位。尽管MRI不能像CT那样直接观察骨骼结构，但其固有的高软组织对比度允许在发生溶骨性变化之前就可以灵敏地检测到骨髓中的浆细胞巢。^{18}F-FDG-PET-CT可以突出显示葡萄糖代谢增多的部位，表明髓腔有局灶性浸润。

> **提醒**：MRI和^{18}F-FDG-PET-CT被认为是检测多发性骨髓瘤骨髓浸润最敏感的技术。

MRI可以区分几种受累模式：① 多灶型；② 弥漫型；③ 盐和胡椒型（微结节累及剩余的脂肪骨髓岛）。

由于多发性骨髓瘤中不发生放射性核素摄取，因此骨扫描对其诊断无用。

（三）临床特征 退化的浆细胞产生单克隆免疫球蛋白或仅产生轻链，由于血液中的蛋白质过载，可能导致肾功能衰竭、多神经病变和高黏滞综合征。浆细胞在骨髓中筑巢，排挤生理性骨髓，导致贫血、血小板减少和白细胞减少。溶骨性病变可导致骨痛、病理性骨折和高钙血症。

（四）鉴别诊断 骨转移远比多发性骨髓瘤常见，在多发性溶骨性病变的鉴别诊断中应首先考虑骨转移。

参考文献

[1] Drenckhahn D, ed. Benninghoff, Drenckhahn: Anatomie. München: Urban &Fischer; 2008.

[2] Reiser M, Kuhn F. Debus J. Radiologie. Stuttgart: Thieme; 2006.

[3] Hofer M. Sono Grundkurs. Stuttgart: Thieme; 2005.

[4] Mortelé KJ, Mortelé B, Silverman SG. CT features of the accessory spleen. AJR Am J Roentgenol. 2004; 183(6): 1653−1657.

[5] Federle MP, Brooke JR, Woodward PJ, et al. Diagnostic Imaging Abdomen. Salt Lake City (UT): Amirsys; 2010.

[6] Elsayes KM, Narra VR, Mukundan G, Lewis JS, Jr, Menias CO, Heiken JP. MR maging of the spleen: spectrum of abnormalities. Radiographics. 2005; 25(4): 967−982.

[7] Olthof DC, van der Vlies CH, Joosse P, van Delden OM, Jurkovich GJ, Goslings JC, PYTHIA Collaboration Group. Consensus strategies for the nonoperative management of patients with blunt splenic injury: a Delphi study. J Trauma Acute Care Surg. 2013; 74(6): 1567−1574.

[8] Bowdler AJ. Splenomegaly and hypersplenism. Clin Haematol. 1983; 12(2): 467−488.

[9] Argiris A. Splenic and renal infarctions complicating atrial fibrillation. Mt Sinai J Med. 1997; 64(4−5): 342−349.

[10] Hatipoglu AR, Karakaya K, Karagülle E, Turgut B. A rare cause of acute abdomen: splenic infarction. Hepatogastroenterology. 2001; 48(41): 1333−1336.

[11] Urrutia M, Mergo PJ, Ros LH, Torres GM, Ros PR. Cystic masses of the spleen: radiologic-pathologic correlation. Radiographics. 1996; 16(1): 107−129.

[12] Becker CD, Poletti PA. The trauma concept: the role of MDCT in the diagnosis and management of visceral injuries. Eur Radiol. 2005; 15 Suppl 4: D105−D109.

[13] Tang J, Li W, Lv F, et al. Comparison of gray-scale contrast-enhanced ultrasonography with contrast-enhanced computed tomography in different grading of blunt hepatic and splenic trauma: an animal experiment. Ultrasound Med Biol. 2009; 35(4): 566−575.

[14] Haan JM, Biffl W, Knudson MM, et al. Western Trauma Association MultiInstitutional Trials Committee. Splenic embolization revisited: a multicenter review. J Trauma. 2004; 56(3): 542−547.

[15] Haan JM, Bochicchio GV, Kramer N, Scalea TM. Nonoperative management of blunt splenic injury: a 5-year experience. J Trauma. 2005; 58(3): 492−498.

[16] Vorstand der Deutschen Gesellschaft für Gefäßchirurgie (DGG). Leitlinie "Diagnostik und Therapie der Aneurysmen des Truncus coeliacus, der A. lienalis, hepatica und mesenterica" ; 2011.

[17] Belli AM, Markose G, Morgan R. The role of interventional radiology in the management of abdominal visceral artery aneurysms. Cardiovasc Intervent Radiol. 2012; 35(2): 234−243.

[18] Nagamatsu H, Takahashi K, Ueo T, et al. A case of splenic artery aneurysm simulating a pancreas tumor. Nihon Shokakibyo Gakkai zasshi. 2011; 108(8): 1420−1427.

[19] Herold G. Innere Medizin. Köln: Herold; 2012.

[20] Horger M, Claussen CD, Bross-Bach U, et al. Whole-body low-dose multidetector row-CT in the diagnosis of multiple myeloma: an alternative to conventional radiography. Eur J Radiol. 2005; 54(2): 289−297.

[21] Horger M, Kanz L, Denecke B, et al. The benefit of using whole-body, lowdose, nonenhanced, multidetector computed tomography for follow-up and therapy response monitoring in patients with multiple myeloma. Cancer. 2007; 109(8): 1617−1626.

第十章　肾　上　腺

Andreas Saleh

郑　慧，罗　舟，王丽君　译

第一节　解　　剖

左侧肾上腺位于左肾上极的前内侧，右侧肾上腺位置稍高（图10-1～图10-3）。

第二节　影　　像

一、超声

成人

在成人，经腹超声往往可以准确地探测到右侧肾上腺，而左侧肾上腺常显示不清楚。超声检查可以显示左侧肾上腺区域，但往往探测不到肾上腺结构。因此，超声不能用来排除肾上腺占位。

提醒：超声可发现肾上腺占位，但无法对肾上腺肿块做鉴别诊断。由于这些限制，在成人中，几乎不用超声来诊断肾上腺疾病。

然而，全腹部超声检查中，仍然需要定位并识别肾上腺区域。如果没有特别检查肾上腺，即使大到3 cm的肿块也可能漏诊，尤其是左侧。右侧肾上腺可以借助下腔静脉定位。可以通过肋间窗，于横断面自上向下观察腺体。右侧肾上腺位于下腔静脉的右后方。左侧肾上腺可于同时显示主动脉、脾脏和肾脏的侧位扫描上显示。使用与右侧相同的技术进行扫描，左侧肾上腺可于这些标志构成的三角区域中被识别出来。

提醒：超声为评估儿童肾上腺的首选检查方法。

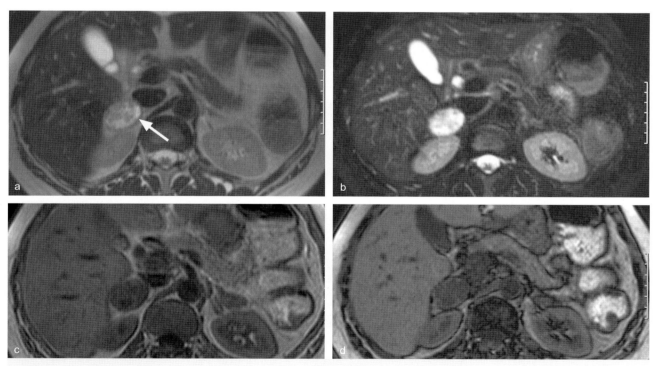

图10-1　典型嗜铬细胞瘤的MRI表现。 嗜铬细胞瘤T2信号强度几乎与胆汁和脑脊液一样高（箭，a），于压脂序列图像（b）中尤为明显，反相位扫描（d）信号未见减低，肾上腺肿块位于相对中心位置。（a）T2加权图像。（b）T2加权压脂图像。（c）正相位图像。（d）反相位图像。

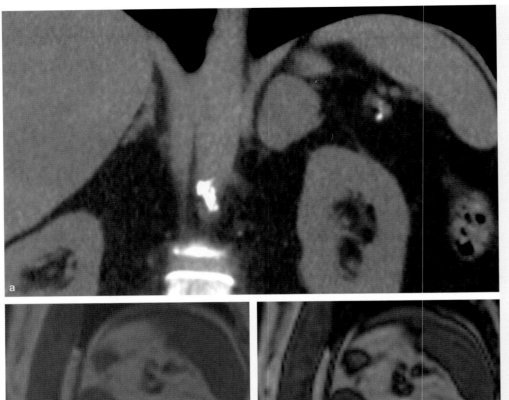

图10-2 左侧肾上腺非功能意外瘤，肿块长径为3.6 cm。 两侧肾上腺与同侧肾脏相对位置不同。(a) CT平扫示左侧肾上腺肿块CT值为23 HU，没有达到腺瘤的诊断标准。(b) 正相位图像示病灶信号与脾脏相仿。(c) 反相位图像示病灶信号较脾脏低，表明肿块为(乏脂性)腺瘤。行肾上腺切除术，病理确认了此诊断。

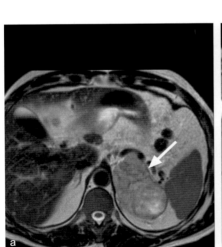
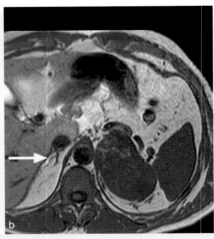
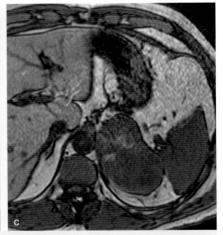

图10-3 肾上腺皮质癌。 52岁，男性，偶然发现左肾上腺有一个肿块(箭，a)，反相位图像示肿瘤信号不均匀，信号强度未见减低。肿块边缘没有浸润表现，也没有转移的证据。由于肿块比较大(7.4 cm)，也不符合典型腺瘤的影像学特征，对患者进行了肾上腺切除术。组织病理学提示此肿块为肾上腺皮质癌(T2N0M0)。请注意肾上腺的位置，尤其是右侧正常肾上腺(箭)。病侧肾上腺接近中线位置。(a) T2加权图像。(b) 正相位图像。(c) 反相位图像。

儿童

在儿童,尤其是新生儿超声检查时,两侧肾上腺均可清晰显示。新生儿肾上腺侧肢平均长度为1.6 cm,宽度为3 mm。此时,可以清楚地分辨低回声的肾上腺皮质和高回声的髓质(图10-4)。在出生后的前6周,肾上腺的体积缩小了50%。若6周大婴儿的肾上腺肢体长度 > 2 cm,厚度 > 5 mm,与新生儿的大肾上腺相似,很有可能示肾上腺生殖综合征。随着肾上腺体积逐渐缩小,皮髓质分界逐渐模糊。12个月大时,肾上腺的超声形态几乎与成人相似,肢体呈低信号,无皮髓质分界。

二、CT

3种CT技术可用来评估肾上腺:① 测量平均CT值;② 负CT值像素的百分比(直方图分析);③ 测量造影剂清除率。

测量肾上腺肿块的CT值以及直方图分析可以诊断出大部分富含脂质的腺瘤。CT值 ≤ 10 HU的肾上腺肿块绝对是腺瘤,没有假阳性,也不会把腺瘤误诊为转移瘤。然而,只有大约70%的腺瘤含脂量足够高,使得其CT值不超过10 HU。尽管乏脂性腺瘤脂肪含量较低,直方图分析、计算廓清率和化学位移成像是诊断它们的常用方法。与在感兴趣区测量平均CT值的一般密度测定方法不同,直方图分析绘制出CT值的频率,可以明确肾上腺肿块或感兴趣区内负CT值像素的百分比。并且大多数图像存档和通信系统(PACS)软件没有这种能力,但直方图分析可以在CT系统的后处理工作站进行。如果一个肾上腺肿块内负CT值的像素超过10%,可明确诊断为腺瘤。直方图分析将CT平

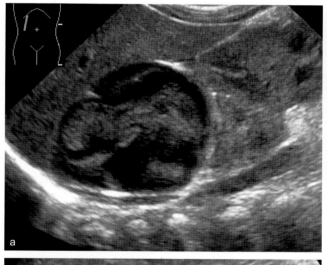
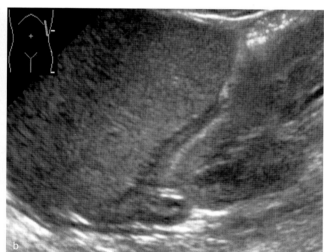
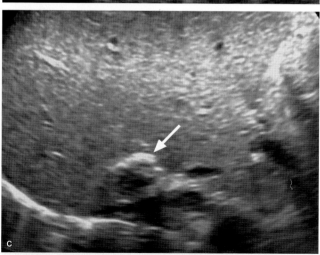

图10-4　早产儿肾上腺血肿(36周胎龄)。 此例为巨大儿,出生体重4 110 g。(a)常规超声扫描示右侧肾上腺有一个肿块,因其在超声未发现内部血流,推测为血肿(未展示)。(b)年龄校正后,左侧肾上腺大小正常,皮髓质界面清楚。(c)6周后随访超声示右侧残余肿块内有钙化。

扫诊断腺瘤的敏感性从70%提高到85%[1]。

通常情况下,最初只有增强CT图像可用。如果这些图像显示出诊断所必需的CT值阈值(≤10 HU,至少10%的负CT值像素),足以诊断腺瘤(图10-5)。使用造影剂不会改变100%的特异性;它只改变了灵敏度,因为所谓的假增强,灵敏度自然比CT平扫低。然而,对增强扫描进行分析,通常也可以避免进行CT平扫或MRI的检查。

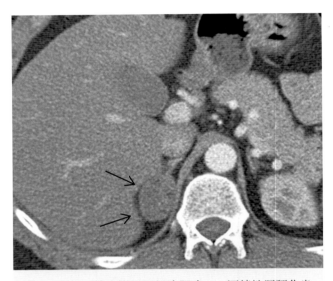

图10-5　CT检查疑似肝细胞肝癌。 酒精性肝硬化患者CT检查发现肝内有一个模糊的病灶(未显示)。CT示右侧肾上腺有一个大小约3.5 cm的肿块(箭)。无平扫CT图像。该肾上腺肿块在增强动脉期CT值为28 HU。直方图显示负CT值像素比例为15%,此肿块确定为腺瘤。

如果腺瘤的脂质含量很低,所有基于检测高脂质含量的技术(CT值、直方图分析、化学位移成像)都将不再适用。诊断乏脂腺瘤的一种方法是动态增强CT[2]。该技术利用了腺瘤和非腺瘤强化方式不同这一事实,但是富脂腺瘤和乏脂腺瘤有着相同的廓清特征。腺瘤比非腺瘤强化更快、更显著,廓清更快。廓清率通过10 min延迟扫描来计算。如果有CT平扫,可以采用以下公式计算绝对廓清率:

$$绝对廓清率 = \frac{门脉期CT值(HU) - 延迟期CT值(HU)}{门脉期CT值(HU) - 平扫CT值(HU)}$$

如果只有增强序列,可用以下公式计算相对廓清率:

$$相对廓清率 = \frac{门脉期CT值(HU) - 延迟期CT值(HU)}{门脉期CT值(HU)}$$

绝对廓清率大于60%或相对廓清率大于40%提示腺瘤。

> **警惕:** 即使是非腺瘤也可能表现出非常高的廓清率。动态CT鉴别腺瘤和非腺瘤的特异度仅为90%左右[3]。

这意味着诊断腺瘤时存在一定程度的相对不确定性。

三、PET-CT

很少进行肾上腺的靶向PET显像,但可能适用于一些特定的临床场景,例如检出或排除嗜铬细胞瘤。较常见的情况是在肿瘤患者中,肾上腺作为FDG PET分期检查的一部分被评估。这种情况下,肾上腺摄取FDG的情况应与肝脏摄取FDG的情况相比较。对标准化吸收值(SUV)的分析并不会增加重要的信息。

> **警惕:** 在肾上腺PET检查中,假阳性和假阴性结果并不少见。

假阴性结果的原因多种多样。如果原发肿瘤糖代谢没有增加,其转移灶也不会显示FDG摄取增加。PET通常无法检测到小于1 cm的肿瘤,也无法检测到病变内伴有出血或坏死的肿瘤。假阳性结果在糖代谢增加的腺瘤中最常见。这种代谢增加的原因尚不清楚。激素活跃的腺瘤和激素不活跃的腺瘤在FDG摄取方面没有差异。

如果肾上腺病灶的FDG摄取略高于肝脏,用密度测定法和可能的直方图分析评估CT图像也许会有帮助[4]。在某些情况下,可以确定腺瘤的诊断,避免假阳性PET结果(图10-6)。偶尔,如果肾上腺转移灶非常小,没有表现为肿块,只是代谢显著增加,PET检查可以避免假阴性的诊断(图10-7)。

四、MRI

MRI也是利用了腺瘤内富含脂质这一点,这种脂质成分的检测不是通过脂肪抑制方法,而是通过化学位移成像。由于水质子和脂质质子的进动频率不同,在一个时间点上,来自脂质质子和水质子的信号强度相加(同相位),在另一个时间点上,来自脂质质子和

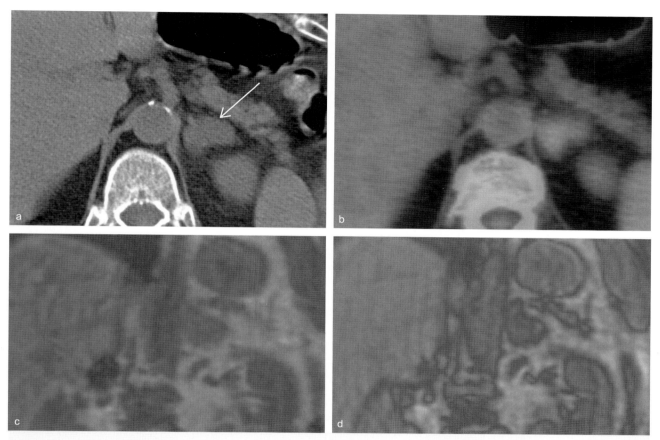

图10-6　肺癌患者（cT3 cN1 Mx）的PET-CT检查。　（a）CT示左肾上腺肿块（箭）。（b）FDG PET-CT左侧肾上腺肿块糖代谢增高，可疑恶性，最大SUV值为4.1。然而，CT平扫图像示肿块的CT值为6 HU。（c）同相位图像。（d）反相位图像示信号强度明显下降，提示PET扫描为假阳性。

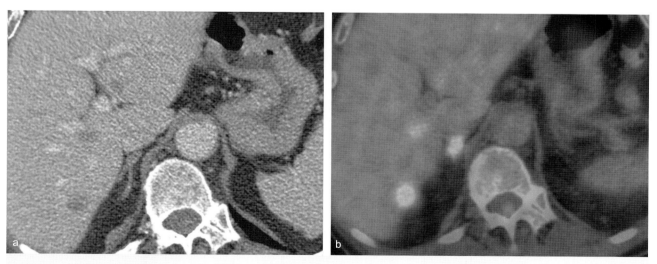

图10-7　肺癌PET-CT分期。　（a）右侧肾上腺CT表现正常。（b）右肾上腺糖代谢增高，可疑为恶性肿瘤。同时意外发现两个代谢活跃的肝脏转移灶。

水质子的信号强度相减（反相位）。采用T1W双回波序列，通过选择合适的采样回波时间生成同反相图像（1.5 TMR，同相位：1.5 ms，4.6 ms，9.2 ms和13.8 ms；反相位：2.3 ms，6.9 ms和11.5 ms，场强不同，回波时间有所不同）。同相位图像中肾上腺肿块的信号强度与参考组织（如肝脏或脾脏）进行比较。如果在反相位图像中看到信号强度明显减低，表明有明显的脂质成分，证实了腺瘤的诊断（图10-8）。在日常临床工作中，这

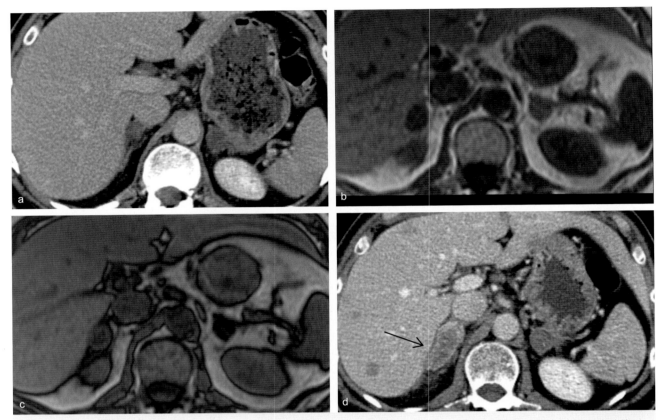

图 10-8　肺癌伴双侧肾上腺肿块。（a）CT 分期。（b）MRI 分期，同相位图像。与脾脏信号相比较，左侧肾上腺肿块呈高信号，右肾上腺肿块呈等信号。（c）MRI 分期，反相位图像。与脾脏信号相比较，左侧肾上腺肿块呈低信号，右肾上腺肿块依然呈等信号。这证实了左侧肾上腺肿块为腺瘤，而右侧为非腺瘤。（d）两个月后，CT 显示右侧（转移）肾上腺肿块增大（箭），而左侧未见增大。同时意外发现新的肝内转移灶。

种技术既不需要测量感兴趣区的信号强化，也不需要计算比率，即有可接受的结果，放射科医生的主观评估完全令人满意。

然而，值得注意的是，肾透明细胞癌的肾上腺转移瘤可能含有大量脂肪，反相位出现信号减低。在临床上，同侧肾上腺不再常规作为肿瘤肾切除术的一部分，因此这一局限性非常重要。罕见情况下，肝细胞癌或脂肪肉瘤的转移也会出现反相位图像信号强度减低。

其他 MR 技术没有实用性，所以检测腺瘤的成像方案通常比较短，一个 T2 加权序列加上 T1 加权同相位和反相位序列。不同的肾上腺病变在强化特征上没有一致的、显著的差异，所以增强 MRI 也是没有必要做的。弥散加权成像（DWI）对于鉴别诊断没有帮助。只有在评估伴有局部器官侵犯和转移的恶性病变时，才需要更详细的 MR 成像方案。

五、肾上腺静脉采样

肾上腺静脉采样几乎只对原发性醛固酮症患者适用，用来明确过量醛固酮是单侧还是双侧肾上腺病变导致的。在影像学引导下经静脉、腹股沟入路进行肾上腺静脉插管。例如，将肾上腺静脉血中的醛固酮和皮质醇与腹股沟鞘外周血中的醛固酮和皮质醇水平进行比较。左肾上腺静脉开口于左肾静脉。右肾上腺静脉直接开口于下腔静脉，因此插管比较困难（图 10-9b、c）。技术细节可以在相关文献中找到[6]。

第三节　疾　病

一、意外瘤

（一）概述　肾上腺意外瘤是指在腹部 CT 检查中偶然发现的，直径 > 1 cm 的肾上腺肿块[7]，没有明显的临床症状，发生率约为 1%。

（二）影像特征　术语"意外瘤"是暂定的临床诊断，一旦完成合适的检查，就会被最终诊断所取代。首先用一系列实验室检查来排除亚临床皮质醇增多症、嗜铬细胞瘤和原发性醛固酮增多症。排除亚临床的激素功能障碍后，开始进行肿瘤相关检查。包括测量

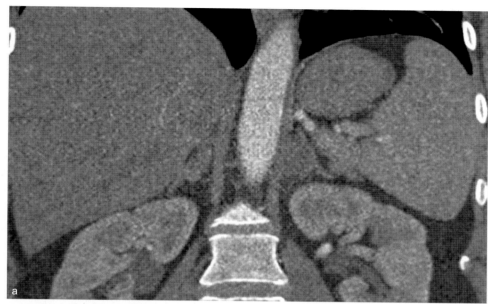

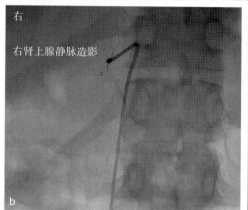
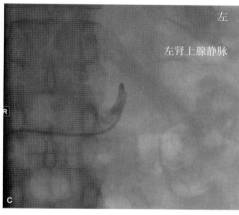

图 10-9 原发性醛固酮增多症动脉性高血压。 CT表现(a)不足以制订明确的处理方案,因此进行选择性肾上腺静脉取样检查。右侧肾上腺醛固酮与皮质醇的比值为22,左侧肾上腺为393,外周血为27(b,c)。测试显示,右侧肾上腺静脉的选择性指数大于6,左侧显著增加,右侧明显抑制。这提示左侧肾上腺病灶为醛固酮腺瘤,为肾上腺切除术的指征。(a) CT示右侧肾上腺腺瘤大小为24 mm×11 mm,左侧肾上腺腺瘤大小为28 mm×21 mm。(b) 右肾上腺静脉采样。(c) 左肾上腺静脉采血。

意外瘤的大小,并判断其影像学特征是否与腺瘤一致。这两种标准都可用于评估肾上腺皮质癌的可能性[8]。<4 cm的肾上腺皮质癌非常罕见,如果<4 cm的病灶具有典型腺瘤的影像学特征,足以排除肾上腺皮质癌。大多数肾上腺皮质癌>6 cm,>6 cm的肾上腺肿块约25%为肾上腺皮质癌。因此,>6 cm的意外瘤无论其影像学特征如何,即使是偶然发现,也要做手术切除。大小在4～6 cm范围内、具有典型腺瘤影像学特征的意外瘤,仍有较高的肾上腺皮质癌风险,属肾上腺切除术的适应证。很难找到处理具有典型腺瘤影像学特征的<4 cm、4～6 cm范围内意外瘤的循证依据。这两种情况下,腺瘤可能性最大,但仍有少数病变难以确定。目前没有解决这种不确定性最有效方法的研究数据,只能逐个病例制订临床决策。对于未切除的肿瘤,建议连续5年,每年进行一次生化随访(图10-10流程图)。

(三)诊断陷阱 有人认为"意外瘤"与"肾上腺良性肿块"是同义词,这种说法是不准确的。意外瘤仅指偶然发现的肾上腺肿块,根据定义,不能确定肿块的良恶性。目前已经形成判断意外瘤性质的方法。

最常见的放射学错误是仅仅描述了意外瘤,而没有进一步明确诊断。经常忽略掉必要的内分泌检查,同样,忽略诸如直方图分析和化学位移成像等有鉴别意义的方法也是常见的。因此,尽管通过适当的方法可以确定病变的性质,但往往病灶未被明确诊断。

意外瘤的鉴别诊断通常局限于转移瘤。然而,最大的问题是该意外瘤是否是肾上腺皮质癌,因为与切除转移瘤相比,切除皮质癌患者受益更大。

往往会手术切除掉<4 cm的具有典型腺瘤影像学特征的意外瘤,这是一种错误的做法。因为无功能腺瘤没有病理意义。

(四)关键点 意外瘤是偶然发现的肾上腺肿块。一系列的内分泌和肿瘤学检查方法可明确肿块性质。"意外瘤"不可作为最终诊断。

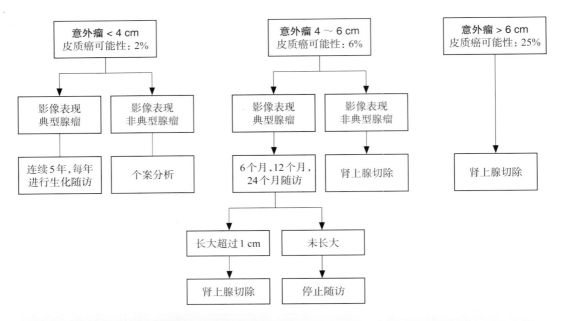

图10-10　肾上腺意外瘤处理流程图。

二、功能紊乱

皮质醇增多症

（一）概述　20%的内源性皮质醇增多症是由皮质醇产生过量引起的（非ACTH依赖性库欣综合征），80%是由促肾上腺皮质激素（ACTH依赖性库欣综合征）的过度分泌引起的。2/3的非ACTH依赖性库欣综合征患者由产生皮质醇的肾上腺腺瘤引起，1/3的病例由肾上腺皮质癌引起。除单侧非ACTH依赖性库欣综合征外，还有非常罕见的双侧发生情况：非ACTH依赖性小结节、大结节样肾上腺增生。

（二）检查方式的选择　许多肾上腺皮质癌在诊断时即已发生转移，在分期评估方面，CT比MRI有显著的优势。同时，MRI在诊断皮质醇腺瘤方面表现优良。对于非常罕见的双侧过量分泌病例，应同时使用CT和MRI检查。

（三）影像特征　皮质醇腺瘤平均直径3.5 cm（2.0～7.0 cm），富含脂质，CT值＜10 HU。相比之下，皮质醇癌平均大小14.5 cm（7.5～21.0 cm），脂质含量低，实性成分CT值大于10 HU[9]。约90%的有坏死区域。肾上腺小结节性增生，并不增大，表现为边界清楚的≤4 mm的结节，这是由于结节之间的正常肾上腺因ACTH下调而变薄所致。结节内含色素，在T1WI和T2WI上均呈低信号。＞5 mm的大结节型增生，肾上腺外观与双侧增生相同。双侧病变反相位信号减低，

是诊断非ACTH依赖性库欣综合征强有力的征象。

（四）临床特征　皮质醇增多症的临床症状是由皮质醇增加影响代谢引起的。典型表现为肥胖、满月脸、葡萄糖耐受不良、肌无力、高血压、精神状态改变、多毛症、阳痿和骨折。

醛固酮增多症

（一）概述　醛固酮增多症是由于分泌醛固酮的肾上腺腺瘤或双侧肾上腺增生引起的醛固酮分泌过多所致。曾经认为80%的病例是由腺瘤引起的，20%由双侧增生引起，现在认为两者比例相反。

> 提醒：影像检查在醛固酮增多症中的作用是明确过量分泌醛固酮到底是由单侧（腺瘤）还是由双侧（增生）所致，这不能仅从形态学表现（即断层成像）来确定。

（二）检查方式的选择　Conn腺瘤较小，平均直径1.5 cm（0.5～3.5 cm）。双侧肾上腺增生的较大结节可能被误认为腺瘤。即使诊断出了一个腺瘤，仍然难以确定它是否真的产生醛固酮。肾上腺腺瘤的发病率非常高。双侧增生中很可能存在无功能腺瘤。通过形态性检测病变需要尽可能高的空间分辨率。CT可以最好、最简单地完成此项任务，因此原发性醛固酮增多症患者中，应该经常使用CT技术。选择性双侧肾上腺

静脉取样同样适用(图10-9),采用醛固酮与皮质醇的比值来判断分泌醛固酮的侧别。相对于外周血中的醛固酮与皮质醇的比值,醛固酮分泌腺瘤明显升高;而对侧(抑制)较低[10]。即使对有经验的检查人员来说,从右肾上腺静脉抽取静脉血在技术上也是具有挑战性的,选择性双侧抽取成功率只有70%～90%。因此CT是必要的检查。

(三)临床特征 原发性醛固酮增多症是继发性高血压最常见的病因,见于5%～10%的高血压患者。

(四)诊断陷阱 一个常见的错误是在没有初步诊断原发性醛固酮增多症的情况下,给动脉性高血压患者做肾上腺CT扫描。

> **警惕:** 最常见的影像学错误是漏诊Conn腺瘤。例如,未经训练的眼睛在5mm厚的重建图像上观察,可能会遗漏通常比较小的Conn腺瘤。采用≤2mm的薄层图像评估、利用各向同性体素重建冠状面和矢状面图像,可以避免这种错误。

另一个常见的错误是忽略选择性肾上腺静脉采样。研究表明肾上腺静脉采样与CT检查结果不符率达38%[11]。如果仅用CT结果来判断肾上腺病变的侧别,会误诊为醛固酮分泌腺瘤,这将导致双侧肾上腺增生患者中,15%的病例切除了肾上腺。单纯依靠CT结果导致了不必要的手术。19%的手术可以治愈醛固酮腺瘤,但由于误诊为双侧肾上腺增生,而没有进行肾上腺切除术。4%的肾上腺切除术做错了侧别,例如,切除了一个无功能腺瘤的肾上腺,反而完整地保留了另一个(非常小的)醛固酮分泌腺瘤的对侧肾上腺。

(五)关键点 原发性醛固酮增多症的诊断依靠的是实验室检查而非影像学。肾上腺CT检查应结合选择性肾上腺静脉取样,来鉴别醛固酮腺瘤(肾上腺切除术指征)与双侧肾上腺增生(非肾上腺切除术指征)。

嗜铬细胞瘤

(一)概述 嗜铬细胞瘤是一种产生儿茶酚胺的神经内分泌肿瘤,起源于肾上腺髓质或肾上腺外副神经节的嗜铬细胞。肾上腺外嗜铬细胞瘤又称副神经节瘤。头颈部血管球瘤(颈动脉体、迷走神经球、颈静脉球)也被称为副神经节瘤,但几乎从不产生儿茶酚胺。产生儿茶酚胺的嗜铬细胞瘤几乎总是发生在腹部(图10-11)。

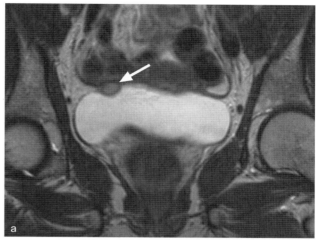

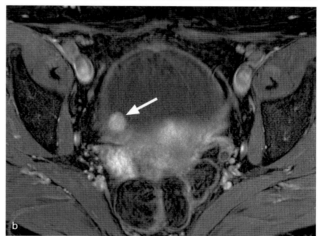

图10-11 膀胱壁嗜铬细胞瘤。 病变是超声检查中意外发现,通过组织学确诊的。(a)冠状面T2WI示膀胱底部有一个稍高信号肿块(箭)。(b)增强横断面T1WI显示病灶明显强化(箭)。

嗜铬细胞瘤既可偶发,也可遗传,在临床上区别两者非常重要。偶发病例好发于40～50岁成人,倾向单发。遗传性病例(多发性内分泌瘤、von Hippel-Lindau综合征、神经纤维瘤病Ⅰ型、家族性副神经节瘤)也可发生于儿童,常呈多灶[12]。

(二)检查方式的选择 实验室检查诊断出嗜铬细胞瘤后,通过提供功能信息和解剖细节的影像学检查进行定位。MRI和CT检查可提供解剖细节。现在造影剂为非离子型,使用造影剂前不再需要α和β阻断剂。PET在恶性、肾上腺外和遗传性嗜铬细胞瘤的诊断上比其他诊断技术有优势[13]。根据情况,首选的示踪剂可能是FDG、^{18}F-DOPA或两者同时使用。嗜铬细胞瘤诊断的简化流程见图10-12。

(三)影像特征 散发的嗜铬细胞瘤通常比较大,平均直径达5.5cm。遗传性嗜铬细胞瘤可能非常小。

10

CT表现为非腺瘤型，即其在平扫CT图像上CT值大于10 HU，增强后无快速廓清表现。嗜铬细胞瘤可能有较大的坏死区域，甚至表现为囊性，也可能是实性的。10%～20%的嗜铬细胞瘤可见钙化。嗜铬细胞瘤内部可有单纯的脂肪区域，以至于误诊为腺瘤或髓样脂肪瘤——这是个错误。

嗜铬细胞瘤在MRI也表现为非腺瘤型，T2WI上常表现为高信号，约10%信号强度与脑脊液相仿，相对肝脏和脾脏，33%呈高信号（图10-1）。至少有半数嗜铬细胞瘤信号特征较复杂，表现为内部有T2高信号的不均匀信号。

（四）临床特征　由于影像学检查的使用、有家族或遗传风险患者的筛查，无症状嗜铬细胞瘤的诊断发生率更高。约5%的意外瘤是嗜铬细胞瘤，约25%的嗜铬细胞瘤是在筛查其他疾病时意外发现的。仅通过临床症状和体征诊断嗜铬细胞瘤比较困难。动脉高血压患者中嗜铬细胞瘤发生率不超过0.5%。持续性、间断性高血压均有可能是，其他可能出现的症状包括心动过速、脸色苍白、头痛、焦虑、恶心、高血糖和体重减轻。

（五）鉴别诊断　遵循功能和解剖成像相结合的基本原则，通常不必进行鉴别诊断。只有MIBG探测到肾上腺皮质癌或感染时，才会出现假阳性报告。MIBG假阴性报告非常罕见。

> **提醒：** 一般来说，MIBG扫描阴性可以排除嗜铬细胞瘤，阳性则可以证实为嗜铬细胞瘤。

良恶性嗜铬细胞瘤的鉴别比较困难，即使是病理学家也无法准确区分两者，只能通过有无转移进行判断（图10-13）。切除良性嗜铬细胞瘤后，散发性患者应至少随访10年，遗传性患者应终身随访。随访时仅做临床和实验室检查即可，无需常规进行影像学检查。

> **提醒：** 嗜铬细胞瘤是通过实验室而非影像学检查进行诊断的。影像学检查的作用不是确定诊断，而是对实验室检查确诊的病灶进行定位。

（六）诊断陷阱　一个常见的错误是忽略功能成像（通常为MIBG显像）。发现肾上腺肿块就建议患者行肾上腺切除术，典型诊断为"嗜铬细胞瘤"的患者，术后却发现组织病理学不支持诊断，这种情况并不少见。这种做法的另一个风险是，它可能无法发现多灶性的病变或转移。如果恶性肿瘤的可能性相对较高，如肿瘤较大（>5 cm）或肾上腺外发生，则明确提示需要进行MIBG显像。如果肿瘤相对较小（<3 cm），MIBG显像也很重要，因为小肿瘤不太可能是散发性的。另一个错误很常见，那就是嗜铬细胞瘤的活检引发了高血压危象[14]。

（七）关键点　嗜铬细胞瘤通过实验室检查诊断，下一步是通过MIBG显像和肾上腺MRI进行定位。MIBG显像提示肾上腺外阳性，MRI可显示感兴趣区域。如果MIBG显像阴性，则需进行PET-CT检查。治疗方法一般选择手术切除，除非合并严重的伴随疾病。

男性化

（一）概述　男性化是指男性第二性征的过度和过

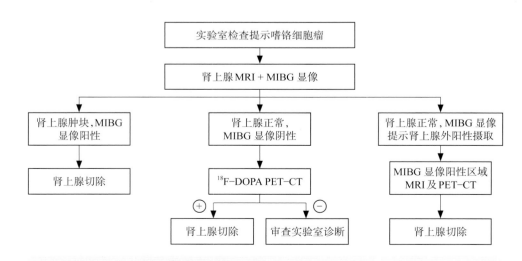

图10-12　嗜铬细胞瘤诊断的简化流程图。

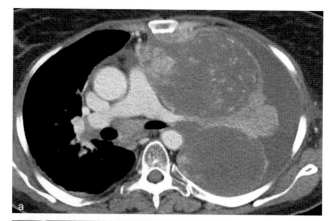

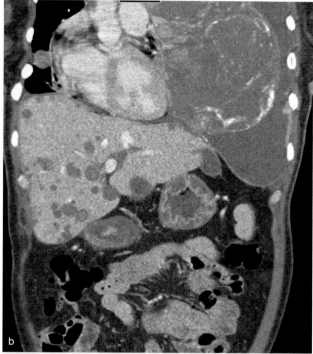

图 10-13 转移性嗜铬细胞瘤。 左侧胸腔几乎全被肿瘤和恶性胸腔积液所占据。CT 示双侧肺门多发淋巴结转移，右肺多发转移，肝脏多发转移。骨转移未展示。（a）横断面图像。（b）冠状面图像。

早发育。临床表现取决于患者的性别和雄激素过度分泌的时间。男孩和女孩都可能会受到影响。可能的原因是：① 肾上腺综合征；② 产生雄激素肾上腺腺瘤；③ 产生雄激素的肾上腺皮质癌；④ 肾上腺外病变（如多囊卵巢或产生雄激素的性腺肿瘤）。

> **提醒：** 影像学检查在男性化中的作用是排除或检测出可通过手术治疗的过量产生雄激素的原因，肾上腺和性腺均需检查。

（二）检查方式的选择 新生儿检查应采用超声进行。出于辐射安全考虑，儿童和年轻人应行 MRI 检查。CT 也适用于老年人。检查卵巢可用经阴道超声，超声波也用于睾丸成像。

（三）影像特征 肾上腺生殖综合征主要由于常染色体隐性异常导致类固醇合成的酶缺陷，皮质醇和/或醛固酮缺乏，ACTH 的分泌上调，大大增加雄激素的分泌并刺激肾上腺腺体的生长。患儿出生时即被诊断出来，肾上腺腺体形态正常但增大。肢体长度超过 20 mm，厚度超过 4 mm 是诊断先天性肾上腺增生的有力证据。若长期未得到类固醇替代治疗，肾上腺会失去正常形态，类似于肿瘤，这些变化会随着类固醇的替代治疗而消退。80% 的肾上腺皮质癌儿童患者会出现男性化症状，而成人患者中发生率只有 20% ～ 30%。

（四）临床特征 出生时即已存在的过量雄激素会导致女孩假两性畸形，特征是外生殖器男性化。阴蒂肥大，但子宫、卵巢、输卵管和阴道正常存在。先天性雄激素过多的男孩在出生时表现正常，但在 6 个月内会出现提前发育（性早熟）与阴茎肥大。男、女患儿均会出现面部和体部毛发过多（多毛症），声音变深，粉刺，成人体味，骨龄提前等临床表现。

（五）诊断陷阱 分泌雄激素的肿瘤极为罕见，男性化症状的儿童进行肾上腺和性腺超声筛查时，几乎不会有灾难性的报告。超声是评估新生儿肾上腺的首选检查方法，但不适用于其他年龄段。

（六）关键点 超声检查即可诊断先天性肾上腺皮质增生症，其潜在的激素紊乱依靠实验室检查检测。断层扫描（MRI 或 CT）用来排除大龄儿童或成人的分泌雄激素的肾上腺肿瘤。

肾上腺皮质功能减退症

（一）概述 肾上腺皮质功能减退症比较罕见，表现为肾上腺皮质激素的减少，而肾上腺髓质（分泌儿茶酚胺）的功能可由其他交感神经代偿。肾上腺本身的破坏称为原发性肾上腺皮质功能减退症，这类疾病导致皮质醇和醛固酮分泌不足，ACTH 分泌过多。由于 ACTH 分泌障碍引起的肾上腺激发不足称为继发性肾上腺皮质功能减退症。在西方国家，大约 80% 的病因为自身免疫性肾上腺炎。在世界范围内，感染是肾上腺破坏的最常见原因，通常是结核。

（二）检查方式的选择 肾上腺皮质功能减退症的诊断依靠皮质醇和 ACTH 激素水平的检测，影像学检查是次要的。检测相应的抗体可诊断自身免疫性肾上腺炎。低龄儿童需行超声检查，其他年龄段，CT是较好的选择。

（三）影像特征　自身免疫性肾上腺炎或感染所致的慢性肾上腺皮质功能减退症患者，肾上腺腺体萎缩，其内常见钙化。而急性肾上腺皮质功能减退症患者，两侧肾上腺均增大，或因肿瘤或血肿存在导致腺体膨胀性表现。

（四）临床特征　肾上腺皮质功能减退症急性发作时（Addison病危象），盐皮质激素的缺乏会导致脱水、低血压、少尿和休克。胃肠道不适，如腹痛、恶心和大便改变等症状常被误诊为肠胃炎。肾上腺皮质功能减退症慢性进展（Addison病）时，也会导致胃肠道症状和低血压、疲劳综合征，以及皮肤和黏膜特征性的色素沉着。

（五）诊断陷阱　影像学检查不能评估肾上腺功能。内科医生常会思维定式，假设（或担心）双侧肾上腺萎缩均预示着肾上腺功能减退。实际上，这几乎不会发生，相对而言肾上腺血肿和转移常双侧发生，但肾上腺皮质组织破坏达90%以上时才会出现临床症状。一个例外是Waterhouse-Friderichsen综合征，当脑膜炎球菌败血症导致肾上腺出血时，会出现急性肾上腺皮质功能减退。

（六）关键点　肾上腺皮质功能减退症的诊断依靠临床症状和实验室检查结果。在某些情况下影像学检查可以帮助确定原发性肾上腺皮质功能减退症的病因。

三、肿瘤

肾上腺囊肿

（一）概述　肾上腺囊肿非常罕见。其病理分类包括内皮性、上皮性、寄生虫性或假囊肿性，没有临床意义。

> **提醒**：肾上腺囊肿可能是囊性肿瘤，即使没有肉眼可见的实性成分[15]。

囊性神经母细胞瘤、囊性腺瘤、囊性嗜铬细胞瘤和囊性肾上腺皮质癌均可能发生，囊壁钙化不是区分囊性肿瘤和非肿瘤性囊肿的依据。肾上腺囊肿可意外发现（囊性意外瘤），也可有临床症状。

（二）临床特征　肾上腺囊肿患者最常见的症状

是疼痛。与实性意外瘤一样，主要是在排除嗜铬细胞瘤的内分泌检查时发现的（图10-14）。有症状或有分泌激素功能的囊肿、> 6 cm的囊肿均要通过手术切除。4 ～ 6 cm的囊肿应该定期随访。4 cm以下的无症状囊肿，若无可疑肿瘤征象，无需进一步处理。所有的肾上腺囊肿均不需要进行针吸活检。

肾上腺髓样脂肪瘤

（一）概述　髓样脂肪瘤是一种良性肿瘤样病变，由内含造血细胞的纯脂肪组织组成，这些造血细胞具有骨髓或髓外造血的特点。大约85%的髓样脂肪瘤起源于肾上腺，多数是单侧的。双侧肾上腺发生或肾上腺外的髓样脂肪瘤并不常见，肾上腺外髓样脂肪瘤可能发生在任何部位。

（二）检查方式的选择　当脂肪成分占主导地位时，髓样脂肪瘤具有特征性的超声表现，即光滑的外缘和回声均匀的肿瘤基质。此外，CT和MRI是非常适合识别髓样脂肪瘤内脂肪成分的技术（图10-15），诊断准确率主要取决于髓样组织成分。许多情况下，髓样脂肪瘤只有少许髓样组织，呈现出脂肪瘤样的表现[16]。严格来说，鉴别脂肪瘤和髓样脂肪瘤比较困难，但也没有必要。若无相关症状，那么两者均没有临床意义。因为肾上腺髓样脂肪瘤远比脂肪瘤常见，将其假设为髓样脂肪瘤比较合理。在无症状患者中，如果可以明确的诊断为髓样脂肪瘤，则无需手术或后续随访。病灶内出血的可能性非常小，不是肾上腺切除术的指征。病灶内髓样成分越多，脂肪样成分越少，"可检测到成熟脂肪的肾上腺病变是良性的"这一教条也变得不再确定。有病例报道表明腺瘤、嗜铬细胞瘤和肾上腺皮质癌内部均可检测到脂肪成分。因此，对于大小在6 cm以上的病灶应行肾上腺切除术，对于较小的病变可以考虑很少用于肾上腺病变的经皮活检术。即便是髓样脂肪瘤，也要考虑上述情况，因为检测到造血细胞才可以明确诊断，可用来鉴别肾上腺皮质癌或脂肪肉瘤。

（三）影像特征　髓样脂肪瘤大小一般为2 ～ 10 cm，也可更大。超声检查显示髓样脂肪瘤回声相对均匀，后方伴有明显的声影。在CT图像上，检测到CT值为-90 ～-50 HU的单纯脂肪组织，可明确诊断为髓样脂肪瘤。在MRI上，可以通过T1、T2的高信号，再结合脂肪饱和序列来辨认脂肪组织。

（四）临床特征　肾上腺髓样脂肪瘤平均发病年龄约50岁，大多数患者没有临床症状。髓样脂肪瘤不

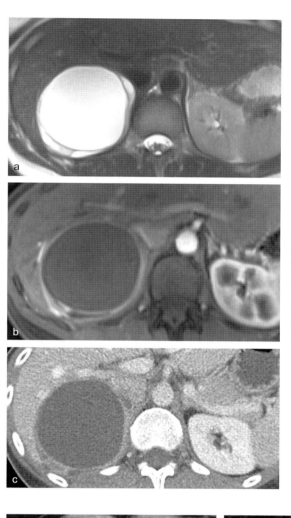

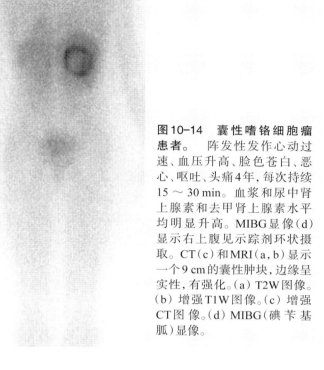

图10-14 囊性嗜铬细胞瘤患者。 阵发性发作心动过速、血压升高、脸色苍白、恶心、呕吐、头痛4年,每次持续15～30 min。血浆和尿中肾上腺素和去甲肾上腺素水平均明显升高。MIBG显像(d)显示右上腹见示踪剂环状摄取。CT(c)和MRI(a,b)显示一个9 cm的囊性肿块,边缘呈实性,有强化。(a)T2W图像。(b)增强T1W图像。(c)增强CT图像。(d)MIBG(碘苄基胍)显像。

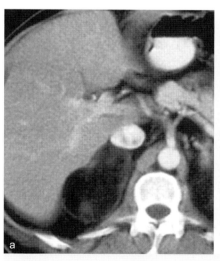

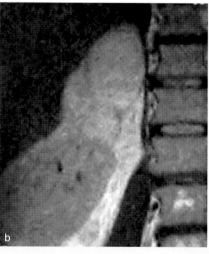

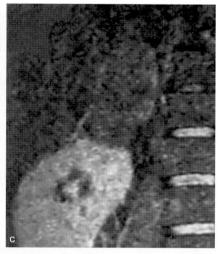

图10-15 右侧肾上腺主要由脂肪构成的髓样脂肪瘤。 (a)CT显示肿块CT值与脂肪相仿。(b)T2WI显示髓样脂肪瘤与腹膜后脂肪信号强度相似。(c)频率选择性脂肪饱和序列显示髓样脂肪瘤与腹膜后脂肪信号抑制程度一致。

会引起内分泌功能紊乱,但有关于"碰撞瘤"的病例报道,即同一个肾上腺中出现了两种不同的肿瘤。病灶内出血是肾上腺髓样脂肪瘤非常罕见的并发症。

(五)诊断陷阱 肾上腺髓样脂肪瘤与肾脏血管平滑肌脂肪瘤没有任何关系。髓样脂肪瘤英文术语-myelolipoma中的"myelo"指的是骨髓,而血管平滑肌脂肪瘤(angiomyolipoma)中的"myo"指的是肌肉组织。

10

肾上腺腺瘤

（一）概述 肾上腺腺瘤是发生于肾上腺皮质的良性肿瘤，可能起源于肾上腺皮质的任何一层。肾上腺皮质腺瘤非常常见，尸检数据表明发病率大约为25%，可能是分泌激素的功能性腺瘤，也可能是不分泌激素的无功能性腺瘤。

（二）检查方式的选择 影像学检查的主要目的是判断肾上腺病变是否为腺瘤。几乎所有的方法都是在检测腺瘤内部较丰富的脂质成分（图10-2）。

建议使用临界值诊断腺瘤，特异性高达100%，假阳性率为0%。也就是说，放射科医生将肾上腺病变诊断为腺瘤，那肯定就是腺瘤。反之，诊断腺瘤的敏感性低于100%，存在假阴性的可能。这意味着CT或MRI将一些腺瘤（乏脂性腺瘤！）误诊为了非腺瘤病变。

肾上腺影像学检查的一个基本原则是不要试图区分良性和恶性病变，而是要将腺瘤（良性）与非腺瘤（良性或恶性）区分出来。例如，嗜铬细胞瘤主要是良性的，但在组织学和放射学上，它们是非腺瘤，不能通过CT或MRI与肾上腺皮质癌或转移瘤进行明确区分。

> **提醒**：腺瘤的影像学表现：
> （1）CT图像上CT值小于10 HU。
> （2）直方图分析提示感兴趣区负像素比例超过10%。
> （3）与同相位图像比较，反相位图像中信号强度明显减低。

（三）影像特征 研究表明，增强后腺瘤强化程度较非腺瘤明显，并且廓清更快。没有任何影像学或核医学技术可以区分功能性和非功能腺瘤，只有通过肾上腺静脉采样，并明确激素浓度，才能区分两类腺瘤。

（四）诊断陷阱 肾上腺腺瘤和髓样脂肪瘤脂肪含量往往都很高，但它们的脂肪分布模式不同：腺瘤中的脂肪位于细胞质内，可通过同反相位检测。而髓样脂肪瘤内部为单纯的脂肪组织，可用频率选择性脂肪饱和法检测。频率选择性脂肪饱和法应用中，腺瘤不会像髓样脂肪瘤中的脂肪成分出现信号减低。只有在脂质和水质子对信号强度做出相似贡献的情况下，反相位才会出现信号强度降低。只有脂质质子贡献大部分的信号时，频率选择性脂肪饱和才能抑制磁共振信号。

肾上腺转移瘤

（一）概述 肾上腺是转移的常见部位，原发性肿瘤多来自肺、乳腺、皮肤（黑色素瘤）、肾脏、肝脏、甲状腺和结肠。若分期检查提示了肾上腺转移的可能性，必须通过组织学检查来明确诊断，因为切除原发肿瘤不再是Ⅵ期转移患者的治疗方案。肾上腺腺瘤太过常见，肾上腺肿块与原发肿瘤同时存在，不一定表明肿瘤发生了转移。在非小细胞肺癌患者中，分期检查时发现的肾上腺肿块，实际上转移仅占1/3。在肾细胞癌患者中，低于一半的同侧肾上腺肿块是转移性的。因此，必须做出最终诊断，以确保可根治性切除的原发肿瘤，没有被错误地保留下来。如果影像学检查无法确定腺瘤这一诊断，可以通过CT引导下活检，进行组织病理学检查。

（二）检查方式的选择 CT是肿瘤分期最常用的检查技术，若没有平扫图像难以确定肾上腺病变的脂肪含量。如果是脂肪含量极高的腺瘤，比如，在动脉期可能能够测得低于10 HU的CT值。但大多数情况下，由于静脉注射造影剂的影响，即使是富含脂质的腺瘤CT值也会大于10 HU。直方图分析能够消除疑虑，若负CT值的像素超过10%，可以肯定病变为腺瘤。如果这两种方法都行不通，需要加做平扫CT或MR化学位移成像（注：国内腹部增强CT检查前一般建议进行常规平扫）。

（三）影像特征 与肾上腺皮质癌相比，肾上腺病变的大小和转移的相关性不大。此外，质地均质或不均质也不能区分腺瘤和转移。病灶较小时，这两种病变均较均质，瘤体较大时，内部发生退变，往往变得不均质。如前所述，在增强CT图像上，腺瘤与非腺瘤的CT值相似，因为虽然腺瘤的平扫密度较低，但增强后强化程度比非腺瘤高。

（四）关键点 肿瘤分期检查发现的肾上腺肿块常是良性的。在停止治愈性治疗方案之前，除非有令人信服的证据证明病灶为转移性，否则均应进行组织学检查明确诊断。所有诊断腺瘤的无创方法都用尽后，才可启用有创性诊断方法。

神经母细胞瘤

（一）概述 来源于由原始神经嵴细胞发育而来的交感神经系统。分化前，这些前体细胞被称为神经母细胞，分化后被称为神经节细胞。由神经母细胞组成的未分化的恶性肿瘤为神经母细胞瘤，由成熟的神经节细胞组成的分化较好的良性肿瘤称为节细胞神经瘤。既包含成熟的神经节细胞，也包含未成熟的神经母细胞的肿瘤称为节细胞神经母细胞瘤。这一组神经外胚层肿瘤也称为神经母细胞肿瘤，或节细胞神经瘤－节细胞神经母细胞瘤－神经母细胞瘤复合体。这些术语暗示着不同肿瘤的细胞起源。某几种肿瘤在影像上可能有许多相似之处，但在临床上它们的差别非常大。由于它们起源相同，这些肿瘤好发部位相同——交感神经节分布范围。大约35%的神经母细胞瘤发生于肾上腺，其余的可以发生于沿交感神经干分布、从颈部到骨盆的任何位置。

（二）检查方式的选择　标准做法是用超声和MRI检查受累部位。约75%的神经母细胞瘤位于腹部，

MRI扫描至少应包括冠状面和横断面T2W序列、横断面T1W序列和横断面增强T1W脂肪抑制序列。这是最为简化的MRI扫描方案。作者推荐一个更加详细的方案，还包括脂肪抑制T2W和DWI序列，增强前后扫描序列相同。完整的分期检查还包括胸部X线片，颈部、腹部和脑（若囟门未闭）的超声检查，以及MIBG显像（图10-16）。其他项目（头颅MRI、骨扫描、骨骼X线摄影）仅用于特定的病例。绝对不推荐CT检查。

（三）影像特征　神经母细胞瘤在确诊时平均大小为8 cm。在新生儿中，肿瘤易发生出血性坏死，而表现为单纯的囊性。在大龄儿童中，肿瘤常为实性，由于内部出现钙化、小出血灶和坏死，而有些不均匀，增强

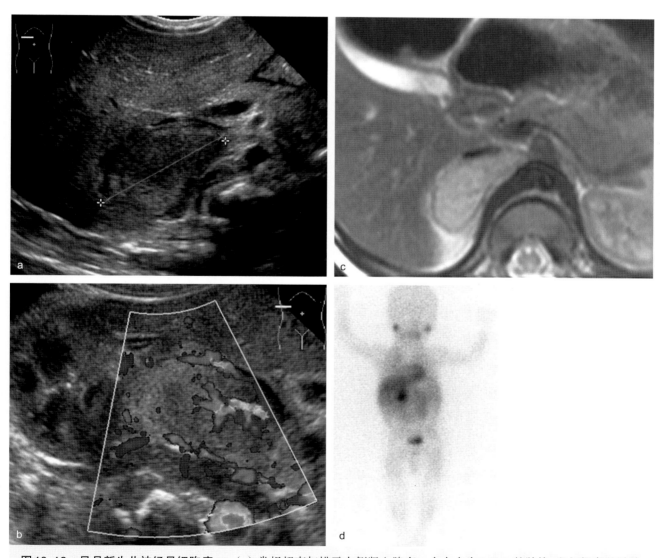

图10-16　足月新生儿神经母细胞瘤。　（a）常规超声扫描示右侧肾上腺有一个大小为2.6 cm的肿块。（b）超声显示肿块内部有血流，可疑新生儿神经母细胞瘤。（c）按照分期方案进行MRI检查。（d）也进行了MIBG显像检查，显示肾上腺神经母细胞瘤有摄取，没有发现转移灶。

后中度强化。腹部血管被肿瘤推移、拉伸。神经母细胞瘤的分期是基于国际神经母细胞瘤分期系统进行的（表10-1），该系统综合考虑了临床、影像学表现以及手术过程中的一些发现。

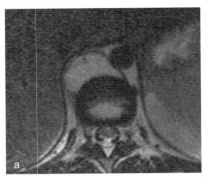

表10-1　国际神经母细胞瘤分期系统

分期	标　准
1	局限于起源部位的肿瘤。完全大体切除，有或没有显微镜下残留。同侧和对侧淋巴结镜下阴性
2A	难以完全大体切除的单侧肿瘤。同侧和对侧淋巴结镜下阴性
2B	难以完全大体切除的单侧肿瘤。同侧淋巴结镜下阳性，对侧淋巴结镜下阴性
3	肿瘤跨中线浸润，有或没有区域淋巴结受累。单侧肿瘤累及对侧区域淋巴结。中线肿瘤，累及双侧区域淋巴结
4	肿瘤向远处淋巴结、骨、骨髓、肝脏和/或其他器官扩散（定义为4S期的除外）
4S	局限性原发肿瘤分期为1期或2期。仅限于播散至肝脏、皮肤和/或骨髓。根据定义，只累及1岁以下的儿童。骨髓内肿瘤细胞少于10%，骨髓MIBG显像阴性

（四）临床特征　大多数儿童确诊年龄为1～5岁（平均22个月）。临床表现多为腹部无痛性肿块或提示转移灶的体征，如眶周瘀斑或骨痛。大约70%的患儿初诊时即有转移。

（五）鉴别诊断　节细胞神经母细胞瘤和节细胞神经瘤与神经母细胞瘤影像学表现相同，需要组织学检查进行鉴别。椎前脓肿可以与交感神经干来源的神经母细胞肿瘤相仿（图10-17）。新生儿血肿需要与神经母细胞瘤相鉴别（图10-4）。流行病学有助于鉴别两者：非创伤性肾上腺血肿几乎均发生于新生儿期，可以单侧，也可以双侧。初始阶段，在超声图像上血肿是实性的、有回声的，类似于神经母细胞瘤。随着时间的推移，它们可能发生液化并与囊性神经母细胞瘤相似。血肿的吸收需要数周或数月，并且常形成钙化，与神经母细胞瘤相似。因此，在任何时间段，只看整个过程中的一瞬间的话，难以鉴别血肿与神经母细胞瘤。如果病变倾向于血肿，需要进行超声随访。否则，不能明确诊断为血肿的新生儿肾上腺肿块，应需遵循以下方案。

1. 3个月以下的儿童

（1）皮肤检查。

（2）实验室检查。

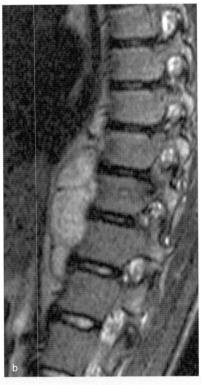

图10-17　13岁，女性，椎前脓肿。　临床表现：炎症症状，反复发热和背部疼痛。MRI显示椎前肿块，与神经母细胞瘤相似。但是，仔细分析图像提示肿物位于前纵韧带后方，而交感神经干及其来源的肿瘤位于前纵韧带前方。肿瘤标记物阴性。血培养示布鲁菌阳性。抗生素治疗后，病变完全吸收。（a）T2WI。（b）STIR（短时间反转恢复）。

（3）脑部、颈部和腹部超声检查。

2. 3个月以上的儿童

（1）受累部位MRI检查。

（2）MIBG显像。

（3）骨髓穿刺。

（4）肿瘤活检。

在大龄儿童中，肾母细胞瘤是较重要的鉴别诊断。多平面重组往往有助于对肿瘤进行定位（起源于肾脏）；这与神经母细胞瘤推移肾脏不同。然而，经常很难确定肿瘤起源于哪个器官。可以通过肾母细胞瘤很少出现钙化、大约20%的病例有肺转移,而神经母细胞瘤很少出现肺转移进行鉴别。肾母细胞瘤常直接延伸至肾静脉和下腔静脉;神经母细胞瘤不会发生这种情况。肾母细胞瘤推移周围血管,而神经母细胞瘤倾向于包绕周围血管。

肾上腺血肿

（一）概述 自发性肾上腺血肿几乎只发生在新生儿期,常见于巨大儿。血肿可以是单侧的,也可以是双侧的。外伤后肾上腺血肿常由腹部钝挫伤引起,但也可能是ACTH治疗、服用抗凝药物或败血症的并发症。

（二）检查方式的选择 超声检查是新生儿和儿童的首选方法。首先使用彩色多普勒超声鉴别肾上腺血肿和肿瘤伴出血改变,如神经母细胞瘤。再有疑问,需要加做MRI检查,必要时可采用MIBG显像。CT通常用于成人患者或创伤非常严重的患者。

（三）影像特征 新生儿自发性肾上腺血肿和外伤性肾上腺血肿影像表现相同,急性出血呈等或高回声,慢性血肿呈低回声。最终可能会出现假性囊肿和/或钙化。超声探测不到血流信号。在CT上,急性期血肿呈高密度,CT值为50～90 HU,增强后不强化。肾上腺血肿常局限于肾上腺,尽管偶尔可以看到周围脂肪间隙模糊表现。很少会伴有腹膜后腹腔积液。

> **提醒:**肾上腺血肿最主要临床意义是需要与肿瘤进行鉴别。

（四）临床特征 肾上腺血肿常常无明显临床症状,即使是双侧血肿也不会引起肾上腺皮质功能减退。

（五）鉴别诊断 新生儿期一个重要的鉴别诊断是神经母细胞瘤。在没有明确创伤史的成人患者中,鉴别诊断应包括双侧腺瘤、转移瘤、淋巴瘤,如果血肿较小表现不明显,还应与增生进行鉴别。区分血肿和肿瘤的一个简单且非常有效的方法是血肿会随着时间的推移变小。因此,超声随访均应采用标准的平面进行扫描,以保证测量的可重复性。

肾上腺皮质癌

（一）概述 肾上腺皮质癌是一种罕见的来源肾上腺皮质的侵袭性恶性肿瘤。

（二）影像特征 如前所述,肾上腺意外瘤可能是肾上腺皮质癌。对于晚期的肾上腺皮质癌,CT是首选的分期检查方法,若相邻结构受侵,为T3期,若相邻器官受累,为T4期或已发生转移。同时进行骨扫描检查,若CT扫描范围外有摄取,应常规行X线摄影检查。在诊断时,肾上腺皮质癌平均大小 > 11 cm[18]。由于内部易出现出血和坏死,30%的肿瘤还会有钙化,导致肾上腺皮质癌常常是不均匀的。即使较小的肾上腺皮质癌,影像学特征也与典型的腺瘤不同(图10-3)。尚未见CT值低于13 HU的肾上腺皮质癌的报道。TNM分期系统中的T分期反映了肿瘤的生长特征(表10-2)。随着肿瘤逐渐增大,边缘开始浸润周围的脂肪。随后肿瘤会侵犯邻近器官和结构,包括肾静脉和下腔静脉(图10-18)。有30%的病例在最初诊断时,即已出现肺、肝脏和骨的转移。

（三）临床特征 肾上腺皮质癌发病年龄呈双峰分布,即儿童期和四五十岁两个高峰。详细的生化检查提示几乎所有的肾上腺皮质癌均可以分泌激素,但只有一部分患者出现激素过量的迹象或症状。大约60%的患者表现为进展迅速的库欣综合征或男性化。肾上腺皮质癌是儿童库欣综合征的最常见原因。无功能肾上腺皮质癌患者可能表现为腹胀、恶心和呕吐。

表10-2 肾上腺皮质癌TNM分期

分期	标 准
原发肿瘤	
T1	肿瘤最大径 ≤ 5 cm,无肾上腺外浸润
T2	肿瘤最大径 > 5 cm,无肾上腺外浸润
T3	任何大小的肿瘤,有局部侵犯,但不侵犯邻近器官
T4	任何大小的肿瘤,侵犯邻近器官或延伸至肾静脉(下腔静脉)
淋巴结	
N0	无区域淋巴结转移
N1	区域淋巴结转移
淋巴结	
M0	无远处转移
M1	远处转移

10

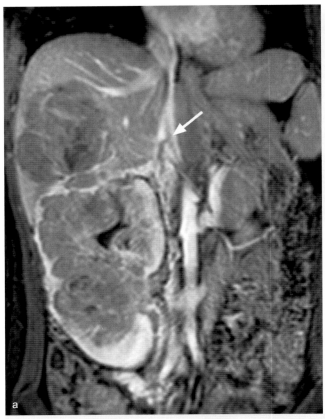
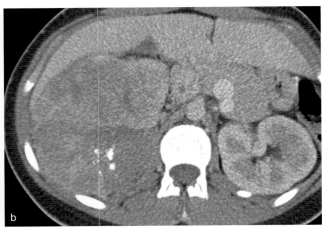

图 10-18　16 岁，女性，4 期肾上腺皮质癌，因克罗恩病体格检查时发现腹部肿块。　（a）增强 T1WI 显示右侧肾上腺区一个 24 cm 的肿瘤，侵犯肝脏和肾脏，并延伸至下腔静脉（箭）。（b）CT 显示肿瘤内部坏死和钙化。

参考文献

[1] Ho LM, Paulson EK, Brady MJ, Wong TZ, Schindera ST. Lipid-poor adenomas on unenhanced CT: does histogram analysis increase sensitivity compared with a mean attenuation threshold? AJR Am J Roentgenol. 2008; 191(1): 234−238.

[2] Blake MA, Kalra MK, Sweeney AT, et al. Distinguishing benign from malignant adrenal masses: multi-detector row CT protocol with 10-minute delay. Radiology. 2006; 238(2): 578−585.

[3] Caoili EM, Korobkin M, Francis IR, et al. Adrenal masses: characterization with combined unenhanced and delayed enhanced CT. Radiology. 2002; 222(3): 629−633.

[4] Perri M, Erba P, Volterrani D, et al. Adrenal masses in patients with cancer: PET/CT characterization with combined CT histogram and standardized uptake value PET analysis. AJR Am J Roentgenol. 2011; 197(1): 209−216.

[5] Haider MA, Ghai S, Jhaveri K, Lockwood G. Chemical shift MR imaging of hyperattenuating (> 10 HU) adrenal masses: does it still have a role? Radiology. 2004; 231(3): 711−716.

[6] Daunt N. Adrenal vein sampling: how to make it quick, easy, and successful. Radiographics. 2005; 25 Suppl 1: S143−S158.

[7] Fischer E, Beuschlein F. Inzidentalom und subklinische Funktionsstörungen der Nebenniere. Dtsch Med Wochenschr. 2013; 138(8): 375−380.

[8] Grumbach MM, Biller BMK, Braunstein GD, et al. Management of the clinically inapparent adrenal mass ("incidentaloma"). Ann Intern Med. 2003; 138 (5): 424−429.

[9] Rockall AG, Babar SA, Sohaib SA, et al. CT and MR imaging of the adrenal glands in ACTH-independent Cushing syndrome. Radiographics. 2004; 24 (2): 435−452.

[10] Mulatero P, Bertello C, Sukor N, et al. Impact of different diagnostic criteria during adrenal vein sampling on reproducibility of subtype diagnosis in patients with primary aldosteronism. Hypertension. 2010; 55(3): 667−673.

[11] Kempers MJE, Lenders JWM, van Outheusden L, et al. Systematic review: diagnostic procedures to differentiate unilateral from bilateral adrenal abnormality in primary aldosteronism. Ann Intern Med. 2009; 151(5): 329−337.

[12] Lenders JWM, Eisenhofer G, Mannelli M, Pacak K. Phaeochromocytoma. Lancet. 2005; 366(9486): 665−675.

[13] Taïeb D, Timmers HJ, Hindié E, et al. European Association of Nuclear Medicine. EANM 2012 guidelines for radionuclide imaging of phaeochromocytoma and paraganglioma. Eur J Nucl Med Mol Imaging. 2012; 39(12): 1977−1995.

[14] Vanderveen KA, Thompson SM, Callstrom MR, et al. Biopsy of pheochromocytomas and paragangliomas: potential for disaster. Surgery. 2009; 146(6): 1158−1166.

[15] Erickson LA, Lloyd RV, Hartman R, Thompson G. Cystic adrenal neoplasms. Cancer. 2004; 101(7): 1537−1544.

[16] Rao P, Kenney PJ, Wagner BJ, Davidson AJ. Imaging and

pathologic features of myelolipoma. Radiographics. 1997; 17(6): 1373–1385.

[17] Brodeur GM, Pritchard J, Berthold F, et al. Revisions of the international criteria for neuroblastoma diagnosis, staging, and response to treatment. J Clin Oncol. 1993; 11(8): 1466–1477.

[18] Fassnacht M, Kroiss M, Allolio B. Update in adrenocortical carcinoma. J Clin Endocrinol Metab. 2013; 98(12): 4551–4564.

第十一章　肾脏和尿道

Ulrike I.Attenberger,Johanna Nissen,and Metin Sertdemir

李　锐,张　嫣,罗　冉,汪登斌 译

第一节　肾　脏

一、影像

（一）**超声**　超声成像广泛用于肾脏及尿路检查,特别是肾盂积水的急诊检查（图11-1）及其预防。超声造影的出现,显著提高了这种方法评估肾脏肿块的敏感性[1]。

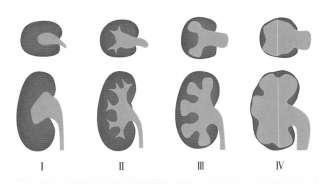

图11-1　**肾积水的影像学分级。** Ⅰ级:肾盂扩张,肾盏不扩张;没有实质萎缩。Ⅱ级:肾盂肾盏扩张;乳头尖存在,穹窿无钝化,实质无萎缩。Ⅲ级:肾盂肾盏明显扩张,实质萎缩征象（乳头变平,肾穹窿变钝）。Ⅳ级:肾盂膀胱系统大体扩张,肾盂和肾盏间边界丧失;肾实质几乎完全萎缩（肾积水囊）。

（二）**X线摄影**　近年来,断层成像（CT和MRI）逐渐取代了传统的放射成像技术,因为它们可以提供不被叠加结构遮挡的图像细节。如今,传统的放射技术和透视仅限于一些特定的应用,如尿道评估,特别是男性患者。

（三）**排尿膀胱尿道造影**　排尿膀胱尿道造影是检查儿童输尿管反流的一种好方法。

（四）**CT**　CT用于肾脏成像、肿块定性和许多其他目的。根据适应证的不同,成像方案有很大的不同。

1996年随着Smith等人论文的发表,在当时一直是诊断尿石症主要依据的排泄性尿路造影,逐渐被现代低剂量CT所取代。

在低剂量方案中,CT检测尿路结石的敏感性为96%,特异性为99%,诊断准确性为98%[2,3]。现代低剂量CT方案采用的管电压范围为100～140 kV。由于

尿路结石的CT成像涉及高对比度结构的检测,降低辐射剂量主要通过降低管电流和时间实现,其范围约为20～40 mAs。

CT可评估尿路结石的大小、形状、位置甚至成分。对于已知不透射线结石的患者,可结合X线平片和超声进行随访检查,其敏感性为58%～100%,特异性为37%～100%[4-7]。双源技术的引入,不但能让我们发现结石,更可以依据化学成分分析结石特征。这对于进一步的治疗特别重要,因为尿酸性结石（占结石总数的15%）是通过药物治疗的,而磷酸铵镁性结石（鸟粪石结石,感染性结石;占总数11%）通常通过体外冲击波碎石术治疗。另一方面,钙磷酸盐结石（占总数的9%）和半胱氨酸结石（占总数的1%）对冲击波碎石术治疗效果不佳。根据不同管电压下X射线衰减的差异,双源CT区分尿酸性结石和非尿酸性结石的精确度高[10,11]。一些研究也表明双源CT可以区分半胱氨酸结石和磷酸铵镁结石[12-14]。双源CT在不同X射线能量（80 kV和140 kV或100 kV和150 kV）下,从同一解剖区域获得两组数据。区分结石基于此原理,即高原子序数（因而高核电荷）的不同组织成分的衰减特性在管电压作用下彼此不同。在使用造影剂对肾脏进行多相检查时,钙和碘的电压依赖性分化也使我们能省略平扫,因为双源CT数据集可以生成"虚拟的非增强序列"。

与排泄性尿路造影相比,CT的另一个优点是在一次检查中成像肾实质和输尿管。对于腹部创伤患者,CT允许快速诊断评估出血和输尿管损伤。CT的主要缺点是多期扫描累积辐射暴露以及肾功能受损患者使用碘造影剂。然而,CT在探测器技术和迭代重建技术方面的进步,将在未来几年消除这些限制:尽管造影剂剂量和辐射剂量更低,但仍能提供诊断图像。

肾肿块检出中应采用多相方案。由于肾肿块在平扫可能已呈高密度,因此平扫联合增强扫描可以准确评估强化程度。

所有时相应使用相同的管电压和电流,以确保以后测量的CT值不会因不同的信噪比而失真。假设扫

描参数不变,CT值增加10 HU及以上认为有强化。

在肾脏的增强成像中,CT和MRI均可以区分不同的期相。

1. 皮质-髓质(动脉)期 该期在注射造影剂后约20～30 s开始,视心搏量而定。因为肾血流量大,因此在这一阶段动脉被清晰地描绘出来,静脉也轮廓分明。恶性肿瘤如肾细胞癌是高灌注的,大多数在动脉期清晰可见。

2. 静脉期 注射造影剂后约50 s开始。静脉后期阶段开始于大约90 s。

3. 实质(肾造影)期 注射造影剂后约100 s达到此期。实质期是发现恶性肿瘤的最佳时期,因为血管丰富的肿瘤此时呈低密度。因此,这是目前建议中规定的唯一强制性期相。

4. 尿路造影术期 注射造影剂后约5 min,是以肾脏排出造影剂为特征的延迟期。此时造影剂充满肾盂,可以进行尿路造影。

> 提醒:在CT中,可以将尿路造影期与肾造影期结合以减少放射暴露。这可以通过在平扫后立即注射大约40 mL造影剂来完成。5 min后注射其余造影剂,延迟100 s后开始螺旋采集,此为显示肾实质的肾造影阶段,而肾盂和输尿管从第一次注射开始就已有造影剂显示。

(五)MRI 肾脏和尿路的标准MRI方案应包括以下序列。

1. T2W序列 冠状面T2W序列可以检测炎症变化,如腹膜后腰肌脓肿。横断面T2W位序列及其黑血信息对于排除继发于晚期肾细胞癌的肾静脉瘤栓特别有用。此外,T2W序列可提供诊断嗜铬细胞瘤和肾囊肿的关键信息,因为两者其具有特异性的信号特征。T2W序列也可以很好地显示淋巴结。

2. T1W序列 同相位和反相位GRE序列用于检测细胞质脂质(不总是肉眼可见),因此用于评估病变如肾上腺腺瘤。这些序列在两个不同的时间点上获得图像,一次是当脂质和水质子处于同相位时(同相位图像),一次是当它们处于反相位时(反相位图像)。新的3D GRE技术如容积差值屏息检查(VIBE)或体积加速肝脏采集(LAVA)能够覆盖大体积成像,如在动脉期、肾造影及尿路造影期的整个肾脏,一次时间不超过30 s。这些技术还允许连续获得完整的动态

序列(未增强期、动脉期、肾造影期、静脉后期和尿路造影期)。三维容积可以获得多平面重建,这对识别正常变异很有帮助。3T扫描由于在较高的磁场中具有较高的固有信号强度,因此可以实现2 mm的层厚。1.5T扫描仪可以实现3 mm的切片厚度,且有良好的信噪比。

3. 扩散加权成像(DWI) DWI采用两个额外的弥散梯度来测量分子布朗运动,可提供有关组织细胞的信息,即一个特定的组织或肿块的细胞密度。许多作者已经表明,DWI中测量表观扩散系数(ADC)可以根据细胞密度的差异区分不同的组织[15,16]。ADC已经成为诊断肿瘤和其他常见疾病的有用指标,特别是在肾盂肾炎和肾脓肿的诊断中[15,17]。

二、解剖和先天性变异

解剖

肾脏是腹膜后器官,位于腰椎隐窝中、毗邻脊柱。它们被称为Gerota筋膜包裹。肾筋膜包绕被肾周脂肪占据的肾周间隙,向内侧开放。Gerota筋膜外的空间称为肾旁空间。Gerota筋膜作为一个屏障,可以防止病变播散,如胰腺炎引起的胰周积液或肾出血的血肿扩散(图11-2)。肾门通常轻微向前旋转。输尿管沿腰大肌下行(一个有用的影像学标志)进入骨盆,穿过髂总动脉和静脉,在膀胱底部的三角区开放。膀胱三角区是膀胱壁上位于输尿管口和尿道起点之间的一个三角形区域。膀胱壁结构可防止此区域膀胱壁的收缩,从而使输尿管开口在膀胱空时仍保持通畅,并保持排尿。

> 提醒:第十二肋以45°角穿过肾脏。左肾通常比右肾高1～2 cm、长1 cm。因此,经皮肾穿刺活检时应密切注意肋膈后隐窝,以免意外刺穿胸膜。

肾实质一般厚约1.5 cm。静脉注射造影剂后,皮质和髓质区分明显(图11-2)。肾皮质包含肾小球、肾小管和血管,而髓质(锥体)包含集合管,血管较少。肾皮层延伸称为肾柱,穿过肾锥体到达肾盂。突出的肾柱可能被误认为肿块,尤其是在超声扫描上。可以通过追溯它们的起源并注意到其与肾皮质相连续来识别[18]。

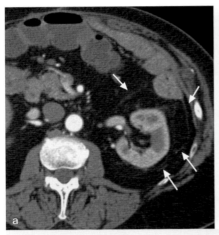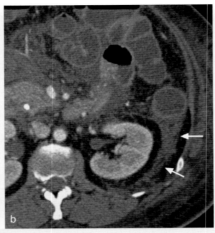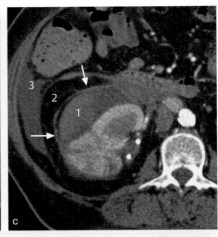

图11-2　Gerota筋膜。（a）肾脏的正常解剖。肾轴稍向后旋转，肾门稍向内侧。Gerota筋膜是一条非常细的线（箭）。筋膜几乎完全包住肾脏，在内侧是开放的。Gerota筋膜包围肾周间隙，该间隙被肾周脂肪所占据。筋膜外是肾旁间隙，被肾旁脂肪所占据。（b）急性坏死性胰腺炎。胰外积液环绕Gerota筋膜（箭）而未穿透。（c）肾出血。血肿充满Gerota筋膜内的肾周间隙。一些血液从内侧筋膜开口流出，在此处可见到肾门。血肿未填满肾旁间隙（箭）。1. Gerota筋膜内肾周间隙；2. 腹膜后Gerota筋膜外肾旁间隙；3. 腹膜腔。

先天性变异

通过认识肾脏的胚胎发育，我们可以更好地了解肾脏解剖和位置可能发生的变异[18]。生肾索是肾脏发育的一个重要因素，它起源于中胚层，并细分为颈、胸、腰和骶节段。生肾索的发育经历3个阶段，并依次向颅尾方向进行。

1. 前肾　生肾索颈段发展成前肾，前肾无功能，通常随着进一步发展而退化。

2. 中肾　前肾之后是中肾，中肾形成于胸段和上腰椎区域。中肾与前肾融合形成沃尔夫（中肾）管。沃尔夫管发育成突起，即输尿管芽，并由其形成输尿管、肾盂膀胱系统和集合管。输尿管芽的茎部后来成为输尿管。

3. 后肾　真正的肾是由生后肾原基（生肾索的腰段下部和骶段）与输尿管芽融合形成的。输尿管芽分裂并刺激后肾胚的增殖和分化。

（一）肾缺如　当输尿管芽不能与生后肾原基相互作用时，输尿管芽的正常诱导作用消除，就会发生肾发育不全或先天性的肾脏缺如。肾脏不发育通常伴有其他生殖器官异常。

（二）双裂输尿管和双重输尿管　在输尿管芽形成生后肾原基之前，输尿管芽的过早分支或分裂可能导致输尿管的重复。发生输尿管裂时，两个输尿管相联合，然后通过一个共同的孔开口进入膀胱。从沃尔夫管形成两个输尿管芽会引起双输尿管。在这种情况

下，重复的输尿管通过单独的孔流入膀胱。上（额外的）输尿管芽诱导肾上极的形成，而下（正常的）输尿管芽诱导肾下极的形成。如果沃尔夫管与膀胱底连至下输尿管芽起源处，则上芽将继续随沃尔夫管的其余部分向尾侧移动。这导致输尿管的交叉，上段输尿管可能在异常低的水平终止，例如插入到尿道、阴道或输精管。然而，在绝大多数病例中，两个输尿管都通向膀胱。

提醒：重复输尿管的交叉位置称为Weigert-Meyer定律：上极输尿管总是在下极输尿管下方插入膀胱。

（三）位置变异　在胚胎发育过程中，后肾从骨盆区上升到腰椎区。后肾在其上升过程中也会旋转。肾盂由前向内侧移动。后肾不能正常上升可能导致肾脏位置异常，包括盆腔肾、肾门朝向前的肾旋转不良等。

（四）马蹄肾　马蹄肾是两个肾脏下极融合的结果（图11-3，图11-4）。融合区可单纯由结缔组织或功能性肾实质组成。

（五）副肾动脉　当肾脏上升到腰椎水平时，其供血动脉也发生变化。它最初由髂动脉的分支供应，然后由主动脉下段的分支供应，最后由第二腰椎节段的分支供应。一个或多个前体血管的存在导致副肾动脉

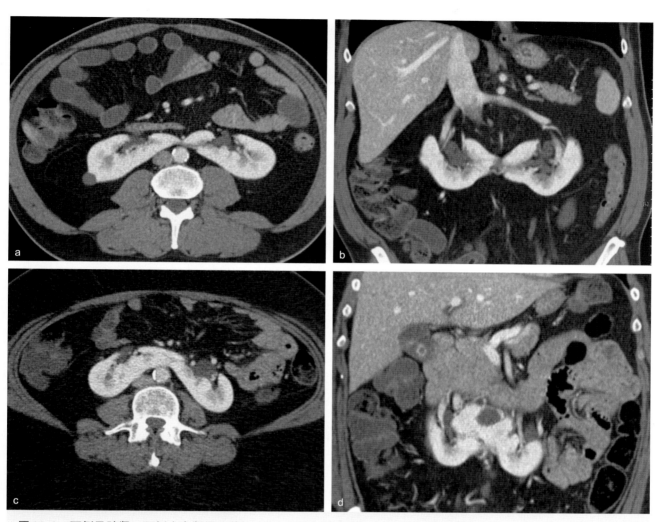

图 11-3 两例马蹄肾。两例患者肾盂均前旋。 （a）带有结缔组织狭部的马蹄形肾（横断面CT）。（b）伴有结缔组织狭部的马蹄形肾（冠状面重构图像）。（c）马蹄肾伴实质狭部（横断面CT）。（d）实质狭部的马蹄形肾（冠状面重建图像）。

的出现（如副肾下极动脉，图11-5）。肾动脉在肾门处分为节段动脉。通常，有4条节段动脉向前进入肾盂，向后有一条（图11-6）。叶间动脉起源于节段动脉，通过肾柱进入肾脏，向锥体外侧延伸，首先分支成弓状动脉，然后进入小叶间动脉。了解这种分支模式有助于进行经皮肾造口术或肾活检。放置肾造瘘管最安全的途径是将导管通过乳头状尖端进入肾盂。

三、疾病

肿块

肾囊性病变

（一）概述 囊肿是影像学检查中最常见的肾脏病变。单纯性肾囊肿是充满液体的腔隙，并有纤维壁。它们可能是单发、多发、单侧或双侧，可能有症状或没有病理学意义。在50岁以上的人群中，至少有50%的

人可发现一个肾囊肿[19]。肾囊肿也可能表现为病灶内出血或分隔，在这种情况下，它们被归类为复杂囊肿。肾囊肿和肾细胞癌区别非常重要：肾细胞癌常表现为囊性。1986年引入的Bosniak分类法[20]有助于根据其恶性风险或可能存在的肾细胞癌来确定肾囊肿的特征，从而使其临床管理规范化。

警惕： 最初的Bosniak分类是基于CT扫描可见的形态学成像标准。已经证明原来的分类适用于MRI[21]，但需要注意的是，MRI上过高的软组织对比度，可能会导致高估囊肿分类[22]。

在3T磁场下使用高分辨率的MRI序列，如静脉注射造影剂后抑制脂肪的3D GRE序列，可以将检测富血

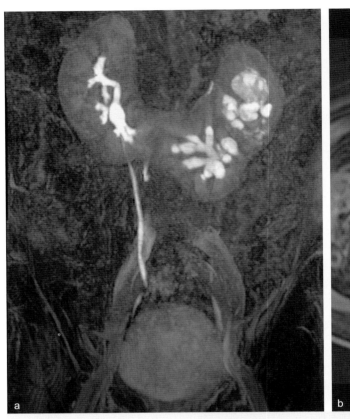
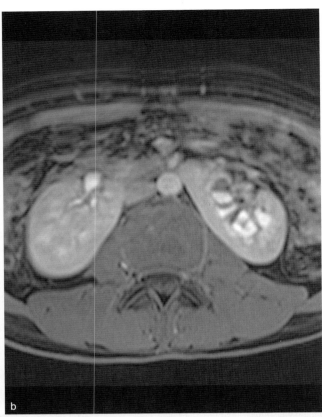

图11-4 马蹄肾。 有马蹄形肾和左侧盆腔膀胱系统重复的患者。（a）冠状面最大强度投影。（b）增强横断位T1WI显示肠系膜下动脉，该动脉阻碍了胚胎肾的上升。

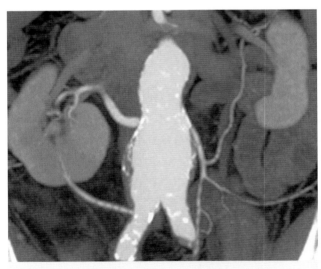

图11-5 60岁，男性，肾下主动脉瘤，副下极动脉。 由于肾脏异常上升，从右髂总动脉产生副下极动脉。

供分隔的分辨率提高到最大2 mm。这使得MRI在监测潜在恶性变化的病变方面特别有用。

（二）影像特征 单纯性肾囊肿在超声上表现为边界清楚无回声的病灶并伴有后方回声增强。浓缩蛋白

质或出血内容物可产生内部回声改变。超声也可显示内部间隔或息肉样肿块。不同的Bosniak类别与以下内容相关。

1. Bosniak 1型囊肿 1型囊肿在CT上与水等密度，CT值在0～20 HU。它们有薄的（＜1 mm）、无强化的包膜（图11-7）。MRI显示T1低信号，T2均匀高信号（图11-8）。与CT一样，未见强化。Bosniak 1型囊肿没有恶性潜能，因此不需要随访或手术切除。

2. Bosniak 2型囊肿 与1型囊肿相比，这些囊肿有较高的CT值（＞20 HU）。内含分隔（＜1 mm）。他们可能表现出细小的壁或分隔钙化，但无强化。T1可能为低信号或高信号，T2也可能呈高或低信号，这取决于是否伴囊内出血（囊肿直径＜3 cm）。2型囊肿不增强（图11-9），无恶化风险。

3. Bosniak 2F型囊肿 这是囊性病变，囊壁增厚、不规则、伴有间分隔。可能存在结节状钙化灶，但没有软组织成分，也没有增强（图11-10，图11-11）。直径＞3 cm且囊内含有出血成分的囊肿也被归类为Bosniak型2F。恶性肿瘤的风险是0～10%。患有2F型囊肿的患者应该随访（"F"代表"随访"）。目前还没有统

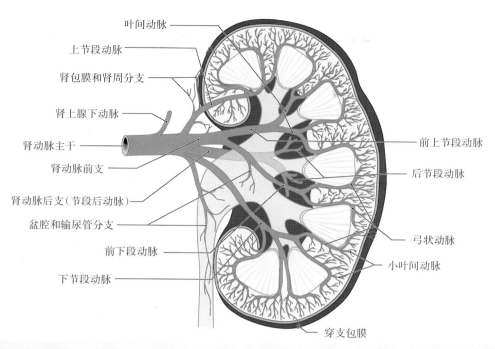

叶间动脉

上节段动脉

肾包膜和肾周分支

肾上腺下动脉

肾动脉主干

肾动脉前支

肾动脉后支（节段后动脉）

盆腔和输尿管分支

前下段动脉

下节段动脉

前上节段动脉

后节段动脉

弓状动脉

小叶间动脉

穿支包膜

图11-6 肾动脉解剖。 大多数情况下，肾盂前有4条节段动脉，后有1条。肾乳头尖无血管，为肾造口术导管提供了良好的入路位置。

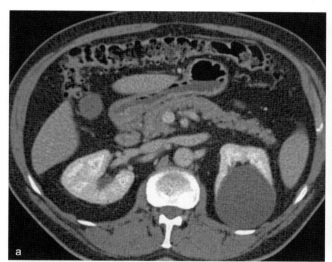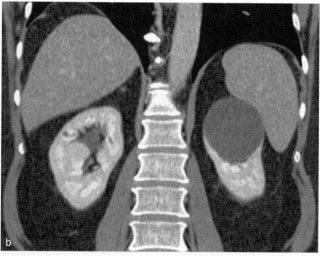

图11-7 单纯性肾囊肿无钙化或分隔（Bosniak1型），CT，肾实质期。 （a）横断面图像。（b）冠状面图像。

一的随访间隔标准。O'Malley等人建议在6个月时进行首次随访，如果没有变化，则依次进行2次的年度随访和1次间隔2年的最终随访。

4. Bosniak 3 型囊肿 两种成像方式均显示增厚、不规则的囊壁伴间隔（图11-12）。也可能存在不规则的壁钙化。与平扫图像相比，CT增强图像上CT值增加超过 15 HU。恶性肿瘤的风险约为50%，因此建议手术切除。

5. Bosniak 4 型囊肿 该类型的囊肿明显为恶性囊性病变，伴实性成分和强化（图11-13，图11-14）。恶性肿瘤的风险为100%，需要手术切除。

（三）临床特征 非复杂性肾囊肿通常无症状，例如，在常规超声检查中偶然发现。较大的肾囊肿可因肾移位而引起腰痛。

（四）鉴别诊断 先天性肾囊肿分为Potter Ⅰ～Ⅳ型，需要与上述肾囊肿进行鉴别。

11

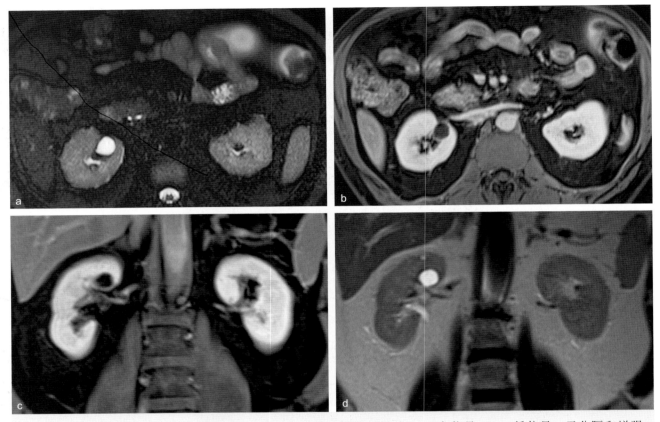

图11-8　57岁，男性，Bosniak 1型囊肿。　右肾上极特征性囊性肿块T2WI高信号，T1WI低信号。无分隔和增强可明确诊断为Bosniak 1型。(a) 横断面T2WI。(b) 横断面T1WI，静脉期。(c) 冠状面T1WI，静脉期。(d) 冠状面T2WI。

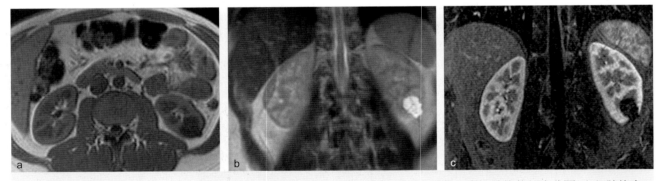

图11-9　Bosniak 2型囊肿，46岁，女性。　(a) 未增强T1WI显示左肾下极一低信号囊性肿块伴细小分隔。(b) 肿块在T2WI上表现为高信号。(c) 增强T1WI。隔膜没有增强。

囊性肾疾病

　　囊性肾脏疾病包括一些基因介导的疾病，它们有不同的表现形式：① 常染色体隐性多囊肾病（ARPKD）；② 常染色体显性多囊肾病（ADPKD）；③ 髓质囊性疾病或幼年肾病；④ 髓质海绵肾；⑤ 先天性肾病综合征；⑥ 家族性发育不良肾小球囊性疾病；⑦ 畸形综合征，如von Hippel-Lindau综合征或结节性硬化症；⑧ 多囊性肾发育不良；⑨ 散发性肾小球囊性肾病。

　　Potter分类是基于囊肿起源部位的组织学检查。

多囊肾病（婴儿型）

　　ARPKD通过受影响的基因位点进一步分化，位点与不同的临床表现相关。

　　1. 新生儿型　即使在产前，双肾因无数小囊肿而增大伴回声，由于无数的小囊肿太小而无法用超声显示。

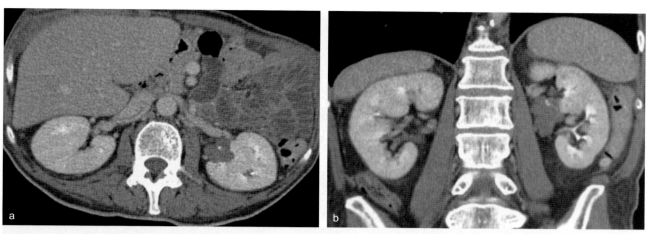

图 11-10 伴有分隔钙化的肾囊肿（Bosniak型2F）。 CT，肾实质期。左肾囊肿未见强化。（a）横断面图像。（b）冠状面图像。

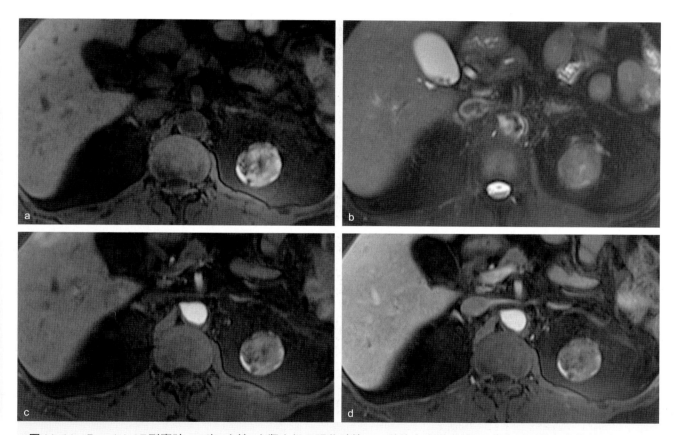

图 11-11 Bosniak 2F型囊肿，66岁，女性，左肾上极无强化肿块。 肿块在未增强的T1WI中呈不均匀高信号，在T2WI中呈不均匀低信号。（a）未增强T1WI。（b）T2WI。（c）增强T1WI，动脉早期。（d）增强T1WI，静脉期。

宫内肾衰竭导致羊水过少，羊水量减少导致肺发育不良。羊水过少也可能导致足杵状畸形和颅骨畸形。

2. 过渡型 肾衰和肾高血压在出生后第一年发生。

3. 幼年型 主要的临床表现是肝纤维化导致门静脉高压并食管静脉曲张。由于存在多个小囊肿，肾脏有回声且稍大。

多囊肾病（成人型，Potter Ⅲ型）

（一）概述 常染色体显性多囊肾病（ADPKD；波特Ⅲ型）是一种常染色体显性疾病，其特征是单侧或

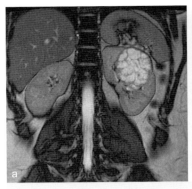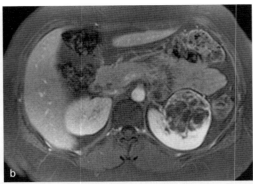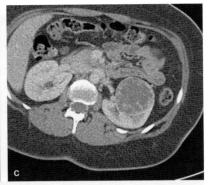

图11-12　Bosniak 3型囊肿。　68岁，男性，左肾发现有多发间隔和不规则间隔增厚的囊性肿块。肿块T2W为高信号，后强化。(a) T2WI。(b) 增强T1WI。(c) 横断面CT(门静脉期)图像。

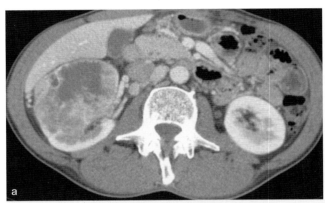
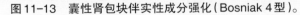
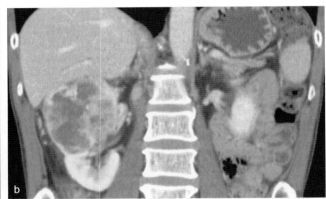

图11-13　囊性肾包块伴实性成分强化(Bosniak 4型)。　CT，肾实质期。(a) 横断面图像。(b) 冠状面图像。

双侧肾脏有明显囊肿。囊肿也存在于胰腺、脾脏或肝脏。在ADPKD患者中也发现与脑动脉瘤有关。囊性肾变性常表现为单纯性和复杂性囊肿的结合。与获得性多囊肾病(如透析患者)相比，恶化的风险没有显著增加。

(二)影像特征　肾脏有多个囊肿(图11-15)，使得难以或不可能检测残留的原始肾实质。由于存在大量囊肿，肾脏明显增大。常见单纯性囊肿和部分复杂的伴有出血改变的囊肿并存(图11-16)。囊肿本身在影像学上与获得性单纯性囊肿和良性囊肿难以区分。双侧肾脏多囊性浸润是其特点。因为ADPKD是一种全身性疾病，其他器官也会受到影响。除肾囊肿外，多发囊肿常见于肝脏，也可发生于胰腺和脾脏。

(三)临床特征　ADPKD通常在成年后出现症状。主诉包括血尿(通常由自限性囊内出血引起)、复发性尿路感染、微量白蛋白尿、高血压、进行性肾功能损害、非特异性腹部主诉或背痛，以及可能的腹围增加。进行性肾衰竭和尿毒症通常发生在40岁以后。一些囊肿性肾脏的患者一直无症状直到同时出现肾功能衰竭，导致延误诊断和遗传咨询。

(四)鉴别诊断

(1) 后天性肾囊肿。

(2) 复杂性肾囊肿。

　髓质海绵肾

　髓质海绵肾是由髓质锥体集合管囊性扩张引起的，皮质不受影响。这些发现可能局限于一个肾锥体或一个节段。该疾病的最初表现出现在青少年，包括复发性肾盂肾炎、血尿或由于尿石症引起的腰痛。

　髓质囊性肾病

　这种疾病分为幼年型(也称为幼年型肾病，常染色体隐性)和成年型(常染色体显性)。肾髓质囊肿伴肾萎缩，最终导致肾功能衰竭。

肾实性肿块

肾实性肿块按来源可分为两类。

1. **上皮性肿瘤**　腺瘤、嗜酸细胞瘤、肾细胞癌。

2. **间充质肿瘤**　血管平滑肌脂肪瘤、髓质纤维瘤、脂肪肉瘤、平滑肌肉瘤、血管外皮细胞瘤。

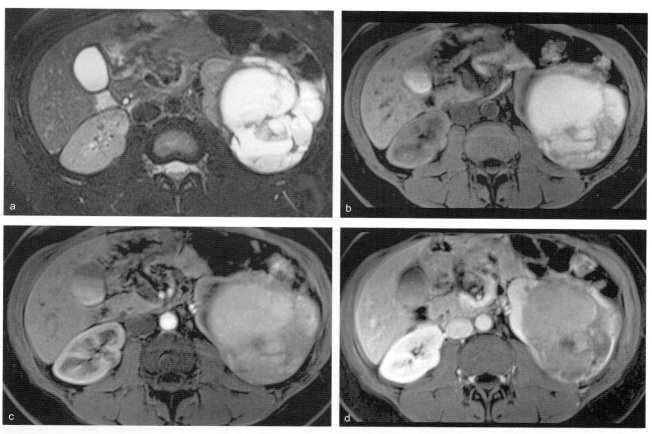

图11-14 Bosniak 4型囊肿。 74岁,男性,发现一不规则的囊性肿块,其中有实性成分。肿块T2WI和T1WI明显高信号,符合囊内出血。增强T1WI显示了不均匀强化。(a)横断面T2WI。(b)横断面未增强T1WI。(c)横断面T1WI,早期动脉期。(d)横断面T1WI,静脉期。

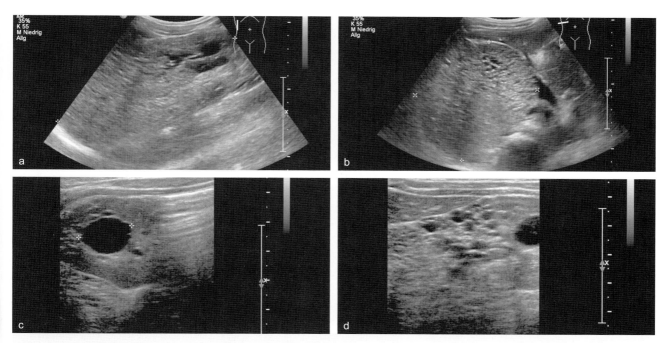

图11-15 囊性肾变性,4岁,女性,组织学证实为囊性肾疾病。 超声显示右肾上极有一个不均匀区域(a),有多个小的无回声囊肿(c,d),并伴有较大的囊肿(b)。(a)从后侧纵向扫描(弯曲阵列传感器)。(b)后侧横向扫描(弯曲阵列换能器)。(c)从后侧(线性传感器)。(d)后侧纵向扫描(线性换能器)。

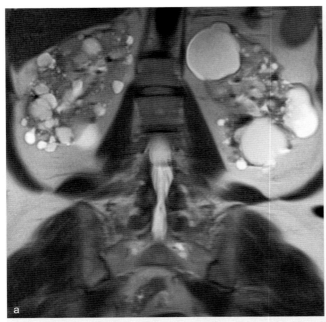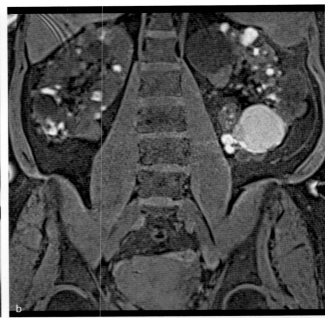

图 11-16 多囊肾。 74岁,女性,双侧多囊肾伴囊内出血。囊肿在T2WI上等信号(a)和T1WI上高信号(b)。

嗜酸细胞瘤

(一)概述 嗜酸细胞瘤是一种良性、生长缓慢的实性肾肿瘤[24,25],起源于肾集合管上皮,内含嗜酸性细胞。发病年龄5～70岁,男女比例为2:1。诊断时肿瘤的平均大小约为6 cm。3%～7%的肾肿瘤为嗜酸细胞瘤。

(二)影像特征 嗜酸细胞瘤在CT上表现为均匀增强的肿块。它通常包含中央星形或辐条轮状无强化瘢痕,提示嗜酸细胞瘤的诊断(图11-17)。MRI表现相仿(图11-18)。

(三)临床特征 嗜酸细胞瘤通常无症状,大多数在因其他情况行影像学检查时偶然发现。大的嗜酸细胞瘤可因器官移位而出现症状,表现为非特异性腹痛或侧腰痛。其临床表现与肾细胞癌难以区分。

(四)鉴别诊断 嗜酸细胞瘤的影像学特征与肾细胞癌非常相似。即使活检也不能总是区分二者。

提醒: 由于嗜酸细胞瘤与肾细胞癌的鉴别问题,具有中央辐条轮结构的单发、均匀肿块是部分(或完全)性肾切除术的指征。

血管平滑肌脂肪瘤

(一)概述 血管平滑肌脂肪瘤是由成熟脂肪、平滑肌和厚壁血管组成的良性错构瘤。它们起源于血管周围的细胞。发病高峰年龄在40～60岁。女性占多数,男女比例约1:4。

结节性硬化症患者发生血管平滑肌脂肪瘤的风险增加(80%的病例存在),并且经常累及双侧肾脏。在这一组中,男女比例相等,发病率的高峰年龄为30岁。然而,大约80%的血管肌脂肪瘤是偶发的。肿瘤体积越大(超过4 cm),发生肿瘤内出血的风险越大。与血管平滑肌脂肪瘤相关的自发性腹膜后出血称为Wunderlich综合征(图11-19,图11-20)。血管平滑肌脂肪瘤的生长是激素依赖性的,妊娠期破裂的风险增加。对于直径≥4 cm的肿瘤,一般建议预防性切除、消融或栓塞。<4 cm的肿瘤可以通过每年的影像学随访来处理。散发性血管肌脂肪瘤的增长率为每年5%。结节性硬化症患者的肿瘤有20%的年增长率。

(二)影像特征 血管平滑肌脂肪瘤的超声表现为高回声肿块伴后方声影,与肾细胞癌有很大的重叠(图11-21)。血管平滑肌脂肪瘤在CT和MRI上的表现取决于瘤内脂肪的比例。肉眼可见CT值<-20 HU的脂肪成分。MRI显示血管平滑肌脂肪瘤T2W和T1W序列高信号。在脂肪抑制序列中有信号强度的衰减(图11-22)。线性低信号与肿块内较大血管内的流空效应相一致。如果CT和MRI显示肿瘤内有明确的脂肪密度或信号,那么血管平滑肌脂肪瘤是最有可能的诊断,因为肾细胞癌含脂肪的情况非常罕见。

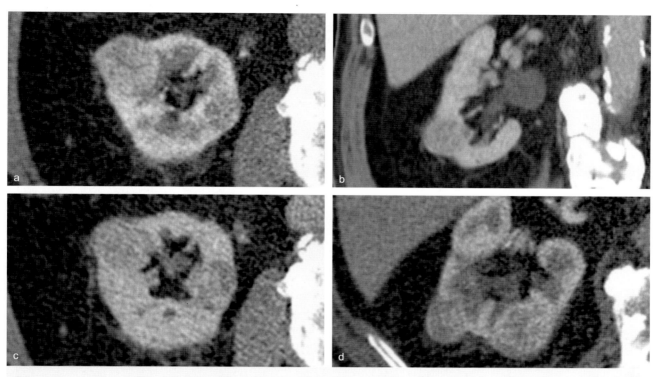

图11-17　87岁，男性，多发性嗜酸细胞瘤。　CT显示典型无强化的中央瘢痕，与周围增强的肿块部分形成对比。
（a）CT，动脉期。（b）CT，冠状面重构图像。（c）CT，肾实质期。（d）CT，排泄期。

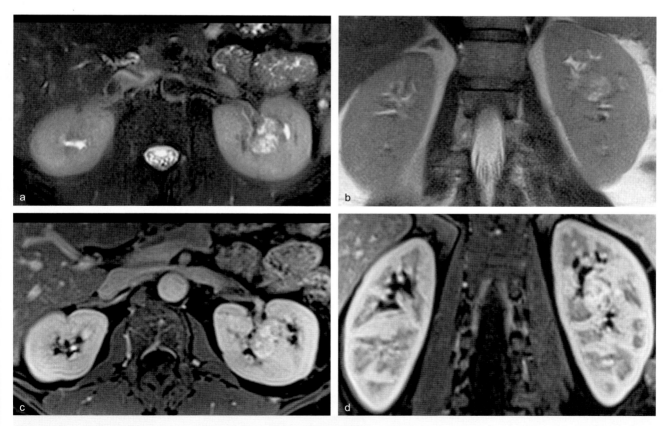

图11-18　肾嗜酸细胞瘤，42岁，男性，左肾中段有T2高信号肿块。　肿块在T1WI中强化，中央有一个不强化的瘢痕。
（a）横断面T2WI。（b）冠状T2WI。（c）横断面脂肪抑制T1WI，静脉期。（d）冠状面脂肪抑制T1WI，静脉期。

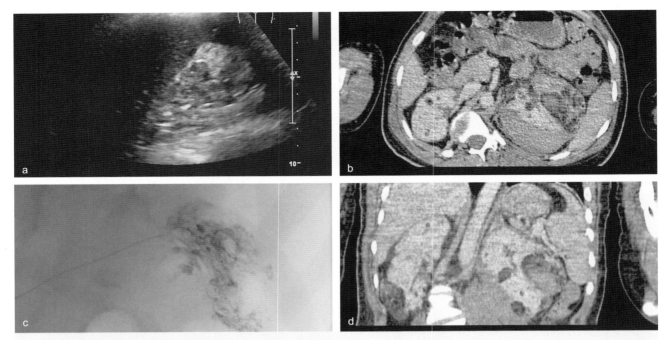

图11-19　肾血管平滑肌脂肪瘤和Wunderlich综合征，21岁，男性，结节性硬化。　患者的血红蛋白水平从14 mg/dL下降到7 mg/dL。（a）超声扫描显示肾回声不均匀，皮质、髓质分界不清，伴出血回声，有一定程度的肾周扩散。（b）横断面CT显示双侧肾肿块，部分伴脂肪密度，左侧肾周血肿。（c）左肾血管造影显示多条螺旋状血管供血给血管平滑肌脂肪瘤，其中一条血管有活动性出血。（d）冠状面CT。

（三）临床特征　较小的血管肌脂肪瘤无症状，通常在常规超声检查中偶然发现。血管平滑肌脂肪瘤可表现为病变生长引起的腹痛或（瘤内）出血（参见Wunderlich综合征）。

（四）鉴别诊断

（1）肾细胞癌（尤其是透明细胞型和乳头状型）。

（2）脂肪肉瘤。

（3）脂肪瘤。

（五）诊断陷阱　大约5%的血管平滑肌脂肪瘤中不含有CT或MRI可检测到的脂肪。这些乏脂血管平滑肌脂肪瘤与肾细胞癌难以区分，需要摘除治疗。小血管平滑肌脂肪瘤与肾细胞癌也很难区分。

淋巴瘤

（一）概述　与其他器官一样，肾脏也易受淋巴瘤（非霍奇金淋巴瘤比霍奇金病更常见）的侵袭。原发性肾淋巴瘤非常罕见。

（二）影像特征　淋巴瘤累及肾脏可表现为单发病灶或多发病灶。也可发生弥漫性淋巴瘤浸润，导致肾脏增大。邻近的腹膜后淋巴瘤也可侵袭肾脏。肾淋巴瘤的影像学表现均匀，与正常肾组织相比，强化稍低（图11-23，图11-24）。

（三）临床特征　除了腰痛和血尿，原发性肾淋巴瘤表现为与全身性淋巴瘤相同的全身症状，包括不明原因的发烧、盗汗、不明原因的体重减轻和运动耐量下降。其他特征是高钙血症和高尿酸血症，最终导致肾功能衰竭。

（四）鉴别诊断

（1）肾梗死。

（2）肾炎。

（五）诊断陷阱　皮质边缘征象（即包膜下强化边缘伴肾其他部位很少强化或无强化）有助于鉴别诊断肾梗死。尽管肾动脉闭塞或栓塞导致梗死，但该病例的肾包膜下血管仍足以维持肾实质的血流。

肾细胞癌

（一）概述　以下是肾细胞癌的主要鉴别类型：① 透明细胞癌（约占所有肾细胞癌的70%～80%）；② 乳头状肾细胞癌（约占所有肾细胞癌的10%～15%）；③ 嫌色性肾细胞癌（约占所有肾细胞癌的4%～11%）；④ Bellini导管癌（非常罕见，不到所有肾细胞癌的1%）；⑤ 不能分类的肾细胞癌（约占所有肾细胞癌的10%）。

肾细胞癌占所有肾恶性肿瘤的85%。约10%为盆腔膀胱系统的尿路上皮癌，约2%为肾肉瘤。与上皮细胞起源一致，肾细胞癌起源于肾小管或集合管。危险因素是尼古丁滥用、肥胖、高血压、糖尿病、囊性肾变性、肾功能衰竭和von Hippel-Lindau综合征。在危险

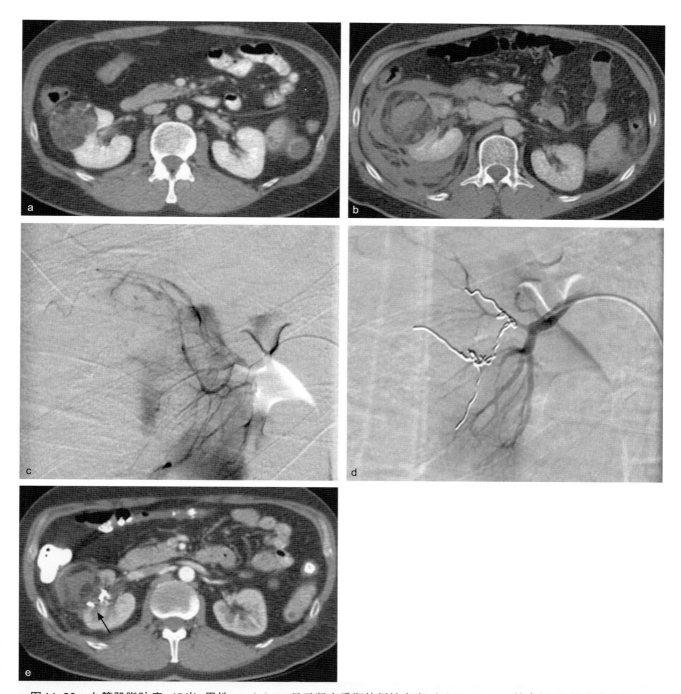

图11-20 血管肌脂肪瘤,45岁,男性。 (a)CT显示肾实质期特征性密度。(b)Wunderlich综合征,急性腹膜后出血。(c)弹簧栓塞前血管造影。(d)肿瘤供血血管弹簧栓塞后的血管造影。(e)栓塞后3个月肾造影时的CT。血肿被重新吸收。弹簧可以识别(箭)。

因素方面,目前男性以2:1的比例占多数。肾细胞癌的发病高峰年龄为40～70岁。据估计,仅在美国每年就有64 000例肾细胞癌新病例。

(二)影像特征 肾细胞癌的声像图特征多样。相对于正常肾实质,肿瘤可呈低回声、等回声或高回声。一些病变有囊性成分,或为有中央实性成分的囊肿。

不同类型患者表现出以下影像学征象。

1. 透明细胞癌 这种类型在CT和MRI上表现为强化的不均匀肿块(图11-25)。MRI表现取决于病变内出血或坏死的存在和程度。T1WI上病变可能是等信号、低信号或高信号,T2WI不均匀高信号,伴低信号假包膜。假包膜可能破裂,说明有脂肪渗透。在4%～15%的病例中发现囊变。

11

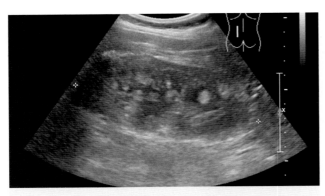

图11-21　血管肌脂肪瘤,13岁,女性,结节性硬化。　左肾有多个含回声肿块。

2. 乳头状肾细胞癌　T2WI上呈均匀低信号(图11-26)。它表现出相对较弱的强化,也易发生坏死和出血性变化。

3. 嫌色性肾细胞癌、Bellini导管癌和不可分类肾细胞癌　这些类型的影像学特征与透明细胞癌相似。

肾细胞癌TNM分期见表11-1。

(三)临床特征　由于肾细胞癌在最初阶段通常无症状,在常规超声检查或其他影像学检查中偶然发现。晚期肿瘤表现为非特异性症状,如体重减轻、不明原因的发烧、疲劳和贫血。根据肿瘤的大小,也可能出现腹痛和肉眼血尿。

> **提醒**:当撰写影像报告时,对于手术计划而言,描述肾盂和肾血管与肾细胞癌的关系是很重要的。

小儿肾肿瘤
肾母细胞瘤

(一)概述　肾母细胞瘤又称Wilms瘤,是一种由原始肾母细胞组织组成的恶性发育不良肿瘤。它起源于后肾胚基的永久胚胎细胞。肾母细胞瘤是儿童和青少年最常见的肾肿瘤,发病率为1/10万。大多数肾母细胞瘤发生在4岁之前。一个相关的异常是Beckwith-Wiedemann综合征(也称为脐膨出-巨舌-巨体综合征)。

(二)影像特征　肾母细胞瘤在诊断时可能达到巨大的体积,引起周围结构的位移。通常,最初的影像学检查是超声检查,超声检查显示来自肾脏的回声肿块和假包膜(受压的肾实质)(图11-27)。大多数国家及国际学会推荐MRI作为超声之后的进一步检查方法。肾母细胞瘤MRI在T1W和T2W序列表现不同。在一些病例中可以发现小区域的肿瘤内出血(T1W平扫高信号)。

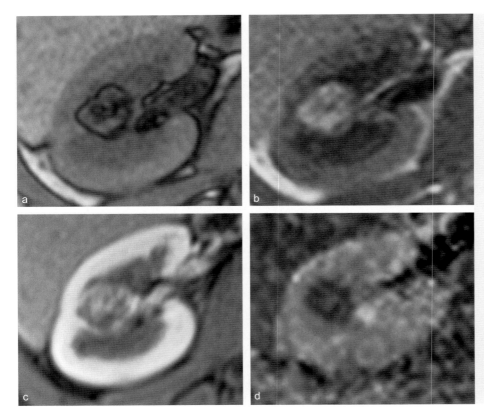

图11-22　血管肌脂肪瘤,66岁。　T1WI上不均匀强化肿块(c)在右肾中央区域弥散受限(d)。同相位肿块表现为明显高信号(b),反相位显示明显信号强度下降(>50%)(a),显示存在胞质脂肪。(a)反相位图像。(b)同相位图像。(c)增强T1W图像。(d)ADC图。

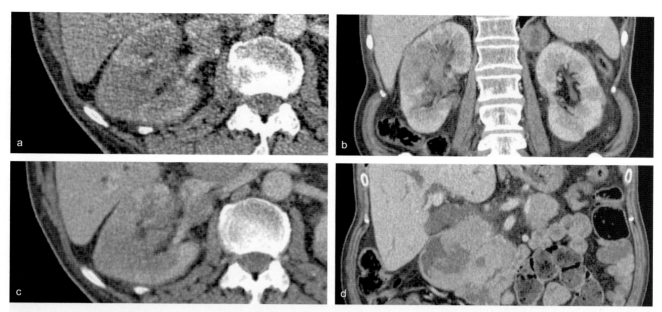

图11-23　B细胞淋巴瘤，71岁，男性，淋巴瘤累及肾脏。 实验室检查显示胆红素和脂肪酶活性升高。CT示动脉早期，这些肾低密度病变血供较少（a），门脉期仅可见微弱均匀强化（b、c）。淋巴瘤累及胰腺和十二指肠，导致胆汁引流受阻和胆汁淤积。（a）横断面CT，动脉早期。（b）冠状面CT，静脉期。（c）横断面CT，静脉期。（d）冠状面重组CT，静脉期。

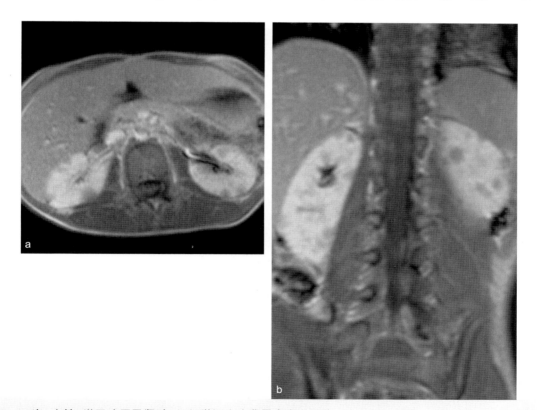

图11-24　24岁，女性，淋巴瘤累及肾脏，组织学证实为非霍奇金淋巴瘤。 MRI显示多发双侧肾肿块，增强T1WI显示肿块信号低于正常肾实质。（a）横断面图像。（b）冠状面图像。

肾母细胞瘤在静脉注射造影剂后呈不均匀强化（图11-28）。大多数指南推荐两个平面的胸部平片以排除肺转移。可疑者应进一步行螺旋CT检查。肾母细胞瘤分期

采用国际儿童肿瘤学会（SIOP）标准（表11-2）。

（三）临床特征 儿童的典型表现是腹部无痛肿块。很少有血尿或高血压。如果肿瘤相对较小，有时

11

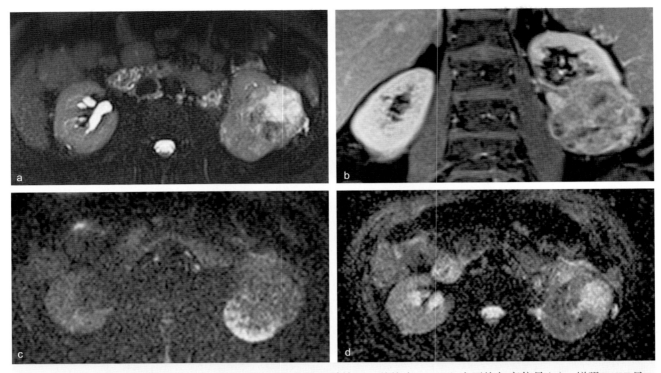

图11-25　肾细胞癌（透明细胞型），42岁，男性，左肾下极肿块。　肿块在T2WI上为不均匀高信号（a）。增强T1WI显示明显不均匀强化（b），实性成分（后内侧）显示明显弥散受限（c,d）。（a）T2WI。（b）增强T1WI。（c）弥散加权图像。（d）ADC图像。

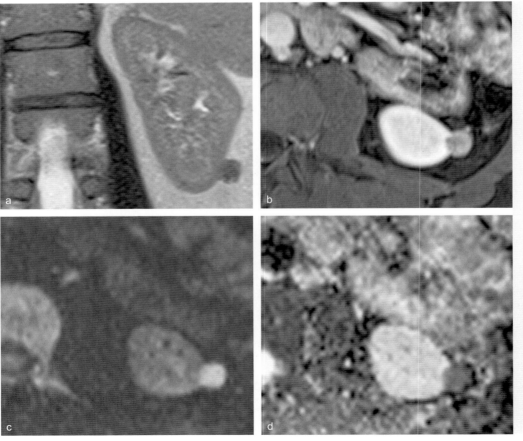

图11-26　肾细胞癌（乳头状型）。　左肾下极外生性肿块T2WI显示低信号（a），增强T1WI显示中度强化（b），弥散受限（c,d）。（a）T2WI。（b）增强T1WI。（c）弥散加权图像。（d）ADC图像。

表11-1 肾细胞癌TNM分期[27]

名 称	描 述
原发肿瘤	
Tx	原发性肿瘤不能评估
T0	无原发肿瘤
T1	肿瘤最大直径≤7 cm，局限于肾脏
• T1a	肿瘤最大直径≤4 cm，局限于肾脏
• T1b	肿瘤>4 cm，最大直径≤7 cm，限于肾脏
T2	肿瘤最大直径7 cm，限于肾脏
• T2a	肿瘤>7 cm，最大者≤10 cm，限于肾脏
• T2b	肿瘤最大直径10 cm，局限于肾脏
T3	肿瘤延伸到大静脉或肾周组织，但没有进入同侧肾上腺，也没有超出肾筋膜
• T3a	肿瘤肉眼侵入至肾静脉或其节段性（含肌层）分支，或肿瘤侵袭肾周和/或肾窦脂肪，但不超过Gerota筋膜
• T3b	肿瘤肉眼侵入膈下的腔静脉
• T3c	肿瘤肉眼侵入膈上方的腔静脉或侵入腔静脉壁
T4	肿瘤浸润超过Gerota筋膜（包括直接侵犯同侧肾上腺）
区域淋巴结	
Nx	无法评估区域淋巴结
N0	无区域淋巴结转移
N1	单个区域淋巴结转移
N2	转移至多个区域淋巴结
远处转移	
Mx	不能评估远处转移
M0	无远处转移
M1	远处转移

可能因其他原因行超声检查时偶然发现。

提醒： 6个月至16岁的儿童经影像学检查发现肾母细胞瘤，但未经组织学证实，应先进行化疗以缩小肿瘤大小。经皮或开放的肿瘤活检会有针道转移和腹膜种植的风险。在化疗后肿瘤肾切除术之后再进行病理诊断、确定组织学亚型（低级别、标准风险度、高级别）。

未经治疗的病例预后不良。肿瘤标准的治疗方式包括化疗、手术和放射治疗。术前化疗可以使更多患者能够达到术前分期Ⅰ期。根据化疗后病灶达到的分期和组织学亚型制定术后治疗方案。

（四）鉴别诊断
（1）中胚层肾瘤。
（2）神经母细胞瘤（向下推移肾脏）。
（3）肾淋巴瘤。

（五）诊断陷阱 如果肿块的来源不确定，特别是大肿块，评估周围正常的肾实质可能有帮助。如果在肿瘤

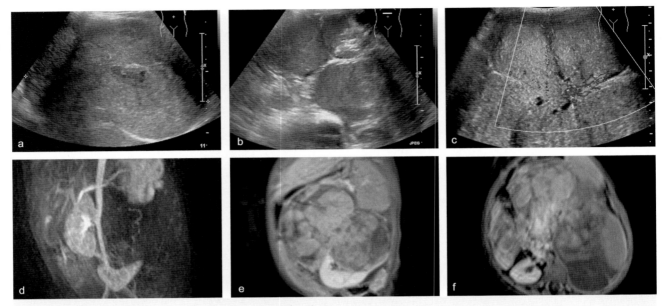

图11-27　肾母细胞瘤。　（a）超声示左上象限一边界清楚、回声不均匀的大肿块。（b）肿块越过中线。（c）超声显示以周围血管为主。（d）交错随机轨迹（TWIST）时间分辨MR血管造影显示轻度主动脉向右移位，灌注正常的肾实质向下移位。（e）增强T1WI显示一个起源于左肾的分叶状肿块。（f）肿块越过中线。

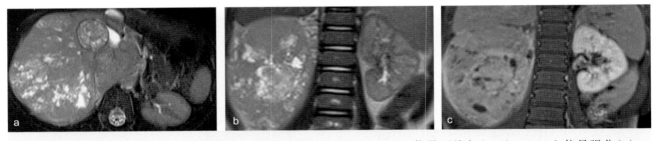

图11-28　肾母细胞瘤。　6岁女童右肾区发现一分叶状肿块。T2WI上信号不均匀（a，b），T1WI上信号强化（c）。（a）横断面T2WI上信号增强图像。（b）冠状面T2WI。（c）增强T1WI。

表11-2　肾母细胞瘤SIOP分期系统

分　期	描　　　述
I	肿瘤局限于肾脏；肾包膜可能被肿瘤浸润，但未达外表面；肿瘤可完全切除
II	肿瘤超出肾脏或穿透肾包膜，但可完全切除；腹部淋巴结未受累
III	肿瘤不完全切除，超出切除边缘；没有血行转移；术前或术中肿瘤破裂；腹部淋巴结受累
IV	腹盆腔外血行转移或淋巴结转移
V	诊断时双侧肾受累

注：SIOP，国际儿科肿瘤学会。

部位或肿瘤周围发现了受压的肾组织，这就证实了肿块起源于肾脏。肾盂的破坏也可证明这一点。

神经母细胞瘤

（一）概述　神经母细胞瘤是来源于交感神经系统的恶性胚胎性肿瘤。因此，神经母细胞瘤不仅发生在肾上腺（肾上腺髓质，占神经母细胞瘤的48%），而且还发生在颈、胸、腹交感神经干和副神经节。仅次于肾上腺区的第二大常见部位是肾上腺以外的腹膜后区（占神经母细胞瘤的25%）。神经母细胞瘤是儿童最常见的颅外实体瘤。根据来自SEER数据库的数据，美国

14岁以下儿童神经母细胞瘤的发病率约为10.5/10万（高危人群）。因为神经母细胞瘤是胚胎性肿瘤，大多数在出生的第一年被诊断。大约40%在最初的12个月，90%的患者诊断时年龄在6岁以下。该肿瘤的发病率随年龄增长而下降。

（二）影像特征 与几乎所有的儿科肿瘤一样，超声是用于发现原发肿瘤和评估局部区域淋巴结的初步影像学检查。接下来是MRI的精细成像，在检测神经母细胞瘤通过神经孔向椎管内扩展方面优于其他方法。MIBG（碘苄胍）核素扫描用于筛查是否有转移。神经母细胞瘤因坏死、囊变、瘤内出血和钙化，在超声上表现为不均匀回声肿块（图11-29）。在某些病例，肿瘤通过神经孔在椎管内的扩散在初始超声检查已经可以被发现。在MRI上，神经母细胞瘤即使在平扫图像上也表现出异质性。T2WI上呈高信号，T1WI上呈低信号。向邻近神经孔的延伸可能很明显。钙化在神经母细胞瘤中比在肾母细胞瘤中更常见。与肾母细胞瘤不同，神经母细胞瘤的特点是侵袭性生长和血管包裹（图11-30）。在国际神经母细胞瘤分期系统中，神经母细胞瘤被分为4期（INSS，表11-3）。

（三）临床特征 根据肿瘤的大小，可能会出现尿路梗阻。肿瘤通过神经孔扩散至椎管内会导致相应的神经症状。肿瘤晚期患者会出现（非特异性）全身症状，如嗜睡和发烧。

（四）鉴别诊断

（1）Wilms瘤。

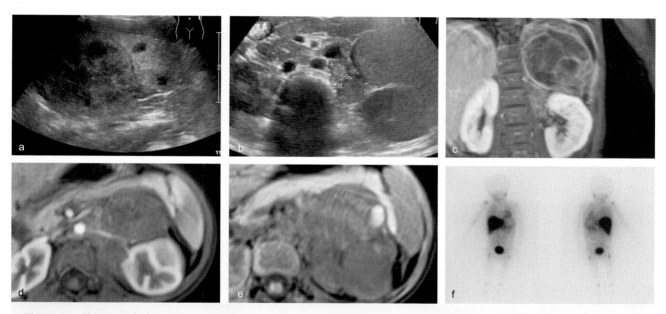

图11-29 神经母细胞瘤。（a）超声显示左上腹部肿块呈不均匀回声，包括无回声坏死区。（b）主动脉旁淋巴结转移的声像图。（c）增强冠状面T1WI。肿块与肾脏分界尚清晰，左肾向下移位，肿块呈不均匀强化。（d）增强横断面T1WI。肿块包绕肾血管。（e）注射造影剂前的横断面T1WI。平扫图像中的高信号成分代表肿瘤内出血。（f）MIBG扫描显示原发于左上腹部的肿瘤，以及包括右侧肱骨在内的骨转移部位。

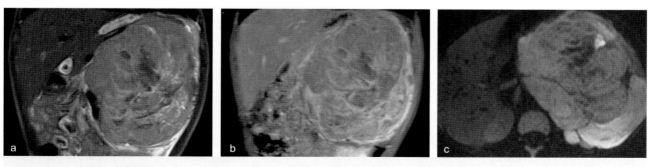

图11-30 神经母细胞瘤。（a）T2WI显示左上中腹不均匀信号肿块，病灶内有出血和坏死的区域。（b）对比增强T1WI呈不均匀强化，可见腹腔干的分支穿过肿块。这是神经母细胞瘤的特征。（c）DWI表现为扩散受限。

表11-3 神经母细胞瘤国际分期系统（INSS）

分期	描 述
I	肿瘤局限于原发部位,可完全切除
II	肿瘤不能被完全切除,但未跨越中线
III	肿瘤跨中线或对侧淋巴结转移
IV	远处转移

（2）肾上腺出血。

（3）节细胞神经母细胞瘤。

（4）神经节细胞瘤。

（五）诊断陷阱 血管可能被肿瘤包绕。6岁以下儿童出现该征象强烈提示神经母细胞瘤。这个年龄段第二重要的鉴别诊断是肾母细胞瘤,它倾向于推移血管而不是包绕血管。同样,神经节细胞瘤等良性肿瘤也不会出现包绕血管的征象。

炎症性病变

急慢性肾盂肾炎

（一）概述 肾盂肾炎是最常见的肾脏细菌性感染。最常见的原因是上行性膀胱炎。主要的致病微生物是大肠埃希菌,它通过抑制输尿管的蠕动,为肾脏的逆行感染提供了途径。一种特殊的形式是气肿性肾盂肾炎,这是一种罕见的肾实质坏死性感染,伴有气体产生。糖尿病是气肿性肾盂肾炎发生的主要危险因素（90%的患者）。气肿性肾盂肾炎的主要致病微生物也是大肠埃希菌。这种疾病的病死率很高,需要立即进行临床干预。

（二）影像特征 成人非复杂性肾盂肾炎的诊断不需要影像学检查。超声是检查复杂因素的首选方法。其他成像方式仅用于解决超声检查所发现的一些特定问题,根据发现的这些问题再选择适宜的检查方法。膀胱输尿管反流是儿童肾盂肾炎最常见的原因。反复发作性肾盂肾炎的患者应该在无感染的间隔期内通过超声检查或排尿性膀胱尿道造影来评估是否有反流（图11-31,表11-4）。排尿性膀胱尿道造影应该由那些有使用透视设备经验的医生进行,因为这项检查的性腺受照剂量可能相对较高。透视设备应允许脉冲曝光和透视图像的存储（透视序列中的最后图像保持,以减少记录所需的帧数）。

> **提醒:** 疑似肾盂肾炎的儿童应接受超声检查,以排除可能与尿路梗阻相关的异常。

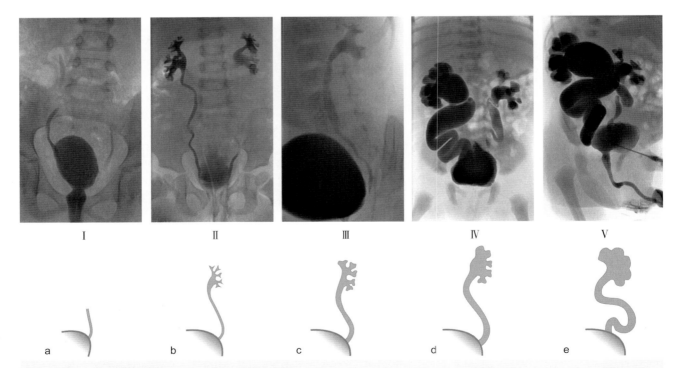

图11-31 国际反流研究组分类中膀胱输尿管反流的分级。 示意图(下排)和示例图像(上排)。除前后位视图外,每个输尿管都以旋转视图显示(c)。尿道全程显示(e),应该评估是否有尿道瓣膜(如果使用经尿道导管进行膀胱内造影剂灌注,则应将其移除)。(a) I级。(b) II级。(c) III级。(d) IV级。(e) V级。

表11-4 国际反流研究小组膀胱输尿管反流分级系统（根据反流在静止状态或仅在排尿过程中的出现，也可将其分为低压或高压反流）

分级	描 述
I	仅反流至输尿管
II	反流至集合系统，但未伴有集合系统扩张
III	反流至集合系统伴有集合系统轻度扩张，输尿管轻度迂曲，少或不伴肾盏穹隆部的圆钝
IV	输尿管中度扩张和/或迂曲，肾盂和肾盏中度扩张，肾盏穹隆部完全消失，但保留乳头状外观
V	输尿管重度扩张和迂曲，肾盂和肾盏明显扩张，肾盏乳头状外观消失

肾盂肾炎急性期肾脏可以肿胀至正常大小的两倍。肾盂肾炎的一个特征是炎症从肾乳头尖端和肾小管扩散到肾皮质。肾盂肾炎引起的间质水肿增加了组织压力，引起血管收缩，导致肾脏形成楔形病损区（图11-32）。相反，血源性感染会形成分布在皮层的外周性病变。因此，肾盂肾炎的断层影像表现为楔形病变区呈轮辐状排列，其强化程度低于周围肾实质（图11-33）。受炎症感染的肾脏较对侧增大。炎症区域在ADC图上呈低信号。这是由于炎症反应导致的扩散受限（图11-34）。炎症区也存在排泄延迟现象。这可能与肾周炎症性改变有关，如肾周脂肪的累及和

肾周液体集聚。炎症进展甚至可形成脓肿，其特征为圆形或椭圆形的蜂窝区，边缘强化，扩散受限（图11-35）。气肿性肾盂肾炎与其他疾病的区别在于有气体聚集。

（三）临床特点 此病起因通常是急性上尿路感染，临床上多无症状。未经治疗的感染进一步发展会导致肾盂肾炎，表现为腰部疼痛和全身症状，如发热、寒战、嗜睡和排尿困难。还有一些急性肾盂肾炎会引起非特异性胃肠道不适。慢性肾盂肾炎除了急性肾盂肾炎的急性发作期症状外，通常表现为体重减轻和疲劳等非特异性症状。晚期的特点是器官损伤导致肾功能衰竭。

（四）鉴别诊断 肾盂肾炎的鉴别诊断包括外伤、梗死和软斑症。软斑症（图11-36）是一种罕见的炎症反应性疾病，以结节状斑块形成为特征。它主要发生在免疫抑制的患者以及糖尿病和淋巴瘤患者中。MRI显示肾脏增大和不均匀强化。肾实质在T2W序列上表现为不均匀信号特征。软化斑可以用抗生素进行治疗。

（五）诊断陷阱 肾盂肾炎可能被误诊为肾梗死。与肾盂肾炎不同，肾梗死也可呈楔形，但除包膜下皮质外无明显强化。

黄色肉芽肿性肾盂肾炎

（一）概述 黄色肉芽肿性肾盂肾炎是一种慢性肉芽肿性肾盂肾炎，由肾盂肾盏系统的慢性梗阻引起。

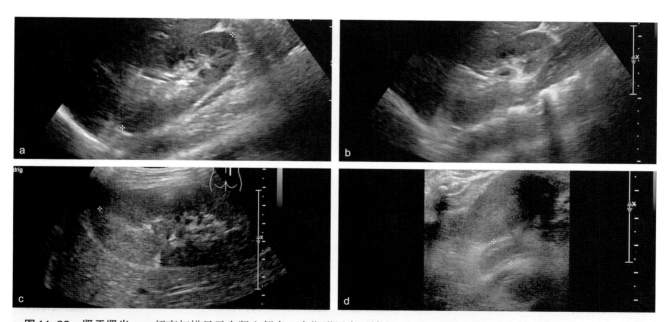

图11-32 肾盂肾炎。 超声扫描显示右肾上部有一个楔形回声区域（a,c），肾盂壁明显增厚（阳性尿路上皮征[b,d]）。（a）经肝行前侧扫描（曲面阵列探头）。（b）经肝行前侧扫描（曲面阵列探头）。（c）从后侧扫描（曲面阵列探头）。（d）从后侧扫描（线阵探头）。

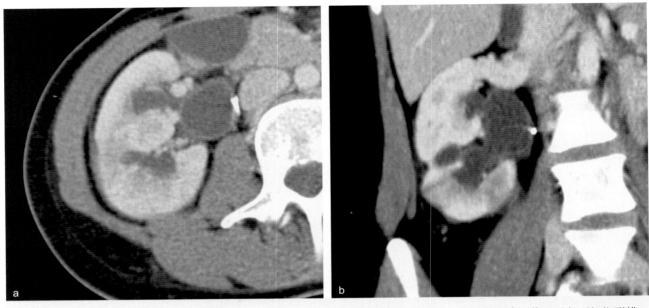

图11-33　右肾盂扩张的肾盂肾炎患者。　（a）横断面CT显示肾盂壁增厚和强化。（b）冠状重建图像显示肾下极楔形模糊低强化区，皮髓质分界消失。

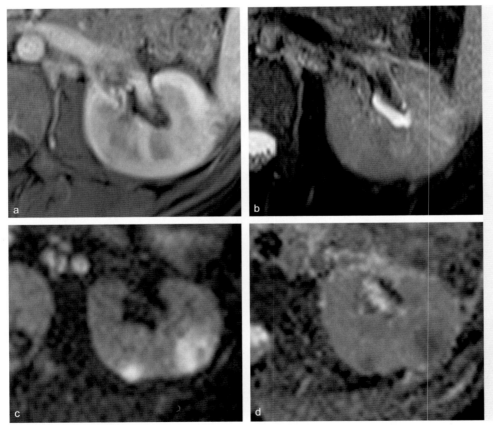

图11-34　21岁，男性，肾盂肾炎。　（a）造影剂注射后T1WI显示楔形低灌注区域。（b）T2WI显示对应的高信号。（c）DWI显示左肾中部弥散受限。（d）ADC图。

慢性梗阻导致肾盏扩张，其内充满细胞碎片和脓液，从而引起肾实质萎缩。

（二）影像特征　影像学通常显示肾盂内有一个巨大结石，并伴有肾盏扩张和可能的淋巴结肿大。肾脏轮廓增大。超声波可以很好地显示这些影像表现。MRI或CT显示肾实质相对低灌注（图11-37）。黄色肉芽肿性肾盂肾炎在T2WI上呈高信号，在T1WI上呈等至低信号（图11-38）。

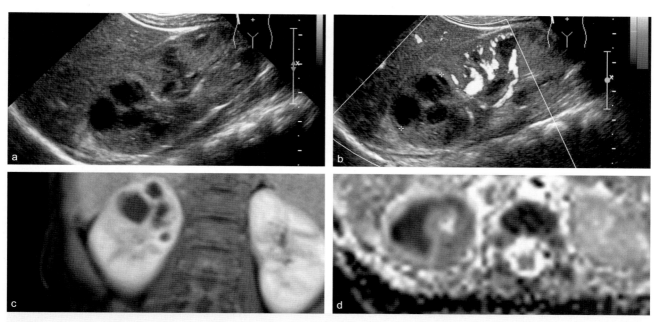

图11-35 4个月的婴儿，肾脓肿，体温升高（38.5℃）。 （a）超声显示右肾上极有低回声的局限性肿块，中央见无回声区域。（b）超声显示病灶内无血供。（c）冠状面T1WI表现为中央低信号。（d）ADC图显示肿块ADC值偏低。

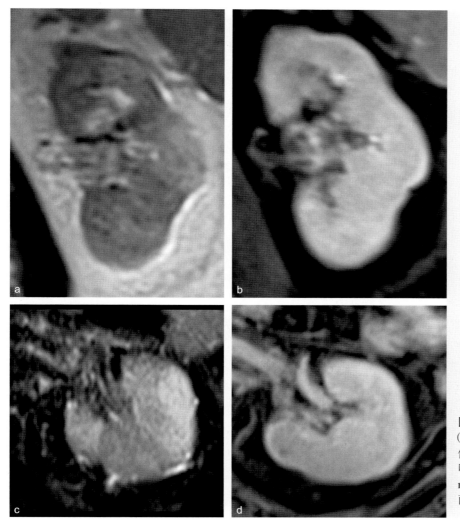

图11-36 73岁，男性，软斑症。（a）T2WI显示左肾实质小叶状高信号改变。（b）增强冠状面T1WI无明显强化。（c）扩散加权成像（ADC map）显示轻度扩散受限。（d）横断面增强T1WI。

11

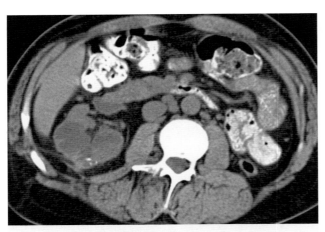

图11-37　黄色肉芽肿性肾盂肾炎。　CT平扫表现为典型的肾盂肾盏的扩张和密度降低。

（三）临床特征　黄色肉芽肿性肾盂肾炎的临床表现无特异性。典型的症状是腰部疼痛和非特异性体征，如发热、体重减轻和寒战。其他发现是尿培养阳性和可能的侧腰肿块。首选的治疗方法是手术切除。

（四）鉴别诊断

（1）尿路上皮癌。

（2）淋巴瘤。

（五）诊断陷阱　较常见的误诊是将黄色肉芽肿性肾盂肾炎的肿块误认为是尿路上皮癌（图11-39）。发现输尿管近端结石阻塞征象可提示准确的诊断。

血管病变

动脉粥样硬化性肾动脉狭窄

（一）概述　在90%的动脉粥样硬化性肾动脉狭窄病例中，肾动脉狭窄是由血管壁的局灶性获得性动脉粥样硬化改变引起的，通常累及动脉的开口部分。狭窄可发生在有全身性动脉粥样硬化的情况下，例如，45%的外周动脉闭塞性疾病患者也被发现有肾动脉狭窄。在尸检研究中，动脉粥样硬化性肾动脉狭窄的发生率为4.3%[28,29]。肾动脉狭窄是继发性高血压的主要原因，继发性高血压是由于肾素–血管紧张素系统对肾血流减少的反应所引起。血流动力学上明显的肾动脉狭窄还会导致肾功能恶化。

（二）影像特征　超声和MRA作为一种诊断手段几乎完全取代了传统的血管造影；后者目前仅用于肾动脉狭窄的介入治疗。这一病变的影像特征表现为局灶性动脉管腔狭窄，主要累及肾动脉近段1/3。肾动脉狭窄程度根据血管狭窄的百分比进行分级。根据目前的指南，当管腔狭窄超过50%时，可诊断为肾动脉狭窄。当管腔狭窄超过70%时，被认为已有明显的血流

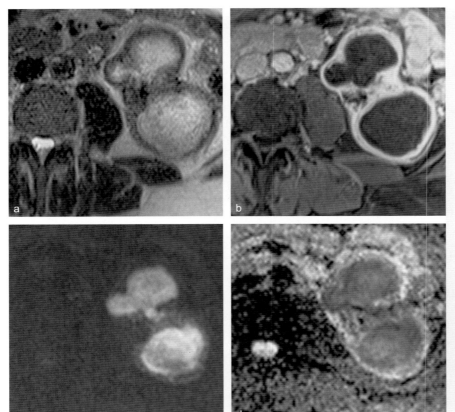

图11-38　77岁，女性，黄色肉芽肿性肾盂肾炎。（a）横断面T2WI。左肾肿大，信号增高。（b）增强横断面T1WI表现为肾积水及周围肾实质的强化。（c）扩散加权成像有明显的扩散受限。（d）ADC map图像。

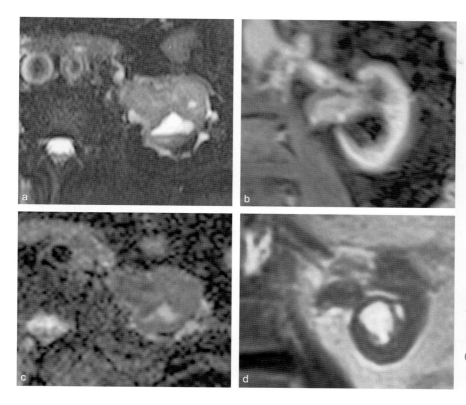

图11-39 63岁,女性,尿路上皮癌,T2WI上(a,d)低信号充盈缺损,T1WI上(b)轻度强化。左肾盂弥散受限(c)。(a)横断面T2WI。(b)增强冠状面T1WI。(c)ADC图。(d)冠状面T2WI。

动力学异常改变。狭窄95%~99%被定义为闭塞前肾动脉狭窄(图11-40)。

(三)临床特征 肾动脉狭窄显著影响血流动力学通常表现为肾动脉高压。它还可能导致肾功能受损、其他原因无法解释的肺水肿和心力衰竭。

(四)鉴别诊断 需要与肾动脉纤维肌性发育不良进行鉴别。

纤维肌性发育不良

(一)概述 纤维肌性发育不良是导致肾动脉狭窄的第二大原因,仅次于动脉粥样硬化。与动脉粥样硬化性肾动脉狭窄不同,纤维肌性发育不良是一种先天性而不是获得性血管壁疾病,最常影响血管壁中层。纤维肌性发育不良以结缔组织和平滑肌细胞增生为特征,原因不明,引起局限性管壁增厚致管腔狭窄,与管壁变薄相间。这种疾病影响血管壁的内膜层比较少见。纤维肌性发育不良在年轻女性中最为常见。

(二)影像特征 典型的影像征象是血管狭窄和扩张交替出现,这就形成了"串珠样"的外观,这是诊断纤维肌性发育不良的特征性征象。与动脉粥样硬化性肾动脉狭窄不同,纤维肌性发育不良的血管改变累及肾动脉的远端2/3。MRA诊断纤维肌性发育不良的敏感性为93%~97%(图11-41)。

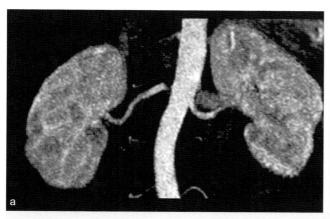
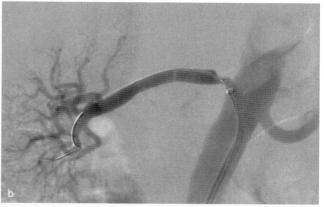

图11-40 **肾动脉狭窄。** 74岁,男性,右肾动脉近端重度动脉粥样硬化性狭窄。(a)CT血管造影。(b)数字减影血管造影。

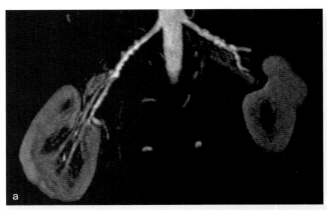
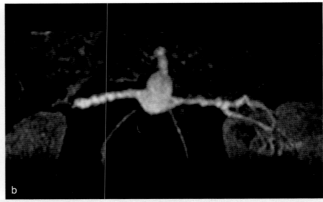

图11-41　纤维肌性发育不良，22岁，女性，双侧肾动脉呈典型的扩张和狭窄交替出现的串珠状征象。（a）冠状面MRA，最大信号强度投影。（b）横断面MRA，最大信号强度投影。

（三）临床特征　纤维肌性发育不良所致的肾动脉狭窄与动脉粥样硬化性肾动脉狭窄的临床表现相同。

（四）鉴别诊断

（1）肾动脉瘤。

（2）动脉粥样硬化性肾动脉狭窄。

（五）诊断陷阱　图像采集时空间分辨率过低（>1 mm³体素大小）和/或采集时间过长（> 25 ~ 30 s，取决于患者的屏气能力）会因空间分辨率不足和长时间采集过程中呼吸运动伪影风险增加而降低诊断准确性。

四、肾移植

（一）术前评估　活体肾脏捐赠已经成为当前比较热门的话题。断层显像能在术前评估潜在的肾脏捐赠者以排除肿瘤病变和评估血管改变，特别是检测异常肾动脉和静脉。这些发现可以改进手术计划，将术中并发症的风险降至最低。泌尿系造影时输尿管延迟成像有助于发现先天性输尿管变异或一些异常病程。

（二）术后随访　影像学检查的适应证包括检测血管并发症，如肾动脉狭窄、肾静脉血栓形成或输尿管狭窄。超声和MRI是最常用的检查方法。由于其良好的软组织对比度，MRI还可用于检测肾移植并发症，如淋巴囊肿、淋巴组织增生性疾病和肉芽肿性疾病。尿性囊肿、血肿、淋巴囊肿和脓肿等积液在T2W序列中呈中等高信号。淋巴囊肿不强化，但脓肿往往表现为边缘强化。在注射造影剂之前，脂肪饱和的T1W序列上血肿表现为不强化的高信号。

急性同种异体移植排斥反应在MRI上没有与形态学上的相关性。急性肾小管坏死患者可见髓质造影剂的异常聚集。

第二节　泌尿道

一、腹膜后肿块

（一）概述　除上述实体肿块外，腹膜后肿块的鉴别诊断还包括肾周淋巴瘤、腹膜后纤维化（Ormond病）、淋巴结转移（如肾癌、膀胱癌、子宫癌、前列腺癌）、黄色肉芽肿性肾盂肾炎和肉瘤。还有神经外胚层肿瘤，如副神经节瘤、肾上腺外嗜铬细胞瘤和生殖细胞瘤（畸胎瘤）。最常见的实体肿瘤是脂肪肉瘤。腹膜后纤维化（Ormond病）是一种男性好发的罕见疾病。70%的病例是特发性的，10%的病例与药物有关（例如β阻滞剂），其次与淋巴瘤、动脉瘤和腹膜后血肿有关。超过50%的Ormond病病例是双侧性的。

（二）影像特征

1. 腹膜后纤维化　良性腹膜后纤维化。Ormond病的声像图特征是主动脉旁和主动脉间组织呈高回声。CT显示这些部位有组织增生（图11-42）。输尿管因纤维化而向内侧移位。在MRI上纤维化组织的信号强度介于脂肪和肌肉之间，增强后显示中度强化（图11-43）。这与恶性腹膜后纤维化形成对比，恶性腹膜后纤维化在脂肪抑制的T2W序列中呈高信号，仅显示轻度的强化。大血管（腹主动脉和下腔静脉）常被腹膜后纤维化包裹，但不闭塞。与淋巴瘤不同，腹膜后纤维化没有分叶状轮廓。良性腹膜后纤维化表现为双侧输尿管包绕和向内侧中线推移，恶性腹膜后纤维化通常只影响一侧输尿管。形态学影像标准不足以区分恶性和良性腹膜后纤维化。

2. 淋巴结转移　转移淋巴结在任何横断面上都

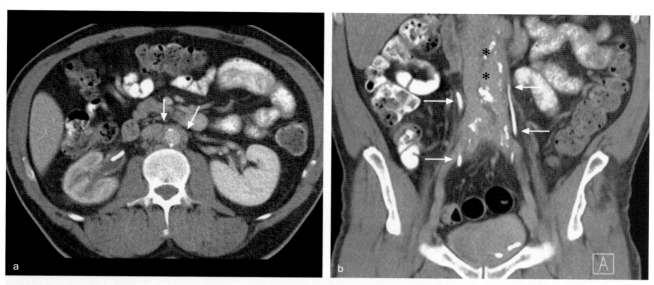

图11-42 Ormond病。 （a）CT显示主动脉周围及主动脉与下腔静脉（箭）之间的典型位置有异常密度。（b）泌尿系造影期冠状面最大密度投影显示双侧输尿管（箭）中段。星号标注了主动脉和下腔静脉之间的异常密度影，右侧输尿管内置入双J导管以减轻肾积水。

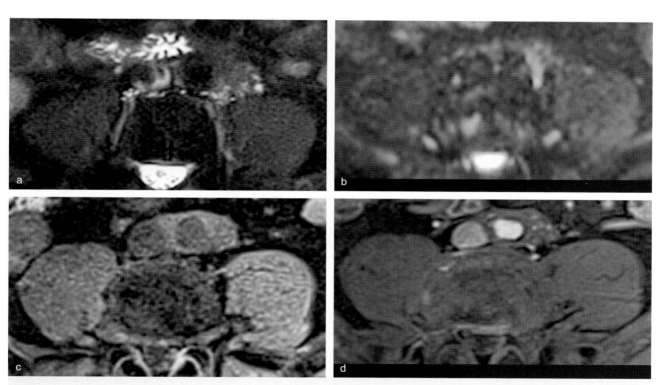

图11-43 66岁，女性，Ormond病。 （a）T2WI显示主动脉旁软组织肿块呈低信号。（b）弥散加权成像未显示扩散受限。（c）T1WI，软组织肿块呈等信号。（d）增强T1WI无强化。

没有表现出特殊的回声（超声）、密度（CT）或信号特征（MRI）。主要表现为肿大（主动脉旁和下腔静脉旁淋巴结 > 15 mm，膈脚后淋巴结 > 6 mm）。肿大的淋巴结在CT扫描上通常表现为均匀强化。MRI上 T1 呈均匀中等信号，T2 呈高信号。

3. 脂肪肉瘤和脂肪瘤 脂肪肉瘤的信号特征主要取决于脂肪组织的比例和肿瘤分级。另一方面，脂肪瘤在没有脂肪饱和的T1WI中呈均匀高信号，在T2WI中表现为不同程度的高信号。影像上一个关键鉴别标准是去分化脂肪肉瘤可见结节状强化。

11

警惕： 分化良好的脂肪肉瘤在信号特征上与脂肪瘤非常相似。

（三）临床特征

1. 腹膜后纤维化　Ormond病通常表现为非特异性背部或腰部疼痛，不随体位变化而变化。晚期可发生尿路梗阻和尿毒症。Ormond病也可能出现下肢水肿和/或肉眼血尿。

2. 脂肪肉瘤　这种肿瘤直到晚期才有症状，此时症状主要是由邻近器官移位所引起。除了非特异性的腹部主诉，可能包括疼痛和消化障碍，感觉异常也可能发生，这取决于肿瘤的位置。

（四）鉴别诊断

（1）良性腹膜后纤维化。

（2）恶性腹膜后纤维化。

（3）淋巴瘤。

（4）脂肪瘤。

（5）分化好的脂肪肉瘤。

二、先天性变异

（一）概述　正如肾脏的解剖和先天性变异中所描述的，存在一系列可能的解剖变异。例如完全或不完全性双输尿管、双重输尿管和分支状输尿管，同时在患侧存在相关的重复肾。

（二）影像特征　重复肾之间有一条实质带，定义为由两条输尿管引流的两个独立的肾盂（图11-44）。肾盂可能有不同的大小，根据引流方式和可能的合并畸形，肾盂和输尿管可有不同的扩张（图11-45）。上部输尿管更有可能伴有输尿管囊肿（图11-46）或异位开口。膀胱输尿管反流多见于下半部分。另一方面，对于分支状输尿管，Y形通路可能允许尿液从上半部分向下半部分再循环，从而导致输尿管的内径不同（图11-47）。

（三）鉴别诊断

（1）分支状输尿管（图11-48）。

（2）双重输尿管（图11-49）。

（四）诊断陷阱　一个常见的错误是在尿路排泄部分还没有完全充盈的时候，过早地开始排泄期或尿动力学检查的最后一个序列。如果分支状输尿管的结合水平较低，则可能很难区分双重输尿管和分支状输尿管。输尿管在横跨髂动脉的水平上的生理性收缩常被误认为异常狭窄。

三、膀胱肿瘤

（一）概述　在膀胱肿瘤的分类中，来自膀胱本身的原发肿瘤必须与从邻近器官浸润膀胱或从较远部位转移到膀胱的继发肿瘤区分开来。肺癌、乳腺癌和黑色素瘤是最常转移到膀胱的肿瘤。最常见的原发性膀胱肿瘤是尿路上皮癌，它起源于膀胱上皮细胞。腺癌和鳞癌要少得多。鳞状细胞癌通常由血吸虫（血球血吸虫）感染引发。极少数情况下，非霍奇金淋巴瘤可能

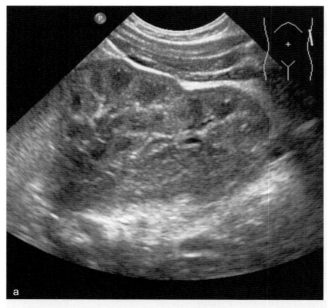
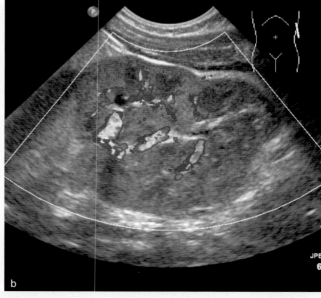

图11-44　重复肾。（a）超声扫描显示左肾轮廓隆起，中央有一条实质带。（b）彩色多普勒扫描显示有双重血管供应。

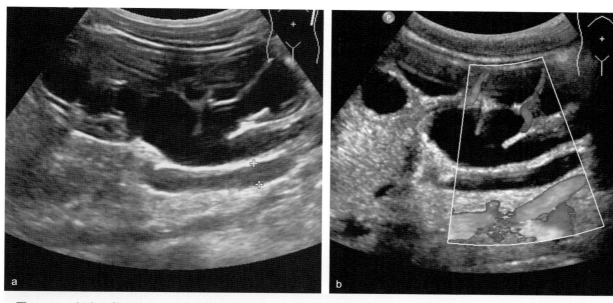

图 11-45　新生儿肾盂积水合并左侧输尿管囊肿和肾盂肾盏系统3度扩张。　（a）B型超声声像。（b）彩色多普勒扫描。

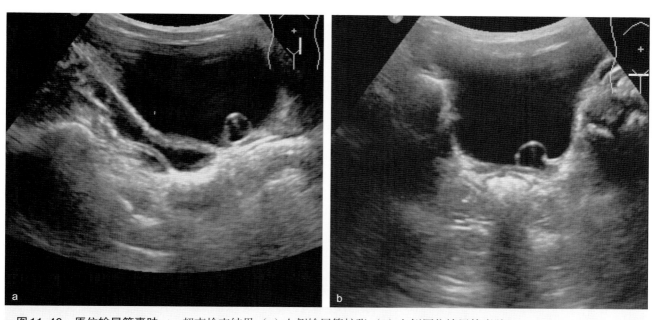

图 11-46　原位输尿管囊肿。　超声检查结果。（a）左侧输尿管扩张。（b）左侧原位输尿管囊肿。

表现为侵犯膀胱的原发性结外肿瘤。仅凭影像无法将这些病变与原发性尿路上皮癌区分开来[30]。其他可能的实体瘤是间叶性肿瘤，如平滑肌瘤、神经纤维瘤、横纹肌肉瘤和纤维肉瘤。

（二）影像特征　超声检查时膀胱应充分充盈。膀胱充盈良好时，儿童膀胱壁增厚到2.5 mm以上，成人膀胱壁增厚到7 mm以上认为是病理性的。膀胱肿瘤可能表现为（不规则的）局部壁增厚（例如，无菌膀胱癌）或息肉状肿块。膀胱癌与膀胱壁等回声，通常呈

波状表面。膀胱横纹肌肉瘤呈均匀高回声。这两种肿瘤通常位于三角区。如果出现肉眼血尿，可以用彩色多普勒超声评估病变，以鉴别肿瘤和可能的血块。此外，病人体位改变时肿块移动与否是鉴别非肿瘤性异物或血块的有用指标。膀胱壁在增强CT上仅有轻微强化。膀胱癌通常会比未受累的区域表现为更明显的强化，并可能向外突出到膀胱腔内（图11-50）。正常膀胱壁T1WI上呈中等信号，T2WI上呈低信号。构成膀胱壁的不同组织层次无法相互区分。膀胱癌在T2W

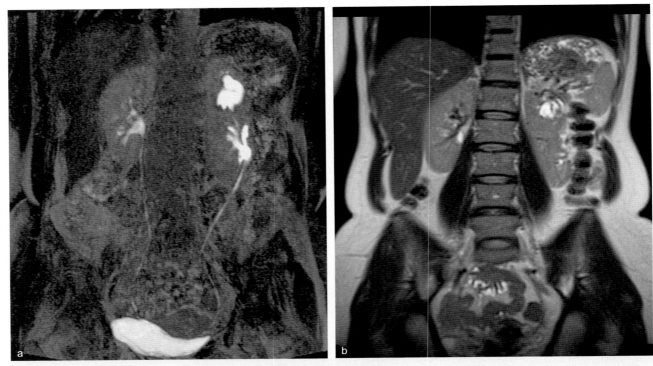

图11-47　重复肾。　MRI显示左肾上下两极有两个独立的肾盂。(a) T1WI,延迟相(泌尿系显影期或排泄期)。(b) T2WI,延迟相。

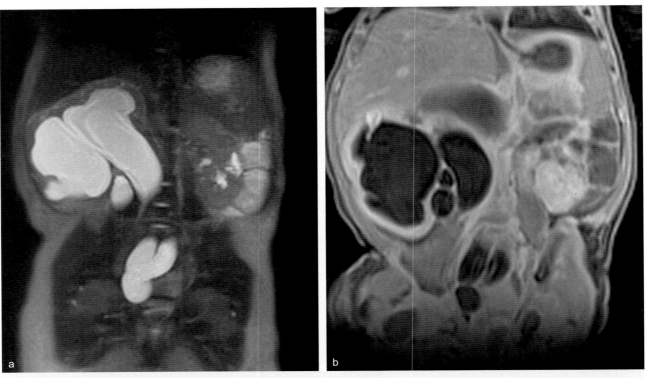

图11-48　分支状输尿管。　冠状面HASTE显示右侧两条输尿管汇合后经一个共同开口进入膀胱。(a) 冠状面T2WI。(b) 冠状面T1WI,静脉期。

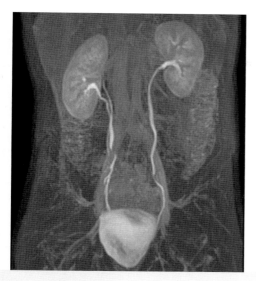

图11-49　双重输尿管。　延迟的泌尿系造影图像显示右侧有两条输尿管，与分支状输尿管不同的是，两条输尿管分别进入膀胱。

序列上被划分为等或低信号病变（图11-51）。如果膀胱壁的外层显示为一条不间断的T2低信号线，这表明T1或T2期肿瘤没有浸润到膀胱壁外。这一层低信号线的彻底中断提示为T3b期病变。平扫序列时，局限于膀胱壁的肿瘤不能与病灶周围的水肿或邻近的炎性改变区分开来[31]。用增强序列可以进行更准确的鉴别诊断[32]。

（三）临床特征

1. **膀胱癌**　无痛性血尿，可能是间歇性的，伴有尿频和排尿困难等。更晚期的膀胱癌会出现非特异性的全身症状（盗汗和体重减轻）、肾积水、腰部和骨痛，在某些情况下还会有明显的下腹肿块。

2. **横纹肌肉瘤**　根据肿瘤大小的不同，该肿瘤表现出类似的症状，包括排尿困难和多尿、下腹痛、血尿和可能的尿潴留。

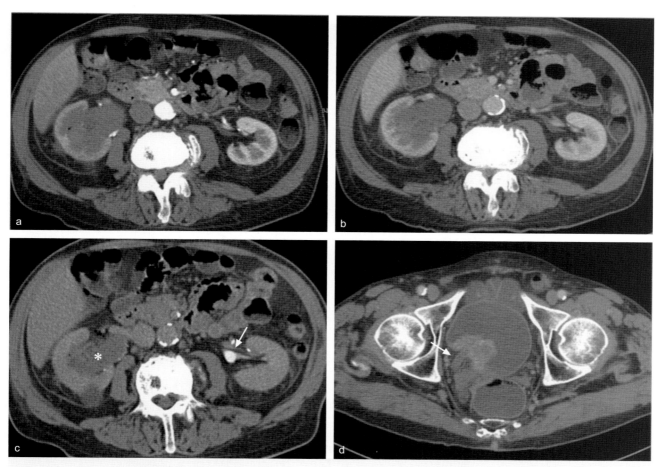

图11-50　66岁，右侧膀胱输尿管交界处膀胱肿瘤。　（a）CT检查动脉期显示右侧有明显的肾积水。相对于左肾，右肾实质强化程度较低。（b）CT静脉期，这种差异变得不明显。（c）CT泌尿系显影期。右肾无造影剂排泄，增大的肾盂（星号）密度没有增加，而造影剂填满了左肾盂（箭）。（d）外生性肿瘤突入膀胱腔并包裹右侧输尿管开口，输尿管由于出口受阻而扩张（箭）。

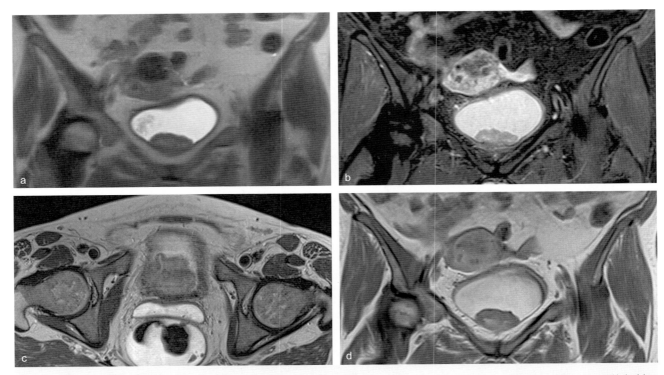

图11-51 膀胱癌。 膀胱分叶状肿块在T2WI上呈等至低信号，在STIR呈高信号（a～c），在增强T1WI上呈不均匀低信号（d）。（a）冠状面T2WI。（b）冠状面STIR。（c）横断面T2WI。（d）增强冠状面T1WI。

（四）鉴别诊断

（1）炎性假瘤。

（2）转移。

（3）周围结构病变浸润膀胱。

（4）间叶性肿瘤。

（五）诊断陷阱 除非膀胱充分充盈，否则可能无法发现潜在肿瘤。

四、上尿路尿路上皮癌

（一）概述 尿路上皮癌最常发生在膀胱，但其中5%的肿瘤发生在输尿管或肾盂肾盏系统。血尿是典型的临床症状。上尿路癌在2%～4%的病例中是双侧的。

（二）影像特征 肾盂尿路上皮癌超声表现为充满肾盂的低回声、息肉状腔内肿块，形成肾盂"铸型"。肿瘤大多具有较均匀的回声，坏死或钙化分别表现为低回声或高回声区域，使肿块呈现不均质的表现。与血块等假肿瘤不同，该肿瘤具有彩色多普勒超声可以检测到的血流信号。尿路上皮癌CT增强后表现为中度、不均匀强化，肿块可能位于肾盂输尿管交界处。当肿块直接位于肾盂时，横断面CT可能显示典型的肾门C形结构消失（图11-52）。肿瘤在T2W

序列呈中等信号，增强后可见强化。常伴输尿管周围水肿。

（三）临床特征 上尿路肿瘤的临床表现可能包括腰痛、肾或输尿管绞痛和血尿。肿瘤晚期会出现全身症状（如发热、体重减轻、嗜睡）和肾积水。

（四）鉴别诊断

（1）鳞状细胞癌。

（2）腺癌。

（3）乳头状瘤。

（4）结核。

（5）软斑症。

（6）黏膜白斑病。

（7）囊性输尿管炎。

（五）诊断陷阱 由于25%～30%的病例是多灶性病变，所以应该对尿路的所有部分进行整体评估。

五、输尿管结石

（一）概述 泌尿系结石（结晶）在肾脏集合系统中形成，有可能从肾脏进入输尿管。

（二）影像特征 CT显示肾盂肾盏系统或输尿管内有异常钙化密度（图11-53）。CT和MR在泌尿系造影延迟期显示圆形或椭圆形的充盈缺损。结石在超声

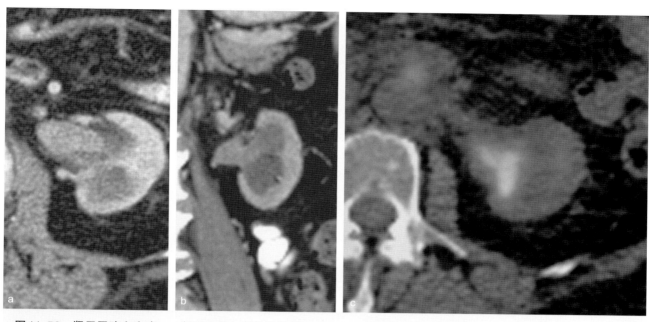

图11-52 肾盂尿路上皮癌。 肾盂内均匀强化的肿块(a,b)破坏了正常的肾门结构(a),FDG PET-CT图像显示肿块内摄取增加(c)。(a)横断面CT图像静脉期。(b)冠状面重建图像静脉期。(c)FDG PET-CT图像。

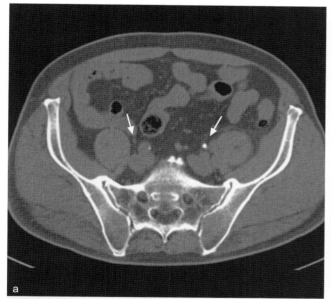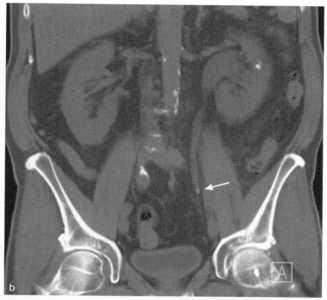

图11-53 尿石症,左侧输尿管近段结石[(a,b)箭所示]。 度肾积水。(a)横断面图像。(b)冠状面图像。

CT显示输尿管中心有一个圆形的局限性钙化密度,伴有2

上表现为高回声并伴有后方声影(图11-54)。

　　(三)临床特征 输尿管结石的临床表现取决于它们的位置。输尿管中1/3或中下1/3交界处的结石表现为背部和下腹外侧绞痛,结石位于较低水平时,疼痛会辐射到腹股沟和生殖器区域,绞痛有时伴随恶心、呕吐和便秘。

　　(四)鉴别诊断

　　(1)黄色肉芽肿性肾炎。

　　(2)血管壁钙化。

　　(五)诊断陷阱 小骨盆血管壁的钙化或静脉石及钙化的盆腔淋巴结可能被误认为输尿管结石。

六、脐尿管囊肿

　　(一)概述 脐尿管在出生后持续存在,在膀胱和脐部之间形成一条通畅的通道,临床表现为脐带引流。如果脐尿管被部分切除,剩余部分可能保持

11

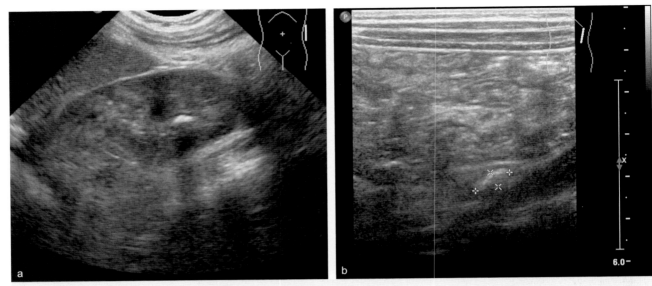

图11-54 尿石症。 （a）最初超声扫描发现位于左肾盂的肾结石,结石表现为强回声团,后方伴有声影。(b)之后患者出现症状,出现左腰部绞痛,超声检查发现结石进入左侧输尿管。

开放,形成脐尿管囊肿。如果剩余部分位于膀胱脐尿管起始处的正上方,就会形成膀胱憩室,这可能导致结石或膀胱炎反复发作。极少数情况下,脐尿管囊肿可能会重叠感染。选择的治疗方法是置管或手术切除。

（二）影像特征 所有的检查都显示膀胱和脐部之间有索条状连接。如果发生重叠感染,囊肿壁会增厚,在CT和MRI上表现为强化(图11-55)。

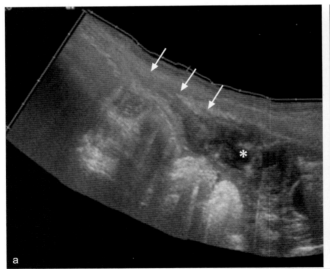
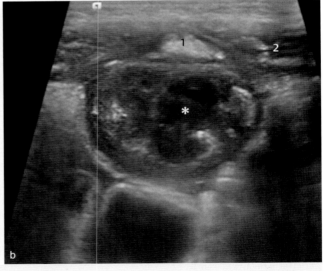

图11-55 5岁,女孩,脐尿管囊肿感染。 （a）全景超声检查显示受感染的囊肿(星号)有增厚的壁层,囊肿与脐部(箭)相通。(b)横断面超声扫描显示囊肿(星号)与白线(1)和腹直肌(2)的关系。

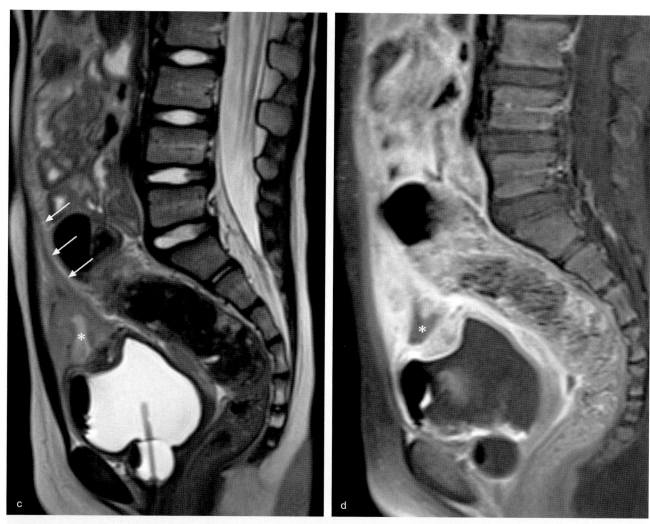

图11-55　5岁，女孩，脐尿管囊肿感染。(续)（c）术前T2WI，显示脐尿管(箭)和囊肿(星号)。(d)术前增强脂肪抑制T1WI显示囊壁强化(星号)。

参考文献

[1] Fan L, Lianfang D, Jinfang X, Yijin S, Ying W. Diagnostic efficacy of contrast- enhanced ultrasonography in solid renal parenchymal lesions with maximum diameters of 5 cm. J Ultrasound Med. 2008; 27(6): 875−885.

[2] Motley G, Dalrymple N, Keesling C, Fischer J, Harmon W. Hounsfield unit density in the determination of urinary stone composition. Urology. 2001; 58(2): 170−173.

[3] Smith RC, Verga M, McCarthy S, Rosenfield AT. Diagnosis of acute flank pain: value of unenhanced helical CT. AJR Am J Roentgenol. 1996; 166(1): 97−101.

[4] Boulay I, Holtz P, Foley WD, White B, Begun FP. Ureteral calculi: diagnostic efficacy of helical CT and implications for treatment of patients. AJR Am J Roentgenol. 1999; 172(6): 1485−1490.

[5] Chowdhury FU, Kotwal S, Raghunathan G, Wah TM, Joyce A, Irving HC. Unenhanced multidetector CT (CT KUB) in the initial imaging of suspected acute renal colic: evaluating a new service. Clin Radiol. 2007; 62(10): 970−977.

[6] Ege G, Akman H, Kuzucu K, Yildiz S. Acute ureterolithiasis: incidence of secondary signs on unenhanced helical CT and influence on patient management.Clin Radiol. 2003; 58(12): 990−994.

[7] El-Nahas AR, El-Assmy AM, Mansour O, Sheir KZ. A prospective multivariate analysis of factors predicting stone disintegration by extracorporeal shock wave lithotripsy: the value of high-resolution noncontrast computed tomography. Eur Urol. 2007; 51(6): 1688−1693, discussion 1693−1694.

[8] Parekattil SJ, White MD, Moran ME, Kogan BA. A computer model to predict the outcome and duration of ureteral or renal calculous passage. J Urol. 2004; 171(4): 1436−1439.

[9] Takahashi N, Kawashima A, Ernst RD, et al. Ureterolithiasis: can clinical outcome be predicted with unenhanced helical CT? Radiology. 1998; 208(1): 97−102.

[10] Deveci S, Coşkun M, Tekin MI, Peşkircioglu L, Tarhan NC, Ozkardeş H. Spiral computed tomography: role in determination

11

of chemical compositions of pure and mixed urinary stones—an in vitro study. Urology. 2004; 64(2): 237−240.

[11] Dretler SP, Spencer BA. CT and stone fragility. J Endourol. 2001; 15(1): 31−36.

[12] Hillman BJ, Drach GW, Tracey P, Gaines JA. Computed tomographic analysis of renal calculi. AJR Am J Roentgenol. 1984; 142(3): 549−552.

[13] Lell MM, Panknin C, Saleh R, et al. Evaluation of coronary stents and stenoses at different heart rates with dual source spiral CT (DSCT). Invest Radiol. 2007; 42(7): 536−541.

[14] Scheffel H, Stolzmann P, Frauenfelder T, et al. Dual-energy contrast-enhanced computed tomography for the detection of urinary stone disease. Invest Radiol. 2007; 42(12): 823−829.

[15] Manenti G, Di Roma M, Mancino S, et al. Malignant renal neoplasms: correlation between ADC values and cellularity in diffusion weighted magnetic resonance imaging at 3 T. Radiol Med (Torino). 2008; 113(2): 199−213.

[16] Paudyal B, Paudyal P, Tsushima Y, et al. The role of the ADC value in the characterisation of renal carcinoma by diffusion-weighted MRI. Br J Radiol. 2010; 83(988): 336−343.

[17] Vivier PH, Sallem A, Beurdeley M, et al. MRI and suspected acute pyelonephritis in children: comparison of diffusion-weighted imaging with gadolinium- enhanced T1-weighted imaging. Eur Radiol. 2014; 24(1): 19−25.

[18] Sadler WT. Medizinische Embryologie: Die normale menschliche Entwicklung und ihre Fehlbildungen. Stuttgart: Thieme; 2008.

[19] Terada N, Arai Y, Kinukawa N, Yoshimura K, Terai A. Risk factors for renal cysts. BJU Int. 2004; 93(9): 1300−1302.

[20] Bosniak MA. The current radiological approach to renal cysts. Radiology. 1986; 158(1): 1−10.

[21] Israel GM, Bosniak MA. Renal imaging for diagnosis and staging of renal cell carcinoma. Urol Clin North Am. 2003; 30(3): 499−514.

[22] O'Malley RL, Godoy G, Hecht EM, Stifelman MD, Taneja SS. Bosniak category IIF designation and surgery for complex renal cysts. J Urol. 2009; 182 (3): 1091−1095.

[23] Smith AD, Remer EM, Cox KL, et al. Bosniak category IIF and III cystic renal lesions: outcomes and associations. Radiology. 2012; 262(1): 152−160.

[24] Alamara C, Karapanagiotou EM, Tourkantonis I, et al. Renal oncocytoma: a case report and short review of the literature. Eur J Intern Med. 2008; 19(7): e67−e69.

[25] Zippel L. Zur Kenntnis der Onkozyten. Virchows Arch Path Anat. 1942; 308: 360.

[26] Kim JK, Kim SH, Jang YJ, et al. Renal angiomyolipoma with minimal fat: differentiation from other neoplasms at double-echo chemical shift FLASH MR imaging. Radiology. 2006; 239(1): 174−180.

[27] Sobin LH, Compton CC. TNM seventh edition: what's new, what's changed: communication from the International Union Against Cancer and the American Joint Committee on Cancer. Cancer. 2010; 116(22): 5336−5339.

[28] Missouris CG, Buckenham T, Cappuccio FP, MacGregor GA. Renal artery stenosis: a common and important problem in patients with peripheral vascular disease. Am J Med. 1994; 96(1): 10−14.

[29] Reiser M. Magnetic Resonance Tomography. Berlin: Springer; 2008.

[30] Yeoman LJ, Mason MD, Olliff JF. Non-Hodgkin's lymphoma of the bladder—CT and MRI appearances. Clin Radiol. 1991; 44(6): 389−392.

[31] Hricak H, White S, Vigneron D, et al. Carcinoma of the prostate gland: MR imaging with pelvic phased-array coils versus integrated endorectal—pelvic phased-array coils. Radiology. 1994; 193(3): 703−709.

[32] Jager GJ, Barentz JO, Ruijter ET, de la Rosette JJ, Oosterhof GO. Primary staging of prostate cancer. Eur Radiol. 1996; 6(2): 134−139.

[33] Benz-Bohm G, ed. RRR Kinderradiologie. 2nd ed. Stuttgart: Thieme; 2005.

[34] Günther RW, Thelen M. Interventionelle Radiologie. Stuttgart: Thieme; 1996.

[35] Kawashima A, Vrtiska TJ, LeRoy AJ, Hartman RP, McCollough CH, King BF, Jr.CT urography. Radiographics. 2004; 24 Suppl 1: S35−S54, discussion S55−S58.

第十二章　女性盆腔

Céline D. Alt

储彩婷,蔡舒蕾,张国福,罗　冉,汪登斌　译

第一节　解　剖

一、内外生殖器

女性的外生殖器(外阴)从耻骨经尿道口和阴道口延伸至会阴。内生殖器由子宫体、子宫颈、阴道、输卵管和卵巢组成。盆腔器官由腹膜包埋。在子宫前面,

腹膜腔在子宫峡部和膀胱后壁之间延伸形成膀胱子宫陷凹。直肠子宫陷凹也称为死胡同或道格拉斯窝,是直肠与宫颈和子宫后壁之间腹膜腔的延伸(图12-1)。

由于女性的内生殖器通过悬吊韧带稳定在骨盆内,子宫受膀胱和直肠扩张程度的影响而发生多种位置变异。大约90%的子宫处于前屈前倾位。子宫的大

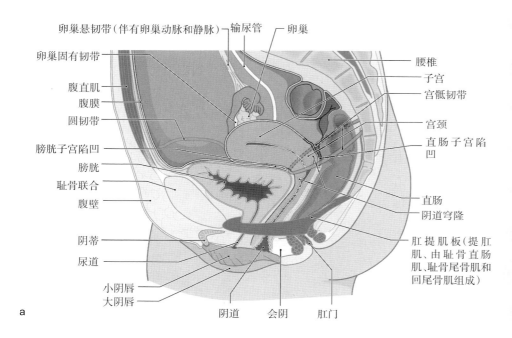

a

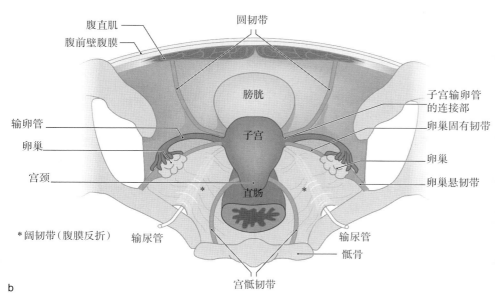

b

图12-1　女性盆腔矢状面和横断面示意图。(a)盆腔器官、腹膜、主要悬吊韧带和盆底肌肉位置示意图,用于定位。(b)通过女性盆腔横断面来显示器官和悬韧带关系。

小也是可变的，取决于年龄、激素状况、怀孕和任何先前的辐射暴露。

子宫的主要部分是子宫体、子宫底、子宫峡和宫颈（图12-2）。子宫体由3层组成。① 子宫内膜层：内部黏膜层，其厚度取决于年龄和激素水平；② 子宫肌层：中间的肌层，与子宫内膜通过一个非常薄的结合带（内肌层）分开；③ 子宫浆膜层：外侧薄的腹膜层。

阴道位于尿道、膀胱和直肠之间。它的上部是前后穹窿，下端终止于阴道口。大约10 cm长的阴道肌管被结缔组织-阴道旁组织所包围。

左、右输卵管长约10～14 cm，直径约1～4 mm。每一对输卵管都起源于子宫腔上部锥形延伸，称为输卵管壁内段或间质部。输卵管近端的狭窄部称为峡部，并向外侧增宽形成壶腹部，最终以毛刷状的伞端终止于卵巢前缘。输卵管和腹腔之间是一个开放的通道。输卵管与子宫体成90°角相连，这个相连区域

称之为子宫输卵管连接部或子宫角。每个输卵管均位于子宫外侧，通过输卵管系膜与子宫阔韧带相连（图12-2）[1,2]。

卵巢是位于盆腔侧壁卵巢窝内的一对性腺（髂总动脉分叉处）。与卵巢关系密切的结构有闭孔神经、输尿管、髂外静脉、髂内动静脉、脐动脉、闭孔动脉。每个卵巢约4 cm×2 cm×1 cm大小，呈卵圆形，由卵巢系膜相连于子宫阔韧带背面。卵巢通过卵巢固有韧带附着于子宫的子宫角水平，并通过卵巢悬韧带（漏斗盆腔韧带）与盆腔侧壁相连（图12-2）[1,2,3]。

卵巢基质由两部分组成[1]。① 皮质：卵巢皮质包含处于不同成熟期的卵泡和黄体；② 髓质：卵巢髓质由结缔组织、平滑肌细胞和弹性纤维组成，有血管、淋巴管和神经穿过。

与育龄妇女相比，绝经后妇女卵巢的带状解剖结构不清晰。绝经后的卵巢基本萎缩，基质纤维变性

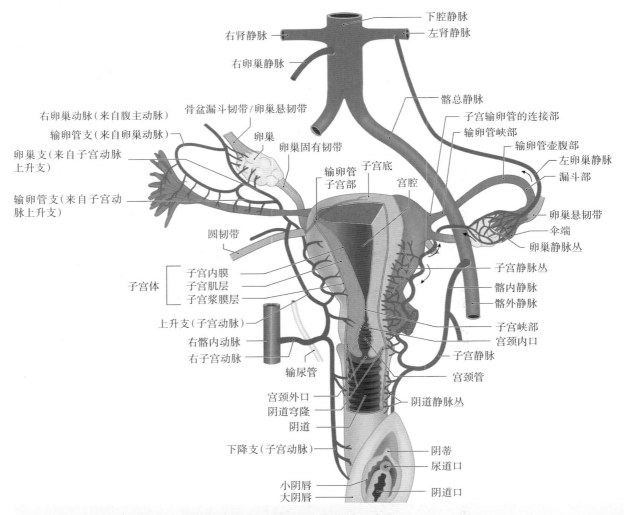

图12-2　女性盆腔器官的前视图，盆腔器官供血动脉和引流静脉示意图。

增多。

输卵管和卵巢常被统称为附件。

二、悬吊系统

盆腔器官由各种韧带、结缔组织和平滑肌细胞组成的悬吊装置固定(图12-1)。

1. 阔韧带 阔韧带是腹膜的横向反折,将子宫连接到盆腔侧壁,并包裹输卵管和卵巢。

2. 圆韧带 起源于子宫角上方的韧带,沿盆腔侧壁弯曲,穿过腹股沟管,插入大阴唇。

3. 主韧带(颈横韧带) 主韧带位于阔韧带的底部,也被称为宫颈旁组织,两侧的输尿管和血管穿行其中。

4. 副韧带 副韧带是一种悬垂结构,包括沿膀胱向前延伸至耻骨的耻骨颈筋膜(耻骨颈韧带、耻骨膀胱韧带)和沿直肠向后延伸至骶骨的骶髂(直肠)韧带。

三、盆底结构

盆腔以盆底为界,位于耻骨联合、耻骨支和坐骨粗隆之间。它由三层组织、肌肉混合组成,主要起悬吊盆腔器官、防止盆底下垂的作用[2]。

1. 上层(盆底后部) 这一层形成盆腔横隔膜,包含尾骨肌和由回尾骨肌、耻骨尾骨肌和耻骨直肠肌组成的肛提肌。

2. 泌尿生殖膈(盆底前部) 这是一层纤维层,由耻骨支和坐骨间的坚韧结缔组织组成,包含会阴深横肌及其下缘的会阴浅横肌。

3. 下层(括约肌平面) 由盆底外肌和会阴肌组成,包含肛门外括约肌、球海绵肌和坐骨海绵肌(图12-1)。

四、血供

女性盆腔器官大部分动脉供血来自成对的卵巢动脉,每根卵巢动脉直接起源于肾下腹主动脉水平,并在腹膜后沿着腰肌和卵巢悬韧带向下到达卵巢(供应卵巢和输卵管)。卵巢动脉穿过子宫动脉,子宫动脉从相应侧的髂内动脉起源,向远端进入子宫阔韧带,穿过输尿管前方。在宫颈水平,它分为两根迂曲的分支,一根上升分支(供应卵巢、输卵管和子宫)和一根下降分支(供应阴道和宫颈环)。

回流的血液由来自宫颈、阴道、子宫和卵巢的静脉丛收集,最终流入髂内静脉。卵巢静脉直接开口于右侧下腔静脉;左侧汇入左肾静脉(图12-2)[2]。

五、淋巴引流

由于骨盆内的淋巴系统是通过多个主干、淋巴管和淋巴结组成的一个树状系统,女性盆腔器官的淋巴回流流向不同的淋巴结群,其中一些并不直接毗邻该器官[3]。① 卵巢和输卵管远端的淋巴主要流向腹主动脉旁上部淋巴结、盆腔或腹股沟区淋巴结[4];② 子宫体和输卵管近端的淋巴主要引流至局部宫旁淋巴结、髂骨和骶骨淋巴结组,也可直接引流至肾静脉水平的腹主动脉旁淋巴结,或引流至腹股沟淋巴结;③ 宫颈的淋巴主要引流到宫旁淋巴结、骶骨和髂骨淋巴结组;④ 阴道上2/3的淋巴主要流向腹股沟韧带上方的髂骨淋巴结,而阴道下1/3和外阴的淋巴主要流向腹股沟和股骨区淋巴结[3,5]。

> **提醒:**了解各种淋巴结群对盆腔恶性肿瘤患者非常重要,以避免漏诊可能改变治疗策略的淋巴结转移。

第二节 影 像

如果盆腔检查和超声检查结果不明确,应进行更详细的影像学检查以排除恶性肿瘤或确诊疾病的分期。

断层成像方式首先选MRI,因为它具有良好的软组织分辨率、更多的细节和多平面序列选择,即使不使用静脉注射造影剂也能诊断(图12-3)。

由于软组织分辨率相对较差,CT在盆腔器官成像方面明显不如MRI。它的主要作用是计划放疗,检测远处转移,或明确急性不明原因的盆腔疼痛。如果腹部CT检查有非妇科指征,那么盆腔脏器的静脉期图像可能提供有用信息。

> **警惕:**阅片和报告应始终遵循有序流程,以确保所有妇科问题都得到解决。尤其是在评估原发性肿瘤时,所有可能影响肿瘤分期的标准都应考虑在内,并在报告中加以说明。

PET在检测复发或隐匿转移方面最有价值[6,7]。

一、超声

经腹超声扫描利用充盈的膀胱作为声窗,提供内

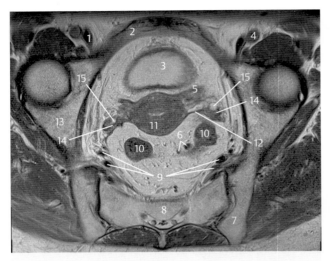

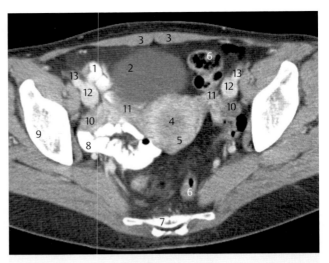

图12-3 女性盆腔横断面MR图像。 非增强T2W序列显示解剖关系。1. 股静脉；2. 耻骨联合；3. 膀胱；4. 股动脉；5. 圆韧带；6. 憩室；7. 髂骨；8. 骶骨；9. 髂血管；10. 乙状结肠；11. 子宫体；12. 卵巢固有韧带；13. 髋臼；14. 卵巢；15. 卵泡。

图12-4 女性盆腔横断面CT扫描。 静脉期扫描显示解剖关系。1. 小肠；2. 膀胱；3. 腹直肌；4. 宫腔；5. 子宫体；6. 肠道；7. 骶骨；8. 小肠；9. 髋臼顶；10. 卵巢；11. 输卵管；12. 股静脉；13. 股动脉。

生殖器的概况。充盈的膀胱压迫小肠移出小骨盆，这对评估卵巢至关重要。腹部换能器在大多数患者中是可以接受的。对女孩、年轻女性或非常瘦的患者中，带有组织谐波成像选项的线性阵列换能器可以提供更好的盆腔器官的空间分辨率，并在一定程度上减少扫描深度。

二、MRI

患者采用仰卧位，高分辨率表面线圈。患者的准备工作应包括以下内容：① 膀胱适度充盈：适度充盈的膀胱可以更准确地评估膀胱壁和其后的脂肪平面。充盈的膀胱在盆腔中处于一个更直立的位置，这简化了扫描角度及图像评估。② 使用丁基东莨菪碱固定肠道：一种抗蠕动剂，以减少运动伪影。禁忌证是眼内压升高和心律失常，在这种情况下可用胰高血糖素替代（糖尿病患者禁用）。③ 阴道扩张：当生理状态不佳时，用20～40 mL（无菌）超声凝胶扩张阴道，以改善阴道结构和宫颈的显示。阴道内凝胶也有助于子宫切除患者，因为它可以提高阴道残端复发的检测。

不增强T2W-TSE序列对女性盆腔器官的形态学评价是必不可少的。盆腔扫描方案应该包括增强的压脂T1W序列[8-11]。建议使用b值为800～1 000 s/mm² 的DWI序列对原发肿瘤和淋巴结进行分期[12-14]。脂肪抑制的T2W序列有助于评估炎症变化或瘘管，尤其是在无法进行增强检查的情况下。平扫横断面T1W序列或质子加权序列用于淋巴结检测。推荐平扫脂肪抑制T1W序列用于区分脂肪或出血成分（对卵巢肿块尤其重要）[15]。

> 提醒：评价女性盆腔器官需要MRI序列特定的成像角度。在检查过程中（随着膀胱充盈增加）可能需要调整成像方向。

为了获得子宫体和子宫颈的纵切面，应在横断面正中切面确定矢状面序列。斜横断面应根据器官的位置和适应证单独调整，可能与体轴的横断面或冠状面不一致[8]。

通过感兴趣区的纵轴作为MRI序列器官特定成像角度的参考标准。成像角度应垂直于成像器官（横断面、短横断面）或平行于成像器官（冠状面）。这样，成像器官在横断面上应呈现环形或"甜甜圈"外观（表12-1，图12-5）。在解剖定位方面，可以在横断面和冠状面上相对于体轴进行倾斜角度快速T2W扫描。

三、CT

多层螺旋CT可以横断面快速扫描身体感兴趣区，分辨率达亚毫米，采集的数据可以重建成相同分辨率的多平面图像[16]。检查应在静脉注射造影剂的情况下进行。然而，即使是静脉期增强检查，其软组织分辨率

表12-1　横断面和冠状面MR特异成像定位的参考轴

脏器，适应证	用于确定成像方向的纵向基准轴
子宫内膜，子宫体	宫腔
宫颈	宫颈管
阴道，子宫切除术后肿瘤复发	阴道管，阴道残端
外阴	尿道口水平的远端尿道
卵巢	平行于宫腔，尤指用于定位到卵巢或子宫的肿块

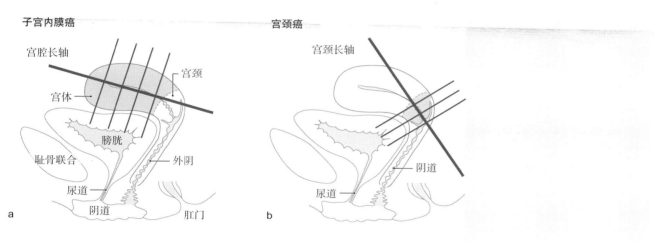

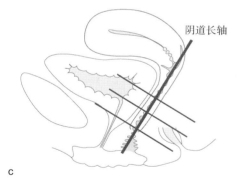

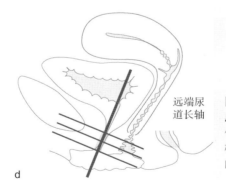

图12-5　相对于盆腔特定脏器成像角度的MRI平面。　粗线作为纵轴用于确定与之垂直的横断面图像（细线）和与之平行的冠状面图像。

仍然不及MR平扫。

四、鉴别诊断

　　了解鉴别诊断有助于选择合适的成像方式，必要时修改扫描方案，从而简化诊断流程。知晓临床病史对于鉴别诊断也是必要的。对于出现下腹部疼痛的女性，描述疼痛的特征、疼痛的发作和持续时间、疼痛的位置以及以前任何手术史或疾病都是很重要的。以下是急性或慢性下腹痛鉴别诊断的一些重要注意事项：

　　1. 急性下腹痛[17,18]　① 卵巢囊肿破裂；② 出血性卵巢囊肿；③ 盆腔炎；④ 卵巢脓肿；⑤ 附件扭

转；⑥ 有蒂平滑肌瘤扭转引起急性坏死；⑦ 宫外孕；⑧ 阑尾炎；⑨ 憩室炎；⑩ 尿路感染；⑪ 输尿管绞痛。

　　2. 慢性下腹痛[19]　① 子宫内膜异位症；② 子宫腺肌症；③ 平滑肌瘤；④ 息肉；⑤ 慢性炎症；⑥ 粘连；⑦ 盆腔静脉曲张；⑧ 子宫后倾；⑨ 畸形；⑩ 附件肿块；⑪ 肿瘤；⑫ 恶性腹水。

第三节　先天性异常

　　女性生殖道先天性异常可能是由遗传缺陷或暴露于外源性因素引起的。它们是由于形成失败或缺陷如

生长不良,管道化失败,或苗勒管融合不全[20]。这些异常在儿科常规检查中被发现,因此通常在逆行注射造影剂后经腹部超声或透视检查确诊。如有必要,MRI检查可能有助于更详细的描述发育的复杂异常。

> **提醒:** 由于内生殖器和泌尿道相距很近,生殖道畸形通常与泌尿道异常有关,因此也应该进行检查[20]。

一、双角子宫,双子宫和(不全性)纵隔子宫

（一）概述 在妊娠第9周到第12周发生的异常分化导致子宫和阴道各种重复畸形。以下是畸形的分类[20]。① 苗勒管不融合或融合不全异常,尤指双角单宫颈、双角双宫颈子宫和双子宫。② 苗勒管正常融合后中隔无吸收或不全吸收异常,尤指(不全性)纵隔子宫和弓状子宫。

（二）影像特征（图12-6）

1. 融合异常 ① 双角单宫颈子宫有两个子宫腔,开口通向一个子宫颈。中央肌层延伸至宫颈内口。② 双角双宫颈子宫有两个宫腔和两个宫颈(图12-7)。中央肌层延伸至宫颈外口。③ 双子宫包括两个形态一样的子宫,每个子宫有一个宫角,两个独立的宫颈和阴道(双子宫伴双阴道或阴道纵隔)。

2. 纵隔吸收异常 ① 在纵隔子宫中,纵隔延伸至子宫颈;② 在不全性纵隔子宫中,纵隔仅存在于子宫腔;③ 在弓状子宫中,子宫底凸入宫腔。

（三）临床表现 大多数妇女是无症状的,但往往

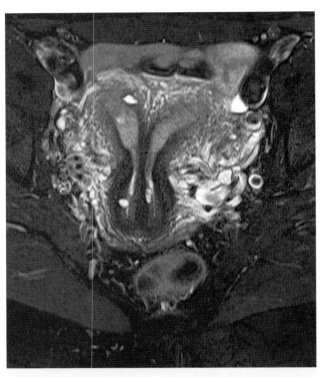

图12-7 双角双宫颈子宫。 横断面脂肪抑制T2WI显示两个宫角和两个宫颈。中央肌层延伸至宫颈外口,形成双宫角双宫颈形态特征。偶然发现了一个小宫体囊肿和两个小宫颈囊肿(纳氏囊肿),没有病理意义。

融合失败

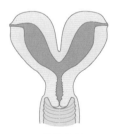

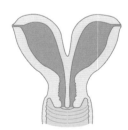

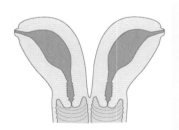

a 双角子宫　　　　　b 双角双宫颈子宫　　　　c 双子宫重复畸形(伴阴道隔)

间隔再吸收异常

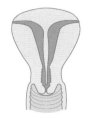

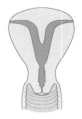

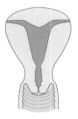

d 完全性纵隔子宫　　　e 不全性纵隔子宫　　　　f 弓状子宫

图12-6 子宫发育异常。 (a~c)苗勒管不完全融合引起的异常。(d~f)苗勒管融合后间隔再吸收缺失或不全引起的异常。

在生殖和怀孕失败时发现。

二、处女膜闭锁

（一）概述　处女膜在发育过程中将阴道与泌尿生殖窦分开，如果处女膜没有穿孔，处女膜上皮就会转化为纤维结缔组织，阻碍子宫流出道。处女膜闭锁是最常见的先天性异常，发病率约1/10 000～1/16 000[5,21,22]。

（二）影像特征　因黏液、血液及其分解物蓄积表现为阴道扩张。处女膜闭锁的诊断可通过经腹超声（有限穿透深度）或高分辨率非增强MRI（用于测量整个盆腔）明确。

（三）临床特征　年轻女孩主诉每月绞痛或急腹痛。首次症状出现在月经初潮后，因处女膜闭锁导致阴道、子宫、输卵管阻塞积血，可能伴有排尿困难、尿潴留和便秘。在婴儿时期女孩没有症状，因为阴道内只有积液（阴道积液）[20]。

三、子宫阴道发育不全

（一）概述　这是常染色体疾病，也称为Mayer-Rokitansky-Küster-Hauser综合征，其发病率约为1/5 000。该综合征的特点是子宫、输卵管发育不全伴阴道发育不全。但由于卵巢发育正常，功能正常，外生殖器是女性。这种情况通常与肾脏异常（通常为马蹄形肾）以及骨骼畸形（如融合的颈椎或退化的椎体）相关。

（二）影像特征　经腹超声可检测到初步发育的子宫和阴道。必要时，盆腔高分辨率MR平扫有助于确诊，因为它提供了骨盆的全貌，可显示双侧卵巢发育正常。

（三）临床特征　子宫阴道发育不全的女孩在青春期出现症状，表现为原发性闭经。

第四节　疾　病

一、炎症

（一）概述　女性盆腔炎可由子宫、输卵管或卵巢的微生物（特别是衣原体、分枝杆菌、革兰阴性菌或淋球菌）原发感染引起，导致输卵管炎、子宫内膜炎、输卵管积脓，甚至输卵管卵巢脓肿。在月经期或经期后、产后、或在妇科或其他外科手术后细菌定植，可诱发急性炎症；或炎症从邻近器官扩散到内生殖器，通常继发于阑尾炎或憩室炎。感染可由输卵管扩散至腹膜腔，也可通过淋巴或血行途径扩散，如肺结核。如果炎症变成慢性（由于无症状或复发性炎症），可导致输卵管或其他粘连，并继发并发症，如不孕症或异位妊娠[11]。

> **警惕：** 腹部CT通常用于急性情况下的检查。但由于大多数患者是年轻女性，MRI通常应优先于CT[11,23]。

（二）影像特征　首选的影像检查是超声。

1. 子宫内膜炎　子宫内膜增厚，宫腔积液。常伴有子宫肌层炎，表现为肌层水肿增厚。

2. 输卵管积水、输卵管积血和输卵管积脓　输卵管积水是由炎症后粘连、子宫内膜异位症甚至恶性病变引起输卵管阻塞导致的，表现为输卵管积液、管腔扩张，管腔直径可达几厘米，扩张输卵管可呈现为C形或S形结构（图12-8）。输卵管积血时，扩张的输卵管在超声上表现为高回声，在CT上表现为高密度，在T1W图像上表现为高信号。反复感染导致输卵管积脓时，表现为管腔扩张伴管壁增厚强化。根据蛋白质含量的不同，腔内液体信号不均匀。气液平具有特征性，但不是总能检测到[23]。

3. 输卵管炎和卵巢炎　在输卵管炎中，输卵管壁水肿伴明显强化。通常管腔扩张不明显。周围组织表现为炎性渗出。在卵巢炎中，卵巢增大伴皮髓质分界消失，周围常有积液[11,23]。

4. 输卵管-卵巢复合体（附件炎）和输卵管-卵巢脓肿　① 输卵管-卵巢复合体典型地表现为多发囊性

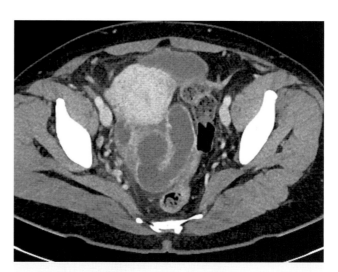

图12-8　输卵管积水。　静脉期CT显示一个C形、充满液体的结构、有明显的囊壁伴强化显著，位于均匀强化的子宫后部，符合输卵管扩张（输卵管积水）。

肿块。输卵管和卵巢仍可区分。② 输卵管卵巢脓肿表现为与子宫和小肠襻分界不清的厚壁肿块，可包含囊性和实性成分、内含分隔和积气。由于炎症成分，肿块增强明显[24,25]。在原发性炎症中、周围的脂肪组织中常可见渗出。伴随征象有粘连、子宫骶韧带增厚、反应性淋巴结炎和盆腔积液[11,26,27]。

> **提醒:** 输卵管卵巢脓肿的影像学表现与卵巢癌非常相似。然而，原发性卵巢癌一般不会出现输卵管扩张，通常也缺乏周围的炎症反应。在其他成像方位显示扩张的输卵管与脓肿相连有助于鉴别诊断[25,28]。

（三）临床特征 急性盆腔炎的女性常表现为下腹痛、发热和血清感染标记物阳性。然而，在大约20%的病例中，患者可有发热，而白细胞计数在正常范围内。输卵管卵巢脓肿破裂可引起危及生命的腹膜炎[25]。周围结构的继发累及可引起肠梗阻或腹腔脓肿。慢性炎症常可出现非特异性的下腹部不适，并可因粘连引起背部疼痛。

（四）鉴别诊断[29] ① 阑尾炎；② 憩室炎；③ 尿路感染；④ 宫外孕；⑤ 子宫内膜异位症；⑥ 黄体囊肿出血；⑦ 子宫平滑肌瘤；⑧ 卵巢癌；⑨ 输卵管癌。

输卵管积水尤其需要与以下疾病鉴别：① 卵巢囊性肿瘤；② 肠梗阻（超声可显示肠蠕动）；③ 盆腔静脉曲张（超声可显示腔内回声和多普勒血流量；在增强CT和MRI上呈静脉样强化）；④ 卵巢上皮源性肿瘤。

（五）关键点 女性盆腔炎MRI扫描序列应包括以下序列：① 高分辨率、薄层（3～4 mm）T2W TSE序列，至少包含两个方位；② 平扫横断面T1W序列；③ 脂肪抑制横断面T2W序列；④ 增强和脂肪抑制的T1W序列，至少包含两个方位。

生殖道结核

（一）概述 输卵管结核是女性盆腔结核最常见的原发部位，且通常为双侧。可通过血源或淋巴途径传播至邻近生殖器官。总的来说，只有1.3%的结核妇女有生殖道受累[23,27]。

（二）影像特征

1. 结核性输卵管炎 输卵管扩张、无梗阻征象，管壁增厚，增强后管腔常呈S形或串珠状改变、伴管壁明显强化。

2. 结核性输卵管卵巢脓肿 该病变常表现为卵巢实性或囊性肿块，也可表现为含小结节和分隔的囊性肿块。有时可见钙化。其他合并症有积液，腹膜增厚伴结节感，肠系膜和网膜组织浸润性改变。在MRI上脓肿表现为T2不均质信号（低信号实性成分、高信号囊性成分及低信号结节）。脓肿在T1WI上呈低到中度信号，这取决于蛋白质含量。实性成分、分隔和腹膜呈明显强化。腹水在T2WI上呈明显高信号，渗透在T2WI上低信号的纤细分隔中[27]。

（三）临床表现 患者主诉急慢性下腹痛或阴道出血。大约一半的患者可检出腹膜炎。不孕或CA125升高也有发现。然而，在大多数情况下，生殖道结核是在刮宫或腹腔镜活检中偶然发现的[30]。

（四）鉴别诊断
（1）卵巢癌。
（2）腹膜转移。

阴道瘘

（一）概述 阴道瘘可能是由于手术（尤其是子宫切除术）、炎症性肠病、恶性肿瘤、放射治疗或先天性异常引起。

（二）影像特征 由于瘘管可能相当广泛，甚至可能形成一个复杂的、分支网状的窦道系统，MRI是一项全貌观察的成像方法。直肠或阴道注入液体或超声凝胶有助于检测，尤其是小口径窦道。在脂肪抑制的T2WI上，瘘管呈明显高信号。周围组织可表现出炎症反应，这取决于病变的活动期，可呈现为明显高信号。也可发现积液或脓肿（图12-9）。

（三）临床特征 临床表现取决于炎症程度、部位和通过瘘管与阴道相连的结构。膀胱阴道瘘、直肠阴道瘘、小肠阴道瘘和结肠阴道瘘是常见的类型。

（四）关键点 建议采用两个平面薄层（脂肪抑制）的T1W序列检测阴道瘘。横断面与阴道成一定角度，可能需要增加矢状面或冠状面才能完全显示。瘘管成像也需要脂肪抑制的薄层增强T1W序列辅助。

二、良性病变及瘤样病变

子宫、外阴和阴道囊肿

（一）概述 囊肿可出现在子宫内膜、子宫颈（纳氏囊肿）、前庭大腺（前庭大腺囊肿）或阴道中肾管（Gartner囊肿）。它们在影像学上常被偶然发现。

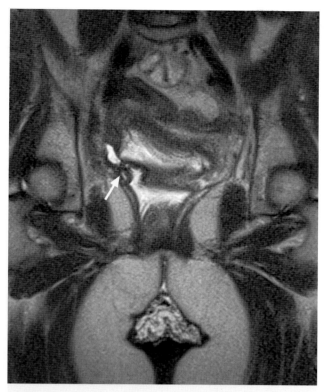

图12-9 阴道瘘。 高分辨率冠状面T2WI。充满液体的膀胱顶端可见阴道残端，它通过超声凝胶扩张显示。右侧充满液体的豆形结构是子宫切除术后膀胱阴道瘘形成的液体聚集（箭）。周围软组织未显示相关的炎症反应。

（二）影像特征 超声检查时，单纯囊肿边缘光滑，内部无回声。在MRI上，平扫T1呈低信号，T2呈高信号（图12-7和图12-10c）。含蛋白质或囊内出血在超声上呈高回声，T1WI上信号增高，T2WI上信号不均质。囊肿在CT扫描上边缘光滑，囊肿的密度取决于蛋白质含量（图12-7，图12-10c，图12-15和图12-21a）。

（三）临床特征 子宫、外阴和阴道囊肿通常不会产生临床症状。

（四）鉴别诊断 前庭大腺囊肿可能会发展为反复感染（前庭炎），也可能形成继发性脓肿，甚至恶化为前庭大腺癌。

卵巢囊肿

（一）概述 大多数单纯性卵巢囊性病变是直径 < 3 cm的功能性囊肿（由未破裂的滤泡发育而来）。测量病灶超过3～4 cm才能诊断为"卵巢囊肿"。他们可能有薄的分隔，表现为囊内出血。黄体囊肿由破裂的成熟卵泡的残余物发展而来。他们可达到几厘米大小，表现出厚且不规则的囊壁[15,31,32]。多囊卵巢综合征

又称Stein-Leventhal综合征，是指激素紊乱导致两侧卵巢囊坚硬、增厚从而妨碍卵泡破裂的一种疾病。多囊卵巢综合征的特征性表现是多个大小相等的卵泡沿卵巢外周串珠状分布[15]、通常卵巢增大且中央间质致密。

（二）影像特征 单纯功能性卵巢良性囊肿的内容物是液性密度，囊壁光滑且纤薄，超声表现为后方回声增强。他们没有厚壁、内部分隔或实性成分。囊内容物可表现出高回声，高信号，或由于蛋白含量或囊内出血表现为高密度。黄体囊肿通常有厚且不规则的囊壁，常出血，增强明显强化，这使得它很难与恶性病变区分[15,33]（图12-10）。

> **警惕：** 如果怀疑有出血性卵巢囊肿，应在初次检查后6周进行超声随访（非周期性的随访，会受不同激素状态的影响）。另外，应进行MRI进一步鉴别诊断[33]。

（三）临床特征 功能性卵巢良性囊肿通常是无症状的，并随着时间的推移消退。然而，当它们长到一定的尺寸时，推压邻近器官可能会引起隐匿性下腹痛。它们也可能导致膀胱和肠道功能障碍、背痛。突然剧烈的疼痛伴恶心和呕吐，可能提示囊肿破裂或扭转[17]。

（四）鉴别诊断

（1）囊腺瘤。

（2）子宫内膜异位症（T1WI上呈高信号，T2WI上呈低信号）。

（3）囊腺癌（根据恶性肿瘤的检查标准）。

（五）诊断陷阱 处于不同成熟阶段的卵泡，有时与功能性或良性卵巢囊肿共存，是育龄妇女常见的现象。这种正常表现不应被错误地描述为"多囊卵巢"（图12-11）。

卵巢和输卵管扭转

（一）概述 卵巢扭曲可能是由位于卵巢血管蒂上较大囊肿或肿瘤的患者身体急速运动引起的。孤立性输卵管扭转极为罕见（1/150万）。危险因素有输卵管系膜过长、输卵管积水、急性盆腔炎、输卵管运动亢进或外伤。在育龄妇女中发病率最高，但儿童也有可能发生。附件扭转通常多发生在右侧。这可能与右侧回盲部活动过度有关，或与左半盆腔大部分被乙状结肠占据、几乎没有发生输卵管卵巢扭转的空间有

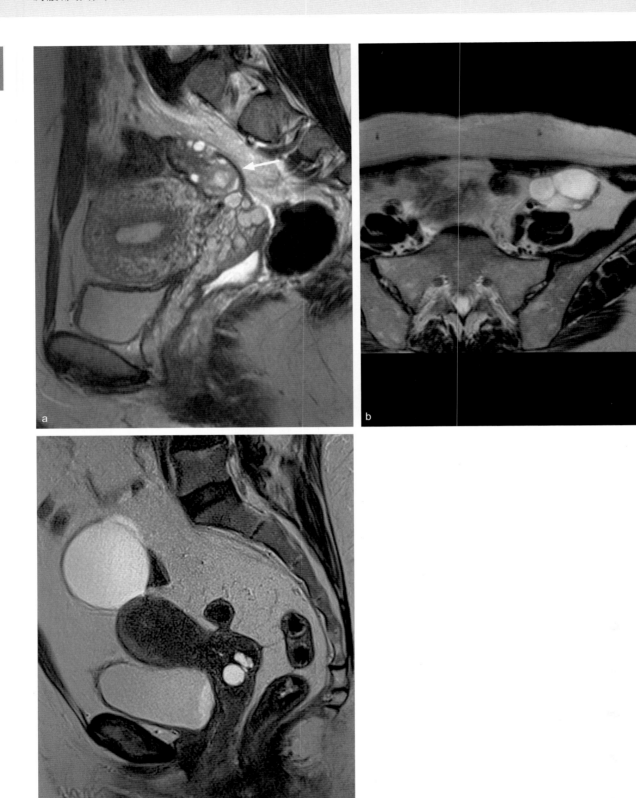

图12-10　卵巢良性囊性病变。　（a）高分辨率矢状面T2WI。卵巢下部略不规则厚壁囊性病变为黄体囊肿（箭）。皮质中也可见几个处于不同成熟阶段的卵泡。（b）高分辨率横断面T2WI显示左腰大肌前方卵巢有多个单纯囊肿。（c）高分辨率矢状面T2WI显示一个巨大的、单纯的卵巢囊肿毗邻子宫底，子宫颈内可见几个单纯的纳氏囊肿。

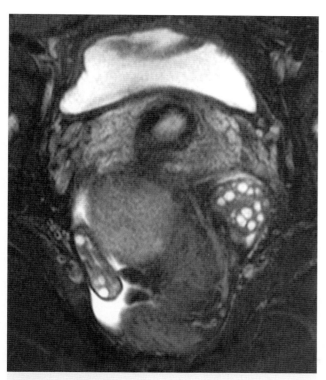

图12-11 多个卵泡。 未服用激素避孕药的年轻女性，双侧卵巢含有大小和成熟度不同的多个卵泡。盆腔内可见生理性的游离积液。

关[23,28,35,36]。

（二）影像特征

1. 卵巢扭转 卵巢可表现为肿胀和增厚。输卵管也可增厚，扭曲的卵巢周围可见环状排列的卵泡。常可发现腹水。卵巢扭转可通过多普勒超声无血流信号（图12-12）或静脉注射造影剂后断面图像无强化来证实。子宫经常倾斜于扭转侧[15,18,37]。

2. 输卵管扭转 输卵管扩张伴管壁增厚。同侧卵巢可正常。常可见腹水和病灶周围炎症反应[38]。

（三）临床特征 急性扭转患者典型的临床表现是单侧剧烈疼痛，突然发作，肌肉僵硬，可有恶心和呕吐，以及实验室炎症指标阳性。慢性扭转患者表现为下腹疼痛、保护性体位、发热、恶心和呕吐。根部扭转最初导致出血性梗死（由于静脉淤滞）。当动脉受累可导致卵巢出血坏死和休克，有时伴有麻痹性肠梗阻。输卵管扭转引起的疼痛可放射到腹股沟或大腿[15,17,28,39]。

（四）鉴别诊断

（1）卵巢囊肿破裂。

（2）输卵管卵巢脓肿。

（3）输卵管积水。

（4）不同原因引起的急腹症。

息肉

（一）概述 子宫体或子宫颈的息肉常偶然发现。它们可以是无蒂的，也可以通过带蒂的根部突向宫腔内。它们可表现为肥厚性、萎缩性或功能性的。子宫内膜息肉或宫颈息肉患者患子宫内膜癌的风险增加9倍[31]。

（二）影像特征 息肉在超声表现为高回声肿块。在T2W序列上，息肉相对于子宫内膜表现为等低信号。静脉注射造影剂后，小息肉比大息肉表现出更高的信号（由于更显著的强化）[40]。

（三）临床特征 根据子宫内膜息肉的大小，患者主诉月经过多（由于子宫收缩力下降导致出血增多）、经期过长（出血超过6 d）或子宫出血（非周期性出血）。息肉也可能导致绝经后出血。带蒂息肉的扭转可能会引起绞痛和阵痛。宫颈息肉通常无症状[31]。

（四）鉴别诊断

（1）平滑肌瘤。

（2）子宫内膜增生。

（3）子宫内膜癌。

（4）宫颈癌。

平滑肌瘤

（一）概述 平滑肌瘤是来源于平滑肌细胞的良性及雌激素依赖性的肿瘤。90%以上位于子宫内。大约25%～35%的育龄妇女患有平滑肌瘤。新鲜的平滑肌瘤在绝经后停止生长，已有的肌瘤倾向于退化。平滑肌瘤有假包膜和光滑的边缘，根据位置分为黏膜下（向管腔生长）、壁内或浆膜下（向外生长）。带蒂平滑肌瘤也有发生。除宫腔外，肌瘤也可发生在子宫颈、阴道和韧带内[40]。

（二）影像特征 诊断通常是基于盆腔检查和超声，其中平滑肌瘤常描述为圆形、边缘光滑的不均质肿块。高分辨率盆腔MRI可用于评估平滑肌瘤的大小及数量，用于计划治疗方案（尤其是栓塞、超声消融和MRI引导下聚焦超声消融治疗），以及排除恶性病变（图12-13，图12-14）。平滑肌瘤的MRI信号特征因其成分不同而不同[40]。

1. 无退行性变的平滑肌瘤 常表现为圆形、边界清楚的、富含纤维细胞的肿瘤，在T1WI上呈相对于肌层呈稍低信号，在T2WI上呈明显低信号。静脉注射造影剂后，信号通常是不均匀的，常可识别出假包膜（图

12

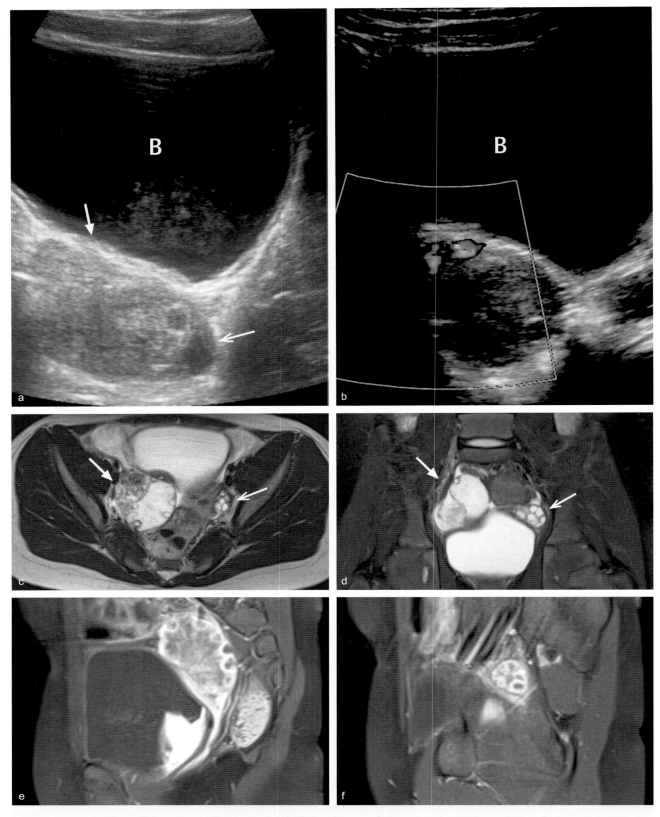

图12-12　8岁,女孩,卵巢扭转。　超声扫描显示卵巢增大[(a),箭],周围有游离积液[(a),开放箭]。扭转的根部几乎没有正常的多普勒血流信号(b)。T2WI显示受累右侧卵巢增大[(c)、(d),箭]。卵泡在卵巢周围呈环状排列。左侧卵巢正常[(c)、(d),开放箭]。在增强T1WI中,受累卵巢明显增大(e),增强程度低于左侧卵巢(f)。(a)超声。(b)彩色多普勒超声。(c)无脂肪抑制横断面T2WI。(d)脂肪抑制冠状面T2WI。(e)矢状面增强T1W GRE。右卵巢。(f)矢状面增强T1W GRE。左卵巢。

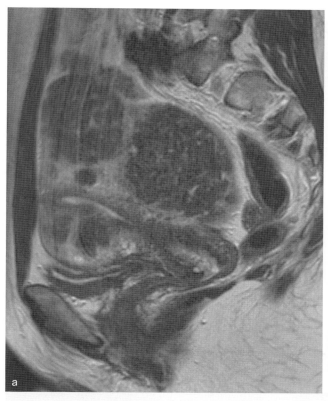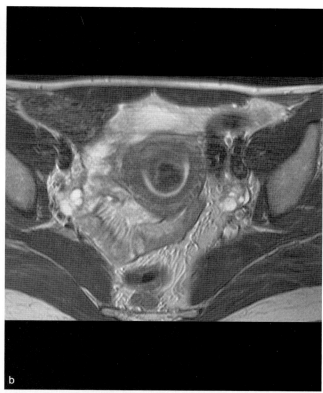

图12-13 平滑肌瘤的定位图。 （a）矢状面T2WI显示3个小的呈低信号的肌壁间平滑肌瘤和2个位于子宫体后壁浆膜下大平滑肌瘤伴退行性变。前屈的子宫紧靠膀胱顶。（b）另一位患者的横断面T2WI显示黏膜下平滑肌瘤突出至子宫腔。位于盆壁的两个卵巢都含有卵泡和功能性囊肿。

12-13)[10]。

2. 伴有退行性变的平滑肌瘤 由于内部钙化或透明样变、脂肪变、黏液样变或液体成分存在，这些肿瘤即使在平扫序列也往往表现出不均匀的信号强度（图12-13）。CT检查时平滑肌瘤也偶有发现，在动脉早期就有强化，延迟扫描常表现为低密度。小平滑肌瘤的密度尚均匀，大平滑肌瘤的密度趋于不均匀。内部钙化经常可见，其在CT上显示优于MRI。CT上的高密度可能提示肿瘤内出血，而低密度则提示坏死或感染。

（三）临床特征 子宫肌瘤通常无症状。大约25% ～ 50%的患有肌瘤妇女没有任何症状。根据其大小和位置，平滑肌瘤在临床上可表现为月经过多（由于子宫收缩力下降导致出血增多）、经期过长（出血超过6 d）、子宫出血（非周期性出血），甚至痉挛疼痛。也可能出现非妇科症状，如：① 尿频；② 膀胱功能障碍；③ 急性或压迫性尿失禁（尤其是前壁平滑肌瘤或阴道纤维肌瘤）；④ 性交困难（尤其是阴道平滑肌瘤）；⑤ 排便不适（尤其是后壁平滑肌瘤）；⑥ 肾积水（由于平滑肌瘤压迫输尿管所致）。

（四）鉴别诊断

（1）息肉（来自内膜下平滑肌瘤）。

（2）子宫腺肌病（壁内平滑肌瘤）。

（3）子宫肉瘤（主要需要区别于壁内或快速生长的平滑肌瘤）。

（4）子宫颈或阴道平滑肌肉瘤。

（5）卵巢纤维瘤（主要需要区别于黏液变或带蒂平滑肌瘤）。

（6）卵巢癌（主要需要区别于黏液变或带蒂平滑肌瘤）。

子宫内膜异位症

（一）概述 子宫内膜异位症是仅次于平滑肌瘤的第二常见妇科疾病。平均患病率约为10% ～ 15%[41]。这种疾病的特点是子宫腔外有子宫内膜组织。卵巢是最常受累的（子宫腺肌瘤、巧克力囊肿）。其他受累的位置包括[41-44]：① 输卵管；② 宫骶韧带；③ 子宫环（子宫颈后唇的上部）；④ 阴道（尤其是阴道后壁的上部、直肠阴道陷凹或阴道穹隆的后部）；⑤ 膀胱壁；⑥ 逼尿肌；⑦ 尿道；⑧ 直肠；⑨ 小肠；⑩ 骨盆

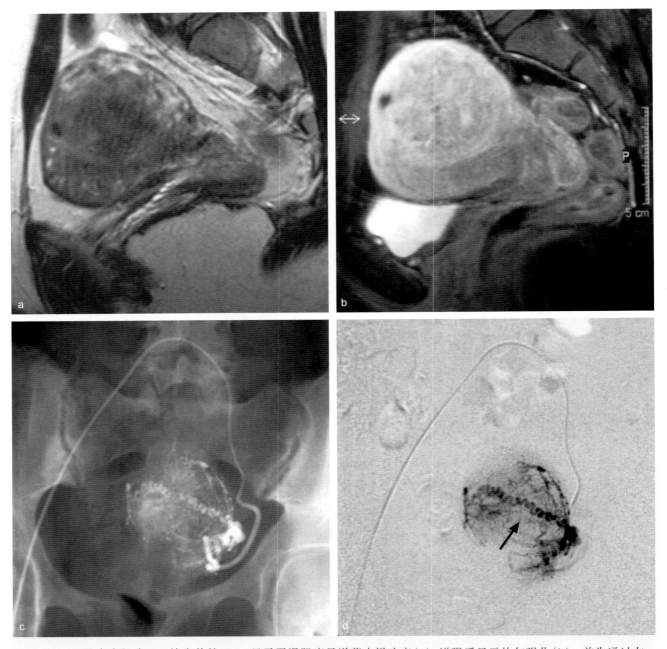

图12-14　子宫大肌瘤。　栓塞前的T2WI显示平滑肌瘤呈洋葱皮样改变(a)，增强后显示均匀强化(b)。首先通过右股动脉引入Roberts导管对左子宫动脉和右子宫动脉进行插管，然后用直径500～900 μm的微粒进行栓塞(c,d)。栓塞前可见的螺旋状血管[(d),箭]在栓塞后闭塞(e,f)。在栓塞后的T2WI(g)中，平滑肌瘤的信号低于栓塞前。增强T1WI(h)显示平滑肌瘤(M)完全没有强化，而子宫肌层和宫颈显示正常强化。(a) 栓塞前T2WI。(b) 栓塞前注射造影剂后的T1WI。(c) 导管位置。(d) 栓塞前螺旋血管(箭)。

壁；⑪ 腹膜；⑫ 腹壁。

　　由于这些植入组织与子宫内膜本身一样对雌激素敏感，因此它们依赖于激素的刺激。恶变的风险约为2.5%[45]。

　　（二）影像特征　盆腔检查（触诊、内镜检查）和超声通常是诊断卵巢子宫内膜异位症无创性的有效检查方法。但如果子宫内膜的超声声像图表现不典型，又

怀疑子宫内膜异位症有卵巢外或深部浸润时，或者患者有不明原因的痛经时，建议做核磁共振检查[41,43,44]。超声及MRI影像表现如下。

　　1. 子宫内膜异位症（巧克力囊肿）　子宫内膜异位症超声表现为不均质的中心低回声、外壁高回声灶。彩色多普勒无血流信号[44,46]。子宫内膜异位症在T1WI上呈高信号，T2WI上呈低信号，这是由于反复病

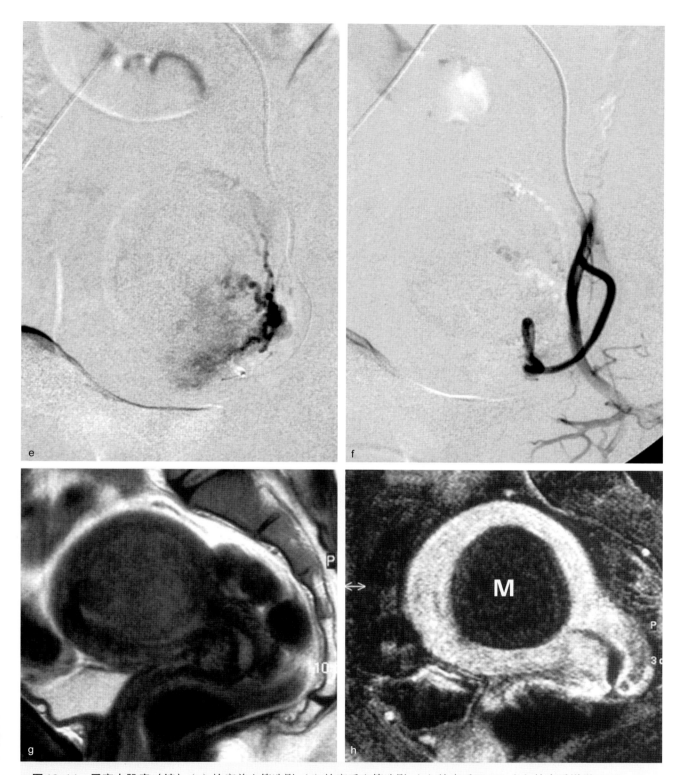

图12-14　子宫大肌瘤。(续)（e）栓塞前血管造影。（f）栓塞后血管造影。（g）栓塞后T2WI。（h）栓塞后增强T1WI。

灶内出血引起铁含量增加，或血液分解产物在不同阶段所引起的液平或暗区（图12-15）[33,47]。

　　2. 子宫内膜异位症的深部浸润　子宫内膜异位卵巢外浸润在MRI上可表现为约7 mm的结节或更

大。在T1WI和T2WI上，子宫内膜异位症的病灶呈低信号（图12-16，图12-17）。T1WI中可见斑点状高信号[42,48]。腹壁的子宫内膜异位灶在T1WI中表现为高信号。

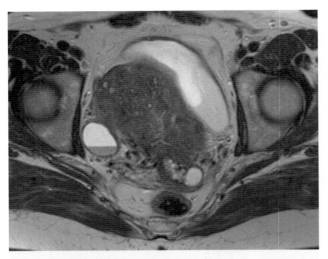

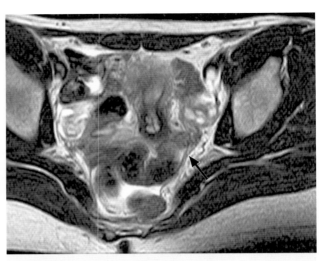

图 12-15　子宫内膜异位囊肿和子宫腺肌病。　高分辨率横断面 T2WI 显示位于右侧卵巢的一个含液平的囊性病灶，液平是由于不同比例的出血分解产物所致（确认为子宫内膜异位囊肿）。子宫体呈弥漫性增厚和小的高信号灶，这是由子宫腺肌病中子宫内膜细胞植入引起。宫颈可见单纯囊肿。

图 12-16　深部浸润性子宫内膜异位症。　高分辨率横断面 T2WI 显示 3 枚低信号结节状肿块位于子宫颈左后外侧象限约 3 ～ 4 点钟位置（箭）。肿块位于子宫环与骶外韧带交界处。盆腔内生理性积液。

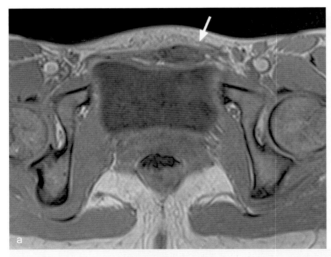

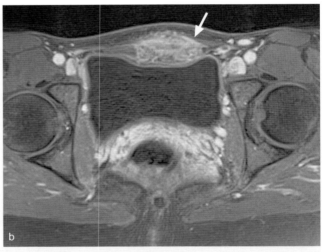

图 12-17　腹壁深部浸润性子宫内膜异位症。　（a）横断面 T1WI 显示左侧腹直肌局限性增厚（箭）。（b）增强 T1WI 显示腹壁子宫内膜异位灶明显强化（箭）。

提醒：当怀疑子宫内膜异位症时，MRI 扫描应与子宫体长轴成一定角度，以便更好地评估骶韧带、子宫环（骶韧带连接后部的宫颈或峡部）和阴道穹窿。扫描厚度不应超过 3 ～ 4 mm，以便能够发现小结节[44]。

CT 检查不适用于子宫内膜异位症的诊断。腹腔镜检查是一种既能诊断又能治疗的侵入性手段。

（三）临床特征　患者的症状通常表现为慢性下腹部疼痛。症状取决于子宫内膜异位症累及部位，可能包括月经过多或痛经、性交困难、经期排便疼痛，甚至膀胱功能障碍。子宫内膜异位症可引起非周期性的不适，并可能是不孕症的原因[41,44,49]。表 12-2 列出了子宫内膜异位症最常见深部受累部位及其引起的症状。

（四）鉴别诊断　以下实体肿瘤需要与子宫内膜异位症进行鉴别[44,50]：① 成熟畸胎瘤或皮样囊肿（由于囊性或实性成分、内部钙化、毛发等，通常表现为不均质信号）；② 功能性或出血性囊肿（出血性囊肿在短时

表12-2　子宫内膜异位症的常见累及部位及相应症状

累 及 部 位	症 状
子宫、直肠子宫陷凹	痛经
宫骶韧带、子宫圆韧带	性交困难
阴道、直肠子宫陷凹、直肠	经期排便痛
小肠	非周期性疼痛
膀胱	膀胱刺激征

间内缩小或吸收); ③ 卵巢纤维瘤(超声显示伴有小血管的低回声肿块; MRI显示T1和T2低信号、无强化); ④ 输卵管卵巢脓肿; ⑤ 卵巢癌(厚壁、富血供,恶性指标阳性)。

（五）关键点　MRI检查子宫内膜异位症深部浸润应包括以下序列[44]: ① 高分辨率T2W-TSE序列,沿子宫体呈矢状面和斜横断面或斜冠状面扫描,层厚3～4 mm; ② 脂肪抑制和脂肪不抑制的平扫T1W(T)SE序列; ③ 脂肪抑制的增强T1W序列(在最能显示病变的方位上)。

亚型：子宫腺肌病

（一）概述　子宫腺肌病是位于子宫肌层或结合带的腹膜下子宫内膜异位症的一种亚型。位于子宫肌层局灶性子宫内膜异位症称为子宫腺肌瘤。子宫腺肌病的特征是异位内膜组织弥漫分布在子宫壁上。

（二）影像特征

1. 子宫腺肌瘤　子宫腺肌瘤呈卵圆形,较肌壁间的平滑肌瘤相比,腺肌瘤与周围肌层分界不清(图12-18)。它们具有与平滑肌瘤相同的MRI信号特征。

2. 子宫腺肌症　子宫腺肌病在超声上表现为边界不清、因含囊性成分不均质的回声。MRI上通常显示结合带增厚、达12 mm(图12-19,图12-20;正常厚度≤5 mm),子宫前后壁之间通常存在差异(图12-20)[18]。

（三）临床特征　患者可能主诉大量月经或痛经,并可出现月经间期的出血。

（四）鉴别诊断

(1)平滑肌瘤。

(2)子宫肉瘤。

三、恶性病变

子宫内膜癌

（一）概述　子宫内膜癌的发病率约为25/100 000,

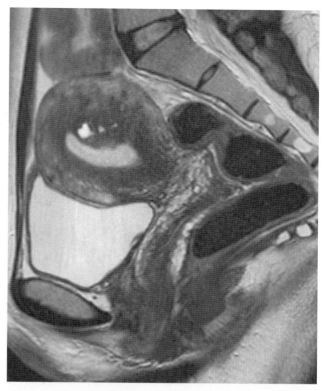

图12-18　子宫腺肌瘤。　矢状面T2WI显示子宫后壁肌层有一局限性、肌瘤样肿块突向宫腔。肿块内有局灶性高信号,与周围肌层分界不清,影像征象与子宫腺肌瘤相符。

是女性第四常见的恶性肿瘤,也是最常见的妇科恶性肿瘤(统计至2016年6月)[51]。子宫内膜癌的危险因素包括雌激素过度刺激、代谢综合征、糖尿病、多囊卵巢综合征、不孕不育以及乳腺癌患者长期服用他莫昔芬。其好发于围绝经期和绝经后妇女,发病高峰为75～80岁。腺癌是最常见的病理类型,达80%～90%。肌层浸润的深度与淋巴结转移的风险密切相关[52]。

（二）影像特征　超声能发现子宫内膜增厚及肿块,通过组织学分段诊刮证实诊断。治疗前盆腔增强MRI检查诊断肌层浸润深度的敏感性达91%[53]。MRI有助于在治疗前进行腹膜后淋巴结的评估,由于淋巴引流可能不连续,腹主动脉旁淋巴结可能是首发转移[9]。在当前的国际指南中,治疗前MRI检查仅用于因合并症不能手术的患者,作为放疗前规划。

与激素水平无关,T2WI上子宫内膜常呈高信号,结合带呈低信号,肌层显示中等信号[54]。多数情况下,子宫内膜癌在T2WI上呈中高信号,而当肿瘤较小时,病灶可能与子宫内膜信号相仿,不使用造影剂检查诊断较为困难。使用脂肪抑制增强T1W序列有助于发现病变,由于这个序列肿瘤病灶呈低信号,

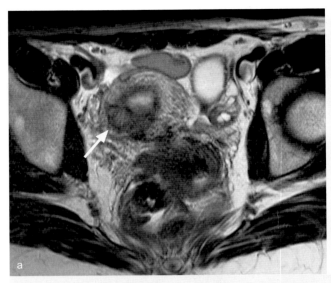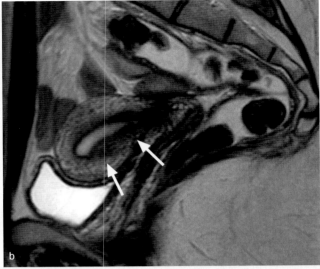

图12-19　局灶性子宫腺肌病。　结合带局限性增宽（箭）。（a）横断面T2WI。（b）矢状面T2WI。

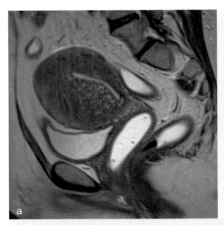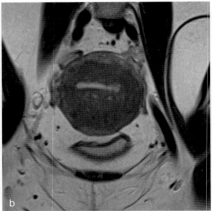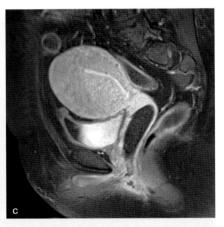

图12-20　弥漫性子宫腺肌症。　子宫结合带弥漫性增厚，前壁较为明显。T2WI显示特征性的高信号腺体（a，b）。注射造影剂后子宫呈均匀强化（c）。（a）子宫矢状面T2WI。（b）子宫冠状面T2WI。（c）增强脂肪抑制T1WI。

可以将病灶与周围的子宫内膜和肌层区分开来（在注射造影剂后大约2 min显示最佳，见图12-21）[9]。DWI也可以辅助检测，相对于周围肌层组织，肿瘤在ADC图上显示为低信号[14]。平扫T1W序列显示器官间脂肪消失效果最佳，T2W序列或增强T1W序列显示的器官壁增厚是识别膀胱或直肠黏膜早期侵犯的关键标准[9]。子宫内膜癌的分期是基于当前2010版的UICC分期标准（图12-22）[55,56]。

CT成像不适用于局部分期，但可用于放疗计划或远处转移的筛查（尤其是肺、肝和腹膜后淋巴结）。在不同的适应证下进行对比增强CT检查，子宫内膜癌在静脉期图像显示为子宫腔内的低密度肿块。由于CT软组织分辨力低，肌层侵犯深度难以评估，敏感性仅为58% ～ 61%。如果宫颈出现不均匀增厚，则怀疑有侵犯。肿瘤扩散到浆膜外（附件、子宫旁）表现为模糊、增多的宫旁网格影。脂肪平面的消失表明膀胱或直肠受到侵犯，可通过存在腔内实性密度灶证实[57]。PET-CT可以检测肿瘤的远处转移和复发[9]。

（三）临床特征　子宫内膜癌的临床特点是绝经后出血，围绝经期妇女的不规则阴道流血。

（四）鉴别诊断

（1）平滑肌瘤。

（2）子宫内膜增生。

（3）癌肉瘤。

（4）子宫肉瘤。

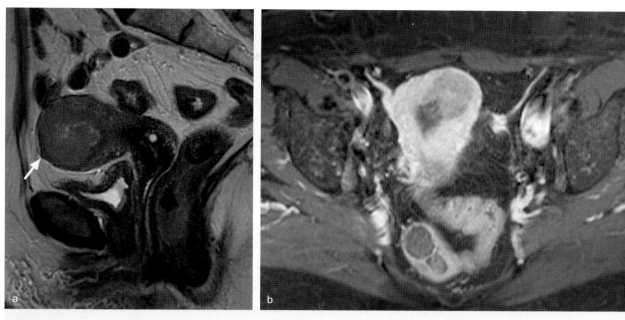

图12-21　pT1b pN0期子宫内膜癌。（a）高分辨率矢状面T2WI显示中度高信号肿瘤从子宫内膜生长到子宫前壁的肌层，肌层浸润深度大于50%（箭），肿瘤没有延伸至浆膜面。（b）横断面增强脂肪抑制T1WI。相对于子宫肌层，肿瘤呈低信号。病理证实浆膜层未受累。

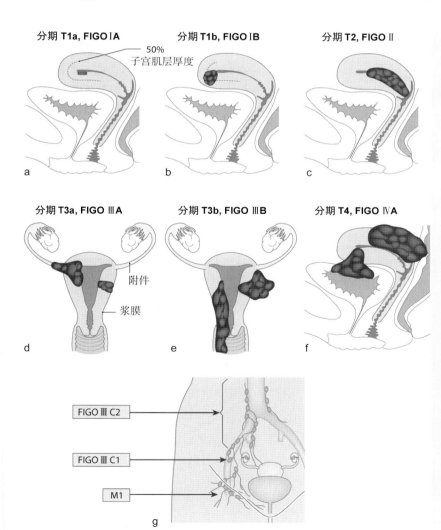

分期 **T1a, FIGO I A**　　分期 **T1b, FIGO I B**　　分期 **T2, FIGO II**

50%
子宫肌层厚度

a　　　　b　　　　c

分期 **T3a, FIGO III A**　　分期 **T3b, FIGO III B**　　分期 **T4, FIGO IV A**

附件
浆膜

d　　　　e　　　　f

FIGO III C2
FIGO III C1
M1
g

图12-22　子宫内膜癌分期[55,56]。（a）肿瘤局限于子宫内膜或子宫肌层浸润<50%。（b）肿瘤局限于子宫体，子宫肌层浸润≥50%。（c）肿瘤通过子宫峡部延伸至宫颈。（d）肿瘤侵犯浆膜或附件。（e）阴道或子宫旁受累。（f）侵犯周围结构，如膀胱或肠道。（g）淋巴结分期的FIGO系统可区分III c1期（盆腔淋巴结转移）和III c2期（主动脉旁淋巴结转移伴或不伴盆腔淋巴结转移）。腹股沟和其他腹腔内淋巴结的受累归为远处转移（FIGO IV b M1）。

（五）关键点 以下序列应包括在子宫内膜癌治疗前分期的MRI方案中（与ESUR指南比较）[9]：① 高分辨率矢状面、斜轴面（平行于子宫体短轴）和斜冠状面（平行于子宫体长轴）T2W序列；② 冠状面平扫T1W序列用于评估腹膜后淋巴结；③ 增强脂肪抑制矢状面和斜轴面T1W序列通常在注射造影剂后90～150 s强化效果最佳。

宫颈癌

（一）概述 据世界卫生组织数据统计，宫颈癌在美国的发病率为13/100 000，在欧洲为67/100 000[51]。宫颈癌在世界各国的发病率差异很大。人乳头状瘤病毒几乎是所有病例的致病因素，尤其是感染高危型16和18。组织学上，大约80%的宫颈癌是鳞状细胞癌，20%是腺癌。宫颈癌平均确诊年龄约为52岁。肿瘤的大小和是否伴宫旁浸润是决定进行手术治疗、放化疗还是近距离放射治疗的主要因素[8]。宫颈癌可沿宫旁向盆壁、阴道下1/3浸润扩散，主动脉旁或腹股沟淋巴结转移的可能性也随之增加。肿瘤晚期可以检测到肝、肺或骨的转移。

（二）影像特征 宫颈癌临床分期是根据国际妇产科联盟（FIGO），基于盆腔检查，包括双手触诊，也可能包括膀胱直肠镜检查。超声通常不足以评估局部病变，但对排除尿路梗阻和肝转移是有用的。在FIGO Ⅰb2期及以上，妇产科协会指南推荐MRI用于肿瘤局部扩散的治疗前评估，MRI在放疗和治疗后随访中也有重要作用[8,58]。

平扫T2W序列中，宫颈黏膜呈高信号，而宫颈间质呈低信号[54]。在平扫T2W序列，宫颈癌病灶相对于周围间质组织呈低信号（图12-23）。少数情况下，宫颈诊刮后残留的肿瘤组织或者当肿瘤太小MRI检查无法显示病灶，在T2W序列中呈等信号。这些病例可通过DWI或脂肪抑制增强T1W序列进行检测[8]，在ADC图肿瘤显示低信号。增强脂肪抑制T1W序列在注射造影剂后约15～30 s对比度显示最佳，相对于周围组织或子宫肌层，肿瘤在早期呈低信号，而在晚期病灶相对于子宫肌层呈高信号[59,60]。因此，动态对比增强成像有利于诊断。

分期是基于当前2010版UICC标准（图12-24）[55,56]。仅当MRI检查有禁忌证时，CT才用于初始成像；其主要作用是对肺、肝、骨的远处转移或周围淋巴结转移的检测，继而制订放射治疗计划[58,61]。如使用增强CT，宫颈癌通常表现为宫颈组织偏心性增厚超过3.5 cm[57]。宫颈边缘异常增厚或凸出是宫旁侵犯的指征，见图12-23 c[60]。膀胱壁或直肠侵犯表现为不规则壁增厚或实质性肿块向腔内突出，也表现为脂肪平面的消失[57]。PET-CT对局部晚期宫颈癌、肿瘤复发，尤其是在检测初始成像正常的淋巴结转移中起到一定作用[62]。

> **警惕：** 横断面应与宫颈短轴平行，尤其是在评估宫旁侵犯时。此序列是唯一能够显示由低信号间质环和高信号管腔构成的环状或"甜甜圈"形状，该图中的任何组织破坏都很容易显示。

（三）临床特征 宫颈癌早期常无症状。晚期宫颈癌患者可能出现性交、剧烈运动（如骑自行车或骑马）

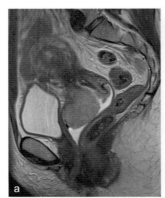
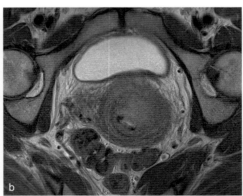
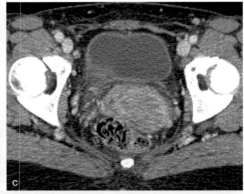

图12-23 T2b期宫颈癌。 （a）矢状面T2WI显示高信号肿瘤病灶主要位于宫颈前唇。肿瘤已浸润阴道前壁，但尚未穿透阴道壁到达膀胱。（b）斜轴面T2WI。宫颈低信号间质环在12点到4点间中断。宫颈周围组织弥漫性增厚。左侧宫旁间质侵犯可能已发生，但在本例中不是很明显。（c）同一患者的增强CT显示宫颈密度增高，没有更多的形态学细节，病灶范围和边缘模糊不清提示宫旁侵犯。

或用力排便后出血。

（四）鉴别诊断[18]

（1）子宫内膜癌。

（2）淋巴瘤。

（3）转移瘤。

（4）宫颈复杂性炎症。

（5）宫颈息肉，宫颈平滑肌瘤。

（五）关键点　虽然静脉注射造影剂对原发病灶的检测可能不是必要的，因为大多数肿瘤在平扫T2W序列中便清晰可见，但是增强序列在近距离放疗、放化疗或手术的随访中是必不可少的，以便将复发的肿瘤与瘢痕组织区分开来。宫颈癌的治疗前分期应采用以下序列（见ESUR指南）[8]：① 高分辨率矢状面和斜轴面T2W序列（平行于宫颈短轴）；② 平扫横断面T1W序列（从耻骨联合到左肾静脉）主要用于检测淋巴结或骨转移；③ b值在500 ~ 1 000 s/mm²，DWI主要用于检测残留肿瘤组织或可疑淋巴结；④ 矢状面和斜轴面T1W动态增强序列和脂肪抑制斜矢状面与斜轴面最有助于鉴别小肿瘤或瘢痕组织处肿瘤复发。

> **提醒：**脂肪抑制T2W序列并无助于宫颈癌的诊断或宫旁浸润的检测。

阴道癌

（一）概述　大约90%的原发性阴道癌为鳞状细

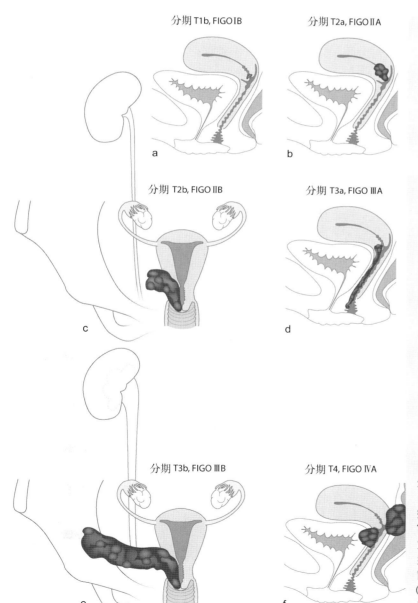

分期 T1b, FIGO I B

分期 T2a, FIGO II A

分期 T2b, FIGO II B

分期 T3a, FIGO III A

分期 T3b, FIGO III B

分期 T4, FIGO IV A

图12-24　原发性宫颈癌分期[55,56]。（a）病灶局限于宫颈；T1b1期肿瘤最大径 ≤ 4 cm，T1b2期肿瘤最大径 > 4 cm。（b）肿瘤侵犯子宫峡部、子宫体或阴道上2/3；T2a1期肿瘤最大径 ≤ 4 cm，T2a2期肿瘤最大径 > 4 cm。（c）肿瘤侵犯宫旁组织，未达盆壁。（d）肿瘤累及阴道下1/3。（e）肿瘤扩散至盆壁和/或引起肾积水或肾脏无功能。（f）肿瘤扩散超出真骨盆，侵犯膀胱后壁或直肠前壁。

胞癌。阴道癌的发病率较低，每年每10万人中约有0.7个新病例，约占所有女性盆腔肿瘤的2%[63]。大多数阴道恶性肿瘤继发于周围盆腔器官侵犯阴道或从远处转移。原发性阴道癌的主要危险因素是人乳头状瘤病毒感染，尤其是高危型16。

> **提醒：** 如果阴道肿瘤侵犯宫颈，则认为是原发性宫颈癌。如果浸润外阴，肿瘤的分期与原发性外阴癌相似。但如果宫颈癌治疗5年后发现阴道肿瘤，则其分期与原发性阴道癌相似[57]。

（二）影像特征 MRI有助于确定病变是原发性阴道癌还是其他部位肿瘤侵犯阴道。大多数情况下，肿瘤位于阴道穹窿或阴道后壁，向腔内突出[63]。增强CT可用于远处转移（特别是肺、肝和骨）的检测，但对局部病变的评估不起作用。平扫T2W序列阴道黏膜呈高信号；黏膜下层和肌层呈低信号，外膜呈高信号。平扫T2W序列，肿瘤呈中高信号，见图12-25。病灶周围的炎症反应并不少见，且会增加肿瘤的表观大小。膀胱或直肠壁的局限性强化提示肿瘤侵犯。肌肉组织的侵

犯在T2W序列中显示最好。

阴道癌分期基于2010版UICC标准，见图12-26[56]。

> **提醒：** 阴道癌的MRI推荐使用20～40 mL无菌超声凝胶进行阴道扩张，有助于识别原发肿瘤部位。

（三）临床特征 阴道癌早期通常无症状。肿瘤晚期可能出现弥漫性下腹痛、排尿及排便困难或血性排出物。

（四）鉴别诊断
（1）淋巴瘤。
（2）其他生殖道转移瘤。
（3）恶性黑色素瘤。
（4）软组织肉瘤。

（五）关键点 阴道癌治疗前分期的MRI方案应包括以下序列[64,65]：① 高分辨率矢状面和斜轴面T2W TSE序列（与阴道短轴平行）；② 横断面T1WI；③ 矢状面和斜轴面脂肪抑制对比增强T1W。

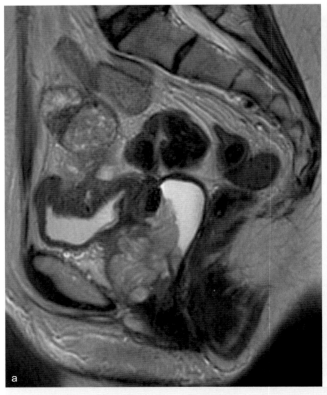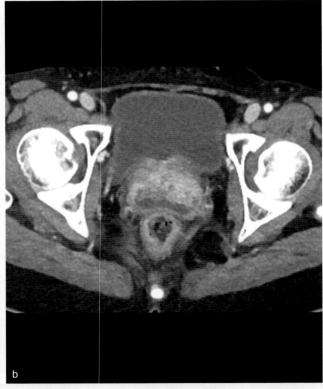

图12-25 经组织学证实的阴道透明细胞癌。（a）高分辨率矢状面T2WI显示阴道前壁条带状高信号肿瘤，包围尿道并延伸至膀胱底。阴道扩张有助于清晰显示阴道后壁结构。(b)静脉期横断面CT扫描显示肿瘤已穿透阴道前壁，阴道后壁和直肠不受累。

分期 T2, FIGO Ⅱ

分期 T1, FIGO Ⅰ

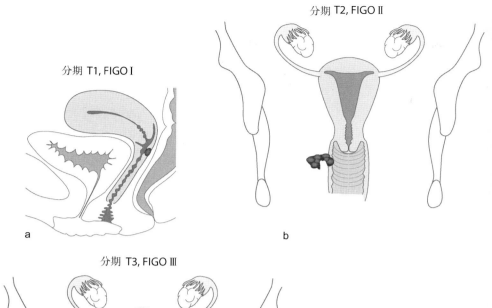

a

b

分期 T3, FIGO Ⅲ

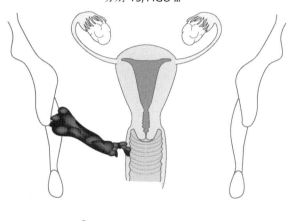

c

分期 T4, FIGO ⅣA

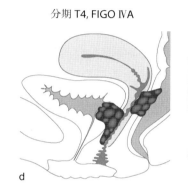

d

图12-26 原发阴道癌分期[56]。（a）肿瘤起源于阴道后壁，极少发生于阴道前壁，并且肿瘤局限于阴道内。（b）肿瘤侵犯阴道旁组织。（c）肿瘤向盆腔侧壁延伸。（d）肿瘤侵犯膀胱或直肠黏膜或显示直接延伸超过真骨盆。

外阴癌

（一）概述 美国每年大约有2.4/100 000妇女患外阴癌[106]。40%～60%的外阴癌与人乳头状瘤病毒感染有关，特别是高危型16、18、33和39。其他危险因素包括单纯疱疹病毒2型感染、苔藓硬化症和鳞状上皮细胞增生[5,63]。原发肿瘤80%发生于大阴唇和小阴唇，10%发生在阴蒂，10%发生在后联合。大约90%的病变为鳞状细胞癌。外阴癌向尿道、阴道和肛门等邻近周围组织扩散。淋巴结转移主要发生在腹股沟或股淋巴结，很少发生在盆腔淋巴结[63]。远处转移很晚发生，主要表现为下腹部或躯干的皮肤改变；其他可能的部位是肝脏、肺、胸膜、肾脏、心肌、大脑、脊柱和脾脏转移[5]。

（二）影像特征 肉眼可见并触及肿块，经活检证实。肿瘤局限、较小时通常不需要断层成像。此外，浅表浸润深度小于3 mm的肿瘤发生淋巴结转移的风险小于10%[5]。如果怀疑尿道、阴道或肛门侵犯，MRI可以增加关于病灶局部范围和淋巴结状态的重要信息，在妇产科学会指南中MRI建议用于FIGO Ⅱ期及以上病变的评估[66]。

平扫T2W序列，具有占位效应的肿瘤显示高信号。肿瘤周围局部侵犯，尤其是尿道的侵犯，通过平行于远端尿道的横断面，在高分辨率平扫T2W序列或无脂肪抑制T1W序列显示最佳，表现为脂肪平面的消失[64,65]。静脉注射造影剂后，肿瘤相对于周围组织呈低信号，这对于显示较小的肿瘤或斑块样病变特别有效，见图12-27。

警惕：外阴癌在大约10%～15%的病例中是多灶性的，因此寻找宫颈、阴道或可能的肛周受累癌灶是很重要的。

分期是基于2010版UICC标准，见图12-28[56]。淋巴结转移的分期是基于淋巴结的数量和大小，如N1a/b、

N2a/b/c，N3对应的FIGO Ⅲ A-C和Ⅳ a，见表12-3。腹部增强CT可以发现淋巴结转移和/或远处转移，有助于指导晚期患者的治疗。

> **提醒**：外阴癌的FIGO分期与TNM分期在晚期T分期和N分期都不相同，见图12-28和表12-3[56]。因此，详尽的病灶描述对于治疗计划的确定是必不可少的。如有必要，可以进行相应的FIGO分期。

（三）**临床特征**　患者通常有一些非特异性症状，如灼烧、瘙痒、疼痛或性交困难。

（四）**鉴别诊断**

（1）外阴上皮内瘤变VIN3。

（2）软组织肉瘤。

（3）恶性黑色素瘤。

（五）**关键点**　外阴癌治疗前分期的MRI方案应包括以下序列[65]：① 高分辨率矢状面和斜轴面T2W序列（平行于远端尿道的短轴），必要时辅以斜冠状面T2W序列（平行于尿道的长轴）；② 平扫横断面T1W序列；③ 矢状面、斜轴面和斜冠状面脂肪抑制增强T1W序列。

前庭大腺癌

（一）**概述**　前庭大腺癌占外阴癌的1%～7%，主要组织学类型为鳞状细胞癌、腺癌和腺样囊性癌[69]。33%～47%的病例中出现同侧淋巴结转移，5%～14%的病例对侧淋巴结受累[70]。

（二）**影像特征**　MRI有助于确定淋巴结范围和评估淋巴结状态，通常显示为壁增厚其内伴液化或坏死的前庭大腺囊肿，与会阴或阴道软组织肿块相邻。肿瘤以实性成分为主，伴少许囊性成分。在平扫T2W序列中呈中高信号至等信号，增强T1W序列肿瘤明显强化[70]。

（三）**临床特征**　临床检查显示单侧阴唇肿胀，可能伴有炎症、疼痛、瘙痒或出血等症状。肿瘤最初常被误诊为前庭大腺炎症或脓肿。

（四）**鉴别诊断**[71]

（1）前庭大腺炎。

（2）前庭大腺脓肿。

（3）外阴癌。

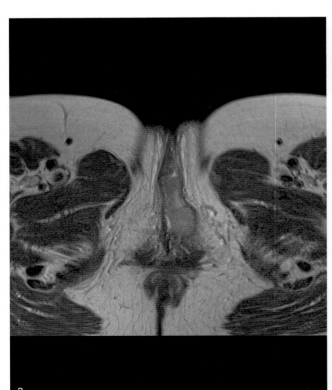
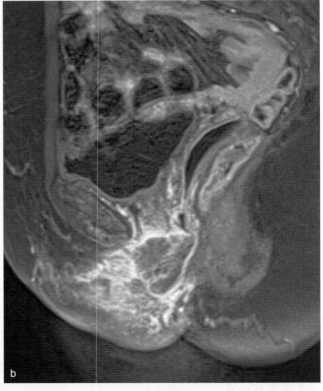

图12-27　外阴癌T2期。　（a）高分辨率横断面T2WI显示左阴唇中高信号肿块，向会阴部延伸。（b）脂肪抑制增强T1WI。肿瘤精相对于周围组织呈低信号，侵犯尿道远端和阴道，并延伸至肛门。

分期 T1, FIGO I

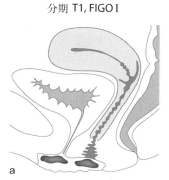

a

分期 T2, FIGO II

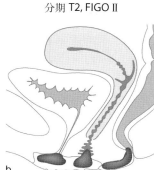

b

分期 T3, FIGO IVA

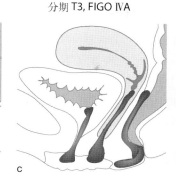

c

图 12-28　原发性外阴癌分期[55,56,68]。（a）肿瘤局限于外阴（阴唇，阴蒂）或会阴；T1a 期肿瘤最大径 ≤ 2 cm，T1b 期肿瘤最大径 > 2 cm。（b）肿瘤侵犯尿道下 1/3 和/或阴道下 1/3 和/或肛门。（c）晚期侵犯上 2/3 尿道和/或阴道，侵犯膀胱或直肠壁，并固定于盆壁，被归类为 T3 期，相当于 FIGO Ⅳ a 期。

表 12-3　原发性外阴癌的 N 分期系统[56]

TNM	FIGO	局部淋巴结受累
N1a	Ⅲ A	1 ～ 2 个淋巴结转移,每个 < 5 mm
N1b	Ⅲ A	1 个淋巴结转移, > 5 mm
N2a	Ⅲ B	3 个或以上淋巴结转移,且每个 < 5 mm
N2b	Ⅲ B	2 个或以上淋巴结转移,且每个 ≥ 5 mm
N2c	Ⅲ C	转移淋巴结伴包膜外侵犯
N3	Ⅳ A	转移淋巴结僵硬、溃烂

肿瘤复发

（一）概述

1. 子宫内膜癌复发　经一期手术治疗的子宫内膜癌最常在术后 2 年内复发。转移瘤表现为实性软组织肿块,通常位于阴道、宫旁或侵袭性淋巴结。放疗后子宫内膜癌的复发常位于子宫或卵巢[31]。

2. 宫颈癌复发　约 10% ～ 42% 的宫颈癌在初次手术后复发,60% ～ 70% 在术后 2 年内复发。阴道残端常表现为实性肿块,也可发生在阴道、宫旁、盆壁或骨组织中[31,57,72]。

3. 外阴癌或阴道癌复发　大约 80% 的外阴癌或阴道癌在初次手术后 2 年内复发,并且大多数是局部复发。如果最初发现有淋巴结转移,外阴癌复发的风险就会增加[5,73]。

提醒：复发性肿瘤需要与纤维瘢痕组织区分，这在术后的前 6 个月鉴别尤其困难，因为纤维组织在增强后通常会强化[60]。

（二）影像特征　如果临床怀疑真骨盆内肿瘤术后复发,增强 MRI 有助于确定复发部位和范围。在平扫的 T2WI 中,瘢痕组织和复发肿瘤组织均为中高信号。脂肪抑制对比增强 T1WI 有助于鉴别。由于缺乏造影剂的摄取,瘢痕组织在该序列中呈低信号,而炎性或肿瘤组织的造影剂浓度较高,呈高信号[60]。对于怀疑有小残留肿瘤的患者,应使用 PET-CT 检测是否有隐蔽性转移[72]。

（三）临床特征　复发性肿瘤通常无症状,仅在随访中发现。根据复发的大小和部位,也可以发生阴道流血和下腹部不适。

（四）关键点　对于因原发性子宫内膜癌、宫颈癌或阴道癌而行子宫切除术的患者,MR 图像以阴道残端为中心,图像定位和最初原发肿瘤的检查一样,仅在放化疗后进行检查。阴道内使用超声凝胶是重要的,因为它扩张了阴道壁,有利于检测阴道残端的肿瘤组织复发。

（五）诊断陷阱　选择骨盆放射治疗的年轻女性,卵巢经常被移出放射治疗区域以保留卵巢功能。通常固定在低位结肠旁沟或腰大肌前方。如果不清楚手术史,这些部位的卵巢可能被误认为卵巢肿块、淋巴结转移、复发或腹膜肿瘤[74,76]。

盆腔肉瘤

子宫肉瘤

（一）概述　子宫肉瘤占生殖系统恶性肿瘤的 2% ～ 3%。组织学上分为三种亚型[56]：① 平滑肌肉瘤（通常发生在子宫肌层）；② 子宫内膜间质肉瘤；③ 腺肉瘤（通常发生于子宫内膜）。

（二）影像特征　初次检查采用经阴道超声进行成像。MRI 可以增加肿瘤范围的重要信息。增强 CT 可以提供局部侵犯、远处转移、腹水和腹膜播种的情况。PET-CT能够进行肉瘤的分期、分级和治疗反应评估[78]。一般来说，MRI很难区分平滑肌瘤和平滑肌肉瘤。平滑肌肉瘤的提示征象是快速生长、不均质大肿块伴中央坏死形成[18]。腺肉瘤常表现为宫腔内多房分隔囊性肿块伴不均匀的实性成分。平扫T2W序列实性成分通常呈低信号，增强后明显强化，见图12-29[68]。肿瘤分期是基于2010版的UICC标准，见表12-4[56]。

（三）临床特征 子宫肉瘤通常无症状。偶尔会出现绝经后出血或下腹痛。

（四）鉴别诊断

（1）子宫平滑肌瘤。

（2）子宫内膜癌。

（五）关键点 T1期的子宫平滑肌肉瘤和子宫内膜间质肉瘤根据肿瘤大小进行分类，而腺肉瘤根据肌层浸润的深度进行分类，见表12-4。癌肉瘤的分期与子宫内膜癌相似，影像学检查方案也相同，因此MRI应相对于子宫体定位。

阴道肉瘤

（一）概述 阴道肉瘤大约占阴道恶性肿瘤的2%。横纹肌肉瘤是5岁以下女孩最常见的软组织肿瘤，而平滑肌肉瘤成年后才发生。远处转移较常见，主要通过血行转移。

（二）影像特征 体格检查可触及阴道壁结节状增厚。肿瘤检出依赖于超声检查。增强MRI用于评估周围结构和远处转移。CT因其形态学鉴别能力差，对肿瘤局部无诊断作用，但可用于远处转移的筛查[77]。PET-CT能够很好地进行肿瘤的分级、分期和随访[78]。MRI征象如下：

1. **横纹肌肉瘤** 肿瘤增强后常信号不均匀。T1WI上呈低信号，T2WI上呈高信号。有些肿瘤存在假包膜，在T1WI和T2WI上包膜呈低信号[80]。

2. **平滑肌肉瘤** 肿瘤常表现为囊实混合性肿块、边缘不规则伴周围浸润。T2WI上呈高信号，T1WI上呈低信号。对钆造影剂有很高的亲和力[81]。

（三）临床特征 患者主诉弥漫性下腹痛或阴道、膀胱或直肠特异性疼痛。阴道内梗阻可导致阴道积血

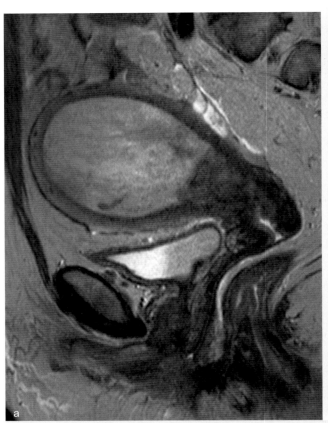
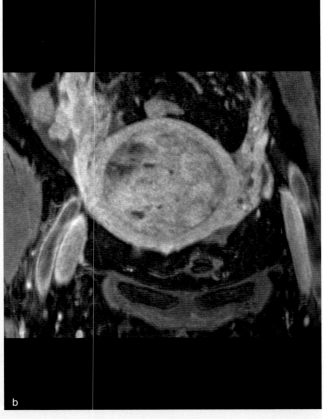

图12-29　经组织学证实的子宫癌肉瘤。 （a）高分辨率矢状面T2WI。子宫体因高信号、不均匀的肿块而增大。子宫肌层变薄，浆膜完整。峡部信号强度降低。宫颈形态正常。（b）斜轴面脂肪抑制增强T1WI。肿瘤整体不均匀，边缘光滑，呈明显强化。

表12-4 子宫肉瘤目前的分期系统[56]

肿瘤分期	肿瘤范围
T1	肿瘤局限于子宫内
T1a和T1b	平滑肌肉瘤和子宫内膜间质肉瘤:肿瘤最大径 ≤ 5 cm;肿瘤最大径 > 5 cm
T1a,T1b,T1c	腺肉瘤:肿瘤局限于子宫内膜;子宫内膜和肌层受累 < 50%;≥ 50%子宫肌层受累
肿瘤超出子宫,局限于真骨盆	
T2a	附件受累
T2b	除膀胱和直肠外的其他盆腔组织受累
T4	侵犯膀胱或直肠
肿瘤超出真骨盆	
T3a	腹部一个部位浸润
T3b	腹部多个部位浸润
N1	局部淋巴结转移
M1	远处转移

或宫腔积血。

(四)鉴别诊断

(1)阴道癌。

(2)恶性黑色素瘤。

(3)转移瘤。

盆腔淋巴瘤

(一)概述 非霍奇金淋巴瘤侵犯子宫和宫颈是非常罕见的,不到1%。原发性外阴阴道淋巴瘤也很少见,仅占所有结外淋巴瘤的1%。20 ~ 80岁任何年龄段的妇女都可能发生[79]。

(二)影像特征 超声适合局部肿瘤检测,但可能无法确定淋巴瘤累及的全部范围,因此断层成像是有帮助的。临床上,当怀疑肿瘤扩散到真骨盆以外时,全身增强CT可用于制定治疗计划和随访[82]。盆腔增强MRI是评估局部病灶的首选方式。

1. 宫颈淋巴瘤 在MRI上通常表现为均匀的T2WI高信号肿块,与周围组织界限不清,伴明显强化[83]。

2. 外阴阴道淋巴瘤 典型的肿瘤在平扫T1WI上呈均匀低信号,在T2WI上呈中高信号(图12-30),并呈均匀强化。病灶边缘浸润,伴分叶状改变[79]。

(三)临床特征 患者通常无症状,也可能出现不规则阴道流血或非特异性下腹痛。根据肿瘤的大小和位置,原发性宫颈淋巴瘤患者可能会有性生活后出血或排尿困难;外阴阴道淋巴瘤患者会出现盆底非特异性压力感,或持续性阴道流液[68]。

(四)鉴别诊断 诊断取决于病灶的位置和范围:① 平滑肌瘤变性;② 子宫内膜癌;③ 宫颈癌;④ 阴道癌;⑤ 外阴癌;⑥ 转移瘤。

卵巢肿瘤

(一)概述 卵巢癌是女性第六大常见恶性肿

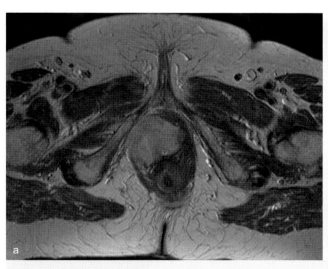
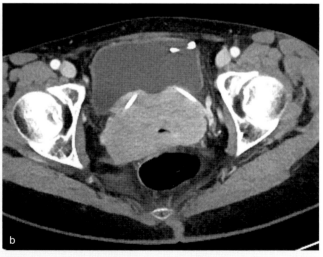

图12-30 外阴阴道淋巴瘤。 (a)高分辨率横断面T2WI。淋巴瘤位于会阴区,中高信号,边缘光滑,但呈多角形。组织学显示该肿瘤为B细胞淋巴瘤。(b)增强CT横断面静脉期淋巴瘤呈明显均匀强化,浸润膀胱壁和两侧尿道口。双侧输尿管支架置入显示。淋巴瘤延伸到直肠前壁。组织学类型为弥漫性大B细胞淋巴瘤。

瘤，在美国每年每10万名妇女中有12例发生卵巢癌，也是妇科癌症主要的死因[84]。卵巢癌的危险因素是BRCA-1或BRCA2突变和遗传性非息肉病性结直肠癌（HNPCC）。卵巢癌通常是无症状的，因此在肿瘤发展到晚期时才会被确诊[85]。卵巢肿瘤生物学起源和行为表现差异相当大。上皮性肿瘤大约占2/3，生殖细胞肿瘤占1/4，性索间质肿瘤占10%，见表12-5[31]。卵巢继发性肿瘤可能是来源于胃肠道（如Krukenberg瘤、胃癌）、胰腺或乳腺原发性肿瘤的转移。卵巢肿瘤也可能继发于恶性黑色素瘤或淋巴瘤，肉瘤也可能累及卵巢[13,15,18,31]。腹膜假黏液瘤是一种特殊的上皮性肿瘤，由卵巢、胰腺或阑尾的黏液性肿瘤因自发性破裂、活检或手术而在腹腔内播散种植引起[33]。Meigs综合征指是由良性卵巢肿瘤（通常是纤维瘤）、腹水和胸腔积液组成的三联征。

（二）影像特征 由于经阴道超声的高可及性，当前的妇科指南将其作为卵巢癌最重要的成像方式。然而，它不适合分期，因为它对整个骨盆评估价值有限[13,85]。目前的指南建议使用CT、MRI和PET-CT进行更详细的检查并缩小鉴别诊断范围[85]。MRI具有高软组织对比度，可以更好地描述病变特征，诊断恶性肿瘤的准确率达93%[86]。它还提供周围结构和局部表现的信息，与超声一样，MRI检查不足以对疑似癌症进行完整的治疗前分期。

> **提醒：** 多排螺旋增强CT是卵巢肿瘤分期的首选成像方式，它为治疗计划提供了完整信息[13]。

除了评估肝转移、淋巴结转移或肺转移外，多排螺旋CT还可以检测≥5 mm的腹膜结节，灵敏度达100%，准确性达80%[87]。PET-CT在检测淋巴结转移、腹膜种植灶、治疗后随访以及肿瘤患者的可疑病变或复发方面特别有用[85,88,89]。

> **提醒：** 利用MRI进一步鉴别超声不能确定的卵巢肿块，可以降低恶性肿瘤假阳性率，有助于治疗决策：良性肿瘤可以通过局部切除治疗；而恶性肿瘤，如果可以手术的话，将需要进行范围较大的肿瘤手术（包括完整的初步分期）[47,90]。

分期是基于2010版UICC标准（图12-31）[56]。肝包膜转移（腹膜结节）对应于T3-FIGO Ⅲ期肿瘤，而肝实质转移对应于M1-FIGO Ⅳ期。T1 c期部分基于腹水中存在部分恶性细胞，T2 c期腹水中均存在恶性细胞。T3a期包括断层成像无法显示的微小腹膜转移灶。胸腔积液细胞学检查阳性归类为M1或FIGO Ⅳ[56]。

育龄期女性的卵巢直径正常值约为3 cm。在平扫的T2WI中，卵巢皮质相对于髓质呈低信号。皮质含有高信号的成熟和未成熟卵泡，大小从0.5～4 cm不等[15,33]。黄体可能是卵巢中较为复杂的结构。它可能包含出血灶，并表现出明显的强化[47]。

> **提醒：** 绝经后卵巢萎缩，纤维间质成分占比增高，在T1WI和T2WI中呈低信号，增强呈轻度强化或无强化。脂肪成分甚至孤立的小囊肿也可检出[15,47]。

卵巢肿瘤可以是囊性为主的，也可以包含实体成分，或者表现为混合性，见表12-6。由于不同亚型具有相似的形态学特征，因此很难通过影像学分型，但是有一些提示性的形态学特征可以缩小特定肿瘤的鉴别诊断范围。例如，囊性卵巢肿瘤内乳头状突起是恶

表12-5　卵巢肿瘤WHO分类[18,31,65,85]

上皮性肿瘤	生殖细胞肿瘤	性索间质肿瘤
浆液性肿瘤 黏液性肿瘤 子宫内膜样癌 透明细胞肿瘤 移行细胞瘤（Brenner瘤） 鳞状细胞癌 混合性上皮间质肿瘤 未分化癌	成熟畸胎瘤（皮样的；可能有恶变） 未成熟畸胎瘤 无性细胞瘤 内胚窦瘤（卵黄囊癌） 类癌 胚胎性癌 绒毛膜癌（恶性滋养细胞肿瘤）	卵巢颗粒细胞瘤 （恶性）卵泡膜细胞瘤 纤维瘤 支持-间质细胞瘤（雄性母细胞瘤） 硬化性间质瘤

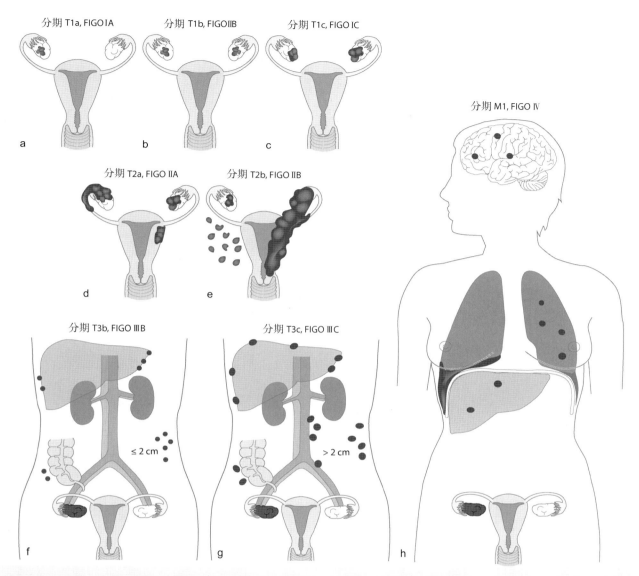

图12-31　原发性卵巢癌的分期[56]。　肉眼可见的病变。(a)肿瘤局限于单侧卵巢内,包膜完整,卵巢表面无肿瘤。(b)肿瘤累及双侧卵巢,包膜完整,卵巢表面无肿瘤。(c)肿瘤累及单侧或双侧卵巢,包膜破裂,肿瘤位于卵巢表面。(d)肿瘤累及单侧或双侧卵巢,并在子宫和/或输卵管蔓延、种植。(e)肿瘤累及一侧或两侧卵巢,并向其他盆壁组织延伸。(f)肿瘤累及一侧或两侧卵巢,有肉眼可见的盆腔外腹膜转移,最大径≤2 cm。(g)肿瘤累及一侧或两侧卵巢,肉眼可见盆腔外腹膜转移,最大径>2 cm。(h)肝、肺、胸膜和脑的远处转移。

表12-6　卵巢肿瘤的形态学鉴别诊断及良恶性分类[33,50]

良恶性	囊性为主	实性为主	囊实性	含脂肪
良性	浆液囊腺瘤 黏液性囊腺瘤	纤维瘤 卵泡膜细胞瘤 硬化性间质瘤		
通常良性		Brenner瘤	成熟畸胎瘤(皮样囊肿)	成熟畸胎瘤(皮样囊肿)
低度恶性	交界性肿瘤	支持-间质细胞瘤		
恶性	浆液性囊腺癌	颗粒细胞瘤 无性细胞瘤	黏液性囊腺癌 子宫内膜样癌 未成熟畸胎瘤 透明细胞癌	未成熟畸胎瘤

性肿瘤的有力预测指标[33]。恶性肿瘤的一些形态学特征，如结节或乳头状生长或病灶内坏死，只有在增强后才可能观察到[33]。以下被认为是恶性肿瘤的标准：① 卵巢囊性肿块，直径 > 4 cm；② 囊壁厚度 > 3 mm；③ 出现壁结节；④ 乳头状生长；⑤ 实性或实性成分为主；⑥ 肿瘤实性成分坏死；⑦ 伴腹水、周围浸润及淋巴结肿大。

（三）临床特征　卵巢肿瘤可能长期无症状，也可能在常规检查中偶然发现。根据病变的生长趋势判定肿瘤的良恶性，恶性肿瘤常由于肿瘤体积增大或腹水出现相应腹围增大，表现出下腹痛、腹胀或腰背痛等非特异性症状[31]。

（四）鉴别诊断

（1）输卵管卵巢脓肿。

（2）Meigs综合征。

（3）放线菌病。

（4）结核。

卵巢肿瘤分类见表12-6。图例所示见图12-32、图12-33、图12-34、图12-35、图12-36、图12-37。

（五）关键点　参照ESUR指南，对卵巢肿瘤进行良恶性判定，需要进行以下MRI检查[13,47]。

1. 常规序列　高分辨率矢状面T2W TSE序列，用于检测子宫外侧、前方、后方的卵巢病变。高分辨率T2W和平扫T1W序列，如果病变位于子宫侧面，则进行冠状面扫描；如果病变位于子宫前方或后方，则进行横断面扫描，卵巢病变采用4 ～ 5 mm扫描层厚。

2. 用于肿瘤鉴别的特殊序列　平扫T1WI脂肪抑

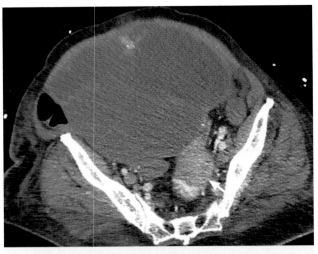

图12-33　囊腺纤维瘤。　横断面CT静脉期扫描显示右侧卵巢巨大囊性肿块，占据了真骨盆的大部分。肿块的前部有一个小的实性成分，内部有点状钙化。CT软组织对比度比MRI差，除了肿瘤大小，肿块没有明显的恶性征象。组织学证实为囊腺纤维瘤。偶然发现左卵巢有一经组织学证实的退行性囊性畸胎瘤。

制序列（STIR不是特异性压脂，不推荐使用）。T1WI脂肪抑制增强序列需要至少两个位置。必要时，DWI的b值应在800 ～ 1 000 s/mm²。

图12-38是基于常规和特殊MRI序列卵巢肿瘤信号特征的鉴别诊断方法。

> **提醒：** 当CT用于卵巢肿瘤的影像学评估时，检查前应先口服水或造影剂，必要时可直肠给造影剂，以便更好地勾画肠襻。由于动脉期肿瘤的乳头状生长和实性成分可能尚未显示增强，所以门静脉期进行三个平面的重建是很必要的，层厚常采用3 ～ 5 mm[13]。

输卵管癌

（一）概述　输卵管癌的发病率非常低，每年每100万妇女中仅有3.6例，约占所有妇科恶性肿瘤的0.5%。由于其组织学表现与乳头状浆液性卵巢癌非常相似，原发性输卵管癌的实际数目可能被低估了[91-93]。输卵管癌好发于60 ～ 70岁老年女性，与BRCA1或BRCA2基因突变有关[94]。输卵管癌直接侵犯包括经管腔向卵巢和子宫扩散，穿透管壁向膀胱、直肠和盆壁扩散浸润。淋巴道转移可以发生在腹部的任何部位，包括腹股沟、髂血管旁、腹主动脉旁至肾下水平，主要由于广泛的淋巴网络引流至附近的器官和韧带。血行转

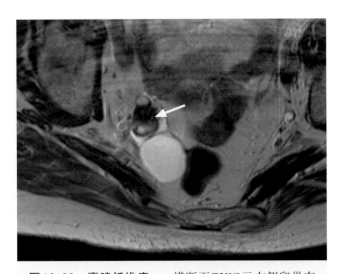

图12-32　囊腺纤维瘤。　横断面T2WI示右侧卵巢有卵泡、可见一薄壁卵巢囊肿，卵巢中央低信号实性成分，无恶性标准。组织学证实为囊腺纤维瘤（箭）。

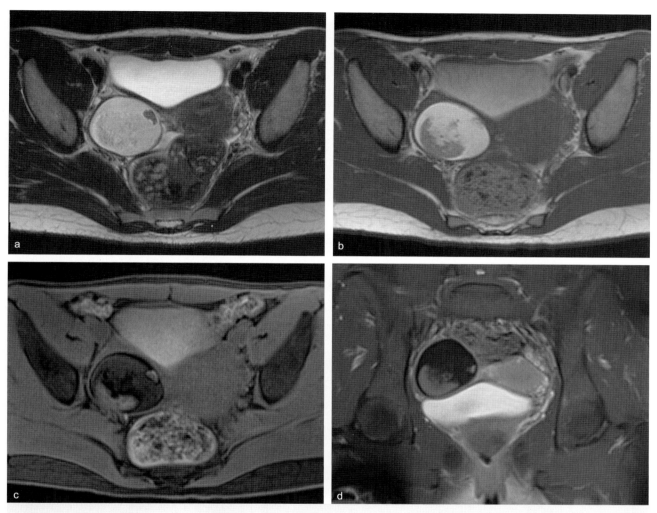

图12-34 成熟畸胎瘤。 年轻女性成熟畸胎瘤的典型MRI特征。(a) 高分辨率横断面T2WI显示右侧卵巢边界清楚的囊性病变，内部有边缘尖锐的低信号结构，后部有斑片状低信号。子宫体向左侧盆壁移位。左侧盆壁与子宫体之间有含卵泡的左卵巢。直肠内可见粪便。盆腔少量生理性积液。(b) 横断面平扫T1WI显示病灶内高信号，后方有斑片状低信号。(c) 横断面脂肪抑制T1WI。除后方斑片外，病灶内均呈低信号，提示含有脂肪成分。(d) 冠状面增强T1WI显示囊肿内只有实性成分可见强化。

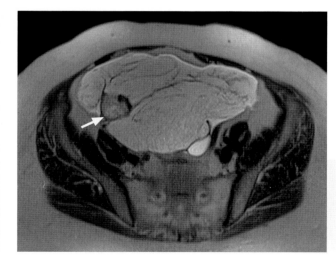

图12-35 黏液性囊腺瘤。 平扫T2WI示不规则形囊性肿块，伴多个薄间隔及条纹。组织学诊断为左侧卵巢黏液性囊腺瘤，无恶性肿瘤征象。右卵巢偶然发现一个实性为主低信号结构，组织学诊断为皮样囊肿（箭所示）。

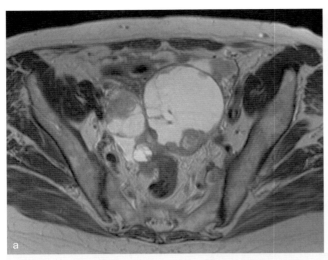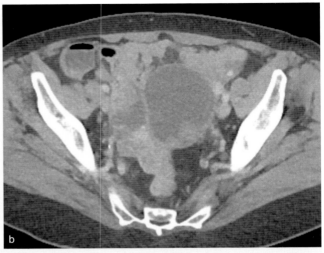

图12-36　经组织学证实的双侧卵巢浆液性乳头状腺癌。　（a）高分辨率横断面T2WI显示囊实性成分、间隔和壁结节生长，两卵巢之间有明显的边界。(b)相应的静脉期横断面CT扫描可见囊实性成分肿块，但软组织对比度相对较差，与邻近肠道结构分界不清，不能进行进一步的鉴别诊断。

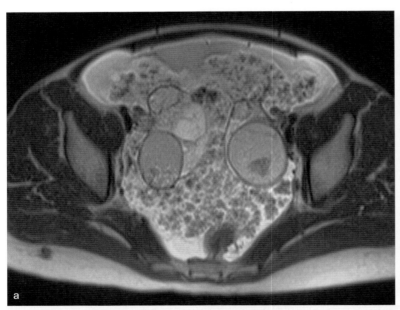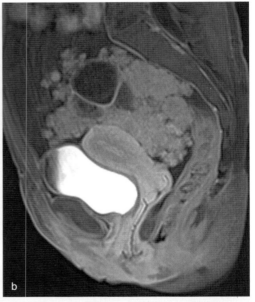

图12-37　经组织学证实的双侧浆液性交界性肿瘤。　（a）横断面T2WI显示双侧卵巢多房囊性病变，伴分隔、乳头状生长和腹水。(b)矢状面增强T1WI显示乳头状结构强化。囊壁增厚，强化明显。腹水已经扩散到整个腹腔。子宫、宫颈、膀胱、尿道和直肠轮廓清晰。子宫直肠陷凹因腹水而肿胀。

移通常只在晚期发现，最常见的部位是肝脏、胸膜、阴道、肺和脑。

（二）影像特征　CT是原发性输卵管癌术前分期的首选成像方式。MRI有助于附件原发性囊性肿瘤的鉴别诊断。DWI有助于小病灶的检测，DWI与增强检查相结合将提高检测的准确性[95,96]。通常表现为输卵管扩张积液，管壁上有乳头状突起或实性结节。肿瘤产生的液体增多可能使管腔膨胀呈腊肠状[97]。囊性成分在CT和MRI上具有液体相同的密度和信号强度，但由于其成分不同（血液、碎片）密度和信号不均匀[98]。原发性输卵管癌腹水较常见，对腹膜转移有很高的阳性预测价值[99]。原发性输卵管癌的分期与卵巢癌相似（见图12-31）[31,56]。18F-FDG-PET-CT在检测复发和转移筛查方面具有较大优势[100,101]。

（三）临床特征　输卵管癌通常无症状。有些患者

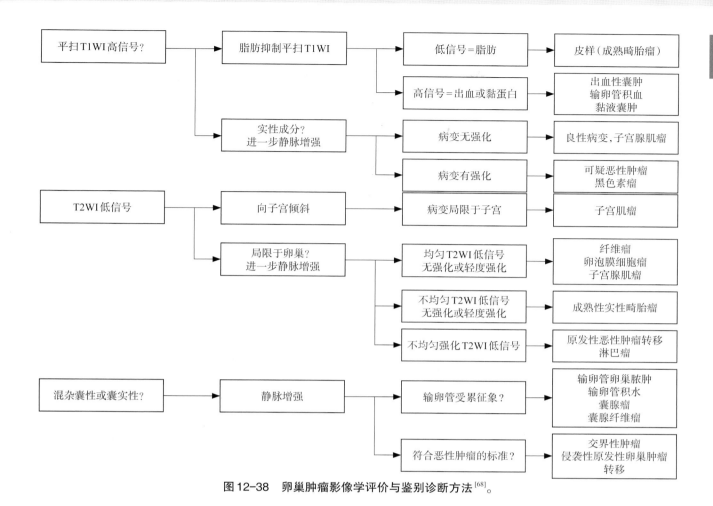

图 12-38 卵巢肿瘤影像学评价与鉴别诊断方法[68]。

会出现下腹钝痛或绞痛,还有阴道出血、流液或下腹可触及肿块。大约92%的原发性输卵管癌患者血清 CA-125 升高[102,103]。

(四)鉴别诊断[104]

(1)乳头状浆液性卵巢癌。

(2)浆液性上皮性卵巢癌(直接起源于卵巢)。

(3)炎症情况下的输卵管积水、输卵管积血或输卵管脓肿(无实性壁结节;仅表现为血液或碎片的液体成分)。

(4)输卵管卵巢脓肿。

(5)异位妊娠。

参考文献

[1] Lippert H, Deller T. Lehrbuch Anatomie. München: Urban & Fischer; 2003.

[2] Pfisterer J, Ludwig M, Vollersen E. Funktionelle Anatomie der weiblichen Genitalorgane. In: Diedrich K, Holzgreve W, Jonat W, Schneider K-T, Schultze-Mosgau A, Weiss J, eds. Gynäkologie und Geburtshilfe. Berlin: Springer; 2007: 3–18.

[3] Pfleiderer A, Kaufmann M. Anatomie, Topographie und Funktion der weiblichen Genitalorgane. In: Breckwoldt M, Kaufmann M, Pfleiderer A, eds. Gynä-kologie und Geburtshilfe. Stuttgart: Thieme; 2011: 14–25.

[4] Kommoss F. Anatomie und Embryologie. In: Kreienberg R, Bois A, Pfisterer J, Schindelmann S, Schmalfeldt B, eds. Management des Ovarialkarzinoms Interdisziplinäres Vorgehen. Heidelberg: Springer; 2009: 17–22.

[5] Costa S. Vulva. In: Kaufmann M, Costa S, Scharl A, eds. Die Gynäkologie. Berlin: Springer; 2013: 416–428.

[6] De Gaetano AM, Calcagni ML, Rufini V, et al. Imaging of gynecologic malignancies with FDG PET-CT: case examples, physiologic activity, and pitfalls. Abdom Imaging. 2009; 34(6): 696–711.

[7] Harry VN. Novel imaging techniques as response biomarkers in cervical cancer. Gynecol Oncol. 2010; 116(2): 253–261.

[8] Balleyguier C, Sala E, Da Cunha T, et al. Staging of uterine cervical cancer with MRI: guidelines of the European Society of Urogenital Radiology. Eur Radiol. 2011; 21(5): 1102–1110.

[9] Kinkel K, Forstner R, Danza FM, et al. European Society of Urogenital Imaging. Staging of endometrial cancer with MRI: guidelines of the European Society of Urogenital Imaging. Eur

Radiol. 2009; 19(7): 1565-1574.

[10] Kirchhoff SMR. Vagina, Uterus, Adnexe. In: Scheffel H, Alkadhi H, Boss A, Merkle E, eds. Praxisbuch MRT Abdomen und Becken. Berlin: Springer; 2012: 181-194.

[11] Thomassin-Naggara I, Darai E, Bazot M. Gynecological pelvic infection: what is the role of imaging? Diagn Interv Imaging. 2012; 93(6): 491-499.

[12] Beddy P, Moyle P, Kataoka M, et al. Evaluation of depth of myometrial invasion and overall staging in endometrial cancer: comparison of diffusion- weighted and dynamic contrast-enhanced MR imaging. Radiology. 2012; 262(2): 530-537.

[13] Forstner R, Sala E, Kinkel K, Spencer JA, European Society of Urogenital Radiology. ESUR guidelines: ovarian cancer staging and follow-up. Eur Radiol. 2010; 20(12): 2773-2780.

[14] Shen SH, Chiou YY, Wang JH, et al. Diffusion-weighted single-shot echoplanar imaging with parallel technique in assessment of endometrial cancer. AJR Am J Roentgenol. 2008; 190(2): 481-488.

[15] Scheidler J. Bildgebende Diagnostik der inneren weiblichen Genitalorgane - Adnexe. In: Adams S, Nicolas V, Freyschmidt J, eds. Urogenitaltrakt, Retro- peritoneum, Mamma. Berlin: Springer; 2004: 221-240.

[16] Horton KM, Sheth S, Corl F, Fishman EK. Multidetector row CT: principles and clinical applications. Crit Rev Computed Tomogr. 2002; 43(2): 143-181.

[17] Finas D, Altgassen C. Notfälle. In: Diedrich K, Holzgreve W, Jonat W, Schneider K-T, Schultze-Mosgau A, Weiss J, eds. Gynäkologie und Geburtshilfe. Berlin: Springer; 2007: 594-598.

[18] Roth CG. Fundamentals of body MRI. Philadelphia: Elsevier Saunders; 2012: 261-368.

[19] Gätje R. Chronisches Unterbauchschmerzsyndrom. In: Kaufmann M, Costa S, Scharl A, eds. Die Gynäkologie. Berlin: Springer; 2013: 345-351.

[20] Ludwig M, Bonatz G, Küpker W, et al. Sexuelle Differenzierung und Entwicklung. In: Diedrich K, Holzgreve W, Jonat W, Schneider K-T, Schultze- Mosgau A, Weiss J, eds. Gynäkologie und Geburtshilfe. Berlin: Springer; 2007: 37-58.

[21] Alt C, Gebauer G. Uterus. In: Hallscheidt P, Haferkamp A, eds. Urogenitale Bildgebung. Berlin: Springer; 2011: 232-301.

[22] Brucker S, Oppelt P, Ludwig K, et al. Vaginale und uterine Fehlbildungen. Teil 2. Geburtshilfe Frauenheilkd. 2005; 65: R221-R244.

[23] Rezvani M, Shaaban AM. Fallopian tube disease in the nonpregnant patient. Radiographics. 2011; 31(2): 527-548.

[24] Imaoka I, Wada A, Matsuo M, Yoshida M, Kitagaki H, Sugimura K. MR imaging of disorders associated with female infertility: use in diagnosis, treatment, and management. Radiographics. 2003; 23(6): 1401-1421.

[25] Yitta S, Hecht EM, Slywotzky CM, Bennett GL. Added value of multiplanar reformation in the multidetector CT evaluation of the female pelvis: a pictorial review. Radiographics. 2009; 29(7): 1987-2003.

[26] Ha HK, Lim GY, Cha ES, et al. MR imaging of tubo-ovarian abscess. Acta Radiol. 1995; 36(5): 510-514.

[27] Kim SH, Kim SH, Yang DM, Kim KA. Unusual causes of tubo-ovarian abscess: CT and MR imaging findings. Radiographics. 2004; 24(6): 1575-1589.

[28] Forstner R, Schneider A. Acute and chronic pelvic pain disorders. In: Hamm B, Forstner R, eds. MRI and CT of the Female Pelvis. Berlin: Springer; 2007: 355-378.

[29] Weisner D. Entzündungen der weiblichen Genitalorgane und der Brust. In: Diedrich K, Holzgreve W, Jonat W, Schneider K-T,

Schultze-Mosgau A, Weiss J, eds. Gynäkologie und Geburtshilfe. Berlin: Springer; 2007: 188-209.

[30] Uhl B. Benigne Veränderungen. In: Uhl B, ed. Gynäkologie und Geburtshilfe compact: alles für Station, Praxis und Facharztprüfung. Stuttgart: Thieme; 2010: 407-490.

[31] Jonat W, Bauerschlag D, Schem C, et al. Gut- und bösartige gynäkologische Tumoren. In: Diedrich K, Holzgreve W, Jonat W, Schneider K-T, Schultze- Mosgau A, Weiss J, eds. Gynäkologie und Geburtshilfe. Berlin: Springer; 2007: 211-298.

[32] Mitchell DG, Gefter WB, Spritzer CE, et al. Polycystic ovaries: MR imaging. Radiology. 1986; 160(2): 425-429.

[33] Radeleff B. Ovarien. In: Hallscheidt P, Haferkamp A, eds. Urogenitale Bildgebung. Berlin: Springer; 2011: 303-346.

[34] Mettler L, Schmutzler A. 2007.

[35] Gross M, Blumstein SL, Chow LC. Isolated fallopian tube torsion: a rare twist on a common theme. AJR Am J Roentgenol. 2005; 185(6): 1590-1592.

[36] Nichols DH, Julian PJ. Torsion of the adnexa. Clin Obstet Gynecol. 1985; 28 (2): 375-380.

[37] Lubarsky M, Kalb B, Sharma P, Keim SM, Martin DR. MR imaging for acute nontraumatic abdominopelvic pain: rationale and practical considerations. Radiographics. 2013; 33(2): 313-337.

[38] Pedrosa I, Zeikus EA, Levine D, Rofsky NM. MR imaging of acute right lower quadrant pain in pregnant and nonpregnant patients. Radiographics. 2007; 27(3): 721-743, discussion 743-753.

[39] Distler W, Riehn A. Gynäkologische Notfälle. In: Distler W, Riehn A, eds. Not fälle in Gynäkologie und Geburtshilfe. 3rd ed. Heidelberg: Springer; 2006: 43-62.

[40] Kröncke T. Benign uterine lesions. In: Hamm B, Forstner R, eds. MRI and CT of the Female Pelvis. Berlin: Springer; 2007: 61-100.

[41] Schindler A. Epidemiologie, Pathogenese und Diagnostik der Endometriose. J Fertil Reprod. 2007; 17: 22-27.

[42] Bazot M, Darai E, Hourani R, et al. Deep pelvic endometriosis: MR imaging for diagnosis and prediction of extension of disease. Radiology. 2004; 232(2): 379-389.

[43] Del Frate C, Girometti R, Pittino M, Del Frate G, Bazzocchi M, Zuiani C. Deep retroperitoneal pelvic endometriosis: MR imaging appearance with laparoscopic correlation. Radiographics. 2006; 26(6): 1705-1718.

[44] Kinkel K, Frei KA, Balleyguier C, Chapron C. Diagnosis of endometriosis with imaging: a review. Eur Radiol. 2006; 16(2): 285-298.

[45] Van Gorp T, Amant F, Neven P, Vergote I, Moerman P. Endometriosis and the development of malignant tumours of the pelvis. A review of literature. Best Pract Res Clin Obstet Gynaecol. 2004; 18(2): 349-371.

[46] Patel MD, Feldstein VA, Chen DC, Lipson SD, Filly RA. Endometriomas: diagnostic performance of US. Radiology. 1999; 210(3): 739-745.

[47] Spencer JA, Forstner R, Cunha TM, Kinkel K, ESUR Female Imaging Sub- Committee. ESUR guidelines for MR imaging of the sonographically indeterminate adnexal mass: an algorithmic approach. Eur Radiol. 2010; 20(1): 25-35.

[48] Bazot M, Gasner A, Ballester M, Daraï E. Value of thin-section oblique axial T2-weighted magnetic resonance images to assess uterosacral ligament endometriosis. Hum Reprod. 2011; 26(2): 346-353.

[49] Fauconnier A, Chapron C, Dubuisson JB, Vieira M, Dousset B, Bréart G. Relation between pain symptoms and the anatomic location of deep infiltrating endometriosis. Fertil Steril. 2002;

78(4): 719−726.

[50] Forstner R, Kinkel K. Adnexal masses: characterization of benign ovarian lesions. In: Hamm B, Forstner R, eds. MRI and CT of the Female Pelvis. Berlin: Springer; 2007: 197−232.

[51] Globocan, Estimated Cancer Incidence, Mortality and Prevalence Worldwide. Available at: http: //globocan.iarc.fr/Pages/fact_sheets_cancer.aspx. Accessed January 03, 2018.

[52] Boronow RC, Morrow CP, Creasman WT, et al. Surgical staging in endometrial cancer: clinical-pathologic findings of a prospective study. Obstet Gynecol. 1984; 63(6): 825−832.

[53] Kinkel K, Kaji Y, Yu KK, et al. Radiologic staging in patients with endometrial cancer: a meta-analysis. Radiology. 1999; 212(3): 711−718.

[54] Sala E, Hricak H. Female pelvis. In: Reiser MF HH, Semmler W, ed. Magnetic resonance romography. Berlin: Springer; 2008: 964−997.

[55] Pecorelli S. Revised FIGO staging for carcinoma of the vulva, cervix, and endometrium. Int J Gynaecol Obstet. 2009; 105(2): 103−104.

[56] Wittekind C, Meyer H-J. International Union against Cancer. TNM: Klassifikation maligner Tumoren. Weinheim: Wiley-Blackwell; 2010.

[57] Brant W. Pelvis. In: Webb W, Brant W, Major N, eds. Fundamentals of Body CT. Philadelphia: Saunders: 2006: 355−376.

[58] Leitlinienprogramm Onkologie: S3-Leitlinie Diagnostik, Therapie und Nachsorge der Patientin mit Zervixkarzinom. Kurzversion 1.0, 2014, AWMF 032/033OL.

[59] Naganawa S, Sato C, Kumada H, Ishigaki T, Miura S, Takizawa O. Apparent diffusion coefficient in cervical cancer of the uterus: comparison with the normal uterine cervix. Eur Radiol. 2005; 15(1): 71−78.

[60] Zaspel U, Hamm B. Cervical cancer. In: Hamm B, Forstner R, eds. MRI and CT of the Female Pelvis. Berlin: Springer; 2007: 121−180.

[61] Brocker KA, Alt CD, Eichbaum M, Sohn C, Kauczor HU, Hallscheidt P. Imaging of female pelvic malignancies regarding MRI, CT, and PET/CT : part 1. Strahlenther Onkol. 2011; 187(10): 611−618.

[62] Pandharipande PV, Choy G, del Carmen MG, Gazelle GS, Russell AH, Lee SI. MRI and PET/CT for triaging stage IB clinically operable cervical cancer to appropriate therapy: decision analysis to assess patient outcomes. AJR Am J Roentgenol. 2009; 192(3): 802−814.

[63] Thill MBM, Bohlmann MK, Dittmann C, et al. Diagnostik und operative Therapie des Vulvaund Vaginalkarzinomes. Der Onkologe. 2009; 15(1): 28−39.

[64] Zaspel U, Hamm B. Vagina. In: Hamm B, Forstner R, eds. MRI and CT of the Female Pelvis. Berlin: Springer; 2007: 275−292.

[65] Alt CD, Brocker KA, Eichbaum M, et al. Imaging of female pelvic malignancies regarding MRI, CT, and PET/CT: Part 2. Strahlenther Onkol. 2011; 187(11): 705−714.

[66] Deutsche Krebsgesellschaft e. V. (DKG), Deutsche Gesellschaft für Gynäkologie und Geburtshilfe e. V. (DGGG), Arbeitsgemeinschaft fur Gynäkologische Onkologie (AGO). Diagnostik und Therapie des Vulvakarzinoms und seiner Vorstufen. AWMF-Register-Nr. 015/059; 2008.

[67] Rheinthaller A, Leodolter S. Vulvakarzinom. In: Gnant M, Schlag P, eds. Chirurgische Onkologie: Strategien und Standards für die Praxis. Wien: Springer; 2008: 441−447.

[68] Nucci MR, Oliva E. Gynecologic Pathology. Edinburgh: Churchill Livingstone; 2009.

[69] Lee SI, Oliva E, Hahn PF, Russell AH. Malignant tumors of the female pelvic floor: imaging features that determine therapy: pictorial review. AJR Am J Roentgenol. 2011; 196(3) Suppl: S15−S23, S24−S27.

[70] Kraemer B, Guengoer E, Solomayer EF, Wallwiener D, Hornung R. Stage I carcinoma of the Bartholin's gland managed with the detection of inguinal and pelvic sentinel lymph node. Gynecol Oncol. 2009; 114(2): 373−374.

[71] Pinn M, Austin L, Schomas D, et al. Case report from Mayo Clinic: locally advanced Bartholin gland carcinoma. Radiol Oncol. 2007; 41(2): 72−79.

[72] Sala E, Rockall AG, Freeman SJ, Mitchell DG, Reinhold C. The added role of MR imaging in treatment stratification of patients with gynecologic malignancies: what the radiologist needs to know. Radiology. 2013; 266(3): 717−740.

[73] Costa S. Vagina. In: Kaufmann M, Costa S, Scharl A, eds. Die Gynäkologie. Berlin: Springer; 2013: 429−436.

[74] Bashist B, Friedman WN, Killackey MA. Surgical transposition of the ovary: radiologic appearance. Radiology. 1989; 173(3): 857−860.

[75] Goldberg RE, Sturgeon JF. Surgically transposed ovary presenting as an intraperitoneal mass on computed tomography. Can Assoc Radiol J. 1995; 46(3): 229−230.

[76] Saksouk FA, Johnson SC. Recognition of the ovaries and ovarian origin of pelvic masses with CT. Radiographics. 2004; 24 Suppl 1: S133−S146.

[77] Kortmann B, Reimer T, Gerber B, Klautke G, Fietkau R. Concurrent radioche- motherapy of locally recurrent or advanced sarcomas of the uterus. Strah- lenther Onkol. 2006; 182(6): 318−324.

[78] Benz MR, Tchekmedyian N, Eilber FC, Federman N, Czernin J, Tap WD. Utilization of positron emission tomography in the management of patients with sarcoma. Curr Opin Oncol. 2009; 21(4): 345−351.

[79] Griffin N, Grant LA, Sala E. Magnetic resonance imaging of vaginal and vulval pathology. Eur Radiol. 2008; 18(6): 1269−1280.

[80] Elsayes KM, Narra VR, Dillman JR, et al. Vaginal masses: magnetic resonance imaging features with pathologic correlation. Acta Radiol. 2007; 48(8): 921−933.

[81] Yang DM, Kim HC, Jin W, Lee JM, Lim SJ, Lim JW. Leiomyosarcoma of the vagina: MR findings. Clin Imaging. 2009; 33(6): 482−484.

[82] Tateishi U, Terauchi T, Inoue T, Tobinai K. Nodal status of malignant lymphoma in pelvic and retroperitoneal lymphatic pathways: PET/CT. Abdom Imaging. 2010; 35(2): 232−240.

[83] Kim YS, Koh BH, Cho OK, Rhim HC. MR imaging of primary uterine lymphoma. Abdom Imaging. 1997; 22(4): 441−444.

[84] Cancer Stat Facts: Vulvar Cancer. Available at: http: //seer.cancer. gov/statfacts/html/vulva.html. Accessed February 2, 2017.

[85] Leitlinienprogramm Onkologie der AWMF, Deutschen Krebsgesellschaft e. V.und Deutschen Krebshilfe e. V. S3-Leitlinie "Diagnostik, Therapie und Nachsorge maligner Ovarialtumoren". AWMF-Register-Nr. 032/035OL; 2013, and http: //www.esmo. org/Guidelines/Gynaecological-Cancers/Newly-Diagnosed- and-Relapsed-Epithelial-Ovarian-Carcinoma, accessed January 03, 2018.

[86] Hricak H, Chen M, Coakley FV, et al. Complex adnexal masses: detection and characterization with MR imaging—multivariate analysis. Radiology. 2000; 214(1): 39−46.

[87] Buy JN, Ghossain MA, Sciot C, et al. Epithelial tumors of the ovary: CT findings and correlation with US. Radiology. 1991; 178(3): 811−818.

12

[88] De Iaco P, Musto A, Orazi L, et al. FDG-PET/CT in advanced ovarian cancer staging: value and pitfalls in detecting lesions in different abdominal and pelvic quadrants compared with laparoscopy. Eur J Radiol. 2011; 80(2): e98−e103.

[89] Saif MW, Tzannou I, Makrilia N, Syrigos K. Role and cost effectiveness of PET/ CT in management of patients with cancer. Yale J Biol Med. 2010; 83(2): 53−65.

[90] Sohaib SA, Mills TD, Sahdev A, et al. The role of magnetic resonance imaging and ultrasound in patients with adnexal masses. Clin Radiol. 2005; 60(3): 340−348.

[91] Kurman RJ, Shih IeM. The origin and pathogenesis of epithelial ovarian cancer: a proposed unifying theory. Am J Surg Pathol. 2010; 34(3): 433−443.

[92] Piek JM, van Diest PJ, Zweemer RP, et al. Dysplastic changes in prophylactically removed Fallopian tubes of women predisposed to developing ovarian cancer. J Pathol. 2001; 195(4): 451−456.

[93] Schneider C, Wight E, Perucchini D, Haller U, Fink D. Primary carcinoma of the fallopian tube. A report of 19 cases with literature review. Eur J Gynaecol Oncol. 2000; 21(6): 578−582.

[94] Koo YJ, Im KS, Kwon YS, et al. Primary fallopian tube carcinoma: a clinicopathological analysis of a rare entity. Int J Clin Oncol. 2011; 16(1): 45−49.

[95] Kyriazi S, Collins DJ, Morgan VA, Giles SL, deSouza NM. Diffusion-weighted imaging of peritoneal disease for noninvasive staging of advanced ovarian cancer. Radiographics. 2010; 30(5): 1269−1285.

[96] Low RN, Sebrechts CP, Barone RM, Muller W. Diffusion-weighted MRI of peritoneal tumors: comparison with conventional MRI and surgical and histopathologic findings−a feasibility study. AJR Am J Roentgenol. 2009; 193(2): 461−470.

[97] Schünke M, Schulte E, Schumacher U. Prometheus. LernAtlas der Anatomie: Innere Organe. 2nd ed. Stuttgart: Thieme; 2009.

Illustrated by M. Voll/K. Wesker.

[98] Kawakami S, Togashi K, Kimura I, et al. Primary malignant tumor of the fallopian tube: appearance at CT and MR imaging. Radiology. 1993; 186(2): 503−508.

[99] Coakley FV, Choi PH, Gougoutas CA, et al. Peritoneal metastases: detection with spiral CT in patients with ovarian cancer. Radiology. 2002; 223(2): 495−499.

[100] Karlan BY, Hoh C, Tse N, Futoran R, Hawkins R, Glaspy J. Whole-body positron emission tomography with (fluorine-18)-2-deoxyglucose can detect metastatic carcinoma of the fallopian tube. Gynecol Oncol. 1993; 49(3): 383−388.

[101] Makhija S, Howden N, Edwards R, Kelley J, Townsend DW, Meltzer CC. Positron emission tomography/computed tomography imaging for the detection of recurrent ovarian and fallopian tube carcinoma: a retrospective review. Gynecol Oncol. 2002; 85(1): 53−58.

[102] Gadducci A, Landoni F, Sartori E, et al. Analysis of treatment failures and survival of patients with fallopian tube carcinoma: a cooperation task force (CTF) study. Gynecol Oncol. 2001; 81(2): 150−159.

[103] Puls LE, Davey DD, DePriest PD, et al. Immunohistochemical staining for CA−125 in fallopian tube carcinomas. Gynecol Oncol. 1993; 48(3): 360−363.

[104] Kaufmann M, Pfleiderer A. Tumoren und Veränderungen der weiblichen Geschlechtsorgane. In: Breckwoldt M, Kaufmann M, Pfleiderer A, eds. Gynäkologie und Geburtshilfe. Stuttgart: Thieme; 2011: 161−237.

[105] Schünke M, Schulte E, Schumacher U. Prometheus. LernAtlas der Anatomie: Allgemeine Anatomie und Bewegungssystem. 3rd ed. Stuttgart: Thieme; 2011. Illustrated by M. Voll/K. Wesker.

[106] Shaaban AM, Rezvani M. Imaging of primary fallopian tube carcinoma. Abdom Imaging. 2013; 38(3): 608−618.

第十三章 男性盆腔

Tobias Franiel

李晓明,包 磊,罗 舟,汪登斌 译

第一节 睾丸和附睾

一、解剖

正常成人睾丸呈卵圆形,长轴直径3~5 cm,短轴直径2~4 cm(图13-1)。两个睾丸大小稍有不同是正常的。睾丸由大约250~400个睾丸小叶组成,睾丸小叶由放射状间隔分隔开来。这些间隔从睾丸外部白膜向睾丸内延伸,并结合形成睾丸纵隔,纵隔内有睾丸动脉、睾丸静脉分支通过。睾丸小叶由多条曲精小管组成,曲精小管交织集中形成睾丸网。睾丸网汇入大

约10~15条睾丸输出管,睾丸网内的精子经睾丸输出管输送到附睾。细长的附睾主要由紧密盘绕的附睾管组成,附睾管长约6~7 cm。附睾位于睾丸的后外侧,可分为头、体和尾部。附睾头位于睾丸的上极,附睾尾位于睾丸的下极。附睾尾向上移行为输精管,输精管经精索进入腹部的前列腺。精索内有睾丸动脉、睾丸静脉、蔓状静脉丛及睾丸的神经和淋巴管通过。

睾丸鞘膜分为壁层和脏层,是睾丸从腹部下降到阴囊之前腹膜的一部分。睾丸鞘膜呈袋状,除了睾丸与附睾连接部分外睾丸鞘膜包绕整个睾丸。出生后睾

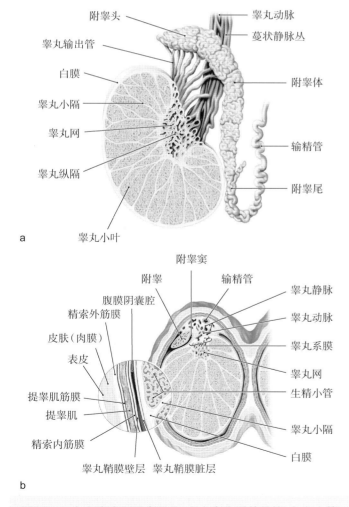

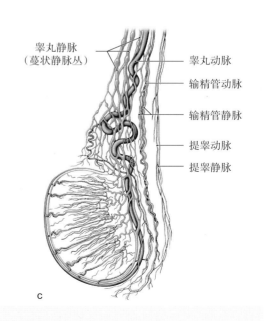

图13-1 (a)睾丸及附睾结构。(b)睾丸壁的结构。(c)血管。

13

丸鞘膜与腹膜腔之间通道即自行闭合。少量的液体通常存在于鞘膜壁层和脏层之间。鞘膜向外延续与提睾肌相连，提睾肌被阴囊皮肤覆盖。睾丸之间由来自阴囊皮肤皮下组织的纤维肌隔膜分隔。

睾丸的血液供应来自睾丸动脉。左、右睾丸动脉均起源于肾动脉下方的主动脉。蔓状静脉丛经精索汇合为睾丸静脉，右侧睾丸静脉汇入下腔静脉，左侧睾丸静脉汇入左侧肾静脉。

二、影像

超声检查，包括彩色多普勒超声及能量多普勒超声，仍然是睾丸和附睾疾病的主要影像学检查方法。MRI是一种有价值的检查手段，因为其优良的软组织分辨率可以提供重要信息，主要应用于临床和超声检查结果不符合时。MRI在超声检查不能确定的病变中特别有帮助。

（一）超声影像学标志　睾丸呈均匀中等的回声，睾丸纵隔呈偏心细索状高回声（图13-2）。包围睾丸的白膜在睾丸表面呈现细线样高回声。附睾头部周围能清楚地看到薄的无回声区为阴囊腔。附睾头部与整个附睾一样，呈等回声或稍低回声，回声粗糙。睾丸和附睾的鉴别最容易在纵向扫描中完成。

（二）MRI影像学标志　睾丸在T2W图像上呈高信号，在T1W图像上呈均匀的中等信号（图13-3）。白膜在T2W图像上显示清晰，表现为睾丸周围的一条薄的低信号带。偏心的睾丸纵隔在T1W及T2W图像上也呈低信号（图13-4）。附睾信号较睾丸略不均匀，在T1W图像上呈低到等信号，在T2W图像上呈低信号。

注射造影剂后，附睾比睾丸强化明显。

三、先天性疾病：隐睾

（一）概述　正常情况下，睾丸在妊娠第36周时通过腹股沟管下行进入阴囊。隐睾症包括睾丸未下降或睾丸异位，阴囊内未见睾丸。未完全下降的睾丸通常位于腹股沟管内，1岁时大多数能够正常下降。隐睾也可能位于腹内或正常下降轨迹之外的异位位置。

（二）影像特征　隐睾在超声上表现为小的低回声（图13-5）。如果超声检查未发现睾丸，应通过MRI或腹腔镜检查确定睾丸位置。隐睾在T1W序列呈低信号，在T2W序列呈高信号。如果睾丸萎缩，其在T2W图像上表现为信号强度降低。隐睾在增强后常呈轻微强化或没有强化。

（三）临床特征　出生后第一年内睾丸下降失败可能导致不孕症，因为腹腔内体温高于阴囊温度。这种温度的差别也会增加患睾丸癌的风险。

（四）诊断陷阱　隐睾可能被误认为淋巴结。

（五）关键点　隐睾症是指睾丸下降不良或睾丸未下降。睾丸通常位于腹股沟管，易被超声检查识别。腹腔内睾丸可通过腹腔镜或MRI检查发现。隐睾症与患睾丸癌的风险增加有关。

四、血管疾病

精索静脉曲张

（一）概述　精索静脉曲张是由扩张、扭曲的精

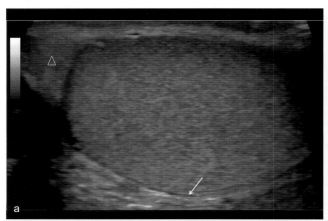
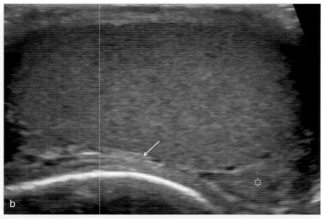

图13-2　睾丸超声正常表现。　（a）纵行扫描，正常睾丸呈中等回声。白膜呈高回声，在睾丸鞘膜壁层和脏层之间有少量低回声液体（箭）。左上角的楔形特征是附睾的头部（三角形），其回声比睾丸低，质地略粗糙。（b）该扫描显示附睾尾部（星形）和高回声睾丸纵隔（箭），其位于偏心的后外侧位置。

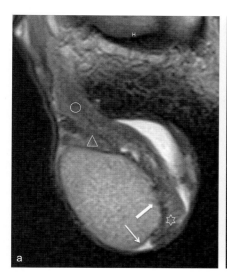

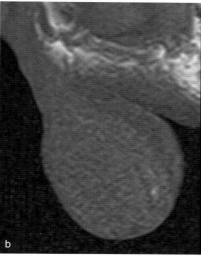

图13-3 睾丸正常MRI表现。 矢状面旁图像。(a) T2W图像。睾丸实质呈高信号。包围睾丸的白膜表现为线性低信号(细箭)。睾丸纵隔及睾丸网(粗箭)在睾丸和附睾之间呈低信号连接。附睾头部(星形)、附睾尾部(三角形)和精索(圆形)清晰可见。(b) T1W图像。睾丸和附睾在T1W图像上彼此很难区分,因为两者都表现为低信号。

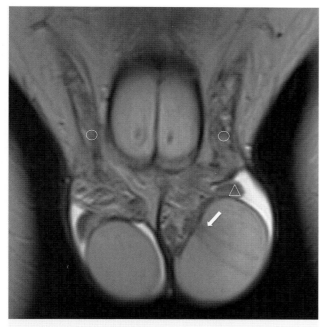

图13-4 睾丸正常MRI表现。 在冠状面T2W图像上,睾丸和睾丸纵隔间的睾丸小隔(箭所示)呈低信号。腹股沟管中的附睾头部(三角形)和精索(圆形)也清晰可见。内侧椭圆形结构是阴茎海绵体。

索静脉丛形成的。特发性精索静脉曲张由静脉瓣膜功能不全引起,是不育症的常见原因。继发性精索静脉曲张是由于腹膜后压力升高(如腹膜后肿块或肾盂积水)或下腔静脉血栓形成而导致睾丸静脉回流受阻所致。

(二)影像特征 超声检查应在站立位和仰卧位的情况下进行,检查时应叮嘱患者配合Valsalv试验。探头沿着精索向下移动至精索静脉丛,在精索和附睾周围可发现多条扩张、扭曲的静脉,其直径超过

2~3 mm。彩色多普勒超声检查能够检测到受影响区域血流非常缓慢。当患者仰卧时特发性精索静脉曲张可减轻或消失,而继发性精索静脉曲张则持续存在;MRI检查在这种判断中不起作用。精索内静脉根据与肾包膜静脉、腰静脉或下腔静脉有无侧支血管而分为不同的解剖类型。介入栓塞治疗时,通过向左肾静脉或精索静脉注射造影剂,可以显示侧支血管。侧支血管的存在将决定硬化剂反流的风险和介入硬化治疗后复发的风险。

(三)临床特征 大多数精索静脉曲张无症状,通常在形态正常的阴囊中偶然发现。精索静脉曲张常见于左侧,因为睾丸静脉以90°的角度回流入左肾静脉。有症状的患者常表现为阴囊坠胀感,站立或行走时加剧的体位依赖性疼痛。这些病例可通过(右)股总静脉穿刺插管进入左睾丸静脉进行介入硬化治疗。

(四)诊断陷阱 如果仅在仰卧位和/或不进行Valsalva试验的情况下进行检查,精索静脉曲张可能会漏诊。

(五)鉴别诊断 鉴别诊断包括鞘膜积液、精囊囊肿、疝气和睾丸肿瘤,影像检查易鉴别。

(六)关键点 精索静脉曲张是由扩张、扭曲的精索静脉丛组成。通过站立及仰卧位的B超及彩色多普勒超声检查,辅以Valsalva试验可以诊断。诊断继发性精索静脉曲张需要排除腹膜后肿块(如肾肿瘤)。

睾丸扭转

(一)概述 睾丸扭转发生于睾丸固有鞘膜之外,

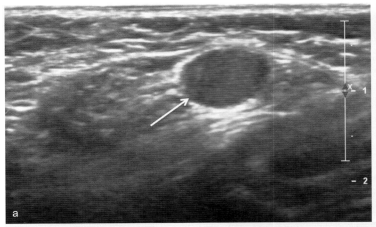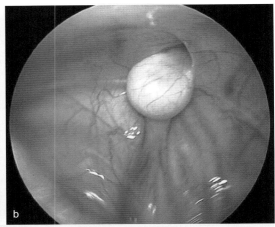

图13-5　隐睾症（未降睾丸）。　（a）B超显示腹股沟管浅环内水平、呈小而低回声的隐睾（箭）。（b）相应的腹腔镜检查。

常见于新生儿，鞘膜内精索扭转在青少年和成人中更为常见。鞘膜内扭转的一个诱发因素是"钟摆"畸形，即鞘膜未完全包围睾丸，使精索在其纵轴上扭转。精索扭转的程度决定了动脉血流减少的严重程度。静脉回流中断会导致睾丸实质出血性梗死。

（二）影像特征　双侧睾丸均应作超声检查，患侧睾丸需与健侧进行比较。在睾丸扭转的急性期（最初6 h），睾丸扭转表现为睾丸增大，呈不均匀低回声。附睾也增大，呈不均匀低回声。此外还可能出现薄的鞘膜积液。如果睾丸扭转没有确诊，在亚急性期（接下来的5 d）睾丸扭转表现为睾丸和附睾增大，回声更加不均匀。除非睾丸扭转减轻，否则睾丸就会萎缩，表现为回声减弱。睾丸扭转在彩色多普勒检查表现为受累睾丸内无血流信号（图13-6）。轻微睾丸扭转（＜360°）最初可能只会使受累睾丸静脉血流受损，而动脉血流量仍然可以检测到，尽管它通常相对于健侧动脉血流减少。

（三）临床特征　睾丸扭转表现为受累睾丸或阴囊突然发作的急性疼痛。

（四）诊断陷阱　受累睾丸中可检测到血流不能排除睾丸扭转，特别是如果其血流相对健侧血流减少的情况下。

> 提醒：在怀疑睾丸扭转但睾丸存在血流的情况下，应通过手术暴露睾丸检查。

（五）鉴别诊断　睾丸扭转是急性睾丸或阴囊疼痛的第二大最常见原因，仅次于急性附睾炎或附睾睾

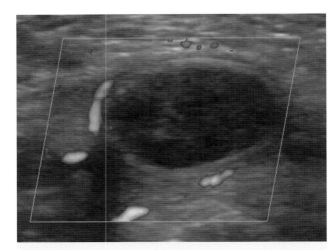

图13-6　睾丸扭转。　超声多普勒检查显示睾丸呈低回声，没有血流信号并居于异常高位。检测不到血流证实睾丸扭转。低回声睾丸实质提示病程较长。

丸炎。受累睾丸中无血流信号证实为睾丸扭转，而血流增加则提示附睾睾丸炎。另一个鉴别诊断是附睾扭转。

（六）关键点　睾丸扭转特征为睾丸或阴囊急性发作的剧烈疼痛。其原因是精索绕其长轴扭转，损害了流向睾丸的动脉血供。彩色多普勒超声检查显示睾丸可能没有血流信号，或者在扭转程度相对轻微的情况下表现为受累睾丸血流减少。

五、炎性疾病

附睾炎和附睾睾丸炎

（一）概述　附睾炎及睾丸炎是睾丸和阴囊急性疼痛的最常见原因。急性附睾炎通常是由下尿路细菌

感染上行引起的。急性附睾炎通常只会感染附睾头部,也可能累及整个附睾。腮腺炎可能诱发孤立性睾丸炎。

(二)影像特征 超声图像上,附睾受累部分增大,与周围正常组织相比呈低回声。彩色多普勒检查显示血流增加(图13-7)。如果睾丸也受到累及(急性附睾睾丸炎),彩色多普勒检查显示睾丸增大,血流增加。B超检查表现为不均匀的低回声。在附睾睾丸炎严重的情况下,炎症过程可能会引起睾丸脓肿。此时超声检查会发现增大的睾丸内有不均质液体聚集,其周边有富血供边缘。MRI上,受累附睾增大、信号不均匀,T2W图像主要表现为高信号。合并阴囊内出血的病例,根据出血时间不同显示不同的T1和T2信号特征。增强后炎性区域强化明显。睾丸炎受影响区域显示均匀或不均匀T2高信号。

(三)临床特征 附睾炎和附睾睾丸炎临床表现为疼痛,受压和运动后加剧。提升睾丸可缓解由于附睾炎引起的疼痛(Prehn征阳性)。可伴发体温升高及排尿困难。

(四)鉴别诊断 主要要同睾丸扭转鉴别,与附睾炎相反,睾丸扭转彩色多普勒检查显示睾丸未见血流增加。慢性睾丸炎需要与睾丸肿瘤鉴别。

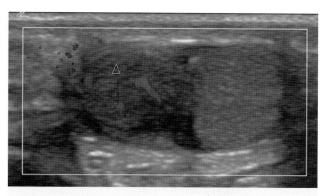

图13-7 附睾炎。 睾丸纵向超声扫描显示附睾头部增大(三角形),彩色血流信号增多。

(五)关键点 附睾炎及睾丸炎占阴囊疾病疼痛中的大多数。超声检查,受累区域增大呈不均匀低回声。彩色多普勒检查显示血流增加。

六、外伤性疾病

睾丸外伤

(一)概述 睾丸易受钝器或穿透性损伤。睾丸破裂为泌尿外科急症,超声在其诊断中起着关键的作用。

(二)影像特征 破裂的睾丸边缘模糊不清,轮廓不规则。由于睾丸内出血和梗死,超声检查显示睾丸实质回声不均匀。睾丸外积血(附睾出血,血肿)可能会影响检查。彩色多普勒检查有助于区分富血管的睾丸实质和无血管的血肿。MRI检查在T2WI上非常适合评估白膜的完整性。损伤的睾丸在T2WI上相对于未受伤的一侧表现为信号减低,在增强的T1WI上显示轻度强化。睾丸内血肿表现取决于血肿积聚的时间。急性血肿在T1WI上显示低信号,在T2WI上显示高信号;而慢性血肿在T1WI和T2WI中都表现为高信号。

(三)临床特征 睾丸疼痛,阴囊皮肤变黄。广泛的血肿最常与钝性创伤相关。

(四)诊断陷阱 一个常见的错误是对未进行手术清除的血肿忽略每日超声检查随访。

(五)关键点 急性或钝性创伤可能会导致睾丸受伤。影像学检查首选超声。由于睾丸内出血和梗死,受累睾丸显示不均匀回声。常伴发睾丸外血肿。MRI检查最适合评估白膜的完整性。

七、良性阴囊内肿物

鞘膜积液

(一)概述 鞘膜积液是鞘膜壁层和脏层之间积聚了过多的液体(少量液体是正常的),是睾丸肿胀的最常见原因。先天性鞘膜积液是腹膜鞘状突持续通畅的结果,一般在出生一年内闭合而自行消退。继发性鞘膜积液可能是由于先前的外伤、附睾炎、附睾睾丸炎、腹股沟疝或睾丸肿瘤引起。获得性鞘膜积液也可能是特发性的。

(二)影像特征 特发性鞘膜积液由浆液组成,超声检查表现为无回声(图13-8)。创伤性血肿、急性附睾炎或附睾睾丸炎的脓肿的低回声与特发性鞘膜积液的低回声不同,其低回声含有内部回声间隔和蛋白质沉淀物产生的内部回声。在MRI上,鞘膜积液与其他睾丸疾病有关,并表现出典型的液体信号特征(T1W序列低信号,T2W序列高信号)。MRI检查不用于鞘膜积液的初次诊断。当出现鞘膜积液时,睾丸附睾附件清晰可见。睾丸附睾附件为胚胎时期的退化的残留组织,通常仅几毫米长,可能在睾丸或附睾的上极处发现。

(三)临床特征 鞘膜积液无痛,量可能会逐渐增

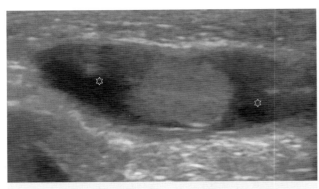

图13-8　睾丸鞘膜积液。　对于鞘膜积液（星形），正常睾丸被异常增多的浆液所包绕。

加。表现为下坠感或胀痛。

（四）诊断陷阱　在超声图像中，有内部分隔的鞘膜积液可能被误认为是精液囊肿。

（五）鉴别诊断　脓肿和血肿有内部回声，内部有时可见分隔。彩色多普勒检查显示精液囊肿内有血流信号。

（六）关键点　鞘膜积液是鞘膜壁层和脏层之间的无痛积液。首选的检查方法是超声，显示无回声的液性暗区，没有血流信号。继发性鞘膜积液包含由蛋白质沉淀物产生的低回声，内部常见回声间隔。

精液囊肿

（一）概述　精液囊肿位于附睾头部，可能是由于先前的创伤或附睾炎引起的。精液囊肿由富含蛋白质的液体和细胞分解产物组成。

（二）影像特征　精液囊肿超声表现为边界清楚的无回声或低回声肿块，伴有内部回声和后方回声增强（图13-9）。MRI表现为典型囊样液体特征（T1低信号，T2高信号）（图13-10）。

（三）临床特征　精液囊肿不会引起不适。它们通常被偶然发现。精液囊肿可能伴有钝痛。

（四）鉴别诊断

1. 单纯性附睾囊肿　这种病变比精液囊肿少见，可能发生在附睾的任何地方。超声上无回声，后方回声增强。MRI显示边界光整，T1低信号，T2高信号（图13-11）。

2. 睾丸囊肿及白膜囊肿　睾丸囊肿位于睾丸内靠近睾丸纵隔的位置，而白膜囊肿位于白膜内（图13-12）。

（五）关键点　精液囊肿由富含蛋白质的液体组成，位于附睾头部，边界清楚。超声表现为内部无回声或低回声，后方回声增强。鉴别诊断包括单纯性附睾囊肿、睾丸囊肿及白膜囊肿。

睾丸微石症

（一）概述　睾丸微结石是指在正常或隐匿的睾丸中存在多个微小钙化。微小钙化的大小为1～2 mm，位于睾丸小叶的生精小管内。睾丸微石症的发病机

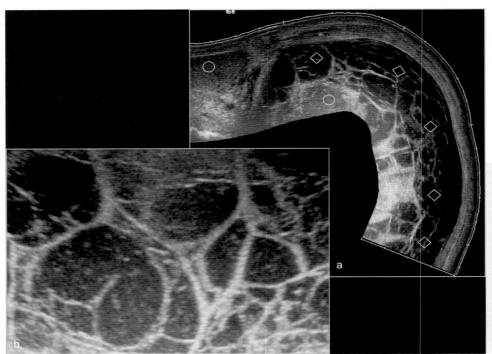

图13-9　大精液囊肿。
（a）复合纵向超声扫描显示整个附睾精液囊肿（菱形）。扫描包括同侧和对侧部分正常睾丸（圆形）。
（b）放大视图显示内部低回声囊性结构。

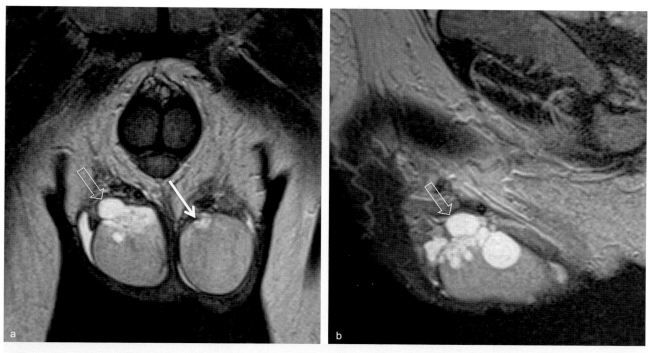

图13-10 附睾头部的精液囊肿。 右附睾头精液囊肿的T2WI[(a)、(b),空心箭]。左侧附睾头可见较小的精液囊肿[(a),箭]。(a)冠状面T2WI。(b)矢状面T2WI。

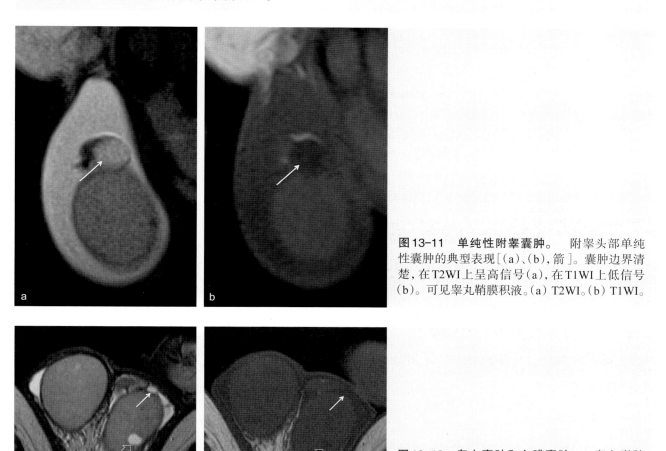

图13-11 单纯性附睾囊肿。 附睾头部单纯性囊肿的典型表现[(a)、(b),箭]。囊肿边界清楚,在T2WI上呈高信号(a),在T1WI上低信号(b)。可见睾丸鞘膜积液。(a)T2WI。(b)T1WI。

图13-12 睾丸囊肿和白膜囊肿。 睾丸囊肿[(a)、(b),空心箭]和白膜囊肿[(a)、(b),箭]在T2WI(a)上呈高信号,在T1WI(b)上呈低信号。(a)横断面T2WI。(b)横断面T1WI。

制尚不完全清楚,但目前认为钙化是细胞坏死的结果。睾丸微小钙化是睾丸癌发生的易感因素。因此,这些患者应定期进行超声随访和肿瘤标志物的实验室检查。

(二)影像特征 超声显示睾丸实质内弥漫分布多个1～2 mm的高回声病灶(图13-13)。MRI有助于发现或排除超声显示的可疑病灶。

(三)临床特征 睾丸微石症一般是偶然发现,不会引起不适。

(四)诊断陷阱 一个常见的错误是未能在睾丸微石症患者中维持随访。

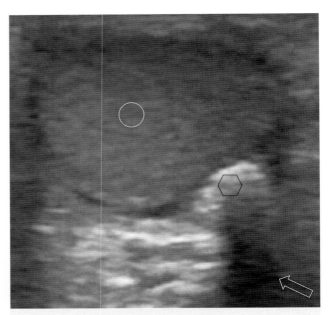

图13-14 睾丸外大钙化。 睾丸外伤合并血肿后,睾丸(圆形)外发现一个巨大钙化(六角形)。巨大钙化后方伴有声影(箭)。

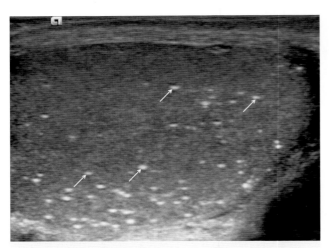

图13-13 睾丸微石症。 睾丸微石症中弥散分布的微小钙化在超声上表现为正常睾丸实质回声中小的局灶性高回声病灶(箭)。

(五)鉴别诊断 主要同睾丸肿瘤或既往外伤相关的微小钙化相鉴别(图13-14)。

(六)关键点 睾丸微石症患者超声检查显示多发弥漫性回声病变,大小为1～2 mm(微小钙化)。

> **提醒:** 睾丸微石症与睾丸肿瘤有很强的相关性,应安排这些患者定期进行超声检查随访。

睾丸肿瘤及其转移情况进行分类。包括TNM分类(表13-1)、分期及反应评估的Lugano分期(表13-2)及国际生殖细胞癌协作组织(IGCCCG)的预后组定义分期。

(二)临床特征 睾丸肿瘤临床表现为质硬、无痛的睾丸肿块,随着时间的推移逐渐增大,并可能伴有鞘膜积液。肿瘤出血时可能会伴发急性疼痛。激素分泌性肿瘤可能导致男性乳房发育、过早男性化和性欲下降。

(三)诊断陷阱 鞘膜积液的存在可能会分散注意力,使阅片者漏诊可能存在的睾丸肿瘤。

(四)鉴别诊断 睾丸肿瘤需要与局灶性睾丸炎相鉴别。局灶性睾丸炎患者的睾丸包含单个或多发性低回声区。慢性局灶性睾丸炎很难与睾丸肿瘤区相鉴别。附睾睾丸炎伴有出血性梗死,也可能表现为不均匀低回声区。还需要同脓肿及肉芽肿相鉴别。直

八、恶性肿瘤

睾丸肿瘤

(一)概述 睾丸肿瘤常见于20～40岁男性,可分为三大类:生殖细胞肿瘤(约占所有睾丸肿瘤的90%)、性索间质瘤(约占所有睾丸肿瘤的5%)、淋巴瘤和转移瘤。当前有3种不同的分类方法对

表13-1 睾丸癌TNM分期

原发肿瘤	描述
Tx	原发肿瘤无法评估
T0	没有原发肿瘤的证据(例如在睾丸中只发现瘢痕,如余烬性肿瘤)
Tis	生精小管内生殖细胞肿瘤(原位癌)

（续表）

原发肿瘤	描　述
T1	肿瘤局限于睾丸和附睾
T2	肿瘤局限于睾丸和附睾,累及鞘膜的淋巴管或血管
T3	肿瘤侵犯精索
T4	肿瘤侵犯阴囊
区域淋巴结	
Nx	区域淋巴结无法评估
N0	无区域淋巴结转移
N1	转移淋巴结最大径≤2 cm并且≤5个阳性转移淋巴结
N2	转移淋巴结>2 cm,但最大径≤5 cm;或5个以上阳性转移淋巴结,没有一个淋巴结>5 cm
N3	转移淋巴结最大径>5 cm
远处转移	
M0	无远处转移
M1	远处转移
血清肿瘤标志物	
Sx	无法评估血清肿瘤标志物
S0	血清肿瘤标志物在正常范围内
S1	LDH<1.5倍正常值上限、β-HCG<5 000 mIU/ml且AFP<1 000 ng/mL
S2	LDH 1.5～10倍正常值上限或β-HCG 5 000～50 000 mIU/mL或AFP 1 000～10 000 ng/mL
S3	LDH>10倍正常值上限或β-HCG>50 000 mIU/mL或AFP>10 000 ng/mL

缩写:AFP,甲胎蛋白;HCG,人绒毛膜促性腺激素;LDH,乳酸脱氢酶。

表13-2　睾丸癌的Lugano分期(基于CT或MRI分期以前缀"c"表示,基于术后病理组织学分期以前缀"p"表示)

分期	描　述
Ⅰ	无转移证据
ⅡA	腹膜后转移淋巴结<2 cm
ⅡB	腹膜后转移淋巴结2～5 cm
ⅡC	腹膜后转移淋巴结>5 cm
Ⅲ	膈上淋巴结转移和/或血行转移

径≥1.5 cm的睾丸肿瘤超声检查大多数显示血流量增加。虽然这种方法不能提供更具体的肿瘤诊断,但能清楚地区分有血管的睾丸肿瘤和无血管的血肿。这对于有已知外伤史的患者尤为重要。

生殖细胞肿瘤

精原细胞瘤

（一）**概述**　精原细胞瘤是睾丸肿瘤最常见的类型(占睾丸肿瘤的40%),发病高峰在30～50岁之间。精原细胞瘤呈圆形或卵圆形,边界清楚或边界不清。

（二）**影像特征**　超声检查精原细胞瘤呈均匀低回声(图13-15),可伴有囊变。多普勒超声检查显示肿瘤内混杂血流信号。在MRI上精原细胞瘤T2WI上呈均匀低信号,在T1WI上呈等信号。精原细胞瘤内的不均匀区域是由于退行性变(如坏死)引起的。增强后精原细胞瘤呈不均匀强化。超声和MRI检查都不能进行准确的组织学分类,也不能明确区分精原细胞瘤、非精原细胞瘤及性索间质瘤。

（三）**关键点**　精原细胞瘤临床表现为无痛性肿块,有时伴有鞘膜积液。超声检查呈均匀低回声,可伴局部囊变。MRI图像上T1为等信号,T2低信号。当伴囊变时,信号常不均匀。

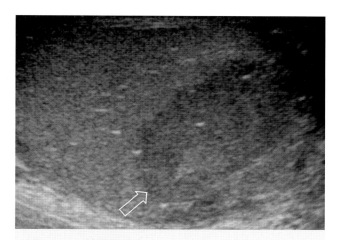

图13-15　精原细胞瘤。　超声显示睾丸内有一个均匀的低回声肿块(箭)伴有睾丸微石症,睾丸微石症是睾丸癌的易感因素。

非精原细胞瘤

（一）**概述**　非精原细胞瘤约占所有睾丸肿瘤的50%,包括畸胎瘤、胚胎细胞癌、卵黄囊瘤和绒毛膜癌。

1. 畸胎瘤　畸胎瘤主要发生在儿童和25～30岁的年轻人中,畸胎瘤可以分为成熟型、未成熟型和恶性畸胎瘤。

2. 胚胎细胞癌　胚胎细胞癌常见于25～35岁的患者中，胚胎细胞癌更具侵略性，容易侵犯白膜并转移到睾丸外。

3. 绒毛膜癌　绒毛膜癌是最罕见的生殖细胞肿瘤，见于20～40岁的患者中。绒毛膜癌具有很强的侵袭性，经常发生淋巴转移和血行转移。即使在睾丸内未发现实体肿瘤，绒毛膜癌也可以发生远处转移。通常情况下会在睾丸中发现余燃性肿瘤（burned-out tumor），大概是因为肿瘤快速侵袭性生长，无法获得充足血液供应。

（二）影像特征　由于非精原细胞瘤内部囊变无回声区、钙化强回声伴声影及低回声出血区的存在，非精原细胞瘤比精原细胞瘤回声更不均匀（图13-16）。畸胎瘤的钙化常见于软骨、骨和/或纤维组织内。胚胎细胞癌，如绒毛膜癌，通常呈分叶状，边界不清。但

是，通常情况下，由于不同肿瘤影像表现之间存在广泛重叠，因此无法通过B超及多普勒超声对不同肿瘤进行区分。非精原细胞瘤根据其在睾丸内血流增加和/或减少，多普勒超声检查呈混杂回声。余燃性肿瘤超声检查在睾丸实质中呈瘢痕回声或钙化回声伴声影。在MRI上，肿瘤常因出血、坏死和钙化而信号不均，T1W表现为等信号，T2W呈低信号。注射含钆对比剂钆后，肿瘤呈不均匀强化，其血流增加和/或减少的区域与超声表现相似。

（三）关键点　非精原细胞肿瘤，像所有睾丸肿瘤一样，表现为无痛性肿块，可伴有鞘膜积液。在超声检查中，因非精原细胞瘤内部囊变无回声区、低回声出血区和高回声钙化，表现为不均匀低回声。这种不均匀低回声在非精原细胞瘤中比精原细胞瘤更常见。超声多普勒检查可显示血流增加和减少的区域。MRI检查非精原性肿瘤在T1等信

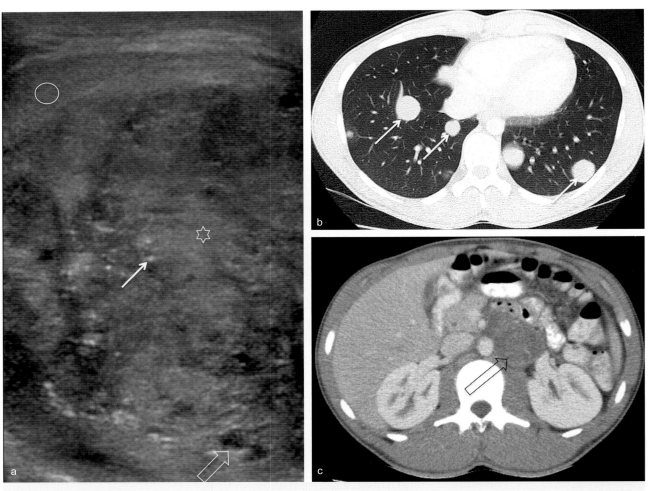

图13-16　绒毛膜癌。　（a）超声显示由于肿瘤内同时存在钙化（箭）、实性成分（星形）和低回声出血区（开放箭），肿瘤具呈不均匀回声。左上角可见正常睾丸实质（圆形）。（b）横断面CT图像显示肺转移瘤（箭）。（c）主动脉旁淋巴结转移（箭）。

号，T2低信号，当伴有出血、坏死和钙化等时呈混杂信号。

性索间质瘤

（一）概述　性索间质瘤起源于睾丸间质，多为良性。性索间质瘤可能由一种类型的基质细胞组成，也可能由包含不同分化程度的混合细胞组成。最常见的性索间质瘤是间质细胞瘤。其发病年龄分布呈双峰，峰值出现在3～6岁和20～40岁。其余性索间质瘤还包括支持细胞瘤及颗粒细胞瘤。

（二）影像特征　小肿瘤超声检查呈低回声，而较大的肿瘤通常由于病灶内坏死和出血呈不均匀低回声。MRI检查，小肿瘤在T1WI上与正常睾丸表现相同呈等信号，在T2WI上呈低信号。

淋巴瘤和转移瘤

（一）概述　淋巴瘤（通常为非霍奇金淋巴瘤）可能是原发性睾丸肿瘤，也可能为全身淋巴瘤局部浸润。通常睾丸转移瘤按发生率从高到低依次为肺癌、前列腺癌、肾癌、胃肠道肿瘤和恶性黑色素瘤。

（二）影像特征　超声检查，睾丸内淋巴瘤呈低回声、血供丰富，其边界限清楚或弥漫性浸润正常睾丸实质。病灶内坏死、出血或钙化罕见。淋巴瘤在T1WI上通常与正常睾丸相同，呈等信号或低信号，而在T2WI上则呈低信号。转移瘤的表现相似，但根据原发肿瘤不同，在T1WI上也可能出现稍高信号（例如，黑色素瘤转移）。

附睾肿瘤

附睾肿瘤极为罕见，最常见的附睾肿瘤是腺瘤样瘤，常见于附睾体部。腺瘤样瘤通常小于20 mm，边缘光滑，呈实性高回声。

第二节　阴　茎

一、解剖

阴茎由3个圆柱形海绵体组成：成对的阴茎海绵体位于背侧，单一的尿道海绵体位于腹侧（图13-17）。阴茎海绵体的近端部分形成阴茎脚，附于两侧耻骨下支。每个海绵体的中心都有一条海绵体动脉穿过。海绵体之间由纤维膜分隔。阴茎海绵体在尿生殖膈下面形成阴茎球，前端膨大为阴茎头。尿道贯穿阴茎海绵体全长。每个海绵体的外面都包有一层约1 mm厚的致密纤维膜，即白膜。在白膜外有一层较厚的纤维层，称为Buck筋膜，其包围3个海绵体并将海绵体与

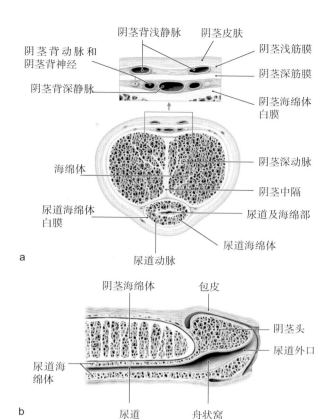

图13-17　阴茎解剖。（a）横截面。（b）阴茎远端纵切面。

海绵体之间分开。阴茎外部由皮下结缔组织和阴茎皮肤包裹。阴茎背深静脉和背浅静脉位于背部中线皮下组织。

二、影像

超声检查是对阴茎检查的首选方法。MRI具有良好的软组织对比度，可用于超声不确定病变的进一步检查。

MRI影像学标志　阴茎海绵体的信号特征随血流变化而变化，T1WI上通常表现为中等信号，T2WI上呈高信号（图13-18）。位于每个海绵体中心的海绵体动脉在T2WI上呈管状低信号。尿道海绵体内有尿道穿过，在T2WI上高信号海绵体内有时可显示为低信号。目前临床应用中的MRI扫描仪无法区分包围每个海绵体的白膜和包围所有3个海绵体外部的Buck筋膜，其在T2WI和T1WI上都显示为线样低信号。阴茎由外部薄层皮下结缔组织和阴茎皮肤所包围，在T2WI上这些结构表现为高信号。阴茎背侧浅静脉和深静脉难以在MRI上显示。

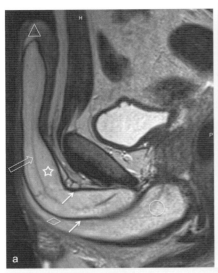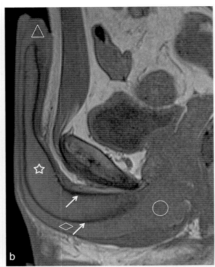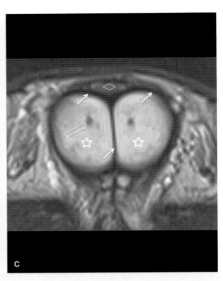

图13-18 阴茎的正常MRI表现。 注意尿道海绵体（菱形）与阴茎球（圆形）、阴茎头（三角形）和阴茎海绵体（星形）。白膜和Buck筋膜在MRI上难以区分，在T1WI和T2WI上都显示为线样低信号（箭）。海绵体动脉在矢状面T2WI［空心箭（a）］表现为阴茎海绵体中心线样低信号，在横断面T2WI［空心箭（c）］呈点状低信号点。乏脂肪的皮下结缔组织和阴茎皮肤显示清晰。（a）矢状面T2WI。（b）矢状面T1WI。（c）横断面T2WI。

三、血管性疾病

阴茎异常勃起

（一）概述 阴茎异常勃起是指长期的、通常伴疼痛的勃起。约90%的病例是由于海绵体静脉流出减少（低流量异常勃起），约10%的病例是由于创伤性动静脉瘘导致的动脉流入增加（高流量异常勃起）。

> **警惕：** 未经治疗的低流量异常勃起会导致梗死以及随后的纤维化，属于泌尿外科的急症。

（二）影像特征 MRI可以确定低流量性异常勃起的梗死范围。动态增强T1WI显示梗死区域无强化。而对于高流量异常勃起，在动态增强T1WI上，受累海绵体较对侧正常的海绵体提早强化。瘘管的检出是诊断的关键线索。T2WI能够显示瘘管血流流空信号。B型和彩色双功超声也能检出瘘管的存在。选择性动脉造影不仅可以更加直观、明确地显示瘘管，也可以进行超选择性栓塞治疗（图13-19）。

（三）临床特征 低流量型异常勃起通常比高流量型临床症状更痛苦。低流量阴茎异常勃起静脉流出减少，表现为外观呈紫色和阴茎水肿，而高流量阴茎异

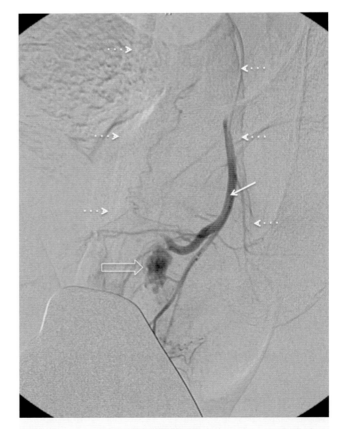

图13-19 创伤后高流量阴茎异常勃起。 患者在阴茎海绵体近端遭受创伤后约一周出现持续勃起（虚线箭）。左侧阴部内动脉远端分支的选择性血管造影术（箭）显示阴茎脚处的动静脉瘘（空心箭）。用明胶海绵和造影剂的混合物进行超选择性栓塞，将瘘管封闭。

常勃起时，血流灌注良好而温暖。在高流量性异常勃起中，动静脉瘘的部位常可扪及搏动。通常，临床检查和海绵体血氧水平的测定足以区分低流量和高流量形式。

（四）鉴别诊断　临床鉴别诊断主要包括外伤性阴茎水肿和阴茎血肿伴阴茎肿胀。阴茎异常勃起的海绵体影像基本正常。

（五）关键点　低流量勃起是由海绵体静脉流出减少引起的。高流量性异常勃起一般是由创伤性动静

脉瘘引起的。这两种形式通常可以通过临床检查和血气分析加以区分。MRI有助于确定低流量性异常勃起的梗死范围和程度。引起高流量异常勃起的瘘管可以通过MR动态增强、彩色超声和选择性动脉造影来识别；选择性动脉造影为后续超选择性栓塞治疗提供了通道。

海绵体血栓形成

（一）概述　海绵体血栓形成通常是节段性的，一

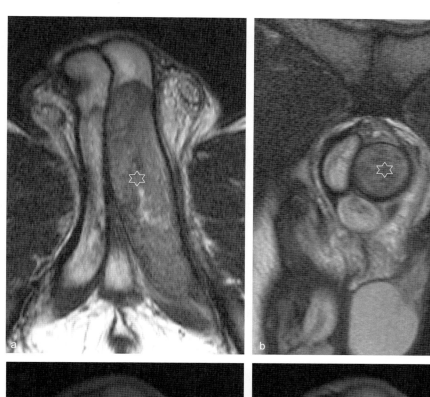
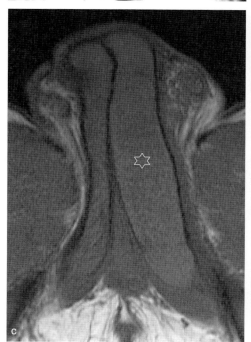
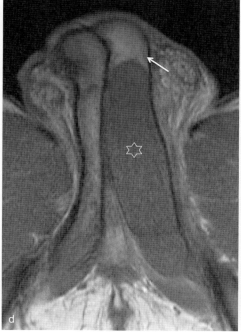

图13-20　左侧海绵体内血栓形成。（a）横断面T2WI。（b）冠状面T2WI。（c）增强前T1WI。（d）增强后T1WI。左侧海绵体[（a）～（d），星形]体积增大，右侧海绵体受压改变。左侧海绵体病变区域在T2WI（a，b）上呈不均匀低信号。T1WI（c）上相应的低信号强度支持有机化血栓形成。在注射钆造影剂后，与对侧正常海绵体[（d），箭]不同，受影响区域没有强化，提示局部没有血流通过。

般只影响一侧海绵体。血栓可能由低流量异常勃起、创伤或高凝状态引起。

（二）影像特征 受累侧海绵体充满凝结的血液而表现肿胀（图13-20），可能会压迫对侧正常的海绵体。磁共振信号随着血栓不同时期而表现不同。亚急性期血栓在T1WI和T2WI上均呈中到高信号。信号强度随着时间的推移而减弱，机化血栓在T1WI和T2WI上均为低信号。

（三）临床特征 部分海绵体血栓形成的临床表现为异常勃起。

（四）鉴别诊断 海绵体纤维化不会引起占位效应，而且与新鲜血栓形成不同，在T1WI和T2WI上都呈低信号。阴茎骨折以白膜不连续为特征，常伴有局部软组织水肿。

（五）关键点 海绵体血栓形成通常是节段性的。磁共振信号强度随血栓时期的不同而不同。检查时血栓信号一般呈T1高信号和T2低信号。

四、炎性疾病：Peyronie病

（一）概述 Peyronie病又称为阴茎硬化症，是一种白膜的局限性炎症。急性期以疼痛和受累白膜的局灶性增厚为特征，形成纤维斑块。慢性期的特点是疼痛减轻，白膜局限性纤维化增加。

（二）影像特征 CT或超声检出病变区域可能发生部分或完全钙化。MRI还可以检测到不可触及的

纤维斑块。斑块在T1WI和T2WI上均表现为低信号。增强序列能够评估炎症的活动性，因为在急性期病变区域将显示明显强化（图13-21）。

（三）临床特征 白膜的受累部位可能会引起局部疼痛，并导致阴茎勃起时不同程度偏曲变形。触诊能够发现炎性或纤维化的区域。

（四）鉴别诊断 阴茎骨折后瘢痕组织在T1WI和T2WI上均表现为低信号，但增强后没有强化。

（五）关键点 Peyronie病是局限性白膜炎症所致局灶性白膜增厚。受累区域在T1WI和T2WI上均为低信号，急性期病变区域明显强化。最初炎症活动期通常不建议手术治疗，待炎症消退后进行白膜斑块切除术。

五、创伤性疾病：阴茎骨折

（一）概述 阴茎骨折被定义为白膜撕裂，通常由勃起的阴茎钝挫伤（例如，在性交过程中）引起。

（二）影像特征 MRI能够准确地评估白膜的完整性。创伤性白膜撕裂最常发生在阴茎的远端2/3。在T1WI和T2WI上显示为白膜低信号连续性中断（图13-22）。尽管伴随的血肿可以掩盖撕裂，裂口通常在T2W图像上显示得更清楚。如果遇到诊断困难病例，通过增强序列能够显示无强化血肿，帮助明确诊断。

（三）临床特征 阴茎骨折通常会在受伤时发出一

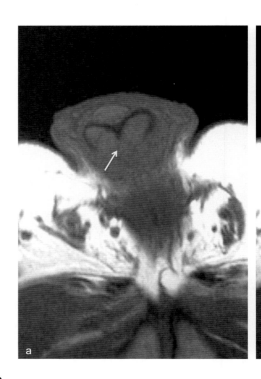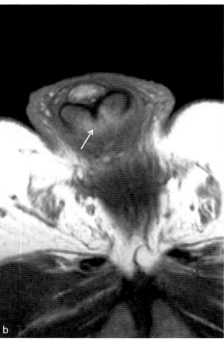

图13-21 Peyronie病急性期。（a）海绵体白膜后方被炎性斑块遮蔽（箭）。（b）增强图像显示该部位明显强化，提示活动性炎症存在（箭）。

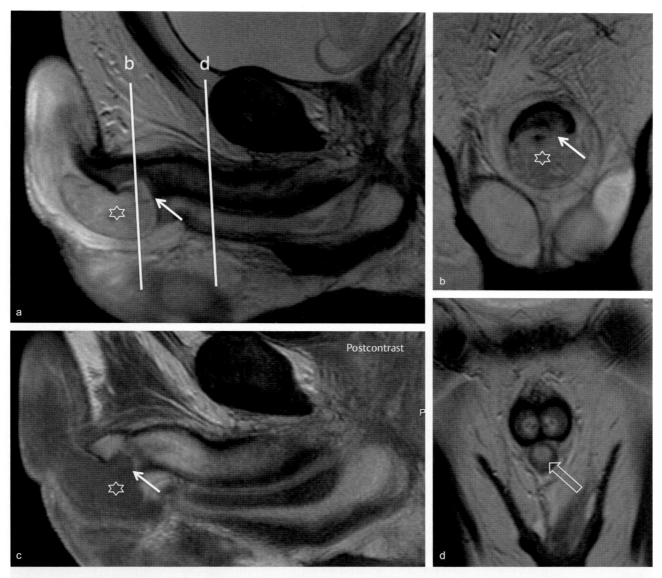

图13-22　阴茎骨折合并尿道损伤。　白膜（箭）在阴茎中部和远端的交界处有一处典型的不连续。阴茎骨折伴血肿（星形）和尿道损伤。骨折部位近端的尿道扩张并充血（开放箭）。(a) 矢状面T2W平扫图像。(b) 与图(a)中标记平面"b"相对应的冠状面T2WI。(c) 增强矢状面T1WI。(d) 与图(a)中标记平面"d"相对应的冠状面T2WI。

声咔嗒声，伴随着突发性疼痛并立即失去勃起。常伴血肿，一般局限于阴茎，但也可能扩散到阴囊、会阴和大腿。

> **警惕**：阴茎骨折属于外科急症，未经治疗的病例会导致畸形和勃起功能障碍。尿道相关损伤可能导致血尿和排尿困难。

（四）诊断陷阱　合并的尿道损伤可能会被漏诊。因此，应该利用影像学检查全面仔细评估。

（五）关键点　创伤性白膜骨折伴有突然发作的响声和疼痛。在T1WI和T2WI上均能清晰显示白膜低信号不连续。MRI还能够确定伴发血肿和尿道损伤的程度。

六、阴茎癌

（一）概述　阴茎癌是一种非常罕见的肿瘤，在所有男性癌症中所占比例不到1%。阴茎癌病理学类型主要是鳞状细胞癌。发病年龄高峰为60～70岁。已证实与人类乳头瘤病毒16型和18型相关。

（二）影像特征　影像学检查对阴茎癌的准确分

期是必要的。与CT相比,MRI能更好地显示肿瘤本身以及对深部浸润情况,有助于外科确定手术切除范围。阴茎鳞状细胞癌在T1WI和T2WI上与海绵体相比呈相对低信号(图13-23);在增强T1WI上,肿瘤强化程度低于周围正常组织。

(三)临床特征　早期阴茎癌可表现为无痛性阴茎头或包皮局灶性上皮增厚,可能伴有溃疡,但不易被发现。首选的治疗方法是阴茎切除术。无周围组织侵犯或无淋巴结转移者,预后良好。

(四)诊断陷阱　常见的错误是未能在MRI上评估腹股沟淋巴结是否有转移。

(五)鉴别诊断　临床鉴别诊断包括软硬下疳和尖锐湿疣。如果阴茎癌已侵犯尿道或前列腺(T3期)或其他邻近结构(T4期),在影像学上应与前尿道癌相鉴别。阴茎癌和尿道癌在T1WI和T2WI上与海绵体相比呈相对低信号。非常罕见的阴茎恶性肿瘤还有肉瘤和阴茎转移瘤。

(六)关键点　阴茎癌大多数是鳞状细胞癌,主要发生在阴茎龟头。MRI对于阴茎癌分期是必要的。阴茎鳞状细胞癌在T1WI和T2WI上与海绵体相比呈相对低信号。注射造影剂后,肿瘤强化程度低于周围正常组织。

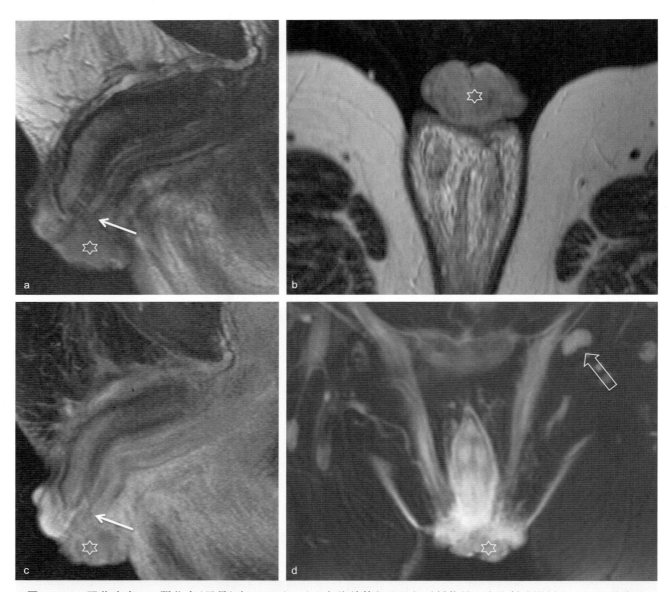

图13-23　阴茎头癌。　阴茎癌(星号)在T2WI(a,b)上与海绵体相比呈相对低信号。在注射造影剂(c,d)后,肿瘤的强化程度低于周围正常组织。海绵体侵犯是一个预后不良的征象(箭)。两侧腹股沟淋巴结显示正常大小和形状(开放箭),提示腹股沟淋巴结未发生转移。(a)矢状面T2WI。(b)横断面T2WI。(c)增强矢状面T1WI。(d)增强冠状面T1WI。

第三节 前列腺和精囊

一、解剖

正常前列腺是核桃大小的腺体,环绕膀胱和泌尿生殖器隔膜之间的尿道,外部被一层薄薄的致密组织层所包围(图13-24)。前列腺底部和输精管外侧的头端是成对、细长的精囊,形似成串的葡萄。每个精囊的排泄管与同侧输精管连接形成射精管,射精管穿过前列腺进入尿道。神经血管束主要围绕在前列腺的后外侧。穿透前列腺的神经和血管是前列腺癌包膜外扩散的好发部位。前列腺由4个区域组成:外周带、移行带、中央带、前纤维基质带。

前列腺的外周带与中央腺体(即中央和移行带)由一条狭窄的纤维肌带隔开。年轻男性前列腺外周带约占70%,中央带约占25%,移行带约占5%。随着年龄的增长,前列腺不仅整体体积增大,而且移行带的体积占比也发生明显变化,周围带变化不大。每个区域由间质和上皮成分组成,后者在外周带大于中央带。前列腺癌发生在外周带大约70%、25%移行带、10%中央带。

二、影像

常规前列腺检查首选经直肠超声。MRI能够提供更为详细的图像信息,能够显示前列腺的解剖结构分区和检出前列腺内病灶。MRI具有良好的软组织对比,波谱和灌注功能成像更进一步提高诊断灵敏度。因此,MRI是前列腺癌首选的检查方式。

MRI影像学定位

T2WI能够清楚地显示前列腺的带状解剖结构(图13-25,图13-26)。外周带由于含有大量的腺体成分而通常呈高信号,而中央带由于基质成分较多而呈不均

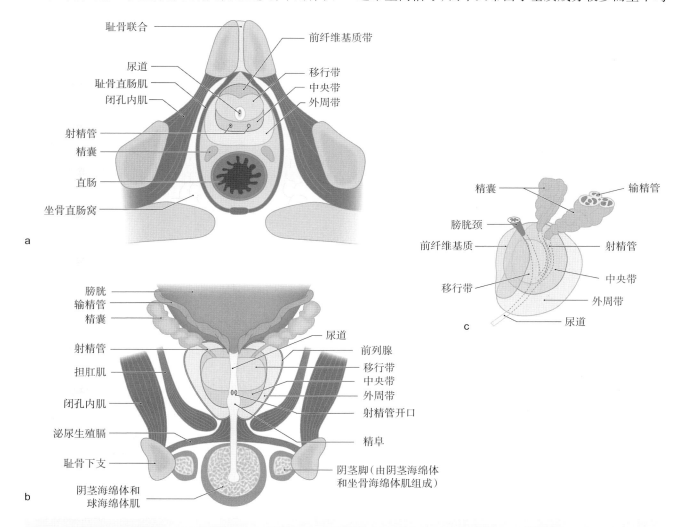

图13-24　前列腺解剖图。　(a)横断面。(b)冠状面。(c)矢状面。(Reproduced from Schünke M, Schulte E, Schumacher U. Prometheus. Lernn; Atlas der Anatomie: Innere Organe. Illustrated by M. VOII/K. Wesker. 2nd ed. Stuttgart: Thieme, 2009.)

13

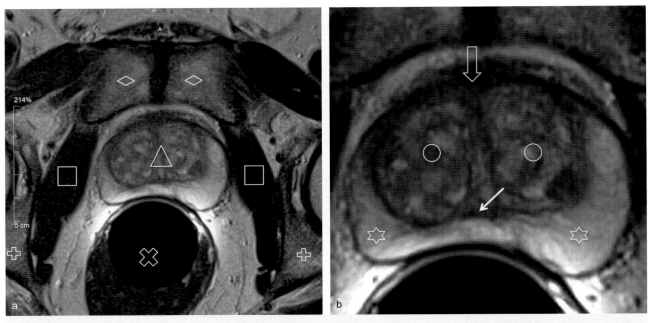

图13-25 前列腺的正常MRI表现。 （a）横断面T2WI：前列腺（三角形）、直肠内有粪便残留物和直肠内线圈（十字）、闭孔内肌（正方形）、耻骨联合（菱形）和髋臼（加号）。（b）横断面T2WI前列腺放大图：高信号外周带（星形）、大而信号不均的移行带（圆）、尿道（箭）和前纤维基质带（开放箭）。

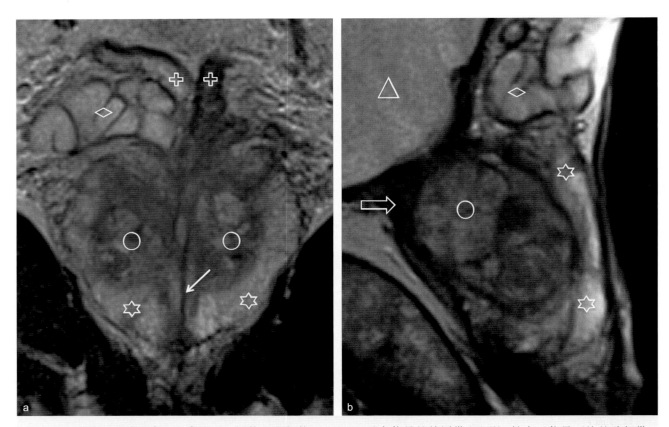

图13-26 前列腺的正常MRI表现。 冠状面和矢状面T2WI显示高信号的外周带（星形）、扩大且信号不均的移行带（圆形）和高信号的葡萄状精囊（菱形）。（a）冠状面T2WI显示输精管（加号）和尿道（箭），（b）矢状面T2WI显示前纤维基质带（开放箭）和膀胱（三角形）。（a）冠状面T2WI。（b）矢状面T2WI。

匀、相对较低信号。葡萄状精囊位于前列腺底部的头侧，在T2WI上呈高信号。精囊的内侧是输精管。尿道位于中央区后1/3中线处，呈三角形。射精管开口在冠状图像上显示效果最佳。神经血管束位于前列腺左右两侧的后外侧，在T2WI上呈管状结构等高信号。前列腺前方是一层类似帽状的肌纤维组织，与耻骨联合间脂肪组织相隔。前列腺后方是直肠。当使用直肠内线圈时，直肠管腔会扩张。前列腺外侧的肌肉结构是肛提肌和闭孔内肌。前列腺在T1WI上呈均匀低信号（图13-27）。

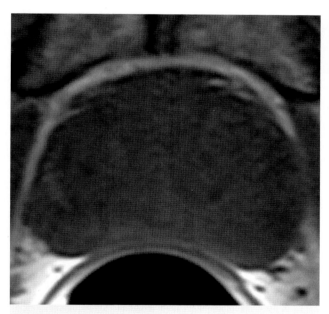

图13-27　正常前列腺的横断面T1WI。　前列腺呈均匀低信号，带状解剖结构分界不清。

三、前列腺炎

（一）概述　前列腺炎可分为以下几种临床类型：① 急性细菌性前列腺炎；② 慢性细菌性前列腺炎；③ 慢性非细菌性前列腺炎或慢性盆腔疼痛综合征；④ 无症状的前列腺炎，可通过前列腺活检或从腺体分泌的液体中检测到炎性细胞。

最常见类型是慢性非细菌性前列腺炎。急、慢性细菌性前列腺炎较少见，通常由革兰阴性菌引起。急性细菌性前列腺炎的并发症包括前列腺脓肿、膀胱炎、上行性肾盂肾炎和附睾炎。

（二）影像特征　MRI不适用于有前列腺炎临床症状的病例。它在鉴别慢性前列腺炎和前列腺癌方面有一定作用。两者在T2WI上都表现为低信号，但前列腺炎病灶更有可能呈楔形或条状（图13-28）。然而，慢性前列腺炎不能明确地与前列腺癌相鉴别。前列腺炎在T1WI上呈低信号。磁共振波谱（MR spectroscopy, MRS）、弥散加权成像（diffusion weighted imaging, DWI）和动态增强（dynamic contrast enhance, DCE）也不能确诊慢性前列腺炎。前列腺脓肿中心液化在T2WI上呈高信号，在T1WI上呈低信号（图13-29），增强后脓肿炎性壁明显强化。

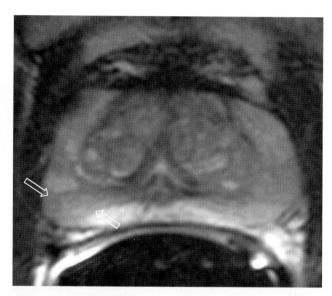

图13-28　慢性前列腺炎。　横断面T2WI显示右侧外周带典型的条纹状低信号（箭）。

（三）临床特征　急性细菌性前列腺炎和前列腺脓肿通常伴发热、排尿疼痛、会阴部和背部疼痛。慢性细菌性和非细菌性前列腺炎的症状是非特异性的，常与反复尿路感染有关。

（四）诊断陷阱　需注意影像学检查对前列腺炎与其他疾病的鉴别价值有限。

（五）鉴别诊断　最重要的鉴别诊断是前列腺癌，尤其是低级别癌。因为其影像特征可能与慢性前列腺炎难以区分。高级别前列腺癌在T2WI上比慢性前列腺炎表现出更均匀的低信号。前列腺内血肿是另一个需鉴别诊断的病变。血肿在T1WI上与前列腺炎不同，呈高信号。纤维化（如放疗后）在T1WI和T2WI上均呈低信号。

（六）关键点　急性或慢性前列腺炎可能是细菌性的，也可能是非细菌性的。影像学不能明确区分慢性前列腺炎和前列腺癌。两者在T2WI上都呈低信号，但慢性前列腺炎更容易出现楔形和条纹状信号特征。即使联合磁共振功能成像技术（MRS、DWI）和动态增强，也不能提供明确的诊断。急性前列腺炎具有典型

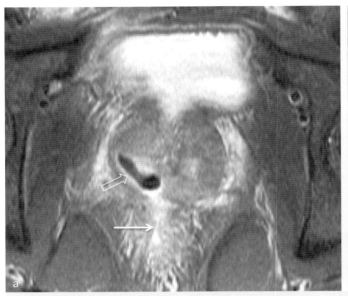
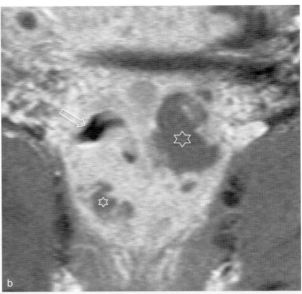

图13-29　前列腺炎伴脓肿形成。　（a）横断面T2WI显示前列腺弥漫性炎症伴脓肿形成。注意与直肠瘘管（箭）和内部少许气体（开放箭）。（b）增强横断面T1WI清楚地显示前列腺内炎性液化坏死区域（星号）。

的临床表现，包括发热、排尿疼痛、会阴部和背部疼痛。因此，急性前列腺炎确诊通常无需影像学检查。然而，在前列腺癌的鉴别诊断中，应始终考虑到慢性前列腺炎的非特异性特征。

四、良性前列腺增生

（一）概述　良性前列腺增生（BPH）是老年男性常见疾病之一，为一种前列腺的良性病变。它是由移行带的间质和上皮成分进行性增生引起的。

（二）影像特征　前列腺增生症的声像图表现为中央腺体内有不均匀的高低混杂回声。T2W图像能够清

楚地显示由多个结节组成增大的移行带（图13-30）。由于内部间质纤维增生（低信号）和腺体增生（高信号）的共同存在，结节信号强度不均。前列腺增生的典型结节在T2WI上低信号。增大的移行带在T1WI上呈低信号，与外周带相似。

（三）临床特征　前列腺增大会导致下尿道梗阻症状，如膀胱排空不全以及尿液潴留、尿频和夜间遗尿。尿路梗阻导致膀胱内小梁增多和局部憩室形成。严重的并发症之一是急性尿潴留，可能是由药物引起的，也可能是局部或全身麻醉造成的。

（四）诊断陷阱　缺乏经验的医生可能会将扩大的

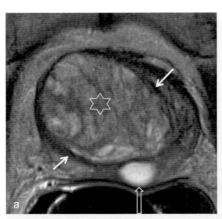
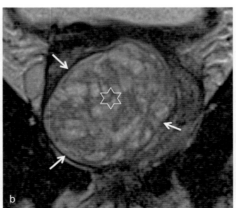
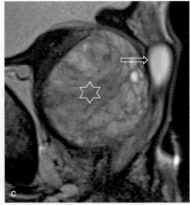

图13-30　良性前列腺增生。　MRI显示前列腺移行带内一个大而不均匀的结节（a～c，星形），周边环以低信号（a，b，箭）。前列腺内见椭圆囊肿（a，c，开放箭），位于典型中线区域。（a）横断面T2WI。（b）冠状面T2WI。（c）矢状面T2WI。

移行区误认为前列腺癌。

（五）鉴别诊断 在扩大的移行带内，间质丰富的低信号区域很难与前列腺癌相鉴别。与前列腺癌结节类似，良性前列腺增生结节在DWI图像上也表现为局部弥散受限，动态增强早期明显强化。MRS显示结节胆碱水平升高和肌酸水平相对较低。

（六）关键点 前列腺增生是一种前列腺良性疾病，是由于移行带的间质和上皮成分随着年龄的增长进行性增生，从而引起排尿困难和尿液潴留等症状。T2W图像对移行带扩大的显示效果最好。前列腺增生由多个结节组成，信号高低不均，边缘呈低信号。诊断难点是如何区分前列腺增生间质丰富的低信号区域和移行区前列腺癌的低信号区域。

五、前列腺癌

（一）概述 前列腺癌是男性最常见的恶性肿瘤，也是癌症死亡的第二大原因。随着年龄的增长，罹患前列腺癌的风险也会增加。前列腺癌最常见组织病理学类型是腺癌，常为多灶性。约70%的前列腺腺癌发生在外周带，约30%发生在中央带和移行带。Gleason评分是目前广泛被采用的前列腺腺癌变程度分等级的评价标准。Gleason评分描述了组织偏离正常腺体结构的程度。鉴于肿瘤通常是异质性的，采用两部分Gleason评分，由两个分数相加得出，前面的分数为主要形态病理分级，后面分数为次要形态病理分级。评分为6～10分，分数越高，恶性程度越高。

低级别前列腺癌：Gleason评分3+3。

中级别前列腺癌：Gleason评分3+4。

高级别前列腺癌：Gleason评分至少4+3。

前列腺癌分期目前临床上最常用的是TNM分期（表13-3）。早期淋巴结转移发生在闭孔窝淋巴结和髂血管旁淋巴结。前列腺癌除了淋巴结转移外最常见的转移部位是全身骨骼。实质器官如肺和肝脏转移较不常见。

表13-3 前列腺癌TNM分期

分期	描 述
T1	肿瘤局限在前列腺内，只能通过活检发现
T2	肿瘤可见，局限在前列腺
T3	肿瘤侵犯突破前列腺包膜
T3a	前列腺外侵犯（单侧或双侧）
T3b	肿瘤侵及精囊腺
T4	肿瘤侵犯精囊以外的邻近结构（如膀胱、肛提肌、盆壁）

（二）影像特征 前列腺癌在T1WI上呈低信号，与正常前列腺组织相似。在T2WI上，前列腺癌通常表现为局灶性低信号（图13-31，图13-32，图13-33），但信号特征并不具有特异性，诊断价值有限。因此，T1W和T2W常规序列只有联合功能成像序列（DWI、MRS、DCE）（图13-34），才能作出更加准确、客观的诊断。磁共振波谱（MRS）可以根据含氢分子的化学位移不同对组织化学成分进行非侵入性分析。胆碱和枸橼酸盐在前列腺疾病的诊断中具有重要意义。前列腺癌胆碱水平升高，而枸橼酸盐水平降低，与在正常前列腺组织中的低胆碱和高枸橼酸盐水平形成鲜明对比。在DWI上，前列腺癌的典型特征是相对于正常组织的ADC值降低。动态增强MRI测量注射钆造影剂后组织中R1

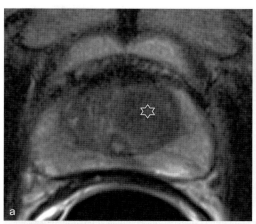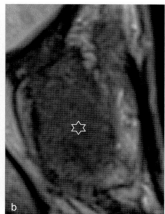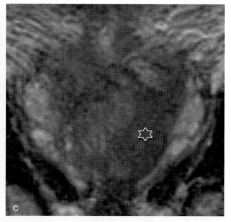

图13-31 前列腺癌。 69岁，血清PSA为16.0 ng/mL，Gleason评分3+4。左侧移行带较大前列腺癌在T2WI［（a）～（c），星形］上呈典型的均匀低信号。（a）横断面T2WI。（b）矢状面T2WI。（c）冠状面T2WI。

13

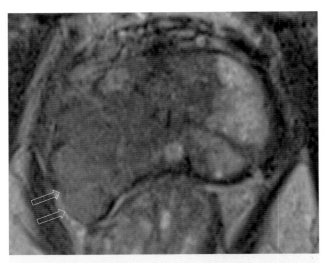

图13-32 前列腺癌（T3a期）。 男性，74岁，血清PSA为20.8 ng/mL，Gleason评分4+5。横断面T2WI显示肿瘤向包膜外右侧延伸（箭），右侧精囊三角消失。

弛豫率随时间的变化。与周围正常前列腺组织相比，前列腺癌时间-信号强度曲线的特征是早期更早、更快速的强化和晚期更快的流出。这是因为肿瘤血管生成和由此导致的组织通透性增加。利用数学公式建立组织微循环和药代动力学模型，将时间-信号强度曲线所提供的多变而复杂的信息转换为几个参数。根据目前临床使用的药代动力学模型，前列腺癌的容积转运常数（Ktrans）值通常较正常前列腺组织有所增加。

（三）临床特征 前列腺癌的症状取决于疾病发展阶段。早期肿瘤局限于前列腺内，一般无异常临床症

状。晚期出现尿道梗阻和血尿。血清前列腺特异性抗原（PSA）水平在早期诊断中具有重要意义。PSA正常值的参考范围因年龄不同而不同，以下是被临床广泛应用的上限值：

50岁及以上男性：2.5 ng/mL。

60岁及以上男性：3.5 ng/mL。

60岁以上男性：4.0 ng/mL。

测定总PSA中复合和游离形式的百分数可以提高PSA诊断的准确性。游离PSA的比例低于15%是前列腺癌的可疑因素，而较高的值则更符合前列腺增生症（BPH）。测定年龄调整后的PSA水平变化率也可以提高PSA诊断的特异性。怀疑前列腺癌的患者应进行超声引导下经直肠前列腺穿刺活检。研究表明，穿刺前MRI检查和MRI引导下穿刺活检有助于减少穿刺的次数和提高诊断效率。

（四）诊断陷阱 以下是常见的错误。

（1）对于至少有一次超声引导活检阴性并继续怀疑患有前列腺癌的患者未进行前列腺MRI检查。腺体顶端、远外侧或前部均是超声引导下经直肠前列腺穿刺活检的盲区。

（2）前列腺癌临床风险评估结果不一致的患者未进行前列腺MRI检查。MRI除了能准确显示前列腺癌外，还能发现包膜外侵犯。

（3）在超声引导下经直肠前列腺穿刺活检之后，对前列腺进行MRI检查的时间过早。活检后出血会降低MRS和DWI检查结果的准确性。因此，MRI检查应该安排在穿刺活检后至少6周。

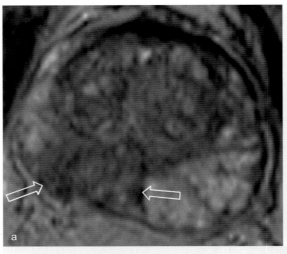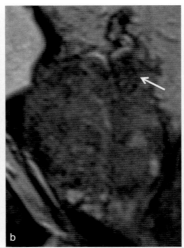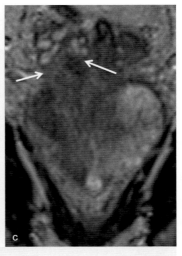

图13-33 前列腺癌侵犯右侧精囊（T3b）。 男性，69岁，血清PSA为16.2 ng/mL，Gleason评分为4+5。横断面T2WI显示肿瘤［(a)，开放箭］位于前列腺右侧外周带。矢状面和冠状面T2WI［(b)、(c)，箭］显示右侧精囊受侵犯。(a)横断面T2WI。(b)矢状面T2WI。(c)冠状面T2WI。

13

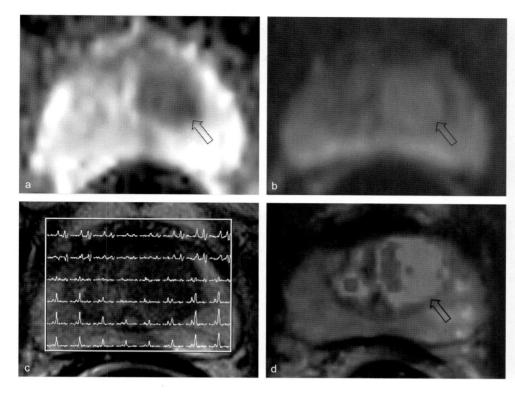

图13-34 前列腺癌多参数磁共振成像（图13-31中相同的患者）。（a）ADC图：前列腺癌（箭）相对于周围正常组织弥散扩散受限。（b）DWI（b=800 s/mm²）图像：前列腺癌（箭）呈高信号。（c）MRS：与正常组织相比，病变区域的胆碱含量升高，枸橼酸盐含量降低。（d）动态增强容积转运常数（Ktrans）：前列腺癌（箭）的值高于正常组织（箭）。

（五）鉴别诊断

1. 慢性前列腺炎　多参数MRI检查也无法将慢性前列腺炎与前列腺癌两者相鉴别。因此，在鉴别诊断中应加以考虑。确定诊断必须结合临床病程或/和穿刺活检。

2. 良性前列腺增生　多参数MRI不能明确区分前列腺增生性结节和癌性结节。然而，T2WI上结节的低信号边有助于作出前列腺增生症的诊断。因此，功能MRI检查结果应始终与T2WI相结合。鉴别前列腺增生中的间质丰富的无缘结节和前列腺癌性结节仍然很有挑战性。

3. 低信号纤维化　纤维化和前列腺癌在T1WI和T2WI上均呈低信号。DCE和MRS功能成像技术能够将前列腺纤维化与前列腺癌区分开来。与前列腺癌不同，纤维化区域动态增强容积转运常数（Ktrans）没有增加，而且也没有胆碱水平升高和枸橼酸盐水平降低。

4. 活检后出血　穿刺活检后出血表现为类似前列腺癌的局灶性T2低信号，但陈旧性出血在T1WI上呈高信号。

（六）关键点
前列腺癌是男性最常见的恶性肿瘤。肿瘤的侵袭性用Gleason评分来评估。肿瘤的分期采用TNM分期系统。T1肿瘤只能通过活检发现，T2肿瘤局限于前列腺内，T3肿瘤向包膜外延伸或侵犯精囊，T4肿瘤侵犯精囊以外的邻近结构。前列腺癌通常在T2WI上表现为局灶性低信号。结合功能磁共振成像技术（MRS、DWI和DCE）有助于提高前列腺癌诊断的准确性。慢性前列腺炎是前列腺癌影像鉴别诊断的主要疾病。

参考文献

睾丸与附睾

[1] Andipa E, Liberopoulos K, Asvestis C. Magnetic resonance imaging and ultrasound evaluation of penile and testicular masses. World J Urol. 2004; 22(5): 382–391.

[2] Cramer BM, Schlegel EA, Thueroff JW. MR imaging in the differential diagnosis of scrotal and testicular disease. Radiographics. 1991; 11(1): 9–21.

[3] Dogra VS, Gottlieb RH, Oka M, Rubens DJ. Sonography of the scrotum. Radiology. 2003; 227(1): 18–36.

[4] Hamm B. Differential diagnosis of scrotal masses by ultrasound. Eur Radiol. 1997; 7(5): 668–679.

[5] Hamm B, Asbach P, Beyersdorff D, Hein P, Zaspel U, eds. Urogenitales System. Stuttgart: Thieme; 2007.

[6] Hautmann R. Urologie. 4th ed. Heidelberg: Springer; 2010.

[7] Kubik-Huch RA, Hailemariam S, Hamm B. CT and MRI of the male genital tract: radiologic-pathologic correlation. Eur Radiol.

1999; 9(1): 16–28.

[8] Leonhardt WC, Gooding GA. Sonography of intrascrotal adenomatoid tumor. Urology. 1992; 39(1): 90–92.

[9] Müller-Leisse C, Bohndorf K, Stargardt A, et al. Gadolinium-enhanced T1 weighted versus T2-weighted imaging of scrotal disorders: is there an indication for MR imaging? J Magn Reson Imaging. 1994; 4(3): 389–395.

[10] Tsili AC, Tsampoulas C, Giannakopoulos X, et al. MRI in the histologic characterization of testicular neoplasms. AJR Am J Roentgenol. 2007; 189(6): W331–W337.

阴茎

[11] Andresen R, Wegner HE, Miller K, Banzer D. Imaging modalities in Peyronie's disease. An intrapersonal comparison of ultrasound sonography, X-ray in mammography technique, computerized tomography, and nuclear magnetic resonance in 20 patients. Eur Urol. 1998; 34(2): 128–134, discussion 135.

[12] Kalash SS, Young JD, Jr. Fracture of penis: controversy of surgical versus conservative treatment. Urology. 1984; 24(1): 21–24.

[13] Kirkham A. MRI of the penis. Br J Radiol. 2012; 85(Spec No 1): S86–S93.

[14] Kirkham AP, Illing RO, Minhas S, Minhas S, Allen C. MR imaging of nonmalignant penile lesions. Radiographics. 2008; 28(3): 837–853.

[15] McCance DJ, Kalache A, Ashdown K, et al. Human papillomavirus types 16 and 18 in carcinomas of the penis from Brazil. Int J Cancer. 1986; 37(1): 55–59.

[16] Pretorius ES, Siegelman ES, Ramchandani P, Banner MP. MR imaging of the penis. Radiographics. 2001; 21(Spec No): S283–S298, discussion S298–S299.

[17] Uder M, Gohl D, Takahashi M, et al. MRI of penile fracture: diagnosis and therapeutic follow-up. Eur Radiol. 2002; 12(1): 113–120.

[18] Vapnek JM, Hricak H, Carroll PR. Recent advances in imaging studies for staging of penile and urethral carcinoma. Urol Clin North Am. 1992; 19(2): 257–266.

前列腺和精囊腺

[19] Choi YJ, Kim JK, Kim N, Kim KW, Choi EK, Cho KS. Functional MR imaging of prostate cancer. Radiographics. 2007; 27(1): 63–75, discussion 75–77.

[20] Engelbrecht MR, Huisman HJ, Laheij RJ, et al. Discrimination of prostate cancer from normal peripheral zone and central gland tissue by using dynamic contrast-enhanced MR imaging. Radiology. 2003; 229(1): 248–254.

[21] Franiel T. Multiparametrische Magnetresonanztomografie der Prostata- Technik und klinische Anwendungen [Multiparametric magnetic resonance imaging of the prostate—technique and clinical applications]. RoFo. 2011; 183: 607–617.

[22] Franiel T, Stephan C, Erbersdobler A, et al. Areas suspicious for prostate cancer: MR-guided biopsy in patients with at least one transrectal US-guided biopsy with a negative finding-multiparametric MR imaging for detection and biopsy planning. Radiology. 2011; 259(1): 162–172.

[23] Leitlinienprogramm Onkologie der AWMF, Deutsche Krebsgesellschaft e. V. und Deutsche Krebshilfe e. V. Interdisziplinäre Leitlinie der Qualität S3 zur Früherkennung, Diagnose und Therapie der verschiedenen Stadien des Prostatakarzinoms. Version 2.0. AWMF-Register-Nr. 043–022OL; 2011.

[24] McNeal JE. The zonal anatomy of the prostate. Prostate. 1981; 2(1): 35–49.

[25] McNeal JE, Redwine EA, Freiha FS, Stamey TA. Zonal distribution of prostatic adenocarcinoma. Correlation with histologic pattern and direction of spread. Am J Surg Pathol. 1988; 12(12): 897–906.

[26] Moseley ME, Butts K, Yenari MA, Marks M, de Crespigny A. Clinical aspects of DWI. NMR Biomed. 1995; 8(7–8): 387–396.

[27] Mountford CE, Doran S, Lean CL, Russell P. Proton MRS can determine the pathology of human cancers with a high level of accuracy. Chem Rev. 2004; 104(8): 3677–3704.

[28] Nelson AW, Harvey RC, Parker RA, Kastner C, Doble A, Gnanapragasam VJ. Repeat prostate biopsy strategies after initial negative biopsy: meta-regression comparing cancer detection of transperineal, transrectal saturation and MRI guided biopsy. PLoS One. 2013; 8(2): e57480.

[29] Qayyum A, Coakley FV, Lu Y, et al. Organ-confined prostate cancer: effect of prior transrectal biopsy on endorectal MRI and MR spectroscopic imaging. AJR Am J Roentgenol. 2004; 183(4): 1079–1083.

[30] Schiebler ML, Tomaszewski JE, Bezzi M, et al. Prostatic carcinoma and benign prostatic hyperplasia: correlation of high-resolution MR and histopathologic findings. Radiology. 1989; 172(1): 131–137.

[31] Schünke M, Schulte E, Schumacher U. Prometheus. LernAtlas der Anatomie: Innere Organe. 2nd ed. Stuttgart: Thieme; 2009. Illustrated by M. Voll/ K. Wesker.

[32] Schünke M, Schulte E, Schumacher U. Prometheus. LernAtlas der Anatomie: Allgemeine Anatomie und Bewegungssystem. 3rd ed. Stuttgart: Thieme; 2011. Illustrated by M. Voll/K. Wesker.

[33] Siegel R, Naishadham D, Jemal A. Cancer statistics, 2012. CA Cancer J Clin. 2012; 62(1): 10–29.

[34] Swanson MG, Vigneron DB, Tabatabai ZL, et al. Proton HR-MAS spectroscopy and quantitative pathologic analysis of MRI/3D-MRSI-targeted postsurgical prostate tissues. Magn Reson Med. 2003; 50(5): 944–954.

[35] White S, Hricak H, Forstner R, et al. Prostate cancer: effect of postbiopsy hemorrhage on interpretation of MR images. Radiology. 1995; 195(2): 385–390.

索 引